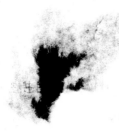

护理管理与临床护理实践

（上）

侯志萍等◎编著

吉林科学技术出版社

图书在版编目（CIP）数据

护理管理与临床护理实践 / 侯志萍等编著. -- 长春：
吉林科学技术出版社，2017.6
ISBN 978-7-5578-2710-6

Ⅰ．①护… Ⅱ．①侯… Ⅲ．①护理学－管理学 Ⅳ.
①R47
中国版本图书馆CIP数据核字(2017)第161818号

护理管理与临床护理实践

HULI GUANLI YU LINCHUANG HULI SHIJIAN

编　　著　侯志萍等
出 版 人　李　梁
责任编辑　刘建民　韩志刚
封面设计　长春创意广告图文制作有限责任公司
制　　版　长春创意广告图文制作有限责任公司
开　　本　889mm×1194mm　1/16
字　　数　540千字
印　　张　37.5
印　　数　1—1000册
版　　次　2017年6月第1版
印　　次　2018年3月第1版第2次印刷

出　　版　吉林科学技术出版社
发　　行　吉林科学技术出版社
地　　址　长春市人民大街4646号
邮　　编　130021
发行部电话/传真　0431-85635177　85651759　85651628
　　　　　　　　　　　　　　　85652585　85635176
储运部电话　0431-86059116
编辑部电话　0431-86037565
网　　址　www.jlstp.net
印　　刷　永清县晔盛亚胶印有限公司

书　　号　ISBN 978-7-5578-2710-6
定　　价　150.00元（全二册）

◎侯志萍

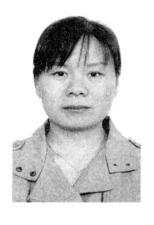

女，甘肃武威人，大学学历，1974年9月出生，1995年9月在武威市第二人民医院参加工作至今，主管护师，2013年9月竞聘为护士长。先后在国家级和省级专业杂志上发表论文十余篇，主持、参与完成的科研课题通过武威市科学技术成果鉴定三项。

◎马秋丽

大学本科，现任感染管理科主任，菏泽市医学会感染控制分会委员。曾获菏泽市首届感染管理岗位技能大赛个人全能第三名。工作22年来，曾发表论文八篇，科研成果两项，参编著作两部，积累了丰富的院感管理经验，在医院感染管理方面有独到创见。

◎李玉霄

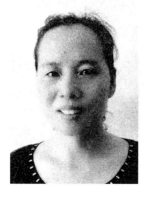

1997年毕业于菏泽卫生学校，从事临床工作二十余年，期间脱产学习于济宁医学院，大学本科毕业，具有丰富的临床实践经验，严格要求自己，将理论知识和临床实践相结合。临床实践的深刻体会：临床的护理工作员必须要细心、耐心、有高度的责任心和使命感，做到急病人之所急，解决病人之所求，让患者感觉你是在真心的关心他们的健康。由于工作认真，勤奋学习，成绩突出，多次获得"先进工作者"称号，已取得主管护师资格证，工作踏踏实实，对病人热情，长久以来一直从事临床带教和临床护理管理工作，被评为优秀带教老师。

　　当代社会的护理学随着社会的进步和科学的发展以及疾病形态与医疗保健技术及体系的进步而不断地发展变化。21世纪的护理学将集医学、社会科学、人文科学及管理科学为一体，在保护人民健康、防治重大疾病、提高人口素质中发挥着重要作用。而护理学基础则是护理学专业领域中一门重要的基础课程，主要介绍护理专业及专科护理的基本理论与技能，是护理专业人员必须掌握的一门课程。护理管理是医院管理的重要组成部分，如何实施科学、有效的管理，改善护理系统的运行状态，提高运行效益，是护理管理研究的重大课题。随着护理教育改革的不断深入，护理管理学已列入护理专业课程设置。

　　本书主要包括护理基础部分和临床部分，涵盖了现代护理理论、护理管理、护理基本技术、手术室护理、心内科疾病护理、呼吸内科疾病护理、消化内科疾病护理、胸心外科疾病护理、普外科疾病护理、神经外科疾病护理、泌尿外科疾病护理、骨科疾病护理、妇产科疾病护理、儿科疾病护理、五官科疾病护理、急诊科护理等内容。层次分明，阐述新颖，具有科学性和实践性，可以作为临床护理和护理管理的参考用书。

　　由于时间仓促和编者水平有限，书中不足之处甚至错误在所难免，恳请各位专家、学者及读者指正。

《护理管理与临床护理实践》编委会

2017年5月

目录
Contents

第一章 绪 论

第一节 护理学的形成和发展

护理学是一门集科学、艺术于一身，并以自然科学、行为科学和社会科学为基础的学科。它是一种独立性、自主性和自律性很强的职业。护士最基本的责任是促进人类达到最高的健康水平。

护理学发展的历史可以追溯到原始人类，在生、老、病、死这些人类的永恒主题面前，任何人都离不开对身体及心灵的照顾与慰藉，这便是最初始的护理活动。

护理学的发展与人类社会的发展和人类的文明进步息息相关。

一、人类早期的护理

在原始社会，人类为谋求自身生存，在自然环境中积累了丰富的生活和生产经验，同时也学会了"自我保护"式的医疗照顾。如火的使用使人类结束了茹毛饮血的生活，减少了胃肠道疾病，人们开始认识到饮食与胃肠道疾病的关系。进入氏族社会，在以家族为中心的部落中，逐渐形成了"家庭式"的医护照顾模式，女性凭天赋之本能，借世代相传之经验，自然地担负起照顾老幼及伤病者的工作，由此为护理专业中女性居多的基本形态奠定基础。

在原始社会，由于人类缺乏对自然界的认识和理解，包括对健康与疾病等许多问题的认识长期与迷信活动联系在一起，他们把疾病看作是一种由鬼神所操纵的灾难，把祛除疾病，恢复健康寄希望于巫师的祈祷、画符等驱除鬼怪手段。随着人类文明的进步和对自然界的进一步深入了解，开始出现集医、药、护于一身的"医者"，在一些文明古国的历史中，就有关于催眠术、止血、预防疾病、公共卫生等医护活动的记载。

二、公元初期的护理

公元初期，基督教兴起，在基督教义"博爱""牺牲"等思想影响下，教徒们建立了医病、济贫等慈善机构，由修女承担护理工作，她们虽然没有接受过正规的护理训练，但能以宗教的博爱、济世为宗旨认真而热忱地为患者服务，因此颇受社会民众的好评。此期可以看作是护理职业形成的最初阶段，它充满了浓厚的宗教色彩。

三、中世纪时期的护理

中世纪的欧洲，宗教发展，战争频繁，疾病流行，对医院和护理人员的需求大量增加。护理逐渐由"家庭式"迈进"社会化和组织化服务"行列。护理工作仍多由修女承担，但因缺乏专业训练，护理设备严重不足，所以护理工作不只是生活照料，早期文明就有护士从事助产的记载，到了中世纪，助产护士已被社会认识和接受。

四、文艺复兴时期的护理

始于14世纪的欧洲文艺复兴运动，使文学、艺术和包括医学在内的科学迅速发展，人们对疾病的认识也逐渐摆脱迷信，医学开始朝着科学化的方向发展。然而由于宗教改革、教派纷争等一系列社会变革和重男轻女思想的影响，教会医院大量减少，出现一些公立和私立医院。许多具有仁慈博爱精神的神职人员不再担任护理工作，新招聘的护理人员多为谋生而来，他们既无经验又未经专业训练，导致护理质量大大下降，使护理历程陷入长达200年的黑暗时代。

（王秀梅）

1

第二节　护理学的内容和范畴

一、护理的专业特征

护理和医疗同是医院工作的重要组成部分,护理学的专业特征如下。

（一）为人类和社会提供至关重要的有关康乐的服务

如护理其目的是提高人们的健康水平,而不完全着眼于报酬。

（二）具有独特的知识体系并通过科学研究不断扩展护理理论

已经形成及发展,护理研究广泛开展,知识体系不断完善。

（三）实践者具有高等教育水平

高等护理教育已广泛开展,使护士在就业之前即具有专业所需知识,并达到一定专业标准。

（四）实践者具有自主性,并制定政策法规监督其专业活动

护理已有专门的政策、法规对护理实践活动进行监控,对护士进行管理。

（五）有伦理准则和道德规范指导实践者在专业中做决策

国际护士会（ICN）提出的护理伦理准则指出:"护士的职责是促进健康、预防疾病、恢复健康和缓解疼痛。护理需求是广泛的,护理中蕴含着尊重人的生命、尊严和权利,而且不论国籍、种族、血统、肤色、年龄、性别、政治或社会地位均获得同等的尊重。护士是为个人、家庭和社区提供健康服务,而且与其他有关专业人员共同合作完成其服务。"

（六）有专业组织或团体支持和保证实施高标准的实践活动

护理专业组织和护士团体不断扩展,在促进专业发展中起到极大的作用。

（七）实践者把本专业作为终生的事业

大部分护理工作者把促进护理学发展作为自己终身的目标,通过各种教育机会,提高学历,增加和更新专业知识。

二、护理学的任务和研究范围

（一）护理学的任务

随着护理学的发展,护理学的任务和目标发生了深刻变化。1978 年 WHO 指出:"护士作为护理的专业工作者,其唯一的任务就是帮助患者恢复健康,帮助健康的人促进健康。"WHO 护理专家会议提出了健康疾病 5 个阶段中应提供的健康护理。

1.健康维持阶段

帮助个体尽可能达到并维持最佳健康状态。

2.疾病易感阶段

保护个体,预防疾病的发生。

3.早期检查阶段

尽早识别处于疾病早期的个体,尽快诊断和治疗,避免和减轻痛苦。

4.临床疾病阶段

帮助处于疾病中的个体解除痛苦和战胜疾病。对于濒死者则给予必要的安慰和支持。

5.疾病恢复阶段

帮助个体从疾病中康复,减少残疾的发生或帮助残疾者使其部分器官的功能得以充分发挥作用,把残疾损害降到最低限度,达到应有的健康水平。

(二)护理学的研究范围

护理学的研究范围可以概括为以下几个方面。

1.护理学基础知识和技能

护理学基础知识和技能是各专科护理的基础,进一步研究相关理论在护理学中的应用,探讨护理概念和护理理论的发展以及护理程序和护理活动中的应用是护理工作者的任务。基础医学知识、基础护理措施的原理和方法以及基本的特殊护理技术操作技能是护理实践的基础。基础护理操作技术的研究和发展对护理实践具有重要意义。

2.临床专科护理

临床专科护理以各医疗专科理论、知识、技能为基础进行身心整体护理,主要包括各专科护理常规、护理措施,如手术及特殊检查的术前、术中及术后护理,各类疾病的护理与抢救,心、肾、肺、脑的监护及脏器移植等的护理。随着科学技术和医学的发展,各专科护理也日趋复杂。

3.社区护理

社区护理的对象是一定范围的居民和社会群体。以临床护理的理论知识和技能为基础,以整体观为指导,结合社区的特点,通过健康促进、健康维护、健康教育、管理协调和连续性照顾,直接对社区内个体、家庭和群体进行护理,以改变人们对健康的态度,帮助人们实践健康的生活方式,最大限度地发挥机体的潜能,促进全民健康水平提高。

4.护理教育

护理教育以护理学和教育学理论为基础,贯彻教育方针和卫生工作方针,培养护理人才,适应医疗卫生服务和医学科学技术发展的需要。护理教育一般分为基本护理教育、毕业后护理教育和继续护理教育三大类。基本护理教育包括中专教育、大专教育和本科教育;毕业后护理教育包括岗位培训、研究生教育;继续护理教育是对从事实际工作的护理人员,提供以学习新理论、新知识、新技术、新方法为目的终身性教育。

5.护理伦理

护理工作中,护士时刻面对患者的生命和利益,不可避免地会遇到需要做出决定的情境,如是否放弃抢救或治疗,是否尊重患者选择治疗方案的权利,治疗或护理方案是否损害了患者的经济利益等。护士如何做出决策,所做出的决定是正确的,还是错误的,即护理的伦理问题是护理学值得深入探讨的题目。

6.护理健康教育

护理健康教育是护理学不可缺少的一个重要部分,是护理工作者在工作中对护理对象进行健康教育、健康指导的工作。其内容根据护理对象的不同而异,其方法多种多样,可采取交谈、咨询、上课、宣传栏、电视、幻灯、电影、计算机、黑板报等形式,以达到促进患者康复和预防疾病的目的。

7.护理管理

护理管理是运用管理学的理论和方法,对护理工作人员、技术、设备、信息、经济等诸要素进行计划、组织、指挥、协调和控制等的系统管理,以确保护理工作场所能够提供正确、及时、安全、有效、完善的护理服务。近年来,护理学与现代管理学不断交叉、融合,是护理学重要的研究领域之一。不论是全国性护理团体的领导、护理学院的院长、医院的护理部主任,还是临床护士,都需要有现代管理的知识和能力,从而有效地管理各种组织,以至患者。医疗管理体制、专业政策和法规的制定、各种组织结构的设置、人力资源的管理、资金的管理、工作质量的控制和保证等都是护理管理的研究范围。

8.护理科研

运用观察、科学实验、调查分析等方法揭示护理学的内在规律,促进护理理论、知识、技能的更新。

随着科学技术的进步和护理科研工作的开展,护理学的内容和范畴将不断丰富和完善。

(王秀梅)

3

第三节 中国护理事业的发展

我国护理有着悠久的历史,但在几千年漫长的历程中,一直呈现医、药、护不分的状态。祖国医学强调"三分治七分养",其中的"养"即指护理。但护理作为一门专业,却是随着鸦片战争,西方医学进入中国之后才开始的。

一、我国近代护理的发展

1835 年美国传教士 P. Parker 在广州开设了第一所西医医院,两年后这所医院以短训班的形式开始培训护理人员。1888 年美国护士 E. Johnson 在福州一所医院里开办了我国第一所护士学校。1900 年以后,中国各大城市建立了许多教会医院,一些城市设立了护士学校,逐渐形成了我国的护理专业队伍。1909 年,中国护理学术团体"中华护士会"(1936 年更名为中华护士学会,1964 年更名为中华护理学会)在江西牯岭成立,1922 年加入国际护士会;1920 年护士会创刊《护士季报》;1921 年北京协和医院开办高等护理教育,学制 4～5 年,五年制毕业学生被授予理学学士学位;1934 年教育部成立医学教育委员会,下设护理教育专门委员会,将护理教育定位为高级护士职业教育,招收高中毕业生,自此护理教育纳入国家正式教育体系。抗战期间,许多医护人员奔赴延安,在解放区设立医院,为革命战争的胜利贡献了力量。

二、我国现代护理的发展

(一)护理教育

1950 年第一届全国卫生工作会议将护士教育列为中级专业教育系列,高等护理教育停止招生。1966 年—1976 年十年动乱期间,护士学校被迫停办,造成全国护理人员短缺,护理质量明显下降。

1979 年,卫生部先后下达《关于加强护理工作的意见》和《关于加强护理教育工作的意见》,加大了发展护理事业的力度;全国各地先后恢复和新建护士学校,各医院建立健全了护理指挥系统;高等护理教育也逐步得到发展。1983 年天津医学院首先开设了护理本科课程,1985 年全国 11 所高等医学院校设立了护理本科教育;1992 年北京率先开展护理学硕士研究生教育,并相继在全国产生了数个硕士学位授权点。目前我国已经形成中专、专科、本科、研究生 4 个层次并存的护理教育体系。

自 20 世纪 80 年代以来,许多地区开展了各种形式的护理成人教育,拓宽了护理人才的培养渠道,为在护理队伍中开展终身教育奠定了基础。目前我国护理学继续教育正朝着制度化、规范化、标准化方向发展。

(二)护理学术与研究

1977 年以来,中华护理学会和各地分会先后恢复活动,全国性和地方性有组织、有计划的学术交流研讨和业务培训相继展开;1954 年创刊的《护理杂志》复刊(1981 年更名为《中华护理杂志》)。《护士进修杂志》《实用护理杂志》等近 20 种护理期刊陆续创刊;护理教材、护理专著和护理科普读物越来越多,质量也越来越好;护理科研在护理工作中的作用日益突出。1993 年中华护理学会设立了护理科技进步奖,每两年评奖一次。

1980 年以来,国际学术交流日益增多,中华护理学会及各地护理学会经常举办国际学术研讨会,并与多个国家开展互访活动。通过国际交流与合作,开阔了眼界,活跃了学术气氛,增进和发展了我国护理界与世界各国护理界的了解和友谊,促进了我国护理学科的发展。

(三)护理管理

为加强对护理工作的领导,卫生部医政司设立了护理处,负责统筹全国护理工作,制定有关政策法规。各省、市、自治区卫生厅(局)在医政处下设专职护理管理干部,负责协调管辖范围内的护理工作。各级医院健全了护理管理体制。1979 年卫生部颁发了《卫生技术人员职称及晋升条例(试行)》,明确规定了护理

专业人员的初级、中级和高级职称;1993 年 3 月卫生部颁发了我国新中国成立以来第一个关于护士执业和注册的部长令和《中华人民共和国护士管理办法》;1995 年 6 月首次举行全国范围的护士执业考试,考试合格并获执业证书者方可申请注册,护理管理工作开始走向法制化轨道。

（四）护理专业水平

随着护理观念的转变和护理教育水平的提高,护理工作逐渐摆脱被动状态,开始应用护理程序为患者提供积极、主动的护理服务,以人为中心的整体护理正在成为护理工作的主流模式。护理工作的内容和范围不断扩大,专科护理、中西医结合护理、社区护理等得到迅速发展。

（王秀梅）

第二章 现代护理理论

第一节 系统化整体理论

一、系统理论的产生

系统，作为一种思想，早在古代就已萌芽，但作为科学术语使用，还是在现代。系统论的观点起源于20世纪20年代，由美籍奥地利理论生物学家路·贝塔朗菲提出，1932年～1934年，他先后发表了《理论生物学》和《现代发展理论》，提出用数学和模型来研究生物学的方法和机体系统论概念，可视为系统论的萌芽。1937年，贝塔朗菲第一次提出一般系统论的概念。1954年，以贝塔朗菲为首的科学家们创办了"一般系统论学会"。1968年，贝塔朗菲发表了《一般系统论——基础、发展与应用》。系统论主要解释了事物整体及其组成部分间的关系以及这些组成部分在整体中的相互作用。其理论框架被广泛应用到许多科学领域，如物理、工程、管理及护理等，并日益发挥重大而深远的影响。

二、系统的基本概念

（一）系统的概念

系统是由相互联系、相互依赖、相互制约、相互作用的事物和过程组成的，具有整体功能和综合行为的统一体。各种系统，尽管它的要素有多有少，具体构成千差万别，但总有两部分组成：一部分是要素的集合；另一部分是各要素间相互关系的集合。

（二）系统的基本属性

系统是多种多样的，但都具有共同的属性。

1. 整体性

组成系统的每个部分都具有各自独特的功能，但这些组成部分不具有或不能代表系统总体的特性。系统整体并不是由各组成部分简单罗列和相加构成的，各部分必须相互作用、相互融合才能构成系统整体。因此，系统整体的功能大于并且不同于各组成部分的总和。

2. 相关性

系统的各个要素之间都是相互联系、相互制约，若任何要素的性质或行为发生变化，都会影响其他要素，甚至系统整体的性质或行为。如人是一个系统，作为一个有机体，由生理、心理、社会文化等各部分组成，其整体生理机能又由血液循环、呼吸、消化、泌尿、神经肌肉和内分泌等不同系统和组织器官组成。当一个人神经系统受到干扰，就会影响他的消化系统、心血管系统的功能。

3. 层次性

对于一个系统来说，它既是由某些要素组成，同时，它自身又是组成更大系统的一个要素。系统的层次间存在着支配与服从的关系。高层次支配低层次，决定系统的性质，低层次往往是基础结构。

4. 动态性

系统是随时间的变化而变化。系统进行活动，必须通过内部各要素的相互作用，能量、信息、物质的转换，内部结构的不断调整以达到最佳功能状态。此外，系统为适应环境，维持自身的生存与发展，需要与环境进行物质、能量、信息的交流。

5.预决性

系统具有自组织、自调节能力,可通过反馈适应环境,保持系统稳态,这样就呈现某种预决性。预决性程度标志系统组织水平高低。

三、系统的分类

自然界或人类社会可存在干差万别的各种系统,可从不同角度对它们进行分类。分类方法如下。

(一)按组成系统的要素性质分类

系统可分成自然系统与人造系统。自然系统如生态系统、人体系统等;人造系统如机械系统、计算机软件系统等。自然系统与人造系统的结合,称复合系统,如医疗系统、教育系统。

(二)按组成系统的内容分类

系统可分为物质系统与概念系统。物质系统如动物、仪器等;概念系统如科学理论系统、计算机程序软件等。多数情况下,实物系统与概念系统是相互结合、密不可分的。

(三)按系统与环境的关系分类

系统可分为开放系统与封闭系统。封闭系统是指与环境间不发生相互作用的系统,即与环境没有物质、信息或能量的交换,事实上绝对的封闭系统是不存在的。与封闭系统相反,开放系统是指通过与环境间的持续相互作用,不断进行物质、能量和信息交流的系统,如生命系统、医院系统等。在开放系统中,按系统有无反馈可分为开环系统与闭环系统。没有反馈的系统称开环系统,有反馈的系统称闭环系统。

(四)按系统运动的属性分类

系统可分为动态系统与静态系统。动态系统如生物系统、生态系统;静态系统如一个建筑群、基因分析图谱等。

四、系统理论的基本原则及在护理实践中的应用

(一)整体性原则

是系统理论最基本的原则,也是系统理论的核心。

1.从整体出发,认识、研究和处理问题

护理人员在处理患者健康问题时,要以整体为基本出发点,深入了解、把握整体,找出解决问题的有效方法。

2.注重整体与部分、部分与部分之间的相互关系

从整体着眼,从部分入手,把护理工作的重点放在系统要素的各种联系关系上。如医院的护理系统从护理部到病区助理护士,任何一个要素薄弱,都会影响医院护理的整体效应。

3.注重整体与环境的关系

整体性原则要求护理人员在护理患者时,要考虑系统对环境的适应性,通过调整人体系统内部结构,使其适应周围环境,或是改变周围环境,使其适应系统发展的需要。

(二)优化原则

系统的优化原则是通过系统的组织和调节活动,达到系统在一定环境下最佳状态,发挥最好功能。

1.局部效应应服从整体效应

系统的优化是与系统整体性紧密联系的,当系统的整体效应与局部效应不一致时,局部效应须服从整体效应。护理人员在实施计划护理中,都要善于抓主要矛盾,追求整体效应,实现护理质量、效率的最优化。

2.坚持多极优化

优化应贯穿系统运动全过程。护理人员在护理患者时,为追求最佳护理活动效果,从确定患者健康问题、确定护理目标、制订护理措施、实施护理计划、建立评价标准等都要进行优化抉择。

3.优化的绝对性与相对性相结合

优化本身的"优"是绝对的,但优化的程度是相对的。护理人员在工作中选择优化方案时,应从实际出发、科学分析、择优而从,如工作中常会遇到一些牵涉多方面的复杂病情的患者或复杂研究问题,往往会出现这方面问题解决较好,而那方面问题却未能很好解决,且难找到完善的方案。这就要在相互矛盾的需求之中,选择一个各方面都较满意的相对优化方案。

(三)模型化原则

预先设计一个与真实系统相似的模型,通过对模型的研究来描述和掌握真实系统的特征和规律的方法称模型化。在模型化过程中须遵循的原则称模型化原则。在护理研究领域中应用的模型有多种,如形态上可分为具体模型与抽象模型。从性质上可分为结构模型与功能模型。在设计模型进行护理研究时,必须遵循模型化原则。模型化原则有以下3个方面。

1.相似性原则

模型必须与原型相似,这样建立的模型才能真正反映原型的某些属性、特征和运动规律。

2.简化原则

模型既应真实,又应是原型的简化,如无简化性,模型就失去它存在的意义。

3.客观性原则

任何模型总是真实系统某一方面的属性、特征、规律性的模仿,因此建模时,要以原型作为检验模型的真实性客观依据。

(李 敏)

第二节 人类基本需要层次论

一、需要概述

每个人都有一些基本的需要,包括生理的、心理的和社会的。这些需要的满足使人类得以生存和繁衍发展。

(一)需要的概念

需要是人脑对生理与社会要求的反应。人类的基本需要具有共性,在不同年代、不同地区或不同人群,为了自身与社会的生存与发展,必须对一定的事物产生需求,例如食物、睡眠、情爱、交往等,这些需求反映在个体的头脑中,就形成了他的需要。当个体的需要得到满足时,就处于一种平衡状态,这种平衡状态有助于个体保持健康。反之,当个体的需要得不到满足时,个体则可能陷入紧张、焦虑、愤怒等负性情绪中,严重者可导致疾病的发生。

(二)需要的特征

1.需要的对象性

人的任何需要都是指向一定对象的。这种对象既可以是物质性的,也可以是精神性的。无论是物质性的还是精神性的需要,都须有一定的外部物质条件才可获得满足。

2.需要的发展性

需要是个体生存发展的必要条件,如婴儿期的主要需要是生理需要,少年期则产生了尊重的需要。

3.需要的无限性

需要不会因暂时满足而终止,当某些需要满足后,还可产生新的需要,新的需要就会促使人们去从事新的满足需要的活动。

4.需要的社会历史制约性

人的各种需要的产生及满足均可受到所处环境条件与社会发展水平的制约。

5.需要的独特性

人与人之间的需要既有相同,也有不同,其需要的独特性是个体的遗传因素、环境因素所决定。在临床工作中,护理人员应细心观察患者需要的独特性,及时给予合理的满足。

(三)需要的分类

常见的分类有两种。

1.按需要的起源分类

需要可分生理性需要与社会化需要。生理性需要如饮食、排泄等;社会性需要如劳动、娱乐、交往等。生理性需要主要作用是维持机体代谢平衡;社会性需要的主要作用是维持个体心理与精神的平衡。

2.按需要的对象分类

需要可分物质需要与精神需要。物质需要如衣、食、住、行等;精神需要如认识的需要、交往的需要等。物质需要既包括生理性需要,也包括社会性需要;精神需要是指个体对精神文化方面的要求。

(四)需要的作用

需要是个体从事活动的基本动力,是个体行为积极性的源泉。根据需要的作用。护理人员在护理患者时,既要满足患者的基本需要,又要激发患者依靠自己的力量恢复健康的需要。

二、需要层次理论

许多哲学家和心理学家试图将人的需要这一概念发展成理论,并用以解释人的行为。心理学家亚伯拉罕·马斯洛于1943年提出了人类基本需要层次论,这一理论已被广泛应用于心理学、社会学和护理学等许多学科领域。

(一)需要层次论的主要内容

马斯洛将人类的基本需要分为5个层次,并按照先后次序,由低向高依次排列,包括生理的需要、安全的需要、爱与归属的需要、尊敬的需要和自我实现的需要。

1.生理的需要

生理需求是人类最基本的需要,包括食物、空气、水、温度(衣服和住所)、排泄、休息和避免疼痛。

2.安全的需要

人需要一个安全、有秩序、可预知、有组织的世界,以使其感到有所依靠,不被意外的、危险的事情所困扰,即包括安全、保障、受到保护以及没有焦虑和恐惧。

3.爱与归属的需要

人渴望归属于某一群体并参与群体的活动和交往,希望在群体或家庭中有一个适当的位置,并与他人有深厚的情感,即包括爱他人、被爱和有所归属,免受遭受遗弃、拒绝、举目无亲等痛苦。

4.尊敬的需要

尊敬的需要是个体对自己的尊严和价值的追求,包括自尊和被尊两方面。尊敬需要的满足可使人感到自己有价值、有能力、有力量和必不可少,使人产生自信心。

5.自我实现的需要

自我实现的需求是指一个人要充分发挥自己才能与潜力的要求,是力求实现自己可能之事的要求。

马斯洛在晚年时,又把人的需要概括为3大层次:基本需要、心理需要和自我实现需要。

(二)各需要层次之间的关系

马斯洛不仅将人的需要按照不同层次进行了划分,而且十分强调各层次之间的关系。他指出如下几点。①必须首先满足较低层次的需要,然后再考虑满足较高层次的需要。生理需求是最低层的,也是最重要的,人在最基本的生理需要满足后,才得以维持生命。②通常一个层次的需要被满足后,更高一层的需要才会出现,并逐渐明显和强烈。例如,人的生理需要得到满足后,会争取满足安全的需要;同样,在安全的需要满足之后,才会提出爱和更高层次的需要。但是,有些人在追求满足不同层次的需要时会出现重叠,甚至颠倒。例如,有的科研工作者为探求科学真理(自我实现),不顾试验场所可能存在危害生命的因

素(安全的需要);有的运动员为夺冠军,为祖国争光(自我实现),不考虑自己可能会受伤甚至致残(生理和安全的需要),也要勇往直前。③维持生存所必需的低层次需要是要求立即和持续予以满足的,如氧气;越高层次的需要越可被较长久地延后,如性的需要、尊敬的需要等。但是,这些可被暂时延缓或在不同时期有所变化的需要是始终存在的,不可被忽视。④人们满足较低层次需要的活动基本相同,如对氧的需要,都是通过呼吸运动来满足。而越是高层次的需要越为人类所特有,人们采用的满足方式越具有差异性,如满足自我实现需要的需要时,作家从事写作,科学家作研究,运动员参加竞赛等。同时,低层次需要比高层次需要更易确认、更易观测、更有限度,如人只吃有限的食物,而友爱、尊重和自我实现需要的满足则是无限的。⑤随着需要层次向高层次移动,各种需要满足的意义对每个人来说越具有差异性。这是受个人的愿望、社会文化背景以及身心发展水平所决定的。例如,有的人对有一个稳定的职业、受他人尊敬的职位就很满足了,而有的人还要继续学习,获得更高的学位,不断改革和创新。⑥各需要层次之间可相互影响。例如,有些较高层次需要并非生存所必需,但它能促进生理机能更旺盛,使人的健康状态更佳、生活质量更高,如果不被满足,会引起焦虑、恐惧、抑郁等情绪,导致疾病发生,甚至危及生命。⑦人的需要满足程度与健康成正比。当所有的需要被满足后,就可达到最佳的健康状态。反之,基本需要的满足遭受破坏,会导致疾病。人若生活在高层次需要被满足的基础上,就意味着有更好的食欲和睡眠、更少的疾病、更好的心理健康和更长的寿命。

(三)需要层次论对护理的意义

需要层次论为护理学提供了理论框架,它是护理程序的理论基础,可指导护理实践有效进行。①帮助护理人员识别患者未满足的需要的性质,以及对患者所造成的影响。②帮助护理人员根据需要层次和优势需要,确定需要优先解决的健康问题。③帮助护理人员观察、判断患者未感觉到或未意识到的需要,给予满足,以达到顶防疾病的目的。④帮助护理人员对患者的需要进行科学指导,合理调整需要间关系,消除焦虑与压力。

三、影响需要满足的因素

当人的需要大部分被满足时,人就能处于一种相对平衡的健康状态。反之,会造成机体环境的失衡,导致疾病的发生。因此,了解可能引起人的需要满足的障碍因素十分必要。

(一)生理的障碍

包括生病、疲劳、疼痛、躯体活动有障碍等,如因腹泻而影响水、电解质的平衡以及食物摄入的需要。

(二)心理的障碍

人处于焦虑、恐惧、愤怒、兴奋或抑郁等状态时会影响基本需要的满足,如引起食欲改变、失眠、精力不集中等。

(三)认知的障碍和知识缺乏

人要满足自身的基本需要是要具备相关知识的,如营养知识、体育锻炼知识和安全知识等。人的认知水平较低时会影响对有关信息的接受、理解和应用。

(四)能力障碍

一个人具备多方面能力,如交往能力、动手能力、创造能力等。当个体某方面能力较差,就会导致相应的需要难以满足。

(五)性格障碍

一个人性格与他的需要产生与满足有密切关系。

(六)环境的障碍

如空气污染、光线不足、通风不良、温度不适宜、噪音等都会影响某些需要的满足。

(七)社会的障碍

缺乏有效的沟通技巧、社交能力差、人际关系紧张、与亲人分离等会导致缺乏归属感和爱,也可影响其他需要的满足。

（八）物质的障碍

需要的满足需要一定的物质条件，当物质条件不具备时，以这些条件为支撑的需要就无法满足。如生理需要的满足需要食物、水；自我实现的需要的满足需要书籍、实验设备等。

（九）文化的障碍

如地域习俗的影响、信仰、观念的不同、教育的差别等，都会影响某些需要的满足。

四、患者的基本需要

一个人在健康状态下能够由自己来满足各类需要，但在患病时，情况就发生了变化，许多需要不能自行满足。这就需要护理人员作为一种外在的支持力量，帮助患者满足需要。

（一）生理的需要

1.氧气

缺氧、呼吸道阻塞、呼吸道感染等。

2.水

脱水、水肿、电解质紊乱、酸碱失衡。

3.营养

肥胖、消瘦、各种营养缺乏、不同疾病（如糖尿病、肾脏疾病）的特殊饮食需要。

4.体温

过高、过低、失调。

5.排泄

便秘、腹泻、大小便失禁等。

6.休息和睡眠

疲劳、各种睡眠形态紊乱。

7.避免疼痛

各种类型的疼痛。

（二）刺激的需要

患者在患病的急性期，对刺激的需要往往不很明显，当处于恢复期时，此需要的满足日趋重要。如长期卧床的患者，如果他心理上刺激的需要、生活上活动的需要不满足，那就意味着其心理上、生理上都在退化。因此，卧床患者需要翻身、肢体活动，以减轻或避免皮肤受损、肌肉萎缩等。

长期单调的生活不但引起体力衰退、情绪低落，智力也会受到影响。故应注意环境的美化，安排适当的社交和娱乐活动。长期住院的患者更应注意满足刺激的需要，如布置优美、具有健康教育性的住院环境、病友之间的交流和娱乐等。

（三）安全的需要

患病时由于环境的变化、舒适感的改变，安全感会明显降低，如担心自己的健康没有保障；寂寞和无助感；怕被人遗忘和得不到良好的治疗和护理；对各种检查和治疗产生恐惧和疑虑；对医护人员的技术不信任 3 担心经济负担问题等。具体护理内容包括以下两点。

1.避免身体伤害

应注意防止发生意外，如地板过滑、床位过高或没有护栏、病室内噪音、院内交叉感染等均会对患者造成伤害。

2.避免心理威胁

应进行入院介绍和健康教育，增强患者自信心和安全感，使患者对医护人员产生信任感和可信赖感，促进治疗和康复。

（四）爱与归属的需要

患病住院期间，由于与亲人的分离和生活方式的变化，这种需要的满足受到影响，就变得更加强烈，患

者常常希望得到亲人、朋友和周围人的亲切关怀、理解和支持。护理人员要通过细微、全面的护理,与患者建立良好的护患关系,允许家属探视,鼓励亲人参与护理患者的活动,帮助患者之间建立友谊。

(五)自尊与被尊敬的需要

在爱和所属的需要被满足后,患者也会感到被尊敬和被重视,因而这两种需要是相关的。患病会影响自尊需要的满足,患者会觉得因生病而失去自身价值或成为他人的负担,护理人员在与患者交往中,始终保持尊重的态度、礼貌的举止。

注意帮助患者感到自己是重要的、是被他人接受的,如礼貌称呼患者的名字,而不是床号;初次与患者见面时,护士应介绍自己的名字;重视、听取患者的意见;让患者做力所能及的事,使患者感到自身的价值。

在进行护理操作时,应注意尊重患者的隐私,减少暴露;为患者保密;理解和尊重患者的个人习惯、价值观、宗教信仰等,不要把护士自己的观念强加给患者,以增加其自尊和被尊感。

(六)自我实现的需要

个体在患病期间最受影响而且最难满足的需要是自我实现的需要。特别是有严重的能力丧失时,如失明、耳聋、失语、瘫痪、截肢等对人的打击更大。但是,疾病也会对某些人的成长起到促进作用,从而对自我实现有所帮助。此需要的满足因人而异,护理的功能是切实保证低层次需要的满足,使患者意识到自己有能力、有潜力,并加强学习,为自我实现创造条件。

五、满足患者需要的方式

护理人员满足患者需要的方式有 3 种。

(一)直接满足患者的需要

对于暂时或永久丧失自我满足某方面需要能力的患者,护理人员应采取有效措施来满足患者的基本需要,以减轻痛苦,维持生存。

(二)协助患者满足需要

对于具有或恢复一定自我满足需要能力的患者,护理人员应有针对性地给予必要的帮助和支持,提高患者自护能力,促进早日康复。

(三)间接满足患者的需要

可通过卫生宣教、健康咨询等多种形式为护理对象提供卫生保健知识,避免健康问题的发生或恶化。

(李　敏)

第三节　应激与适应理论

一、应激及其相关内容

(一)应激

应激,又称压力或紧张,是指内、外环境中的刺激物作用于个体而使个体产生的一种身心紧张状态。应激可降低个体的抵抗力、判断力和决策力,例如面对突如其来的意外事件或长期处于应激状态,可影响个体的健康甚至致病;但应激也可促使个体积极寻找应对方法、解决问题,如面临高考时紧张复习、护士护理患者时遇到疑难问题设法查阅资料、请教他人等。人在生活中随时会受到各种刺激物的影响,因此应激贯穿于人的一生。

(二)应激原

又称压力原或紧张原,任何对个体内环境的平衡造成威胁的因素都称为应激原。应激原可引起应激反应,但并非所有的应激原对人体均产生同样程度的反应。常见的应激原分为以下 3 类。

1. 一般性的应激原

(1)生物性:各种细菌、病毒、寄生虫等。

(2)物理性:温度、空气、声、光、电、外力、放射线等。

(3)化学性:酸、碱、化学药品等。

2. 生理病理性的应激原

(1)正常的生理功能变化:如月经期、妊娠期、更年期,或基本需要没有得到满足,如饮食、性欲、活动等。

(2)病理性变化:各种疾病引起的改变,如缺氧、疼痛、电解质紊乱、乏力等,以及手术、外伤等。

3. 心理和社会性的应激原

(1)一般性社会因素:如生离死别、搬迁、旅行、人际关系纠葛及角色改变,如结婚、生育、毕业等。

(2)灾难性社会因素:如地震、水灾、战争、社会动荡等。

(3)心理因素:如应付考试、参加竞赛、理想自我与现实自我冲突等。

(三)应激反应

应激反应是对应激原的反应,可分为两大类。

1. 生理反应

应激状态下身体主要器官系统产生的反应包括心率加快、血压增高、呼吸深快、恶心、呕吐、腹泻、尿频、血糖增加、伤口愈合延迟等。

2. 心理反应

如焦虑,抑郁,使用否认、压抑等心理防卫机制等。

一般来说,生理和心理反应经常是同时出现的,因为身心是持续互相作用的。应激状态下出现的应激反应常具有以下规律:①一个应激原可引起多种应激反应的出现,如当贵重物品被窃后,个体可能出现心悸、头晕,同时感觉愤怒、绝望,此时,头脑混乱无法做出正确决定;②多种应激原可引起同一种应激反应;③对极端的应激原如灾难性事件,大部分人都会以类似的方式反应。

二、有关应激学说

汉斯,塞尔耶是加拿大的生理学家和内分泌学家,也是最早研究应激的学者之一。早在1950年,塞尔耶在《应激》一书中就阐述了他的应激学说。他的一般理论对全世界的应激研究产生了影响。他认为应激是身体对任何需要做出的非特异性反应,例如,不论个人是处于精神紧张、外伤、感染、冷热、X光线侵害等任何情况下,身体都要发生反应,而这些反应是非特异性的。

塞尔耶还认为,当个体面对威胁时,无论是什么性质的威胁,体内都会产生相同的反应群,他称之为全身适应综合征(GAS),并提出这些症状都是通过神经内分泌途径产生的(图2-1)。

全身适应综合征解释了为什么不同的应激原可以产生相同的应激反应,尤其是生理应激的反应。此外,塞尔耶还提出了局部适应综合征(LAS)的概念,即机体对应激原产生的局部反应,这些反应常发生在某一器官或区域,如局部的炎症、血小板聚集、组织修复等。

无论GAS还是LAS,塞尔耶认为都可以分为3个独立的阶段(图2-2)。

(一)警报反应期

这是应激原作用于身体的直接反应。应激原作用于人体,开始抵抗力下降,如果应激原过强,可致抵抗力进一步下降而引起死亡。但绝大多数情况下,机体开始防御,如激活体内复杂的神经内分泌系统功能,使抵抗水平上升,并常常高于机体正常抵抗水平。

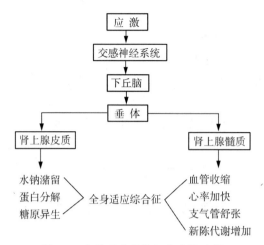

图 2-1　应激反应的神经内分泌途径

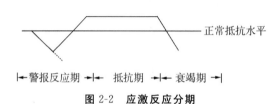

图 2-2　应激反应分期

（二）抵抗期

若应激原仍然存在，机体将保持高于正常的抵抗水平与应激原抗衡。此时机体也处于对应激适应的阶段。当机体成功地适应了应激之后，GAS 将在此期结束，机体的抵抗力也将由原有的水平有所提高。相反则由此期进入衰竭期。

（三）衰竭期

发生在应激原强烈或长期存在时，机体所有的适应性资源和能力被耗失殆尽，抵抗水平下降。表现为体重减轻，肾上腺增大，随后衰竭，淋巴腺增大，淋巴系统功能紊乱，激素分泌先增加后衰竭。这时若没有外部力量如治疗、护理的帮助，机体将产生疾病甚至死亡。

由此可见，为防止应激原作用于机体产生衰竭期的后果，运用内部或外部力量及时去除应激原、调整应激原的作用强度，保护和提高机体的低抗水平是非常重要的。

塞尔耶认为，不仅 GAS 分为以上三期，MS 也具有这样三期的特点，只是当 LAS 的衰竭期发生时，全身适应综合征的反应将开始被激活和唤起。

三、适应与应对

（一）适应

适应是指应激原作用于机体后，机体为保持内环境的平衡而做出改变的过程。适应是生物体区别于非生物体的特征之一，而人类的适应又比其他生物更为复杂。适应是生物体调整自己以适应环境的能力，或促使生物体更能适于生存的一个过程。适应性是生命的最卓越特性，是内环境平衡和对抗应激的基础。

（二）应对

应对即个体对抗应激原的手段。它具有两方面的功能：一个是改变个体行为或环境条件来对抗应激原，另一个是通过应对调节自身的情绪情感并维持内环境的稳定。

（三）适应的层次

人的适应层次不同于其他生物体，除生理层次的适应外，还有心理、社会文化、知识技术层次的适应。

1. 生理层次

生理适应是指发生在体内的代偿性变化。如一个从事脑力劳动的人进行跑步锻炼，开始会感到肌肉

酸痛、心跳加快,但坚持一段时间后,这些感觉就会逐渐消失,这是由于体内的器官慢慢地增加了强度和功效,适应了跑步对身体所增加的需求。

2.心理层次

心理适应是指当人们经受心理应激时,如何调整自己的态度去认识情况和处理情况。如癌症患者平静接受自己的病情,并积极配合治疗。

3.社会文化层次

社会适应是调整个人的行为,使之与各种不同群体,如家庭、专业集体、社会集团等信念、习俗及规范相协调。如遵守家规、校规、院规。

4.知识技术层次

知识技术层次是指对日常生活或工作中涉及的知识及使用的设备、技术的适应。例如电脑时代年轻人应学会使用电脑,护士能够掌握使用先进监护设备、护理技术的方法等。

(四)适应的特性

所有的适应机制,无论是生理的、心理的、文化的或技术的,都有共同特性。①所有的适应机制都是为了维持最佳的身心状态,即内环境的平衡和稳定。②适应是一种全身性的反应过程,可同时包括生理、心理、社会文化甚至技术各个层次。如护士学生在病房实习时,不仅要有充足的体力和心理上的准备,还应掌握足够的专业知识和操作技能,遵守医院、病房的规章制度,并与医生、护士、患者和其他同学做好沟通工作。③适应是有一定限度的,这个限度是由个体的遗传因素:身体条件、才智及情绪的稳定性决定的。如人对冷热不可能无限制地耐受。④适应与时间有关,应激源来得越突然,个体越难以适应;相反,时间越充分,个体越有可能调动更多的应对资源抵抗应激原,适应得就越好,如急性失血时,易发生休克,而慢性失血则可以适应,一般不发生休克。⑤适应能力有个体差异,这与个人的性格、素质、经历、防卫机能的使用有关。比较灵活和有经验的人,能及时对应激原做出反应,也会应用多种防卫机制,因而比较容易适应环境而生存。⑥适应机能本身也具有应激性。如许多药物在帮助个体对付原有疾病时,药物产生的不良反应又成为新的应激原给个体带来危害。

(五)应对方式

面对应激原个体所使用的应对方式、策略或技巧是多种多样的。常用的应对方式如下。

1.去除应激原

避免机体与应激原的接触,如避免食用引起过敏反应的食物,远离过热、过吵及不良气味的地方等。

2.增加对应激的抵抗力

适当的营养、运动、休息、睡眠、戒烟、酒,接受免疫接种,定期做疾病筛查等,以便更有效地抵抗应激原。

3.运用心理防卫机能

心理上的防卫能力决定于过去的经验、所受的教育、社会支持系统、智力水平、生活方式、经济状况以及出现焦虑的倾向等。此外坚强度也应作为对抗应激原的一种人格特征。因为一个坚强而刻苦耐劳的人相信:人生是有意义的;人可以影响环境;变化是一种挑战。这种人在任何困境下都能知难而进,尽快适应。人的一生都在学习新的应对方法,以对抗和征服应激原。

4.采用缓解紧张的方法

包括:①身体运动,可使注意力从担心的事情上分散开来而减轻焦虑;②按摩;③松弛术;④幽默等技术。

5.寻求支持系统的帮助

一个人的支持系统是由那些能给予他物质上或精神上帮助的人组成的,常包括其家人、朋友、同事、邻居等,此外,曾有过与其相似经历并很好应对过的人,也是支持系统中的重要成员。当个体处于应激状态时,非常需要有人与他一起分组困难和忧愁,共同讨论解决问题的良策,支持系统在对应激的抵抗中起到了强有力的缓冲剂的作用。

6.寻求专业性帮助

包括医生、护士、理疗师、心理医生等专业人员的帮助。人一旦患有身心疾病,就必须及时寻找医护人员的帮助。由医护人员提供针对性的治疗和护理,如药物治疗、心理治疗、物理疗法等,并给予必要的健康咨询和教育来提高患者的应对能力,以利于疾病的痊愈。

四、应激与适应在护理中的应用

应激原作用于个体,使其处于应激状态时,个体会选择和采取一系列的应对方法对应激进行适应。若适应成功则机体达到内环境的平衡;适应失败,会导致机体产生疾病。为帮助患者提高应对能力,维持身心平衡,护理人员应协助住院患者减轻应激反应,措施如:①评估患者所受应激的程度、持续时间、过去个体应激的经验等。②分析患者的具体情况,协助患者找出应激原。③安排适宜的住院环境。减少不良环境因素对患者的影响。④协助患者适应实际的健康状况,应对可能出现的心理问题。⑤协助患者建立良好的人际关系,并与家属合作减轻患者的陌生、孤独感。

(李 敏)

第三章 护理管理

第一节 整体护理

一、整体护理的概念

整体护理是以现代护理观为指导,以人的健康为目标,以护理程序为核心,以科学的思维方法为基础,为患者提供包括生理、心理、社会、文化等各方面的整体护理服务及护理教育模式。

护理学是现代科学体系中的一门独立的应用科学,现代护理学囊括了社会科学、自然科学两方面的内容。而以现代护理观为指导的整体护理,正是现代护理学在护理实践中的运用。它已超越了责任制以患者为中心的护理形式,而进入到了以人的健康为目的的护理全过程。现代护理工作环境也已从医院发展到了家庭、社会。护理不再是一种附属医疗的技术性职业,而是一门独立的和医疗共同为人类健康服务的专业。

二、整体护理的特点

整体护理的特点,就是以患者为中心,以现代护理观为指导,以护理程序为基础框架,并系统地整体地运用到临床护理和护理管理的行为中去,具有以下特点。

(1)明确现代护理观,以护理哲理作为护理职业所特有的指导思想和行为方针,形成护理专业信念,有利于加强职业道德建设和专业形象的培养。

长期以来,护理是以疾病为中心,把机械地执行医嘱和技术操作作为护理工作的根本目标,难以体现护士的价值与信念。而现代护理观是以服务对象为中心,有自己的护理哲理。"哲理"就是信念,是一个人的思想与行为的价值取向。"护理哲理"就是护理专业的价值观和专业信念,它是由各部门的护理人员共同制订的,它集中了全体护士的意愿,代表了全体护士的共同信念,所以在执行的过程中能充分发挥每个成员的积极性、主动性和创造性,且有利于把职业道德建设和业务技术建设有机地融入临床护理工作的每个环节中去。

(2)以护理程序为核心,以护理理论为指导,以为患者或服务对象解决问题为护理目标,符合我国经济体制改革的思想,体现了护理工作的真正重点。

系统化整体护理是以患者为中心,以护理程序为核心,使护理工作摆脱了多年来只靠医嘱加常规的被动工作局面。护理程序的运用扩大了护理专业的自主权和独立性,从而调动护理人员的工作积极性和主动性,不断提高护理质量。逐步改变以疾病为中心,把执行医嘱指定的工作和技术操作作为护士工作的根本目标的状况。确保护士作用的最大限度发挥,保证患者得到最佳的高水平的服务。

(3)以"护理程序、护理诊断"为护理工作理论依据,有利于促进护理理论建设和护理科研。

护理学作为一门独立的学科体系,有其独特的服务范畴、理论体系。护理诊断的形成可促使护士主动地考虑一些疾病治疗问题以外的患者的健康问题,激发临床护理人员的工作积极性,激发学习热情,使护理理论得到进一步的发展和完善,推动护理科研向深度和广度发展。

(4)科学的护理程序,标准的护理计划,规范的教育计划及一系列的规范表格,推动了护理工作规范化、科学化、标准化管理的进程,体现了护理专业在人类健康体系中的重要作用,使护理改革落到实处,而不是停留在一般要求和号召上。

制订标准的护理计划和护理教育计划,使护士在对患者做护理和宣教时,无须花费很多的时间,投入很

大的精力去书写,既统一了标准,又节省了时间。另外规范表格及各种评估表,使以护理程序为基础的服务具有连续性、可操作性,更有利于同行间、上下级间的工作评价,同时各种记录还具有一定的法律效力。

(5)考评护士的专业行为,利于护理质量的提高。在以往的护理管理中,对护士的考核重视护理人员的技术,而不重视护士自身的专业地位和专业形象,从而导致了护理人员重技术轻基础的错误倾向。系统化整体护理强调从患者身心、社会、文化的需要出发去考虑患者的健康问题。要求护理人员知识面广泛、经验丰富,在工作中不断充实理论知识和技术,不断更新护理知识。因此要求护士本人、护士之间及护士长对护理工作进行评价。通过相互间的思想沟通、理论的切磋,有助于护理人员发挥主观能动性,使她们不仅能"自主"地计划工作,自觉约束自己的专业行为,而且不断提高专业知识和技术,养成扎实稳定的工作作风,从而提高护理质量。

(6)有利于护理教育的整体改革。以往护理教育偏重于职业技术教育,缺少对社会、心理、人际沟通等学科的内容护理教育的重点。对护理程序、诊断、系统论这些先进的内容加以介绍,还应充填"整体护理"、现代化思维方式的教学内容。

(7)有利于推动我国护理科研队伍的发展和专家队伍的壮大,为使护理事业在我国真正成为一门独立学科和独立的专业,争取护理工作应有的专业地位做出贡献。

(马秋丽)

第二节　门诊护理管理

一、门诊护士服务规范

(一)护士仪表

(1)护士仪表端庄文雅,淡妆上岗,给人以亲切、纯洁、文明的形象。

(2)工作衣帽干净、整洁,勤换洗,正确佩戴胸牌(左上方)。

(3)头发保持清洁、整齐,短发前不遮眉,后不过领,长发者需盘起。

(4)保持手部清洁,不留长指甲,不涂指甲油。

(5)穿护理部、门诊部统一发放的白色鞋子和肤色袜子,并保持鞋子、袜子清洁无破损,不穿高跟鞋、响声鞋。

(6)饰物:上班期间除项链、耳钉外,不佩戴其他首饰。

(7)外出期间着便装,不穿工作服进食堂就餐或出入其他公共场所。

(二)文明服务规范

(1)仪表端庄、整洁,符合医院职业要求,挂胸牌上岗。准时到岗,不擅离工作岗位,不聚堆聊天,专心工作。

(2)接待患者态度亲切,服务热心。有问必答,首句普通话,首问负责制,主动服务,语言规范。

(3)预检护士熟悉普通、专科、专家门诊出诊时间,为患者提供正确的预检服务。

(4)巡回护士站立服务,根据就诊患者人数,及时进行引导和疏导服务,并保持两次候诊秩序良好。

(5)对政策照顾对象,按政策要求予以照顾就诊。

(6)对老、弱、残、孕等行动不便患者提供迎诊服务及搀扶服务和陪诊服务。

(7)各楼层免费提供饮用水和一次性水杯,并实行其他便民服务措施。

(8)发现问题主动联系相关部门,尽可能为患者提供方便,帮助解决问题,不推卸责任,不推诿患者,构建和谐医患关系。

(9)尊重患者的人格与权利,尊重其隐私,保守医密。

（10）注重自我修养,树立为患者服务意识,展现良好的医德、医风和精益求精的职业风范。

（11）开展健康教育,以不同形式:讲座、咨询等。

（12）接待患者和服务对象时,使用礼貌用语,语言坦诚亲切,带有安慰性的讨论,电话热线等,为患者提供健康教育服务。

（三）护士礼貌用语

（1）护士与人交谈时要保持稳定情绪和平和心态,做到自然大方。

（2）牢记和熟练运用服务用语"十声九字",不对患者使用"四语"见下:①"十声":问候声、欢迎声、致谢声、征询声、应答声、称赞声、祝贺声、道歉声、送别声。②"九字":您好、欢迎、谢谢、对不起。③"四语":蔑视语、烦躁语、否定语、斗气语。

二、门诊护理工作质量标准

（1）护士岗位要求:仪表端庄,挂胸牌上岗,准时到岗,不擅离岗位。

（2）对患者态度亲切,服务热情,不生硬、不推诿。

（3）主动服务,语言规范,有问必答,首句普通话,首问负责制,无患者投诉。

（4）患者就诊服务流程为预检、挂号、候诊、就诊。

（5）预检护士挂号前10 min开始预检。护士熟悉普通、专科、专家门诊时间。正确分诊,做到"一问、二看、三检查、四分诊、五请示、六登记"。对传染病患者及时分诊隔离。

（6）巡回护士站立服务,根据就诊人数,及时进行疏导,并根据工作安排,进行健康教育。

（7）候诊区环境整洁,就诊秩序良好,有两次候诊流程。

（8）各诊室内环境整洁,秩序良好,单人诊室内一医一患;多人诊室内诊台、诊察床有遮隔设施、诊察床单位整洁,患者使用后及时更换。

（9）治疗室清洁、整洁,物品放置有序,标识清楚,严格按《医院消毒隔离质量标准》工作。医用垃圾分类正确。

（10）各楼层有"便民服务措施",对政策照顾对象按政策照顾就诊。对病重、老、弱、残、孕和行动不便者提供迎诊服务、陪诊服务和搀扶服务。免费提供饮用水和一次性水杯。

三、门诊预检分诊管理

（1）预检护士由资深护士担任,同时具有高度的责任心。严格遵守卫生管理法律、法规和有关规定,认真执行临床技术操作规范以及有关工作制度。

（2）患者来院就诊,预检护士严格按照"一看、二问、三检查、四分诊、五请示、六登记"原则,正确分诊。

（3）根据《中华人民共和国传染病防治法》有关规定,预检护士对来就诊患者预先进行有关传染病方面的甄别、检查与分流。发现传染病或疑似传染病患者,通知专科医师到场鉴别,排除者到相应普通科就诊;疑似者发放口罩、隔离衣等保护用具,专人护送到特定门诊,并对接诊区进行消毒处理。由特定门诊预检护士按要求通知医务处、防保科、门诊办公室,并做好传染病登记工作。

（4）如遇患者病情突变急需抢救时,预检护士立即联系医师就地抢救;同时联系急诊,待病情许可,由专人护送至急诊。

（5）遇突发事件,预检护士立即通知医务处、护理部、门诊办公室,按相关流程启动应急预案。

四、发热门诊管理

（1）在门诊部和急诊室设立预检分诊处,在醒目处悬挂清晰的发热预检标识。急诊室预检工作实行24 h值班制,做好患者信息登记。经预检查出的发热患者,由预检处的工作人员陪送到发热门诊。

（2）发热门诊相对独立,并有明显标识,配有专用诊室、留观室、抢救设施、治疗室、放射线摄片机、检验室、厕所。

(3)发热门诊设有双通道,工作人员和患者从不同路径出入发热门诊。有明确的清洁、半污染和污染区划分,设置有效屏障,安装非接触式洗手装置。

(4)医师和护士须经过专业培训,合格后方可上岗。

(5)医务人员须准时上岗,24 h均按排班表落实。不擅自离岗,不以任何理由延误开诊。如确有特殊情况,必须提前一天向医务部及门诊部请假,由医务部安排其他人员。

(6)坚持首诊负责制,对每个发热患者必须首先进行详细的流行病学资料收集及认真检查,根据流行病学资料、症状和体征、实验室检查和肺部影像学检查综合判断进行临床诊断,避免漏诊。

(7)严格执行疫情报告制度,一旦出现可疑患者,在第一时间内进行隔离观察、治疗(一人一室一消毒),并立即向医务科报告。遇有疑难病症,及时会诊,以免延误病情。

(8)确诊或疑似病例,必须立即按程序上报,6 h内报当地疾病控制中心,并同时填写传染病疫情报告卡,不得延误或漏报。

(9)严格执行交接班制度,并做好患者信息登记以及转运交接记录。

(10)医务人员在岗时做好个人防护,接触患者(含疑似患者)后,及时更换全套防护物品。

(11)进入发热门诊就诊患者应在医务人员指导下做好相应防护。

(12)诊室保证通风良好和独立的空调系统,每天常规进行空气消毒、定时消毒地面、物品表面。患者离去后立即进行终末消毒处理。

(13)医务人员防护、设备消毒、污染物品处理等,按卫生部统一文件执行。

五、肠道门诊管理

(1)认真学习《中华人民共和国传染病防治法》及有关肠道传染病业务知识,按要求完成培训。

(2)认真填写门诊日志。对前来就诊的腹泻患者建立肠道门诊卡,并逐例按腹泻患者专册登记项目要求登记,每天核对。专卡、专册、登记册保存3年。

(3)做好肠道传染病的登记工作。按规定时间向防保科报出传染病报告卡,并做好交接记录。疑似或确诊甲类传染病立即电话报告防保科。

(4)每月填写"肠道门诊月报表"交防保科、卫生防疫站,并留存一份。

(5)肠道门诊对就诊患者认真询问腹泻病史、流行病史及进行必须体征、粪常规检查,做到"有泻必采,有样必检"。对6种可疑对象进行霍乱弧菌培养。对确诊或疑似细菌性痢疾患者及重点职业(幼托儿童保育员、饮食从业人员、水上作业人员、与粪便接触从业人员)腹泻患者需进行细菌性痢疾培养。

(6)发现食物中毒、集体性腹泻(3例以上,含3例)病例立即电话报告卫生防疫站和卫生监督所。

(7)加强肠道门诊日常消毒隔离工作,严格按"消毒隔离规范""肠道门诊医院感染管理制度"执行,防止医院内感染发生。对患者呕吐物、粪便和"检后标本",以及被污染物品、场所及废弃物应立即进行相应消毒隔离处理。对重症腹泻患者立即隔离,防止疾病蔓延、扩散。

六、门诊换药室、治疗室管理

(1)换药室、治疗室的布局合理,清洁区、污染区分区明确,标志清楚。

(2)环境清洁、干燥,有专用清洁工具,每天2次清洁地面。如有脓、血、体液污染,及时用2 000 mg/L含氯消毒液擦拭消毒。

(3)护士按各自岗位职责工作,无关人员不得入内。

(4)严格执行无菌技术操作规程,每次操作前后洗手。各种治疗、护理及换药操作按清洁伤口、感染伤口分区域进行,无菌物品必须一人一用,换药时要戴手套。

(5)无菌物品按消毒日期前后顺序使用,摆放整齐,有效期为2周,梅雨季节为1周。使用后的器械、换药用具等物品,统一送供应室处理。置于无菌罐中的消毒物品(棉球、纱布等)一经打开,使用时间最长不超过24 h,提倡使用小包装。疑似过期或污染的无菌物品需重新消毒,不得使用。

(6)治疗车上物品应摆放有序,上层为清洁区、下层为污染区。车上应备有快速手消毒液或消毒手套。

(7)破伤风、气性坏疽、铜绿假单胞菌、传染性等特殊伤口应在特殊感染换药室进行。使用一次性换药器具。换药后敷料及换药器具放入带有警示标识的双层黄色垃圾袋,换药室进行紫外线空气消毒,地面用2 000 mg/L含氯消毒液擦拭。

(8)污染敷料和使用过的一次性医疗废弃物丢入黄色垃圾袋,由专人收取、处理并交接登记。

(9)换药室、治疗室每天紫外线进行空气消毒,做好记录。

(10)每天开窗通风,保持空气流通。

七、入院处管理

入院处是医院的一个特殊窗口,是住院患者必经的中间环节,与医院其他部门有着纵横交错的联系。为确保患者的合法权利,提高入院处的服务质量,制订下列管理规范。

(一)常规工作规范

(1)每天上班即与各病区办公室护士或护士长联系当日出院情况,了解床位调整,确定收治床位。按流程为已有确定床位的患者办理全套入院手续。

(2)接受患者入院登记,填写入院须知(兼入院通知单)并交给患者。对于要办理特殊手续患者作重点指导。

(3)普通患者住院采取预约制,按照时间先后顺序处理;在入院通知单上告知住院需等待以及办理入院时所需要携带的相关证件和日常生活必需品;对急诊或有紧急需求患者,优先安排入院。

(4)按照当天床位情况,尽早安排。及时通知患者入院,使患者有较充裕的准备时间。

(5)热情接待登记患者,如无床位,做好解释工作,帮助患者了解入院手续。

(6)热情接待患者的查询(来电、来人),耐心听取患者倾诉。对患者及家属提出的疑问耐心解释,做到有问必答。

(7)加强与各科医师及病区护士联系,根据登记患者的男女比例及时调整床位。

(8)每天整理各科入院登记卡,对于登记时间较长的入院登记卡要定期处理、清理。

(二)办理登记流程

(1)患者首先在门诊或急诊挂号、就诊。

(2)医师评估患者疾病后,对于符合收治标准的患者开具入院登记卡,入院处按相关规定安排入院。

(3)核对医师在入院登记卡上填写的基本信息、科别、疾病诊断、医师签名、入院前相关内容告知等。项目无遗漏,由患者或其家属签名确认,并在入院卡上填写联系电话。

(4)入院处工作人员收下住院卡,认真填写入院须知(兼入院通知单),交给患者,并告知患者相关内容:等候入院电话通知,办理入院手续时带好相关证件、预付款、物品。

(三)办理入院流程

(1)患者接到电话通知后,持入院通知单到入院处办理入院手续,同时出示门诊就医磁卡(医保卡)、门诊病历本,患者本人必须到院。

(2)入院处收回入院通知单,电脑登录患者信息(姓名、性别、诊断及病区等),复印患者本次入院的门诊病历,并置于住院病历中。

(3)患者到财务窗口交住院预付款,并正确填写入院凭证上的基本信息(姓名、现住址、联系电话、联系人姓名等)。

(4)患者须出示身份证(医保卡)、入院登记卡、入院凭证,由工作人员电脑输入上述详细信息并打印病案首页、床头卡及腕带。

(5)完成入院登记手续,按照相关规定使患者安全进入病区。如行动不便、病情较重或沟通困难,由入院处工作人员护送至病区,并与病区护士做好交接手续。

八、特需门诊管理

特需门诊是医院为满足患者特殊需求而开设的门诊。除了具备普通门诊的功能之外,更着重于为患者提供优质的一条龙服务,减少就诊中间环节,缩短候诊时间。挂号、就诊、交费、取药等环节均有专人指引、陪伴,过程相对快捷、方便,为患者提供更温馨、舒适的就诊服务。

（一）严格的专家准入条件

特需门诊专家应是副高级以上卫生技术职称并经医院聘任的有长期临床工作经验的医师。医院建立专家准入制,由门诊办公室和所属科室双重审核,根据专业特长、学术成就、科研成果及同行认可,确认专家资格,方可准入。

（二）特需门诊的规范管理

1. 环境管理

特需门诊要有较好的环境,候诊时应有较大的空间。环境布置要人性化,候诊室有鲜花、盆景、软硬候诊椅、饮水机、一次性水杯、中央空调,并设有健康教育栏和多媒体健康宣教;专家介绍栏展出专家照片、简历,公开专家技术职称、专业特长及诊治范围,有利于患者择医,为患者创造一个温馨的就医环境。

2. 诊室管理

开设独立的、符合有关规定的诊室,严格一医一患,制订具体的接诊时间,由专人负责各诊室的管理。

3. 挂号管理

特需门诊的挂号由电脑统一进行,登记姓名、性别、年龄、地址、就诊时间、科别等,防止专家号被倒卖,损害患者利益。同时,开展实名制预约挂号服务,可以定人、定时,使患者有计划就诊。

4. 专家管理

（1）要求专家保证出诊时间,请假需提前3个工作日。严格执行工作制度及医疗质量控制标准,做到首诊负责制,合理检查与用药,杜绝人情方、大处方。对就诊人数实行定额管理,以保证特需门诊的诊疗质量。

（2）对违反相应规定的医务人员严肃处理,以保证患者权利。

5. 护理人员管理

仪表端庄、举止优美;资深护士业务能力强,具有全科知识,准确分诊;及时解决各类问题,发现和化解矛盾,合理安排就诊,保证就诊的有序进行。

九、门诊患者及家属健康教育规划

门诊健康教育是通过有计划、有组织、有系统的信息传播和行为干预,促使患者及家属自觉地采纳有益于健康的行为和生活方式,消除或减轻影响健康的危险因素,预防疾病、促进健康、提高生活质量。

（一）门诊健康教育的目的

通过健康教育稳定患者情绪,维持良好医疗程序。同时让患者获得卫生保健知识,树立健康观念,自愿采纳有利于健康的行为和生活方式。

（二）门诊健康教育的服务对象

门诊患者及家属。

（三）门诊健康教育的策略

（1）因人、因病实施健康教育,并将健康教育伴随医疗活动的全过程。在就诊过程中,护士随时与患者进行交谈,针对不同需求,进行必要而简短的解释、说明、指导、安慰。

（2）健康教育内容精炼、形式多样,具有针对性和普遍性。

(四)门诊健康教育的形式

1.语言教育方法

健康咨询、专题讲座、小组座谈。

2.文字教育方法

卫生标语、卫生传单、卫生小册子、卫生报刊、卫生墙报、卫生专栏、卫生宣传画。

3.形象化教育方法

图片、照片、标本、模型、示范、演示等。

4.电化教育方法

广播、投影、多媒体等。

(五)门诊健康教育的方法

1.接诊教育

在分诊过程中通过与患者交流,了解心理、识别病情的轻重缓急,安排患者就诊科室。

2.候诊教育

护士对候诊患者进行健康知识宣教,设置固定的健康教育课程,内容以常见病、多发病、流行病的防治知识为主,形式多样、内容精炼、语言通俗易懂。通过健康教育安定患者情绪,向患者及家属传播卫生科学常识及自我保健措施。

(马秋丽)

第三节　护理防护管理

一、护理人员职业安全防护

护理人员由于其职业的特殊性经常暴露于各种各样的危险中,如会接触到一些体液、血液,甚至被体液、血液污染的锐器刺伤,或接触一些对身体有害的药物和射线等,导致多种职业危害的发生。加强护理人员职业安全防护,避免职业危害的发生具有重要意义。

(一)护理人员职业危害的分类

护理人员职业危害分四类,即生物、化学、物理和心理危害。

1.生物危害

细菌、病毒、寄生虫等引起的感染性疾病。主要是针刺伤,含锐器损伤所致的血源性传播疾病的感染。护理人员频繁接触患者血液、体液、分泌物及排泄物,受感染的危险性大。大量研究证实,各种污染的针头刺伤是医院内传播乙型肝炎病毒、丙型肝炎病毒和人类免疫缺陷病毒等的重要途径。针刺伤及其有关的侵害已成为护理人员的严重的职业性健康问题。

2.化学危害

在消毒、洗手、治疗、换药等过程中接触的各种消毒剂、清洁剂、药物及有害物质等引起的疾病。如各种毒物引起的职业中毒、职业性皮肤病、职业肿瘤;一些不溶或难溶的生产性粉尘引起的尘肺。

3.物理危害

(1)噪声干扰。

(2)高温、低温引起中暑或冻伤。

(3)高湿或化学消毒剂使两手等处发生皮肤糜烂,促使皮肤病的发生。

(4)电离辐射如 X 线、γ 射线等引起的放射病。

(5)身体长期固定于某一姿势或用力可能导致机械性损伤。

4.心理危害

主要是精神压力、工作紧张、倒班、生活缺乏规律可致慢性疲劳综合征以及睡眠障碍、代谢紊乱、抑郁等。护理工作的性质是细致的脑力与体力劳动相结合,它要求护理人员思想高度集中,由于精神过度紧张、工作不定时,护理人员易患溃疡病、心脏病、偏头痛、下肢静脉曲张、胃下垂、慢性腰腿痛、慢性肝胆疾病等。同时也会产生不良的心理状态,如精神紧张、焦虑烦躁等。

(二)生物(感染性)危险因素的防护

1.感染途径

为经血传播疾病。护理人员在治疗护理过程中被锐器损伤;通过黏膜或非完整性皮肤接触引起感染;进行日常护理操作后手的带菌率等。

2.经血液传播常见疾病

乙型肝炎、丙型肝炎、艾滋病,其他(疟疾、梅毒、埃博拉出血热等)。

3.职业防护中感染控制的预防原则

护理人员在感染控制的防护中应遵循标准预防的原则。所谓标准预防即认定患者的血液、体液、分泌物、排泄物均具有传染性,需进行隔离,不论是否具有明显的血迹污染或是否接触非完整的皮肤与黏膜,接触者必须采取隔离预防措施。标准预防的基本特点是:既防止血源性疾病的传播又防止非血源性疾病的传播,强调双向防护;既防止疾病从患者传至医务人员,又防止疾病从医务人员传至患者;根据疾病的主要传播途径实施相应的隔离措施,包括接触隔离、空气隔离和微粒隔离。其操作规程包括:①当接触患者的血液、体液、黏膜或破损的皮肤时一定要戴手套。②每次操作完毕或每次脱下手套时彻底洗手。③根据疾病的不同传播途径使用障碍法来保护眼睛、鼻子、嘴和皮肤,如戴双重手套、穿防护衣、戴护目镜或面罩。④严格执行清洁、无菌技术和隔离制度。标准预防的原则主张医护人员要严格执行消毒隔离制度和操作规程,充分利用各种屏障防护用具和设备,减少各种危险行为,最大限度地保护医护人员及患者。

4.防护措施

(1)正确使用和处理锐器,预防锐器损伤:尽可能减少处理针头和锐器的概率。医护人员在进行侵袭性诊疗和护理操作中要保证充足的光线,特别注意被潜在感染的针头和锐器刺伤。禁止直接用手传递针头、刀片等锐器。针头不能重新盖帽、有意弯曲或折断,或用手将针头从注射器上去除。如必须盖帽要用止血钳或用单手持注射器将针头挑起。也可以使用具有安全性能的注射器、输液器等医用锐器,以防刺伤。使用后的锐器应直接放入一次性的耐刺防渗漏的锐器盆内,锐器盆需放在方便处。

(2)锐器损伤时的应急处理:立即在伤口旁从近心端向远心端轻轻挤压,尽可能挤出损伤处的血液,相对减少受污染的程度;用流动自来水和消毒肥皂液清洗(如溅出,用清水冲洗鼻、眼、嘴和皮肤等直接接触部位);碘伏等皮肤消毒液涂擦伤口等处理。伤后48 h内报告上级并填写临床护士锐器伤登记表,72 h内做乙型肝炎病毒、丙型肝炎病毒和人类免疫缺陷病毒等基础水平检查。可疑暴露于乙型肝炎病毒感染的血液、体液时,应注射乙型肝炎病毒高价抗体和乙肝疫苗;可疑暴露于丙型肝炎病毒感染的血液、体液时,尽快于暴露后做丙型肝炎病毒抗体检查,追踪丙型肝炎病毒抗体,必要时进行干扰素治疗;可疑暴露于人类免疫缺陷病毒感染的血液、体液时,建议使用免疫治疗,受伤后1个月、3个月、6个月定期复查追踪;注意不要献血,捐赠器官及母乳喂养,性生活要用避孕套。

(3)正确洗手和手的消毒:洗手是预防感染传播最经济有效的措施,我国卫生部《医院感染管理规范》对洗手的指征、方法、频次有明确规定。

洗手指征:接触患者前后,特别是在接触有破损的皮肤、黏膜和侵入性操作前后;进行无菌操作前后;戴口罩和穿脱隔离衣前后;接触血液、体液和被污染的物品前后;脱手套后。

洗手方法:采用非接触式的洗手装置实施六步洗手法。第一步将手全部用水浸湿取清洁剂,掌心相对,五指并拢,相互揉搓;第二步手心对手背,沿指缝相互揉搓,交换进行;第三步掌心相对,双手交叉沿指缝相互揉搓;第四步一手握另一手大拇指旋转揉搓,交换进行;第五步一手握拳在另一手掌心旋转揉搓,交换进行;第六步将五个手指尖并拢在另一手掌心旋转揉搓,交换进行。用流动水冲洗净,时间不少于

10～15 s,整个洗手的过程不少于1～2 min。正确的洗手技术对消除手上的暂住菌具有重要意义,护理人员每日洗手频率应＞35次。①手消毒指征:进入和离开隔离病房、穿脱隔离衣前后;接触血液、体液和被污染的物品前后;接触特殊感染病原体前后。②手消毒方法:用快速手消毒剂揉搓双手;用消毒剂浸泡2 min。③常用手消毒剂:氯己定－醇速效消毒剂、0.3%～0.5%碘伏、75%乙醇溶液。

(4)选择合适的防护用品:当预料要接触血液或其他体液以及使用被血液或体液污染的物品时应戴手套,手套使用前后,接触无污染的物品前及下一个患者之前应立即脱去;当接触经呼吸道传播和飞沫传播疾病的患者时要戴好口罩和帽子;当预料有可能出现血液或体液溅出时,要加戴眼罩、面罩,避免口、鼻、眼黏膜接触污染的血液或体液。在工作区域要穿工作服,进出隔离病房须穿隔离衣,预料有大量的血液、体液溅出时,必须加穿防渗漏的隔离围裙和靴子。

(三)化学危险因素的防护

1.化学消毒剂灭菌防护

目前医院广泛应用于各种器械、物品、空气消毒灭菌的化学消毒剂为环氧乙烷、戊二醛、臭氧等。国内还有少数医院使用甲醛消毒,这些化学消毒剂可刺激护理人员皮肤、黏膜引起职业性哮喘、肺气肿、肺组织纤维化,能使细胞突变、致癌、致畸,也可引起职业性皮炎。因此,护理人员要认真做好化学消毒剂灭菌的职业防护。选用环氧乙烷灭菌器(12 h可自动排放毒物),需有专用的房间消毒和排放毒物系统,灭菌后的物品放置一段时间后再使用;接触戊二醛时应戴橡胶手套,防止溅入眼内或吸入,尽量选用对人体无害的消毒剂代替戊二醛;在臭氧消毒期间避免进入消毒区域,消毒后要尽量通风,定期检查空气中臭氧浓度。

2.麻醉废气的防护

手术室的护理人员每天暴露于残余吸入麻醉药的工作环境中,长期吸入使麻醉废气在机体组织内逐渐蓄积产生慢性中毒和遗传的影响(包括突变、致癌、致畸)。所以要重视麻醉废气的管理,建立良好的麻醉废气排放系统,使用密闭性能好的麻醉机减少泄露,并对麻醉机定期进行检测。尽量采用低流量紧闭式复合麻醉,选用密闭度适宜的麻醉面罩。根据麻醉种类及手术大小合理安排手术间,孕妇不安排进房间工作。

3.乳胶手套的防护

护理人员使用的手套大多是一般性能的一次性手套,乳胶成分易引起过敏反应。1999年5月,美国感染控制护理协会发表了《手套使用原则》并承诺停止不适当的选择、购买和使用医用手套。英国皇家护理学会和美国感染控制护理协会已经开始全面禁止使用玉米粉末手套。因此,从护理人员健康出发,应尽量选用不含玉米粉的优质手套。

(四)物理危险因素的防护

1.噪声预防

(1)护理人员应自觉保持室内安静,做到"四轻"(说话轻、走路轻、关门轻、操作轻),减少人员参观及陪护。医院对特殊科室如手术室应安装隔音设备。

(2)加强巡视,降低持续及单调的监护声音,减少报警发生,为患者吸痰及做床上擦浴前,都应先调消音器。

(3)对科室所有仪器、设备进行普查,做好保养与维修,如定时给治疗车轮轴上润滑油。选用噪声小、功能好的新仪器,尽量消除异常噪声。

2.预防颈椎病、腰肌损伤

(1)合理用力,使用省力原则做一切治疗。

(2)加强腰背肌及颈部运动,下班后进行15～20 min的颈、背部活动,提高肌肉、韧带等组织的韧性及抗疲劳能力,有助于预防颈椎病及腰肌损伤。

(3)睡前用热水袋热敷,以促进局部组织血液循环,有利用组织酸痛消失。

3.放射损伤的防护

(1)屏障防护:护理人员应穿铅制的防护衣或用铅板屏风阻挡放射线。

(2)距离防护:最有效的减少射线的方法为增加距离,护理人员在为带有放射源的患者进行护理时,应注意保持一定的距离。

(3)时间防护:护理人员在护理带有放射源的患者时要事先做好护理计划,安排好护理步骤,尽量缩短与患者接触时间。

(4)对放射源污染的物品:如器械、敷料以及患者的排泄物、体液等必须在去除放射性污染后方能处理或重新使用,处理时应戴双层手套以防手部污染。

(五)心理危害因素的防护

(1)危重患者多、工作量较大时护理管理者要适当增加值班人员,实行弹性排班,合理配置人力,以减轻护理人员的心理压力。

(2)护理人员对生理,心理疲劳要学会自我调节;注意保证充足的休息和睡眠,如感到生活、工作压力过重,可适当休息,以调整体力和情绪。

(3)处理好与上级、同事、患者之间的关系,创造和谐的工作气氛。

(4)多组织集体活动,放松心情,及时释放工作压力,将心理性职业损伤降低到最低限度。

(六)管理层的措施

管理人员要严格执行相关政策及法律法规。思考问题要从防御的角度出发,增强自身的防范意识。认真组织专业人员进行培训教育;提供人力和防护物质上的充分的保障,合理安排,减少忙乱;尽量减少不必要的血液接触;对因工作接触而被感染上的医务人员应有相当优厚的待遇作为保障:如钱的赔偿,终身雇佣等。

二、肿瘤化学治疗的职业防护

化疗是治疗恶性肿瘤的三大手段之一。广泛应用于临床,但化疗药物在杀伤肿瘤细胞的同时,也对接触这类药物的护理人员和环境造成一定的危害;为了避免这些危害的发生,有关护理人员在工作中需严格遵循化疗防护两个原则:工作人员尽量减少不必要的与抗癌药物接触;尽量减少抗癌药物对环境的污染。

(一)加强化疗防护的护理管理

(1)制定化疗药物操作和防护规程,加强专科护理人员化疗防护知识的培训。

(2)化疗药物进行严格分类及专柜保管,在保管储存药品时要做好标识。

(3)药物使用管理采用国际上较通用的集中式管理,所谓集中式管理指在医院内设静脉液体配制中心专职护士完成化疗药物的配制,然后发送到病房使用。

(4)配药室要安装通风设备,所有的化疗药物均在垂直层流生物安全机内配制,以保证环境的洁净度,避免操作者受到伤害。同时备水源作紧急冲洗之用。并定期对室内空气进行检化。

(5)实行轮流配药操作,尽量延长每个人接触化疗药物的周期。

(6)建立健康档案,定期对有关人员进行体格检查,包括白细胞计数、分类及血小板的变化。

(二)化疗操作护理防护措施

(1)个人防护:护理人员在进行化疗操作时,使用一次性防渗漏的隔离衣,戴帽子、口罩及双层手套(一层聚乙烯手套和一层乳胶手套),并戴上眼罩。

(2)配药时的防护。①抽取瓶装化疗药物时,应用无菌纱布裹住针头和瓶塞部位,以防药液外渗或外溅。溶解后的药瓶要抽气,防止瓶内压力过高致药液向外喷溅。②使用冷冻剂安瓿时,先用砂轮轻锯安瓿颈部,然后用无菌纱布包裹掰开。注入溶剂时缓慢由瓶壁注入瓶底,待药粉浸透后再摇动。③抽吸药液不能超过注射器容量的3/4。

(3)无菌注射盘用聚乙烯薄膜铺盖,用后按化疗废弃物处理。

(4)从滴管内静脉推注药液要缓慢注入,防止药液外溢。如需推排注射器或滴管内的空气,要用无菌

纱布覆盖针头和滴管开口。以吸收不小心排出的药液。

(5)如不慎药液溅到皮肤上或眼里，立即用大量清水或生理盐水冲洗。

(6)遇药液溢到桌面或地上。应用吸墨纸吸尽，再用肥皂及水擦洗。

(7)操作完毕脱弃手套后应洗手、洗脸。

(8)护理人员不能在工作区吃东西。

(三)化疗废弃物及污染的处理

(1)化疗废物应与其他垃圾分开管理，存放在坚固、防漏、带盖的容器中，并在上标明"细胞毒性废弃物"，按有毒垃圾处理。

(2)化疗患者的各类标本及排泄物，避免直接接触。水池、抽水马桶用后反复用水冲洗。

三、艾滋病护理防护

维护医护人员的职业安全，杜绝或减少医护人员在工作中发个职业暴露感染艾滋病及医源性感染的发生，世界卫生组织向全球医护人员推荐"普遍性预防"和"标准预防"的策略；我们要求在"标准预防"的基础上对感染易发因素采取有针对性的防护。

(一)预防暴露

1.洗手

洗手是控制人类免疫缺陷病毒(human immunodeficiency virus,HIV)传播最重要的方法。接触患者后需严格按照六步洗手法擦洗整个手的皮肤并用流动水彻底冲洗。特别是被血液或其他体液污染时，必须立即洗手或进行手的消毒，脱弃手套后还要洗手。洗手是护理人员接触患者前要做的第一件事，也是离开患者或隔离区域前要做的最后一件事。

2.使用防护用品

当直接接触到血和体液时，必须使用防护用品，选择何种防护用品或方法需考虑以下内容：接触到血液或体液的可能性；体液的种类；可能遇到血液或体液的量；是否是已知的 HIV 患者。

(1)手套的使用：进行采血、注射、清洁伤口、处理污物等工作估计可能接触到血液或体液时，需戴手套。不同性质的工作采用不同的手套。处理污物、打扫卫生时戴厚手套。做较精细的操作戴薄而合手的手套。无菌手套只用于侵入性操作。一次性手套不可重复使用，戴手套前或脱手套后均要洗手。

(2)口罩、眼罩、面罩的使用：在进行有可能出现血液或体液飞沫溅出的操作中，要戴口罩、眼罩、面罩，避免口、鼻、眼黏膜接触污染的血液或体液。

(3)使用隔离衣、隔离围裙和其他的保护衣：在工作区域要穿工作服，在有可能出现血液或体液外溅时必须穿隔离衣，如果有大量的血液、体液时，必须穿隔离衣、隔离围裙和靴子。

(4)如有皮肤破损时尽量避免进行外科手术等可能接触到血液、体液的操作，如果进行，破损皮肤必须用防水敷料包扎，另戴 2~3 层手套。

(5)接触过血液、体液又需再用的医疗器械，要先用清水冲洗在经高温或消毒剂消毒。

3.使用锐器时的安全操作方法

(1)禁止双手回套针帽，没有可利用的条件，可用单手操作方法。

(2)任何时候，不要弯曲、损坏或剪割针，当拿着一支针不要做与操作无关动作。

(3)不要把针放在任何不适当的地方。

(4)使用不易穿透的容器保存或处理，不要用力将锐利器具放入已经过满的容器，不要将手指伸入容器内。

(5)传递锐器时使用安全的器皿，并在传递的过程中给予提示。

(6)如果可能的话，使用钝针，不要盲缝。

4.处理使用过锐器时的安全操作方法

(1)使用过的锐器应尽快进行处置。

（2）把注射器与针头的处置作为一个单独的处置步骤。

（3）分类放置用后锐器和其他垃圾的容器结构应符合 BS7320 标准，这是 1990 年制定的并得到了联合国的批准。

（4）搬运锐器盒时护理人员必须穿防护服，并与身体保持一定距离。

（5）在销毁用过的注射器前，锐器盒必须是密封的，并放置在一个可靠的防护严密的区域内。

（二）暴露后预防

医护人员发生艾滋病病毒职业暴露后，应当立即按照实施局部处理、报告与记录、暴露的评估、暴露源的评估、暴露后预防、随访和咨询等步骤进行处理。

1. 局部处理

用肥皂液和流动水清洗污染的皮肤，用生理盐水冲洗黏膜，如有伤口应当在伤口旁轻轻挤压，尽可能挤出损伤处的血液，再用肥皂液和流动水进行冲洗；禁止进行伤口的局部挤压。受伤部位的伤口冲洗后，应当用消毒液，如 75％乙醇或者 0.5％碘仿进行消毒，并包扎伤口；被暴露的黏膜，应当反复用生理盐水冲洗干净。

2. 记录与报告

（1）记录暴露的基本情况：暴露发生的日期、时间、发生地点，如何发生；暴露部位，有关器具的型号等；污染物的类型、数量，暴露的严重程度。

（2）记录暴露源的情况：污染物是否含有 HIV，HBV 或 HCV，如来源于 HIV 患者应记录患者的疾病分期、CD_4 及病毒载量、抗病毒情况、耐药等信息。

（3）记录暴露者的情况：HBV 接种及抗体反应；以前的 HIV 抗体检测情况；相关病史及用药情况；妊娠或哺乳。

（4）报告：向职业暴露管理部门报告，并注意保密。当地卫生防疫站应建立"艾滋病职业暴露人员个案登记表"。

3. 暴露的评估

HIV 职业暴露级别分为三级。

（1）一级暴露：暴露源为体液、血液或含有体液、血液的医疗器械、物品；暴露类型为暴露源污染了有损伤的皮肤或黏膜，暴露量小且暴露时间较短。

（2）二级暴露：暴露源为体液、血液或含有体液、血液的医疗器械、物品；暴露类型为暴露源污染了有损伤的皮肤或黏膜，暴露量大且暴露时间较长，或暴露类型为暴露源刺伤或割伤皮肤，但损伤程度较轻，为表皮擦伤或针刺伤。

（3）三级暴露：暴露源为体液、血液或含有体液、血液的医疗器械、物品；暴露类型为暴露源刺伤或割伤皮肤，但损伤程度较重，为深部伤口或者割伤物有明显可见的血液。

4. 暴露源的评估

暴露源的病毒载量水平可分为三种类型（轻度、重度和暴露源不明）。

（1）轻度类型：经检验暴露源为 HIV 阳性，但滴度低，HIV 感染者无临床症状、CD_4 计数正常者。

（2）重度类型：经检验暴露源为 HIV 阳性，但滴度高、HIV 感染者有临床症状、CD_4 计数低者。

（3）暴露源不明显型：不能确定暴露源是否为 HIV 阳性。

5. 暴露后预防

根据暴露级别和暴露源病毒载量水平对发生艾滋病病毒职业暴露的医护人员实施预防性用药方案。预防性用药方案分为基本用药程序和强化用药程序。

（1）基本用药程序：为两种逆转录酶制药（如齐多夫定、双脱氧胞苷等），使用常规治疗剂量，连续使用 28 d。

（2）强化用药程序：是在基本用药程序的基础上，同时增加一种蛋白酶抑制药（如沙奎那韦、英地那韦等），使用常规治疗剂量，连续使用 28 d。

（3）预防性用药:应当在发生艾滋病病毒职业暴露后尽早开始,最好在 4 h 内实施,最迟不得超过 24 h;即使超过 24 h,也应实施预防性用药。

6.随访和咨询

医护人员发生 HIV 职业暴露后,医疗卫生机构应当给予随访和咨询。随访和咨询的内容包括在暴露后的第 4 周、第 8 周、第 12 周及 6 个月时对 HIV 抗体进行监测;对服用药物的毒性进行监控和处理;观察和记录 HIV 感染的早期症状;追踪暴露源 HIV 的耐药性等。

（三）血标本及其他标本的处理

(1)血标本应放在带盖的试管内,然后放在密闭的容器中送检,送检时应戴手套。

(2)如果标本的容器外有明显的血液或体液污染,必须用消毒剂消毒清理干净。

(3)所有的标本均应醒目标明"小心血液,提防污染"的标志。以防止标本在运送的过程中溅洒外溢。

（四）血渍及外溅体液的处理

(1)操作者必须戴手套。

(2)含氯消毒剂浸洒在血渍上 15～30 min。用可弃的纸巾擦去。

(3)再用含氯消毒剂清洗一次,丢弃纸巾和手套按生物废弃物处理。

(4)完成上述工作后彻底清洗双手。

（五）医疗废物的处理

(1)严格分类收集医疗垃圾,对于 HIV 阳性患者使用的生活垃圾按医疗垃圾处理。

(2)一次性的锐器使用完后,应放入锐器盒中,该锐器盒应尽量放在操作区域附近。其他的感染性敷料及手术切除组织器官应放入特制的有黑色的"生物危害"标识黄色垃圾袋内,由专人回收。记录回收数量,做好交接签字。

(3)接触过 HIV 血液或体液的一次性医疗用品用不透水的双层胶袋包好,贴上标志,焚烧处理。

(4)运送人员在运送医疗废物时.应当防止造成包装物或容器破损和医疗废物的流失、泄漏和扩散,并防止医疗废物直接接触身体。

四、呼吸道传染病的护理防护

呼吸道传染病是医院常见的一种传染病,疾病的发生有明显的季节性,好发于冬春两季。如流感、风疹、麻疹、流行性脑脊髓膜炎、腮腺炎、高致病性禽流感等,尤其是给大家留下深刻印象的"传染性非典型肺炎(SARS)"由于强传染性和医护人员的高感染率曾引起社会各界的高度重视,目前我国卫生部已经将 SARS 列为法定传染病。护理人员密切接触患者,属于高度易感人群,必须重视预防工作。认真做好呼吸道传染病的防护,保证护理人员的身体健康。

（一）护理人员防护的总体要求

(1)加强对护理人员呼吸道传染病防护的培训工作。可采用开办学习班、举行座谈会,观看幻灯录像、科技电影,办墙报或黑板报等多种形式,不断增强护理人员呼吸道传染病的自我防护意识。

(2)护理人员是 SARS、流感等呼吸道传染病的高暴露职业人群。因此,应设有感染监控员,负责保证护理人员的健康及感染的控制。建立护理人员观察记录单。每日检测体温及呼吸道相关症状并做好记录,及时掌握护理人员的身体变化情况。并对患病的人员做到早隔离、早治疗,避免医院内发生医源性的呼吸道传染病的流行。

(3)加强通风和空气消毒,特殊病区要安装通风设备,加强空气流通,并根据气候条件适时调节。

(4)护理人员必须掌握消毒隔离知识及技能。①严格区分三区二线:即清洁区、污染区、半污染区;清洁路线及污染路线。②做到"四严":清洁污染划分严;污染物品消毒严;新来人员培训严;互相提醒监督严。③认真执行消毒隔离制度,把好"三关",即局限污染,就地消毒;控制中间期,少受污染;保护清洁区,不受污染。

(5)护理人员进出隔离单位要严格按隔离要求着装,从清洁区进入隔离区前要有专人检查是否符合着

装标准,下班后要进行卫生通过后方能离开。

(6)隔离服装必须符合中华人民共和国国家标准。严格区分管理,不同区域服装应有标志。不可将污染区服装穿入半污染区或清洁区。

(7)合理安排护理人员的班次,保证护理人员得到充分休息,加强营养并给予预防性用药,做好人群主动免疫和被动免疫。同时在护理人员中,提倡适当的体育锻炼,增强体质,以有效抵御流感等呼吸道传染性疾病。

(8)在 SARS 病区工作的护理人员必须进行医学检测,隔离检测半月后方能解除隔离。

(二)护理人员防护物品的穿脱流程

1.从清洁区进入半污染区前

洗手→戴工作帽→戴防护口罩(12 层以上棉纱口罩)→穿防护衣→戴手套→换工作鞋。

2.从半污染区进入污染区前

洗手→戴一次性工作帽→戴一次性 N-95 口罩→戴防护眼镜→穿隔离衣→戴外层手套→戴鞋套。

3.从污染区进入半污染区前

护理人员需戴手套在 2 000 mg/L 含氯消毒液中浸泡 3 min 后依次将外层全部脱掉:摘防护眼镜→摘一次性 N-95 口罩→脱一次性工作帽→脱隔离衣→摘鞋套→摘手套。

4.从半污染区进入清洁区前

先用百能快速消毒液消毒双手:脱防护衣→摘防护口罩(12 层以上棉纱口罩)→摘工作帽→脱工作鞋→摘手套→清洁双手。

(三)卫生员工作流程与污染物品的出入流程

1.病区卫生员工作流程

按照进工作区要求穿一般工作服和帽子→经清洁路线进入隔离区→打扫清洁区卫生→将清洁区焚烧垃圾装入黄色垃圾袋封口、将回收物品装入黑色垃圾袋封口→移至半污染区门口→按进入半污染区隔离要求穿戴整齐→进入半污染区→将清洁区垃圾移至污染区门口→打扫半污染区卫生→将半污染区垃圾分别装入黄色、黑色垃圾袋封口→移至污染区门口→按进入污染区隔离要求穿戴整齐→进入污染区→打扫污染区卫生→将各区垃圾或回收物品注明标签并在封口处喷上 2 g/L 84 消毒液一并带出污染区→经污染路线送至指定位置处理。

2.污染物品的处理

(1)所有一次性物品在患者使用后均放入黄色垃圾袋内,双层封扎,在封口处喷上 2 g/L 含氯消毒液放在指定地点,由卫生员送焚烧地点焚烧。

(2)所有使用后的治疗、护理用物(如输液器、注射器、吸氧管等)均放入黄色垃圾袋内按焚烧垃圾处理。注意各种锐器应放在锐器盒内,按使用锐器时的安全操作方法处理。

(3)可回收重复使用的防护物品包括防护服、隔离衣,防护口罩,工作帽等,分类在 2 g/L 含氯消毒液中浸泡 30 min,拧干后用双层布袋扎紧开口,由专人送至指定地点先消毒再洗涤,清洗后的物品送供应室进行高压消毒后备用。

(四)医疗设备的消毒

1.体温计消毒

使用后用 75% 乙醇浸泡 15~30 min 后干燥备用。血压计、听诊器每次使用前后用 75% 乙醇擦拭消毒。使用一次性压舌板。

2.湿化瓶的消毒

将用后的湿化瓶浸泡在 2 g/L 的含氯消毒液中 30 min,清水冲洗后备用。使用一次性鼻导管。

3.床边 X 线机、心电图机及监护仪的消毒

使用后及时用 0.5 g/L 含氯消毒液进行表面擦拭消毒。各种探头等精密仪器设备表面用 75% 乙醇擦拭消毒 2 次。

(五)环境的消毒保洁

1.隔离区空气消毒

病房、内走廊空气用0.5%过氧乙酸行喷雾消毒或用三氧消毒机照射密闭2 h,有人的房间用多功能动态杀菌机照射2 h,2/d。消毒完毕后充分通风,通风是空气消毒最好的方法。外走廊用0.5%过氧乙酸行喷雾消毒,2/d。

2.隔离区内物体表面消毒

用1 g/L含氯消毒液擦拭桌、台面、门把手及其他物体表面,2/d。地面用2 g/L含氯消毒液拖地,2/d,污染时随时消毒。清洁用具分区使用。使用后的清洁用具分别浸入2 g/L含氯消毒液浸泡30 min,清水冲净晒干备用。清洁区、污染区、半污染区各区域门口放置浸有2 g/L含氯消毒液脚垫,不定时补充喷洒消毒液,保持脚垫湿润。

3.患者的排泄物、分泌物及时消毒处理

可在患者床旁设置加盖的容器,装入足量的2 g/L含氯消毒液,作用30～60 min后倾倒。容器再次用2 g/L含氯消毒液浸泡30～60 min后使用。

(马秋丽)

第四章 临床基本护理技术

第一节 铺床技术

病床是病室的主要设备,是患者睡眠与休息的必须用具。患者,尤其是卧床患者与病床朝夕相伴,因此,床铺的清洁、平整和舒适,可使患者心情舒畅,增强治愈疾病的自信心,并可预防并发症的发生。

铺床总的要求为舒适、平整、安全、实用、节时、节力。常用的病床有:①钢丝床:有的可通过支起床头、床尾(二截或三截摇床)而调节体位,有的床脚下装有小轮,便于移动。②木板床:为骨科患者所用。③电动控制多功能床:患者可自己控制升降或改变体位。

病床及被服类规格要求是:①一般病床:高 60 cm,长 200 cm,宽 90 cm。②床垫:长宽与床规格同,厚 9 cm。以棕丝作垫芯为好,也可用橡胶泡沫,塑料泡沫作垫芯,垫面选帆布制作。③床褥:长宽同床垫,一般以棉花作褥芯,棉布作褥面。④棉胎:长 210 cm,宽 160 cm。⑤大单:长 250 cm,宽 180 cm。⑥被套:长 230 cm,宽 170 cm,尾端开口缝四对带。⑦枕芯:长 60 cm,宽 40 cm,内装木棉或高弹棉、锦纶丝棉,以棉布作枕面。⑧枕套:长 65 cm,宽 45 cm。⑨橡胶单:长 85 cm,宽 65 cm,两端各加白布 40 cm。⑩中单:长 85 cm,宽 170 cm。以上各类被服均以棉布制作。

一、备用床

(一)目的

铺备用床为准备接受新患者和保持病室整洁美观。

(二)用物准备

床、床垫、床褥、枕芯、棉胎或毛毯、大单、被套或衬单及罩单、枕套。

(三)操作方法

1. 被套法

(1)将上述物品置于护理车上,推至床前。

(2)移开床旁桌,距床 20 cm,并移开床旁椅置床尾正中,距床 15 cm。

(3)将用物按铺床操作的顺序放于椅上。

(4)翻床垫,自床尾翻向床头或反之,上缘紧靠床头。床褥铺于床垫上。

(5)铺大单,取折叠好的大单放于床褥上,使中线与床的中线对齐,并展开拉平,先铺床头后铺床尾。①铺床头:一手托起床头的床垫,一手伸过床的中线将大单塞于床垫下,将大单边缘向上提起呈等边三角形,下半三角平整塞于床垫下,再将上半三角翻下塞于床垫下。②铺床尾:至床尾拉紧大单,一手托起床垫,一手握住大单,同法铺好床角。③铺中段:沿床沿边拉紧大单中部边沿,然后,双手掌心向上,将大单塞于床垫下。④至对侧:同法铺大单。

(6)套被套:①S 形式套被套法(图 4-1):被套正面向外使被套中线与床中线对齐,平铺于床上,开口端的被套上层倒转向上约 1/3。棉胎或毛毯竖向三折,再按 S 形横向三折。将折好的棉胎置于被套开口处,底边与被套开口边平齐。拉棉胎上边至被套封口处,并将竖折的棉胎两边展开与被套平齐(先近侧后对侧)。盖被上缘距床头 15 cm,至床尾逐层拉平盖被,系好带子。边缘向内折叠与床沿平齐,尾端掖于床垫下。同上法将另一侧盖被理好。②卷筒式套被套法(图 4-2):被套正面向内平铺于床上,开口端向床尾,棉胎或毛毯平铺在被套上,上缘与被套封口边齐,将棉胎与被套上层一并由床尾卷至床头(也可由床头卷向

床尾),自开口处翻转,拉平各层,系带,余同S形式。

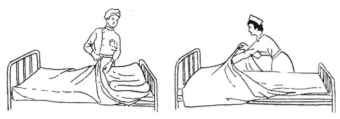

图 4-1 形套被法

(7)套枕套,于椅上套枕套,使四角充实,系带子,平放于床头,开口背门。

(8)移回桌椅,检查床单,保持整洁。

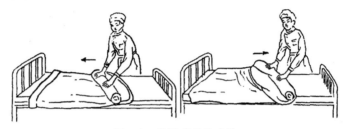

图 4-2 卷筒式盖被套法

2.被单法

(1)移开床旁桌、椅,翻转床垫,铺大单,同被套法。

(2)将反折的大单(衬单)铺于床上,上端反折 10 cm,与床头齐,床尾按铺大单法铺好床尾。

(3)棉胎或毛毯平铺于衬单上,上端距床头 15 cm,将床头衬单反折于棉胎或毛毯上,床尾同大单铺法。

(4)铺罩单,正面向上对准床中线,上端与床头齐,床尾处则折成斜(45°),沿床边垂下。转至对侧,先后将衬单、棉胎及罩单同上法铺好。

(5)余同被套法。

(四)注意事项

(1)铺床前先了解病室情况,若患者进餐或作无菌治疗时暂不铺床。

(2)铺床前要检查床各部分有无损坏,若有则修理后再用。

(3)操作中要使身体靠近床边,上身保持直立,两腿前后分开稍屈膝以扩大支持面增加身体稳定性,既省力又能适应不同方向操作。同时手和臂的动作要协调配合,尽量用连续动作,以节省体力消耗,并缩短铺床时间。

(4)铺床后应整理床单及周围环境,以保持病室整齐。

二、暂空床

(一)目的

铺暂空床供新入院的患者或暂离床活动的患者使用,保持病室整洁美观。

(二)用物准备

同备用床,必要时备橡胶中单、中单。

(三)操作方法

(1)将备用床的盖被四折叠于床尾。若被单式,在床头将罩单向下包过棉胎上端,再翻上衬单作 25 cm 的反折,包在棉胎及罩单外面。然后将罩单、棉胎、衬单一并四折,叠于床尾。

(2)根据病情需要铺橡胶中单、中单。中单上缘距床头 50 cm,中线与床中线对齐,床缘的下垂部分一并塞床垫下。至对侧同上法铺好。

三、麻醉床

（一）目的

（1）铺麻醉床便于接受和护理手术后患者。

（2）使患者安全、舒适和预防并发症。

（3）防止被褥被污染，并便于更换。

（二）用物准备

1. 被服类

同备用床，另加橡胶中单、中单二条，弯盘、纱布数块、血压计、听诊器、护理记录单、笔。根据手术情况备麻醉护理盘或急救车上备麻醉护理用物。

2. 麻醉护理盘用物

治疗巾内置张口器、压舌板、舌钳、牙垫、通气导管、治疗碗、镊子、输氧导管、吸痰导管、纱布数块。治疗巾外放电筒、胶布等。必要时备输液架、吸痰器、氧气筒、胃肠减压器等。天冷时无空调设备应备热水袋及布套各2只、毯子。

（三）操作方法

（1）拆去原有枕套、被套、大单等。

（2）按使用顺序备齐用物至床边，放于床尾。

（3）移开床旁桌椅等同备用床。

（4）同暂空床铺好一侧大单、中段橡胶中单、中单及上段橡胶中单、中单，上段中单与床头齐。转至对侧，按上法铺大单、橡胶中单、中单。

（5）铺盖被：①被套式：盖被头端两侧同备用床，尾端系带后向内或向上折叠与床尾齐，将向门口一侧的盖被三折叠于对侧床边。②被单式：头端铺法同暂空床，下端向上反折和床尾齐，两侧边缘向上反折同床沿齐，然后将盖被折叠于一侧床边。

（6）套枕套后将枕头横立于床头，以防患者躁动时头部碰撞床栏而受伤(图4-3)。

（7）移回床旁桌，椅子放于接受患者对侧床尾。

（8）麻醉护理盘置于床旁桌上，其他用物放于妥善处。

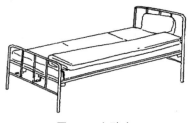

图4-3　麻醉床

（四）注意事项

（1）铺麻醉床时，必须更换各类清洁被服。

（2）床头一块橡胶中单、中单可根据病情和手术部位需要铺于床头或床尾。若下肢手术者将单铺于床尾，头胸部手术者铺于床头。全麻手术者为防止呕吐物污染床单则铺于床头。而一般手术者，可只铺床中部中单即可。

（3）患者的盖被根据医院条件增减。冬季必要时可置热水袋两只加布套，分别放于床中部及床尾的盖被内。

（4）输液架、胃肠减压器等物放于妥善处。

四、卧有患者床

(一)扫床法

1.目的

(1)使病床平整无皱褶,患者睡卧舒适,保持病室整洁美观。

(2)随扫床操作协助患者变换卧位,又可预防褥疮及坠积性肺炎。

2.用物准备

护理车上置浸有消毒液的半湿扫床巾的盆,扫床巾每床一块。

3.操作方法

(1)备齐用物,推护理车至患者床旁,向患者解释,以取得合作。

(2)移开床旁桌椅,半卧位患者,若病情许可,暂将床头、床尾支架放平,以便操作。若床垫已下滑,需上移与床头齐。

(3)松开床尾盖被,助患者翻身侧卧背向护士,枕头随患者翻身移向对侧。松开近侧各层被单,取扫床巾分别扫净中单、橡胶中单后搭在患者身上。然后自床头至床尾扫净大单上碎屑,注意枕下及患者身下部分各层应彻底扫净,最后将各单逐层拉平铺好。

(4)助患者翻身侧卧于扫净一侧,枕头也随之移向近侧。转至对侧,以上法逐层扫净拉平铺好。

(5)助患者平卧,整理盖被,将棉胎与被套拉平,掖成被筒,为患者盖好。

(6)取出枕头,揉松,放于患者头下,支起床上支架。

(7)移回床旁桌椅,整理床单位,保持病室整洁美观,向患者致谢意。

(8)清理用物,归回原处。

(二)更换床单法

1.目的

(1)使病床平整无皱褶,患者睡卧舒适,保持病室整洁美观。

(2)随扫床操作协助患者变换卧位,又可预防褥疮及坠积性肺炎。

2.用物准备

清洁的大单、中单、被套、枕套,需要时备患者衣裤。护理车上置浸有消毒液的半湿扫床巾的盆,扫床巾每床一块。

3.操作方法

(1)适用于卧床不起,病情允许翻身者(图 4-4)。①备齐用物推护理车至患者床旁,向患者解释,以取得合作。移开床旁桌椅,半卧位患者,若病情许可,暂将床头、床尾支架放平,以便操作。若床垫已下滑,需上移与床头齐。清洁的被服按更换顺序放于床尾椅上。②松开床尾盖被,助患者侧卧,背向护士,枕头随之移向对侧。③松开近侧各单,将中单卷入患者身下,用扫床巾扫净橡胶中单上的碎屑,搭在患者身上再将大单卷入患者身下,扫净床上碎屑。④取清洁大单,使中线与床中线对齐。将对侧半幅卷紧塞于患者身近侧,半幅自床头、床尾、中部先后展平拉紧铺好,放下橡胶中单,铺上中单(另一半卷紧塞于患者身下),两层一并塞入床垫下铺平。移枕头并助患者翻身面向护士。转至对侧,松开各单,将中单卷至床尾大单上,扫净橡胶中单上的碎屑后搭于患者身上,然后将污大单从床头卷至床尾与污中单一并丢入护理车污衣袋或护理车下层。⑤扫净床上碎屑,依次将清洁大单、橡胶中单、中单逐层拉平,同上法铺好。助患者平卧。⑥解开污被套尾端带子,取出棉胎盖在污被套上,并展平。将清洁被套铺于棉胎上(反面在外),两手伸入清洁被套内,抓住棉胎上端两角,翻转清洁被套,整理床头棉被,一手抓棉被下端,一手将清洁被套往下拉平,同时顺手将污棉套撤出放入护理车污衣袋或护理车下层。棉被上端可压在枕下或请患者抓住,然后至床尾逐层拉平后系好带子,掖成被筒为患者盖好。⑦一手托起头颈部,一手迅速取出枕头,更换枕套,助患者枕好枕头。⑧清理用物,归回原处。

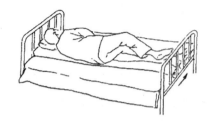

图 4-4 卧有允许翻身患者床换单法

（2）适用于病情不允许翻身的侧卧患者(图 4-5)。①备齐用物推护理车至患者床旁,向患者解释,以取得合作。移开床旁桌椅,半卧位患者,若病情许可,暂将床头、床尾支架放平,以便操作。若床垫已下滑,需上移与床头齐。清洁的被服按更换顺序放于床尾椅上。②2 人操作。一人一手托起患者头颈部,另一人一手迅速取出枕头,放于床尾椅上。松开床尾盖被,大单、中单及橡胶中单。从床头将大单横卷成筒式至肩部。③将清洁大单横卷成筒式铺于床头,大单中线与床中线对齐,铺好床头大单。一人抬起患者上半身(骨科患者可利用牵引架上拉手,自己抬起身躯),将污大单、橡胶中单、中单一起从床头卷至患者臀下,同时另一人将清洁大单也随着污单拉至臀部。④放下上半身,一人托起臀部,一人迅速撤出污单,同时将清洁大单拉至床尾,橡胶中单放在床尾椅背上,污单丢入护理车污衣袋或护理车下层,展平大单铺好。⑤一人套枕套为患者枕好。一人备橡胶中单、中单,并先铺好一侧,余半幅塞患者身下至对侧,另一人展平铺好。⑥更换被套、枕套同方法一,两人合作更换。

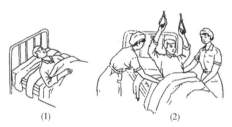

(1)　　　　　　　　　　　　　　(2)

图 4-5 卧有不允许翻身患者床换单法

（3）盖被为被单式更换衬单和罩单的方法：①将床头污衬单反折部分翻至被下,取下污罩单丢入污衣袋或护理车下层。②铺大单(衬单)于棉胎上,反面向上,上端反折 10 cm,与床头齐。③将棉胎在衬单下由床尾退出,铺于衬单上,上端距床头 15 cm。④铺罩单,正面向上,对准中线,上端和床头齐。⑤在床头将罩单向下包过棉胎上端,再翻上衬单作 25 cm 的反折,包在棉胎和罩单的外面。⑥盖被上缘压于枕下或请患者抓住,在床尾撤出衬单,并逐层拉平铺好床尾,注意松紧,以防压迫足趾。

4.注意事项

（1）更换床单或扫床前,应先评估患者及病室环境是否适宜操作,需要时应关闭门窗。

（2）更换床单时注意保暖,动作敏捷,勿过多翻动和暴露患者,以免患者过劳和受凉。

（3）操作时要随时注意观察病情。

（4）患者若有输液管或引流管,更换床单时可从无管一侧开始,操作较为方便。

（5）撤下的污单切勿丢在地上或他人床上。

（马秋丽）

第二节　患者的体位和变换

卧位就是患者卧床的姿势。临床上常根据患者的病情与治疗的需要为之调整相应的卧位,对减轻症状、治疗疾病、预防并发症,均能起到一定的作用。如妇科检查可采取截石位,灌肠时可采取侧卧位,呼吸

困难时可采取半坐卧位等,护士应根据患者的病情需要,协助和指导患者采取正确卧位。正确卧位应符合人体生理解剖功能,如关节应维持轻度的弯曲,不过度伸张等,可使患者舒适、安静。

一、卧位的性质

(一)主动卧位

患者身体活动自如,体位可随意变动,称主动卧位。

(二)被动卧位

患者自身无变换体位能力,躺在被安置的体位,称被动卧位,如极度衰弱或意识丧失的患者。

(三)被迫卧位

患者意识存在,也有变换体位的能力,由于疾病的影响被迫采取的卧位,称为被迫卧位,如支气管哮喘发作时,由于呼吸困难而采取端坐卧位。

二、患者的各种体位

临床上为患者安置各种不同的体位是便于检查、治疗和护理。

(一)站立位

当患者站立时,重心高,支撑面小身体稳定性差。故要求头部不可太向前,下颌收进不可上翘,胸部挺起,下腹部内收而平坦,脊柱保持其正常曲线。即颈椎前凸,胸椎后凸,腰椎前凸,骶椎后凸,而不宜加大或减少这些凸度,可适当地将两脚前后或左右分开,扩大支撑面,增加稳定度。

(二)仰卧位

仰卧位患者重心低,支撑面大,为稳定卧位。病床以板床加厚垫为宜,因仰卧位时,能保持腰椎生理前凸,侧位时不使之侧弯,故脊柱受的压力最小。软床垫虽能使身体表面的皮肤肌肉受力均匀,但因仰卧时,腰椎后凸增加,易使腰部劳损。采用仰卧位时应注意如下几点:①患者的头部不可垫得过高,在垫起头部时,要使肩部同时也垫起,以免发生头向前倾,胸部凹陷的不良姿势,大腿要加以支撑,避免外翻。②可在股骨大转子、大腿侧面以软枕支撑,小腿轻微弯曲,可在窝的上方垫一小枕,不宜直接垫于窝内以免影响血液循环、损伤神经。③仰卧位时,患者的脚会轻微地向足底弯曲,长期受压可形成足下垂,可使用脚踏板,帮助患者维持足底向背侧弯曲,并解除了盖被的压力,同时鼓励患者做踝关节运动。④昏迷或全身麻醉的清醒患者,要采用去枕仰卧位应将患者头转向一侧,以免呕吐物吸入呼吸道。⑤脊髓麻醉或脊髓腔穿刺的患者,采用此卧位是预防颅内压增高而致头痛。⑥休克采用仰卧中凹卧位,即抬高头部10°～20°,下肢抬高20°～30°,以利于增加肺活量,促进下肢静脉血液回流,保证重要器官的血液供应。

1. 去枕仰卧位

(1)适应证:①昏迷或全身麻醉未清醒患者。采用此卧位可以防止呕吐物流入气管而引起窒息及肺部并发症。②施行脊椎麻醉或脊髓腔穿刺后的患者,采用此卧位4～8小时,可避免因术后脑压降低而引起的头痛及脑疝形成。

(2)要求:去枕仰卧,头偏向一侧,两臂放在身体两侧,两腿自然放平。需要时将枕头横立置于床头(图4-6)。

2. 休克卧位

(1)适应证:休克患者。抬高下肢有利于静脉血回流,抬高头胸部有利于呼吸。

(2)要求:患者仰卧,抬高下肢20°～30°,或抬高头胸部及下肢各20°～30°(图4-7)。

3. 屈膝仰卧位

(1)适应证:①胸腹部检查。放松腹肌,便于检查。②妇科检查或行导尿术。

(2)要求:患者仰卧,头下放枕,两臂放于身体两侧,两腿屈曲或稍向外分开(图4-8)。

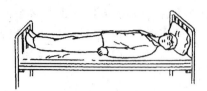

图 4-6　去枕仰卧位

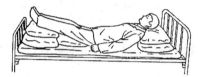

图 4-7　休克卧位

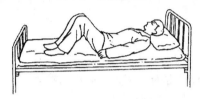

图 4-8　屈膝仰卧位

(三)侧卧位

1.适应证

侧卧位常用于变换受压部位,或做肛门检查。

(1)灌肠、肛门检查、臀部肌内注射、配合胃镜检查等。

(2)侧卧位与仰卧位交替,以减轻尾骶部压力,便于擦洗和按摩受压部位,以预防褥疮等。

(3)对一侧肺部病变的患者,视病情而定患侧卧位或健侧卧位。患侧卧位可阻止患侧肺部的活动度,有利于止血和减轻疼痛。健侧卧位,可改善换气,对咳痰和引流有利。

2.要求

患者侧卧,头下放枕,臀部后移靠近床沿。两臂屈肘,分别放在前胸与枕旁。两腿屈髋屈膝,下面髋关节屈度较上面为小。头部垫高与躯干成一直线,并防止脊柱扭曲,上面的手臂用枕垫起,勿使其牵拉肩胛带或妨碍呼吸,上面的腿以枕垫起防止髋内收。这种卧位较仰卧位支撑面扩大,使患者感到舒适安全,对昏迷瘫痪的患者,背部应置一枕,以支撑背部。

(四)半坐卧位

半坐卧位也可称半坐位或半卧位。

1.适应证

(1)常用于心肺疾病所引起的呼吸困难,这种卧位,因重力作用,使膈肌下降,扩大胸腔容积,可减轻对心肺的压力。

(2)对于腹部手术后有炎症的患者,可使渗出物流入盆腔,使感染局限化,同时可以防止感染向上蔓延而引起膈下脓肿,也可减轻腹部切口缝合处的张力,避免疼痛,有利于伤口愈合。

(3)面部或颈部手术后,此卧位可减少局部出血。

(4)恢复期体质虚弱患者,采用半坐卧位可使患者有一个逐渐适应站立起来的过程。

2.要求

将患者抬高 30°～60°的斜坡位,扶患者坐起,使两腿自然弯曲,上肩垫软枕。抬高床头后,患者卧于倾斜的床面上,这时上身的重力在平行于斜面的方向有一个分力,使患者沿斜面下滑,因此需将患者由双膝所产生的力来抵抗下滑力。根据平行四边形法则,这种姿势便于形成一近乎垂直向下的合力。这样下滑力较小,比较稳定,患者感到舒适省力。

(五)坐位

坐位又名端坐位。

1.适应证

适用于心力衰竭、心包积液、支气管哮喘发作,以及急性左心衰患者。

2.要求

扶起患者坐起,床上放一跨床桌,上放软枕,患者可伏桌休息。若用床头支架或靠背架,将床头抬高,患者背部也能向后依靠,适用于心力衰竭、心包积液、支气管哮喘发作患者。当用于急性左心衰患者时,患者两腿向一侧床沿下垂,由于重力作用,使重返心脏的回流血量有所减少,出现呼吸困难时患者身体靠于床上小桌,用枕头支撑,借助压迫胸壁而呼吸。

(六)俯卧位

1.适应证

(1)腰背部检查或配合胰、胆管造影检查时。

(2)脊椎手术后或腰背、臀部有伤口,不能平卧或侧卧的患者。

(3)胃肠胀气引起腹痛的患者。

2.要求

患者腹部着床,头及肩下垫一小枕,枕头不宜过高,以免患者头部过度伸张,头偏向一侧,两臂弯曲,放于头旁,腹下以枕头支撑,维持腰椎正常曲度及减除女患者乳房受压。小腿下垫枕,以抬高双足,使其不接触床,避免足下垂,并可维持膝关节的弯曲。俯卧位时,膝关节承受了大部分的压力,故宜在大腿或膝关节下垫一小软枕,以减轻压力。

(七)膝胸卧位

1.适应证

常用于肛门、直肠、乙状结肠镜检查,以及矫正子宫后倾及胎位不正等。

2.要求

患者跪卧,两小腿平放于床上,大腿与床面垂直,两腿稍分开,胸及膝着床,头转向一侧,临床上常用于肛门、直肠、乙状结肠镜检查。因为臀部抬起,腹部悬空,由于重力作用,使腹腔脏器前倾,故用在矫正子宫后倾及胎位不正等。采用这种卧位时,要注意患者的保暖及预防患者不安的心理。

(八)膀胱截石位

1.适应证

此卧位常用于肛门、会阴与阴道手术检查和治疗时,也用于膀胱镜检查女性患者导尿及接生。

2.要求

患者仰卧于检查台上,两腿分开,放于检查台支架上,支架应垫软垫,以防压伤腓总神经。女性导尿时,则髋与膝关节弯曲,腿外展,露出会阴与阴道,以便插入导尿管。这种卧位会使患者感到不安,在耐心解释疏导的同时,适当地遮盖患者,尽量减少暴露患者身体,并注意保暖。

(九)头低脚高位

1.适应证

(1)肺部分泌物引流,使痰易于咳出。

(2)十二指肠引流术,有利于胆汁引流。

(3)跟骨牵引或胫骨结节牵引时,利用人体重力作为反牵引力,预防上下滑。

(4)产妇胎膜早破及下肢牵引,可防止脐带脱垂。

2.要求

患者平卧,头偏向一侧,枕头横立于床头,以免碰伤头部,床尾垫高 $15\sim30$ cm。如做十二指肠引流者,可采用右侧头低脚高位。这种体位使患者感到不适,因此不可长期使用,颅内压高者禁用。

(十)头高脚低位

1.适应证

(1)颈椎骨折时,利用人体重力作颅骨牵引的反牵引力。

（2）预防脑水肿，减轻颅内压。

（3）开颅手术后，也常用此卧位。

2.要求

患者仰卧，床头用支撑物垫高15～30 cm。

三、体位的变换

（一）翻身侧卧

患者体弱无力，不能自行变换卧位时，需要护士协助。

1.目的

（1）协助不能起床的患者变换卧位，使患者感到舒适。

（2）减轻局部组织长期受压，预防褥疮。

（3）减少并发症，如坠积性肺炎。

（4）适应治疗和护理的需要。

2.操作步骤

（1）一人扶助患者翻身法：①放平靠背架，取下枕头放于椅上。使患者仰卧，双手放于腹部，屈曲双膝。②护士先将患者下肢移向近侧床缘，再将患者肩部移向近侧床缘。③一手扶肩、一手扶膝。轻轻将患者推转对侧，使患者背向护士。然后按侧卧位法用枕头将患者的背部和肢体垫好。这一方法适用于体重较轻的患者。

（2）两人扶助患者翻身法：①患者仰卧，两手放于腹部，两腿屈曲。②护士两人站在床的同一侧。一人托住患者的颈肩部和腰部，另一人托住臀部和腘窝部，两人同时将患者抬起移近自己，然后分别扶托肩、背、腰、膝部位，轻推，使患者转向对侧。③按侧卧位法用枕头将患者的背部和肢体垫好，使患者舒适。

（二）移向床头法

1.目的

协助已滑向床尾而不能自己移动的患者移向床头，使患者感到舒适。

2.操作步骤

（1）一人扶助患者移向床头法：①放平靠背架。取下枕头放于椅上，使患者仰卧，屈曲双膝。②护士一手伸入患者腰下，另一手放在患者大腿后面，在抬起的同时，嘱患者双手握住床头栏杆，双脚蹬床面，协助患者移向床头。③放回枕头，根据病情再支起靠背架，使患者卧位舒适。

（2）两人扶助患者移向床头法：①护士两人站立床的两侧。②使患者仰卧屈膝，让患者双臂分别勾在两护士的肩部。③护士对称地托起患者的肩部和臀部，两人同时行动，协调地将患者抬起移向床头。也可以一人托住肩部及腰部，另一个人托住背及臀部，同时抬起患者移向床头。④放回枕头，整理床单，协助患者取舒适的卧位。

3.注意事项

（1）翻身间隔时间，根据患者病情及局部皮肤受压情况而定。

（2）变换卧位时，务必将患者稍抬起后再行翻转或移动，决不可拖、拉、推，以免损伤患者的皮肤，同时应注意保暖和安全，防止着凉或坠床。

（3）变换卧位的同时需注意患者的病情变化及受压部位的皮肤情况。根据需要进行相应的处理。

（4）患者身上带有多种导管时，应先将导管安置妥当，防止变换卧位后脱落或扭曲受压。

（马秋丽）

第三节 患者的清洁卫生及护理

清洁是患者的基本需求之一,是维持和获得健康的重要保证,清洁可以清除微生物及污垢,防止细菌繁殖,促进血液循环,有利于体内废物排泄,同时清洁使人感到愉快、舒适。

一、口腔护理

口腔护理的目的有以下几方面。

(1)保持口腔的清洁、湿润,使患者舒适,预防口腔感染等并发症。

(2)防止口臭、口垢,促进食欲,保持口腔的正常功能。

(3)观察口腔黏膜和舌苔的变化、特殊的口腔气味,可提供病情的动态信息,例如肝功能不全患者,出现肝臭,常是肝昏迷的先兆。

常用的漱口液有生理盐水、朵贝尔溶液(复方硼酸溶液)、1%～3%过氧化氢溶液、2%～3%硼酸溶液、1%～4%碳酸氢钠溶液、0.02%呋喃西林溶液、0.1%醋酸溶液。

(一)协助口腔冲洗

1.目的

协助口腔手术后使用固定器,或对有口腔病变的患者清洁口腔。

2.用物准备

治疗碗、治疗巾、弯盘、生理盐水、朵贝尔溶液、口镜、抽吸设备、压舌板、手电筒、20 mL空针及冲洗针头。

3.操作步骤

(1)洗手。

(2)准备用物携至患者床旁。

(3)向患者解释。协助患者采取半坐位式,并于胸前铺治疗巾及放置弯盘。①装生理盐水及朵贝尔溶液于溶液盘内,并接上,用20 mL注射器抽吸并连接针头。②协助医师冲洗。③冲洗毕,擦干患者嘴巴。④整理用物后洗手。⑤记录。

4.注意事项

为了避免冲洗中弄湿患者,必要时给予手电筒照光,冲洗时需特别注意齿缝、前庭外,若有舌苔,可用压舌板外包纱布予以机械性刮除,冲洗中予以持续性的低压抽吸,必要时协助更换湿衣服。

(二)特殊口腔冲洗

1.用物准备

(1)治疗盘:治疗碗(内盛含有漱口液的棉球12～16个,棉球湿度以不能挤出液体为宜)。弯血管钳、镊子、压舌板、弯盘、吸水管、杯子、治疗巾、手电筒,需要时备张口器。

(2)外用药:按需准备,如液状石蜡、冰硼散、西瓜霜、金霉素甘油、制酶素甘油等,酌情使用。

2.操作步骤

(1)将用物携至床旁,向患者解释以取得合作。

(2)协助患者侧卧,面向护士,取治疗巾围于颌下,置弯盘于口角边。

(3)先湿润口唇、口角,观察口腔黏膜有无出血、溃疡等现象。对长期应用抗生素、激素者应注意观察有无真菌感染。有活动义齿者,应取下。一般先取上面义齿,后取下面义齿,并放置容器内,用冷开水冲洗刷净,待患者漱口后戴上或浸入清水中备用(昏迷的患者的义齿应浸于清水中保存)。浸义齿的清水应每日更换。义齿不可浸在乙醇或热水中,以免变色、变形和老化。

(4)协助患者用温开水漱口后,嘱患者咬合上下齿,用压舌板轻轻撑开一侧颊部,以弯血管钳夹有漱口液的棉球由内向门齿纵向擦洗。同法擦洗对侧。

（5）嘱患者张口，依次擦洗一侧牙齿上内侧面、上颌面、下内侧面、下颌面，再弧形擦洗一侧颊部。同法擦洗另一侧。洗舌面及硬腭部（勿触及咽部，以免引起恶心）。

（6）擦洗完毕，帮助患者用洗水管以漱口水漱口，漱口后用治疗巾拭去患者口角处水。

（7）口腔黏膜如有溃疡，酌情涂药于溃疡处。口唇干裂可涂擦液状石蜡。

（8）撤去治疗巾，清理用物，整理床单。

3.注意事项

（1）擦洗时动作要轻，特别是对凝血功能差的患者要防止碰伤黏膜及牙龈。

（2）昏迷患者禁忌漱口，需用张口器时，应从臼齿放入（牙关紧闭者不可用暴力张口），擦洗时须用血管钳夹紧棉球，每次一个，防止棉球遗留在口腔内，棉球蘸漱口水不可过湿，以防患者将溶液吸入呼吸道。

（3）传染病患者的用物按隔离消毒原则处理。

二、头发护理

（一）床上梳发

1.目的

梳发、按摩头皮，可促进血液循环，除去污垢和脱落的头发、头屑，使患者清洁舒适和美观。

2.用物准备

治疗巾、梳子、30％乙醇、纸袋（放脱落头发）。

3.操作步骤

（1）铺治疗巾于枕头上，协助患者把头转向一侧。

（2）将头发从中间梳向两边，左手握住一股头发，由发梢逐渐梳到发根。长发或遇有打结时，可将头发绕在示指上慢慢梳理。避免强行梳拉，造成患者疼痛。如头发纠集成团，可用30％乙醇湿润后，再小心梳理，同法梳理另一边。

（3）长发酌情编辫或扎成束，发型尽可能符合患者所好。

（4）将脱落头发置于纸袋中，撤下治疗巾。

（5）整理床单，清理用物。

（二）床上洗发（橡胶马蹄形垫法）

1.目的

同床上梳发、预防头虱及头皮感染。

2.用物准备

治疗车上备一只橡胶马蹄形垫，治疗盘内放小橡胶单、大、中毛巾各一条，眼罩或纱布、别针、棉球两只（以不吸水棉花为宜）、纸袋、洗发液或肥皂、梳子、小镜子、护肤霜，水壶内盛40℃～45℃热水，水桶（接污水）。必要时备电吹风。

3.操作步骤

（1）备齐用物携至床旁，向患者解释，以取得合作，根据季节关窗或开窗，室温以24℃为宜。按需要给予便盆。移开床旁桌椅。

（2）垫小橡胶单及大毛巾于枕上，松开患者衣领向内反折，将中毛巾围于颈部，以别针固定。

（3）协助患者斜角仰卧，移枕于肩下，患者屈膝，可垫膝枕于两膝下，使患者体位安全舒适。

（4）置马蹄形垫于患者后颈部，使患者颈部枕于突起处，头在槽中，槽形下部接污水桶。

（5）用棉球塞两耳，用眼罩或纱布遮盖双眼或嘱患者闭上眼。

（6）洗发时先用两手掬少许水于患者头部试温，询问患者感觉，以确定水温是否合适，然后用水壶倒热水充分湿润头发，倒洗发液于手掌上，涂遍头发，用指尖揉搓头皮和头发，用力要适中，揉搓方向由发际向头顶部，使用梳子除去落发，置于纸袋中，用热水冲洗头发，直到冲净为止。观察患者的一般情况，注意保暖，洗发完毕，解下颈部毛巾，包住头发，一手托头，一手撤去橡胶马蹄垫。除去耳内棉球及眼罩，用患者自

备的毛巾擦干脸部,酌情使用护肤霜。

(7)帮助患者卧于床正中,将枕、橡胶单、浴巾一起自肩下移至头部,用包头的毛巾揉搓头发,再用大毛巾擦干或电吹风吹干。梳理成患者习惯的发型,撤去上述用物。

(8)整理床单,清理用物。

4.注意事项

(1)要随时观察患者的病情变化,如脉搏、呼吸、血压有异常时应立即停止操作。

(2)注意室温和水温,及时擦干头发,防止患者受凉。

(3)防止水流入眼及耳内,避免沾湿衣服和床单。

(4)衰弱患者不宜洗发。

三、皮肤清洁与护理

(一)床上擦浴

1.用物准备

治疗车上备:面盆两只、水桶两只(一桶盛热水,水温在 50 ℃～52 ℃,并按年龄、季节、习惯,增减水温,另一桶接污水)、治疗盘(内置小毛巾两条、大毛巾、浴皂、梳子、小剪刀、50％乙醇、爽身粉)、清洁衣裤、被服,另备便盆、便盆布和屏风。

2.操作步骤

(1)推治疗车至床边,向患者解释,以取得合作。

(2)将用物放在便于操作处,关好门窗调节室温,用屏风或拉布遮挡患者,按需给予便盆。

(3)将脸盆放于床边桌上,倒入热水 2/3 满,测试水温,根据病情放平床头及床尾支架,松开床尾盖被。

(4)将微湿小毛巾包在右手上,为患者洗脸及颈部,左手扶患者头顶部,先擦眼,然后像写“3”字样,依次擦洗一侧额部、颊部、鼻翼部、人中、耳后下颌,直至颈部。同法另一侧。用较干毛巾依次擦洗一遍,注意擦净耳郭,耳后及颈部皮肤。

(5)为患者脱下衣服,在擦洗部位下面铺上浴巾,按顺序擦洗两上肢、胸腹部。协助患者侧卧,背向护士依次擦洗后颈部、背臀部,为患者换上清洁裤子。擦洗中,根据情况更换热水,注意擦净腋窝及腹股沟等处。

(6)擦洗的方法为先用涂肥皂的小毛巾擦洗,再用湿毛巾擦去皂液。清洗毛巾后再擦洗,最后用浴巾边按摩边擦干。动作要敏捷,为取得按摩效果,可适当用力。

(7)擦洗过程中,如患者出现寒战、面色苍白等病情变化时,应立即停止擦浴,给予适当的处理。同时注意观察皮肤有无异常。擦洗毕,可在骨突处用 50％乙醇做按摩,扑上爽身粉。

(8)整理床单,必要时梳发、剪指甲及更换床单。

(9)如有特殊情况,需做记录。

3.注意事项

护士操作时,要站在擦浴的一边,擦洗完一边后再转至另一边,站立时两脚要分开,重心应在身体中央或稍低处,拿水盆时,盆要靠近身边,减少体力消耗,操作时要体贴患者,保护患者自尊,动作要敏捷、轻柔,减少翻动和暴露,防止受凉。

(二)压疮的预防及护理

压疮是指机体局部组织由于长期受压,血液循环障碍,造成组织缺氧、缺血、营养不良而致的溃烂和坏死,亦称褥疮。导致活动受限的因素一般都会增加压疮的发生。常见的因素有压力、剪力、摩擦力、潮湿等。好发部位为枕部、耳郭、肩胛部、肘部、骶尾部、髋部、膝关节内外侧、外踝、足跟。

1.预防措施

预防褥疮在于消除其发生的原因。因此,要求做到勤翻身、勤按摩、勤整理、勤更换。交班时要严格细致的交接局部皮肤情况及护理措施。

(1)避免局部长期受压:①鼓励和协助卧床患者经常更换卧位,使骨骼突出部位交替的受压,翻身间隔

时间应根据病情及局部受压情况而定。一般2小时翻身1次,必要时1小时翻身1次,建立床头翻身记录卡。②保护骨隆突处和支持身体空隙处,将患者体位安置妥当后,可在身体空隙处垫软枕、海绵垫。需要时可垫海绵垫、气垫褥、水褥等,使支持体重的面积宽而均匀,作用于患者身上的正压及作用力分布在一个较大的面积上,从而降低在隆突部位皮肤上所受的压强。③对使用石膏、夹板、牵引的患者,衬垫应平整、松软适度,尤其要注意骨骼突起部位的衬垫,要仔细观察局部皮肤和肢端皮肤颜色改变的情况,认真听取患者反映,适当给予调节,如发现石膏绷带凹凸不平,应立即报告医生,及时修正。

(2)避免潮湿、摩擦及排泄物的刺激:①保持皮肤清洁干燥。大小便失禁、出汗及分泌物多的患者应及时擦干,以保护皮肤免受刺激。床铺要经常保持清洁干燥,平整无碎屑,被服污染要随时更换。不可让患者直接卧于橡胶单上。小儿要勤换尿布。②不可使用破损的便盆,以防擦伤皮肤。

(3)增进局部血液循环:对易发生褥疮的患者,要常检查,用温水擦澡、擦背或用湿毛巾行局部按摩。

手法按摩:①全背按摩:协助患者俯卧或侧卧,露出背部,先以热水进行擦洗,再以两手或一手沾上少许50%乙醇作按摩。按摩者斜站在患者右侧,左腿弯曲在前,右腿伸直在后,从患者骶尾部开始,沿脊柱两侧边缘向上按摩(力量要能够刺激肌肉组织)至肩部时用环状动作。按摩后,手再轻轻滑至尾骨处。此时,左腿伸直,右腿弯曲,如此有节奏按摩数次,再用拇指指腹由骶尾部开始沿脊柱按摩至第7颈椎。②受压处局部按摩:沾少许50%乙醇,以手掌大、小鱼际紧贴皮肤,作压力均匀向心方向按摩,由轻至重,由重至轻,每次约3~5分钟。

电动按摩器按摩:电动按摩器是依靠电磁作用,引导治疗器头震动,以代替各种手法按摩,操作者持按摩器根据不同部位选择合适的按摩头,紧贴皮肤,进行按摩。

(4)增进营养的摄入:营养不良是导致褥疮的内因之一,又可影响褥疮的愈合。蛋白质是身体修补组织所必需的物质,维生素也可促进伤口愈合,因此在病情允许时可给以高蛋白、高维生素膳食,以增进机体抵抗力和组织修复能力。此外,适当补充矿物质,可促进慢性溃疡的愈合。

2.褥疮的分期及护理

(1)淤血红润期:为褥疮初期,局部皮肤受压或受到潮湿刺激后,开始出现红、肿、热、麻木或有触痛。此期要及时除去致病原因,加强预防措施,如增加翻身次数以及防止局部继续受压、受潮。

(2)炎性浸润期:红肿部位如果继续受压,血液循环仍得不到改善,静脉回流受阻,局部静脉瘀血,受压表面呈紫红色,皮下产生硬结,表面有水疱形成,对未破小水泡要减少摩擦,防破裂感染,让其自行吸收,大水疱用无菌注射器抽出泡内液体,涂以消毒液,用无菌敷料包扎。

(3)溃疡期:静脉血液回流受到严重障碍,局部瘀血致血栓形成,组织缺血缺氧。轻者,浅层组织感染,脓液流出,溃疡形成;重者,坏死组织发黑,脓性分泌物增多,有臭味,感染向周围及深部扩展,可达骨骼,甚至可引起败血症。

四、会阴部清洁卫生的实施

(一)目的

保持清洁,清除异味,预防或减轻感染、增进舒适、促进伤口愈合。

(二)用物准备

便盆、屏风、橡胶单、中单、清洁棉球、大量杯、镊子、浴巾、毛巾、水壶(内盛50 ℃~52 ℃的温水)、清洁剂或呋喃西林棉球。

(三)操作方法

1.男患者会阴的护理

(1)携用物至患者床旁,核对后解释。

(2)患者取仰卧位。为遮挡患者可将浴巾折成扇形盖在患者的会阴部及腿部。

(3)带上清洁手套,一手提起阴茎,一手取毛巾或用呋喃西林棉球擦洗阴茎头部、下部和阴囊。擦洗肛门时,患者可取侧卧位,护士一手将臀部分开,一手用浴巾将肛门擦洗干净。

(4)为患者穿好衣裤,根据情况更换衣、裤、床单。整理床单,患者取舒适卧位。

(5)整理用物,清洁整齐,记录。

2.女患者会阴部护理

(1)用物至患者床旁,核对后解释。

(2)患者取仰卧位。为遮挡患者可将浴巾折成扇形盖在患者的会阴部及腿部。

(3)先将橡胶单及中单置于患者臀下,再置便盆于患者臀下。

(4)护士一手持装有温水的大量杯,一手持夹有棉球的大镊子,边冲水边用棉球擦洗。

(5)冲洗后擦干各部位。撤去便盆及橡胶单和中单。

(6)为患者穿好衣裤,根据情况更换衣、裤、床单。整理床单,患者取舒适卧位。

(7)整理用物,清洁整齐,记录。

(四)注意事项

(1)操作前应向患者说明目的,以取得患者的合作。

(2)在执行操作的原则上,尽可能尊重患者习惯。

(3)注意遮挡患者,保护患者隐私。

(4)冲洗时从上至下。

(5)操作完毕应及时记录所观察到的情况。

(马秋丽)

第四节　隔离原则及技术

一、隔离概念和原则

(一)隔离目的

控制传播源,切断传播途径,防止传染病蔓延。

(二)隔离的基本概念

隔离可分为传染病隔离和保护性隔离两大类。

1.传染病隔离

传染病隔离指将处于传染期的传染病患者、可疑传染病患者及病原携带者控制在特定的区域,与一般人暂时分离,缩小传染范围,减少传染病的传播机会,同时,也便于污染物的集中处理。例如:传染病流行时的疫区、传染病医院和综合医院内的传染病区。

2.保护性隔离

保护性隔离是将免疫功能低下的少数易感者置于基本无菌的环境中,使其免受感染,如器官移植病区等。

(三)隔离病区的划分

1.隔离区域的设置

隔离区域应与市区或普通病区有一定的距离,远离水源、食堂、学校和公园等公共场所。隔离区域入口处有工作人员更衣、换鞋的过渡区,并备有足量的隔离衣、口罩、帽子、手套等必需品,还应有单独的接诊室、观察室、卫生处置室、化验室、熏蒸消毒室、消毒箱及污物处置炉、污水净化池等,以防病原体污染环境和水源,导致传染病蔓延。抢救室内应有必要的抢救设备,如监护仪、呼吸机等。

2.隔离单位的划分

(1)以患者为单位:每一个患者有单独的环境与用具,与其他患者之间隔离。

(2)以病种为单位:同种传染患者住在一起,与其他病种的患者隔离。

(3)凡未确诊或已确诊混合感染具强烈传染性者,应安排单独隔离。

3.清洁区与污染区的划分

(1)清洁区:凡患者不进入,未被病原微生物污染的区域称为清洁区,如医生办公室、治疗室、配餐室、库房、值班室等工作人员使用的场所。

(2)半污染区:凡有可能污染的地区称为半污染区,如走廊、检验室等。半污染区隔离要求:患者或穿了隔离衣的工作人员通过走廊时,不得接触墙壁、家具等物,各类检验标本有一定的存放盘或架,检查完毕的标本及玻璃管、载玻片等严格按要求分别处理。

(3)污染区:被患者直接或间接接触的区域称为污染区,如病房、患者。

污染区隔离要求:污染区的物品未经消毒处理,不得带到他处。工作人员进入污染区时,务必穿隔离衣、帽子、口罩,必要时换隔离鞋,离开前脱下隔离衣和鞋,消毒双手。

(四)隔离原则

1.一般消毒隔离

(1)隔离单位应挂隔离标记,并采取相应的隔离措施,如门口设脚垫,门外设消毒液、清水各一盆及手刷、毛巾等供消毒手用,门口设衣架挂隔离衣等。

(2)患者不得随意走动,不得用手随处摸。

(3)工作人员进出隔离单位应戴口罩、帽子,穿隔离衣,且只能在规定的范围内活动。同时,在为患者做治疗或护理前,应将物品备齐,尽量将各种操作集中进行,以免反复穿脱隔离衣。穿隔离衣后,手是脏的,不得接触非污染物品及自己面部。为患者做完事后,应刷手。

(4)凡患者接触过的物品或落地的物品应视为污染,如听诊器、血压计等,消毒后方可给他人使用。患者的衣物、信件、报纸、票证等物需进行消毒后才能进出,其排泄物、分泌物、呕吐物须经消毒处理后方可排入公共下水道。

(5)三次培养传染性分泌物均为阴性或已度过隔离期,经医生同意可解除隔离,进行终末消毒处理。

2.终末消毒处理原则

终末消毒是对转科、出院、解除隔离的隔离患者或死亡患者及其病室、用物和医疗器械进行的消毒处理。

(1)对患者的终末消毒处理:患者转科、出院前或解除隔离后应先洗澡、换清洁衣服,再移至清洁单位。如患者死亡,工作人员应穿隔离衣进行尸体料理,应用蘸消毒液的棉花塞住死亡患者的口、鼻、耳、阴道和肛门等孔道,用消毒液浸湿的尸体单包裹尸体,送至太平间,再对患者单位进行终末处理。

(2)患者单位及用物的终末处理:用物、布类物品,卷好后标明"隔离"字样送洗衣房消毒清洗,床、床褥、枕心等用紫外线消毒。体温计用肥皂水、清水清洁后,泡于70%酒精中30分钟。肝炎患者用过的体温计泡在1%漂白粉澄清液或0.2%～0.5%过氧乙酸溶液中30分钟,食具、药杯、脸盆、便盆等煮沸30分钟。房间或患者单位:通风后,用紫外线照射60分钟。家具、墙面和地面可用0.5%过氧乙酸或1%洗消净擦拭。气性坏疽、破伤风、绿脓杆菌等传染病室,应用福尔马林熏蒸消毒后通风。

二、隔离措施和技术

(一)隔离种类及措施

1.严密隔离

严密隔离是为了预防高度传染性及致命性的病原体而设计的隔离,以防经空气和接触等途径的传播,适用于炭疽、霍乱、鼠疫等传染病。隔离的主要措施是:

(1)设专门的隔离室,同种病原体感染的患者可同住一室,室内的用具力求简单,随时关闭通向过道的门窗,患者不得离开该室。

(2)凡进入室内者要穿隔离衣,戴帽子、口罩、手套,接触患者及污染敷料后,或护理另一个患者前,应

洗手、消毒手。

（3）污染敷料应在隔离室内立即装袋,再装入隔离室外的另一袋中,标记后焚烧。

（4）室内空气每日消毒一次。

（5）探视者必须进入隔离室时,应征得护士许可,并采取相应的隔离措施。

2.接触隔离

接触隔离是为预防高度传染性并经接触传播的病原体而设计的隔离类型,适用于新生儿脓疱病、狂犬病、破伤风、气性坏疽、铜绿假单胞菌感染等,隔离的主要措施如下。

（1）设专门的隔离室,同种病原体感染的患者可同室床旁隔离,教育患者勿握手、交换书刊,避免直接或间接地相互接触。

（2）工作人员接近患者时,要穿隔离衣,戴帽子、口罩、手套。接触患者及污染敷料后,或护理另一个患者前,应洗手、消毒手。

（3）污染敷料应装袋,标记后焚烧。布类及器械需先灭菌,再清洗。

3.呼吸道隔离

呼吸道隔离是为防止传染病经飞沫传播而设计的隔离,适用于肺结核、流脑、百日咳、流感等传染病。隔离的主要措施是：

（1）同种病原体感染的患者可住同一室,随时关闭通向过道的门窗,患者离开病室时需戴口罩。

（2）工作人员进入病室时要戴帽子、口罩。

（3）患者的口鼻分泌物需消毒后再丢弃。

4.肠道隔离

肠道隔离的目的是阻断粪—口传播途径,适用于通过间接或直接接触传染性粪便而传播的疾病,如细菌性痢疾、伤寒、病毒性胃肠炎、脊髓灰质炎等,隔离的主要措施如下。

（1）同种病原体感染的患者可同一室,或床旁隔离。教育患者勿握手、交换书刊,避免互相接触。

（2）室内应保持无蝇、无蟑螂、无鼠。

（3）工作人员接触不同病种的患者时要分别穿隔离衣,接触污染物时要戴手套。

（4）患者的食具、便器需消毒处理,排泄物、呕吐物及吃剩的食物均应消毒后才能倒掉。

（5）被粪便污染的物品要随时装袋,标记后焚烧或消毒处理。

5.血液、体液隔离

血液、体液隔离是为防止直接或间接接触传染性血液和体液的感染而设计的隔离,适用于病毒性肝炎、艾滋病、梅毒等。

主要隔离措施有以下几种。

（1）同种病原体感染的患者可住同一室。

（2）血液、体液可能污染工作服时要穿隔离衣,接触血液、体液时要戴手套。

（3）血液、体液污染的敷料应装袋,标记后送消毒或焚烧。

（4）防止注射针头等利器损伤,患者用过的针头应放入防水、防刺破并有标记的容器内,直接送焚烧处理。

（5）被患者血液污染处要立即用消毒液清洗。

6.昆虫隔离

凡以昆虫为媒介而传播的疾病应实施昆虫隔离。

（1）疟疾及流行性乙型脑炎,由蚊传播,此类患者入院后,应有严密防蚊措施,如纱窗、蚊帐等,并定期进行有效的灭蚊措施。

（2）斑疹伤寒及回归热由虱类传播,患者入院时必须彻底清洗、更衣、灭虱,其衣物也需灭虱后带回。

（3）流行性出血热是由寄生在野鼠身上的螨作为中间宿主叮人后传播的,患者入院时必须彻底清洗、更衣、灭螨,病室严密防鼠,野外工作人员应在皮肤外露处涂擦防虫剂,勿在草堆上坐、卧。

7.保护性隔离(反向隔离)

保护性隔离是为防止易感者受环境中的微生物感染而设计的隔离,适用于抵抗力特别低下者,如大面积烧伤患者、早产儿、白血病患者、器官移植患者、免疫缺陷患者等。隔离措施有:

(1)设专门的隔离室,患者住单间病室隔离。

(2)凡进入室内应穿无菌的隔离衣,戴帽子、口罩、手套,穿拖鞋。

(3)接触患者前后及护理另一个患者前要洗手。

(4)凡患呼吸道疾病或咽部带菌者,均应避免接触患者。

(5)未经消毒处理的物品不能进入隔离区。

(6)病室应每日用紫外线消毒,并通风换气。

(二)隔离技术

1.穿脱隔离衣

(1)穿隔离衣的步骤:①备齐操作用物。戴好帽子、口罩,取下手表,卷袖过肘(冬季卷过前臂中部即可)。②手持衣领取下隔离衣(衣领及隔离衣内面为清洁面),清洁面向自己。将衣领两端向外折叠,露出肩袖内口。③右手持衣领,左手伸入袖内,右手将衣领向上拉,使左手露出。换左手持衣领,右手伸入袖内,举手将袖抖上,注意衣袖勿触及面部。④两手持衣领,有领子中央顺着边缘至领后将领扣好,再扣肩扣、袖口(此时手已被污染)。⑤解开腰带活结,将隔离衣一边(约在腰下 5 cm 处)渐向前拉,见到边缘则捏住,同时捏住另一侧边缘(注意手不触及衣内面)双手在背后将边缘对齐,向一侧折叠,以一手按住折叠处,另一手将腰带拉至背后,压住折叠处,将腰带在背后交叉,回到前面打一活结,注意勿使折叠处松散。⑥扣上隔离衣后缘下部的扣子。

(2)脱隔离衣步骤:①解松后缘下部的扣子,解开腰带,在前面打一活结。②解开袖口及肩部扣子,在肘部将部分衣袖塞入袖内,然后消毒双手。③解开领口,一手伸入另一侧衣袖内,拉下衣袖过手(遮住手),再用衣袖遮住的手握住另一衣袖的外面将袖拉下,两手转换从袖管中退出。再以右手握住两肩缝退左手,用左手握住衣领外面,退出右手。④两手持衣领,将隔离衣两边对齐,挂在衣钩上(在半污染区,清洁面向外;若挂在污染区,则污染面向外)。不再穿的隔离衣,脱下后清洁面向外,卷好投入污物袋中。

(3)注意事项:①隔离衣长短要合适,须全部遮盖工作服,有破洞不可使用。②保持衣领清洁,系领子时污染的袖口不可触及衣领、面部和帽子。③穿隔离衣后不得进入清洁区。④隔离衣每天更换,如有潮湿或污染,应立即更换。

2.避污纸的使用

避污纸即为清洁纸片。病室门口备避污纸,病室内备污物桶。

(1)目的:用避污纸垫着拿取物品或做简单操作,保持双手或物品不被污染,以省略消毒手续。如用清洁的手拿取污染物品或用污染的手拿取清洁物品,均可用避污纸。

(2)取避污纸法:从页面抓取,不可掀页撕取,以保持清洁。避污纸用后弃在污物桶内,定时焚烧。

(罗傲熠)

第五节　鼻　饲

鼻饲是将胃管经鼻腔插入胃内,从管内注入流质食物、药物及水分的方法。

一、适应证与禁忌证

(一)适应证

(1)不能经口进食者,如昏迷、口腔手术后、严重口腔疾患及张口困难(如破伤风患者),或吞咽功能障

碍者。

（2）拒绝进食的患者。

（3）早产及病情危重的婴幼儿。

（二）禁忌证

（1）食管下段静脉曲张如肝硬化、门静脉高压者。

（2）食管梗阻的患者如食管狭窄、肿瘤等。

（3）鼻腔严重疾患者。

二、用物准备

治疗盘内备有治疗碗，碗内放消毒的胃管、镊子、纱布、压舌板、50 mL 注射器、棉签、弯盘、胶布、液状石蜡、治疗巾、夹子或橡皮圈、听诊器、鼻饲流质饮食 200 mL、适量温开水等。

三、操作方法

（一）插管法

（1）备齐用物，检查胃管是否通畅、完整，携至患者床旁。向清醒患者说明目的、方法，以取得患者合作。昏迷患者，应向家属解释。

（2）患者取坐位或半坐位，昏迷患者取仰卧位，头稍后仰，颌下铺治疗巾，弯盘置口角旁，检查并清洁鼻孔。

（3）测量长度，从前发际至剑突的长度。成人约 45～55 cm，婴幼儿 14～18 cm，必要时做标记。

（4）用液状石蜡润滑胃管的前端，左手以纱布托住胃管，右手持镊子夹住胃管前端，沿着一侧鼻孔缓缓插入，到咽喉部时（约 15 cm）嘱患者做吞咽动作，同时将胃管送至所需长度。

（5）昏迷患者因吞咽和咳嗽反射消失，不能合作。当胃管插至 14～16 cm 时，用左手将患者头部托起，使下颌靠近胸骨柄，以增大咽喉部的弧度，便于胃管前端沿咽后壁下滑，徐徐插至所需长度。

（6）用胶布将胃管固定于上唇或鼻翼两侧，待验证胃管在胃内后，再将胃管固定于面颊部。验证胃管在胃内的方法：①连接注射器，回抽有胃液吸出。②用注射器注入 10 mL 空气，同时用听诊器在胃部听到气过水声。③将胃管末端置于盛清水的杯中，无气体逸出，如有大量的气体逸出，表示误入气管内，应立即拔出。

（7）胃管外露口接注射器，有胃液抽出，先注入少量温开水，再缓慢注入流质液或药液（如为药片应研碎溶解后注入）。注毕再注入少量温开水，以冲净管内食物。

（8）将胃管提高，使液体流入胃内。将开口端反折，用纱布包好、夹子夹紧，再用别针固定于枕旁。必要时记录鼻饲量。

（9）撤去弯盘、治疗巾，整理床单位，将注射器冲净放入治疗盘内备用，用物每日消毒一次。

（二）拔管法

如患者停止鼻饲或长期鼻饲，为减少黏膜刺激，更换胃管时，需拔管。

（1）弯盘置患者口角旁，取下别针，轻轻揭去胶布。

（2）一手用纱布包裹鼻孔处的胃管，另一手拔管，拔到咽喉处时快速拔出，以免液体滴入气管，胃管放于弯盘中，必要时，用汽油擦拭胶布痕迹。

（3）撤去弯盘帮助患者取合适的卧位，整理床单位。

四、注意事项

（1）插管动作应轻稳，特别是通过食管三个狭窄处时（环状软骨水平处、平左支气管分叉处、食管穿膈肌处），以免损伤食管黏膜。

（2）插管过程中注意观察患者，若患者出现恶心，应停插片刻，嘱患者深呼吸以减轻不适，随后迅速将胃管插入。如胃管插入不畅时，应检查胃管是否盘在口中，若在口中盘曲，应拔出重插。如患者出现呛咳、

呼吸困难、发绀等情况,表示误入气管,应立即拔出,待患者好转后重插。

(3)再次注食前,应确定胃管在胃内方可注入,每次鼻饲量不超过 200 mL,间隔时间不少于 2 小时。

(4)长期鼻饲者,应每天进行口腔护理,以防并发症的发生。胃管每周更换一次,一般于晚间最后一次注食后拔出,翌日晨由另一侧鼻孔插入。

(马秋丽)

第六节　导尿术

导尿是在无菌条件下,将无菌导尿管插入膀胱引出尿液的方法。导尿术常用于尿潴留、尿细菌培养或昏迷、休克、烧伤等危重患者,需准确记录尿量或做某些化验,以观察病情,如糖尿病昏迷时观察尿糖变化等。

一、导尿目的

(1)采集无菌尿标本,作细菌培养。

(2)测量膀胱容量、压力和残余尿量,鉴别尿闭和尿潴留,以助诊断。

(3)为尿潴留患者放出尿液,解除痛苦。

(4)抢救休克及危重患者时,留置尿管,可记录尿量、尿比重,以观察肾功能。

(5)为膀胱内肿瘤患者进行膀胱内化疗。

二、用物准备

治疗盘内放无菌导尿包(包内有:导尿管 2 根、血管钳 2 把、弯盘、药杯、液状石蜡棉球、洞巾、治疗碗、培养试管、纱布 2 块、棉球 7 个)、治疗碗 1 个、血管钳 1 把、棉球数个、手套、橡胶单、治疗巾等。若为男患者导尿需另加纱布 2 块。

三、操作方法

(一)女患者导尿术

女性尿道短,长约 3～5 cm,富扩张性。尿道外口在阴蒂下方呈矢状裂。

(1)护士着装整洁、洗手、戴口罩。在治疗室备齐用物放在治疗车上推至病员床旁,关闭门窗,用屏风遮挡,使其平卧,向患者说明目的,取得合作。

(2)操作者站于患者右侧,松开近侧床尾盖被,帮助患者脱去对侧裤腿,盖于近侧腿上,两腿屈曲外展,暴露外阴部。

(3)垫橡胶单、治疗巾于臀下,弯盘置会阴处。

(4)治疗碗置弯盘后,左手戴一次性手套,右手持血管钳夹紧消毒棉球。按自上而下,由外向内的顺序依次擦洗阴阜、大阴唇,用左手分开大阴唇,擦洗小阴唇,尿道口和肛门。一个棉球只用一次,脱去手套放于弯盘,将治疗碗、弯盘放于治疗车下层。

(5)置导尿包于患者两腿间并打开,夹 0.5％碘伏棉球于药杯内,戴无菌手套,铺洞巾,使其与导尿包形成一无菌区。用液状石蜡棉球润滑导尿管前端放于碗内备用。

(6)弯盘置于会阴处,左手拇指、食指分开小阴唇,右手用血管钳夹 0.5％碘伏棉球由内向外、由上向下分别消毒尿道口、小阴唇,每个棉球只用一次,弯盘移至床尾。

(7)将治疗碗放于洞巾旁,右手持血管钳夹导尿管,对准尿道口轻轻插入 4～6 cm,见尿液出后,再插入 1 cm,然后用左手距尿道口 2 cm 处固定尿管,使尿液流入碗内。

(8)需做尿培养时,用无菌试管接取尿液约 5 mL,放于适当处。

(9)导尿完毕,拔出导尿管置弯盘内,撤下洞巾,擦净外阴,脱去手套为患者穿裤,取合适的卧位。整理床单,清理用物、做好记录,将尿标本贴好标签后送验。

(10)如需留置导尿管时,用胶布固定牢固,或使用双腔导尿管向囊腔内注入无菌生理盐水 10~15 mL。导尿管的管端连接无菌尿袋并固定于床旁。

(11)撤去屏风,开窗通风。

(二)男患者导尿术

男性尿道约 18~20 cm,有两个弯曲:即耻骨前弯和耻骨下弯,前弯能活动,下弯是固定的。有三个狭窄部:即尿道内口膜部和尿道外口。导尿时必须掌握这些特点,才能使导尿顺利进行。

(1)备齐用物,携至病员床旁,向患者说明目的,取得合作,查对患者。关闭门窗,遮挡患者。

(2)患者仰卧,两腿平放分开,脱下裤子至膝部,露出会阴部,用毛毯及棉被盖好上身及腿部。

(3)操作者站于患者右侧,垫橡胶单、治疗巾于臀下,弯盘置会阴处。左手戴一次性手套,用纱布裹住阴茎提起并将包皮向后推,露出尿道口。

(4)右手持血管钳夹 0.5%碘伏棉球自尿道口向外旋转擦拭消毒数次,注意擦净包皮及冠状沟,一个棉球只用一次。脱手套放于弯盘内,将弯盘放于治疗车下层。

(5)将导尿包置患者两腿之间打开,夹取 0.5%碘伏棉球于药杯内,戴手套、铺洞巾,润滑导尿管前端。左手用无菌纱布包裹阴茎并提起与腹壁成 60°角,将包皮后推,露出尿道口,用消毒棉球消毒尿道口及龟头。

(6)右手持血管钳夹导尿管,轻轻插入 20~22 cm,见尿液流出,再插入 1~2 cm,左手固定尿管,尿液流入治疗碗内。

(7)如插管过程中有阻力,可稍停片刻,嘱患者深呼吸,徐徐插入,避免暴力,以免损伤尿道黏膜。

(8)如做尿培养,取 5 mL 尿液于无菌试管内,放于稳妥处。

(9)尿导完毕,将导尿管慢慢拔出并置于弯盘中,倒掉尿液、撤下洞巾,用纱布擦净外尿道口及外阴部。

(10)如需留置导尿管时,用胶布固定牢固,或使用双腔导尿管向囊腔内注入无菌生理盐水 10~15 mL。导尿管的管端连接无菌尿袋并固定于床旁。

(11)脱手套,整理用物,撤去橡胶单、治疗巾,帮助患者穿好裤子,取合适的位置,整理床单。做好记录,将尿标本贴好标签后送检。

(12)撤去屏风,开窗通风。

四、注意事项

(1)必须严格执行无菌操作原则,用物严格消毒灭菌,以防医源性感染。

(2)保持导尿管的无菌,一经污染必须更换。为女患者导尿时,如误入阴道,应更换导尿管。

(3)选择光滑、粗细适宜的导尿管,插管动作要轻、慢,以免损伤尿道黏膜。

(4)若膀胱高度膨胀,患者又极度衰弱时,第一次放尿不应超过 1 000 mL。因大量放尿,可导致腹腔内压力突然降低,大量血液滞留于腹腔血管内,引起血压突然下降而产生虚脱。另外,膀胱突然减压,可引起膀胱黏膜急剧充血发生血尿。

(5)测定残余尿量时,先嘱患者自解小便,然后导尿。剩余尿量一般为 5~10 mL,如超过 100 mL,可考虑留置导尿管。

(6)留置导尿管时,每日用 0.2%碘伏棉球擦洗 1~2 次,每天更换无菌尿袋,每周更换导尿管 1 次(双腔尿管 20~30 天更换 1 次)。

(7)做尿培养时,应留取中段尿于无菌试管中送检。

(马秋丽)

第七节 灌肠术

灌肠是将一定量的溶液通过肛管由肛门注入大肠以帮助患者排便、排气或注入药物以明确诊断和治疗的方法。根据灌肠的不同目的,可分以下几种。

一、大量不保留灌肠

（一）目的

（1）解除便秘,减轻腹胀。

（2）清洁肠道为手术前、分娩前、X线检查前作准备。

（3）稀释并清除肠道内有毒物质,减轻中毒。

（4）应用低温溶液为高热患者降温。

（二）禁忌证

妊娠、急腹症、消化道出血病员不宜灌肠。

（三）用物准备

1.治疗盘内备

灌肠筒一副、肛管、夹子、弯盘、棉签、润滑剂、卫生纸、橡胶单（油布）、治疗巾、水温计、量杯、便盆及便盆布。

2.灌肠液

（1）生理盐水。

（2）0.1%～0.2%软皂溶液,对肠黏膜产生化学刺激,使肠腔膨胀引起肠蠕动而促进排便。浓度不宜过大,否则可因刺激损伤肠黏膜。

（3）灌肠液用量,成人500～1 000 mL,小儿不超过500 mL。用量过多使肠道过于扩张,可降低肠肌的紧张力。

（4）灌肠液温度39 ℃～41 ℃。如物理降温可用28 ℃～32 ℃生理盐水,中暑者用4 ℃冷生理盐水。

灌肠液温度过高或过低都会影响灌肠效果。如温度过高,因大量湿热溶液灌入,使肠管松弛,血管扩张,引起脑血流量减少,脑组织缺氧,患者感头晕。如温度过低,使肠道平滑肌强烈收缩,不仅造成患者腹痛不适,而且灌肠液还来不及稀释、软化粪便即被排出体外,而降低灌肠效果。

（四）操作方法

（1）配制灌肠液,备齐用物,携至病员床旁,查对床号、姓名。

（2）将治疗盘携至床旁,向患者讲清目的取得合作,关闭门窗,屏风遮挡患者,嘱其排小便。

（3）协助患者取左侧卧位,两腿屈曲,暴露臀部,使臀部移至床沿,再将橡胶单及治疗单垫于臀下,弯盘置臀边。若肛门括约肌失去控制力,可取仰卧位,臀下置便盆,盖好盖被,避免不必要的暴露。

（4）灌肠筒挂于输液架上。液面距肛门40～60 cm,接好肛管,润滑肛管前端,排尽管内气体,血管钳夹紧。

（5）术者左手分开臀部,露出肛门,右手持肛管轻轻插入肛门约7～10 cm,松开血管钳,左手固定肛管,使液体缓慢流入。

（6）观察筒内液体下降情况,如液体流入受限,可移动肛管,如患者有便意,可嘱其深呼吸,以放松腹肌,减轻腹压,同时降低灌肠筒。

（7）待溶液流尽或患者不能忍受时夹住肛管,用卫生纸包住肛管,轻轻将肛管拔出,放入弯盘中,擦净肛门,取出弯盘,清理用物。嘱患者平卧,保留5～16分钟后排便,不能下床者,协助放好便盆。

（8）便毕,取出便盆、橡胶单及治疗巾,整理床单位,撤去屏风,开窗通风。

(9)观察大便情况,必要时留取送标本。

(10)在当天体温单的大便栏内,记录灌肠结果。1/E 表示灌肠后大便一次,0/E 表示灌肠后无大便,11/E 表示自行排便一次,灌肠后又排便一次。

(五)注意事项

(1)掌握灌肠液的温度、浓度、液量及流速,插管动作要轻而稳,避免损伤黏膜。

(2)妊娠、急腹症患者不宜灌肠,伤寒患者灌肠用生理盐水,液量不得超过 500 mL,压力要低,肝昏迷患者禁用肥皂水灌肠,以减少氨的产生和吸收。

(3)如为降温灌肠,应保留 30 分钟后再排出,排便后隔 30 分钟测量体温并做好记录。顽固性便秘或截瘫患者,经灌肠无效时,可戴橡胶手套用食指、中指伸入直肠内掏出大便,以减轻患者痛苦。

(4)灌肠过程中注意观察病情,如出现面色苍白、出冷汗、脉速、剧烈腹痛、心慌气急,应立即停止灌肠并报告医师。

(5)灌肠途中如有腹胀或便意时,嘱其深呼吸,同时将灌肠筒放低,以降低腹压。如溶液流入不畅时,应稍动肛管,必要时检查有无粪块堵塞。

二、小量不保留灌肠

(一)目的

解除便秘,减轻腹胀,因溶液量少,对肠道的机械性刺激小,常用于腹部及盆腔手术后出现肠胀气的患者。

(二)用物准备

1.治疗盘

治疗盘内放 50 mL 注射器或注洗器或漏斗、血管钳、弯盘、粗导尿管、橡胶布、治疗巾、润滑油、卫生纸或纱布等。

2.溶液

(1)1,2,3 灌肠液(50％硫酸镁 30 mL、甘油 60 mL、温开水 90 mL)。

(2)甘油和水各 60～90 mL。

3.温度

38 ℃。

(三)操作方法

(1)备齐用物携至病员床前,向患者说明目的,取得合作,关闭门窗,屏风遮挡患者,嘱其排小便。

(2)协助患者取左侧卧位,两腿屈曲,暴露臀部,使臀部移至床沿,铺橡胶单、治疗巾于臀下,弯盘置臀边。

(3)滑润肛管,连接漏斗或注洗器,倒入液体,排气后夹住肛管,轻轻插入肛门 10～15 cm,松开血管钳,待液体推尽,夹紧肛管拔出,放入弯盘内,擦净肛门,撤去弯盘,清理用物。

(4)嘱患者保留 10～20 分钟后排便。

(5)大便完毕,撤去橡胶单及治疗巾,整理床单位,撤去屏风,开窗通风。

(6)在当天体温单的大便栏内,记录灌肠结果。

三、保留灌肠

(一)目的

保留灌肠常用于直肠内给药,供给营养或水分。

(二)用物准备

(1)同小量不保留灌肠。

(2)灌肠药液遵医嘱,药量不超过 200 mL。

(3)灌肠液温度为 39 ℃～41 ℃。

(三)操作方法

(1)备齐用物,携至病员床旁,查对床号、姓名。

(2)向患者做好解释,关门窗、屏风遮挡患者。为便于药物的吸收先嘱患者排便,以减轻腹压及清洁肠道,必要时行肥皂水灌肠。

(3)卧位以病变部位定:如细菌性菌痢,病变多在乙状结肠和直肠,取左侧卧位;阿米巴痢疾,病变多在回盲部,取右侧卧位为宜。

(4)抬高臀部约 10 cm,使液体易于保留,臀下垫橡胶单、治疗巾,弯盘置臀边。

(5)用注洗器抽吸药液连接肛管,并滑润肛管前端,排气后血管钳夹紧肛管。

(6)轻轻插入肛管约 15～20 cm。

(7)松开血管钳,缓慢注入药液,完毕,将肛管末端抬高,推入少许温开水,反折捏紧肛管并拔出放入弯盘中。用卫生纸于肛门处轻轻按揉以利药物存留、吸收。

(8)撤去弯盘、橡胶单、治疗巾,整理用物及床单位。嘱患者保留 1 小时以上,以利药物的吸收,并做好记录,包括药名、药量及注入时间等。

(四)注意事项

(1)大便失禁,肛门、直肠、结肠等手术后患者不宜做保留灌肠。

(2)灌肠液温度要适宜,一般为 38 ℃左右,以减少刺激,利于保留。

(3)选择肛管要细,插入要深,压力要低,液量要少,一般一次不超过 100 mL。

(马秋丽)

第五章 手术室护理概论

第一节 手术室护理工作的内容、范围和特点

手术室护理工作的内容主要为手术室管理和手术患者的护理。

手术室管理包括对手术室设施、仪器设备、手术器械、周围环境、常用药品的管理,要求物品配备齐全、功能完好并处于备用状态。手术间内部设施、温控、湿控要求应当符合环境卫生学管理和医院感染控制的基本要求。

手术室护理工作具有高风险、高强度、高应急等特点,因此必须与临床科室等有关部门加强联系,有效预防手术患者在手术过程中的意外伤害,保证手术患者的安全和围术期各项工作的顺利进行。

手术室护理实施以手术患者为中心的整体护理模式,根据岗位各司其责,但又需相互密切合作,共同完成护理任务。

一、手术室巡回护士

(一)手术前一日

1. 术前访视

术前一日至病房访视手术患者,有异常特殊情况及时交班。

2. 术前用物检查

检查灭菌手术用物是否符合规范、准备齐全;检查次日手术所用仪器、设备性能是否正常;检查次日手术特殊需求是否满足(如骨科和脑外科特殊体位的手术床准备)。

(二)手术当日

1. 术前

(1)检查手术灭菌包的有效期和室内各类用物、仪器设备、医用气体是否齐全;调节室内温湿度,做好环境准备;检查室内恒温箱是否调节至适当温度。

(2)核对手术通知单无误后,由手术室工作人员(一般为工勤人员)至病房接手术患者;病房护士陪同手术患者至手术室半限制区,与手术室巡回护士进行手术患者交接,共同核对手术患者身份、手术信息、术前准备情况及所带入用物,正确填写《手术患者交接单》并签名,适时进行心理护理。

(3)手术室巡回护士护送下,将手术患者转运至手术间内手术床,做好防坠床措施。协助麻醉师施行麻醉。

(4)按医嘱正确冲配抗生素,严格执行用药查对制度,并于划皮前30~60分钟内给药。

(5)协助洗手护士穿无菌衣。提供手术操作中所需的无菌物品(如手套、缝针等)。

(6)与洗手护士共同执行《手术物品清点制度》。按规范正确清点纱布、器械、缝针等术中用物的数量、完整性,及时正确地记录清点内容,并签字。

(7)严格执行手术安全核查制度。在麻醉前、手术划皮前,手术室巡回护士、手术医生、麻醉师、共同按《手术安全核查表》内容逐项核查确认,并签字。

(8)手术护理操作尽量在手术患者麻醉后进行。例如留置导尿管,放置肛温测温装置等,尽量减少手术患者的疼痛。操作时注意保护患者的隐私。

(9)正确放置手术体位,充分暴露手术野;妥善固定患者肢体,约束带松紧适宜,维持肢体功能位,防止

受压;床单保持平整、干燥、无皱折;调节头架、手术操作台高度;调整无影灯位置、亮度。

(10)正确连接高频电刀、负压吸引、外科超声装置、腹腔镜等手术仪器设备,划皮前完成仪器设备自检,仪器脚踏放置在适宜的位置;完成手术仪器使用前准备工作,例如:正确粘贴高频电刀电极板、环扎止血仪器的止血袖带。

(11)督查手术人员执行无菌操作规范的情况,例如手术医生外科洗手、手术部位皮肤消毒、铺无菌手术巾等操作,及时指出违规行为。

2.术中

(1)维持手术间室内环境整洁、安静、有序。严格督查手术医生、洗手护士、麻醉师、参观手术人员、实习同学遵守无菌操作原则、消毒隔离制度和手术室参观制度。

(2)密切关注手术进展调整无影灯光,及时供给手术操作中临时需求的无菌物品(如器械、缝针、纱布、吻合器、植入物等),并记录。

(3)注意手术患者的生命体征波动。保持静脉输液通路、动静脉测压通路、导尿管等通畅;观察吸引瓶液量,及时提示手术医生术中出血量;定时检查调整手术患者的手术体位,防止闭合性压疮的发生。

(4)术中输液、输血、用药必须严格遵守用药查对制度。紧急情况下执行的术中口头医嘱,应复述2遍后经确认再执行,术后手术医生必须补医嘱。

(5)熟练操作术中所需仪器设备。例:正确调节高频电刀、超声刀、心脏除颤仪等仪器设备的参数;变温毯的故障排除、电钻术中拆装等。

(6)手术中在非手术部位盖大小适宜的棉上衣保暖。术中冲洗体腔的盐水,水温必须在35℃～37℃。遇上大手术或年老体弱患者,根据现有条件,加用保温装置(温水循环热毯或热空气装置)。

(7)术中手术标本及时与洗手护士、手术医生核对后放入标本袋存放(特殊情况除外)。如手术标本需快速作冰冻切片检验,必须及早送检。

(8)术中发生应急事件(如停电、心脏停搏、变态反应等),应及时按照手术室应急预案,积极配合抢救,挽救患者生命。

(9)与洗手护士在关闭腔隙前、关闭腔隙后及缝皮后分别共同执行《手术物品清点制度》,按规范正确清点术中用物数量、完整、正确、及时、记录,并签字确认。

(10)准确及时书写各类手术室护理文件和表单。

3.术后

(1)协助医生包扎手术切口,擦净血迹,评估患者皮肤情况,采取保暖措施,妥善固定肢体,执行防坠床措施。固定各种引流管及其他管道,防止滑脱,待麻醉医生记录尿量后,将尿袋内的尿液放空。

(2)手术患者离开手术间前,手术室巡回护士、手术医生、麻醉师、共同再按《手术安全核查表》、《手术患者交接单》内容逐项核查、确认、签字。

(3)手术人员协同将手术患者安全转运至接送车。手术患者的病历、未用药品、影像学资料等物品随手术患者带回病房或监护室。护送手术患者离开手术室。

(4)严格执行手术室标本管理制度。手术室巡回护士、手术医生、洗手护士共同再次核对手术标本,正确保存、登记、送检。

(5)清洁、整理手术间设施、设备、仪器,填写使用情况登记手册。所有物品物归原位,更换手术床床单及被套,添加手术间常用的一次性灭菌物品,如手套、缝线等。若为感染手术,则按感染手术处理规范进行操作。

(6)正确填写各种手术收费单。

二、手术室洗手护士

(一)手术前一日

(1)了解手术情况:了解次日手术患者病情、手术方式、手术步骤及所需特殊器械、物品及仪器设备。

(2)协助巡回护士检查术前用物。

(二)手术当日

1.术前

(1)协助巡回护士检查灭菌器械、敷料包是否符合规范、准备齐全;准备手术所需一次性无菌用品,包括各类缝针、引流管、止血用物和特殊器械等。准备次日手术所用仪器、设备。

(2)严格按照查对制度检查无菌器械包和敷料包的有效期、包外化学指示胶带及外包装完整性,是否潮湿及被污染。在打开无菌器械包和敷料包后,检查包内化学指示卡。严格按照无菌原则,打开器械包和敷料包。

(3)提前15分钟按规范洗手、穿无菌手术衣、戴无菌手套。

(4)与巡回护士共同执行《手术物品清点制度》。按规范正确清点纱布、器械、缝针等术中用物的数量、完整性,按规范铺手术器械台。

(5)协助并督查手术医生按规范铺无菌巾,协助手术医生系无菌手术衣带、戴无菌手套。

(6)严格按照无菌原则将高频电刀、负压吸引、外科超声装置、腹腔镜等各种连接管路或手柄连接线交予巡回护士连接,并妥善固定在手术无菌区域。

2.术中

(1)严格执行无菌操作,遇打开空腔脏器的手术,需用无痛碘纱布垫于其周围。及时回收处理相关器械,关闭空腔脏器后更换手套和器械。

(2)密切关注手术进展及需求,主动、正确、及时地传递器械、敷料及针线等。

(3)及时取回暂时不用的器械,擦净血迹;及时收集线头;无菌巾一经浸湿,及时更换或加盖,手术全程保持手术操作台无菌、干燥、整洁。

(4)密切关注手术进展,若术中突发大出血、心跳骤停等意外情况,沉着冷静,积极配合手术。

(5)密切注意手术器械等物品的功能性与完整性,发现问题及时更换;规范精密器械的使用与操作。

(6)正确与手术医生核对并保管术中取下的标本,按标本管理制度及时交予巡回护士。

(7)妥善保管术中的自体骨、异体骨、移植组织或器官,不得遗失或污染。

(8)正确管理术中外科用电设备的使用,防止电灼伤患者和手术人员。

(9)术中手术台上需用药,按查对制度抽取药物,并传递于手术医生使用。

(10)术中需使用外科吻合器、手术植入物时,应及时向巡回护士通报型号、规格及数量,与手术医生、巡回护士共同核对后,方能在无菌区域使用。

(11)与巡回护士在关闭腔隙前、后及缝皮后分别按手术用物清点规范正确清点术中用物数量并检查完整性。

3.术后

(1)协助巡回护士做好手术患者的基础护理工作,并协助将患者安全转运至接送车上。

(2)按手术用物清点规范,在手术物品清点记录单上签字。

(3)与手术医生、巡回护士共同核对手术标本。

(4)对常规器械、专科器械和腹腔镜器械等进行规范清洗和处理,精密器械和贵重器械单独进行规范清洗和处理,若为感染手术,则按感染手术处理规范对器械、敷料等物品进行处理。

三、手术室器械护士

(1)每日上午检查灭菌物品的有效期、包外化学指示胶带以及外包装情况;清点手术器械包与敷料包数量;及时补充添加一次性消毒灭菌物品。

(2)检查包装,保持灭菌区和无菌物品存放区清洁整齐,保持敷料柜、无菌用品柜上用物排列整齐、定位放置、标签醒目。无菌用品柜上的无菌包和一次性消毒灭菌物品按失效日期的先后顺序排列。

(3)检查与核对每包手术器械的清洁度、完好性、关节的灵活性,对损坏或功能不良的器械进行更换或

及时送修。

（4）负责待灭菌器械及物品的包装，选择正确的包装方法及材料，按规定放置包外及包内化学指示物，并填写灭菌物品包装的标识，若遇硬质容器还应检查安全闭锁装置。

（5）负责每天对预真空压力蒸汽灭菌、过氧化氢低温等离子灭菌和环氧乙烷灭菌的技术操作，保证灭菌手术物品及时供应。

（6）根据手术通知单准备并发放次日手术用器械、敷料，如需特殊手术器械，应立即准备做灭菌处理并发放。如需植入物及植入性手术器械，应在生物监测合格后方可发放。

（7）负责外来器械及手术植入物的接收、清点、清洗、核对、消毒灭菌及监测登记发放工作。

（8）负责手术器械的借物管理，严格执行借物管理制度。

（9）对清洗、消毒、灭菌操作过程、日常监测和定期监测进行具有可追溯性的记录，负责保存清洗，消毒监测资料和记录≥6个月，保留灭菌质量监测资料和记录≥3年。

（10）专人负责管理精密器械与贵重器械，并督查各专科组员进行保养管理工作，并作相应记录。

（11）负责与各专科组长之间保持沟通，了解临床器械使用情况，每半年对器械进行一次保养工作。

（12）根据持续质量改进制度及措施，发现问题及时处理，认真执行灭菌物品召回制度。

四、手术室值班护士

（1）与日班护士交班前，完成手术间内基数物品、体位垫、贵重仪器以及值班备用物品的清点核对，做到数量相符、定位放置并登记签名。核对所有术中留取标本，确认手术标本、病理申请单、标本送检登记本三者书写内容一致。

（2）与日班护士交班前，按次日手术通知单检查并核对次日手术所需器械、敷料及特殊手术用物；检查灭菌包有效期、灭菌效果及是否按失效日期进行先后顺序排列。

（3）与日班护士进行交接班，全面了解手术室内各种情况，做到心中有数。

（4）根据轻重缓急，合理安排并完成急诊手术，积极并正确应对可能出现的各种突发事件，遇有重大问题，及时与医院总值班人员或手术室护士长取得联系。

（5）仔细核对次日第一台手术患者的姓名、病区床号和住院号，如信息缺失或错误，应及时与相关病房护士和手术医生取得沟通。

（6）值班过程中，若接到次日选择性手术安排有改变通知，应及时汇报手术室护士长及麻醉科，征得同意，通知供应室，更换器械、敷料，准备特殊手术用物，并做好次日的晨交班。

（7）临睡前仔细巡视手术室，负责手术间内所有物品及仪器、设备归于原位。认真检查手术室内所有门窗、消防通道、水、电、中心供气、中心负压、灭菌锅等开关的关闭情况，及时发现问题，处理解决。

（8）次日晨巡视手术间，检查特殊手术用物是否处于备用状态（如C型臂机、显微镜、腹腔镜、体外变温毯等）。开启室内恒温箱，调节至适当温度并放置0.9％的生理盐水。检查洗手用品（如手刷、洗手液等）处于备用状态。

（9）负责检查待灭菌器械的灭菌状况，保证次日第一台手术器械的正常使用。

（10）按照手术通知单顺序，安排接手术患者。迎接第一台手术患者入室，核对手术患者身份、手术信息、术前准备情况及所带入用物，正确填写《手术患者交接单》并签名。做好防坠床和保暖工作，进行心理护理。

（11）完成手术室护理值班交班本的填写，要求书写认真，字迹清楚，简明扼要，内容包括值班手术情况及手术室巡视结果、物品及手术标本清点结果、当日手术器械及特殊手术用物准备情况等。

（12）第一值班护士参加手术室晨间交班，汇报相关值班内容。

五、手术室感染监控护士

（1）每日对含氯消毒剂进行浓度监测。至少每周一次对戊二醛浓度进行监测。每月对手术室空气、无

菌物品及器械、化学灭菌剂、物体表面和手术人员手进行细菌培养监测。每半年对紫外线灯管强度进行监测。

（2）负责收集、整理、分析相关监测数据和结果，将化验报告单按时间顺序进行粘贴保存；一旦细菌培养监测不合格，应及时告知护士长，查明原因，采取有效措施后，再次进行细菌培养监测，直至培养合格。

（3）负责将细菌培养监测的数据和结果报告护士长和医院感染控制部门。

（4）监督和检查手术室消毒隔离措施及手术人员无菌操作技术，对违反操作规程或可能污染环节应及时纠正，并与护士长一同制订有效防范措施。

（5）完成手术室及医院感染知识的宣传和教育工作。

六、手术室护理教学工作

（1）根据手术室护理教学计划与实习大纲以及实习护生学历层次，制订手术室临床带教计划，包括确立具体教学目标、教学任务、考核内容与方法，并安排教学日程。

（2）完成手术室环境、规章制度、手术室工作内容、常用手术器械物品、手术体位、基本手术配合等手术室专科理论教学，达到手术室护理教学计划与实习大纲的要求。

（3）进行手术室专科操作技能教学，完成外科洗手、铺无菌器械台等基本手术室操作的示教与指导；带领实习护生熟悉各种中小手术的洗手及巡回工作，并逐步带教实习护生独立参加常见中小手术的洗手工作。

（4）带领实习护生参与腹腔镜、泌尿科、脑外科、胸骨科等大型疑难手术的见习教学。

（5）带领实习护生参与供应室工作，完成供应室布局、器械护士工作内容、常用消毒灭菌方法及监测等理论教学，并指导实习护生参与待灭菌器械及物品的包装等操作。

（6）开展手术室专科安全理论教育，防止实习护生发生护理差错和事故。

（7）及时与手术室护士、实习护生进行沟通，了解实习护生学习效果，反馈信息和思想动态，及时并正确解答实习护生提问，满足合理学习要求。

（8）负责组织实习护生总复习，完成手术室专业理论、专科技术操作考核；完成《实习考核与鉴定意见》的填写。

（9）对实习护生进行评教评学，征求实习护生对手术室护理教学及管理的建议和意见，提出整改措施，及时向护士长及科护士长反映实习期间存在的情况。

七、手术室护理管理工作

手术室护士长作为手术室的主要管理者，全面负责手术室的护理管理工作，保证手术室高质量的工作效率和有效运转。

（1）全面负责手术室的护理行政管理、临床护理管理、护理教研管理以及对外交流。

（2）制订手术室护理工作制度和各级各班各岗位护理人员职责、手术室护理操作常规、护理质量考核标准，督查执行情况，并进行考核。负责组织手术室工勤人员的培训和考核。

（3）合理进行手术室护理人员排班，根据人员情况和手术特点科学地进行人力资源调配。定期评估人力资源使用情况，负责向护理部提交人力资源申请计划。合理进行手术室人才梯队建设。

（4）每日巡视、检查并评估手术配合护理质量和岗位职责履行情况，参加并指导临床工作。检查手术室环境清洁卫生和消毒工作，检查工勤人员工作质量。

（5）定期组织与开展科室的业务学习并进行考核，关注学科及专业的发展动态。负责组织和领导科室的护理科研普及推广和护理新技术应用。

（6）对手术室护理工作中发生的隐患、差错或意外特殊事件，组织相关人员分析原因并提出整改措施和处理意见，并及时上报护理部。

（7）填报各类手术量统计报表，与手术医生及其他科室领导进行沟通和合作。

(8)负责手术室仪器设备、手术器械购置前的评估和申报。定期检查并核对科室物资、一次性耗材的领用和耗用情况,做好登记,控制成本。

(毕翠凤)

第二节　手术室护士素质和能力要求

手术室的环境不同于病房,因此对手术室护士提出了更高的要求。手术室护士不仅要具备本专业知识,还必须具备广博的生理、心理、社会学、人文科学等方面的知识;"德、才、体、识、学"缺一不可。

一、手术室护士素质要求

1.思想素质

热爱护理事业,树立全心全意为患者服务的高尚品德和甘当配角、乐于奉献的精神。每当协助医生成功地完成手术后,患者往往感谢手术医生,不一定想到手术室护士。手术室护士除了配合择期手术以外,还经常接受危急手术,手术室护士的定量编制与危急患者的不定量常常发生矛盾,加班加点情况较多。手术时间有长有短,常常不能在规定的上班时限内完成,延长工作时间又成为不可避免的现象。这就需要手术室护士要有坚忍不拔的意志与连续作战的工作作风,要有任劳任怨的劳动态度和不计时间,甘于付出个人利益的高尚风格。

2.身体素质

手术室工作紧张、繁忙,长期站立,精力高度集中,工作时间长而不规律,常因手术而不能按时就餐、休息,巡回护士还需要搬运器械包、敷料包等物品。要能胜任这种特殊环境的特殊工作,就必须具备良好的身体素质。手术室护理人员要注意劳逸结合,增强自身防护意识,加强体育锻炼,控制和调节自我情绪,以乐观自信,良好的心态工作,以适应繁重的手术配合。

3.心理素质

手术室工作环境特殊,术中配合需要注意力高度集中,抢救患者的几率高、精神长期紧张、手术过程的连续性及生活的无规律性等,均可造成人体生物钟紊乱。长期超负荷运转,易造成心理疲劳,引起心态不稳、行为准确性降低、思维判断失误增加等,这就要求手术室护士平时加强个性锻炼和心理素质的训练,以增强其适应能力、应变能力、耐受能力,及时调整好身体和心态,保持健康的心理素质,以适应长期紧张的工作。

4.业务素质

近年来,随着许多新技术、新疗法的不断引进,手术室装备的现代化,手术室护理的技术性增强,手术室全期护理概念的引进,对手术室护理人员也提出了更高的要求。手术室护士要具备较完整的知识结构,过硬的操作技能,能够刻苦学习,不断深化自身知识内涵,拓宽护理知识面,注重自我提高,掌握患者在术前、术中、术后的病情变化、心理状态、满足要求,为患者的手术顺利开展及术后康复提供最优质的服务。

5.慎独精神

手术护士在患者不知情或患者失去知觉时,独自工作的机会较多,工作内容以无菌技术操作为主,如无菌包是否被污染、是否达到消毒标准、是否在有效期内;消毒液浸泡浓度、配制方法、浸泡时间是否达到要求等细节均要求手术护士具有良好的职业道德,在无人监督的情况下,坚持护理道德信念,做到有人在与无人在一个样、日班夜班一个样、对生人熟人一个样、对城市农村患者一个样的道德风尚,自觉执行无菌技术操作,认真对待每台手术和每项辅助工作。用崇高的道德情操和高度的责任心,为患者的生命安全把好关。

6.协作精神

手术室工作是一个以手术患者为中心的手术团队工作,因此在手术过程中,手术室护士台上当好"二

传手",台下是无菌区域的维护者,要求动作敏捷、迅速、分秒必争,准确地传递和供应每一样手术用品,合理满足手术团队成员要求,缩短手术时间,成功地把麻醉师、手术医师整合为一个统一的有机整体。要学会与手术医生、麻醉师、工勤人员以及其他后勤人员的配合,互相尊重,建立和谐的战斗集体,建立良好的人际关系。

7.无菌观念

无菌技术是手术室最基本和最重要的操作技术,它贯穿于手术室的一切工作之中。要求手术室护士熟练掌握手术室空气消毒,器械物品的物理的、化学的消毒灭菌方法,配制消毒液的浓度及检测方法,掌握无菌器械的保管和使用时间、无菌操作技术和特殊感染的消毒隔离技术。严格执行消毒隔离制度,控制术中感染,自觉执行无菌操作,为患者的生命把好每一关。

8.人文素养

手术室工作的特殊性,护士有较多的机会可以接触到患者的隐私。随着医疗改革的不断深化和法制观念的增强,患者隐私权的保护已成为当今社会所关注的热点。尊重手术患者的隐私是手术室护理人员关心和保护手术患者的道德义务,也是手术室护理人员的责任,也是人文素养的体现。

二、手术室护士能力要求

1.协调能力

手术室工作范围广,涉及科室多,手术室护士要同多个科室手术医生配合工作。由于各个医生的习惯、性格不同,手术特点也不一样,常要协调多方面关系。这就要求手术室护士具有较高的处理人际关系的社交能力和语言表达能力,协调好各科室医务人员及手术室内人员的关系,妥善处理日常生活中的各种事务,只有这样才不致造成工作失误或导致矛盾,才能最大限度地把工作做好。充分发挥团队的凝聚力,提高工作效率。

2.领导和管理能力

手术室的管理工作并不是护士长一个人的责任,每一位护士都应掌握科学的管理方法,做好对患者、环境、物品仪器等的管理。术前护士还要到病房阅读病历,了解患者情况,明确患者的需要以及病情的发展过程,判断患者的健康问题,作出符合患者需要及特征性的整体性护理计划。

3.交流沟通能力

手术患者是医护的共同服务对象,手术医生是手术室护士的合作者和特殊服务对象。访视手术患者,与之轻松交谈,使手术患者了解术中需注意的情况并表达心愿,加强思想交流,以消除手术患者的紧张情绪和陌生感,使其积极接受手术治疗。护士不仅要与手术患者建立融洽的护患关系,还要注意与医生建立良好的工作关系,了解术者和患者的心理状态,术前与他们沟通,向主诊医生了解手术方式、术中所需特殊器械等,及时澄清一些模糊不清的问题,以增进了解,加强合作。

4.要有强烈的急诊观念及紧急情况处置能力

手术室常有急重症患者需要进行抢救,这些患者病情来势凶猛,伤情复杂,病情变化迅速,随时都有生命危险,这就要求医护人员具有强烈的急诊观念,抢救时必须争分夺秒,迅速准确,忙而不乱,如在手术过程中遇到突发状况,应沉着应变,机智灵活,熟练掌握各种抢救技术,熟知各种仪器的使用方法,并能迅速查出仪器的一般故障,协助麻醉医师和手术医师及时、准确、有效地执行各项操作,使手术顺利进行,充分体现出时间就是生命。手术室护士的密切配合对急救工作的成功与否有着极其重要的意义。

5.不断学习和提高以实践为基础的工作能力

现代化的手术室装备,先进的医疗技术开展,如器官移植、心脏瓣膜置换、骨髓移植、显微外科手术等,必须要有先进的护理技术配合,因此应鼓励手术室护士刻苦钻研业务,不断学习新知识,总结经验,提升工作能力,以适应各类手术、新技术开展的需要,带动手术专科护理发展。

6.科研教学能力

医学的发展有赖于医护人员在工作实践中不断发现和提出新问题,并通过科研活动解决新问题。各种高新手术的开展,促使护理人员必须不断学习新的知识,从事科研活动,发展新理论,并将科研成果应用到实践中,不断提高手术室护理质量。手术室护理人员还应具备语言表达和操作示范能力,并通过言传身教的教学方式传授护理实践中的经验。对手术室护理的基本理论、基本知识、基本技能学习常抓不懈,并不断探索新的教学方法,从而提高教学水平,为培养新时期合格的手术室护理人才而不懈地努力。

(毕翠凤)

第六章　手术室工作的操作流程

合理、准确、及时的安排并实施手术,直接影响到手术室工作质量、工作效率和手术患者的安全。手术室、麻醉科、手术科室必须共同努力,加强相互之间的有效沟通和协调,确保各个医疗环节正常进行,以达到提高医疗护理质量和工作效率的目的。本章将手术的各个步骤逐一进行说明,帮助大家学习和掌握。

第一节　安排手术与人员

手术室护士长应合理安排择期手术与急诊手术,并保证手术室护士的配置满足手术需要。同时手术室护士每日应对次日行手术的患者进行术前访视。

一、手术预约

(一)择期手术预约

1.手术预约

所有择期手术由手术科室医生提前向手术室预约,一般在手术前一天上午,按规定时间通过电脑预约程序完成。择期手术预约的具体内容包括:手术患者姓名、病区、床号、住院号、性别、年龄、术前诊断、拟定手术名称、手术切口类型、手术者包括主刀、第一助手、第二助手、第三助手、第四助手、参观人员、麻醉方式、手术特殊体位和用品等。

2.手术房间安排

手术室护士长根据不同类型的手术,安排不同级别的手术间。安排原则为无菌手术与污染手术分室进行;若无条件时,应先进行无菌手术,后进行污染手术。安排手术时应注意以下事项。①护士长应在手术日前一天的规定时间内完成次日择期手术安排,并电脑确认提交后向全院公布信息,相关手术科室医生可由医院内网查询;②临时增加或更改择期手术顺序,手术科室医生需与手术室护士长和麻醉师协商后,决定手术时间,并及时更换手术通知单;③手术因故取消,手术科室医生应填写停刀通知单,及时与手术室护士长和麻醉师沟通。

(二)急诊手术安排

急诊手术由急诊值班医生将急诊手术通知单填写完整(内容同择期手术),送至手术室,由手术室护士长或手术室值班护士根据急诊手术患者病情的轻重缓急、手术的切口分类,与麻醉科进行沟通后予以及时安排。如遇紧急抢救,急诊值班医生可先电话通知手术室,同时填写急诊手术通知单;手术室负责人员接电话后,应优先予以安排并与麻醉科沟通,5分钟内答复急诊手术患者入室时间,做好一切准备工作,以争取抢救时间。

二、手术人员安排与术前访视

(一)手术室护士的配置和调配

为保证医疗活动的正常进行,需根据各医院的实际工作量合理进行人员配置,一般综合性医院手术室护士与手术台比例为2.5～3.5∶1,同时需遵循以下原则,结合动态调配,将每个人的能力发挥到极致,达到人尽其用,物尽其用。

1.年龄结构配备

年龄结构合理,老、中、青三结合,根据各年龄的不同特点合理安排,建议采用1:2:1的比例。

2.职称配备

各级职称结构合理,形成一个不同层次的合理梯队,中、初、初初级职称的比例为0~1:4:8;800张以上床位的医院或教学医院比例可调整为1:3:6。

3.专业能力配备

专业能力结构合理,根据从事本专业的年限和实际工作能力分高(10年以上)、中(5~10年)、低层次(5年以下)。

(二)日间人员安排

手术前一天,在完成手术间安排后,麻醉科、手术室分别进行人员安排,按常规每台手术配备洗手护士和巡回护士各1名,特大手术如心脏手术、移植手术、特殊感染手术等,根据实际情况分别配备洗手护士和巡回护士各2名。根据不同的麻醉方式配备麻醉师1~2名。

(三)夜间及节假日人员安排

除正常值班护士外,另设有备班,由第一值班护士根据手术需要进行人员统一调度安排;遇突发紧急事件时,向护士长汇报统一调配。

(四)手术前访视

1.访视目的

通过术前访视,对手术患者进行第一次身份核对和手术核对,同时对手术患者进行术前宣教和整体评估,了解手术患者心理需要,缓解其紧张和恐惧心理。

2.访视方法及内容

手术前一天,由次日负责相关手术的巡回护士进行术前访视。手术室护士进入病房查看病史,核对术前知情同意书和手术医嘱,核对相关诊断报告和影像学资料,仔细查阅手术患者的一般生命体征、疾病史、手术史、过敏史、特殊化验指标(如乙肝、丙肝、梅毒、艾滋病等)、与输血相关的表单是否齐全等。与病房护士进行交流,了解手术患者的一般情况后与手术患者进行身份核对和术前宣教。与手术患者进行核对,包括:①开放式地询问手术患者姓名、年龄等基本信息;询问手术患者手术部位和手术方式,与病历核对;②核对身份识别腕带;③核对手术标识。为手术患者进行手术前宣教,内容包括:手术室及手术流程简介;禁食、禁水情况;术日晨注意事项,包括病服反穿,不能穿内衣裤、去除饰物、义齿、隐形眼镜等,小便排空,如有体温异常、经期情况及时向手术医生说明;入手术室后需知,包括防止坠床的事宜、麻醉配合、可能遇到的护理问题及配合方法指导等;询问手术患者有无特殊需求。最后按术前访视单内容对手术患者进行评估,并正确填写。

(五)手术资料汇总

每日实施的所有手术,应以手术科室为单位按手术类别(急诊、择期、日间手术),进行分类详细登记,每月汇总完成月报表交予医务处,同时保存原始资料。

(毕翠凤)

第二节 转运和交换

一、转运者及转运车要求

根据手术通知单,手术室工勤人员通过手术推车或平车的方式,前往病房接手术患者,外出接送手术患者时,必须严格按要求穿外出衣、换外出鞋,检查患者推车的完好性,并保持棉被清洁、整齐无破损。

二、交接内容

到达病房后先核对手术患者的姓名、床号、住院号准确无误后，协助手术患者移动至患者推车上。病区护士应携带病历和手术所需物品护送手术患者至手术室，并与巡回护士在手术室门口半限制区进行交接，具体内容为：①根据病历内手术知情同意书和身份识别带核对手术患者姓名、病床号、住院号、拟手术名称、药物过敏史和血型；②检查手术标识是否准确无误；③确认禁食情况、肠道准备等术前准备均已完成，检查手术患者手术衣是否穿戴正确，是否已取下义齿、饰物等；④评估手术患者神志、皮肤情况、导管情况；⑤核对带入手术室的药物、影像学资料、腹带等特殊物品。交接核对无误后，病区护士与巡回护士一同填写《手术患者转运交接记录单》并签名。

此外，在转运途中，手术室护士应注意保证手术患者安全，推车者需站于手术患者头部，病历由参与护送的手术室护士或手术医生保管，他人不得随意翻阅，手术团队成员应保护手术患者的隐私。

三、转运注意事项

（1）由病房进入手术室的手术患者须戴好手术帽进入限制区，步行进入手术室的当日手术患者，需在指定区域内更换衣、裤、鞋。

（2）工勤人员和巡回护士共同护送手术患者至指定手术间，分别站于手术室两侧，协助手术患者从患者推车缓慢转移至手术床上，呈仰卧位，垫枕。

（3）予手术患者膝盖处适当的约束保护，防止意外坠床。

（4）注意给予手术患者保暖措施，冬天可以使用保温毯。

（5）为减轻手术患者的紧张情绪，可根据手术患者的不同需求选择适当的音乐放松心情。

（毕翠凤）

第三节　核对手术患者

为了防止发生手术患者错误、手术部位错误或操作/手术错误，手术团队必须对每一位进行手术的患者，按照美国医疗机构评审联合委员会（Joint Commission Accreditation of Healthcare Organizations，JCAHO）的规范要求进行术前核对。

一、手术前确认程序

（一）身份核对

根据JCAHO的标准，手术前至少采用两种以上手术患者信息进行核对，确保手术患者正确、有效身份，比如姓名、住院号、身份证号、生日和家庭地址，尤其需要注意，手术间号和床位号不能用做确认手术患者身份的信息来源。

确认手术患者身份时，要求有手术患者亲自参与，由手术患者自己说出自己的真实身份。对于可能服用镇静剂、听力障碍、身份无法确认的昏迷手术患者，可以通过核对其身份识别腕带上的姓名、住院号进行身份核对。

（二）手术部位标识

手术患者进入手术室之前，手术部位的标识必须已做好。同一家医院须使用统一标识，以方便所有医务人员都能理解并达成共识。通常在手术患者清醒和有意识的状态下，由操作/手术医生亲自在手术患者身体相应手术部位用记号笔标注。

手术标识的方法目前没有统一规定，根据各医院的习惯而定；常用方法包括画箭头、画勾、画圆圈、画

线等。其中以画箭头的形式为大多数医院采用,内容为手术医生姓氏拼音第一个字母大写,并以箭头指向划刀的部位(图6-1)。通常不建议使用画交叉作为手术标识的方法,防止产生异议。

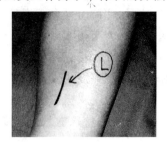

图 6-1 手术标识

对有左右侧之分、多重结构(如手指、脚趾、病灶部位)、多平面部位(如脊柱)的手术部位做标识时,只在切口位置或附近作个标记,不要标识非手术部位,以防错误。当手术患者不能言语、昏迷或是儿童时,手术标识的标注需得到授权,派遣对手术患者情况熟悉、能够起到核对作用的家属,共同参与手术部位的核对和标识工作。

二、"Time-out"核对程序的步骤

Time-out 意为"暂停",是在即将开始操作/手术前,在操作/手术的地方(手术室、治疗室),由整个手术团队全体人员参加的手术核对必须步骤。具体方法为:当主持的医生宣布"Time-out"开始时,手术团队中所有成员应停止自己手头的工作,仔细倾听核对,核对完毕,团队每位成员必须分别口头回答"核对正确",当主持的医生宣布"Time-out"结束,方可进行下面的工作。无论手术室工作多么繁忙、环境多么嘈杂,"Time-out"都应执行得清楚、简单和彻底,不受任何其他事情的干扰,从而澄清事实,避免错误。"Time-out"核对程序具体包括以下几个步骤。

(一)麻醉实施前"Time-out"

麻醉开始前,通常可由麻醉师或巡回护士主持,手术医生等所有手术团队成员共同完成并记录,具体内容如下。

1. 确认手术患者身份及病情

(两种信息以上)核对手术患者姓名、住院号、身份证号、生日;手术知情同意书等各种手术相关文书、影像学资料正确并齐全;拟手术部位和手术方式、手术标记、正确无误;完成术野皮肤准备确认及全身皮肤评估;手术需要的假体、体内植入物备齐。

2. 确认麻醉相关情况

确认麻醉知情同意书及麻醉相关文书正确并齐全;确认麻醉设备安全检查完成;确认静脉通道建立完成;确认手术患者是否有过敏史,查看皮试结果,确认术前备血状况等。

(二)手术实施前"Time-out"

手术划皮前,通常可由巡回护士主持,手术医生、麻醉师等所有手术团队成员共同完成并记录,具体内容如下。

1. 再次确认手术患者身份及病情

(两种信息以上)核对手术患者姓名、住院号、身份证号、生日;核对拟手术部位和手术方式、手术标记、手术体位正确无误。

2. 手术团队沟通

手术医师告知手术关键步骤及注意事项,预计手术时间、失血量及是否需要特殊器械、仪器设备等;麻醉师告知手术患者的并存疾病,可能增加的危险性、麻醉关注点等;巡回护士告知灭菌物品检查确认,仪器设备、植入物准备就绪;术前及术中特殊用药情况以及手术医生是否需要相关影像资料等。

（三）手术患者离开手术室前实施"Time-out"

巡回护士主持，手术医生、麻醉师共同完成手术后确认并记录，具体内容如下。

1.第三次确认手术患者身份

（两种信息以上）核对手术患者姓名、住院号、身份证号、生日。

2.手术确认

确认实际手术方式、手术中物品清点、手术用药、输血的核查正确，对皮肤状况重新进行评估，检查并确认各类管路固定牢固、衔接正确并保持通畅。明确手术患者去向（病房或监护室等）。

（毕翠凤）

第四节 摆放手术体位

手术体位的正确放置，能在充分暴露手术野的同时，保证手术患者维持正常的呼吸、循环功能，有效缩短手术时间，防止和减轻各种相关并发症的发生，是手术成功的基本保障之一，也是手术室护士必须正确掌握的最基本的操作技能之一。

一、手术体位管理原则

（1）根据手术部位的不同，放置最佳的手术体位，使手术野充分暴露，便于医生的操作。

（2）应确保呼吸、循环功能不受干扰，有利于麻醉师术中观察以及静脉给药。

（3）避免肢体的神经血管受压、肌肉拉伤、皮肤受损等，保证手术患者安全。

（4）在确认手术患者被充分固定和支撑的同时，应尽可能地保持符合手术患者生理功能的舒适体位。

（5）应注意保护患者隐私，避免身体过分暴露。体位放置时各种物品（包括各类防护垫、固定带、护臂套、护脸胶布等）应准备充分。图6-2、图6-3是几种常见的体位摆放辅助用品。

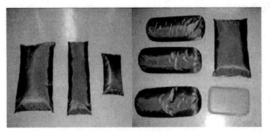

图6-2 各类体位摆放辅助用品

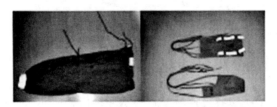

图6-3 护臂套、绑脚带、拉肩带

二、常见手术体位的应用范围和摆放方法

根据手术部位以及手术入路的需要分为5种常见手术体位，分别为仰卧位、侧卧位、俯卧位、膀胱截石位和坐位。

（一）仰卧位

适用于头、面、胸、四肢、腹部及下腹部手术，是外科手术中最常用的手术体位（图6-4）。

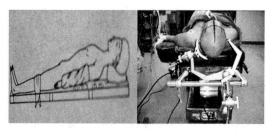

图 6-4　仰卧位

1.摆放方法

(1)放置搁手板,将双臂放于搁手板上,外展<90°,防止臂丛神经受损,手心朝上,远端关节高于近端关节;亦可根据手术需要,使双臂自然放于身体两侧,用事先横放于手术患者背部的小单卷裹固定双手。遇神经外科额、颞、顶及颅前窝等手术,可用小单将身体包裹,并用约束带固定,松紧适宜。

(2)根据手术患者腰前凸深度,放置厚薄合适的软垫,维持腰部正常生理曲线。

(3)膝关节腘窝部垫一软垫,使双腿自然弯曲,以达到放松腹部肌肉,增加手术患者舒适度的目的。

(4)双下肢伸直,使头、颈、躯干、下肢呈一直线摆放,用约束带固定于膝关节上2cm左右,松紧以平插入一掌为宜。

(5)双足跟部放置脚圈,减少局部受压。

2.注意事项

(1)注意麻醉头架和器械托盘摆放的位置,避免影响手术患者呼吸、循环功能和麻醉师的观察。

(2)肝、脾手术,如脾切除术、肝右叶切除术等,可根据手术需要在术侧垫一软垫,抬高并暴露术野。

(3)胸部前切口手术,如乳房癌根治术,将患侧上肢外展置于托手器械台上,外展<90°,调整托手器械台高度与手术床高度一致,并于术侧垫一软垫,充分暴露术野。

(4)前列腺及膀胱手术,可根据手术需要,在手术患者骶尾部垫一软垫,既有利于暴露术野又分散了骶尾部的压力。

(5)颅脑手术时,头部必须略高于躯体3~5cm,有利于静脉回流,避免脑充血导致颅内压增高。

(二)侧卧位

侧卧位主要分为90°侧卧位和半侧卧位,90°侧卧位适用于胸外科(如肺、食管)、泌尿外科(肾脏、输尿管等)和脑外科(颞部肿瘤、桥小脑角区肿瘤)手术(图6-5);半侧卧位适用于胸腹联合切口及前胸部手术。

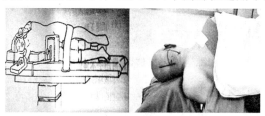

图 6-5　90°侧卧位

1.90°侧卧位摆放方法

(1)待手术患者麻醉后,将手术患者身体呈一直线从仰卧位转成90°侧位,患侧朝上。

(2)放置头圈于手术患者头下,使眼睛和耳朵处于头圈的空隙中。

(3)90°侧卧位搁手架分为上下两层,患侧上肢放置于上层,健侧上肢放置于下层,并分别予以固定,手指稍露,便于观察末梢血液循环。

(4)于健侧腋下(即胸部下方第4、5肋处)放置胸枕,其厚度以手术患者健侧臂丛神经及血管不受压为宜。

(5)下腹部和臀部分别用一个髂托固定。

(6)根据手术方式调整双腿伸直弯曲与否,并用约束带固定髋关节或膝关节。双腿间和踝部分别夹一软枕,避免骨隆突处受压。

2.半侧卧位摆放方法

半侧卧位是指使手术患者侧转成30°～40°体位。首先将手术患者健侧上肢放置于搁手板上，外展＜90°。患侧上肢用护臂套保护后屈曲固定于麻醉头架上，高度适宜，避免外展及牵拉过度。患侧肩、胸、腰背部放置适当的软垫或半侧卧位专用斜坡式软垫。健侧腋下平乳头处和（或）髂前上棘处用1～2个髂托固定。双下肢用约束带固定，腘窝部垫一软垫。双足跟部放置脚圈，减少局部受压。

3.注意事项

（1）将手术患者从仰卧位翻转成侧卧位的过程中，必须保持手术患者头、颈、躯干呈一直线，呈"滚筒式"翻转。

（2）上肢搁手架应可调节高度和角度，使双上肢外展均不超过90°，并呈抱球状。

（3）开颅手术放置侧卧位时，应使手术患者背侧尽量靠近床的边缘，并向前俯，必须注意身体的背部和四脚固定架之间要加衬垫，防止压伤。

（4）手术患者导尿管及深静脉穿刺管应从空隙中穿出，保证引流通畅；电极板应粘贴于患侧下肢的大腿、小腿或臀部。

（三）俯卧位

适用于后颅窝、颈椎后路、脊柱后入路、腰背部等手术（图6-6）。

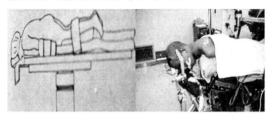

图6-6　俯卧位

1.摆放方法

（1）待手术患者麻醉后，将手术患者呈一直线从仰卧位缓慢转换为俯卧位，转换体位时使双臂紧贴于身体两侧，避免肩肘关节意外扭曲受伤。

（2）将手术患者头部移出手术床，直接放置于头托上或固定于头架上，调整头托或头架位置及高度，保证手术部位突出显露的同时呼吸通畅。

（3）双上肢平放于身体两侧，中单固定，约束带加固，或将双上肢自然弯曲置于头旁两侧搁手架上。

（4）胸部垫一大软垫，尽量靠上，于髂嵴两侧各垫一小方垫；或将两个中圆枕呈外八字形斜垫于两锁骨至肋下，将一中圆枕横垫于耻骨联合和髂嵴下，呈三角形，使胸腹部呈悬空状，保持呼吸运动不受限和静脉回流通畅。

（5）双侧膝盖下各垫一小软圈，两小腿胫前横置一软枕，使手术患者小腿呈自然微曲，增加舒适度。双足背下垫一小方软枕，避免足背过伸引起足背神经损伤。双腿用约束带固定。

2.注意事项

（1）头部需妥善固定于头托或头架上，使用头托者必须注意前额、眼睛、耳朵、下颚、颧骨等处的保护，可选择凝胶头托或在放置体位前在前额、颧骨等易受压处给予防压疮透明敷贴，防止压疮发生。

（2）放置俯卧位时应使用适当体位垫，使胸腹部悬空，避免受压，保持呼吸通畅和静脉回流。

（3）男性手术患者注意避免阴茎和阴囊受压，女性手术患者注意避免乳房受压。

（4）肥胖的手术患者，应注意两侧手臂的固定和保护，避免术中手臂意外滑落或由于固定约束过紧造成压伤。

（四）膀胱截石位

适用于会阴部及经腹会阴直肠手术（图6-7）。

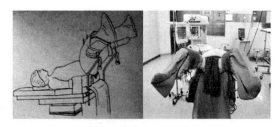

图 6-7　膀胱截石位

1.摆放方法

(1)将搁脚架分别置于手术床的两侧,根据手术患者大腿的长度及手术方式调节搁脚架的高度和方向。

(2)手术患者呈仰卧位,待麻醉后,脱去长裤,套上棉质裤套,下移手术患者身体,直至其尾骨略超过手术床背板下沿。

(3)将手术患者屈髋屈膝,大腿外展成 60°～90°,分别缓慢置于搁脚架上,根据不同手术方式调节大腿间的角度及前屈角度,并用约束带固定双脚。

(4)卸下或摇下手术床尾部 1/3 部分,根据手术需要,可于臀部下方置一软垫,减轻局部压迫,便于操作。

(5)将一侧上肢置于身体旁,用小单包裹固定,另一侧上肢置于搁手板上,外展<90°。

2.注意事项

(1)大腿前屈的角度应根据手术需要调整,经腹会阴手术,搁脚架与手术台成 70°左右,单纯会阴部手术成 105°左右,腹腔镜下左半结肠癌、乙状结肠癌和直肠癌根治术,双腿不要过度分开,股髋关节、膝关节屈曲成 150°～170°。

(2)两侧搁脚架必须处于同一水平高度。

(3)放置截石位必须注意保护双侧腘窝,在腘窝下应置平整的薄软垫,并且避免其外侧面受硬物挤压,防止腓总神经损伤。

(4)手术结束恢复体位时,应缓慢地将一条腿先从搁脚架上放下,避免血流动力学短时间内发生变化,引起体位性低血压。

(5)对于有骨盆、股骨颈骨折史的手术患者,可通过抬高骶尾部使盆腔尽可能得到伸展。在放置和恢复体位时,均应小心操作,尽量使髋关节和膝关节同时运动,避免髋关节旋转,尤其是外旋外展。

(6)放置截石位过程中,应注意手术患者的保暖,并且注意保护手术患者的隐私。

(7)需进行肠道灌洗的直肠手术,应在手术患者臀下铺置防水巾,防止冲洗液浸湿床单,引起压疮发生。

(五)坐位

适用于后颅手术(图 6-8)。

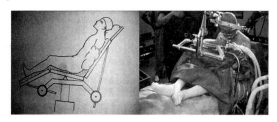

图 6-8　坐　位

1.摆放方法

(1)双腿选择合适的防栓袜或缠弹力绷带,避免栓塞的形成,防止深静脉血栓,甚至肺栓塞的发生。

(2)双膝下垫一长圆枕,使两腿稍有弯曲,防止下肢过伸。

(3)静脉通路通常建立于手术患者的左上肢,妥善固定,同时需保持静脉通路的通畅,外接延长管,方便于术中加药。

(4)两臂套上护臂套,以防电刀灼伤。让双手指稍露,有利于在术中观察末梢循环。双手下分别放置长圆枕上并予以固定。

(5)卸下手术床头板,双手抱住手术患者头部,床背慢慢抬起,直至床背成90°。

(6)儿童或坐高较低者,臀下垫软方枕若干,使手术切口及消毒范围高于床背。

(7)安置头架,并固定于手术床,调整手术床位置。

(8)手术患者前胸与头架之间垫大方枕予以保护,并用约束带固定于床背。

2.注意事项

(1)穿防栓袜前,评估手术患者腿的长度和小腿最粗段的周长,选择合适的防栓袜。穿防栓袜前应先抬高双下肢,然后再穿。

(2)为防止体位性低血压,床背抬高速度尽量放慢,在整个过程中,需密切监测各项指标,如有血压下降或心率减慢等,应立即停止体位变动。

(3)体位安放完毕后,再次仔细检查头架的各个关节是否拧紧,检查手术患者身体的各部位是否已妥善固定;检查导尿管和深静脉穿刺管是否通畅,集尿袋可挂于手术患者左侧床边,以便观察术中的尿量。

(4)手术结束后手术患者仍须保持坐位姿势送回病房,为保证安全,须将手术患者头部固定在床头。

(毕翠凤)

第五节　协助实施麻醉与术中监测

作为手术室中的重要主体,麻醉师和手术室护士两者之间的相互了解和密切配合是确保所有手术患者生命安全、手术成功以及手术室正常运作的前提和保障。因此,一名合格的手术室护士除了掌握常规的手术室护理知识技能外,还应掌握麻醉基础知识和临床麻醉基础技术,能够正确协助麻醉师进行各种麻醉,冷静熟练配合麻醉师处理麻醉过程中的各种突发情况以及正确进行手术患者麻醉的监测。

一、全身麻醉的方法和配合

(一)全身麻醉的定义

使用麻醉药物经呼吸道吸入或静脉、肌内注射进入人体内,产生中枢神经系统的抑制,使手术患者在失去知觉、反射抑制和一定程度的肌肉松弛的情况下接受手术。

(二)全身麻醉的实施

全身麻醉的实施主要分为两大步骤:全身麻醉的诱导和全身麻醉的维持。

1.全身麻醉的诱导

是指手术患者接受全麻药物后,由清醒状态到神志消失,并进入全麻状态后进行气管内插管的一个过程。诱导过程中,麻醉护士应配合麻醉师准备好麻醉机、气管插管用具等,开放静脉和胃肠减压管;巡回护士应准备好负压吸引装置,同时在全身麻醉诱导过程中应密切关注手术患者的血压、心率、心电图和血氧饱和度等基础生命体征,妥善固定手术患者,防止诱导期间手术患者发生意外坠床。

目前临床较常用的全身麻醉诱导方式有面罩吸入诱导法和静脉诱导法。面罩吸入法是将麻醉面罩扣于手术患者口鼻部,开启麻醉蒸发器并逐渐增加吸入浓度,待手术患者意识消失后,静注肌松药,行气管内插管。静脉诱导法是先以面罩吸入纯氧2～3分钟,根据病情选择合适的静脉麻醉药及剂量,从静脉缓慢注入并严密监测手术患者情况。待手术患者神志消失后再注入肌松药,麻醉面罩进行人工呼吸,实施气管内插管。

2.全身麻醉的维持

全身麻醉的维持主要分为三种:即吸入麻醉维持、静脉麻醉维持和复合全身麻醉维持。

(1)吸入麻醉维持:使气体麻醉药或挥发性麻醉药经呼吸道吸入肺,由肺泡进入血液循环,继而到达中枢神经系统,以维持适当的麻醉深度。

(2)静脉麻醉维持:将麻醉药物通过静脉进入血液循环,继而到达中枢神经系统,以维持适当的麻醉深度。

(3)复合全身麻醉维持:是指两种或两种以上的全麻药物或(和)方法复合应用,实现麻醉时间、肌肉松弛的可控性,并可保持麻醉深度的平衡,以维持手术患者理想的麻醉状态。复合全身麻醉目前在临床得到越来越广泛的应用。

(三)全身麻醉的监测

对于全身麻醉的手术患者必须实施严密的监测,主要包括以下几个方面。

1.心电监护

心电监护作为心脏功能监护的重要组成部分,是观察病情变化必不可少的手段。心电监护时应特别注意观察 P 波与 QRS 波群的变化,以便及时发现手术患者心律失常的早期症候群。

2.血液动力学监测

包括血压、中心静脉压等。血压监测分为袖带式自动间接血压监测和直接血压监测(即动脉内置管进行连续有创的血压监测),代表心肌收缩力和心排血量,是维持脏器正常血液供应的必要条件。中心静脉压监测能够提示有效血容量的情况,以及周围血管收缩或心功能情况,指导术中液体管理。

3.呼吸力学监测

具体指标包括气道压力、气道阻力、胸肺顺应性及最大吸气负压等,这些参数的变化与通气功能、呼吸做功及机械通气对机体生理的影响有密切关系。

4.血氧饱和度监测

无创监测氧合功能,可早期发现低氧血症,并在一定程度上反映循环状态,用于整个手术过程中监测患者的供氧情况。

5.呼气末二氧化碳分压

可监测通气,指导麻醉机和呼吸机的安全使用,确定气管导管位置;还能反映肺血流,监测体内 CO_2 产量的变化,及时发现病情变化。

6.血液气体分析

全面精确地判断患者的呼吸功能,包括通气、换气以及组织氧供与氧耗,是麻醉和重症患者诊治中的一项重要监测项目。可根据病情需要,经皮穿刺桡动脉、股动脉或腋动脉抽取血样,也可通过持续留置动脉导管抽取。

(四)全麻的护理配合

1.护理配合方法

麻醉前,应帮助手术患者了解全身麻醉这一麻醉方式,给予心理支持;麻醉前再次核对手术患者是否已去除可以活动的义齿;检查负压吸引装置使其呈完好备用状态,以便吸除呼吸道分泌物;备好急救药品和器材,同时检查手术患者约束保护是否松紧适宜,以免影响肢体血液循环。麻醉诱导时,及时传递必要的用品,协助麻醉师操作;还可用手掌轻按手术患者上腹部,以免面罩供氧时氧气进入胃内,引起胃肠道胀气。

2.护理配合要点

(1)麻醉药物注入动脉可引起肢体血管痉挛,剧烈疼痛,甚至发生肢端坏死,因此开放静脉通路时应避免误入动脉,用药前必须进行严格的核对。

(2)手术患者体质各不相同,注射麻醉药物后偶有过敏现象。因此麻醉药物需现配现用,静脉推注时应匀速、缓慢,同时准备好抗过敏药物。

(3)有些麻醉药物(如丙泊酚)注入量多或注射速度过快时,可能出现短暂呼吸,循环抑制,应缓慢推注,并做好气管插管准备。

(4)非气管插管麻醉情况下,必须做好气管插管准备。

(5)静脉用药时应防止麻醉药渗漏,以免造成组织坏死;一旦出现,立即拔除,重新静脉穿刺,局部给予热敷或0.25%普鲁卡因局部封闭。

二、阻滞麻醉的方法和配合

(一)阻滞麻醉的方法

1.臂丛神经阻滞

将麻醉药物注射至臂丛神经干(丛)旁,阻滞此神经的传导功能,从而达到此神经分布区域手术无痛的方法。

2.颈丛神经阻滞

将麻醉药物注射至颈丛神经干(丛)旁,阻滞此神经的传导功能,从而达到此神经分布区域手术无痛的方法。

3.蛛网膜下隙阻滞

将麻醉药物注射至蛛网膜下隙,使脊神经根、背根神经及脊髓表面部分神经的传导功能受阻,从而达到区域手术无痛的方法。

4.硬膜外腔阻滞

将麻醉药物注射至硬膜外腔,使脊髓神经根的传导功能受阻,从而达到区域手术无痛的方法。

5.表面麻醉

将渗透性强的局麻药喷洒于黏膜表面,通过黏膜渗透,作用于神经末梢起到抑制疼痛的作用。

6.局部浸润麻醉

在手术切口四周的组织中,分层地注入局麻药物,以阻滞神经末梢而起到抑制疼痛的作用。

(二)阻滞麻醉的护理配合

遵医嘱准备麻醉药,并与实施阻滞麻醉的麻醉师进行双人核对,核对无误后方可使用。提醒操作者每次注药前均要回抽,确定不在血管内方可注射,以防局麻药注入血管内。注意麻醉药物用量的计算,防止超量。局麻药物有可能引起变态反应、循环系统抑制、呼吸系统抑制、中枢神经系统抑制及中毒,手术进行过程中必须加强巡视和监测。蛛网膜下隙麻醉的平面可随体位发生变化,所以手术患者应在可调节床面的手术床上实施手术,并注意在麻醉前开放静脉通路,补充容量,维持有效血液循环。硬膜外腔麻醉前应协助麻醉医生放置正确的体位,麻醉过程中协助扶持患者,不要随意离开,防止患者坠床或意外发生;用药前确定置管位置,避免误入蛛网膜下隙,否则可能引起患者全脊髓麻醉。

(毕翠凤)

第六节 手术前准备

规范、严格的手术前准备是成功开展手术的基础与保障,每一名手术室护士都应加强操作练习,提高专科理论知识,以此确保和提高手术前准备质量。手术前准备主要分为三部分,分别是无菌手术器械台的准备、手术人员准备和手术患者准备,其中涵盖了许多手术室基础护理操作技能和手术室护理基本原则。

一、无菌手术器械台的准备

为保证手术全程所有手术物品的无菌状态,防止再污染,在手术开始前,洗手护士必须先建立无菌器

械台,形成无菌区域。

(一)无菌手术器械台准备的基本原则

无菌手术器械台准备的基本原则包括:①在洁净、宽敞的环境中开启无菌器械包和敷料包,操作者穿着整洁,符合要求;②建立和整理无菌器械台过程中以及洗手护士和巡回护士交接一次性无菌物品时,均不可跨越已建无菌区;③无菌器械包和敷料包应在手术体位放置完成后打开;④无菌器械台应保持干燥,一旦敷料潮湿必须更换或重新覆盖无菌巾;⑤无菌手术器械台应为现用现备,若特殊情况下不能立即使用,则必须使用无菌巾覆盖,有效期为 4 小时。

(二)铺无菌器械台的步骤

1.无菌包开启前检查

包括:①包外化学指示胶带变色情况;②包上灭菌有效期;③外包装是否破损、潮湿或污秽;④是否为所需的器械包或敷料包。

2.开启无菌包顺序

徒手打开无菌器械包或敷料包的最外层,注意手与未灭菌物品不能触及外层包布内面;内层包布应使用无菌镊子或无菌钳打开,注意顺序为先对侧,再左右两侧,最后近侧;或由洗手护士完成外科洗手,并戴上无菌手套后再打开。

3.建立无菌器械台

方法包括:①直接利用无菌器械包或敷料包的包布打开后铺置于器械台上,建立无菌器械台;②利用无菌敷料包内的无菌敷料先建立无菌台面,然后打开无菌器械包将无菌器械移至无菌台面上;③铺无菌器械台时,台面敷料铺置至少应达到 4 层,台面要求平整,四周边缘下垂不少于 30cm;④手术托盘一般摆放正在使用或即将使用的器械和物品,可在铺置无菌巾的过程中使用无菌双层中单和大孔巾直接铺置其上,建立无菌手术托盘,也可用双层无菌托盘套铺置。

4.整理无菌器械台

洗手护士按照相同的既定顺序整理常规手术敷料和器械。特殊手术器械及物品,可按术中使用顺序、频率分类放置,以方便洗手护士在手术配合中及时拿取所需器械及物品。

5.清点器械及物品

手术开始前洗手护士与巡回护士必须完成所有手术纱布、器械及物品的清点,巡回护士逐项记录。

二、手术人员准备

手术前,每一名手术团队成员必须严格按规范进行手术前自身准备,包括外科手消毒、穿无菌手术衣和戴无菌手套,通过规范、严格的手术前手术人员自身准备,建立无菌屏障,预防手术部位感染。

(一)外科手消毒

是指外科手术前医务人员用肥皂(皂液)和流动水洗手,再用手外科消毒剂清除或者杀灭手部暂居菌和减少常居菌的过程。使用的手消毒剂应具有持续抗菌活性。

1.明确外科手消毒定义

外科手消毒与洗手、卫生手消毒统称为手卫生,其中洗手仅指用肥皂或皂液和流动水洗手,去除手部皮肤污垢和暂住菌的过程。而卫生手消毒是指医务人员使用速干手消毒剂揉搓双手,减少手部暂住菌的过程,两者应与外科手消毒区分。

2.外科手消毒的设施准备

洗水池应设置在手术间附近,高矮合适,防溅喷,洗水池面应光滑无死角,每日清洁。水龙头应为非手接触式,数量不少于手术间数。清洁指甲用具指定容器存放,每日清洁与消毒。手刷等搓刷用品应指定放置,一人一用一灭菌或一次性无菌使用。外科手消毒剂应符合国家相关规定,并采用非手接触式出液器,宜使用一次性包装,重复使用的容器每次用完应清洁、消毒。

3.外科手消毒的原则

先洗手后消毒;不同手术患者之间、手套破损、手被污染时,应重新进行外科手消毒;在整个外科手消毒过程中应始终保持双手位于胸前,低于肩高于腰,使水由手指远端自然流向肘部。

4.洗手方法与要求

主要包括以下几个步骤,①洗手之前正确佩戴帽子、口罩及防护眼罩(图6-9),摘除戒指、人工指甲等手部饰物,并修剪指甲,长度应不超过指尖。②取适量的清洗剂清洗双手、前臂和上臂下1/3,并认真揉搓。清洁双手时,可使用手刷等清洁指甲下的污垢和手部皮肤的皱褶处。③流动水冲洗双手、前臂和上臂下1/3。④使用干手物品擦干双手、前臂和上臂下1/3。

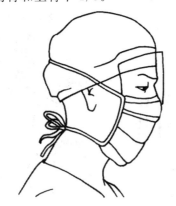

图6-9 洗手之前戴帽子、口罩及防护眼罩

5.外科手消毒方法

主要分为以下两种方法:①冲洗手消毒法:取足量的外科手消毒剂涂抹至双手的每个部位、前臂和上臂下1/3,并认真揉搓2～6分钟,用流动水冲净双手、前臂和上臂下1/3,使用无菌毛巾或一次性无菌纸巾彻底擦干。②免冲洗手消毒法:取适量免冲洗手消毒剂涂抹至双手的每个部位、前臂和上臂下1/3,并认真揉搓至消毒剂干燥。具体消毒剂的取液量、揉搓时间及使用方法遵循外科手消毒剂产品的使用说明。

我国卫生部关于手卫生的规范中明确规定了外科手消毒中手部揉搓的步骤,包括:(A)掌心相对揉搓;(B)手指交叉,掌心对手背揉搓;(C)手指交叉,掌心相对揉搓;(D)弯曲手指关节在掌心揉搓;(E)拇指在掌心中揉搓;(F)指尖在掌心中揉搓(图6-10)。

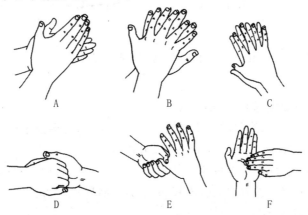

图6-10 外科手消毒手部揉搓步骤

6.注意事项

冲洗手消毒法中,用无菌毛巾或一次性无菌纸巾彻底擦干是指将手、前臂和肘部依次擦干,先擦双手,然后将无菌毛巾或一次性无菌纸巾折成三角形,光边向心,搭在一侧前臂上,对侧手捏住无菌毛巾或一次性无菌纸巾的两个角,由手向肘部顺势移动,擦干水迹,不得回擦;擦对侧时,将无菌毛巾或一次性无菌纸巾翻转,方法同前。

（二）无菌手术衣穿着

常用的无菌手术衣有两种式样：一种是背部对开式手术衣，另一种是背部全遮式手术衣。

1.对开式无菌手术衣的穿着方法（图6-11）

（1）洗手后，取手术衣，提起衣领轻轻抖开，将手术衣轻掷向上的同时，顺势将双手和前臂伸入衣袖内，并向前平行伸展（A）。

（2）巡回护士在其身后协助向后拉衣（B）。

（3）洗手护士双手交叉，腰带不交叉向后传递（C）。

（4）巡回护士在身后系带。

（5）手术衣无菌区域为：肩以下、腰以上、腋前线的胸前及双手（D）。

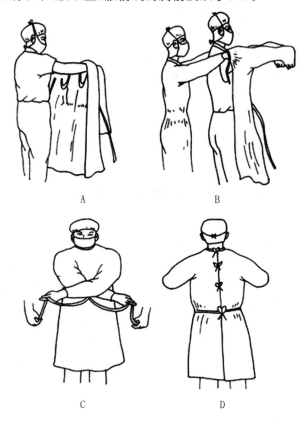

图6-11 对开式无菌手术衣的穿着方法

2.全遮式无菌手术衣的穿着方法（图6-12）

（1）洗手后，取手术衣，将衣领提起轻轻抖开（A）。

（2）将手术衣轻掷向上的同时，顺势将双手和前臂伸入衣袖内，并向前平行伸展，巡回护士在其身后将手伸直手术衣内侧，协助向后拉衣，手不得碰触手术衣外侧（B）。

（3）穿衣者戴无菌手套后将前襟的腰带递给已完成外科手消毒并戴好无菌手套的洗手护士（C）。

（4）洗手护士拉住腰带后嘱穿衣者原地缓慢转动一周，再将腰带还与穿衣者（D）。

（5）穿衣者将腰带系于胸前（E）。

（6）无菌区域为：肩以下、腰以上的胸前、双手臂、侧胸及后背（F）。

3.注意事项

（1）穿手术衣必须在手术间进行，四周有足够的空间，穿衣者面向无菌区。穿衣时，手术衣不可触及任何非无菌物品，若不慎触及，应立即更换。

（2）巡回护士向后拉衣领、衣袖时，双手均不可触及手术衣外面。

（3）穿全遮式手术衣时，穿衣人员必须戴好手套，方可接取腰带。

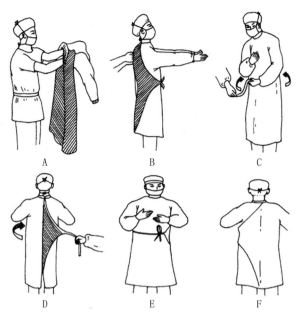

图 6-12　穿全遮蔽式无菌手术衣

　　(4)穿好手术衣、戴好手套,在等待手术开始前,应将双手放在手术衣胸前的夹层或双手互握置于胸前。双手不可高举过肩、垂于腰下或双手交叉放于腋下。

　　4.连台手术更换无菌手术衣的方法

　　需要进行连续手术时,连台的手术人员首先应洗净手套上的血迹,然后由巡回护士松解背部系带,先脱去手术衣,后脱去手套。脱手术衣时必须保持双手不被污染,否则必须重新进行外科手消毒。脱手术衣的方法有两种:①他人协助脱衣法:自己双手向前微屈肘,巡回护士面对脱衣者,握住衣领将手术衣向肘部、手的方向顺势翻转脱下,此时手套的腕部正好翻于手上(图 6-13)。②个人脱衣法:脱衣者左手抓住右肩手术衣外面,自前拉下,使手术衣的衣袖由里向外翻转;同样方法拉下左肩并脱下手术衣,保护手臂及洗手衣裤不触及手术衣的外面,以免受到污染(图 6-14)。

　　(三)戴无菌手套

　　由于外科手消毒仅能去除和杀灭皮肤表面的暂居菌,对皮肤深部常驻菌无效。在手术过程中,皮肤深部的细菌会随术者汗液带到手的表面。因此,参加手术人员必须戴无菌手套。需注意的是,戴无菌手套不能取代外科手消毒。

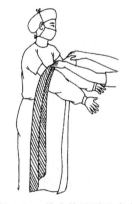

图 6-13　他人协助脱手术衣

77

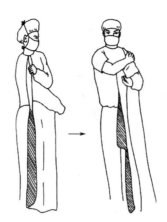

图 6-14　自行脱手术衣

1.开放式戴无菌手套方法

(1)穿好手术衣,右手提起手套反折部,将拇指相对(A)。

(2)先戴左手:右手持住手套反折部,对准手套五指插入左手。再戴右手:左手指插入右手手套的反折部内面托住手套,插入右手(B)。

(3)将反折部分别翻上并包住手术衣袖口(C)(图 6-15)。

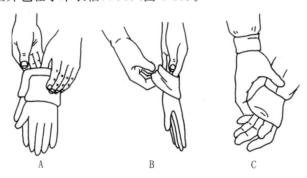

图 6-15　开放式戴手套

2.密闭式戴无菌手套方法

该方法与开放式戴手套法的区别是手术者的双手不直接暴露于无菌界面中,而是藏于无菌手术衣袖中,完成无菌手套的佩戴。

3.协助术者戴无菌手套方法

(1)洗手护士双手手指(拇指除外)插入手套反折口内面的两侧,手套拇指朝外上,小指朝内下,呈外八字形,四指用力稍向外拉开以扩大手套入口,有利术者戴手套。

(2)术者左手掌心朝向自己,对准手套,五指向下,护士向上提,同法戴右手。

(3)术者自行将手套反折翻转包住手术衣袖口(图 6-16)。

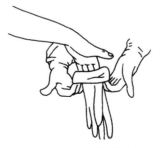

图 6-16　他人协助戴手套

4. 注意事项

主要包括:①持手套时,手稍向前伸,不要紧贴手术衣;②戴开放式手套时,未戴手套的手不可触及手套外面,戴手套的手不可接触手套的内面;③戴好手套后,应将手套的反折处翻转过来包住袖口,不可将腕部裸露;翻转时,戴手套的手指不可触及皮肤;④戴有粉手套时,应用生理盐水冲净手套上的滑石粉再参与手术;⑤协助术者戴手套时,洗手护士戴好手套的手应避免触及术者皮肤。

5. 连台手术的脱无菌手套法

(1)按连台手术脱手术衣法脱去手术衣,使手套边缘反折。

(2)将戴手套的右手插入左手手套外面的反折处脱去手套,然后左手拇指伸入右手手套内面的鱼际肌之间,向下脱去右手手套。

(3)注意戴手套的手不可触及双手的皮肤,脱去手套的手不可触及手套外面,以确保手不被手套外的细菌污染。

(4)脱去手套后,双手需重新外科手消毒后方可参加下一台手术。

三、手术患者准备

手术患者的皮肤表面存在大量微生物,包括暂住菌和常居菌,手术团队成员通过对手术患者进行清洁皮肤、有效备皮和消毒皮肤等术前准备工作,杀灭暂居菌,最大限度地杀灭或减少常居菌,以此避免手术部位感染。

(一)手术患者皮肤清洁

手术患者皮肤清洁的目的是清除患者皮肤残留污垢,根据患者的情况不同可采用以下方法。

1. 活动自如的手术患者

术前一天用含抑菌成分(洗必泰、醇类)的沐浴露进行淋浴,嘱手术患者清洗手术切口四周皮肤,清理皮肤皱褶内的污垢。

2. 活动受限的手术患者

术前用含抑菌成分(洗必泰、醇类)的沐浴露进行床上沐浴,条件许可的话床上沐浴最好两次以上(视患者身体状况和皮肤实际洁净度而定)。

(二)手术患者术前备皮

人体皮肤表面常有各种微生物,包括暂居菌群和常居菌群,特别是当术前备皮不慎损伤皮肤时,更易造成暂居菌寄居而繁殖,成为手术部位感染的因素之一。

1. 备皮方法

应尽可能使用电动毛发去除器。应谨慎使用脱毛膏,使用前应严格按照生产商的说明进行操作,以及对手术患者进行相关的过敏试验;应尽量避免使用剃毛刀,防止手术患者手术区域毛囊受损,继发术后感染;如需使用,应在备皮前用温和型肥皂水对皮肤和毛发进行湿润。对于毛发稀疏的患者,不主张术前备皮,但必须做皮肤清洁。

2. 备皮时间

手术当日,越接近手术时间越好。

3. 备皮地点

建议在手术室的术前准备室内进行;不具备此条件的医院也可在病区治疗室内进行。

(三)手术患者皮肤消毒

即手术前采用皮肤消毒剂杀灭手术区域皮肤上的暂居菌,最大限度地杀灭或减少常驻菌,避免手术部位感染的方法。严格进行手术区皮肤消毒是降低手术部位感染的重要环节。

1. 常用皮肤消毒剂

手术患者皮肤消毒常用的药品、用途和特点见表6-1。

表 6-1　手术患者皮肤消毒常用的药品、用途和特点

药品	主要用途	特点
2%～3%碘酊	皮肤的消毒(需乙醇脱碘)临床上使用很少	杀菌广谱、作用力强、能杀灭芽孢
0.2%～0.5%碘附	皮肤、黏膜的消毒	杀菌力较碘酊弱,不能杀灭芽孢,无须脱碘
0.02%～0.05%碘附	黏膜、伤口的冲洗	杀菌力较弱,腐蚀性小
75%乙醇	颜面部、取皮区皮肤的消毒;使用碘酊后脱碘	杀灭细菌、病毒、真菌,对芽孢无效,对乙肝等病毒无效
0.1%～0.5%氯己定	皮肤消毒	杀灭细菌,对结核杆菌、芽孢有抑制作用

2.注意事项

进行手术患者皮肤消毒时,应注意:①采用碘附皮肤消毒,应涂擦 2 遍,作用时间 3 分钟。②脐、腋下、会阴等皮肤皱褶处的消毒应注意加强。③在消毒过程中,操作者双手不可触碰手术区或其他物品。④遇术前有结肠造瘘口的手术患者,皮肤消毒前应先将造瘘部位用无菌纱布覆盖,使之与手术切口及周围区域相隔离,再进行常规皮肤消毒。⑤遇烧伤、腐蚀或皮肤受创伤的手术患者,应使用 0.9% 的生理盐水进行术前皮肤冲洗准备。⑥皮肤消毒后,应使消毒剂与皮肤有充分时间接触后,再铺无菌巾,以使消毒剂发挥最大消毒效果。⑦实施头面部、颈后入路手术时,应在皮肤消毒前用防水眼贴(或眼保护垫)保护双眼,防止消毒液流入眼内,损伤角膜。⑧皮肤消毒时,避免消毒液流入手术患者身下、止血袖带下或电极板下,防止发生化学性烧伤或诱发压疮。消毒过程中一旦弄湿床单,应及时更换,以免术中患者皮肤长时间接触浸有消毒液的床单,造成皮肤灼伤(婴幼儿手术尤其应注意)。⑨遇糖尿病或有皮肤溃疡的手术患者,手术医生进行皮肤消毒时,动作应尽可能轻柔。⑩用于皮肤消毒的海绵钳使用后不可再放回无菌器械台。

3.皮肤消毒的方法和范围

以目前临床上使用较多的 0.2%～0.5%碘附为例,介绍手术区域皮肤消毒的范围如下。

(1)头部手术:头部及前额(图 6-17)。

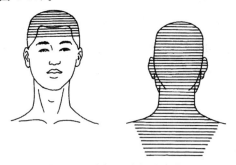

图 6-17　头部及前额消毒范围

(2)口、颊面部手术:面、唇及颈部(图 6-18)。

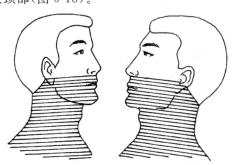

图 6-18　面、唇及颈部消毒范围

(3)耳部手术:术侧头、面颊及颈部(图 6-19)。

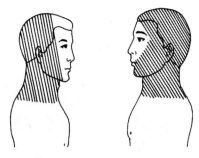

图 6-19　耳部手术消毒范围

(4)颈部手术:①颈前部手术:上至下唇,下至乳头,两侧至斜方肌前缘;②颈椎手术:上至颅顶,下至两腋窝连线(图 6-20)。

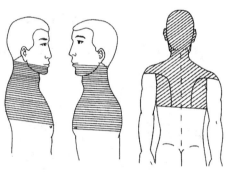

图 6-20　颈部手术消毒范围

(5)锁骨部手术:上至颈部上缘,下至上臂上 1/3 处和乳头上缘,两侧过腋中线(图 6-21)。

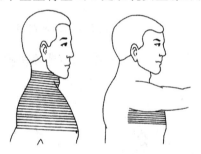

图 6-21　锁骨部手术消毒范围

(6)胸部手术:①侧卧位:前后过腋中线,上至肩及上臂上 1/3,下过肋缘,包括同侧腋窝(图 6-22)。②仰卧位:前后过腋中线,上至锁骨及上臂,下过脐平行线(图 6-23)。

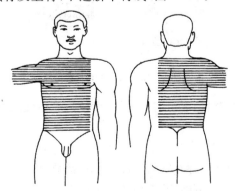

图 6-22　侧卧位胸部手术消毒范围

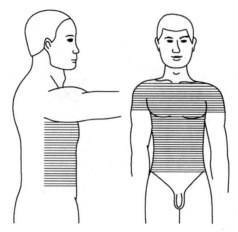

图 6-23　仰卧位胸部手术消毒范围

（7）乳癌根治手术：前至对侧锁骨中线，后至腋后线，上过锁骨及上臂，下过脐平行线（图 6-24）。

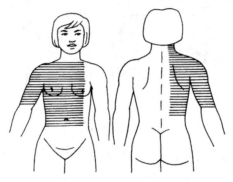

图 6-24　乳癌根治手术消毒范围

（8）腹部手术：①上腹部手术：上至乳头，下至耻骨联合，两侧至腋中线；②下腹部手术：上至剑突，下至大腿上 1/3，两侧至腋中线（图 6-25）。

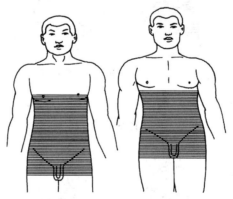

图 6-25　上腹部手术消毒范围和下腹部手术消毒范围

（9）脊柱手术：①胸椎手术：上至肩，下至髂嵴连线，两侧至腋中线；②腰椎手术：上至两腋窝连线，下过臀部，两侧至腋中线（图 6-26）。

（10）肾脏手术：前后过腋中线，上至腋窝，下至腹股沟（图 6-27）。

（11）会阴部手术：耻骨联合、肛门周围及臀，大腿上 1/3 内侧（图 6-28）。

（12）髋部手术：前后过正中线，上至剑突，下过膝关节（图 6-29）。

（13）四肢手术：手术野周围消毒，上下各超过一个关节（图 6-30）。

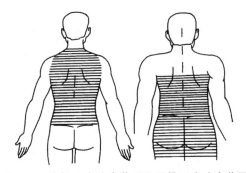

图 6-26　胸椎手术消毒范围和腰椎手术消毒范围

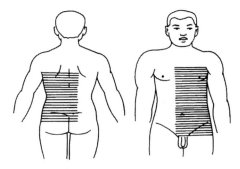

图 6-27　肾部手术消毒范围

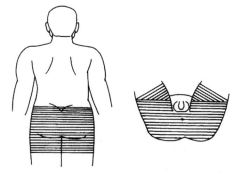

图 6-28　会阴部手术消毒范围

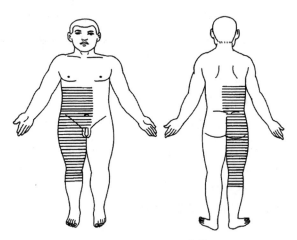

图 6-29　髋部手术消毒范围

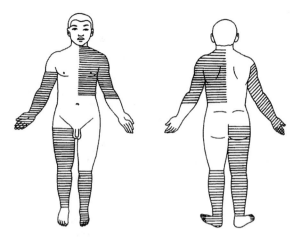

图 6-30　四肢手术消毒范围

（四）铺无菌巾

即在手术切口周围按照规定铺盖无菌敷料,以建立无菌手术区域,同时保证暴露充分的手术区域。

1. 铺无菌巾原则

（1）洗手护士应穿戴手术衣、手套后协助手术医生完成铺无菌巾。

（2）手术医生未穿手术衣、未戴手套,直接铺第 1 层切口单;双手臂重新消毒,再穿手术衣、戴手套,铺余下的无菌巾单。

（3）铺无菌巾至少 4 层,且距离切口 2～3cm,悬垂至床缘下 30cm,无菌巾一旦放下,不得移动。必须移动时,只能由内向外,不得由外向内。

（4）铺无菌巾顺序:先下后上,先对侧后同侧（未穿手术衣）;先同侧后对侧（已穿手术衣）。

2. 常见手术铺无菌巾方法

（1）腹部手术:①洗手护士递第 1～3 块治疗巾,折边开口向医生,铺切口的下方、对方、上方,第 4 块治疗巾,折边开口对向自己,铺切口同侧,布巾钳固定;②铺大单 2 块,分别遮盖上身及头架、遮盖下身及托盘,铺单时翻转保护双手不被污染;③铺大洞巾 1 块遮盖全身,对折中单铺托盘;④若肝、脾、胰、髂窝、肾移植等手术时,宜先在术侧身体下方铺对折中单 1 块。

（2）甲状腺手术:①对折中单铺于头、肩下方,巡回护士协助患者抬头,上托盘架;②中单 1 块横铺于胸前;③将治疗巾 2 块揉成团形,填塞颈部两侧空隙;④切口四周铺巾方法同腹部手术。

（3）胸部（侧卧位）、脊椎（胸段以上）、腰部手术:①对折 2 块中单,分别铺盖切口两侧身体的下方;②切口铺巾,同腹部手术。

（4）乳腺癌根治手术:①对折中单 4 层铺于胸壁下方及肩下;②中单 1 块包裹前臂,绷带包扎固定;③治疗巾 5 块,交叉铺盖切口周围,巾钳固定;④1 块大单铺于腋下及上肢;另一块铺身体上部、头架;⑤铺大洞巾覆盖全身;⑥中单横铺于术侧头架一方,巾钳固定于头架或输液架上,形成无菌障帘。

（5）会阴部手术:①中单四层铺于臀下,巡回护士协助抬高患者臀部;②治疗巾 4 块铺切口周围,大单铺上身至耻骨联合;③双腿套上腿套,注意不能触及脚套内层。

（6）四肢手术:①大单四层铺于术侧肢体下方;②对折治疗巾 1 块,由下至上围绕上臂或大腿根部及止血带,巾钳固定;③中单包术侧肢体末端,无菌绷带包扎,用大单铺身体及头架;④术侧肢体从大洞巾孔中穿出。

（7）髋关节手术:①对折中单铺于术侧髋部下方;②大单铺于术侧肢体下方;③治疗巾:第 1 块铺于患者会阴部,第 2～5 块铺于切口四周用布巾钳固定;④中单对折包裹术侧肢体末端,铺大单于上身及头架;⑤铺大洞巾方法同"四肢手术"。

（毕翠凤）

第七节　手术中护理配合

一、洗手护士配合

（一）洗手护士工作流程

洗手护士工作流程主要包括以下几个步骤：①准备术中所需物品；②外科手消毒；③准备无菌器械台；④清点物品；⑤协助铺手术巾；⑥传递器械物品配合手术；⑦清点物品；⑧关闭伤口；⑨清点物品；⑩手术结束器械送消毒供应中心处理。

（二）洗手护士职责

1.手术前准备职责

洗手护士应工作严谨、责任心强，严格落实查对制度和无菌技术操作规程；术前了解手术步骤、配合要点和特殊准备，熟练配合手术；按不同手术准备术中所需的手术器械，力求齐全。

2.手术中配合职责

洗手护士应提前15分钟洗手，进行准备。具体工作分器械准备、术中无菌管理和物品清点几个部分。器械准备包括：①整理器械台，物品定位放置；②检查器械零件是否齐全，关节性能是否良好；③正确、主动、迅速地传递所需器械和物品；④及时收回用过的器械，擦净血迹，保持器械干净。术中无菌管理包括：①协助医生铺无菌巾；②术中严格遵守无菌操作原则，保持无菌器械台及手术区整洁、干燥，无菌巾如有潮湿，应及时更换或重新加盖无菌巾。物品清点包括：①与巡回护士清点术中所需所有物品，术后确认并在物品清点单上签名；②术中病理标本要及时交予巡回护士管理，防止遗失；③关闭切口前与巡回护士共同核对术中所用的所有物品，正确无误后，告知主刀医生，才能缝合切口，关闭切口及缝合皮肤后再次清点所有物品。

3.手术后处置职责

术后擦净手术患者身上的血迹，协助包扎伤口；术后器械确认数量无误后，用多酶溶液浸泡15分钟，初步处理后送消毒供应中心按器械处理原则集中处理，不能正常使用的器械做好标识并通知及时更换。

二、巡回护士配合

（一）巡回护士工作流程

巡回护士工作流程主要包括以下几个步骤：①术前访视手术患者；②核对（患者身份、所带物品、手术部位）；③检查（设备仪器、器械物品）；④麻醉前实施安全核查（Time-Out）；⑤放置体位；⑥开启无菌包，清点物品；⑦协助术者上台；⑧配合使用设备仪器，供应术中物品，加强术中巡视观察；⑨手术结束前清点物品，保管标本；⑩手术结束后与病房交接。

（二）巡回护士工作职责

1.术前准备职责

（1）术前实施术前访视，了解患者病情、身体、心理状况以及静脉充盈情况，必要时简单介绍手术流程，给予心理支持；了解患者手术名称、手术部位、术中要求及特殊准备等。

（2）术前了解器械、物品的要求并准备齐全；检查所需设备及手术室环境，处于备用状态。

（3）认真核对患者姓名、床号、住院号、手术名称、手术部位、血型、皮试、皮肤准备情况；按物品交接单核对所带物品；用药时认真做到"三查七对"。

（4）根据不同手术和医师要求放置体位，手术野暴露良好，使患者安全舒适。

2.术中配合职责

（1）与洗手护士共同清点所有物品，及时准确地填写物品清点单，并签全名。

（2）协助手术者上台，术中严格执行无菌操作，督查手术人员的无菌操作。

（3）严密观察病情变化，重大手术做好应急准备。

（4）严格执行清点查对制度，包括各种手术物品、输血和标本等，及时增添所需各种用物。

（5）保持手术间安静、有序。

3.手术后处置职责

（1）手术结束，协助医生包扎伤口。

（2）注意保暖，保护患者隐私。

（3）患者需带回病房的物品应详细登记，并与工勤人员共同清点。

（4）整理手术室内一切物品，物归原处，并保证所有仪器设备完好，呈备用状态。

（5）若为特殊感染手术，按有关要求处理。

三、预防术中低体温

低体温是手术过程中最常见的一种并发症，60％～90％的手术患者可发生术中低体温，而术中低体温可导致诸多并发症，由此增加的住院天数和诊疗措施，会导致额外医疗经费的支出。因此手术室护士应采取有效的护理措施来维持手术患者的正常体温，预防低体温的发生。

（一）低体温的定义和特点

通常当手术患者的核心体温低于36℃时，将其定义为低体温。在手术过程中发生的低体温呈现出三个与麻醉时间相关的变化阶段：即重新分布期、直线下降期和体温平台期。重新分布期，指发生在麻醉诱导后的1小时内，核心温度迅速向周围散布，可导致核心温度下降大约1.6℃；直线下降期，指发生在麻醉后的数个小时内，在这一时期，手术患者热量的流失超过新陈代谢所产热量。在这一时期给予患者升温能有效限制热量的流失；体温平台期，指在之后一段手术期间内，手术患者体温维持不变。

（二）与低体温相关的不良后果和并发症

手术过程中出现的低体温，除了给手术患者带来不适、寒冷的感觉外，在术中及术后可能导致一系列不良后果和并发症，包括术中出血增加，导致外源性输血、术后伤口感染率增加、术后复苏时间延长、麻醉复苏时颤抖、心肌缺血、心血管并发症、药物代谢功能受损、凝血功能障碍、创伤手术患者的死亡率增加、免疫功能受损、深静脉血栓发生率增加。

（三）与低体温发生相关的风险因素

1.新生儿和婴幼儿

由于新生儿和婴幼儿体积较小，体表面积相对较大，从而导致热量快速地通过皮肤流失；同时新生儿和婴幼儿的体温中枢不完善且体温调节能力较弱，容易受环境温度的影响，当手术房间室温过低时，其体温会急剧下降。

2.外伤性或创伤性手术患者

由于失血、休克、快速低温补液、急救被脱去衣服等多因素导致外伤性或创伤性手术患者极易在手术过程中发生低体温，而且研究显示术中低体温会增加创伤性手术患者的死亡率。

3.烧伤手术患者

被烧伤的组织引起的热辐射、暴露的组织与空气进行对流传导以及皮肤保护功能的损伤，都使烧伤手术患者成为发生低体温的高危人群。

4.麻醉

全麻和半身麻醉（包括硬膜外麻醉和脊髓麻醉）过程中使用的麻醉药物尤其是抑制血管收缩类药物，使手术患者血管扩张，导致核心温度向患者体表散布。因此当麻醉过程长于1小时，患者发生低体温的风险增加。

5.年龄

老年手术患者在生理上不可避免地出现生命器官功能减退，如脂肪肌肉组织的减少、新陈代谢率降

低、对温度敏感性减弱等,以及对麻醉和手术的耐受性和代偿功能明显下降,因此更容易导致低体温。

6.其他与低体温发生相关的因素

包括体重(消瘦患者)、代谢障碍(甲状腺功能减退、垂体功能减退)、抗精神病和抗抑郁症药物治疗的慢性疾病、使用电动空气止血仪、手术室室温过低、低温补液及血液制品输注、手术过程中开放的腔隙等。

(四)围手术期体温监测

1.围手术期体温监测的重要性

围手术期常规监测体温,能够为手术室护士制订护理计划提供建议;将体温监测结果与风险因素的评估结合,有助于采取有效措施,预防和处理低体温。

2.体温监测方式

能准确监测核心体温的四种体温监测方式是鼓膜监测法、食管末梢监测法、鼻咽监测法和肺动脉监测法,其中尤以前三种在围手术期可行性较高。此外常用的体温监测部位还包括肛门、腋窝、膀胱、口腔和体表等。

(五)围手术期预防低体温的护理干预措施

1.术前预热手术患者

进行麻醉诱导前对手术患者进行至少15分钟的预热,能有效缩小患者核心温度和体表温度的温度梯度,同时能减小麻醉药物引起的血管扩张作用,预防低体温的发生,尤其是低体温发生第一阶段时核心温度的下降。

2.使用主动升温装置

(1)热空气加温保暖装置:临床循证学已证明热空气动力加温保暖装置能安全有效预防术中低体温,对新生儿、婴幼儿、病态肥胖患者均有效果。

(2)循环水毯:将循环水毯铺于手术患者身下能有效将热量通过接触传导传递给患者,维持正常体温。

3.加温术中输液或输血

术中当手术患者需要大量输液或输血时,尤其当成年手术患者每小时的输液量大于2L时,应该考虑使用加温器将补液或血液加温至37℃,防止因过量低温补液输入引起的低体温。同时有研究表明热空气动力加温保暖装置与术中静脉补液加温联合使用,预防低体温的效果更佳。

4.加温术中灌洗液

在进行开放性手术的过程中,当需要进行腹腔、胸腔、盆腔灌洗时,手术室护士可加温灌洗液至37℃左右或用事先放于恒温箱中的灌洗液进行术中灌洗。

5.控制手术房间温度

巡回护士应有效控制手术间温度,避免室温过低。在手术患者进手术间前15分钟开启空调,使手术间的室温在手术患者到达时已达到22℃~24℃。

6.减少手术患者暴露

将大小适宜的棉上衣盖在非手术部位,保证非手术区域的四肢与肩部不裸露,起到保暖的作用。在运送手术患者至复苏室或病房的过程中,选用相应厚薄盖被,避免手术患者肢体或肩部裸露在外。

7.维持手术患者皮肤干燥

术前进行皮肤消毒时,须严格控制消毒液剂量,避免过剩的消毒液流至手术患者身下;术中洗手护士应及时协助手术医生维持手术区域的干燥,及时将血液、体液和冲洗液用吸引装置吸尽;手术结束时,应及时擦净擦干皮肤,更换床单保持干燥。

8.湿化加温麻醉气体

对麻醉吸入气体进行湿化加温这种护理预防措施对预防新生儿和儿童发生低体温尤其有效。

四、外科冲洗和术中用血、用药

(一)外科冲洗

即在外科手术过程中采用无菌液体或药液冲洗手术切口、腔隙及相关手术区域,达到减少感染、辅助治疗的目的。常用于以下两种情况。

1.肿瘤手术患者

常采用 42℃ 低渗灭菌水 1000～1500mL 冲洗腹腔,或化疗药物稀释液冲洗手术区域,并保留 3～5 分钟,可以有效防止肿瘤脱落细胞的种植。

2.感染手术患者

常采用 0.9% 生理盐水 2000～3000mL 冲洗,或低浓度消毒液体冲洗感染区域,尤其对于消化道穿孔的手术患者可以有效降低术后感染率。

(二)术中用血

1.术中用血的方式

根据患者的病情,可采用以下几种方式:①静脉输血:经外周静脉、颈内静脉、锁骨下静脉进行输血;②动脉输血:经左手桡动脉穿刺或切开置入导管,是抢救严重出血性休克的有效措施之一,该法不常用,可迅速补充血容量,并使输入的血液首先注入心脏冠状动脉,保证大脑和心脏的供血;③自体血回输:使用自体血回输装置,将术中患者流出的血进行回收,经抗凝、过滤、离心后,将分离沉淀所得的红细胞加晶体液即可回输给患者。

2.术中用血的注意事项

手术中用血具有一定的特殊性,应注意以下几个方面:①巡回护士应将领血单、领取血量、手术房间号等交接清楚;输血前巡回护士应与麻醉医生实施双人核对;核对无误,双方签名后方可使用,以防输错血。②避免快速、大量地输入温度过低的血液,以防患者体温过低而加重休克症状。③输血过程中应做好记录,及时计算出血量和输血量,结合生命体征,为手术医生提供信息以准确判断病情。④手术结束而输血没有结束,血制品必须与病房护士当面交班,以防出错。⑤谨防输血并发症及变态反应,特别是在全麻状态下,许多症状可能不典型,必须严密观察。

(三)术中用药

手术室的药品除了常规管理外,还必须注意以下几点:①手术室应严格区分静脉用药与外用药品,统一贴上醒目标签,以防紧急情况下拿错;②麻醉药必须专柜上锁管理,对人体有损害的药品应妥善保管;建立严格的领取制度,使用须凭专用处方领取;③生物制品、血制品及需要低温储存的药品应置于冰箱内保存,定期清点。

五、手术物品清点

手术过程中物品的清点和记录非常重要,应遵循以下原则:①清点遵循"二人四遍清点法"原则,即洗手护士和巡回护士两人,在手术开始前、关闭腔隙前、关闭腔隙后、缝合皮肤后分别进行清点;②在清点过程中,洗手护士必须说出物品的名称、数量和总数,清点后由巡回护士唱读并记录;③清点过程必须"清点一项、记录一项";④如果在清点手术用物时,发现清点有误,巡回护士必须立即通知手术医生,停止关闭腔隙或缝合皮肤,共同寻找物品去向,直至物品清点无误后再继续操作。物品清点单作为病史的组成部分具有法律效应,不可随意涂改。

六、手术室护理文书记录

护理文书是护理工作以书面记录保存的档案,是整个医疗文件的重要组成部分,护理文书与医疗记录均属于具有法律效力的证明文件。规范的手术室文书记录对提高手术室护理质量、确保手术安全、提高患者满意度起到了重要的辅助作用。

(一)手术室护理文书记录意义

手术护理文书指手术室护士记录手术患者接受专科护理治疗的情况,能客观反映事实。部分手术护理文书需保存在病历内,并且具有法律效力。特别是《医疗事故处理条例》引入了"举证责任倒置"这一处理原则,护理文书书写的规范及质量显得更为重要。手术室护士,应本着对手术患者负责、对自己负责的认真态度,根据卫生部 2010 年 3 月 1 日印发的《病历书写规范》要求及手术室护理相关规范制度,如实、准确地书写各类护理文书。

(二)手术室护理文书记录的主要内容

手术室护理文书一般包含四大部分:手术患者交接、手术安全核查、术中护理及手术患者情况和手术物品清点情况。

1.手术患者交接记录

记录的护理表单是《手术患者转运交接记录单》。手术患者入手术室后,巡回护士与病区护士进行交接,对手术患者的神志、皮肤情况、导管情况、带入手术室药物及其他物品等内容交接记录并签名;手术结束后,巡回护士对手术患者的神志、皮肤情况、导管情况、带回病区或监护室药物及其他物品等内容进行记录并签名。

2.手术安全核查

记录的护理表单是《手术安全核查表》。手术室巡回护士与手术医生、麻醉师应分别在麻醉实施前、手术划皮前和患者离开手术室前进行手术安全核查,核查步骤必须按照手术安全核查制度的内容和流程进行,每核对一项内容,并确保正确无误后,巡回护士依次在《手术安全核查表》相应核对内容前打钩表示核对通过。核对完毕无误后,三方在《手术安全核查表》上签名确认。巡回护士应负责督查手术团队成员正确执行手术安全核查制度和签名确认,不得提前填写《手术安全核查表》或提前签名。

3.术中护理及患者情况

记录的护理表单是《手术室护理记录单》。护理记录内容主要包括手术体位放置、消毒液使用、电外科设备及负压吸引使用、手术标本管理、术前及术中用药、术中止血带使用和植入物管理等内容。

4.物品清点情况

记录的护理表单是《器械、纱布、缝针等手术用品清点单》。手术室护士应记录手术中所使用的器械、纱布、缝针等手术用品名称和数目,确保所有物品不遗落在手术患者体腔或切口内。手术过程中如需增加用物,应及时清点并添加记录。手术结束,巡回护士与洗手护士应确认物品清点情况后,签名确认。

(三)手术室护理文书的书写要求

根据《病历书写基本规范》,填写手术护理记录单时,应符合以下的要求:①使用蓝黑墨水或碳素墨水填写各种记录单,要求各栏目齐全、卷面整洁,符合要求,并使用中文和医学术语,时间应具体到分钟,采用 24 小时制计时。②书写应当文字工整、字迹清晰、表述准确、语句通顺、标点正确;出现错字时用双划线在错字上,不得采用刮、粘、涂等方法掩盖或去除原来的字迹。③内容应客观、真实、准确、及时、完整,重点突出,简明扼要,并由注册护理人员签名;实习医务人员、试用期医务人员书写的病历应当经过本医疗机构合法执业的医务人员审阅、修改并签名。④护士长、高年资护士有审查修改下级护士书写的护理文件的责任。修改时,应当使用同色笔,必须注明修改日期、签名,并保持原记录清楚、可辨。⑤抢救患者必须在抢救结束后 6 小时内据实补记,并加以注明。

七、手术标本处理

(一)标本处理流程

1.病理标本

由手术医生在术中取下标本交给洗手护士,由洗手护士交予巡回护士;巡回护士将标本放入容器,并贴上标签,写明标本名称;术后与医生核对后,加入标本固定液,登记签名,交给专职人员送病理科,并由接受方核对签收。

2.术中冰冻标本

由手术医生在术中取下标本,交给洗手护士,由洗手护士交给巡回护士;巡回护士将标本放入容器,并贴上标签,写明标本名称,立即与手术医生核对,无误后登记签名,交给专职人员送病理科,并由接受方核对签收;病理科完成检查后电话通知手术室护士,同时传真书面报告;巡回护士接到检查结果后立即通知手术医生。

(二)注意事项

(1)术中取下的标本应及时交予巡回护士,装入标本容器,及时贴上标签,分类放置。

(2)术中标本应集中放置在既醒目又不易触及的地方妥善保管;传送的容器应密闭,以确保标本不易打翻。

(3)术后手术医师与巡回护士共同核对,确认无误后加入标本固定液,登记签名后将标本置于标本室的指定处。

(4)专职工勤人员清点标本总数,准确无误后送病理室,病理室核对无误后签收。

(毕翠凤)

第八节 手术后处置

一、保温、转运和交接患者

(一)手术患者离开手术室的保温与转运

1.转运前准备

确认患者生命体征平稳,适合转运;各管路的通畅和妥善固定;麻醉师、手术医生、护士以及工勤人员准备妥善;确认转运车处于功能状态。

2.转运中护理

在搬运患者时,应确认转运床位处于固定状态。在转运中,应注意以下几个问题。

(1)手术患者的保温:麻醉削弱中枢体温调节功能,在全麻药物或区域阻滞麻醉下,肌肉震颤受抑制,不能产生热量。同时,血管收缩反应由于挥发性麻醉剂的舒张血管作用而减弱,致使体热丢失,导致低体温。同时周围环境温度,尤其是冬天,可能会加剧这种低温状态。

(2)手术患者的呼吸:麻醉师陪同转运,注意观察呼吸的频率和深度,必要时携带监护仪器。转运过程中注意氧气供给,并保证手术患者转运过程中头部位置在没有特殊禁忌下偏向一侧。若置有气道导管的手术患者,确保气囊充盈,防止麻醉后反应以及搬运引起的恶心呕吐,造成误吸。

(3)手术患者的意识改变:评估患者的意识,如出现苏醒恢复期的躁动,可以遵医嘱适当使用镇静药物;如患者意识清醒但不能配合各项治疗措施,可以遵医嘱给予保护性约束,但要注意观察使用约束带处皮肤的情况;同时做好各类导管的固定,并尽量固定在患者不能接触的范围内;正确使用固定床栏。

(二)麻醉复苏室中手术患者的交接

麻醉复苏室亦称麻醉后监测治疗室(post-anesthetic care unit,PACU),用于为所有麻醉和镇静患者的苏醒提供密切的监测和良好的处理。人员配备包括麻醉医生和护士,物品配备除了常规处理装置(氧气、吸引装置、监测系统等)外,还需要高级生命支持设备(呼吸机、压力换能器、输液泵、心肺复苏抢救车等)以及各种药物(血管活性药、呼吸兴奋药、各种麻醉药和肌松药的拮抗药、抗心律失常药、强心药等)。PACU应有层流系统,环境安静、清洁、光线充足,温度保持在 20℃～25℃,湿度为 50%～60%。复苏室的床位数与手术台数的比有医院采用约为 1∶1.5～2;护士与一般复苏患者之比约为 1∶3,高危患者为1∶1。复苏室应紧邻手术室或手术室管辖区域,以便麻醉医师了解病情、处理患者,或患者出现紧急情况

时能及时送回手术室进一步处理。手术结束后,患者需要转入 PACU,手术巡回护士应当先电话与 PACU 护士联系,告知患者到达的时间和所需准备的设备。当手术患者进入 PACU 后,手术医生、麻醉医师和手术护士应分别与 PACU 医师和护士进行交接班。

1. 手术室护士交接的内容

手术患者姓名,性别,年龄,术前术后的诊断,手术方式,术后是否有引流管,引流管是否通畅,手术过程中是否存在植入物放置,手术中的体位和患者皮肤受压的情况等。

2. 麻醉医师应交接的内容

麻醉方式,麻醉药的剂量,术前术中抗生素的使用,出入量,引流量等。

3. 手术医师应交接的内容

术后立即执行的医嘱与特别体位,伤口处理情况等。

二、麻醉复苏患者的评估

当手术患者进入 PACU 后应立即吸氧或辅助呼吸,以对抗可能发生的通气不足、弥散性缺氧和缺氧性通气驱动降低,并同时监测和记录生命体征。麻醉医师应向 PACU 工作人员提供完整的记录单,并等到 PACU 工作人员完全接管患者后才能离开。

(一)基本评估

1. 手术患者一般资料

姓名、性别、诊断、母语和生理缺陷(如聋、盲)。

2. 手术

包括手术方式、手术者和手术可能的并发症。

3. 麻醉

包括麻醉方法、麻醉药、剂量、药物拮抗、并发症、估计意识恢复的时间或者区域麻醉恢复的时间。

4. 相关病史

包括术前和术中的特殊治疗、当前维持治疗药物,药物过敏史、过去疾病和住院史。

5. 生命体征及其他

包括基本的生命体征,以及液体的平衡(输液量和种类、尿量和失血量)、电解质和酸碱平衡情况等。

(二)监测内容

手术患者进入 PACU 后,应常规每隔至少 5 分钟监测一次生命体征,包括血压、脉搏、呼吸频率等,持续 15 分钟或至患者情况稳定;此后每隔 15 分钟监测一次。全身麻醉的患者应持续监测 ECG 和脉搏氧饱和度直至患者意识恢复,监测尿量及尿液的性状、水电解质平衡情况等。还应监测患者体温情况,及时保暖,有助于患者尽快复苏。

对于神经系统和意识的监测是麻醉复苏室的特殊监测项目,可应用神经刺激器监测肌肉功能的逆转情况;以及采用新一代的麻醉深度监测仪(双频谱指数-BIS),直接测定麻醉药和镇静药对脑部的影响,该仪器可提供一个从 0(无脑皮层活动)到 100(患者完全清醒)的可读指数,能客观地描述镇静、意识丧失和恢复的程度,对术后患者意识水平恢复的评估有参考价值。

除了以上标准监测内容,对于一些血流动力学不稳定、需要用血管活性药和采取血样的患者,应置动脉导管进行有创监测血压,必要时使用中心静脉和肺动脉导管监测 CVP 和 PCWP。如果需要加强监测和处理,应送至 ICU 继续治疗。

三、麻醉后并发症的护理

手术麻醉结束后,大多数患者都会在麻醉复苏室经历一个相对平稳的麻醉苏醒期,但术后突发的且危及生命的并发症随时可能发生,尤其在术后 24 小时内。其中循环系统和呼吸系统的并发症是麻醉后最为常见的。如手术后患者能得到适当的观察和监测,可以有效预防大多数手术后患者的死亡。

（一）循环系统并发症

在术后早期，低血压、心肌缺血、心律失常是最常见的并发症。

1.低血压

手术后进行性出血、补液量不足、渗透性多尿、液体在体内转移而造成患者低血容量是出现麻醉后低血压最为常见的原因，其他还包括静脉回流受阻、心功能不全引起的心输出量下降、椎管内麻醉以及残留的麻醉药物等都可导致低血压的发生。临床处理及护理措施包括准确评估患者术中及术后出血情况，监测出入量，积极采用对症治疗措施，给予吸氧，如患者需使用血管收缩药物，应严密监测血流动力学改变。

2.高血压

高血压指患者术后血压比手术前高20%～30%。手术前原有高血压又未经系统药物治疗的患者，其术后发生高血压的几率大大增加。其他如颈内动脉手术、胸腔内手术、疼痛、血管收缩药物使用等诱因都可以导致高血压的发生。临床处理及护理措施包括止痛，给予吸氧，给予抗高血压药物，必要时可给予血管扩张剂。

3.心肌缺血及心律失常

常见诱因包括低氧血症、电解质或酸碱失衡、交感神经兴奋、术中及术后低体温、特殊药物使用（一些麻醉药如阿片类药物和抗胆碱酯酶药）和恶性高热等，而术前原有循环系统疾病的患者，更容易在术后诱发心肌缺血或心律失常。对于患者出现的循环系统并发症，一定要在手术后密切观察病情，记录生命体征变化，按病因进行诊断和处理。

（二）呼吸系统并发症

呼吸系统并发症在PACU患者中的发生率为2.2%，主要包括低氧血症、通气不足、上呼吸道梗阻、喉痉挛和误吸等。

1.低氧血症

术后常见的低氧原因包括肺不张、肺水肿、肺栓塞、误吸、支气管痉挛及低通气。临床表现为呼吸困难、发绀、意识障碍、躁动、迟钝、心动过速、高血压和心律失常。

2.通气不足

由于肌肉松弛剂的残余作用或麻醉性镇痛剂的使用、伤口疼痛、胸腹部手术的术后加压包扎、术前存在的呼吸系统疾病以及气胸都是术后导致通气不足的原因。

3.上呼吸道梗阻

原因包括舌后坠、喉痉挛、气道水肿、手术切口血肿、声带麻痹。临床表现为打鼾、吸气困难，可看见胸骨上、肋间由于肌肉收缩而凹陷，患者通常呈深睡状态，血氧饱和度明显降低。

术后出现上述并发症时，都应首先给予面罩吸氧，人工辅助通气，必要时可置入喉罩或重新气管内插管，根据病因对症处理。

（三）神经系统并发症

主要包括苏醒延迟、谵妄、神经系统损伤、外周神经损伤。苏醒延迟最常见的原因是麻醉或镇静的残余作用；谵妄可发生于任何患者，更常见于老年患者，围术期应用的许多药物都可诱发谵妄。颅内手术、颈动脉内膜切除术和多发性外伤可能导致神经系统的损伤；而外周神经的损伤多和手术直接损伤和术中体位安置不当有关；最常见的损伤位置是腓外侧神经、肘部（尺神经）、腕部（正中神经和尺神经）、臂内侧（桡神经）、腋窝（臂丛）。因此，手术中应仔细操作，避免误伤；同时维持患者合理正确的体位并加强巡查。

（四）疼痛

手术本身是一种组织损伤，术后疼痛会引起机体一系列的复杂的生理、病理的反应。患者表现为不愉快的感觉和情绪体验。临床常用的方法有BCS（Bruggrmann Comfort Scale）舒适评分。具体方法为：0分为持续疼痛；1分为安静时无痛，深呼吸或咳嗽时疼痛严重；2分为平卧安静时无痛，深呼吸或咳嗽时轻微疼痛；3分为深呼吸时亦无痛；4分为咳嗽时亦无痛。

阿片类药物是术后止痛的主要方法；目前临床应用范围较广的自控镇痛（patient controlled analgesia，PCA）得到了患者的满意和认可。PCA是一种由手术患者自己调节的镇痛泵，当手术患者意识到疼痛

时,通过控制器将镇痛药注入体内,从而达到止痛的目的。PCA 事先由医护人员根据手术患者的疼痛程度和身体状况,对镇痛泵进行编程,预先设置镇痛药物和剂量,实现个性化给药。PCA 也是一种安全的术后疼痛治疗手段,通过医护人员设定最小给药时间间隔和单位时间内药物最大剂量,可以避免用药过量。

其他镇痛方法如非甾体类药物的使用、区域神经阻滞、局部镇痛以及非药物性的干扰措施。具体包括:舒适的体位、冷热刺激、按摩、经皮神经电刺激、放松技术、想象等,但非药物治疗只能作为药物治疗的辅助,而不能替代药物有效镇痛。

(五)肾脏并发症

由于局麻药或阿片类药物的干扰,可导致括约肌松弛、尿潴留。常见的并发症有少尿、多尿致电解质紊乱。术后处理的方法为保证导尿管通畅;正确测量和记录尿量,至少每小时记录一次,为医师提供参考;监测电解质变化,及时纠正电解质的紊乱。

(六)术后恶心呕吐

手术后恶心呕吐的发生率在 14%～82%,小儿的发生率是成人的两倍,女性比男性发生率高,肥胖比消瘦发生率高。恶心和呕吐主要由手术和麻醉本身引起,一些药物如麻醉性镇痛药、氯胺酮等也被认为可增加术后恶心呕吐的发生。临床处理方法为,评估恶心呕吐的原因,对症处理;防止呕吐物吸入而引起吸入性肺炎。对易出现术后恶心呕吐的患者,要进行预防性处理,如在术前或术中使用抗呕吐药。

(七)体温变化

在麻醉状态下体温调节中枢受到麻醉药物的干扰,当环境温度降低时,核心温度(指内脏温度、直肠温度或食管温度)可降低 6℃或更低,小儿尤其如此。低温会导致心肌抑制、心律失常、心肌缺血、心排量降低,使组织供氧不足。低温重在预防,和护理工作息息相关。临床处理方法为,术中适当升高环境温度,暴露的体腔应该用棉垫加以覆盖;使用加热毯,静脉输液使用温热仪。术后患者应常规测量体温,必要时采取保温复温措施。术后高温则与感染、输液反应、恶性高热有关,可使用药物和降温毯进行对症处理。

四、医疗废弃物的处置

(一)手术室医疗废弃物的分类

1.医疗废弃物的概念

指医疗卫生机构在医疗、预防、保健以及其他相关活动中产生的具有直接或者间接感染性、毒性以及其他危害性的废物。

2.医疗废弃物的分类

医疗废弃物可以分为感染性废物、病理性废物、损伤性废物、药物性废物和化学性废物,共五类。

(二)医疗废弃物管理的基本原则

在 2003 年 6 月 4 日国务院总理温家宝亲自签署了《医疗废弃物管理条例》,从 2003 年 6 月 16 日起执行。基本原则:为了维护人的健康和安全,保护环境和自然资源对医疗废弃物管理实行全程控制。

(三)医疗废弃物收集包装袋及锐器容器警示标识和警示说明

按 2003 年 10 月 15 日开始施行的卫生部第 36 号令《医疗卫生机构医疗废物管理办法》,医疗废物应放于专用的黄色医疗废弃物包装袋(以下简称包装袋)及锐器容器内,其外包装上应有明显的警示标识和警示说明(图 6-31)。

(四)手术室医疗废弃物处理的安全管理措施

手术室是医疗废弃物处置的特殊场所,必须做好以下几个方面的工作。

(1)不得将医疗废弃物混入生活垃圾中;应根据《医疗废物分类目录》五类要求,对医疗废弃物实施分类收集。

(2)医疗废物收集后,应当放置于有明显警示标识和警示说明的黄色袋内,损伤性废弃物放入专用锐器容器内;放入专用黄色袋内或者锐气容器内的废弃物不得取出;病理性废弃物由专职人员送医院规定的地方焚烧。

图 6-31　警示标识图

（3）盛装医疗废弃物的包装袋及专用锐器容器应密闭，无破损、渗漏及其他缺陷；盛装的废弃物不得超过整个容积的 3/4；使用后贴上标签，注明医疗废弃物产生的科室、日期、类别及特殊说明。专人定时回收，注意在手术室存放时间不得超过 24 小时。

（4）特殊感染（如气性坏疽、朊毒体、突发原因不明的传染性疾病）患者产生的医疗废弃物应使用双层包装袋并及时封口，尽量缩短在科室内存放时间。

（5）废弃物运输车及存放场所应按照规定用 2000mg/L 含氯消毒剂擦拭、喷洒消毒。

（五）一次性物品的使用和管理

一次性物品可以分为一次性使用卫生用品、一次性使用医疗用品、一次性医疗器械共三类。本节涉及的一次性物品指的是一次性使用医疗用品和一次性器械。一次性物品处置的原则为，先毁形，再处理。所有使用后的一次性使用医疗用品及一次性医疗器械视为感染性废弃物，必须应先毁形，后按手术室医疗废弃物处理的安全管理措施处置。

五、术后手术环境的处理

（一）各类物品的处理

洗手护士收回手术台上各类物品，初步整理后，放在包布内或密闭容器内。其中污染的布类敷料放入污敷料车内，送洗衣房消毒处理后清洗；一次性辅料装入黄色垃圾袋作医疗垃圾处理，封口扎紧，并在外包装作明显标记；金属手术器械密封后，送消毒供应中心清洗灭菌；术中切取下的病理标本，按照病理标本处理原则和流程处理。

（二）环境的处理

用 500mg/L 的有效氯消毒液擦拭手术室物品表面，如有血渍污渍的地方用 2000mg/L 的有效氯消毒液擦拭；更换吸引装置、污物桶、并用 2000mg/L 的有效氯消毒液擦拭地面；及时更换手术床面敷料，为接台手术做准备；整理室内一切物品，物归原处；开启手术室层流或空气洁净设备，关闭手术室，以达到空气自净目的，并为下一台手术做好准备。

（毕翠凤）

第七章　手术室感染

第一节　手术感染控制与预防

手术部位感染(SSI)是指围手术期(个别情况在围手术期以后)发生在手术切口深部器官或腔隙的感染,如切口感染、脑脓肿、腹膜炎等(图 7-1)。

手术部位感染分为以下三类,分别是表浅切口感染、深部切口感染和器官/腔隙感染。

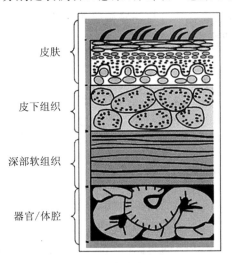

皮肤

皮下组织

深部软组织

器官/体腔

图 7-1　腹壁分层

表浅切口感染,指发生于手术后 30 天内,感染仅包括皮肤和皮下组织,并至少含以下一项:①切口表面脓性分泌物,有或无实验室证据;②从切口表面分泌液或组织中分离出非特异性的微生物;③具备至少以下症状或体征之一:疼痛或触痛,局限性的肿胀,发红,发热;④由外科医生或住院医生诊断。不包括以下情况:①针眼脓肿(在针眼穿刺部位很小的炎症和分泌物);②外阴切开术或新生儿包皮环切术后的感染;③烧伤部位的感染;④表面切口感染扩展到筋膜或肌肉层。

深部切口感染,指如无植入物,发生于手术后 30 天内;如有植入物,手术后 1 年内。感染包括深部软组织(筋膜或肌肉层),并至少含以下一项:①切口深部脓性分泌物,但不是来自于器官/体腔;②切口深部裂开或由外科医生特意打开,同时具备至少以下症状或体征之一:发热大于 38℃,局限性疼痛或触痛,除非切口培养阴性;③通过直接检查、二次手术或组织病理学检查及影像学检查,发现深部切口脓肿或其他感染的证据;④由外科医生或住院医生诊断。

器官/腔隙感染,指如无植入物,发生于手术后 30 天内;如有植入物,手术后 1 年内。感染与手术有关并且包括部分解剖结构(如器官和腔隙),并至少含以下一项:①通过放置于器官/体腔的引流管引流出脓性分泌物。②从器官/体腔的分泌液或组织中分离出非特异性的微生物。③通过直接检查、二次手术或组织病理学检查及影像学检查,发现器官/体腔脓肿或其他感染的证据。④由外科医生或住院医生诊断。

一、常见致病菌及来源

引起手术部位感染的致病菌以细菌为主,主要来源于医务人员、手术患者和手术环境。

（一）常见致病菌

通常以细菌为主,包括金黄色葡萄球菌、表面葡萄球菌(凝固酶阴性葡菌)、肠球菌、大肠杆菌、假单胞菌。但随着广谱抗生素大量使用,疾病严重程度增加及患者免疫力缺陷,抗生素耐药性病原微生物有增加趋势,如耐甲氧西林金黄色葡萄球菌(Methicillinresistant S aureus MRSA),由于预防性和治疗性抗生素的大规模使用,导致 MRSA 已成为手术部位感染的一种常见致病菌。MRSA 能分泌青霉素酶,产生对青霉素的耐药,同时已成为院内感染的重要病原菌之一。

（二）细菌来源

1.医务人员

医务人员是手术部位医院感染微生物的重要传染源。虽然手术人员已完全按照无菌操作常规进行工作,但医务人员皮肤的鳞屑及内衣上的细菌,均有可能透过潮湿的手术衣、无菌巾等进入手术野或经过手术室内空气传播至手术野,使手术患者发生手术部位感染。

2.手术患者

细菌来源于手术邻近的感染灶或有开口与外界相通的空腔脏器,如胃肠道、女性的生殖道等,在对上述部位进行手术过程中,这些部位所带有的细菌一旦污染了手术者的手套、无菌器械或无菌巾,而又未能及时更换,则造成邻近部位的感染。

3.手术环境

管理严格的手术室环境不会是细菌传染源,但若空调系统设置不符合要求、手术器械和敷料处理不当、消毒剂的二次污染等均可导致生物气溶胶的产生而引起感染。此外手术间流动人员过多也是一个很重要的不利因素。

二、手术部位感染的危险因素

手术部位发生感染是多因素共同作用的结果,其中主要的两大因素是手术患者因素和手术因素。

（一）手术患者因素

当各种危险因素改变或破坏手术患者的防御机制时,其发生手术部位感染率将大大提高,其中危险因素可分为急性和慢性,其中急性危险因素包括高血糖、低体温、血容量不足、低氧、休克和输血等;慢性危险因素包括年龄(婴幼儿或老年人)、长期酗酒、慢性呼吸系统疾病、糖尿病、低蛋白血症、营养不良、肥胖、长期服用类固醇类药物或广谱抗菌药物、接受各种免疫抑制剂治疗等。

（二）手术因素

1.内源性和外源性因素

内源性因素指病原微生物来自于手术患者的皮肤、黏膜及与外界相通的脏器。特别是常驻菌群成为切口的致病微生物,对于有假体或植入物的手术患者更是如此。外源性因素指病原微生物来自于手术人员、手术室环境(空气、物品表面)、侵入性仪器设备和材料。

2.操作技巧

手术过程中由于手术医生的不当操作而引起术后感染,如损害健康组织,未彻底地清除坏死组织产生死腔,滋生细菌等。

3.手术持续时间

手术时间越长,术后感染率也越高。

三、手术室无菌技术原则

无菌技术是指在医疗、护理操作过程中,防止一切微生物侵入人体或防止无菌物品、无菌区域被污染的技术。手术中的无菌操作是预防手术部位感染、保证手术患者安全的关键。

（一）明确无菌概念、建立无菌区域

手术者腰部以上肩部以下以及治疗台面以上为无菌区,戴无菌手套的双手不得扶持无菌台边缘及边

缘以下,如用物疑有污染或已被污染,应立即予以更换并重新灭菌。

(二)严格执行无菌物品管理要求

(1)无菌区内所用物品必须是灭菌的,若无菌包有破损、潮湿、可能污染时均视为有菌,不准使用。

(2)无菌物品坠落后,不可捡回使用。

(3)无菌物品一经取出,即使未使用,也不能放回无菌容器内,必须重新灭菌后再使用。

(4)无菌包打开后未被污染,超过 24 小时不可使用。

(三)术中执行无菌技术

(1)术中避免面对无菌区谈笑、咳嗽、打喷嚏。

(2)手术人员更换位置时,如两人邻近,一人双手放于胸前,与交换者采用背靠背形式交换;如非邻近,则由双方先面向手术台退出,然后交换。

(3)术中传递器械应从手术人员的胸前传递,不可从术者身后或头部传递,必要时可从术者上臂下传递,但不得低于手术台的边缘。

(4)接触过肿瘤及空腔脏器内部的污染器械放于固定容器内,与其他器械区分。

(5)保持无菌巾干燥,一旦浸湿立即更换或加层。

(6)术者手套破损或污染应及时更换。

(7)术中尽量减少开关门的次数,限制非手术人员进入手术间,减少人员走动,参观者距离手术人员 30cm 以上。

四、预防手术部位感染的措施

控制手术部位感染应以预防为主,在细菌繁殖和局部感染发生及扩散前及时阻止,使机体免于感染。具体措施包括增强患者的抗感染能力、熟练掌握无菌操作技能、注意手术操作的技巧、加强管理、合理使用抗生素等,抓好术前、术中、术后各环节的防范感染的措施,达到控制感染的目的。

(一)管理要求

应当制订并完善外科手术部位感染预防与控制相关规章制度,并严格落实;要加强对临床医师、护士、医院感染管理专业人员的培训,掌握外科手术部位感染预防工作要点;应当开展外科手术部位感染的目标性监测,采取有效措施逐步降低感染率;严格按照抗菌药物合理使用有关规定,正确、合理使用抗菌药物;评估手术患者发生手术部位感染的危险因素,做好各项防控工作。

美国国家外科手术改良项目(the Surgical Care Improvement Project SCIP)也始终聚焦于降低手术部位感染,并罗列了 7 项预防手术部位感染的管理要求:①在手术开始前 1 小时内预防性使用抗生素;②应根据手术患者和手术情况,选择合理的抗生素使用;③手术结束后的 24 小时内,停止抗生素使用(心脏外科手术延长到 48 小时);④心脏外科手术患者应维持术后清晨的空腹血糖≤200mg/dL;⑤手术部位感染应在患者住院期间被诊断;⑥在必要的情况下,手术患者应进行适当的皮肤准备;⑦结直肠手术患者应在术后立即达到正常体温。

(二)手术前预防措施

1.术前皮肤清洁

术前应彻底清洁手术切口和周围区域,去除所有污物、有机碎屑以及暂住菌,从而降低手术部位感染的风险。

2.术前备皮

正确准备手术部位皮肤,彻底清除手术切口部位和周围皮肤的污染。术前是否需要进行备皮,应取决于手术患者的毛发数量、手术切口位置、手术方式、是否影响手术薄膜粘贴以及是否干扰电极板粘贴等综合因素。备皮前先评估手术患者皮肤情况,如手术部位皮肤有破损、痣、疣、疹等特殊情况,应谨慎处理。备皮时间应尽量接近手术开始时间,同时备皮不应在手术间中进行。

3.皮肤消毒和准备

消毒前要彻底清除手术切口和周围皮肤的污染,采用卫生行政部门批准的合适的消毒剂以适当的方式消毒手术部位皮肤,严格按照不同手术切口部位的皮肤消毒范围进行消毒。

4.预防性使用抗菌药物

预防性使用抗菌药物能够预防手术部位感染,包括切口感染和手术所涉及的器官、腔隙感染,但不包括与手术无直接关系、术后可能发生的全身性感染。

5.外科洗手

参加手术的医务人员必须保持较短的指甲,不戴首饰。严格按照外科手消毒法进行洗手。

6.感染或潜在感染手术人员的管理

有明显皮肤感染或者患感冒、流感等呼吸道疾病,以及携带或感染多重耐药菌的医务人员,在未治愈前不应当参加手术。重视术前手术患者的抵抗力,纠正水电解质的不平衡、贫血、低蛋白血症等。

7.术前预防其他措施

劝导手术患者术前应戒烟,控制血糖水平,在做好充分术前准备的前提下,尽可能缩短术前住院天数;不减少和中断一些药物的使用(如类固醇等),不建议单纯通过营养支持控制感染(包括输血),不提倡通过提高伤口周围氧含量等预防感染。

(三)手术中预防措施

1.手术室环境管理

手术间内人员的活动可能增加微生物的传播,手术间空气中的细菌会附着于灰尘、棉絮、皮肤碎屑以及呼吸道飞沫上。保证手术室良好的环境必须从以下两方面控制。

(1)控制微粒及微生物数量:术中手术门关闭,维持正压,维持气流一定流向;设备人员定期维护清洗过滤器,保证所需的换气次数及气流速度。尽可能减少手术人员出入手术房间的频率,工作人员避免交谈、正确佩戴口罩,避免物品表面长时间在空气中的暴露,尤其是各种植入物。手术室内的人员包括台上及台下人员尽量使用不会脱落颗粒的物品(如无粉手套)。

(2)维持地面环境清洁:手术过程中及时清除滴落在地面上的血迹、体液等,保持手术环境清洁。手术日晨或当日手术全部结束后,均采用湿性方式清扫地面、清洁物品表面。

2.手术人员仪表要求

手术人员进入手术间前,应规范佩戴外科口罩和帽子,口、鼻、头发不外露。外科手消毒后穿无菌手术衣、戴无菌手套,如手术衣被污染或潮湿应立即更换,以避免术中微生物从手术人员的头发、暴露的皮肤和黏膜等向手术患者和无菌区域转移。手术人员避免直接接触手术患者的血液和体液,保证自身的安全。

3.手术技术和管理

手术中医务人员必须严格遵循无菌技术原则;手术操作中尽量轻柔地接触组织,保持有效止血,最大限度地减少组织损伤;尽可能减少坏死组织、异物(如缝线、烧焦组织、坏死组织)的产生。手术过程中应维持手术患者正常体温,预防低体温的发生。放置引流管应当首选密闭负压引流,置管位置合适,引流管切口应尽量选择远离手术切口处;切口缝合前后,均应用消毒剂再次进行消毒,然后粘贴敷贴或按常规处理。

4.物品灭菌要求

保证使用的手术器械、器具及物品等达到灭菌水平;常规采用供应室灭菌器灭菌物品。只在紧急情况下采用小型快速灭菌器灭菌。植入物不能采用小型快速灭菌器灭菌。

(四)手术后预防措施

病区医务人员严格按照操作流程操作,保证手术患者的安全,降低术后并发症的发生。

五、围手术期预防性抗菌药物的合理使用

围手术期应合理使用预防性抗菌药物,对可能发生的手术部位感染进行预防和控制。

（一）预防性应用抗菌药物的品种选择

手术医生应根据手术野有否污染或污染的可能性,决定是否使用预防性抗生素。术前已存在细菌性感染的手术,属抗菌药治疗性应用,不属预防性应用范畴。如需使用抗菌药物,其应覆盖常见病原菌,并注意不同部位的常见病原菌差别及耐药性变迁,同时应选用安全、便宜的抗菌药物。不常规使用高级抗生素(如万古霉素)作为预防性用药,除非已证明有耐甲氧西林金黄色葡萄球菌(MRSA)所致的手术部位感染(表 7-1)。

表 7-1　外科手术分类及预防用药

手术种类	手术特点	预防用药
清洁手术	手术野为人体无菌部位,局部无损伤、炎症,不涉及呼吸、消化、泌尿生殖道等人体与外界相通器官	通常不用,仅用于高危手术患者
清洁－污染手术	由于手术部位存在大量人体寄殖菌群,可能污染手术野致感染	应使用预防性抗菌类药物
污染手术	自胃肠道较大量溢出,新鲜创伤,感染入侵途径为尿路或胆管,或有重大操作失误	应使用预防性抗菌类药物
严重污染－感染手术	急性细菌性炎症、创伤有坏死组织残留,异物、粪便污染	应使用治疗性抗菌药治疗

注:高危手术患者指手术范围大、时间长、污染机会增加、手术涉及重要脏器、一旦感染后果严重者、异物植入、高龄、免疫系统等高危患者

（二）预防性使用抗菌药物的时机与途径

预防性使用抗菌药物,应于手术患者皮肤切开前 0.51 小时内静脉给予。如手术时间超过 3 小时而抗菌药物为短效者、术中失血量大(>1500mL)或时间较长者、大面积烧伤者可在手术中追加使用抗菌药物,以维持组织中有效药物浓度。手术时间小于 2 小时的清洁手术,术前用药一剂即可。需要做肠道准备的手术患者,还需术前一天分次、足剂量给予非吸收性口服抗菌药物。对于治疗性抗菌药,应定期给出相应的药敏培养报告。

六、接台手术的感染控制

随着医院手术量的不断提升,手术室护士应在保证接台手术合理时间间隔的前提下,对接台手术的环境、物品及手术人员进行严格管理,实施接台手术的感染控制。

（一）接台手术环境管理

当手术间的地面无明显污染时,用清水擦拭即可;当地面被血液或体液污染时,除将污渍擦净外,还应使用 500mg/L 有效氯消毒液拖地。普通手术室的空气消毒,在无人情况下应使用紫外线灯照射消毒;洁净手术室,应在净化系统运行下进行清洁工作,清洁工作完成后,不同级别手术间应运行一定时间达到自净要求后,方可进行下一台手术。

（二）接台手术物品管理

1.手术标本

由巡回护士按《手术室标本管理制度》,将装有手术标本的容器或标本袋运送至标本间放置。

2.废弃物

固体废弃物,通过污染走廊或采取隔离转移措施,运送到污物间;液体废弃物通过专用池直接倒入下水道(有完善污水处理系统的医院),或者消毒后倒入下水道。

3.手术器械

应立即置于器械篮或整理箱内,使用干净的手术巾遮盖,通过污染走廊送至污物间,进行预处理,并送

往供应室进行集中处理。

4.仪器表面

如呼吸机、监护仪、输液泵等,尤其是频繁接触的仪器表面如按钮、操作面板等,应用75%酒精擦拭或按照仪器使用说明要求进行保洁、消毒处理。

(三)接台手术人员管理

手术人员应在手术间内脱掉手套、手术衣,非接台手术人员洗手后方可离开手术室;接台手术人员应重新进行外科手消毒,再按要求穿无菌衣、戴外科手套。接台手术人员的口罩或防护面罩潮湿或被血液、体液污染时应及时更换。

七、感染手术的管理

感染手术是指手术部位已受到病原微生物感染或直接暴露于感染区的手术,以及一些特殊化验指标异常的手术患者的手术。常见的一般感染手术有脓肿切开或切除,胃、肠、阑尾穿孔,烧伤感染、甲类传染病、结核、铜绿假单胞菌、甲氧西林耐药金黄色葡萄球菌(MRSA)、艾滋病、非典、破伤风、梅毒、艾滋病、各种病毒性肝炎患者等;特殊感染手术有:气性坏疽、朊毒体、突发原因不明的传染病原体的污染。手术过程中患者的血液、引流液、排泄物对周围环境和术者造成污染,如处理不当,可引起交叉感染,甚至引起某一菌种所致疾病的暴发流行,因此必须做好感染手术的标准预防,防止医务人员职业暴露。

(一)术前准备

1.术前访视

对择期手术患者,手术室护士应于术前1天进行术前访视,较为全面地了解手术患者的整体情况,包括基础健康问题,皮肤准备情况、肠道准备情况、备血、配血、各项检查情况以及手术方案等,取得手术患者及家属理解和配合。密切关注手术患者的各项化验指标,如肝功能指标、HBV、HCV等。根据具体情况,合理安排次日的手术排班,如时间、手术房间、手术用物及人员等。

2.手术安排

已知具有感染或传染性的手术患者,手术医生应在手术通知单上注明感染性疾病名称。感染手术应安排在感染手术专用手术间内实施,条件受限时则应安排在当日最后一台。有条件的医院,经接触传播的感染手术尽量安排在设有负压系统的感染手术间,经空气传播的感染手术必须安排在设有负压系统的感染手术间。对于急诊手术患者,缺少各项检查报告,应按感染手术进行处理。

3.物品准备

手术间门口根据病原菌的传播途径悬挂相应的隔离牌,如空气隔离、接触隔离等。将手术间内本次手术不需要的物品移到室外,术前充分备好术中所需各种手术器械及物品,尽可能使用一次性铺单、手术衣及卫材用品等。若遇到艾滋病、外渗引流物较多、有皮肤感染型疾病等情况时,应选择使用一次性床单;开包后所有器械必须与器械单核对,无误后签字。

4.手术患者转送

患有空气或飞沫传播疾病的手术患者应佩戴外科口罩。患有接触传播疾病的手术患者应更换清洁患服并使用敷料覆盖裸露的感染部位,同时应避免不必要的停留。手术患者转运床上粘贴隔离标识。

5.隔离措施

参加手术的医务人员必须提高防护意识,做好个人防护,手术室应备好各类防护用品,如防护眼镜、面罩、防渗透的隔离衣等。当血液、体液可能飞溅到手术人员面部时,应戴防渗透的口罩和防护眼镜;当可能发生血液、体液大面积飞溅和污染手术人员身体时还应穿戴具有防渗透性能的隔离衣;有皮肤破损的手术人员应避免安排参加感染手术;台上所有手术人员应戴双层手套及防护眼镜或防护面罩。

(二)术中管理

巡回护士应始终保持手术间房门关闭,负压手术间应经常观察其负压维持情况。手术过程中手术成员要特别注意防止被针头、缝针、刀片等锐器刺伤。洗手护士应使用持针器装卸刀片,禁止用手装卸刀片;

传递锐器时不能将锐利面直接放到术者手中;禁止将使用过的针头重新戴上针头套;禁止用手直接接触使用针头、刀片等锐器。术中使用的敷料、引流液、冲洗液、切下的组织等集中放置于无渗漏的袋或容器中,尽量减少周围环境和工作人员的污染。

(三)术后处理

1.工作人员处理

手术人员将脱下的一次性手术衣、手套、鞋套、口罩、帽子放入双层黄色垃圾袋中,在手术间门口更换清洁鞋、口罩、帽子方可外出,经沐浴后更换洗手衣裤方可参加其他工作。

2.手术器械、物品处理

再次与器械单核对数目并签名,将器械进行双层打包,第一层袋口在手术房内扎紧,第二层在手术房外套上,并表明感染种类,送供应室规定清洗机特殊程序处理;特殊感染手术后用 2000mg/L 的含氯消毒剂擦拭转运车及手术间内的一切物品,包括手术床、器械台、无影灯、吸引器、电刀等,如为严重特殊感染必须用 5000mg/L 的含氯消毒剂擦拭。

3.污物的处理

交换车、手术床床单床套、被套使用后立即更换,非一次性的敷料包括手术巾、手术衣、床单、被套等布类,应放在黑色袋中,袋口分层扎紧,标明敷料种类、数量、感染种类,送洗衣厂特殊处理;一次性医疗废弃物,包括一次性的敷料、一次性布类、一次性物品、纱布等用双层黄色医用垃圾袋分层严密包扎,统一回收处理;引流液加水加含氯消毒片配制成 2000mg/L 含氯溶液浸泡 1 小时后倒净;针头、刀片和缝针等损伤性废物立即放入利器盒内;防护用品如防护镜、面罩、隔离衣等浸泡于 2000mg/L 含氯溶液 1 小时后洗净、晾干备用。

4.污染环境的处理

一般感染手术后房间的地面、墙壁用 2000mg/L 含氯消毒剂擦拭,特殊感染必须采用 5000mg/L 含氯消毒剂擦拭,墙面要求擦到 2.5m 以上,擦拭顺序为先干净后污。当地面有明显污染时,应先用消毒剂覆盖消毒,再按照常规清洁消毒程序。

手术间内污染物品送出后,封闭手术间,采用层流过滤设施进行空气净化与消毒。经空气传播的感染手术或特殊感染手术,如结核手术,术后的负压手术间应手术结束后至少负压持续运转 30 分钟后,再使用相应浓度的消毒剂进行清洁擦拭,并更换回风口过滤网,开启正压层流 12 小时后,空气培养阴性后开放手术间使用。

(张 雁)

第二节 手术室常用消毒灭菌方法

作为医院的重点科室,手术室如何做好各项消毒隔离措施是整个手术室工作流程的关键。手术室是进行手术治疗的场所,完善消毒隔离管理是切断外源性感染的主要手段。

一、消毒灭菌基本知识

手术室护士应掌握消毒灭菌的基本知识,并且能够根据物品的性能及分类选用适合的物理或化学方法进行消毒与灭菌。

(一)相关概念

1.清洁

指清除物品上的一切污秽,如尘埃、油脂、血迹等。

2.消毒

清除或杀灭外环境中除细菌芽胞外的各种病原微生物的过程。

3.灭菌

清除或杀灭外环境中的一切微生物(包括细菌芽胞)的过程。

4.无菌操作

防止微生物进入人体或其他物品的操作方法。

(二)消毒剂分类

1.高效消毒剂

指可杀灭一切细菌繁殖体(包括分枝杆菌)病毒、真菌及其孢子等,对细菌芽孢(致病性芽孢)也有一定杀灭作用,达到高水平消毒要求的制剂。

2.中效消毒剂

指仅可杀灭分枝杆菌、真菌、病毒及细菌繁殖体等微生物,达到消毒要求的制剂。

3.低效消毒剂

指仅可杀灭细菌繁殖体和亲脂病毒,达到消毒要求的制剂。

(三)物品的危险性分类

1.高度危险性物品

是指凡接触被损坏的皮肤、黏膜和无菌组织、器官及体液的物品,如手术器械、缝针、腹腔镜、关节镜、体内导管、手术植入物等。

2.中度危险性物品

是指凡接触患者完整皮肤、黏膜的物品,如气管镜、尿道镜、胃镜、肠镜等。

3.低度危险性物品

仅直接或间接地和健康无损的皮肤黏膜相接触的物品,如牙垫、喉镜等,一般可用低效消毒方法或只作一般清洁处理即可。

二、常用的消毒灭菌方法

手术室消毒灭菌的方法主要分为物理消毒灭菌法和化学消毒灭菌法两大类,而其中压力蒸汽灭菌法、环氧乙烷气体密闭灭菌法和低温等离子灭菌法是最为普遍使用的手术室灭菌方法。

(一)物理消毒灭菌法

1.干热消毒灭菌法

适用于耐高温、不耐高湿等物品器械的消毒灭菌。

(1)燃烧法:包括烧灼和焚烧,是一种简单、迅速、彻底的灭菌方法。常用于无保留价值的污染物品,如污纸、特殊感染的敷料处理。某些金属器械和搪瓷类物品,在急用时可用此法消毒。但锐利刀剪禁用此法,以免刀锋钝化。

注意事项包括:使用燃烧法时,工作人员应远离易燃、易爆物品。在燃烧过程中不得添加乙醇,以免火焰上窜而致烧伤或火灾。

(2)干烤法:采用干热灭菌箱进行灭菌,多为机械对流型烤箱。适用于高温下不损坏、不变质、不蒸发物品的灭菌,不耐湿热器械的灭菌,以及蒸汽或气体不能穿透的物品的灭菌,如玻璃、油脂、粉剂和金属等。干烤法的灭菌条件为 160℃,2 小时;或 170℃,1 小时;或 180℃,30 分钟。

注意事项包括:①待灭菌的物品需洗净,防止造成灭菌失败或污物炭化;②玻璃器皿灭菌前需洗净并保证干燥;③灭菌时物品勿与烤箱底部及四壁接触;④灭菌后要待温度降到 40℃以下再开箱,防止炸裂;⑤单个物品包装体积不应超过 10cm×10cm×20cm,总体积不超过烤箱体积的 2/3,且物品间需留有充分的空间;油剂、粉剂的厚度不得超过 0.635cm;凡士林纱布条厚度不得超过 1.3cm。

2.湿热消毒灭菌法

湿热的杀菌能力比干热强,因为湿热可使菌体含水量增加而使蛋白质易于被热力所凝固,加速微生物的死亡。

(1)压力蒸汽灭菌法:压力蒸汽灭菌法是目前使用范围最广、效果最可靠的一种灭菌方法。适用于耐高温、耐高湿的医疗器械和物品的灭菌;不能用于凡士林等油类和粉剂类的灭菌。根据排放冷空气方式和程度不同,压力蒸汽灭菌法可分为下排式压力蒸汽灭菌器和预真空压力蒸汽灭菌器两大类。预真空压力蒸汽灭菌是利用机械抽真空的方法,使灭菌柜内形成负压,蒸汽得以迅速穿透到物品内部,当蒸汽压力达到 205.8kPa(2.1kg/cm²),温度达到 132℃或以上时灭菌开始,到达灭菌时间后,抽真空使灭菌物品迅速干燥。

预真空灭菌容器操作方法:①将待灭菌的物品放入灭菌容器内,关闭容器。蒸汽通入夹层,使压力达 107.8kPa(1.1kg/cm²),预热 4 分钟。②启动真空泵,抽除容器内空气使压力达 2.02.7kPa。排除容器内空气 98% 左右。③停止抽气,向容器内输入饱和蒸汽,使容器内压力达 205.8kPa(2.1kg/cm²),温度达 132℃,维持灭菌时间 4 分钟。④停止输入蒸汽,再次抽真空使压力达 8.0kPa,使灭菌物品迅速干燥。⑤通入过滤后的洁净干燥的空气,使灭菌容器内压力回复为零。当温度降至 60℃以下,即可开容器取出物品。整个过程需 25 分钟(表 7-2)。

表 7-2 蒸汽灭菌所需时间(分钟)

	下排气(Gravity)121℃	真空(Vacuum)132℃
硬物(未包装)	15	4
硬物(包装)	20	4
织物(包裹)	30	4

注意事项包括:①高压蒸汽灭菌须由持专业上岗证人员进行操作,每日合理安排所需消毒物品,备齐用物,保证手术所需。②每日晨第一锅进行 B-D 测试,检查是否漏气,具体要求如下:放置在排气孔上端,必须空锅做,锅应预热。用专门的 B-D 测试纸,颜色变化均匀视为合格。③下排式灭菌器的装载量不得超过柜室内容量的 80%,预真空的装载量不超过 90%。同时预真空和脉动真空的装载量又分别不得小于柜室内容量的 10% 和 5%,以防止"小装量效应"残留空气影响灭菌效果。④物品装放时,相互间应间隔一定的距离,以利蒸汽置换空气;同时物品不能贴靠门和四壁,以防止吸入较多的冷凝水。⑤应尽量将同类物品放在一起灭菌,若必须将不同类物品装在一起,则以最难达到灭菌物品所需的温度和时间为准。⑥难于灭菌的物品放在上层,较易灭菌的小包放在下层,金属物品放下层,织物包放在上层。金属包应平放,盘、碗等应处于竖立的位置,纤维织物应使折叠的方向与水平面成垂直状态,玻璃瓶等应开口向下或侧放,以利蒸汽和空气排出。启闭式筛孔容器,应将筛孔打开。

(2)煮沸消毒法:现手术室一般较少使用此方法。适用于一般外科器械、胶管和注射器、饮水和食具的消毒。水沸后再煮 1520 分钟即可达到消毒水平,但无法作灭菌处理。

注意事项包括:①煮沸消毒前,物品必须清洗干净并将其全部浸入水中。②物品放置不得超过消毒容器容积的 3/4。③器械的轴节及容器的盖要打开,大小相同的碗、盆不能重叠,空腔导管需先在管腔内灌水,以保证物品各面与水充分接触。④根据物品性质决定放入水中的时间:玻璃器皿应从冷水或温水时放入,橡胶制品应在水沸后放入。⑤消毒时间应从水沸后算起,在消毒过程中加入物品时应重新计时。⑥消毒后应将物品及时取出,置于无菌容器中,取出时应在无菌环境下进行。

3.光照消毒法

其中最常用的是紫外线灯消毒(图 7-2)。适用于室内、物体表面和水及其他液体的消毒。紫外线属电磁波辐射,消毒使用的为 C 波紫外线,波长为 200~275nm,杀菌较强的波段为 250~270nm。紫外线的灭菌机制主要是破坏微生物及细菌内的核酸、原浆蛋白和菌体糖,同时可以使空气中的氧电离产生具有极强杀菌能力的臭氧。

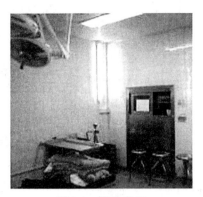

图 7-2　紫外线灯

注意事项包括：①空气消毒采用 30W 室内悬吊式紫外线灯,室内安装紫外线灯的数量为每立方米不少于 1.5W 来计算,照射时间不少于 30 分钟,有效距离不超过 2m。紫外线灯安装高度应距地面 1.52m。②紫外线消毒的适宜温度范围为 20℃～40℃,消毒环境的相对湿度应≤60%,如相对湿度＞60% 时应延长照射时间,因此消毒时手术间内应保持清洁干燥,减少尘埃和水雾。③紫外线辐射能量低,穿透力弱,仅能杀灭直接照射到的微生物,因此消毒时必须使消毒部位充分暴露于紫外线照射范围内。④使用过程中,应保持紫外线灯表面的清洁,每周用 95% 酒精棉球擦拭一次,发现灯管表面有灰尘、油污时应随时擦拭。⑤紫外线灯照射时间为 30～60 分钟,使用后记录照射时间及签名,累计照射时间不超过 1000 小时。⑥每 36 个月测定消毒紫外线灯辐射强度,当强度低于 $70\mu W/cm^2$ 时应及时更换。新安装的紫外线灯照射强度不低于 $90\mu W/cm^2$。

4. 低温等离子灭菌法

是近年来出现的一项物理灭菌技术,属于新的低温灭菌技术。适用于不耐高温、湿热如电子仪器、光学仪器等诊疗器械的灭菌,也适用于直接进入人体的高分子材料,如心脏瓣膜等,同时低温等离子灭菌法可在 50℃ 以下对绝大多数金属和非金属器械进行快速灭菌。等离子体是某些中性气体分子在强电磁场作用下,产生连续不断的电离而形成的,其产生的紫外线、γ 射线、β 粒子、自由基等都可起到杀菌作用,且作用快,效果可靠,温度低,无残留毒性。

注意事项包括：①灭菌前物品应充分干燥,带有水分湿气的物品容易造成灭菌失败。②灭菌物品应使用专用包装材料和容器。③灭菌物品及包装材料不应含植物性纤维材质,如纸、海绵、棉布、木质类、油类、粉剂类等。

5. 电离辐射灭菌法

又称"冷灭菌",用放射性核素 γ 射线或电子加速器产生加速粒子辐射处理物品,使之达到灭菌。目前国内多以核素钴-60 为辐射源进行辐射灭菌,具有广泛的杀菌作用,适用于金属、橡胶、塑料、一次性注射器、输液、输血器等,精密的医疗仪器均可用此法。

(二)化学消毒灭菌

化学消毒灭菌法是利用化学药物渗透到菌体内,使其蛋白质凝固变性,酶蛋白失去活性,引起微生物代谢障碍,或破坏细胞膜的结构,改变其通透性,使细菌破裂、溶解,从而达到消毒灭菌作用。现手术室常用的化学消毒剂有 2% 戊二醛、环氧乙烷、过氧化氢、过氧乙酸等,下面对几种化学消毒灭菌方法进行简介。

1. 环氧乙烷气体密闭灭菌法

环氧乙烷气体是一种化学气体高效灭菌剂,其能有效穿透玻璃、纸、聚乙烯等材料包装,杀菌力强,杀菌谱广,可杀灭各种微生物,包括细菌芽胞,是目前主要的低温灭菌方法之一。适用于不耐高温、湿热如电子仪器、光学仪器等诊疗器械的灭菌。此外,由于环氧乙烷灭菌法有效期较长,因此适用于一些呈备用状态、不常用物品的灭菌。但是影响环氧乙烷灭菌的因素很多,例如环境温湿度、灭菌物品的清洗度等,只有严格控制相关因素,才能达到灭菌效果。

注意事项包括：①待灭菌物品需彻底清洗干净(注意不能用生理盐水清洗),灭菌物品上不能有水滴或水分太多,以免造成环氧乙烷的稀释和水解。②环氧乙烷易燃易爆且具有一定毒性,因此灭菌必须在密闭的灭菌器内进行,排出的残余环氧乙烷气体需经无害化处理。灭菌后的无菌物品存放于无菌敷料间,应先通风处理,以减少毒物残留。在整个灭菌过程中注意个人防护。③环氧乙烷灭菌的包装材料,需经过专门的验证,以保证被灭菌物品灭菌的可靠性。

2.戊二醛浸泡法

戊二醛属灭菌剂,具有广谱、高效杀菌作用,对金属腐蚀性小,受有机物影响小。常用戊二醛消毒灭菌的浓度为2%。适用于不耐热的医疗仪器和精密仪器的消毒灭菌,如腹腔镜、膀胱镜等内镜器械。

注意事项包括：①盛装戊二醛消毒液的容器应加盖,放于通风良好处。②每日由专人监测戊二醛的浓度并记录。浓度>2.0%(指示卡为均匀黄色)即符合要求,若浓度<2.0%(指示卡全部或部分白色)即失效。失效的消毒液应及时处置,浸泡缸清洗并高压蒸汽灭菌后方可使用。③戊二醛消毒液的有效期为7天,浸泡缸上应标明有效起止日期。④戊二醛对皮肤黏膜有刺激,防止溅入眼内或吸入体内。⑤浸泡时,应使物品完全浸没于液面以下,打开轴节,使管腔内充满药液。⑥灭菌后的物品需用大量无菌注射用水冲洗表面及管腔,待完全冲净后方能使用。

3.低温湿式灭菌法

使用的灭菌剂为碱性强氧化灭菌剂,适用于各种精密医疗器械,如牙科器械、内镜等多种器械(软式和硬式内视镜、内视镜附属物、心导管和各种手术器械)的灭菌。该法通过以下机制起到灭菌作用：①氧化作用：灭菌剂可直接对细菌的细胞壁蛋白质进行氧化使细胞壁和细胞膜的通透性发生改变,破坏了细胞的内外物质交换的平衡,致使生物死亡。②破坏细菌的酶系统：当灭菌剂分子进入细胞体内,可直接作用于酶系统,干扰细菌的代谢,抑制细菌生长繁殖。③碱性作用：碱性(pH=8)过氧乙酸溶液,使器械的表面不会粘贴有机物质,其较强的表面张力可快速有效地作用于器械的表面及内腔。

注意事项包括：①放置物品时应先放待灭菌器械,后放灭菌剂。②所需灭菌器械应耐湿,灭菌前必须彻底清洗,除去血液、黏液等残留物质,并擦干。③灭菌后工艺监测显示"达到灭菌条件"才能使用。

三、器械的清洗、包装、消毒和灭菌

正确的清洗、包装、灭菌是保障手术成功的关键之一,手术室护士应严格按规范流程对手术器械进行相应处理。

(一)器械的清洗流程及注意事项

1.器械的清洗流程

(1)冲洗：流动水冲洗。

(2)浸泡：将器械放入多酶溶液中预浸泡10分钟,根据污染程度更换多酶溶液,每天至少更换一次。

(3)超声清洗：将浸泡后的器械放入自动超声清洗箱内清洗10分钟。

(4)冲洗：放入冲洗箱内冲洗2次,每次为3分钟。

(5)上油：在煮沸上油箱内加入器械专用油进行煮沸上油。

(6)滤干：将上好油的器械放入滤干器中滤干水分。

(7)烘干：将器械放入烘干箱,调节时间为56分钟,温度为150℃~160℃。

2.清洗器械自我防护措施

应严格按照消毒供应中心个人防护要求进行穿戴防护措施。

3.器械清洗注意事项

机械清洗适用于大部分常规器械的清洗。手工清洗适用于精密、复杂器械的清洗和有机物污染较重器械的初步处理,遇复杂的管道类物品应根据其管径选择合适口径的高压水枪进行冲洗。精密器械的清洗,应遵循生产厂家提供的使用说明或指导手册。使用超声波清洗之前应检查是否已去除较大的污物,并且在使用前让机器运转510分钟,排除溶解于内的空气。

(二)器械的包装

1.包装材料

包装材料必须符合 GB/T19633 的要求。常用的包装材料包括硬质容器、一次性医用皱纹纸、一次性无纺布、一次性纸塑袋,一次性纸袋、纺织物等。纺织物还应符合以下要求:为非漂白织物,包布除四边外不应有缝补针眼。

2.包装方法

灭菌物品包装分为闭合式与密封式包装。①闭合式包装适用于整套器械与较多敷料合包在一起,应有 2 层以上包装材料分 2 次包装。贴包外指示胶带及标签,填写相关信息,签名确认。②密封式包装如使用纸袋、纸塑袋等材料,可使用一层,适用器械单独包装。待包装物品必须清洁干燥,轴节打开,放入包内化学指示卡后封口。包外纸面上应有化学指示标签。

3.包装要求

(1)无纺布包装应根据待包装的物品大小、数量、重量,选择相应厚度与尺寸的材料,2 层分 2 次闭合式包装,包外用 2 条化学指示带封包,指示胶带上标有物品名、灭菌期及有效期,并有签名。

(2)全棉布包装应有 4 层分 2 次闭合式包装。包布应清洁、干燥、无破损、大小适宜。初次使用前应高温洗涤,脱脂去浆、去色。包布使用后应做到"一用一清洗",无污迹,用前应在灯光下检查无破损并有使用次数的记录。

(3)纸塑袋封口密封宽度应≥6mm,包内器械距包装袋封口处≥2.5cm。密封带上应有灭菌期及有效期。

(4)用预真空和脉动真空压力蒸汽灭菌器的物品包,体积不能超过 30cm×30cm×50cm,金属包的重量不超过 7kg,敷料包的重量不超过 5kg;下排气式压力蒸汽灭菌器的物品包,体积不能超过 30cm×30cm×25cm。盆、碗等器皿类物品,尽量单个包装,包装时应将盖打开,若必须多个包装在一起时,所用器皿的开口应朝向一个方向。摆放时,器皿间应用纱布隔开,以利蒸汽渗入。

(5)能拆卸的灭菌物品必须拆卸,暴露物品的各个表面(如剪刀和血管钳必须充分撑开),以利灭菌因子接触所有物品表面;有筛孔的容器,应将盖打开,开口向下或侧放,管腔类物品如导管、针和管腔内部先用蒸馏水或去离子水湿润,然后立即灭菌。

(6)根据手术物品性能做好保护措施,如为尖锐精密性器械应用橡皮套或加垫保护。

(三)器械的灭菌

(1)高度危险性物品,必须灭菌;中度危险性物品,消毒即可;低度危险性物品,消毒或清洁。

(2)耐热、耐湿物品灭菌首选压力蒸汽灭菌。如:手术器具及敷料等。

(3)油、粉、膏等首选干热灭菌。

(4)灭菌首选物理方法,不能用物理方法灭菌的选化学方法。

(5)不耐热物品如各种导管、精密仪器、人工移植物等可选用化学灭菌法,如环氧乙烷灭菌等,内镜可选用环氧乙烷灭菌、低温等离子灭菌、低温湿式灭菌器。

四、手术室的环境管理

手术室环境管理是控制手术部位感染的重要环节,目前手术室环境可分为洁净手术室与非洁净手术室两大类。洁净手术室因采用空气层流设备与高效能空气过滤装置,达到控制一定细菌浓度和空气洁净度级别(动态),无须进行空气消毒。而非洁净手术室在手术前后,通常采用紫外线灯照射、化学药物熏蒸封闭等空气消毒方法(静态)。

(一)紫外线照射消毒法

手术室常采用 30W 和 40W 直管式紫外线消毒灯进行空气消毒,同时控制电压至 220V 左右,紫外线吊装高度至 1.82.2m,空气相对湿度至 40%～60%,使消毒效果发挥最佳。紫外线照射消毒方式以固定式照射法最为常见,即将紫外线消毒灯悬挂于室内天花板上,以垂直向下照射或反向照射方式进行照射消

毒。照射消毒要求手术前、后及连台手术间连续照射时间均大于 30 分钟,紫外线灯亮 57 分钟后开始计时。

（二）过氧乙酸熏蒸消毒法

一般将 15% 的过氧乙酸配制成有效浓度为 0.751.0g/m³ 后加热蒸发,现配现用。要求室温控制在 22℃～25℃,相对湿度控制在 60%～80%,密闭熏蒸时间为 2 小时,消毒完毕后进行通风,过氧乙酸熏蒸消毒法可杀灭包括芽孢在内的各种微生物。由于具有腐蚀和损伤作用,在进行过氧乙酸熏蒸消毒时,应做好个人防护措施。

（三）甲醛熏蒸消毒法

常温,相对湿度 70% 以上,可用 25mL/m³ 甲醛添加催化剂高锰酸钾或使用加热法释放甲醛气体,密闭手术间门窗 12 小时以上,进行空气消毒。由于甲醛可产生有毒气体,该空气消毒方法已逐渐被淘汰。

五、无菌物品的存放

无菌物品存放原则及要求

1. 无菌物品存放原则

无污染、无过期、放置有序等。

2. 存放环境质量控制

保证良好的温度（<24℃）、湿度（<70%）,每日紫外线灯空气消毒 2 次,每次≥30 分钟。

3. 无菌物品存放方法

将无菌器材包置于标准灭菌篮筐悬挂式存放（从灭菌到临床使用都如此）。应干式储存,灭菌后物品应分类、分架存放在无菌物品存放区。一次性使用无菌物品应去除外包装后,进入无菌物品存放区。要求载物架离地 20～25cm,离顶 50cm,离墙远于 510cm,按顺序分类放置。

4. 无菌物品的有效期

无菌物品存放的有效期受包装材料、封口严密性、灭菌条件、存放环境等诸多因素影响。当无菌物品存放区的温度<24℃,相对湿度<70%,换气次数达到 410 次/小时时,使用纺织品材料包装的无菌物品有效期宜为 14 天;未达到环境标准时,有效期宜为 7 天。医用一次性纸袋包装的无菌物品,有效期宜为 1 个月;使用一次性医用皱纹纸、医用无纺布包装的无菌物品,有效期宜为 6 个月;使用一次性纸塑袋包装的无菌物品,有效期宜为 6 个月。硬质容器包装的无菌物品,有效期宜为 6 个月。

（张　雁）

第八章 透析室护理

第一节 血液透析治疗概论

血液透析治疗是指在血液与透析液间放置一个透析膜,利用弥散、对流等清除体内溶质与水分或向体内补充溶质的方法,其目的是替代肾衰竭所丢失的部分功能,清除血液中氮源性及其他源性代谢废物,纠正与肾衰竭相关的水、电解质、酸碱平衡紊乱。血液净化技术的基本原理有弥散、对流、超滤及吸附。

透析是治疗中末期肾衰竭的有效方法之一。近十年,透析设备随着微电子技术和材料科学的进步而日臻完善,智能化血液透析,生物相容性透析膜和透析液在广泛应用,透析技术在我国较快发展,使得越来越多的肾衰竭患者得到了及时的救治。医护人员已从单纯的血液透析治疗,转变为制订个体化血液透析方案,从而降低了透析风险,保证了患者最大化的躯体舒适和生命安全。

一、血液透析护士的素质要求

(一)透析护士的来源与培养

1.透析护士的来源

透析护士应具备中等专业以上学历,同时要求从事临床护理工作 3～5 年以上,轮转过心血管、肾脏科病房以及监护室,有一定临床经验。护士应熟悉肾脏疾病的发展规律,了解尿毒症的各种并发症,特别是心血管并发症的临床表现;了解危重患者的护理和治疗,如多器官功能衰竭、成人呼吸窘迫综合征等;能熟练操作心电监护仪、呼吸机、输液泵等,这便于在实际工作中对各种重症疾病进行监护,早期发现各类并发症。

2.透析护士的培养

透析护士应经过 3～6 个月的专门培训,进行理论和操作考核,考核合格者方可上岗。其带教老师应由工作认真、技术熟练、具有一定的临床经验的透析护士担任。透析护士必须具有良好的业务素质、业务能力,并积极参加科内业务学习,努力提高透析质量。

3.透析护士的专业素质培养

护理工作专业素质要求也不断提高,应具有全面的理论知识,熟练的操作能力和丰富的临床经验,科学的照护患者的生活,提供专业的生活护理、精神护理、营养指导服务,并在新技术、新专业发展的同时,进一步满足患者的需求。

(二)透析护士的素质要求

1.知识和技术能力要求

(1)熟悉透析的概念和意义。严格执行消毒隔离制度,严格按操作规程进行操作,掌握无菌操作技术。

(2)熟练掌握急性心力衰竭、透析中低血压和高血压、透析失衡综合征、首次使用综合征、出血等并发症的早期发现和紧急处理方法。

(3)熟悉抗凝剂的作用特点及应用;熟悉各项血液净化的基本操作,如动静脉内瘘的穿刺及维护;熟悉临时性血管通路的护理及宣教;熟悉血液净化过程中的监护及护理。

(4)随着近年来对于透析患者的回归社会的重视,护士在指导患者应对疾病的同时,更应关爱患者的心理精神状态,并针对患者的饮食习惯给予适宜的饮食指导,所以要求护士还要掌握一定心理沟通技巧及营养饮食知识,使患者能够真正回归正常的工作和生活。

2.专业素质

由于血液净化技术是一门技术性、专业性、责任性很强的工作,故透析护士不但要全面掌握血液透析的技术,更应有高度的责任心来完成常规工作。

(1)透析护士应思路清晰,反应敏捷,具有高度的责任心,当透析中发生紧急情况或意外时,能以熟练的技巧和能力,及时处理问题和解决问题。

(2)在护理活动中,严格执行岗位制度,加强工作责任心。善于运用语言,通过恰当的交谈,帮助患者正确认识和对待自身的疾病,减轻消极情绪,帮助患者肯定自己的价值与自尊。

(3)护士的仪表和神态应该庄重、沉着、热情、关切、机敏、果断,操作时要稳、准、轻、快,从行为上消除患者的疑虑,带给患者心理上的安慰。

(4)护士应学会控制自己的情绪,时刻以积极的情绪去感染患者,使患者乐观开朗,为患者提供一个舒适、安全、优美、令人愉悦的环境。

(5)积极开展卫生宣教,针对不同患者、不同病情作好宣传教育工作;对透析患者要有爱心,特别是对年老体弱、活动受限的患者。

二、血液透析护士的职责

(1)接待患者,了解患者的基本情况、年龄、性别、基本病因、透析方法及日期、透析时间、体重增长情况、使用何种血管通路、应用抗凝剂情况、是否有高血压及低血压、是否伴有心力衰竭、是否有严重的酸中毒、是否有出血倾向(包括女性患者月经来潮)等,根据患者的不同情况,安排床位及准备抢救物品。

(2)做好治疗前的准备工作,包括安装血液循环装置及体外循环管道,连接透析管道与血液的通路;熟练掌握动静脉内瘘、人造血管等穿刺技术,早期发现血管闭塞征象并提出处理意见;做好临时性血管通路的抗凝及感染防治的护理及宣教等;透析护士对预防动静脉瘘的各种并发症和延长其使用寿命起着决定性的作用。

(3)根据干体重计算并完成必要的脱水量,并提出对干体重的修改建议,保持其他血液净化技术治疗中的容量平衡。

(4)参与抗凝剂的应用并监护体外循环的抗凝效果,发现有出血倾向时及时与医生联系。

(5)识别机器上的各种报警装置,排除故障,使治疗顺利进行;及时发现并协助医生处理治疗中的并发症,定时观测患者的生命体征和疾病变化,并按时记录。

(6)应做好安全防范措施,防坠床、管道脱落,并准备好各种抢救物品;做好透析时患者的各种生活护理,了解患者思想动态、做好心理护理;危重患者透析结束后与其所在科室交接班。

(7)指导患者的饮食、日常生活和自我管理;联络家属,告知其注意事项,通知每周透析时间,完成其他治疗(对维持性血液透析患者的红细胞生成素治疗、铁剂补充等应在当日血液透析结束后完成);保持工作环境的整洁和安静;对当日透析患者,根据透析情况写好透析记录。

(8)完成透析结束后机器的消毒和清洗,完成床单位的处理及消毒、血液净化中心环境和空气消毒、废弃的透析用品及其他医疗用品的消毒及处理等。

(9)测定及了解透析液浓度、透析液保存方法、有效期,注意水处理系统的运转,机器运转异常时及时通知工程师。

(10)下班时切断所有电源、水路,关好门窗,确保安全。

(李　敏)

第二节　血液透析治疗相关知识及护理

一、血液透析原理

(一)弥散

1.概念

溶质依靠浓度梯度差从浓度高的部位向浓度低的部位流动,这种方式的转运叫弥散。浓度梯度越大,弥散速度越快。这是透析清除尿素氮和肌酐、补充碳酸盐的主要机制。

2.透析率

是衡量透析器效果的指标;是指单位时间内血液清除溶质的量除以入口处血液与透析液间该溶质的浓度差。反映的是在一定的血液流速条件下,透析器清除溶质的量,用以比较各种透析器的效能。

3.清除率

是指单位时间内自血液清除的某种溶质量除以透析器入口处的该溶质的血浓度,以容量速率表示。其特点是不依赖于血液的代谢废物浓度,并不能代表透析器所做的全部"工作"。

4.影响透析率的因素

溶质的浓度梯度、溶质相对的分子量、透析膜的阻力、血液与透析液流速等均能影响透析率。溶质清除率也取决于透析液流速,较快的透析液流速提高了溶质从血液到透析液的扩散效率,但影响通常不大。一般情况下,透析液流速为血液流速的 2 倍,最有利于溶质的清除。但增加透析液的流速将消耗更多的透析液,提高透析的费用。而增加血液流速可提高小分子溶质的清除率。

(二)超滤

1.概念

超滤是指水的对流,以及溶质随着水对流在静水压和(或)渗透压作用下产生的移动。透析膜血液侧为正压,透析液侧由于负压泵吸引而为负压,两者差值为跨膜压(TMP)。

2.超滤的动力

(1)静水压超滤:透析器血液侧与透析液侧之间的静水压差决定超滤的速度。透析机中的半透膜对水的通透性很高,但变动范围很大,取决于膜厚度和孔径大小。

(2)渗透超滤:当两种溶液被半透膜隔开,溶液中溶质的颗粒数不等时,水分向溶质颗粒数多的一侧流动,在水分流动的同时也牵带可以透过半透膜的溶质移动。水分移动后将使膜两侧的溶质浓度相等,渗透超滤也停止。因此这种超滤是暂时性的。

二、血液透析指征

(一)急性肾衰竭

(1)当少尿或无尿＞24～48 小时,并具备下列条件之一者即可进行透析治疗。①血尿素氮 ≥21.4 mmol/L或每天上升 9 mmol/L;②血肌酐≥442 μmol/L;③血清钾≥6.5 mmol/L 或心电图有高钾血症表现者;④HCO_3^-＜15 mmol/L;⑤明显恶心、呕吐、精神不振,轻度烦躁、肺水肿或意识障碍;⑥误输血或其他原因所致溶血、游离血红蛋白＞12.4 mmol/L。

(2)在下列情况下应进行紧急血液透析治疗。①血钾≥7 mmol/L;②二氧化碳结合力≤15 mmol/L;③pH≤7.25;④血尿素氮≥54 mmol/L;⑤血肌酐≥884 μmol/L;⑥急性肺水肿。

(二)慢性肾衰竭

(1)有尿毒症的临床表现,血肌酐＞707.2 μmmol/L,内生肌酐清除率＜10 mL/min。

(2)早期透析的指征:①肾衰竭进展迅速,全身明显恶化,严重消化道症状,不能进食,营养不良;②并

发周围神经病变；③血细胞比容在 15％以下；④糖尿病肾病,结缔组织病肾病,高龄患者。

(3)紧急透析的指征：①药物不能控制的高血钾＞6.5 mmol/L；②水钠潴留、少尿、无尿、高度水肿伴有心力衰竭、肺水肿、高血压；③代谢性酸中毒 pH＜7.2；④并发尿毒症性心包炎,消化道出血,中枢神经系统症状如神志恍惚、嗜睡、昏迷、抽搐、精神症状等。

三、血液透析系统

血液透析系统是由水处理系统、透析器、透析液和血透机组成。

(一)水处理系统

常规血液透析时,患者血液每周与 300～400 L 透析液接触,溶解在透析液中的小分子物质可弥散通过透析膜进入患者血流。高通量透析时,大量液体反滤过进入患者血液。因此,水的纯化处理十分必要。

1.水处理方法

(1)砂滤：通过砂滤去除水中的杂质及悬浮于水中的胶体物质。

(2)软化：使用钠型阳离子交换树脂,与水中的阳离子如钙离子、镁离子和铁离子交换,释放出钠离子,从而降低水的硬度,减轻对反渗膜的损害。

(3)活性炭吸附：主要吸附水中的游离氯离子和氯胺,这两种物质对患者有严重的危害,且不被反渗膜清除。

(4)纱芯滤过：去除水中的细菌或活性炭罐下的颗粒。

(5)反渗机：大多使用膜式反渗机。反渗膜对水分子通透性极高,而对水中的化学物质、胶体物质和微生物通透性极低,反渗膜是水处理系统的最后屏障,是各种水处理系统不可缺少的重要部分。

(6)去离子树脂：采用阳离子交换树脂和阴离子交换树脂的混合床,以氢离子置换水中阳离子,用羟基置换水中的阴离子,氢离子与羟基结合成水,阳离子及阴离子树脂的比例分别为 40％和 60％。

2.系统安全

重要的是定期对水处理系统进行维护,反渗机和供水管路需定期进行消毒和冲洗(消毒和冲洗方法及频率可参考设备使用说明),以保证透析用水的质量。并且定期对水质进行电导度、有机氯及微量元素的监测,保证透析患者的安全。可每年至少进行水质检测一次,需符合 AAMI(美国先进医疗设备协会)标准,每月进行细菌培养,细菌数不能高于 200 cfu/mL。每周进行软水硬度及游离氯检测,每天检查反渗水的电导度。

(二)透析器

透析器是血液透析溶质交换的场所,由透析膜及其支撑结构组成。透析膜为半透膜,将透析器分为透析液室和血室两部分。根据构形,透析器分为螺管型、平板型和空心纤维型,目前使用的是空心纤维型透析器。空心纤维型透析器是由数以千计的薄壁空心纤维构成,血液在空心纤维内流过,透析液以相反方向在纤维外流动。

1.根据膜材料透析器分为 4 类

(1)再生纤维素膜透析器：即铜仿膜或铜氨膜透析器。生物相容性差,超滤系数小。

(2)醋酸纤维素膜透析器：生物相容性有所提高。

(3)替代纤维素膜透析器：即血仿膜。生物相容性好,超滤系数不及合成纤维膜。

(4)合成纤维膜透析器：包括聚丙烯腈、聚甲基丙烯酸甲酯、聚砜、聚碳酸酯、聚乙烯醇、聚酰胺等。生物相容性好,转运系数和超滤系数均较大,可制成血滤膜。

2.透析器消毒方法

分为环氧乙烷熏蒸、蒸气高压灭菌或 γ 射线照射三种。现在越来越多的是采用 γ 射线或高压蒸气消毒的方法。

(三)透析液

透析液是透析治疗的重要成分之一。根据透析液所含碱基的不同,透析液可分为醋酸盐透析液和碳

酸氢盐透析液。由于碳酸氢盐透析液更符合人的生理,纠正酸中毒迅速,透析并发症及不良反应发生率低,因此碳酸氢盐透析液得到广泛的应用。

透析液基本成分与人体内细胞外液成分相似,主要有钠、钾、钙和镁 4 种阳离子,氯和碱基 2 种阴离子,大多数透析液有葡萄糖。透析液能清除代谢废物,维持水、电解质和酸碱平衡。

1. 钠

钠离子在透析液各成分中浓度最高,对透析患者的渗透压起决定作用。常用浓度为 140 mmol/L。

2. 钾

透析液中钾浓度对透析患者的心血管和血流动力学起重要作用。常用浓度为 2.5 mmol/L。

3. 钙

正常人血清总钙浓度为 2.25～2.75 mmol/L,有生理作用的游离钙为 1.25～1.5 mmol/L,透析液中钙离子浓度一般为 1.75 mmol/L。

4. 镁

正常血镁浓度为 0.8～1.2 mmol/L。透析液镁浓度一般为 0.5～0.75 mmol/L。

5. 氯

氯离子是透析液主要阴离子之一。透析液浓度与细胞外液氯离子浓度相似,一般为 100～115 mmol/L。

6. 葡萄糖

透析液葡萄糖浓度一般为 0～11 mmol/L。因少数不含葡萄糖,在透析过程中易发生低血糖。

7. 透析液碱基

透析液中的阴离子除氯离子外,还需要补充其他碱基。常用的有醋酸盐(浓度为 35～40 mmol/L)及碳酸氢盐(浓度为 30～38 mmol/L)。

（四）血液透析机

1. 血液透析机组成

血液透析机主要由透析液供给系统、血液循环控制系统和超滤控制系统 3 部分组成。目前新型的血液透析机增加了患者监测系统,包括患者体温、血压、血容量及心电图等监测指标。

(1)透析液供给系统:分为中心供给和单机供给 2 个系统。①中心供给系统:是指透析液由机器统一配制,通过管道将稀释透析液送往各血透机,优点是降低成本,节省人力和工作时间,但由于透析液供给系统各成分固定,无法进行个体化透析。②单机供给系统:从反渗水进入透析机开始,到透析液进入透析器之前的旁路阀为止,可分为反渗水预处理、透析液配比和透析液监控 3 部分。

(2)血液循环控制系统:血液透析体外循环由动脉血路、透析器和静脉血路 3 部分组成。动脉血路上有血泵、肝素泵、动脉壶和动脉压监测器。静脉血路上有静脉壶、静脉压监测器、空气探测器和静脉夹。

(3)超滤控制系统:位于透析液进入透析器之前和出透析器之后的一段水路上,常用的超滤方式有:①定压超滤:通过控制透析液的负压,直接改变跨膜压的大小,产生相应的超滤量,缺点是不够精确,易引起低血压。②定容超滤:通过独立的超滤泵,直接从水路中恒速地抽取所需的超滤量,而跨膜压的大小随透析负压的改变而变化。③程序化超滤:可结合患者情况作可调钠透析等,达到理想的超滤目标,而不发生低血压。

2. 透析机清洗

①透析机外部清洗必须在每次透析治疗结束后进行。血迹应用含氯一次性抹布擦净;②清洗机器时应小心谨慎,预防感染扩散;③每次治疗结束后都应对透析机进行化学消毒或加热消毒;④如果透析机闲置 48 小时以上,应消毒后再用;⑤为预防透析内部化学物质沉淀,可以使用酸性溶液冲洗。

3. 透析机的管理

(1)保证性能完好,各系统功能正常:包括血液循环及监测系统（血泵、肝素泵、压力、空气）、透析液循环及监测系统(透析液比例分配泵、电导度、温度、漏血等)、超滤系统、报警系统。

(2)在规定的环境和条件下使用,如温度、湿度、电压、供水压力、供水量等。

（3）建立档案，包括基本技术和操作信息、操作运转、消毒除钙、维护保养和故障维修情况等。

四、血管通路

血管通路是透析患者重要的生命线，通路失败是导致死亡的重要因素。良好的血管通路是血液净化治疗的基本要素之一，血管通路的功能状态直接影响着治疗质量，而保持通路的畅通需要护士精湛的技术和责任心。

（一）基本概念

1. 良好的血管通路应具备的基本特征

①易于反复建立血液循环；②能保持血液净化时充分的血流量；③保持长期的功能，不必经常手术干预；④没有明显的并发症；⑤可减少和防止感染。

2. 分类

正常血管通路应保证血流速在 300 mL/min。

（1）按照用途及使用寿命血管通路可分为：①临时性血管通路：动脉直接穿刺（一般不建议使用）、颈内静脉留置导管、锁骨下静脉留置导管、股静脉留置导管；②半永久性血管通路（带涤纶套深静脉留置导管）；③永久性血管通路，即血管内瘘通路（动静脉瘘管和人造血管瘘）。

（2）临床上血管通路多数分为两大类：临时性血管通路和永久性血管通路。永久性血管通路应在患者透析前数月建立，为日后透析作好准备。

（二）永久性血管通路及护理

1. 动静脉瘘管（AVF）

通过手术将动脉与邻近的静脉在皮下吻合，术后该静脉逐渐扩张增厚，有足够血流量成为永久性血液通路，需数月才能成熟。其优点是可以长时间使用，并发症少，随着透析时间延长，血流量增加大于人造血管瘘。其缺点是成熟缓慢或不能成熟；穿刺较困难；随着年龄增大，口径增加，容易形成动脉瘤；影响外观。

（1）常用的动静脉瘘管部位：①腕部（桡动脉－头静脉）；②肘部（肱动脉－头静脉）；③腕部（桡动脉－贵要静脉）。

（2）动静脉瘘管的护理：至少每天检查一次造瘘处震颤和血管杂音。并注意：①带瘘手或胳膊出现血肿或水肿，应当休息，直到肿胀消退；②动静脉内瘘出现渗出或肿胀时应避免反复穿刺；③避免绷带或衣物过紧而限制肢体活动；④造瘘上肢不能用于测血压、静脉穿刺，不能持重物；⑤逐渐进行手和上肢功能锻炼，可能有利于内瘘的成熟。如术后 12 小时伤口无渗血、无感染，轻抬前臂做轻微运动 50 次，每 2 小时重复 1 次；术后 24 小时前臂与上臂呈 $60°$ 上下轻摆动，做轻微运动 100 次，每 2 小时重复 1 次；术后 $7 \sim 10$ 天拆线后伤口愈合，前臂与上臂呈 $60°$ 上下用力摆动，做握拳运动 200 次，每 4 小时重复 1 次；⑥内瘘的成熟至少需要 $6 \sim 8$ 周，12 周或更长时间更好。一旦内瘘失去功能，应当迅速联系造瘘医生，即使数小时的延误都可能造成不可修复的损伤。

（3）动静脉瘘管患者的教育指导：避免各种缩血管因素的刺激。①寒冷、季节更换时注意保暖；②出汗时避免脱水过多、低血糖等；③低血压时避免严重腹泻、失血，及时调整降压药；④避免剧烈运动、外力撞击等引起的疼痛；⑤防止压迫，应穿宽松衣服，睡姿正确。

2. 人工血管瘘

人造血管通常用聚四氟乙烯制备，连接于动脉和静脉间构成人工血管瘘。常置于前臂"线"型或"袢"型。因为有皮下隧道，术后淤斑和疼痛会重些。如果手术顺利且无并发症，人工血管瘘的优点就会体现出来，3 周后就可以穿刺，必要时可立即使用。但感染发生率可高达 $5 \sim 15\%$，且容易出现吻合口狭窄。护理同 AVF。

（三）动静脉瘘的穿刺及技巧

维持血管通路通畅及合理使用需要护士用心管理与呵护。护士是血管通路的使用者和监护者，要树立保护血管的观念，树立患者长期治疗的概念。使血管通路的使用有计划性，长远性。

1. 穿刺针大小选择

依据血管的粗细来选择穿刺针,开始用细针(16～17G),如果要达到高的血流量则需要用粗针(14～15G)。针芯直径大小的调整可以引起血流速度的改变,但大针芯可以降低压力相关溶血的发生率。

穿刺针头应该放置在内瘘口附近静脉。动脉针在血管的远端穿刺,可以朝向或背向心脏,静脉针应在血管近端、离动脉针5 cm以上位置穿刺,针尖朝向心脏。静脉段扩张不佳的患者,可用止血带帮助定位,透析时止血带应去除,以免发生再循环。移植血管应先了解其解剖位置,并不得使用止血带。

2. 皮肤准备

尽可能减少穿刺过程中感染的危险。准备穿刺的上肢应用肥皂和清水清洗、用含乙醇溶液消毒至少3分钟。当皮肤清洗、待干后方可进行穿刺,为避免化学性静脉炎的发生,可使用止血带扩张血管。

3. 穿刺技术

穿刺技术对于保护通路至关重要。在同一区域反复穿刺可能引起管壁的薄弱,进而导致动脉瘤和假性动脉瘤的形成。

(1)"绳梯状"穿刺:此技术可以充分利用内瘘的长度。由于穿刺点1 cm范围内组织均受创伤,且组织修复时间约为1周,两个穿刺点应在1 cm以上。

(2)"纽扣"法穿刺:可以利用少量的穿刺点重复穿刺。每次穿刺保证在同一针道。这一技术不易形成血肿和瘤样扩张,且穿刺速度快,时间短,患者疼痛感明显减轻,痛苦少。缺点是容易渗血,对于皮肤松弛和皮下脂肪过多的患者不建议选用此方法。

(3)如果穿刺不成功,尽量避免重复尝试,否则将对内瘘造成损伤。对同一患者穿刺不能超过3次。如果穿刺点变得肿胀膨大,这一区域在肿胀和青紫消失前不能使用。

4. 评估

对于首次使用的内瘘,除应进行血管走向、弹性、直径长短,确定穿刺部位的评估外,还应主要进行:①望:手术伤口愈合良好,皮肤光滑清洁。②触:右手掌心放置内瘘处,感到震颤。③听:用听诊器听到响亮血管杂音,听瘘口处20～30 cm。④评估:血管走向、弹性、直径长短,确定穿刺部位。

对于新内瘘的第一次穿刺,动脉穿刺点应远离吻合口,一般暂时选择在肘正中静脉或贵要静脉离心方向作动脉穿刺,而静脉穿刺则选择下肢静脉,待内瘘条件进一步成熟,动脉穿刺点再往下移,动脉发生血肿的概率就会减小。

5. 拔针技巧

①速度:拔针快、动作稳、压迫点准确,顺应性强;②力度:能听到杂音或触及震颤,同时不出血为宜;③时间:以宽胶布压迫15～30分钟,避免用弹力绷带。

6. 穿刺时或透析中发生血肿的处理

(1)新建内瘘穿刺失败出现血肿应立即起针压迫止血,并用冰袋冷敷以加快止血,待血肿消退后再行穿刺。

(2)常规内瘘动脉穿刺失败出现血肿,如血肿未继续增大,可暂时不拔针,在原动脉穿刺点以下再穿刺(避开血肿)。

(3)透析过程中动脉端发生血肿,可暂时将流量好的静脉端改为动脉端,而发生血肿的动脉端予以冰袋冷敷,再另选其他部位的静脉做静脉端,使透析继续进行。如静脉端的流量不足,可将动静脉两端串联,使血液继续运转,待血肿消退后再另行穿刺,继续透析。

(4)透析过程中静脉端发生血肿,应避开血肿,在静脉穿刺点以上另行穿刺或另择其他静脉穿刺,继续透析。

(5)对于新建内瘘,止血带结扎的部位应在肘关节以上,不可过下,松紧也应适中,以防压力过大使新建内瘘穿刺之前发生血肿或穿刺时发生血肿。

五、静脉导管通路使用及护理

（一）基本概念

留置导管分为临时性和半永久性留置导管通路。

1.临时性插管

通常放置在颈内静脉、股静脉或锁骨下静脉，置管后可立即开始透析。

2.半永久性留置导管

颈内静脉和锁骨下静脉置管可以保留 7～10 天，但随着保留时间的延长，感染的危险迅速增加。特别是股静脉，穿刺处应每日换药 1 次，且患侧下肢不得弯曲 90°，也不宜过多起床活动。要保持会阴的清洁，会阴护理 2 次/日。

（二）正确使用留置导管

（1）每次透析时都应密切观察局部有无出血和导管有无脱出及是否通畅。如果应用半通透性的透明敷料，必要时应更换敷料。更换时应执行无菌操作，适当予以抗感染处理。

（2）记录患者的体温，确定脱出位置并做细菌培养。如果透析室内存在葡萄球菌感染的高危因素，可以考虑在脱出位置应用有效抗生素（如莫匹罗星）。

（3）应始终保持导管无菌，特别是透析前打开帽或透析后重新盖帽时，应迅速将无菌注射器连接到透析管路开放的末端。特别提醒，消毒皮肤用的乙醇溶液可能会溶解聚氨基甲酸酯导管，聚维酮碘可能溶解硅胶导管。因此，0.1％次氯酸盐溶液对导管是安全的。

（4）血液透析前，拆除包扎敷料后，卸下的肝素帽应将其浸泡于消毒液中备用，再用安尔碘消毒导管口及周围皮肤，用无菌注射器抽出导管内肝素生理盐水及血凝块后，连接血路管开始治疗。

（5）在治疗过程中应密切观察局部有无渗血，尤其是凝血机制较差及留置经过欠顺利者。

（6）每次使用后先用 10～20 mL 生理盐水冲洗导管，再用含肝素 1000～5000 U 的生理盐水 2～3 mL 采用脉冲式正压封管有助于预防导管的堵塞。高凝者可加大肝素量，甚至使用原液。

（三）导管堵塞时的处理

（1）用导管腔刷取出血栓时，注意一定要明确导管的长度，从而确保导丝不至于伸到静脉内。

（2）用尿激酶溶栓，如 5000 IU 尿激酶一次性注入，充满导管腔，在导管内保留 10～30 分钟或者一个透析期间。

（3）如果栓塞不缓解，需要更换导管。

（4）如果该患者可供置管部位少，那么每次透析都需要应用尿激酶封管。

（李　敏）

第三节　血液滤过和血液透析滤过治疗技术及护理

一、血液滤过和血液透析滤过的原理

（一）对流

1.机制

溶质通过半透膜转运的第二种机制是对流。水分子小，能够通过所有半透膜。当水分子在静水压或渗透压的驱动下通过半透膜时就发生超滤，易于通过膜孔的溶质随水运行。溶质与水分子一起通过半透膜近似于原始浓度。该过程大分子溶质，尤其是大于膜孔的分子无法通过半透膜，半透膜对这些大分子溶质起到了筛滤作用。血液滤过即利用此原理。

2.影响对流的因素

①膜的特性；②消毒可使膜孔收缩；③血液成分：血浆蛋白浓度、血细胞比容以及血液黏滞度影响超滤率；④液体动力学：膜表面的切变力或速度梯度影响滤过量；⑤温度：血液透析和血液滤过时，温度与超滤率呈直线关系。

（二）血液滤过

血液滤过仅仅通过对流方式清除溶质，即溶质和水一起顺着压力梯度被滤出。由于大量溶液被滤出，需补充大量的置换液（大于 40 升/次）。血液滤过比血液透析可以更好的清除大分子溶质如 β_2-微球蛋白、糖基化终产物等，提高小分子毒素的清除，稳定心血管系统，改善炎症反应。对于那些需要长期血液透析、失去肾移植机会或因体重较大常规血液透析不能获得满意 Kt/V 值的患者，血液滤过更有益处。

（三）血液透析滤过

由血液透析和血液滤过组成，同时通过对流和弥散两种方式清除溶质和水分。由于置换液被直接输入患者体内，置换液必须超纯，内毒素的污染要降至最小。此外，血液透析滤过需要高通透性、大面积半透膜、高血流速以及对置换量的精确控制。

二、血液滤过装置

（一）血液滤过器

是决定血液滤过治疗效果的关键，对滤过膜的要求与透析膜的要求不同，血液滤过膜应有大孔径、高通量，具有很高的超滤系数和水渗透性。

（二）血液滤过机

血液滤过机除了与血液透析机具有相同的动静脉压、跨膜压、漏血、空气监测等监护装置外，还增设了置换液泵和液体平衡加温装置。新型的血液滤过机均可根据需要选择血液滤过或血液透析滤过的治疗模式。血液滤过与血液透析治疗运作时的最大区别在于血液滤过不用透析液，血液透析滤过则需应用透析液。两者在治疗时都要超滤大量液体并同时补充相应量的置换液，故对液体平衡要求特别高，倘若在治疗时液体置换过量或不足，均可快速导致危及生命的容量性循环衰竭。因此，血液滤过机对液体平衡的连续监测以确保滤出液与置换液进出的平衡是安全治疗的重要环节。

（三）置换液

血液滤过时，由于大量血浆中的溶质和水被滤出，因此必须补充相当量的与正常细胞外液相似的置换液，因此必须保证其无细菌和致热源、无有机物，提高血液滤过疗效，减少并发症。如今临床上应用较为普遍的在线式血液滤过机，内置 2～3 个超微滤器，可在线生产超纯置换液，保证了透析液和置换液处方的个体化。

单纯血液滤过置换量一般为 60～90 升/周，血液透析滤过置换量为 9～15 升/次。

三、操作规程

（一）血管通路

血液滤过、血液透析滤过的血管通路与血液透析相同，但血流量要求较血液透析高，一般需250～350 mL/min的流量才能达到理想的治疗效果。

（二）置换液补充途径

1.前稀释法

置换液于滤器前的动脉端输入，其优点是血液在进入滤器前已被稀释，故血流阻力小，滤过率稳定，残余血量少，不易在滤过膜上形成蛋白质覆盖层，可减少抗凝剂用量。但清除率低于后稀释法，要达到与后稀释法相等的清除率需消耗更多的置换液。

2.后稀释法

置换液于滤器后静脉端输入。临床上最常用的是后稀释，其优点是清除率高，可减少置换液用量，节省

治疗费用。缺点是水分大量被超滤以后血液浓缩,易在滤过器膜上形成覆盖物,肝素用量也较前稀释法多。

3.混合稀释法

这是一种较完善的稀释方法。为了最大限度地发挥血液滤过、血液透析滤过前稀释法或后稀释法的治疗优点,避免两者之缺点。

四、血液滤过和血液透析滤过的并发症及护理

(一)并发症

1.技术并发症

包括液体平衡误差、置换液成分错误、置换液被污染导致致热源反应、低血流量、破膜漏血、凝血等。

2.丢失综合征

血液滤过或血液透析滤过在超滤大量水分清除中分子毒素的同时,也将一些分子量小但是有益的成分清除。

(二)护理措施

(1)在血液滤过和血液透析滤过过程中密切监视机器运转情况以及动脉压、静脉压、跨膜压和血流量的变化。在治疗过程中需补充大量置换液,如果液体平衡有误,则会导致患者发生危及生命的容量性循环衰竭,因而特别要注意机器液体出入量的动态显示是否正常,确保患者液体出入量的平衡。所有的治疗参数与临床情况应每小时详细记录一次。

(2)严密观察患者的意识、血压、脉搏、呼吸、体温的变化。生命体征的波动与变化往往是急性并发症的先兆,护士在巡视中要密切注意患者的临床反应,如是否有恶心、呕吐、心慌、寒战和高热等症状。

(3)血液透析的所有并发症都有可能在血液滤过过程中出现,最值得警惕的有液体平衡误差、置换液成分错误、置换液被污染导致致热源反应、低血流量、破膜漏血、凝血等。护士在临床护理中要加强责任心、操作严格规范、积极预防可能出现的并发症。一旦发现治疗中的问题,必须及时处理,使治疗顺利进行。

(李　敏)

第四节　血液透析患者心理护理及饮食护理

一、血液透析患者心理护理

(一)慢性肾衰竭患者

由于疾病的影响,慢性肾衰竭患者存在着复杂的生理、心理和社会问题,这使得他们很难接受 1 周 3 次的血液透析治疗。因此,应该了解他们的需要,并且尽所能缓解终末期肾病带给他们的压力。

(1)透析患者最关心的问题,如饮食、液体摄入及药物使用方案、内瘘问题、穿刺护士经验、透析舒适性、超滤过量或容量超负荷、机器故障和报警、治疗中意外事件、待机时间、往返透析室交通问题、失去工作和自由及寿命、相关的性功能障碍等。

(2)护士应做好患者的心理护理,特别是透析早期阶段心理护理。

学习并运用某些心理治疗手段,加强与患者沟通,帮助患者适应角色转化,增强患者对护士的信任感。建立良好的医患关系。

为了减轻患者紧张焦虑的情绪,医务人员应不断提高自己的业务水平,熟练掌握各种技能,了解各种机器的性能和简单的故障排除,针对患者在透析过程中出现的各种不适能作出及时、准确的判断,用最快速度使患者得到缓解,从而增加患者对医务人员的信任感,提高患者在透析治疗中的依从性。

加强与透析患者家属的沟通,告知家庭支持的重要性。

鼓励患者在不加重体力负荷的前提下进行规律锻炼,因为运动可增强机体的运动能力和灵活性,改善和调节中枢神经的紧张度,增强心身愉悦感,对于有严重心理障碍的患者,应鼓励患者到心理门诊进行治疗。

鼓励患者回归社会,进行力所能及的劳动,增加经济收入,减轻家庭及社会的负担。不断地充实自己,分散对疾病的注意力,实现自我价值,增加自信心,保持健康的心态,提高生活质量。

(二)急性肾衰竭

由于患者发病急,加之预后又有诸多不确定因素,透析间隔和透析时间可能很不规律,患者也可能伴随更严重的多系统疾病等。患者可能表现出各种不同的焦虑和担心,在透析过程中,医护人员应予以高度的支持和理解,并获得患者完全的信任。

二、血液透析患者的饮食护理

血液透析患者的营养问题极为重要,营养状况直接影响患者的长期存活及生活质量的改善。据报道,1年以上的血液透析患者中,几乎都有程度不同的营养不良,其中重度占10%,中度为20%～30%。

(一)导致营养不良的主要因素

(1)摄入不足,主要是由于畏食而引起。

(2)伴发感染性疾病,机体的蛋白质和脂肪进一步消耗,使营养状况恶化。

(3)代谢和激素的紊乱,如甲状旁腺激素及酸中毒可增加蛋白质的分解和消耗,减少了蛋白质的合成。

(4)血液透析本身的影响,如应用生物相容性差的透析膜所激活的补体及细胞因子,引起机体分解代谢;同时,血液透析过程中氨基酸和小分子蛋白质的丢失,也会引起营养不良。

(二)饮食指导

根据对患者既往和目前的饮食摄入情况,以及近期食欲或食物摄入的改变或对食物的偏好和厌恶等评估结果,帮助和指导患者制订食谱,使患者合理调配饮食。同时教育患者养成进餐速度慢、每口咀嚼次数多、少量多餐进食等习惯,使营养物质均匀分配在三餐中。

(三)饮食原则

1.摄取足够的蛋白质和热量

蛋白质的摄入量为1.2～1.4 g/(kg·d),50%以上为优质蛋白。可选用鸡蛋、牛奶、瘦肉、鱼等食物,但不宜选用干豆类及豆制品、硬果类等非必需氨基酸高的食物。每日能量的供给为125.6～146.5 kJ/kg(30～35 kcal/kg),饮食中每日脂肪总量以50～60 g为佳,其中植物油应为20～30 mL。

2.限制钠盐的摄入

尿量正常时,不需要限制钠盐的摄入。尿量减少时,要限制钠盐的摄入,一般每日不超过5 g。无尿的患者应控制在每日1～2 g。应避免或减少食用含钠高的食物,如熏制食品、罐头食物、泡菜、咸鱼、咸肉、酱油、味精、快餐等。

3.限制钾的摄入

钾的摄入应根据病情如尿量、血清钾而定,一般摄入量为2～2.5 g/d。有残余肾功能且尿量较多的患者,无需严格限制。慎用含钾高的食物,如菠菜、马铃薯、蘑菇、海菜、豆类、莲子、卷心菜、榨菜以及香蕉、橘子、椰子等;饮料如鲜果汁、咖啡、巧克力饮料、麦芽饮料等,以及巧克力、奶粉、发酵粉、盐的替代品。

可采取恰当的烹调方式使钾易溶于水,如煮菜多放水。不用肉汤、菜汤拌饭;煮马铃薯可煮沸2次;蔬菜在炖、做沙拉和做汤前提前煮一下;避免使用高压锅和微波炉,但可以重复加热;建议将蔬菜水果分为小份,少量食用;避免生吃蔬菜,尽量做熟等。

4.限制磷的摄入

磷的摄入最好限制在600～1200 mg。因为几乎所有食物都含磷,所以应避免食用含磷高的食物,如蛋黄、全麦面包、内脏类、干豆类、硬核果类、奶粉、乳酪、巧克力等。早期透析时磷的摄入限制,可以防止肾性骨病继发甲状旁腺功能亢进的发生,也能够减缓终末期肾脏病的进展。

5.控制液体摄入

控制水分的摄取以 2 次透析期间体重增长不超过原体重的 4%为宜。饮水量一般以前一日尿量再增加 500 mL。如患者感觉口渴,可用热水漱口。

6.适当补充维生素

透析时由于水溶性维生素严重丢失,因此必须补充 B 族维生素等,可以口服维生素 B_1、B_2、C 及叶酸。由于有过量的危险,所以脂溶性维生素,如维生素 A 和维生素 E 一般不作为常规治疗。但由于维生素 E 有抗氧化的作用,终末期肾脏病患者补充维生素 E 在防止冠心病方面有一定的作用。

(李 敏)

第五节 血液透析室护理风险管理

血液透析室存在的特有风险包括护理操作中的风险、透析过程中发生并发症的风险、透析机操作不当或者运转不良的风险以及透析后期发生感染等并发症的风险。

一、护理操作风险

(一)深静脉或者动静脉穿刺失败

1.风险原因

(1)患者血管条件差。

(2)执行穿刺操作的护士经验不足、操作技术不熟练。

2.风险的表现

多次穿刺失败,血管刺破,在穿刺部位出现渗血、血肿,引发患者或其家属的不满。

3.处理措施

(1)安抚患者及其家属,做好解释工作。

(2)更换经验丰富的护士。

(3)局部处理:24 小时内冷敷,可用冰盐袋或硫酸镁,24 小时后热敷。

4.防范措施

(1)严格执行《无菌中心静脉穿刺操作规程》。

(2)操作前应与患者及其家属沟通,讲清该项操作的难度、风险,并签署风险告知书。

(3)内瘘穿刺术应由经验丰富的护士操作,最好固定护士操作,熟悉每个患者的内瘘情况。

(二)动静脉穿刺针孔渗血

1.风险原因

粗大的穿刺针在患者的同一位置上反复穿刺(应为纽扣式穿刺)造成血管壁损伤,管壁弹性减低,针孔愈合欠佳,从而造成渗血。

2.风险表现

血液自针眼周围渗出,渗出的速度与血流速度及使用的肝素量成正比,如果发现不及时,可造成大面积出血。

3.处理措施

(1)在渗血处用纱布卷压迫。

(2)用冰块做局部冷敷。

(3)在渗血处撒上云南白药或者其他止血药。

(4)局部贴创可贴。

(5)用4~5条无菌纱布环绕针孔,以螺旋式拧紧。

4.防范措施

(1)采用绳梯式穿刺法,避免定点(纽扣式)穿刺。

(2)穿刺成功后,将针头两侧皮肤向内拉紧,用创可贴覆盖。

(3)根据患者情况来调整肝素剂量或者改为小分子肝素。

(三)脱水量不准确

1.风险原因

错误估计长期透析者的体重,从而导致脱水量不准确。

2.风险表现

常见问题是透析中低血压,与其过量脱水、血容量急剧下降有关。

3.处理措施

一旦发生低血压,应将患者平卧减慢血流量、输液或输血浆、全血治疗。

4.防范措施

根据患者情况,动态评估患者的体重。

(四)中心静脉穿刺置管护理风险

1.静脉穿刺置管失败

(1)风险原因:①患者血管条件差。②执行穿刺操作的护士经验不足,操作技术不熟练。

(2)风险的表现:多次穿刺失败,穿刺部位出现渗血、血肿,引发患者及家属不满。

(3)处理措施:①安抚患者及其家属,做好解释工作。②更换经验丰富的护士。③局部按压,创可贴固定。血肿严重者48小时后给予热敷。

(4)防范措施:①严格执行中心静脉穿刺操作程序、无菌操作原则。②操作前与患者及其家属沟通,讲清该操作的难度、风险,并签署患者知情同意书。③中心静脉穿刺置管术应由经验丰富的医生和护士操作。

2.并发症

气胸、血胸、血肿等。

(1)风险原因:①术者穿刺技术不熟练。②患者躁动、不配合。

(2)风险的表现:①并发气胸者,穿刺过程中突然出现术侧胸前区刺痛或撕裂样痛,并伴有胸闷、气促,严重者出现进行性呼吸困难与发绀,不能平卧。②血气胸者,如失血量过多,可致血压下降,甚至发生失血性休克。③血肿者,患者主诉局部疼痛,血肿表浅可触及。

(3)处理措施:①并发气胸、血胸者,应立即停止穿刺。②安慰患者,嘱患者卧床休息,吸氧,酌情给予镇静、镇痛药物。③气胸症状严重者给予紧急排气。④血胸者给予止血处理。

(4)防范措施:①中心静脉穿刺置管术应由经验丰富的医生和护士操作。②操作前向患者说明术中屏气的重要性,并教会患者屏气的方法。③穿刺前应准确选择穿刺点,掌握好进针方向,避免反复穿刺。④躁动不安、呼吸急促及胸膜上升的肺气肿患者,不宜采取锁骨下静脉穿刺术。

3.空气栓塞

(1)风险原因:在穿刺或输液过程中,由于人为因素使空气进入静脉,如输液时空气未排尽,输液管连接处连接不紧密,加压输液时无人看守等。

(2)风险的表现:患者胸部突感不适,随即发生呼吸困难、发绀,听诊心前区可闻及响亮的水泡音。

(3)处理措施:①立即停止输液并置患者于左侧、头低足高卧位。②给予高流量氧气吸入。③当进入右心室空气量较多时,应立即行右心室穿刺抽气。

(4)防范措施:①透析前应绝对排尽透析管路内空气。②透析管连接处衔接紧密。③透析过程中加强巡视,发现可疑问题及时处理。④透析结束及时拔管或封管。⑤拔除较粗的进胸腔的深静脉导管时,必须严密封闭穿刺点。

4.静脉管堵塞

(1)风险原因:①输液完毕后未用肝素盐水封管,或封管不及时。②从中心静脉导管处输血或抽血。

(2)风险表现:①透析前常规试验导管不通畅。②肉眼可见导管内为血凝块堵塞。

(3)处理措施:①用注射器抽出血凝块,切忌将血凝块推入血管。②若血凝块无法抽出,则需拔管,必要时更换部位重新置管。

(4)防范措施:①置管时射管水枪及硅胶管需先注入枸橼酸钠液。②透析结束后及时用肝素盐水封管。③切忌从中心静脉导管处抽血或输血。

5.非计划性脱管

(1)风险原因:①导管固定不牢靠。②输液导管过短。③患者不配合。

(2)风险的表现:导管部分或全部自中心静脉内脱出。

(3)处理措施:将脱出导管拔除,切忌重新置入,必要时在无菌操作下再次置管。

(4)防范措施:①穿刺完毕后将导管上护翼缝扎在患者皮肤上,并以无菌贴膜覆盖穿刺部位。②输液导管长度应适宜,切忌过短,以防患者翻身或活动时发生脱管。③躁动患者应给予适当约束或有专人看护,以防患者拔管。

6.感染(静脉炎)

(1)风险原因:①中心静脉穿刺、透析过程中未严格执行无菌操作。②导管留置时间过长。③患者免疫缺陷、抵抗力低下。

(2)风险表现:①穿刺局部红、肿、热、痛并有脓性分泌物。②患者寒战、高热。

(3)处理措施:①无寒战、高热者,给予穿刺处消毒换药,每日1次。②有寒战、高热者,立即拔除导管,留取导管头端及血液做培养,根据培养结果合理使用抗生素。

(4)防范措施:①中心静脉穿刺及透析过程中严格执行无菌操作技术。②穿刺部位每日消毒,敷料每日更换。③导管与输液管接头处以无菌纱布包裹。④中心静脉导管最长留置7天,逾期应拔除。⑤密切观察穿刺部位皮肤及患者体温,如有异常及时处理。⑥颈静脉置管者避免洗脸、洗头时污染伤口,股静脉置管者避免大小便污染伤口。

二、透析机器运转及操作中的风险

(一)透析机器运转不良

1.风险原因

(1)不熟悉机器的使用及故障排除方法。

(2)机器异常运转时没有及时发现。

(3)使用性能不良的透析机器。

2.风险表现

不能正常进行血液透析治疗。

3.处理措施

(1)及时查找故障源,排除故障。

(2)自我查找不能明确故障的情况下,及时向护士长汇报,通知值班医师。

(3)必要时联系厂家维修。

4.防范措施

(1)熟悉机器使用及排除故障的方法。

(2)使用前检查设备各种报警装置是否完好,并密切监视,发生故障及时排除。

(3)机器必须定时检修、保养。

(二)透析机出现空气报警

1.风险原因

(1)空气进入血管路。

(2)血流量不足,动脉压低产生气泡。

(3)静脉壶液面过低。透析机显示空气报警,静脉壶内液面过低并有气泡。

2.风险表现

透析机显示空气报警,静脉壶内液面过低并有气泡。

3.处理措施

(1)降低血流速为 100 mL/min。

(2)夹闭动脉管路打开补液口输入生理盐水。

(3)提升静脉壶液面至空气探测器以上。

(4)静脉壶内泡沫较多时,给予 75% 乙醇 0.1～0.2 mL,可有效降低泡沫表面张力使其消散。

(5)空气报警解除后,关闭补液口,打开动脉管路,提升血流速度恢复透析。

4.防范措施

(1)体外循环各接头要衔接紧密,由两人核对。

(2)输液或输血应从动脉端给,并留人值守。

(3)提升静脉壶液面使其高于空气探测器。

(三)透析时电源中断

1.风险原因

突然停电、透析机短路、电线老化、电路接触不良等。

2.风险表现

停电报警、血泵停止。

3.处理措施

(1)在透析过程中电源突然中断,须用手摇血泵,防止凝血。

(2)要将静脉壶下端的管路从保险夹中拉出来,再用手摇血泵,精神集中防止空气进入血管路。

(3)如果是透析机故障,应回血结束透析。如果是短时停电不必忙于回血,因透析机内有蓄电池可运行 20～30 分钟。

4.防范措施

(1)血透室应双路供电。

(2)定时对透析机进行检修维护。

(四)透析时水源中断

1.风险原因

驱水泵发生故障、输水管道断裂、水源不足或水处理机发生障碍等。

2.风险表现

透析机低水压报警。

3.处理措施

(1)立刻将透析改为旁路或进行单超程序。

(2)寻找故障原因,如在 1～2 小时内不能排除故障,应中止透析。

4.防范措施

(1)血透室应双路供水或备有蓄水罐。

(2)定期维修驱水泵、输水管。

(3)定期对水处理机进行维护。

（五）管路破裂

1.风险原因

(1)管路质量不合格。

(2)血泵的机械性破坏。

(3)各接头衔接不紧密。

(4)止血钳造成的破损。

2.风险表现

破裂处出现渗血,随着血流及裂孔的加大造成大量渗血。

3.处理措施

(1)出现渗血时应立即回血,将管路的血回干净。

(2)将新管路用生理盐水预冲后更换。

(3)各衔接部位要紧密。

(4)如果失血量较大应立即输新鲜血或血浆蛋白。

(5)当血压较低时,遵医嘱给予扩充血容量。

(6)密切观察生命征,采取相应的措施。

4.防范措施

(1)上机前严格检查管路的质量。

(2)密切观察机器及管路的运转情况,发现渗血及时处理。

(3)定期检查维护透析机,发现异常及时通知工程师。

（六）水质异常

1.风险原因

(1)反渗机出现故障。

(2)预处理系统没定时反冲。

(3)没按规定及时消毒及维护。

2.风险表现

患者血压下降、贫血、痴呆、心脏异常、骨软化、呕吐,远期甚至致癌等。

3.处理措施

(1)患者出现异常时,应立即抽血化验寻找原因。

(2)由水质异常造成的,立即停止透析。

(3)及时更换水处理系统。

(4)明确原因后尽快恢复透析。

4.防范措施

(1)水处理系统每半年维护 1 次,每 3 个月消毒 1 次。

(2)每年检测水质情况,以美国 AAMI 标准或欧洲药典为准。

(3)每年检测内毒素 1~2 次。

(4)每天按规定监测水质。

(5)发现异常立即处理。

（七）透析管路接口、透析器膜漏血

1.风险原因

(1)透析管路连接不牢固。

(2)透析器破膜。

2.风险表现

在透析管路接口、透析器膜等处有漏血现象。

3.处理措施

(1)对漏血处透析管路的连接进行检查,加固连接。

(2)发生透析器破膜漏血现象时应及时更换透析器。

4.防范措施

(1)保证所使用的透析产品的质量。

(2)透析产品使用前要检查血液通路各个连接处的连接是否紧密。

三、透析过程中发生并发症

(一)透析中发生休克

1.风险原因

严重低血压、贫血、心脏病。多脏器衰竭等。

2.风险表现

患者面色苍白或发绀、出冷汗、呼吸困难、血压下降(80/50 mmHg)、心率增快、脉率＞120 次/分钟、反应迟钝、意识模糊甚至丧失。

3.处理措施

(1)低血压引起的休克可不必先测血压,立即回输生理盐水 200～300 mL,停止超滤,使患者头低臀高位,氧气吸入,必要时输入高渗液体,如 1.5%～30%氯化钠、50%葡萄糖或 5%碳酸氢钠溶液等。

(2)危重患者当 SaO_2＜90%,心率减慢或严重心律失常如频发室早、二联律、三联律时,立即回血停止透析,根据休克的程度及发生的原因,采取相应的措施,如气管插管、心肺复苏、开放静脉等。

4.防范措施

(1)根据血容量的监测确定干体重,超滤总量＜体重的 6%～7%。

(2)做好宣传工作,透析期间体重增长控制在＜1 kg/d。

(3)透析前根据个体差异停用降压药物,透析后期限制进食量。

(4)加强营养,改善贫血,必要时输血、清蛋白或血浆。

(5)危重患者进行心电 SaO_2 监测,备除颤器、抢救药等。

(6)严格掌握透析适应证。

(7)平时做好抢救设备的维护,使其处于可正常使用状态,备齐抢救车中急救、抢救药品并按时检查药品的保质期。

(二)首次使用综合征

首次使用综合征是由于使用新透析器产生的一组综合征,分为 A 型和 B 型。

1.风险原因

透析器膜激活补体系统,可引起过敏反应。另外透析器残留的环氧乙烷(ET)消毒剂也可引起过敏反应。

2.风险表现

A 型表现:在透析开始发 20～30 分钟内(多在 5 分钟内)出现呼吸困难、烧灼、发热、荨麻疹、流鼻涕、流泪、腹部痉挛。

B 型表现:在透析开始 1 小时内出现胸痛、背痛。

3.处理措施

A 型处理原则:立即停止透析,弃去体外血,给予肾上腺素、抗组胺药或激素等药物。

B 型处理原则:不用停止透析,给予氧气吸入,防止心肌缺血。

4.防范措施

(1)用生理盐水 1000 mL 循环冲洗透析器,消除过敏原。

(2)选用生物相容性好的透析膜。

（3）透析前使用抗组胺药物。

（三）透析中致热原反应

1.风险原因

复用的透析器及管路消毒不充分、水处理系统没有定期消毒、执行无菌操作不严格等，使细菌或内毒素进入体内而引起热原反应。

2.风险表现

透析开始 0.5～1 小时内出现畏寒、寒战，继而发热，体温达 38 ℃上，持续 2～4 小时，血常规检查白细胞与中性粒细胞均不增高，血培养（一）。

3.处理措施

（1）患者寒战时给予地塞米松 5～10 mg 静脉注射，如是寒战不能控制给予盐替烷 50 mg 肌内注射。

（2）患者出现高热时给予对症处理，如肌注阿尼利定（安痛定）或冰袋物理降温。

（3）如果透析后 2～3 天体温仍高应做血培养，不必等结果出来就应给予抗生素治疗。

4.防范措施

（1）复用透析器时应用专用的复用机，有明确的容量、压力等监测指标，消毒液应用专用产品。

（2）水处理系统及水管道至少每 3 个月消毒 1 次，防止反渗膜及管道内壁生长生物膜及内毒素。

（3）复用的透析器要严格按照《复用透析器消毒操作规程》的要求进行消毒处理。

（4）对于使用复用透析器的患者要履行知情同意手续，征得患者或（和）家属同意，签署《复用透析器知情同意书》。

（5）透析时应严格执行无菌技术。

（四）透析中发生溶血

1.风险原因

血泵或管道内表面对红细胞的机械破坏、高温透析、透析液低渗、消毒剂残留、异型输血、血流速率高面穿刺针孔小、回输血液时止血钳多次夹闭血管路等因素造成红细胞破裂而发生溶血。

2.风险表现

血管道内呈淡红色。患者表现为胸闷、心绞痛、腹痛、寒战、低血压，严重者昏迷。

3.处理措施

（1）立即停止血泵，夹住血路管道。

（2）溶解的血液中钾含量很高不能回输应丢弃。

（3）对症治疗高钾血症、低血压、脑水肿等并发症。

（4）给予氧气吸入。

（5）贫血较重者给予输新鲜血液。

（6）明确溶血原因后尽快恢复透析。

4.防范措施

（1）定期检测透析机，防止恒温器及透析液比例泵失灵，血泵松紧要适宜。

（2）防止透析液被化学消毒剂污染，透析器中的消毒剂要冲洗干净。

（3）血管路与穿刺针应配套使用。

（4）透析结束回输血液时不可用止血钳反复夹闭血管路。

（5）防止异型输血。

（五）透析过程中静脉血肿

1.风险原因

患者血管纤细、硬化、末梢循环较差，操作者技术欠佳等造成透析过程中，静脉血管穿破或渗漏引起皮下淤血、肿胀。

2.风险表现

透析进行中随着血流的加快,患者穿刺局部出现肿胀、淤血、疼痛等表现。

3.处理措施

(1)当透析过程中穿刺局部突然肿胀疼痛时,立即停止血泵,将动、静脉针上的卡子夹闭,同时将动静脉管路用止血钳分别夹住并分离穿刺针,用无菌的连接器将动、静脉管路连接后打开止血钳,开血泵流速降至100 mL/min,关闭超滤(UF),将静脉壶下端的管路从空气监测夹中拉出,进行离体血液循环,可有效地防止血液凝固。

(2)此时护士可以有充足的时间重新找血管进行穿刺,穿刺成功后,用生理盐水50 mL快速推入,患者无疼痛感,发展局部无肿胀证实静脉血管通畅,关闭血泵,连接动、静脉管路,恢复透析状态。此种方法循环时间应小于10分钟,因时间过长会造成部分红细胞破裂,有引起溶血的危险,应尽量避免。

4.防范措施

(1)对血管条件较差者应由熟练的护士进行穿刺。

(2)透析前用热水袋保暖(尤其冬天),使血管扩张,有利于穿刺。

(3)透析开始应缓慢提升血流速度,使静脉逐渐扩张。

(六)透析中发生空气栓塞

1.风险原因

多为技术操作及机械装置失误所致,如血液管路安装错误、衔接部位漏气、空气探测器报警失灵、回血操作失误等。

2.风险表现

患者突然惊叫,伴有呼吸困难、咳嗽、胸部发紧、气喘、发绀,严重者昏迷甚至死亡。

3.处理措施

(1)立刻夹住静脉管道关闭血泵。

(2)置患者头低左侧卧位使空气积存在右心房的顶端,切忌按摩心脏。

(3)当进入右心室空气量较多时,在心前区能听到气泡形成的冲刷声,应行右心室穿刺抽气。

(4)给患者吸纯氧或放在高压氧舱内加压给氧。

(5)静脉注射地塞米松减少脑水肿,注入肝素和小分子右旋糖酐改善微循环。

4.防范措施

(1)透析管道连接方向正确。

(2)预冲管道及透析器必须彻底,不能留有空气。

(3)避免在血液回路上输血输液。

(4)透析结束时,禁止使用空气回输血液的方法。

(七)透析过程中出现凝血现象

1.风险原因

(1)当尿毒症患者伴发脑出血、蛛网下腔出血时,常采用无肝素透析。

(2)抗凝剂剂量不足,或者抗凝剂使用方法不当。

(3)由于血流速减慢或回输生理盐水不及时等原因,常发生透析器及管路的凝血现象。

2.风险表现

静脉压升高、透析器颜色变深、静脉壶过滤网有凝块、外壳变硬、液面上有泡沫。

3.处理措施

(1)当无肝素透析3~4小时时,静脉压逐渐升高达300~400 mmHg(39.9~53.2 kPa),在不停血泵的情况下(防止因停血泵而造成整体体外循环凝血),立刻打开动脉管路上的补液通路回输生理盐水然后再将动脉管路夹住停止引血。

(2)用止血钳敲打透析器动、静脉两端,将血流逐渐降至100 mL/min,当血液回输成功后停血泵。

(3)打开动脉管路,回输动脉端的血液,如果凝固,可丢弃动脉管路上的少量血液。

4.防范措施

(1)肝素盐水 100 mg/1000 mL 循环吸附,血泵速 100 mL/min,吸附 30～60 分钟后排空肝素盐水。

(2)再用生理盐水 500 mL 重新预冲透析器及管路。

(3)根据凝血情况每天 30 或 60 分钟一次阻断血流,用 100～200 mL 生理盐水冲洗透析器及管路,冲洗量计算在超滤总量内。

四、大量输血输液的护理风险

(一)风险原因

(1)输入的液体温度一般等于或低于室温,当输液量大,输液速度过快,易导致体温低。

(2)危重患者代偿能力降低,大量输液可能加重患者的心脏负担。

(二)风险表现

(1)体温过低,从而影响血液循环,降低组织细胞的代谢能力,加重病情。

(2)出现心力衰竭、肺水肿等相关症状。

(三)处理措施

(1)采用温毯机为患者复温。

(2)减慢输液速度,遵医嘱合理使用脱水利尿药物。

(四)防范措施

(1)评估患者的年龄、病情等情况,合理调节输液速度。

(2)密切观察生命体征,记录出入量作为调节输液速度的依据。

五、输错血

(一)风险原因

(1)血型搞错。

(2)没有严格执行输血查对制度。

(二)风险表现

发热,发冷,呼吸困难,血红素尿,休克。

(三)处理措施

(1)立即停止输血,换输生理盐水,遵医嘱给予抗过敏药物。

(2)情况严重者通知医生立即停止手术,保留输血制品及有关设备,以待检验。

(3)病情紧急的患者备好抢救药品及物品,配合麻醉医生进行紧急救治,给予氧气吸入。

(4)按要求填写输血反应报告卡,上报输血科。

(5)溶血、输血严重反应时,抽取患者血样与血袋一起送输血科。

(6)加强病情观察,做好抢救记录。

(四)防范措施

(1)严格执行输血查对制度。

(2)输血前做到 2 人核对,核对患者和供血者的姓名、输血号、住院号、血型、交叉配血结果及采血日期等,无误后方可输血。

六、用错药

(一)风险原因

(1)不按医嘱用药。

(2)执行口头医嘱时用错药。

（3）未严格执行查对制度。

（二）风险表现

轻者患者无任何表现，重者影响患者身体健康，甚至造成死亡。

（三）处理措施

（1）停止错误用药。

（2）根据出现的临床症状，对症处理。

（3）做好患者的解释和善后处理工作。

（四）防范措施

（1）严格执行三查七对制度。

（2）执行口头医嘱时必须重复一遍，无误后方可执行。

（3）台上给药时，需同台上护士核对瓶签。

（4）手术台上装麻药的量杯与其他物品同时存放时必须有标记。

（5）手术未结束或患者抢救用药后空瓶不经许可不可拿出手术间。

（6）护士交接班时要交代清楚药品名、剂量、浓度。

（李　敏）

第九章　心内科疾病护理

第一节　原发性高血压

原发性高血压的病因复杂,不是单个因素引起,与遗传有密切关系,是环境因素与遗传相互作用的结果。要诊断高血压,必须根据患者与血压对照规定的高血压标准,在未服降压药的情况下,测两次或两次以上非同日多次重复的血压所得的平均值为依据,偶然测得一次血压增高不能诊断为高血压,必须重复和进一步观察。测得高血压时。要做相应的检查以排除继发性高血压,若患者是继发性高血压,未明确病因即当成原发性高血压而长期给予降压治疗,不但疗效差,而且原发性疾病严重发作常可危及生命。

一、一般表现

原发性高血压通常起病缓慢,早期常无症状,可以多年自觉良好而偶于体格检查时发现血压升高,少数患者则在发生心、脑、肾等并发症后才被发现。高血压患者可有头痛、眩晕、气急、疲劳、心悸、耳鸣等症状,但并不一定与血压水平呈正比。往往是在患者得知患有高血压后才注意到。

高血压病初期只是在精神紧张、情绪波动后血压暂时升高,随后可恢复正常,以后血压升高逐渐趋于明显而持久,但一天之内白昼与夜间血压水平仍可有明显的差异。

高血压病后期的临床表现常与心、脑、肾功能不全或器官并发症有关。

二、实验室检查

(1)为了原发性高血压的诊断、了解靶器官(主要指心、脑、肾、血管)的功能状态并指导正确选择药物治疗,必须进行下列实验室检查:血、尿常规、肾功能、血尿酸、脂质、糖、电解质、心电图、胸部 X 线和眼底检查。早期患者上述检查可无特殊异常,后期高血压患者可出现尿蛋白增多及尿常规异常,肾功能减退,胸部 X 线可见主动脉弓迂曲延长、左室增大,心电图可见左心室肥大劳损。部分患者可伴有血清总胆固醇、甘油三酯、低密度脂蛋白胆固醇的增高和高密度脂蛋白胆固醇的降低,亦常有血糖或尿酸水平增高。目前认为,上述生化异常可能与原发性高血压的发病机制有一定的内在联系。

(2)眼底检查有助于对高血压严重程度的了解,眼底分级法标准如下:Ⅰ级,视网膜动脉变细、反光增强;Ⅱ级,视网膜动脉狭窄、动静脉交叉压迫;Ⅲ级,上述血管病变基础上有眼底出血、棉絮状渗出;Ⅳ级,上述基础上出现视神经盘水肿。大多数患者仅为Ⅰ、Ⅱ级变化。

(3)动态血压监测(ABPM)与通常血压测量不同,动态血压监测是由仪器自动定时测量血压,可每隔15～30 分钟自动测压(时间间隔可调节),连续 24 h 或更长。可测定白昼与夜间各时间段血压的平均值和离散度,能较敏感、客观地反映实际血压水平。

正常人血压呈明显的昼夜波动,动态血压曲线呈双峰一谷,即夜间血压最低,清晨起床活动后血压迅速升高,在上午 6～10 时及下午 4～8 时各有一高峰,继之缓慢下降。中、轻度高血压患者血压昼夜波动曲线与正常类似,但血压水平较高。早晨血压升高可伴有血儿茶酚胺浓度升高,血小板聚集增加及纤溶活性增高会变化,可能与早晨较多发生心脑血管急性事件有关。

血压变异性和血压昼夜节律与靶器官损害及预后有较密切的关系,即伴明显靶器官损害或严重高血压患者其血压的昼夜节律可消失。

目前尚无统一的动态血压正常值,但可参照采用以下正常上限标准:24 h 平均血压值

<17.33/10.66 kPa,白昼均值<18/11.33 kPa,夜间<16.66/10 kPa。夜间血压均值比白昼降低>10%，如降低不及 10%，可认为血压昼夜节律消失。

动态血压监测可用于：诊断"白大衣性高血压"，即在诊所内血压升高，而诊所外血压正常；判断高血压的严重程度，了解其血压变异性和血压昼夜节律；指导降压治疗和评价降压药物疗效；诊断发作性高血压或低血压。

三、原发性高血压危险度的分层

原发性高血压的严重程度并不单纯与血压升高的水平有关，必须结合患者总的心血管疾病危险因素及合并的靶器官损害作全面的评价，治疗目标及预后判断也必须以此为基础。心血管疾病危险因素包括吸烟、高脂血症、糖尿病、年龄>60 岁、男性或绝经后女性、心血管疾病家族史（发病年龄女性<65 岁，男性<55 岁）。靶器官损害及合并的临床疾病包括心脏疾病（左心室肥大、心绞痛、心肌梗死、既往曾接受冠状动脉旁路手术、心力衰竭），脑血管疾病（脑卒中或短暂性脑缺血发作），肾脏疾病（蛋白尿或血肌肝升高），周围动脉疾病，高血压视网膜病变（大于等于Ⅲ级）。危险度的分层是把血压水平和危险因素及合并的器官受损情况相结合分为低、中、高和极高危险组。治疗时不仅要考虑降压，还要考虑危险因素及靶器官损害的预防及逆转。

低度危险组：高血压 1 级，不伴有上列危险因素，治疗以改善生活方式为主，如 6 个月后无效，再给药物治疗。

中度危险组：高血压 1 级伴 12 个危险因素或高血压 2 级不伴有或伴有不超过 2 个危险因素者。治疗除改善生活方式外，给予药物治疗。

高度危险组：高血压 1～2 级伴至少 3 个危险因素者，必须药物治疗。

极高危险组：高血压 3 级或高血压 1～2 级伴靶器官损害及相关的临床疾病者（包括糖尿病），必须尽快给予强化治疗。

四、临床类型

原发性高血压大多起病及进展均缓慢，病程可长达十余年至数十年，症状轻微，逐渐导致靶器官损害。但少数患者可表现为急进重危，或具特殊表现而构成不同的临床类型。

（一）高血压急症

高血压急症是指高血压患者血压显著的或急剧的升高［收缩压>26.66 kPa(200 mmHg)，舒张压>17.33 kPa(130 mmHg)］，常同时伴有心、脑、肾及视网膜等靶器官功能损害的一种严重危及生命的临床综合征，其舒张压>18.67～20 kPa 和（或）收缩压>29.33 kPa，无论有无症状，也应视为高血压急症。高血压急症包括高血压脑病、高血压危象、急进型高血压、恶性高血压，高血压合并颅内出血、急性冠状动脉功能不全、急性左心衰竭、主动脉夹层血肿以及子痫、嗜铬细胞瘤危象等。

（二）恶性高血压

约 1%～5%的中、重度高血压患者可发展为恶性高血压，其发病机制尚不清楚，可能与不及时治疗或治疗不当有关。病理上以肾小动脉纤维样坏死为突出特征。临床特点：①发病较急骤；多见于中、青年；②血压显著升高，舒张压持续>17.33 kPa；③头痛、视力模糊、眼底出血、渗出和乳头水肿；④肾脏损害突出，表现为持续蛋白尿、血尿及管型尿，并可伴肾功能不全；⑤进展迅速，如不给予及时治疗，预后不佳，可死于肾衰竭、脑卒中或心力衰竭。

（三）高血压危重症

1.高血压危象

在高血压病程中，由于周围血管阻力的突然上升，血压明显升高，出现头痛、烦躁、眩晕、恶心、呕吐、心悸、气急及视力模糊等症状。伴靶器官病变者可出现心绞痛、肺水肿或高血压脑病。血压以收缩压显著升高为主，也可伴舒张压升高。发作一般历时短暂，控制血压后病情可迅速好转；但易复发。危象发作时交

感神经活动亢进,血中儿茶酚胺升高。

2.高血压脑病

高血压脑病是指在高血压病程中发生急性脑血液循环障碍,引起脑水肿和颅内压增高而产生的临床征象。发生机制可能为过高的血压突破了脑血管的自身调节机制,导致脑灌注过多,液体渗入脑血管周围组织,引起脑水肿。临床表现有严重头痛、呕吐、神志改变,较轻者可仅有烦躁、意识模糊,严重者可发生抽搐、昏迷。

（四）急进型高血压

急进型高血压约占高血压患者的 1％～8％,多见于年轻人,男性居多。临床特点:①收缩压,舒张压均持续升高,舒张压常持续≥17.3 kPa(130 mmHg),很少有波动;②症状多而明显进行性加重,有一些患者高血压是缓慢病程,但后突然迅速发展,血压显著升高;③出现严重的内脏器官的损害,常在 1～2 年内发生心、脑、肾损害和视网膜病变,出现脑卒中、心梗、心衰、尿毒症及视网膜病变(眼底Ⅲ级以上改变)。

（五）缓进型高血压

这种类型占 95％以上,临床上又称之为良性高血压。因其起病隐匿,病情发展缓慢,病程较长,可达数十年,多见于中老年人。临床表现:①早期可无任何明显症状,仅有轻度头痛或不适,休息之后可自行缓解。偶测血压时才发现高血压;②逐渐发展,患者表现为头痛、头晕、失眠、乏力、记忆力减退症状,血压也随着病情发展是逐步升高并趋向持续性,波动幅度也随之减小并伴随着心、脑、肾等器官的器质性损害。

此型高血压病由于病程长,早期症状不明显所以患者容易忽视其治疗,思想上不重视,不能坚持服药,最终造成不可逆的器官损害,危及生命。

（六）老年人高血压

年龄超过 60 岁达高血压诊断标准者即为老年人高血压。临床特点:①半数以上以收缩压为主;即单纯收缩期高血压(收缩压＞18.66 kPa;舒张压＜12 kPa),此与老年人大动脉弹性减退、顺应性下降有关,使脉压增大。流行病资料显示,单纯收缩压的升高也是心血管病致死的重要危险因素。②部分老年人高血压是由中年原发性高血压延续而来,属收缩压和舒张压均增高的混合型。③老年人高血压患者心、脑、肾器官常有不同程度损害,靶器官并发症如脑卒中、心衰、心肌梗死和肾功能不全较为常见。④老年人压力感受路敏感性减退;对血压的调节功能降低、易造成血压波动及体位性低血压,尤其在使用降压药物治疗时要密切观察。老年人选用高血压药物时宜选用平和、缓慢的制剂,如利尿剂和长效钙拮抗剂及 ACEI等;常规给予抗凝剂治疗;定期测量血压以予调整剂量。

（七）难治性高血压

难治性高血压又称顽固性或有抵抗性的高血压。临床特点:①治疗前血压≥24/15.32 kPa,经过充分的、合理的、联合应用三种药物(包括利尿剂),血压仍不能降至 21.33/7.5 kPa 以下。②治疗前血压＜24/15.33 kPa,而适当的三联药物治疗仍不能达到:＜18.66/12 kPa,则被认为是难治性高血压。③对于老年单纯收缩期高血压,如治疗前收缩压＞26.66 kPa,经三联治疗,收缩压不能降至 22.66 kPa 以下,或治疗前收缩压 21.33～26.66 kPa,而治疗后不能降至21.33 kPa 以下及至少低 1.33 kPa,亦称为难治性高血压。充分合理的治疗应包括至少三种不同药理作用的药物,包括利尿剂并加之以下两种:β 阻断剂,直接的血管扩张药,钙拮抗剂或血管紧张素转化酶抑制剂。应当说明的是,并不是所有严重的高血压都是难治性高血压,也不是难治性高血压都是严重高血压。

诊断难治性高血压应排除假性高血压及白大衣高血压,并排除继发性高血压,如嗜铬细胞瘤、原发性醛固酮增生症、肾血管性高血压等;中年或老年患者过去有效的治疗以后变得无效,则强烈提示肾动脉硬化及狭窄,肾动脉造影可确定诊断肾血管再建术可能是降低血压的惟一有效方法。

难治性高血压的主要原因可能有以下几种:①患者的依从性不好即患者没有按医生的医嘱服药,这可能是最主要的原因。依从性不好的原因可能药物方案复杂或服药次数频繁,患者未认识到控制好血压的重要性,药物费用及不良反应等。②患者食盐量过高(＞5 g/d),或继续饮酒,体重控制不理想。应特别注意来自加工食品中的盐,如咸菜、罐头、腊肉、香肠、酱油、酱制品、咸鱼、成豆制品等,应劝说患者戒烟、减

肥,肥胖者减少热量摄入量。③医生不愿使用利尿药或使用多种作用机制相同的药物。④药物相互作用,如阿司匹林或非甾体类抗炎药因抑制前列腺素合成而干扰高血压的控制,拟交感胺类可使血压升高,麻黄素、口服避孕药、雄性激素、过多的甲状腺素、糖皮质激素等可使血压升高或加剧原先的高血压;消胆胺可妨碍抗高血压药物的经肠道吸收。三环类抗忧郁药,苯异丙胺、抗组织胺、单胺氧化酶抑制剂及可卡因干扰胍乙啶的药理作用。

（八）儿童高血压

关于儿童高血压的诊断标准尚未统一。如 WHO 规定:13 岁以上正常上限为 18.66/12 kPa,13 岁以下则为 18/11.33 kPa。《实用儿科学》中规定:8 岁以下舒张压>10.66 kPa,8 岁以上>12 kPa;或收缩压>16 kPa 与舒张压>10.66 kPa 为高血压。儿童血压测量方法与成年人有所不同:①舒张压以 Korotkoff 第四音为难。②根据美国心脏病协会规定,使用袖带的宽度为:1 岁以下为 2.5,1～4 岁 5～6 cm,5～8 岁 8～9 cm,成人 12.5 cm,否则将会低估或高估血压的高度。诊断儿童高血压应十分慎重,特别是轻度高血压者应加强随访。一经确诊为儿童高血压后,首先除外继发性高血压。继发性高血压中最常见的病因是肾脏疾病,其次是肾动脉血栓、肾动脉狭窄、先天性肾动脉异常、主动脉缩窄、嗜铬细胞瘤等。

临床特点:①5%的患者有高血压的家族史。②早期一般无明显症状,部分患者可有头痛,尤在剧烈运动时易发生。③超体重肥胖者达 50%。④平素心动过速,心前区搏动明显,呈现高动力循环状态。⑤尿儿茶酚胺水平升高,尿缓激肽水平降低,血浆肾素活性轻度升高,交感神经活性增高。⑥对高血压的耐受力强,一般不引起心、肾、脑及眼底的损害。

（九）青少年高血压

青少年时期高血压的研究已越来越被人们重视。大量调查发现,青少年原发性高血压起源于儿童期,并认为青少年高血压与成人高血压及并发症有密切关系,同儿童期高血压病因相似,常见于继发性高血压,在青春期继发性高血压病例中,肾脏疾病仍然是主要的病因。大量的调查发现青少年血压与年龄有直接相关,青少年高血压诊断标准在不同时间(每次间隔三个月以上)三次测量坐位血压,收缩压和(或)舒张压高于 95 百分位以上可诊断为高血压(表 9-1)。

表 9-1　我国青少年年龄血压百分位值表

年龄	男性/P95	女性/P95
1～12	128/81	119/82
13～15	133/84	124/81
16～18	136/89	127/82

（十）精神紧张性高血压

交感神经系统在发病中起着重要作用。交感神经系统活性增强可导致:①血浆容量减少,血小板聚集,因而易诱发血栓形成;②激活肾素－血管紧张素系统,再加上儿茶酚胺的作用,引起左室肥厚的血管肥厚,肥厚的血管更易引起血管痉挛;③副交感神经系统活性较低和交感神经系统活性增强,是易引起心律失常,心动过速的因素;④降低骨骼肌对胰岛素的敏感性,其主要机制为:在紧急情况下,交感神经系统活性增高引起血管收缩,导致运输至肌肉的葡萄糖减少;去甲肾上腺素刺激 β 受体也可引起胰岛素耐受,持续的交感神经系统还可以造成肌肉纤维类型由胰岛素耐受性慢收缩纤维转变成胰岛素耐受性快收缩纤维,这些变化可致血浆胰岛素浓度水平升高,并促进动脉粥样硬化。

（十一）白大衣性高血压

白大衣性高血压(WCH)是指在诊疗单位内血压升高,但在诊疗单位外血压正常。有人估计,在高血压患者中,约有 20%～30%为白大衣高血压,故近年来提出患者自我血压监测(HBPM)。HBPM 有下列好处:①能更全面更准确地反应患者的血压;②没有"白大衣效应";③提高患者服药治疗和改变生活方式的顺从性;④无观察者的偏倚现象。自测血压可使用水银柱血压计,亦可使用动态血压监测(ABPM)的方法进行判断。有人认为"白大衣高血压"也应予以重视,它可能是早期高血压的表现之一。我国目前的参

考诊断标难为 WCH 患者诊室收缩压＞21.33 kPa 和（或）舒张压＞12 kPa 并且白昼动态血压收缩压＜18 kPa,舒张压＜10.66 kPa,这还需要经过临床的验证和评价。

"白大衣性高血压"多见于女性、年轻人、体型瘦以及诊所血压升高、病程较短者。在这类患者中,规律性的反复出现的应激方式,例如上班工作,不会引起血压升高。ABPM 有助于诊断"白大衣性高血压"。其确切的自然史与预后还不很清楚。

（十二）应激状态

偏快的心率是处于应激状态的一个标志,心动过速是交感神经活性增高的一个可靠指标,同时也是心血管病死亡率的一个独立危险因素。心率增快与血压升高、胆固醇升高、甘油三酯升高、血球压积升高、体重指数升高、胰岛素抵抗、血糖升高、高密度脂蛋白-胆固醇降低等密切相关。

（十三）夜间高血压

24 h 动态血压监测发现部分患者的血压正常节律消失,夜间收缩压或舒张压的降低小于日间血压平均值的 10%,甚至夜间血压反高于日间血压。夜间高血压常见于某些继发性高血压（如嗜铬细胞瘤、原发性醛固酮增多症、肾性高血压）、恶性高血压和合并心肌梗死、脑卒中的原发性高血压。夜间高血压的产生机制与神经内分泌正常节律障碍、夜间上呼吸道阻塞、换气过低和睡眠觉醒有关,其主要症状是响而不规则的打鼾、夜间呼吸暂停及日间疲乏和嗜睡。这种患者常伴有超重,易发生脑卒中、心肌梗死、心律失常和猝死。

（十四）肥胖型高血压

肥胖者易患高血压,其发病因素是多方面的,伴随的危险因素越多,则预后越差。本型高血压患者心、肾、脑、肺功能均较无肥胖者更易受损害,且合并糖尿病、高脂血症、高尿酸血症者多,患冠心病、心力衰竭、肾功能障碍者明显增加。

（十五）夜间低血压性高血压

夜间低血压性高血压是指日间为高血压（特别是老年收缩期性高血压）,夜间血压过度降低,即夜间较日间血压低超过 20%。其发病机制与血压调节异常、血压节律改变有关。该型高血压易发生腔隙性脑梗死,可能与夜间脑供血不足、高凝状态有关。治疗应注意避免睡前使用降压药（尤其是能使夜间血压明显降低的药物）。

（十六）顽固性高血压

顽固性高血压是指高血压患者服用三种以上的不同作用机制的全剂量降压药物,测量血压仍不能控制在 18.66/12.66 kPa 以下或舒张压（DBP）≥13.33 kPa,老年患者血压仍＞21.33/12 kPa,或收缩压（SBP）不能降至 18.66 kPa 以下。顽固性高血压的原因:①治疗不当。应采用不同机制的降压药物联合应用。②对药物的不能耐受。由于降压药物引起不良反应;而中断用药,常不服药或间断服药,造成顺应性差。③继发性高血压。当患者血压明显升高并对多种治疗药物呈抵抗状态的,应考虑排除继发因素。常见肾动脉狭窄、肾动脉粥样斑块形成、肾上腺疾病等。④精神因素。工作繁忙造成白天血压升高,夜间睡眠时血压正常。⑤过度摄钠。尤其对高血压人群中,约占 50% 的盐敏感性高血压,例如老年患者和肾功能减退者,盐摄入量过高更易发生顽固性高血压,而低钠饮食可改善其对药物的抵抗性。

五、护理评估

（一）病史

应注意询问患者有无高血压家族史、个性特征、职业、人际关系、环境中有无引发本病的应激因素,生活与饮食习惯、烟酒嗜好,有无肥胖、心脏病、肾脏病、糖尿病、高脂血症、痛风、支气管哮喘等病史及用药情况。

（二）身体状况

高血压病根据起病和病情进展缓急分为缓进型和急进型两类,前者多见,后者约占高血压病的 1%～5%。

1.一般表现

缓进型原发性高血压起病隐匿,病程进展缓慢,早期多无症状,偶在体格检查时发现血压升高,少数患者在发生心、脑、肾等并发症后才被发现。高血压患者可在精神紧张、情绪激动或劳累后有头晕、头痛、眼花、耳鸣、失眠、乏力、注意力不集中等症状,但症状与血压增高程度并不一定一致。

患者血压随季节、昼夜、情绪等因素有较大波动,表现为冬季较夏季高、清晨较夜间高、激动时较平静时高等特点。体检时可听到主动脉瓣区第二心音亢进、主动脉瓣区收缩期杂音,少数患者在颈部或腹部可听到血管杂音。长期持续高血压可有左心室肥厚。

高血压病早期血压仅暂时升高,去除原因和休息后可恢复,称为波动性高血压阶段。随病情进展,血压呈持久增高,并有脏器受损表现。

2.并发症

主要表现为心、脑、肾等重要器官发生器质性损害和功能性障碍。

(1)心脏:血压长期升高,增加了左心室的负担。左室因代偿而心肌肥厚,继而扩张,形成高血压性心脏病。在心功能代偿期,除有劳累性心悸外,其他症状不明显。心功能失代偿时,则表现为心力衰竭。由于高血压后期可并发动脉粥样硬化,故部分患者可并发冠心病,发生心绞痛、心肌梗死。

(2)脑:重要的脑血管病变表现有,一时性(间歇性)脑血管痉挛:可使脑组织缺血,产生头痛、一时性失语、失明、肢体活动不灵或偏瘫。可持续数分钟至数日,一般在 24 h 内恢复。脑出血:一般在紧张的体力或脑力劳动时容易发生,例如情绪激动、搬重物等时突然发生。其临床表现因出血部位不同而异,最常见的部位在脑基底节豆状核,故常损及内囊,又称内囊出血。其主要表现为突然摔倒,迅速昏迷,头、眼转向出血病灶的同侧,出血病灶对侧的“三偏”症状,即偏瘫、偏身感觉障碍和同侧偏盲。呼吸深沉而有鼾声,大小便失禁。瘫痪肢体开始完全弛缓,腱反射常引不出。数日后瘫痪肢体肌张力增高,反射亢进,出现病理反射。脑动脉血栓形成:多在休息睡眠时发生,常先有头晕、失语、肢体麻木等症状,然后逐渐发生偏瘫,一般无昏迷。随病情进展,可发生昏迷甚至死亡。上述脑血管病变的表现,祖国医学统称为“中风”或“卒中”,现代医学统称为“脑血管意外”。高血压脑病:是指脑小动脉发生持久而严重的痉挛、脑循环发生急性障碍,导致脑水肿和颅内压增高,可发生于急进型或严重的缓进型高血压病患者。表现血压持续升高,常超过 26.7/16.0 kPa(200/120 mmHg),剧烈头痛、恶心、呕吐、眩晕、抽搐、视力模糊、意识障碍、直至昏迷。发作可短至数分钟,长者可达数小时或数日。

(3)肾的表现:长期高血压可致肾小动脉硬化,当肾功能代偿时,临床上无明显肾功能不全表现。当肾功能转入失代偿期时,可出现多尿、夜尿增多、口渴、多饮,提示肾浓缩功能减低,尿比重固定在 1.010 左右,称为等渗尿。当肾功能衰退时,可发展为尿毒症,血中肌肝、尿素氮增高。

(4)眼底视网膜血管改变:目前我国采用 Keith-Wegener 4 级眼底分级法。Ⅰ级,视网膜动脉变细;Ⅱ级,视网膜动脉狭窄,动脉交叉压迫;Ⅲ级,眼底出血或棉絮状渗出;Ⅳ级,视神经盘水肿。眼底的改变可反映高血压的严重程度。

3.急进型高血压病

急进型高血压占高血压病的 1% 左右,可由缓进型突然转变而来,也可起病即为急进型。多见于青年和中年。基本的临床表现与缓进型高血压病相似,但各种症状更为突出,具有病情严重、发展迅速、肾功能急剧恶化和视网膜病变(眼底出血、渗出、乳头水肿)等特点。血压显著增高,舒张压持续在 17.3~18.6 kPa(130~140 mmHg)或更高,常于数月或 1~2 年内出现严重的心、脑、肾损害,最后常为尿毒症死亡,也可死于急性脑血管疾病或心力衰竭。经治疗后,少数病情亦可转稳定。

高血压危象:是指短期内血压急剧升高的严重临床表现。它是在高血压的基础上,交感神经亢进致周围小动脉强烈痉挛,这是血压进一步升高的结果,常表现为剧烈头痛、神志改变、恶心、呕吐、心悸、呼吸困难等。收缩压可高达 34.7kPa(260 mmHg),舒张压 16 kPa(120 mmHg)以上。

（三）实验室及其他检查

1.尿常规检查

尿常规可阴性或有少量蛋白和红细胞,急进型高血压患者尿中常有大量蛋白、红细胞和管型,肾功能减退时尿比重降低,尿浓缩和稀释功能减退,血中肌酐和尿素氮增高。

2.X线检查

轻者主动脉迂曲延长或扩张,并发高血压性心脏病时,左心室增大,心脏至靴形样改变。

3.超声波检查

心脏受累时,二维超声显示:早期左室壁搏动增强,第Ⅱ期多见室间隔肥厚,继则左心室后型肥厚;左心房轻度扩大;超声多普勒于二尖瓣上可测出舒张期血流速度减慢,舒张末期速度增快。

4.心电图和心向量图检查

心脏受累的患者又可见左心室增厚或兼有劳损,P波可增宽或有切凹,P环振幅增大,特别终末向后电力更为明显。偶有心房颤动或其他心律失常。

5.血浆肾素活性和血管紧张素Ⅱ浓度测定

二者可增高,正常或降低。

6.血浆心钠素浓度测定

心钠素浓度降低。

六、护理目标

（1）头痛减轻或消失。

（2）焦虑减轻或消失。

（3）血压维持在正常水平,未发生意外伤害。

（4）能建立良好的生活方式,合理膳食。

七、护理措施

（一）一般护理

（1）头痛、眩晕、视力模糊的患者应卧床休息,抬高床头,保证充足的睡眠。指导患者使用放松技术,如缓慢呼吸、心理训练、音乐治疗等,避免精神紧张、情绪激动和焦虑,保持情绪平稳。保持病室安静,减少声光刺激和探视,护理操作动作要轻巧并集中进行,少打扰患者。对因焦虑而影响睡眠的患者遵医嘱应用镇静剂。

（2）有氧运动可降压减肥、改善脏器功能、提高活动耐力、减轻胰岛素抵抗,指导轻症患者选择适当的运动,如慢跑、健身操、骑自行车、游泳等（避免竞技性、力量型的运动）,一般每周 3～5 次,每次30～40 min,出现头晕、心慌、气短、极度疲乏等症状时应立即停止运动。

（3）合理膳食,每日摄钠量不超过 6g,减少热量、胆固醇、脂肪摄入,适当增加蛋白质,多吃蔬菜、水果,摄入足量的钾、镁、钙,避免过饱,戒烟酒及刺激性的饮料,可以降低血压,减轻体重,防止高血脂和动脉硬化,防止便秘,减轻心脏负荷。

（二）病情观察与护理

（1）注意神志、血压、心率、尿量、呼吸频率等生命体征的变化,每日定时测量并记录血压。血压有持续升高时,密切注意有无剧烈头痛、呕吐、心动过速、抽搐等高血压脑病和高血压危象的征象。出现上述现象时应给予氧气吸入,建立静脉通路,通知病危,准备各种抢救物品及急救药物,详细书写特别护理记录单;配合医生采取紧急抢救措施,快速降压、制止抽搐,以防脑血管疾病的发生。

（2）注意用药及观察:高血压患者服药后应注意观察服药反应,并根据病情轻重、血压的变化决定用药剂量与次数,详细做好记录。若有心、脑、肾严重并发症,则药物降压不宜过快,否则供血不足易发生危险。血压变化大时,要立即报告医师予以及时处理。要告诉患者按时服药及观察,忌乱用药或随意增减剂量与

擅自停药。用降压药期间要经常测量血压并做好记录,以提供治疗参考,注意起床动作要缓慢,防止体位性低血压引起摔倒。用利尿剂降压时注意记出入量,排尿多的患者应注意补充含钾高的食物和饮料,如玉米面、海带、蘑菇、枣、桃、香蕉、橘子汁等。用心得安药物要逐渐减量、停药,避免突然停用引起心绞痛发作。

(3)患者如出现肢体麻木,活动欠灵或言语含糊不清时,应警惕高血压并发脑血管疾病。对已有高血压心脏病者,要注意有无呼吸困难、水肿等心力衰竭表现;同时检查心率、心律有无心律失常的发生。观察尿量及尿的化验变化,以发现肾脏是否受累。发现上述并发症时,要协助医生相应的治疗及做好护理工作。

(4)高血压急症时,应迅速准确按医嘱给予降压药、脱水剂及镇痉药物,注意观察药物疗效及不良反应,严格按药物剂量调节滴速,以免血压骤降引起意外。

(5)出现脑血管意外、心力衰竭、肾衰竭者,给予相应抢救配合。

八、健康教育

(1)向患者提供有关本病的治疗知识,注意休息和睡眠,避免劳累。

(2)同患者共同讨论改变生活方式的重要性,低盐、低脂、低胆固醇、低热量饮食,禁烟、酒及刺激性饮料。肥胖者节制饮食。

(3)教会患者进行自我心理平衡调整,自我控制活动量,保持良好的情绪,掌握劳逸适度,懂得愤怒会使舒张压升高,恐惧焦虑会使收缩压升高的道理,并竭力避免之。

(4)定期、准确、及时服药,定期复查。

(5)保持排便通畅,规律的性生活,避免婚外性行为。

(6)教会患者怎样测量血压及记录。让患者掌握药物的作用及不良反应,告诉患者不能突然停药。

(7)指导患者适当地进行运动,可增加患者的健康感觉和松弛紧张的情绪,增高 HDL-C。推荐作渐进式的有 O_2 运动,如散步、慢跑,也可打太极拳、练气功,避免举高重物及作等长运动(如举重、哑铃)。

(孙励娟)

第二节　心绞痛

心绞痛是冠状动脉供血不足,心肌急剧的、暂时的缺血与缺氧所引起的临床综合征。其特点为阵发性的前胸压榨性疼痛感觉,主要位于胸骨后部,可放射至心前区和左上肢,常发生于劳动或情绪激动时,持续数分钟,休息或用硝酸酯制剂后消失。

一、病因和发病机制

本病多见于男性,多数患者在 40 岁以上,劳累、情绪激动、饱食、受寒、阴雨天气、急性循环衰竭等为常见诱因。除冠状动脉粥样硬化外,本病还可由主动脉瓣狭窄或关闭不全、梅毒性主动脉炎、肥厚型心肌病、先天性冠状动脉畸形、风湿性冠状动脉炎等引起。

对心脏予以机械性刺激并不引起疼痛,但心肌缺血与缺氧则引起疼痛。当冠状动脉的供血与心肌的需求之间发生矛盾,冠状动脉血流量不能满足心肌代谢的需要,引起心肌急剧的、暂时的缺血与缺氧时,即产生心绞痛。

心肌耗氧的多少由心肌张力、心肌收缩强度和心率所决定。心肌张力＝左室收缩压(动脉收缩压)×心室半径。心肌收缩强度和心室半径经常不变,因此常用"心率×收缩压"(即二重乘积)作为估计心肌氧耗的指标。心肌能量的产生要求大量的氧气供应,心肌细胞摄取血液氧含量的 65％～75％,而身体其他

组织则仅摄取 10％～25％,因此心肌平时对血液中氧的吸收已接近于最大量,氧需要增加时已难以从血液中更多地摄取氧,只能依靠增加冠状动脉的血流量来提供。在正常情况下,冠状循环有很大的储备力,其血流量可增加到休息时的 6～7 倍。缺氧时,冠状动脉也扩张,能使其流量增加 4～5 倍。动脉粥样硬化而致冠状动脉狭窄或部分分支闭塞时,其扩张性减弱,血流量减少,且对心肌的供血量相对地比较稳定。心肌的血液供给如减低到尚能应付心脏平时的需要,则休息时可无症状。一旦心脏负荷突然增加,如劳累、激动、左心衰竭等,使心肌张力增加(心腔容积增加、心室舒张末期压力增高)、心肌收缩力增加(收缩压增高、心室压力曲线量大压力随时间变化率增加)和心率增快等而致心肌氧耗量增加时,心肌对血液的需求增加;或当冠状动脉发生痉挛(如吸烟过度或神经体液调节障碍)时,冠状动脉血流量进一步减少;或在突然发生循环血流量减少的情况下(如休克、极度心动过速等),心肌血液供求之间的矛盾加深,心肌血液供给不足,遂引起心绞痛。严重贫血的患者,在心肌供血量虽未减少的情况下,可由于红细胞减少,血液携氧量不足而引起心绞痛。

在多数情况下,劳累诱发的心绞痛常在同一"心率×收缩压"值的水平上发生。

产生疼痛的直接因素,可能是在缺血缺氧的情况下,心肌内积聚过多的代谢产物,如乳酸、丙酮酸、磷酸等酸性物质;或类似激肽的多肽类物质,刺激心脏内自主神经的传入纤维末梢,经第1～5胸交感神经节和相应的脊髓段,传至大脑,产生疼痛的感觉。这种痛觉反应在与自主神经进入水平相同脊髓的脊神经所分布的皮肤区域,即胸骨后及两臂的前内侧与小指,尤其是在左侧,而多不在心脏解剖位置处。有人认为,在缺血区内富有神经供应的冠状血管的异常牵拉和收缩,可以直接产生疼痛冲动。

病理解剖检查显示心绞痛的患者,至少有一支冠状动脉的主支管腔显著狭窄达横切面的 75％ 以上。有侧支循环形成者,则冠状动脉的主支有更严重的阻塞才会发生心绞痛。另一方面,冠状动脉造影发现 5％～10％ 的心绞痛患者,其冠状动脉的主要分支无明显病变,提示这些患者的心肌血供和氧供不足,可能是冠状动脉痉挛、冠状循环的小动脉病变、血红蛋白和氧的离解异常、交感神经过度活动、儿茶酚胺分泌过多或心肌代谢异常等所致。

患者在心绞痛发作之前,常有血压增高、心率增快、肺动脉压增高和肺毛细血管压增高的变化,反映心脏和肺的顺应性减低,发作时可有左心室收缩力和收缩速度降低、喷血速度减慢、左心室收缩压下降、心搏量和心排血量降低、左心室舒张末期压和血容量增加等左心衰竭的病理生理变化。左心室壁可呈收缩不协调或部分心室壁有收缩减弱的现象。

二、临床表现

(一)症状

1.典型发作

突然发生的胸骨后上、中段可波及心前区压榨性、闷胀性或窒息性疼痛,可放射至左肩、左上肢前内侧及无名指和小指。重者有濒死的恐惧感和冷汗,往往迫使患者停止活动。疼痛历时1～5 min,很少超过 15 min,休息或含化硝酸甘油多在 1～3 min 内(很少超过 5 min)缓解。

2.不典型发作

(1)疼痛部位可出现在上腹部、颈部、下颌、左肩胛部或右前胸等。

(2)疼痛轻微或无疼痛,而出现胸部闷感、胸骨后烧灼感等,称心绞痛的相当症状。上述症状亦应为发作型,休息或含化硝酸甘油可缓解。

心前区刺痛,手指能明确指出疼痛部位,以及持续性疼痛或胸闷,多不是心绞痛。

(二)体征

平时一般无异常体征。心绞痛发作时可出现心率增快、血压增高、表情焦虑、出汗,有时出现第四或第三心音奔马律,可有暂时性心尖区收缩期杂音(乳头肌功能不全)。

(三)心绞痛严重程度的分级

根据加拿大心血管学会分类分为四级。①Ⅰ级:一般体力活动(如步行和登楼)不受限,仅在强、快或

长时间劳力时发生心绞痛。②Ⅱ级：一般体力活动轻度受限。快步、饭后、寒冷或刮风中、精神应激或醒后数小时内步行或登楼；步行两个街区以上、登楼一层以上和爬山，均引起心绞痛。③Ⅲ级：一般体力活动明显受限，步行 1～2 个街区，登楼一层引起心绞痛。④Ⅳ级：一切体力活动都引起不适，静息时可发生心绞痛。

三、分型

（一）劳累性心绞痛

由活动和其他可引起心肌耗氧增加的情况下而诱发。又可分为以下几点。

1.稳定型劳累性心绞痛特点

（1）病程＞1 个月。

（2）胸痛发作与心肌耗氧量增加多有固定关系，即心绞痛阈值相对不变。

（3）诱发心绞痛的劳力强度相对固定，并可重复。

（4）胸痛发作在劳力当时，被迫停止活动，症状可缓解。

（5）心电图运动试验多呈阳性。

此型冠状动脉固定狭窄度超过管径 70%，多支病变居多，冠状动脉动力性阻塞多不明显，粥样斑块无急剧增大或破裂出血，故临床病情较稳定。

2.初发型劳力性心绞痛特点

（1）病程＜1 个月。

（2）年龄较轻。

（3）男性居多。

（4）临床症状差异大。①轻型：中等度劳力时偶发。②重型：轻微用力或休息时频发；梗塞前心绞痛为回顾性诊断。

此型单支冠状动脉病变多，侧支循环少，因冠状动脉痉挛或粥样硬化进展迅速，斑块破裂出血，血小板聚集，甚至有血栓形成，导致病情不稳定。

3.恶化型劳累性心绞痛特点

（1）心绞痛发作次数、持续时间、疼痛程度在短期内突然加重。

（2）活动耐量较以前明显降低。

（3）日常生活中轻微活动均可诱发，甚至安静睡眠时也可发作。

（4）休息或用硝酸甘油对缓解疼痛作用差。

（5）发作时心电图有明显的缺血性 ST－T 改变。

（6）血清心肌酶正常。

此型多属多支冠状动脉严重粥样硬化，并存在左主干病变，病情突然恶化可能因斑块脂质浸润急剧增大或破裂或出血，血小板凝聚血栓形成，使狭窄的冠状动脉管腔更堵塞，至活动耐量减低。

（二）自发性心绞痛

心绞痛发作与心肌耗氧量增加无明显关系，而与冠状动脉血流储备量减少有关，可单独发生或与劳累性心绞痛并存。与劳累性心绞痛相比，疼痛持续时间一般较长，程度较重，且不易为硝酸甘油所缓解。包括以下几点。

1.卧位型心绞痛特点

（1）有较长的劳累性心绞痛史。

（2）平卧时发作，多在午夜前，即入睡 1～2 h 内发作。

（3）发作时需坐起甚至需站立。

（4）疼痛较剧烈，持续时间较长。

（5）发作时 ST 段下降显著。

(6)预后差,可发展为急性心肌梗死或发生严重心律失常而死亡。

此型发生机制尚有争论,可能与夜梦、夜间血压降低或发生未被察觉的左心室衰竭,以致狭窄的冠状动脉远端心肌灌注不足;或平卧时静脉回流增加,心脏工作量增加,需氧增加等有关。

2.变异型心绞痛特点

(1)发病年龄较轻。

(2)发作与劳累或情绪多无关。

(3)易于午夜到凌晨时发作。

(4)几乎在同一时刻呈周期性发作。

(5)疼痛较重,历时较长。

(6)发作时心电图示有关导联的 ST 段抬高,与之相对应的导联则 ST 段可压低。

(7)含化硝酸甘油可使疼痛迅速缓解,抬高的 ST 段随之恢复。

(8)血清心肌酶正常。

本型心绞痛是由于在冠状动脉狭窄的基础上,该支血管发生痉挛,引起一片心肌缺血所致。冠状动脉造影正常的患者,也可由于该动脉痉挛而引起。冠状动脉痉挛可能与 α 肾上腺素能受体受到刺激有关,患者后期易发生心心肌梗死。

3.中间综合征

亦称急性冠状动脉功能不全特点

(1)心绞痛发作持续时间长,可达 30 min 至 1 h 以上。

(2)常在休息或睡眠中发作。

(3)心电图、放射性核素和血清学检查无心肌坏死的表现。本型心绞痛其性质介于心绞痛与心肌梗死之间,常是心肌梗死的前奏。

4.梗死后心绞痛

梗死后心绞痛是急性心肌梗死发生后 1 月内(不久或数周)又出现的心绞痛。由于供血的冠状动脉阻塞发生心肌梗死,但心肌尚未完全坏死,一部分未坏死的心肌处于严重缺血状态下又发生疼痛,随时有再发生梗死的可能。

(三)混合性心绞痛

混合性心绞痛的特点为:

(1)劳累性与自发性心绞痛并存,如兼有大支冠状动脉痉挛,除劳累性心绞痛外可并存变异型心绞痛,如兼有中等大冠脉收缩则劳累性心绞痛可在通常能耐受的劳动强度以下发生。

(2)心绞痛阈值可变性大,临床表现为在当天不同时间、当年不同季节的心绞痛阈值有明显变化,如伴有 ST 段压低的心绞痛患者运动能力的昼夜变化,或一天中首次劳累性发作的心绞痛。劳累性心绞痛患者遇冷诱发及餐后发作的心绞痛多属此型。

此类心绞痛为一支或多支冠脉有临界固定狭窄病变限制了最大冠脉储备力,同时有冠脉痉挛收缩的动力性阻塞使血流减少,故心肌耗氧量增加与心肌供氧量减少两个因素均可诱发心绞痛。

近年"不稳定型心绞痛"一词在临床上被广泛应用,指介于稳定型劳累性心绞痛与急性心肌梗死和猝死之间的中间状态。它包括了除稳定型劳累性心绞痛外的上述所有类型的心绞痛,还包括冠状动脉成形术后心绞痛、冠状动脉旁路术后心绞痛等新近提出的心绞痛类型。其病理基础是在原有病变基础上发生冠状动脉内膜下出血、粥样硬化斑块破裂、血小板或纤维蛋白凝集、形成血栓、冠状动脉痉挛等。

四、辅助检查

(一)心电图

1.静息时心电图

心绞痛不发作时,约半数患者在正常范围,也可有非特异性 ST－T 异常或陈旧性心肌梗死图形,有时

有房室或束支传导阻滞、过早搏动等。

2.心绞痛发作时心电图

绝大多数患者可出现暂时性心肌缺血引起的 ST 段移位;,有时 T 波倒置者发作时变直立(伪改善),心内膜下心肌缺血的 ST 段水平或下斜压低≥1 mm,变异性心绞痛发作时,ST 段抬高≥2 mm(变异型心绞痛);T 波低平或倒置。可出现各种心律失常。

3.心电图负荷试验

用于心电图正常或可疑时。有双倍二级梯运动试验(master 试验)、活动平板运动试验、蹬车试验潘生丁试验、心房调搏和异丙肾上腺素静脉滴注试验等。

4.动态心电图

24 h 持续记录心电图 ST-T 改变,以证实胸痛时有无心电图缺血改变及无痛性禁忌缺血发作。

(二)放射性核素检查

1.^{201}铊(^{201}Tl)心肌显像或兼作负荷(运动)试验

休息时铊显像所示灌注缺损主要见于心肌梗死后瘢痕部位。而缺血心肌常在心脏负荷后显示灌注缺损,并在休息后复查出现缺损区再灌注现象。近年用^{99m}Tc－MIBI 作心肌灌注显像(静息或负荷)取得良好效果。

2.放射性核素心腔造影

静脉内注射焦磷酸亚锡被细胞吸附后,再注射^{201}TI,即可使红细胞被标记上放射性核素,得到心腔内血池显影。可测定左心室射血分数及显示室壁局部运动障碍。

(三)超声心动图

二维超声心动图可检出部分冠状动脉左主干病变,结合运动试验可观察到心室壁节段性运动异常,有助于心肌缺血的诊断,静息状态下心脏图像阴性,尚可通过负荷试验确定,近年三维、经食管、血管内和心内超声检查增加了其诊断的阳性率和准确性。

(四)心脏 X 线检查

无异常发现或见心影增大、肺充血等。

(五)冠状动脉造影

可直接观察冠状动脉解剖及病变程度与范围是确诊冠心病的金标准。但它是一种有一定危险的有创检查,不宜作为常规诊断手段。其主要指征为:

(1)胸痛疑似心绞痛不能确诊者。

(2)内科治疗无效的心绞痛,需明确冠状病变情况而考虑手术者。

(六)激发试验

为诊断冠脉痉挛,常用冷加压、过度换气及麦角新碱作激发试验,前两种试验较安全,但敏感性差,麦角新碱可引起冠脉剧烈收缩,仅适用于造影时冠脉正常或固定狭窄病变＜50％的可疑冠脉痉挛患者。

五、诊断要点

根据典型的发作特点和体征,含用硝酸甘油后缓解,结合年龄和存在冠心病易患因素,除外其他原因所致的心绞痛,一般即可建立诊断。下列几方面有助于临床上判别心绞痛。

(一)性质

心绞痛应是压榨紧缩、压迫窒息、沉重闷胀性疼痛,而非刀割样尖锐痛或抓痛、短促的针刺样或触电样痛或昼夜不停的胸闷感觉。其实也并非"绞痛"。在少数患者可为烧灼感、紧张感或呼吸短促伴有咽喉或气管上方紧窄感。疼痛或不适感开始时较轻,逐渐增剧,然后逐渐消失,很少因为体位改变或呼吸运动所影响。

(二)部位

疼痛或不适处常位于胸骨机器附近,也可发生在上腹部至咽部之间的任何水平处,但极少在咽部以

上。有时可位于左肩或左臂,偶尔也可位于右臂、下颌、下颈椎、上胸椎、左肩胛骨间或肩胛骨上区,然而位于左腋下或左胸下者很少。对于疼痛或不适感分布的范围,患者常需用整个手掌或拳头来指示,仅用一手指的指端来指示者极少。

（三）时限

为 1～15 min,多数 3～5 min,偶有达 30 min 的(中间综合征除外)。疼痛持续仅数秒钟或不适感(多为闷感)持续整天或数天者均不似心绞痛。

（四）诱发因素

以体力劳累为主,其次为情绪激动,再次为寒冷环境、进冷饮及身体其他部位的疼痛。在体力活动后而不是在体力活动的当时发生的不适感,不似心绞痛。体力活动再加情绪激动,则更易诱发,自发性心绞痛可在无任何明显诱因下发生。

（五）硝酸甘油的效应

舌下含用硝酸甘油片如有效,心绞痛应于 1～2 min 内缓解(也有需 5 min 的,要考虑到患者可能对时间的估计不够准确),对卧位型的心绞痛,硝酸甘油可能无效。在评定硝酸甘油的效应时,还要注意患者所用的药物是否已经失效或接近失效。

（六）心电图

发作时心电图检查可见以 R 波为主的导联中,ST 段压低,T 波平坦或倒置(变异型心绞痛者则有关导联 ST 段抬高),发作过后数分钟内逐渐恢复。心电图无改变的患者可考虑做负荷试验。发作不典型者,诊断要依靠观察硝酸甘油的疗效和发作时心电图的改变;如仍不能确诊,可多次复查心电图、心电图负荷试验或 24 h 动态心电图连续监测,如心电图出现阳性变化或负荷试验诱致心绞痛发作时亦可确诊。

六、鉴别诊断

（一）X 综合征

目前临床上被称为 X 综合征的有两种情况:一是 1973 年 Kemp 所提出的原因未明的心绞痛;二是 1988 年 Keaven 所提出的与胰岛素抵抗有关的代谢失常。心绞痛需与 Kemp 的 X 综合征相鉴别。X 综合征(Kemp)目前被认为是小的冠状动脉舒缩功能障碍所致,以反复发作劳累性心绞痛为主要表现,疼痛亦可在休息时发生,发作时或负荷后心电图可示心肌缺血表现、核素心肌灌注可示灌注缺损、超声心动图可示节段性室壁运动异常。但本病多见于女性,冠心病的易患因素不明显,疼痛症状不甚典型,冠状动脉造影阴性,左心室无肥厚表现,麦角新碱试验阴性,治疗反应不稳定而预后良好则与冠心病心绞痛不同。

（二）心脏神经官能症

多发于青年或更年期的女性患者,心前区刺痛或经常性胸闷,与体力活动无关,常伴心悸及叹息样呼吸,手足麻木等。过度换气或自主神经功能紊乱时可有 T 波低平或倒置,但心电图心得安试验或氯化钾试验时 T 波多能恢复正常。

（三）急性心肌梗死

急性心肌梗死疼痛部位与心绞痛相仿,但程度更剧烈,持续时间多在半小时以上,硝酸甘油不能缓解。常伴有休克、心律失常及心衰;心电图面向梗死部位的导联 ST 段抬高,常有异常 Q 波;血清心肌酶增高。

（四）其他心血管病

如主动脉夹层形成、主动脉窦瘤破裂、主动脉瓣病变、肥厚型心肌病、急性心包炎等。

（五）颈胸疾患

如颈椎病、胸椎病、肋软骨炎、肩关节周围炎、胸肌劳损、肋间神经痛、带状疱疹等。

（六）消化系统疾病

如食管裂孔疝、贲门痉挛、胃及十二指肠溃疡、急性胰腺炎、急性胆囊炎及胆石症等。

七、治疗

预防本病主要是防止动脉粥样硬化的发生和发展。治疗原则是改善冠状动脉的供血和减轻心肌的耗

氧,同时治疗动脉粥样硬化。

（一）发作时的治疗

1.休息

发作时立刻休息,一般患者在停止活动后症状即可消除。

2.药物治疗

较重的发作,可使用作用快的硝酸酯制剂。这类药物除扩张冠状动脉、降低其阻力、增加其血流量外,还通过对周围血管的扩张作用,减少静脉回心血量,降低心室容量、心腔内压、心排血量和血压,减低心脏前后负荷和心肌的需氧量,从而缓解心绞痛。

（1）硝酸甘油:可用 0.3～0.6 mg 片剂,置于舌下含化,使其迅速为唾液所溶解而吸收,1～2 min 即开始起作用,约半小时后作用消失,对约 92％的患者有效,其中 76％在 3 min 内见效。延迟见效或完全无效时提示患者并非患冠心病或患严重的冠心病,也可能所含的药物已失效或未溶解,如属后者可嘱患者轻轻嚼碎之继续含化。长期反复应用可由于产生耐药性而效力减低,停用 10d 以上,可恢复有效性。近年还有喷雾剂和胶囊制剂,能达到更迅速起效的目的。不良反应有头昏、头胀痛、头部跳动感、面红、心悸等,偶尔有血压下降,因此第一次用药时,患者宜取平卧位,必要时吸氧。

（2）硝酸异山梨酯（消心痛）:可用 5～20 mg,舌下含化,2～5 min 见效,作用维持 2～3 h。或用喷雾剂喷到口腔两侧黏膜上,每次 1.25 mg,1 min 见效。

（3）亚硝酸异戊酯:为极易气化的液体,盛于小安瓿内,每安瓿 0.2 mL,用时以小手帕包裹敲碎,立即盖于鼻部吸入。作用快而短,在 10～15 s 内开始,几分钟即消失。本药作用与硝酸甘油相同,其降低血压的作用更明显,有引起晕厥的可能,目前临床多不推荐使用。同类制剂还有亚硝酸辛酯。

在应用上述药物的同时,可考虑用镇静药。

（二）缓解期的治疗

宜尽量避免各种确知足以诱致发作的因素。调节饮食,特别是一次进食不应过饱,禁绝烟酒。调整日常生活与工作量;减轻精神负担;保持适当的体力活动,但以不致发生疼痛症状为度;有血脂质异常者积极调整血脂;一般不需卧床休息。在初次发作（初发型）或发作增多、加重（恶化型）或卧位型、变异型、中间综合征、梗死后心绞痛等,疑为心肌梗死前奏的患者,应予休息一段时间。

使用作用持久的抗心绞痛药物,应防止心绞痛发作,单独选用、交替应用或联合应用下列作用持久的药物。

1.硝酸酯制剂

（1）硝酸异山梨酯:①硝酸异山梨酯:口服后半小时起作用,持续 12 h,常用量为10～20 mg/4～6 h,初服时常有头痛反应,可将单剂改为 5 mg,以后逐渐加量。②单硝酸异山梨酯（异乐定）:口服后吸收完全,解离缓慢,药效达 8 h,常用量为 20～40 mg/8～12 h。近年倾向于应用缓释制剂减少服药次数,硝酸异山梨酯的缓释制剂 1 次口服作用持续 8 h,可用20～60 mg/8 h;单硝酸异山梨酯的缓释制剂用量为 50 mg,每天 1～2 次。

（2）长效硝酸甘油制剂:①硝酸甘油缓释制剂:口服后使硝酸甘油部分药物得以逃逸肝脏代谢,进入体循环而发挥其药理作用。一般服后半小时起作用,时间可长达 8～12 h,常用剂量为2.5 mg,每天2～3 次。②硝酸甘油软膏和贴片制剂:前者为 2％软膏,均匀涂于皮肤上,每次直径2～5厘米,涂药 60～90 min 起作用,维持 4～6 h;后者每贴含药 20 mg,贴于皮肤上后 1 h 起作用,维持 12～24 h。胸前或上臂皮肤为最合适于涂或贴药的部位,以预防夜间心绞痛。

患青光眼、颅内压增高、低血压或休克者不宜选用本类药物。

2.β肾上腺素能受体阻滞剂（β受体阻滞剂）

β受体有 β_1 和 β_2 两个亚型。心肌组织中 β_1 受体占主导地位而支气管和血管平滑肌中以 β_2 受体为主。所有β受体阻滞剂对两型β受体都能抑制,但对心脏有些制剂有选择性作用。它们具有阻断拟交感胺类对心率和心收缩力受体的刺激作用,减慢心率,降低血压,减低心肌收缩力和氧耗量,从而缓解心绞痛

的发作。此外,还减低运动时血流动力的反应,使在同一运动量水平上心肌耗氧量减少;使不缺血的心肌区小动脉(阻力血管)缩小,从而使更多的血液通过极度扩张的侧支循环(输送血管)流入缺血区。国外学者建议用量要大。不良反应有心室射血时间延长和心脏容积增加,这虽可能使心肌缺血加重或引起心力衰竭,但其使心肌耗氧量减少的作用远超过其不良反应。常用制剂有以下几种。

(1)普萘洛尔(心得安):每天 3～4 次,开始时每次 10 mg,逐步增加剂量,达每天80～200 mg;其缓释制剂用 160 mg,1 次/d。

(2)氧烯洛尔(心得平):每天 3～4 次,每次 20～40 mg。

(3)阿普洛尔(心得舒):每天 2～3 次,每次 25～50 mg。

(4)吲哚洛尔(心得静):每天 3～4 次,每次 5 mg,逐步增至 60 mg/d。

(5)索他洛尔(心得怡):每天 2～3 次,每次 20 mg,逐步增至 200 mg/d。

(6)美托洛尔(美多心安):每天 2 次,每次 25～50 mg;其缓释制剂用 100～200 mg,1 次/d。

(7)阿替洛尔(氨酰心安):每天 2 次,每次 12.5～25 mg。

(8)醋丁洛尔(醋丁酰心安):每天 200～400 mg,分 2～3 次服。

(9)纳多洛尔(康加多尔):每天 1 次,每次 40～80 mg。

(10)噻吗洛尔(噻吗心安):每天 2 次,每次 5～15 mg。

本类药物有引起心动过缓、降低血压、抑制心肌收缩力、引起支气管痉挛等作用,长期应用有些可以引起血脂增高,故选用药物时和用药过程中要加以注意和观察。新的一代制剂中赛利洛尔具有心脏选择性 β_1 受体阻滞作用,同时部分的激动 β_2 受体。其减缓心率的作用较轻,甚至可使夜间心率增快;有轻度兴奋心脏的作用;有轻度扩张支气管平滑肌的作用;使血胆固醇、低密度脂蛋白和甘油三酯降低而高密度脂蛋白胆固醇增高;使纤维蛋白降低而纤维蛋白原增高;长期应用对血糖无影响,因而更适用于老年冠心患者。剂量为 200～400 mg,每天 1 次。我国患者对降受体阻滞剂的耐受性较差宜用低剂量。

β 受体阻滞剂可与硝酸酯合用,但要注意:①β 受体阻滞剂可与硝酸酯有协同作用,因而剂量应偏小,开始剂量尤其要注意减小,以免引起体位性低血压等不良反应。②停用 β 受体阻滞剂时应逐步减量,如突然停用有诱发心肌梗死的可能。③心功能不全,支气管哮喘以及心动过缓者不宜用。由于其有减慢心律的不良反应,因而限制了剂量的加大。

3.钙通道阻滞剂亦称钙拮抗剂

此类药物抑制钙离子进入细胞内,也抑制心肌细胞兴奋,收缩耦联中钙离子的利用。因而抑制心肌收缩,减少心肌耗氧;扩张冠状动脉,解除冠状动脉痉挛,改善心内膜下心肌的血供;扩张周围血管,降低动脉压,减轻心脏负荷;还降低血液黏度,抗血小板聚集,改善心肌的微循环。常用制剂有:

(1)苯烷胺衍生物:最常用的是维拉帕米(异搏定)80～120 mg,每天 3 次;其缓释制剂 240～480 mg,每天 1 次。不良反应有头晕、恶心、呕吐、便秘、心动过缓、PR 间期延长、血压下降等。

(2)二氢吡啶衍生物:①硝苯地平(心痛定):40～80 mg,每 4～8 h 1 次口服;舌下含用3～5 min后起效;其缓释制剂用量为 240 mg,每天 1 次。②氨氯地平(络活喜):5～10 mg,每天 1 次。③尼卡地平:10～30 mg,每天 3～4 次。④尼索地平:10～20 mg,每天 2～3 次。⑤非洛地平(波依定):5～20 mg,每天 1 次。⑥伊拉地平:2.5～10 mg,每 12 h 1 次。

本类药物的不良反应有头痛、头晕、乏力、面部潮红、血压下降、心率增快、下肢水肿等,也可有胃肠道反应。

(3)苯噻氮唑衍生物:最常用的是地尔硫草(恬尔心、合心爽),30～60 mg,每天 3 次,其缓释制剂用量为 45～90 mg,每天 2 次。

不良反应有头痛、头晕、皮肤潮红、下肢水肿、心率减慢、血压下降、胃肠道不适等。

以钙通道阻滞剂治疗变异型心绞痛的疗效最好。本类药可与硝酸酯同服,其中二氢吡啶衍生物类如硝苯地平尚可与 β 阻滞剂同服,但维拉帕米和地尔硫草与 β 阻滞剂合用时则有过度抑制心脏的危险。停用本类药时也宜逐渐减量然后停服,以免发生冠状动脉痉挛。

4.冠状动脉扩张剂

冠状动脉扩张剂为能扩张冠状动脉的血管扩张剂,从理论上说将能增加冠状动脉的血流,改善心肌的血供,缓解心绞痛。但由于冠心病时冠状动脉病变情况复杂,有些血管扩张剂如双嘧达莫,可能扩张无病变或轻度病变的动脉较扩张重度病变的动脉远为显著,减少侧支循环的血流量,引起所谓"冠状动脉窃血",增加了正常心肌的供血量,使缺血心肌的供血量反而更减少,因而不再用于治疗心绞痛。目前仍用的有以下几种。

(1)吗多明:1~2 mg,每天2~3次,不良反应有头痛、面红、胃肠道不适等。

(2)胺碘酮:100~200 mg,每天3次,也用于治疗快速心律失常,不良反应有胃肠道不适、药疹、角膜色素沉着、心动过缓、甲状腺功能障碍等。

(3)乙氧黄酮:30~60 mg,每天2~3次。

(4)卡波罗孟:75~150 mg,每天3次。

(5)奥昔非君:8~16 mg,每天3~4次。

(6)氨茶碱:100~200 mg,每天3~4次。

(7)罂粟碱:30~60 mg,每天3次等。

(三)中医中药治疗

根据祖国医学辨证论治,采用治标和治本两法。所谓治标,主要在疼痛期应用,以"通"为主的方法,有活血、化瘀、理气、通阳、化痰等法;所谓治本,一般在缓解期应用,以调整阴阳、脏腑、气血为主,有补阳、滋阴、补气血、调理脏腑等法。其中以"活血化瘀"法(常用丹参、红花、川芎、蒲黄、郁金等)和"芳香温通"法(常用苏合香丸、苏冰滴丸、宽胸丸、保心丸、麝香保心丸等)最为常用。此外,针刺或穴位按摩治疗也有一定疗效。

(四)其他药物和非药物治疗

右旋糖酐40或羟乙基淀粉注射液:250~500 mL/d,静脉滴注14~30日为一疗程,作用为改善微循环的灌流,可能改善心肌的血流灌注,可用于心绞痛的频繁发作。高压氧治疗增加全身的氧供应,可使顽固的心绞痛得到改善,但疗效不易巩固。体外反搏治疗可能增加冠状动脉的血供,也可考虑应用。兼有早期心力衰竭者,治疗心绞痛的同时宜用快速作用的洋地黄类制剂。鉴于不稳定型心绞痛的病理基础是在原有冠状动脉粥样硬化病变上发生冠状动脉内膜下出血、斑块破裂、血小板或纤维蛋白凝集形成血栓,近年对之采用抗凝血、溶血栓和抗血小板药物治疗,收到较好的效果。

(五)冠状动脉介入性治疗

1.经皮冠状动脉腔内成形术(PTCA)

为用带球囊的心导管经周围动脉送到冠状动脉,在导引钢丝的引导下进入狭窄部位,向球囊内注入造影剂使之扩张,在有指征的患者中可收到与外科手术治疗同样的效果。过去认为理想的指征为:

(1)心绞痛病程(<1年)药物治疗效果不佳,患者失健。

(2)1支冠状动脉病变,且病变在近端、无钙化或痉挛。

(3)有心肌缺血的客观证据。

(4)患者有较好的左心室功能和侧支循环。无法行PTCA或施行本术如不成功需作紧急主动脉-冠状动脉旁路移植手术。

近年随着技术的改进,经验的累积,手术指征已扩展到:①治疗多支或单支多发病变。②治疗近期完全闭塞的病变,包括发病6 h内的急性心肌梗死。③治疗病情初步稳定2~3周后的不稳定型心绞痛。④治疗主动脉-冠状动脉旁路移植术后血管狭窄。无血供保护的左冠状动脉主干病变为用本手术治疗的禁忌。本手术即时成功率在90%左右,但术后3~6个月内,25%~35%患者可再发生狭窄。

2.冠状动脉内支架安置术(ISI)

以不锈钢、钴合金或钽等金属和高分子聚合物制成的筛网状、含槽的管状和环绕状的支架,通过心导管置入冠状动脉,由于支架自行扩张或借球囊膨胀作用使其扩张,支撑在血管壁上,从而维持血管内血流

畅通。用于以下几点。

(1)改善 PTCA 的疗效,降低再狭窄的发生率,尤其适于 PTCA 扩张效果不理想者。

(2)PTCA 术时由于冠状动脉内膜撕脱、血管弹性而回缩、冠状动脉痉挛或血栓形成而出现急性血管闭塞者。

(3)慢性病变冠状动脉近于完全阻塞者。

(4)旁路移植血管段狭窄者。

(5)急性心肌梗死者。术后使用抗血小板治疗预防支架内血栓形成,目前认为新一代的抗血小板制剂－血小板 GPⅡb/Ⅲ受体阻滞剂有较好效果,可用 abciximab 静脉注射,0.25 mg/kg,然后静脉滴注 10 μg/kg/h,共 12 h;或 eptifibatibe 静脉注射,180 μg/kg,然后,静脉滴注每分钟2 μg/kg,共 96 h;或 tirofiban,静脉滴注每分钟 0.4 μg/kg,共 30 min,然后每分钟 0.1 μg/kg,滴注 48 h。口服制剂有:xemilo-fiban:5～20 mg,每天 2 次等。也可口服常用的抗血小板药物如阿司匹林、双嘧达莫、噻氯吡啶或较新的氯吡格雷等。

3.其他介入性治疗

尚有冠状动脉斑块旋切术、冠状动脉斑块旋切吸引术、冠状动脉斑块旋磨术、冠状动脉激光成形术等,这些在 PTCA 的基础上发展的方法,期望使冠状动脉再通更好,使再狭窄的发生率降低。近年还有用冠状动脉内超声、冠状动脉内放射治疗的介入性方法,其结果有待观察。

(六)运动锻炼疗法

谨慎安排进度适宜的运动锻炼有助于促进侧支循环的发展,提高体力活动的耐受量,改善症状。

(七)不稳定型心绞痛的处理

各种不稳定型心绞痛的患者均应住院卧床休息,在密切监护下,进行积极的内科治疗,尽快控制症状和防止发生心肌梗死。需取血测血清心肌酶和观察心电图变化以除外急性心肌梗死,并注意胸痛发作时的 ST 段改变。胸痛时可先含硝酸甘油 0.3～0.6 mg,如反复发作可舌下含硝酸异山梨酯 5～10 mg,每 2 h 1 次,必要时加大剂量,以收缩压不过于下降为度,症状缓解后改为口服。如无心力衰竭可加用 β 受体阻滞剂和/或钙通道阻滞剂,剂量可偏大些。胸痛严重而频繁或难以控制者,可静脉内滴注硝酸甘油,以 1 mg 溶于 5% 葡萄糖液 50～100 mL 中,开始时 10～20 μg/min,需要时逐步增加至 100～200 μg/min;也可用硝酸异山梨酯 10 mg 溶于 5% 葡萄糖 100 mL 中,以 30～100 μg/min 静脉滴注。对发作时 ST 段抬高或有其他证据提示其发作主要由冠状动脉痉挛引起者,宜用钙通道阻滞剂取代 β 受体阻滞剂。鉴于本型患者常有冠状动脉内粥样斑块破裂、血栓形成、血管痉挛以及血小板聚集等病变基础,近年主张用阿司匹林口服和肝素或低分子肝素皮下或静脉内注射以预防血栓形成。情况稳定后行选择性冠状动脉造影,考虑介入或手术治疗。

八、护理

(一)护理评估

1.病史

询问有无高血压、高脂血症、吸烟、糖尿病、肥胖等危险因素,及劳累、情绪激动、饱食、寒冷、吸烟、心动过速、休克等诱因。

2.身体状况

主要评估胸痛的特征,包括诱因、部位、性质、持续时间、缓解方式及心理感受等。典型心绞痛的特征为:①发作在劳力等诱因的当时。②疼痛部位在胸骨体上段或中段之后,可波及心前区约手掌大小范围,其至横贯前胸,界限不清晰,常放射至左肩臂内侧达无名指和小指,或至颈、咽、下颌部。③疼痛性质为压迫、紧缩性闷痛或烧灼感,偶伴濒死感,迫使患者立即停止原来的活动,直至症状缓解。④疼痛一般持续 3～5 min,经休息或舌下含化硝酸甘油,几分钟内缓解,可数日或数周发 1 次,或一日发作多次。⑤发作时多有紧张或恐惧,发作后有焦虑、多梦。

发作时体检常有心率加快、血压升高、面色苍白、冷汗,部分患者有暂时性心尖部收缩期杂音、舒张期奔马律、交替脉。

3.实验室及其他检查

(1)心电图检查:主要是在 R 波为主的导联上,ST 段和 T 波异常等。

(2)心电图负荷试验:通过增加心脏负荷及心肌氧耗量,激发心肌缺血性 ST−T 改变,有助于临床诊断和疗效评定等。常用的方法有:饱餐试验、双倍阶梯运动试验及次极量运动试验(蹬车运动试验、活动平板运动试验)等。

(3)动态心电图:可以连续 24 h 记录心电图,观察缺血时的 ST−T 改变,有助于诊断、观察药物治疗效果以及有无心律失常。

(4)超声波检查:二维超声显示:左主冠状动脉及分支管腔可能变窄,管壁不规则增厚及回声增强。心绞痛发作时或运动后局部心肌运动幅度减低或无运动及心功能减低。超声多普勒于二尖瓣上取样,可测出舒张早期血液速度减低,舒张末期流速增加,表示舒张早期心肌顺应性减低。

(5)X 线检查:冠心病患者在合并有高血压病或心功能不全时,可有心影扩大、主动脉弓屈曲延长;心衰重时,可合并肺充血改变;有陈旧心肌梗死合并室壁瘤时,X 线下可见心室反向搏动(记波摄影)。

(6)放射性核素检查:静脉注射^{201}铊,心肌缺血区不显像。^{201}铊运动试验以运动诱发心肌缺血,可使休息时无异常表现的冠心病患者呈现不显像的缺血区。

(7)冠状动脉造影:可发现中动脉粥样硬化引起的狭窄性病变及其确切部位、范围和程度,并能估计狭窄处远端的管腔情况。

(二)护理目标

(1)患者主诉胸痛次数减少,程度减轻。

(2)患者能够掌握活动规律并保持最佳活动水平,表现为活动后不出现心律失常和缺氧表现。心率、血压、呼吸维持在预定范围。

(3)患者能够运用有效的应对机制减轻或控制焦虑。

(4)患者能了解本病防治常识,说出所服用药物的名称、用法、作用和不良反应。

(5)无并发症发生。

(三)护理措施

1.一般护理

(1)患者应卧床休息,嘱患者避免突然用力的动作,饭后不宜进行体力活动,防止精神紧张、情绪激动、受寒、饱餐及吸烟酗酒,宜少量多餐,用清淡饮食,不宜进含动物脂肪及高胆固醇的食物。

对有恐惧和焦虑心理的患者,应向患者解释冠心病的性质,只要注意生活保健,坚持治疗,可以防止病情的发展;对情绪不稳者,可适当应用镇静剂。

(2)保持大小便通畅,做好皮肤及口腔的护理。

2.病情观察与护理

(1)不稳定型心绞痛患者应放监护室予以监护,密切观察病情和心电图变化,观察胸痛持续的时间、次数,并注意观察硝酸盐类等药物的不良反应。发现异常,及时报告医师,并协助相应的处理。

(2)患者心绞痛发作时,嘱其安静卧床休息,做心电图检查观察其 ST−T 的改变,并给予舌下含化硝酸甘油 0.6 mg,吸氧。对有频繁发作的心绞痛或属自发型心绞痛的患者,疼痛持续 15～30 分钟仍未缓降,需提高警惕,用心电监护观察有无发展为心肌梗死。如有上述变化,应及时报告医生。

(四)健康教育

(1)患者及家属讲解有关疾病的病因及诱发因素,防止过度脑力劳动,适当参加体力活动;合理搭配饮食结构;肥胖者需限制饮食;戒烟酒。积极防治高血压、高脂血症和糖尿病。有上述疾病家族史的青年,应早期注意血压及血脂变化,争取早期发现,及时治疗。

(2)心绞痛症状控制后,应坚持服药治疗。避免导致心绞痛发作的诱因。对不经常发作者,需鼓励作

适当的体育锻炼如散步、打太极拳等,这样有利于冠状动脉侧支循环的建立。随身携带硝酸甘油片或亚硝酸异戊酯等药物,以备心绞痛发作时自用。

(3)出院时指导患者根据病情调整饮食结构,坚持医生、护士建议的合理化饮食。教会家属正确测量血压、脉搏、体温的方法。教会患者及家属识别与自身有关的诱发因素,如吸烟,情绪激动等。

(4)出院带药,给患者提供有关的书面材料,指导患者正确用药。

(5)叮嘱患者门诊随访知识。

(孙励娟)

第三节　急性心肌梗死

急性心肌梗死(acute myocardial infarction,AMI)是急性心肌缺血性坏死。是在冠状动脉病变的基础上,发生冠状动脉血供急剧减少或中断,使相应的心肌严重而持久地急性缺血所致。原因通常是在冠状动脉样硬化病变的基础上继发血栓形成所致。非动脉粥样硬化所导致的心肌梗死可由感染性心内膜炎、血栓脱落、主动脉夹层形成、动脉炎等引起。

本病在欧美常见,20世纪50年代美国本病死亡率＞300/10万人口,20世纪70年代以后降到＜200/10万人口。美国35～84岁人群中年发病率男性为71‰,女性为22‰;每年约有80万人发生心肌梗死,45万人再梗死。在我国本病远不如欧美多见,70年代和80年代北京、河北、哈尔滨、黑龙江、上海、广州等省市年发病率仅0.2‰～0.6‰,其中以华北地区最高。

一、病因和发病机制

急性心肌梗死绝大多数(90％以上)是由于冠状动脉粥样硬化所致。由于冠状动脉有弥漫而广泛的粥样硬化病变,使管腔有＞75％的狭窄,侧支循环尚未充分建立,在此基础上一旦由于管腔内血栓形成、劳力、情绪激动、休克、外科手术或血压剧升等诱因而导致血供进一步急剧减少或中断,使心肌严重而持久急性缺血达1小时以上,即可发生心肌梗死。

冠状动脉闭塞后约半小时,心肌开始坏死,1小时后心肌凝固性坏死,心肌间质充血、水肿、炎性细胞浸润。以后坏死心肌逐渐溶解,形成肌溶灶,随后渐有肉芽组织形成,坏死组织约有1～2周后开始吸收,逐渐纤维化,在6～8周形成瘢痕而愈合,即为陈旧性心肌梗死。坏死心肌波及心包可引起心包炎。心肌全层坏死,可产生心室壁破裂,游离壁破裂或室间隔穿孔,也可引起乳头肌断裂。若仅有心内膜下心肌坏死,在心室腔压力的冲击下,外膜下层向外膨出,形成室壁膨胀瘤,造成室壁运动障碍甚至矛盾运动,严重影响左心室射血功能。冠状动脉可有一支或几支闭塞而引起所供血区部位的梗死。

急性心肌梗死时,心脏收缩力减弱,顺应性减低,心肌收缩不协调,心排出量下降,严重时发生泵衰竭、心源性休克及各种心律失常,病死率高。

二、病理生理

主要出现左心室舒张和收缩功能障碍的一些血流动力学变化,其严重度和持续时间取决于梗死的部位、程度和范围。当心脏收缩力减弱、顺应性减低、心肌收缩不协调时,左心室压力曲线最大上升速度(dp/dt)减低,左心室舒张末期压增高、舒张和收缩末期容量增多。射血分数减低,心搏血量和心排血量下降,心率增快或有心律失常,血压下降,静脉血氧含量降低。心室重构出现心壁厚度改变、心脏扩大和心力衰竭(先左心衰竭然后全心衰竭),可发生心源性休克。右心室梗死在心肌梗死患者中少见,其主要病理生理改变是右心衰竭的血流动力学变化,右心房压力增高,高于左心室舒张末期压,心排血量减低,血压下降。

急性心肌梗死引起的心力衰竭称为泵衰竭,按 Killip 分级法可分为:Ⅰ级尚无明显心力衰竭;Ⅱ级有左心衰竭,肺部啰音<50%肺野;Ⅲ级有急性肺水肿,全肺闻及大、小、干、湿、啰音;Ⅳ级有心源性休克等不同程度或阶段的血流动力学变化。心源性休克是泵衰竭的严重阶段。但如兼有肺水肿和心源性休克则情况最严重。

三、临床表现

(一)病史

发病前常有明显诱因,如精神紧张、情绪激动、过度体力活动、饱餐、高脂饮食、糖尿病未控制、感染、手术、大出血、休克等。少数在睡眠中发病。约有半数以上的患者过去有高血压及心绞痛史。部分患者则无明确病史及先兆表现,首次发展即是急性心肌梗死。

(二)症状

1.先兆症状

急性心肌梗死多突然发病,少数患者起病症状轻微。约 1/2~2/3 的患者起病前 1~2 日至 1~2 周或更长时间有先兆症状,其中最常见的是稳定性心绞痛转变为不稳定型;或既往无心绞痛,突然出现心绞痛,且发作频繁,程度较重,用硝酸甘油难以缓解,持续时间较长。伴恶心、呕吐、血压剧烈波动。心电图显示 ST 段一时性明显上升或降低,T 波倒置或增高。这些先兆症状如诊断及时,治疗得当,约半数以上患者可免于发生心肌梗死;即使发生,症状也较轻,预后较好。

2.胸痛

为最早出现而突出的症状。其性质和部位多与心绞痛相似,但常发生于安静或睡眠时,程度更为剧烈,呈难以忍受的压榨、窒息,甚至"濒死感",伴有大汗淋漓及烦躁不安。持续时间可长达 1~2 小时甚至 10 小时以上,或时重时轻达数天之久。用硝酸甘油无效,需用麻醉性镇痛药才能减轻。疼痛部位多在胸骨后,但范围较为广泛,常波及整个心前区,约 10% 的病例波及剑突下及上腹部或颈、背部,偶尔到下颌、咽部及牙齿处。约 25% 病例无明显的疼痛,多见于老年、糖尿病(由于感觉迟钝)或神志不清患者,或有急性循环衰竭者,疼痛被其他严重症状所掩盖。15%~20% 病例在急性期无症状。

3.心律失常

见于 75%~95% 的患者,多发生于起病后 1~2 日内,而以 24 小时内最多见。经心电图观察可出现各种心律失常,可伴乏力、头晕、晕厥等症状,且为急性期引起死亡的主要原因之一。其中最严重的心律失常是室性异位心律(包括频发性早搏、阵发性心动过速和颤动)。频发(>5 次/min),多源,成对出现,或 R 波落在 T 波上的室性早搏可能为心室颤动的先兆。房室传导阻滞和束支传导阻滞也较多见,严重者可出现完全性房室传导阻滞。室上性心律失常则较少见,多发生于心力衰竭患者。前壁心肌梗死易发生室性心律失常,下壁(膈面)梗死易发生房室传导阻滞。

4.心力衰竭

主要是急性左心衰竭,发生率为 32%~48%,为心肌梗死后收缩力减弱或不协调所致,可出现呼吸困难、咳嗽、烦躁及紫绀等症状。严重时两肺满布湿啰音,形成肺水肿,进一步则导致右心衰竭。右心室心肌梗死者可一开始就出现右心衰竭,并伴血压下降。

5.低血压和休克

仅于疼痛剧烈时血压下降,未必是休克。但如疼痛缓解而收缩压仍低于 10.7 kPa(80 mmHg),伴有烦躁不安、大汗淋漓、脉搏细快、尿量减少(<20 mL/h)、神志恍惚甚至晕厥时,则为休克,主要为心源性,由于心肌广泛坏死、心输出量急剧下降所致。而神经反射引起的血管扩张尚属次要,有些患者还有血容量不足的因素参与。

6.胃肠道症状

疼痛剧烈时,伴有频繁的恶心呕吐、上腹胀痛、肠胀气等,与迷走神经张力增高有关。

7. 全身症状

主要是发热,一般在发病后 1～3 天出现,体温 38 ℃左右,持续约 1 周。

(三)体征

①约半数患者心浊音界轻度至中度增大,有心力衰竭时较显著。②心率多增快,少数可减慢。③心尖区第一心音减弱,有时伴有第三或第四心音奔马律。④10％～20％的患者在病后 2～3 天出现心包摩擦音,多数在几天内又消失,是坏死波及心包面引起的反应性纤维蛋白性心包炎所致。⑤心尖区可出现粗糙的收缩期杂音或收缩中晚期喀喇音,为二尖瓣乳头肌功能失调或断裂所致。⑥可听到各种心律失常的心音改变。⑦常见到血压下降到正常以下(病前高血压者血压可降至正常),且可能不再恢复到起病前水平。⑧还可伴有休克、心力衰竭的相应体征。

(四)并发症

心肌梗死除可并发心力衰竭及心律失常外,还可有下列并发症:

1. 动脉栓塞

主要为左室壁血栓脱落所引起。根据栓塞的部位,可能产生脑部或其他部位的相应症状,常在起病后 1～2 周发生。

2. 心室壁瘤

梗死部位在心脏内压的作用下,显著膨出。心电图常示持久的 ST 段持续抬高。

3. 心肌破裂

少见。常在发病 1 周内出现,患者常突然心力衰竭甚至休克造成死亡。

4. 乳头肌功能不全

乳头肌功能不全的病变可分为坏死性与纤维性二种,在发生心肌梗死后,心尖区突然出现响亮的全收缩期杂音,第一心音减低。

5. 心肌梗死后综合征

发生率约 10％,于心肌梗死后数周至数月内出现,可反复发生,表现为发热、胸痛、心包炎、胸膜炎或肺炎等症状、体征,可能为机体对坏死物质的过敏反应。

四、诊断要点

(一)诊断标准

诊断 AMI 必须至少具备以下标准中的两条。

(1)缺血性胸痛的临床病史,疼痛常持续 30 min 以上。

(2)心电图的特征性改变和动态演变。

(3)心肌坏死的血清心肌标记物浓度升高和动态变化。

(二)诊断步骤

对疑为 AMI 的患者,应争取在 10 min 内完成。

(1)临床检查(问清缺血性胸痛病史,如疼痛性质、部位、持续时间、缓解方式、伴随症状;查明心、肺、血管等的体征)。

(2)描记 18 导联心电图(常规 12 导联加 $V_7～V_9$、$V_{3R}～V_{5R}$),并立即进行分析、判断。

(3)迅速进行简明的临床鉴别诊断后做出初步诊断(老年人突发原因不明的休克、心衰、上腹部疼痛伴胃肠道症状、严重心律失常或较重而持续性胸痛或胸闷,应慎重考虑有无本病的可能)。

(4)对病情做出基本评价并确定即刻处理方案。

(5)继之尽快进行相关的诊断性检查和监测,如血清心肌标记物浓度的检测,结合缺血性胸痛的临床病史、心电图的特征性改变,做出 AMI 的最终诊断。此外,尚应进行血常规、血脂、血糖、凝血时间、电解质等检测,二维超声心动图检查,床旁心电监护等。

（三）危险性评估

（1）伴下列任一项者，如高龄（＞70 岁）、既往有心肌梗死史、心房颤动、前壁心肌梗死、心源性休克、急性肺水肿或持续低血压等可确定为高危患者。

（2）病死率随心电图 ST 段抬高的导联数的增加而增加。

（3）血清心肌标记物浓度与心肌损害范围呈正相关，可助估计梗死面积和患者预后。

五、鉴别诊断

（一）不稳定型心绞痛

疼痛的性质、部位与心肌梗死相似，但发作持续时间短、次数频繁、含服硝酸甘油有效。心电图的改变及酶学检查是与心肌梗死鉴别的主要依据。

（二）急性肺动脉栓塞

大块的栓塞可引起胸痛、呼吸困难、咯血、休克，但多出现右心负荷急剧增加的表现如有心室增大、P_2 亢进、分裂和有心衰体征。无心肌梗死时的典型心电图改变和血清心肌酶的变化。

（三）主动脉夹层

该病也具有剧烈的胸痛，有时出现休克，其疼痛常为撕裂样，一开始即达高峰，多放射至背部、腹部、腰部及下肢。两上肢的血压和脉搏常不一致是本病的重要体征。可出现主动脉瓣关闭不全的体征，心电图和血清心肌酶学检查无 AMI 时的变化。X 线和超声检查可出现主动脉明显增宽。

（四）急腹症

急性胆囊炎、胆石症、急性坏死性胰腺炎、溃疡病穿孔等常出现上腹痛及休克的表现，但应有相应的腹部体征，心电图及景像、酶学检查有助于鉴别。

（五）急性心包炎

尤其是非特异性急性心包炎，也可出现严重胸痛、心电图 ST 段抬高，但该病发病前常有上呼吸道感染，呼吸和咳嗽时疼痛加重，早期即有心包摩擦音。无心电图的演变及酶学异常。

六、处理

（一）治疗原则

改善冠状动脉血液供给，减少心肌耗氧，保护心脏功能，挽救因缺血而濒死的心肌，防止梗死面积扩大，缩小心肌缺血范围，及时发现、处理、防治严重心律失常、泵衰竭和各种并发症，防止猝死。

（二）院前急救

流行病学调查发现，50％的患者发病后 1 小时在院外猝死，死因主要是可救治的心律失常。因此，院前急救的重点是尽可能缩短患者就诊延误的时间和院前检查、处理、转运所用的时间；尽量帮助患者安全、迅速地转送到医院；尽可能及时给予相关急救措施，如嘱患者停止任何主动性活动和运动，舌下含化硝酸甘油，高流量吸氧，镇静止痛（吗啡或杜冷丁），必要时静脉注射或滴注利多卡因，或给予除颤治疗和心肺复苏；缓慢性心律失常给予阿托品肌内注射或静脉注射；及时将患者情况通知急救中心或医院，在严密观察、治疗下迅速将患者送至医院。

（三）住院治疗

急诊室医生应力争在 10～20 min 内完成病史、临床检数记录 18 导联心电图，尽快明确诊断。对 ST 段抬高者应在 30 min 内收住冠心病监护病房（CCU）并开始溶栓，或在 90 min 内开始行急诊 PTCA 治疗。

1.休息

患者应卧床休息，保持环境安静，减少探视，防止不良刺激。

2.监测

在冠心病监护室进行心电图、血压和呼吸的监测 5～7 日，必要时进行床旁血流动力学监测，以便于观

察病情和指导治疗。

3.护理

第一周完全卧床,加强护理,对进食、漱洗、大小便、翻身等,都需要别人帮助。第二周可从床上坐起,第三～四周可逐步离床和室内缓步走动。但病重或有并发症者,卧床时间宜适当延长。食物以易消化的流质或半流质为主,病情稳定后逐渐改为软食。便秘3日者可服轻泻剂或用甘油栓等,必须防止用力大便造成病情突变。焦虑、不安患者可用地西泮等镇静剂。禁止吸烟。

4.吸氧

在急性心肌梗死早期,即便未合并有左侧心力衰竭或肺疾病,也常有不同程度的动脉低氧血症。其原因可能由于细支气管周围水肿,使小气道狭窄,增加小气道阻力,气流量降低,局部换气量减少,特别是两肺底部最为明显。有些患者虽未测出动脉低氧血症,由于增加肺间质液体,肺顺应性一过性降低,而有气短症状。因此,应给予吸氧,通常在发病早期用鼻塞给氧 24～48 h,3～5 L/min。有利于氧气运送到心肌,可能减轻气短、疼痛或焦虑症状。在严重左侧心力衰竭、肺水肿和并有机械并发症的患者,多伴有严重低氧血症,需面罩加压给氧或气管插管并机械通气。

5.补充血容量

心肌梗死患者,由于发病后出汗,呕吐或进食少,以及应用利尿药等因素,引起血容量不足和血液浓缩,从而加重缺血和血栓形成,有导致心肌梗死面积扩大的危险。因此,如每日摄入量不足,应适当补液,以保持出入量的平衡。

6.缓解疼痛

AMI时,剧烈胸痛使患者交感神经过度兴奋,产生心动过速、血压升高和心肌收缩力增强,从而增加心肌耗氧量。并易诱发快速性室性心律失常,应迅速给予有效镇痛药。本病早期疼痛是难以区分坏死心肌疼痛和可逆性心肌缺血疼痛,二者常混杂在一起。先予含服硝酸甘油,随后静脉点滴硝酸甘油,如疼痛不能迅速缓解,应即用强的镇痛药,吗啡和派替啶最为常用。吗啡是解除急性心肌梗死后疼痛最有效的药物。其作用于中枢阿片受体而发挥镇痛作用,并阻滞中枢交感神经冲动的传出,导致外周动、静脉扩张,从而降低心脏前后负荷及心肌耗氧量。通过镇痛,减轻疼痛引起的应激反应,使心率减慢。1 次给药后10～20 min发挥镇痛作用,1～2 h 作用最强,持续 4～6 h。通常静脉注射吗啡 5～10 mg,必要时每1～2小时重复1次,总量不宜超过 15 mg。吗啡治疗剂量时即可发生不良反应,随剂量增加,发生率增加。不良反应有恶心、呕吐、低血压和呼吸抑制。其他不良反应有眩晕,嗜睡,表情淡漠,注意力分散等。一旦出现呼吸抑制,可每隔3 min静脉注射纳洛酮有拮抗吗啡的作用,剂量为 0.4 mg,总量不超过 1.2 mg。一般用药后呼吸抑制症状可很快消除,必要时采用人工辅助呼吸。哌替啶有消除迷走神经作用和镇痛作用,其血流动力学作用与吗啡相似,75 mg 哌替啶相当于 10 mg 吗啡,不良反应有致心动过速和呕吐作用,但较吗啡轻。可用阿托品 0.5 mg 对抗之。临床上可肌内注射 25～75 mg,必要时 2～3 h 重复,过量出现麻醉作用和呼吸抑制,当引起呼吸抑制时,也可应用纳洛酮治疗。对重度烦躁者可应用冬眠疗法,经肌内注射哌替啶25 mg异丙嗪(非那根)12.5 mg,必要时 4～6 h 重复 1 次。

中药可用复方丹参滴丸,麝香保心丸口服,或复方丹参注射液 16 mL 加入 5%葡萄糖液250～500 mL中静脉滴注。

(四)再灌注心肌

起病3～6小时内,使闭塞的冠状动脉再通,心肌得到再灌注,濒临坏死的心肌可能得以存活或使坏死范围缩小,预后改善,是一种积极的治疗措施。

1.急诊溶栓治疗

溶栓治疗是20世纪80年代初兴起的一项新技术,其治疗原理是针对急性心肌梗死发病的基础,即大部分穿壁性心肌梗死是由于冠状动脉血栓性闭塞引起的。血栓是由于凝血酶原在异常刺激下被激活,形成凝血酶,使纤维蛋白原转化为纤维蛋白,然后与其他有形成分如红细胞、血小板一起形成的。机体内存在一个纤维蛋白溶解系统,它是由纤维蛋白溶解原和内源性或外源性激活物组成的。在激活物的作用下,

纤维蛋白溶酶原被激活,形成纤维蛋白溶酶,它可以溶解稳定的纤维蛋白血栓,还可以降解纤维蛋白原,促使纤维蛋白裂解、使血栓溶解。但是纤维蛋白溶酶的半衰期很短,要想获得持续的溶栓效果,只有依靠连续输入外源性补给激活物的办法。现在临床常用的纤溶激活物有两大类,一类为非选择性纤溶剂,如链激酶、尿激酶。它们除了激活与血栓相关的纤维蛋白溶酶原外,还激活循环中的纤溶酶原,导致全身的纤溶状态,因此可以引起出血合并症。另一类为选择性纤溶剂,有重组组织型纤溶酶原激活剂(αt－Pa),单链尿激酶型纤溶酶原激活剂(SCUPA)及乙酰纤溶酶原－链激酶激活剂复合物(APSAC)。它们选择性的激活与血栓有关的纤溶酶原,而对循环中的纤溶酶原仅有中等度的作用。这样可以避免或减少出血合并症的发生。

1)溶栓疗法的适应证:①持续性胸痛超过半小时,含服硝酸甘油片后症状不能缓解。②相邻两个或更多导联 ST 段抬高>0.2 mV。③发病 12 小时内,或虽超过 6 小时,患者仍有严重胸痛,并且 ST 段抬高的导联有 R 波者,也可考虑溶栓治疗。

2)溶栓治疗的禁忌证:①近 10 天内施行过外科手术者,包括活检、胸腔或腹腔穿刺和心脏体外按压术等。②10 天内进行过动脉穿刺术者。③颅内病变,包括出血、梗死或肿瘤等。④有明显出血或潜在的出血性病变,如溃疡性结肠炎、胃十二指肠溃疡或有空洞形成的肺部病变。⑤有出血性或脑栓死倾向的疾病,如各种出血性疾病、肝肾疾病、心房纤颤、感染性心内膜炎、收缩压>24 kPa(180 mmHg),舒张压>14.7 kPa(110 mmHg)等。⑥妊娠期或分娩后前 10 天。⑦在半年至 1 年内进行过链激酶治疗者。⑧年龄>65 岁,因为高龄患者溶栓疗法引起颅内出血者多,而且冠脉再通率低于中年。

(1)链激酶(Streptokinase SK):SK 是 C 类乙型链球菌产生的酶,在体内将前活化素转变为活化素,后者将纤溶酶原转变为纤溶酶。有抗原性,用前需做皮肤过敏试验。静脉滴注常用量为 50~150 万 U 加入 5%葡萄糖液 100 mL 内,在 60 min 内滴完,后每小时给予 10 万 U,滴注 24 小时。治疗前半小时肌注异丙嗪 25 mg,加少量(2.5~5 mg)地塞米松同时滴注可减少变态反应的发生。用药前后进行凝血方面的化验检查,用量大时尤应注意出血倾向。冠脉内注射时先做冠脉造影,经导管向闭塞的冠状动脉内注入硝酸甘油 0.2~0.5 mg,后注入 SK2 万 U,继之每分钟 2 000~4 000 U,共 30~90 min 至再通后继用每分钟 2 000 U 30~60 min。患者胸痛突然消失,ST 段恢复正常,心肌酶峰值提前出现为再通征象,可每分钟注入 1 次造影剂观察是否再通。

(2)尿激酶(Urokinase UK):作用于纤溶酶原使之转变为纤溶酶。本品无抗原性,作用较 SK 弱。150~200 万U 静脉滴注 30 min 滴完。冠状动脉内应用时每分钟 6 000 U 持续 1 小时以上至溶栓后再维持 0.5~1 小时。

(3)组织型重组纤维蛋白溶酶原激活剂(rt－PA):本品对血凝块有选择性,故疗效高于 SK。冠脉内滴注 0.375 mg/kg,持续 45 分钟。静脉滴注用量为 0.75 mg/kg,持续 90 min。

其他制剂还有单链尿激酶型纤维蛋白溶酶原激活剂(SCUPA),异化纤维蛋白溶酶原链激酶激活剂复合物(APSAC)等。

3)以上溶栓剂的选择:文献资料显示,用药 2~3 小时的开通率 rt－PA 为 65%～80%,SK 为 65%～75%,UK 为 50%～68%,APSAC 为 68%～70%。究竟选用哪一种溶栓剂,不能根据以上的数据武断的选择,而应根据患者的病变范围、部位、年龄、起病时间的长短以及经济情况等因素选择。比较而言,如患者年轻(年龄小于 45 岁)、大面积前壁 AMI、到达医院时间较早(2 小时内)、无高血压,应首选 rt-PA。如果年龄较大(大于 70 岁)、下壁 AMI、有高血压,应选 SK 或 UK。由于 APSAC 的半衰期最长(70~120 min),因此它可在患者家中或救护车上一次性快速静脉注射;rt-PA 的半衰期最短(3~4 min),需静脉持续滴注 90~180 min;SK 的半衰期为 18 分钟,给药持续时间为 60 min;UK 半衰期为 40 min,给药时间为 30 min。SK 与 APSAC 可引起低血压和变态反应,UK 与 rt-PA 无这些不良反应。rt-PA 需要联合使用肝素,SK、UK、APSAC 除具有纤溶作用外,还有明显的抗凝作用,不需要积极使用静脉肝素。另外,rt-PA 价格较贵,SK、UK 较低廉。以上这些因素在临床选用溶栓剂时应予以考虑。

4)溶栓治疗的并发症。

(1)出血：①轻度出血：皮肤、黏膜、肉眼及显微镜下血尿、或小量咯血、呕血等（穿刺或注射部位少量淤斑不作为并发症）。②重度出血：大量咯血或消化道大出血，腹膜后出血等引起失血性休克或低血压，需要输血者。③危及生命部位的出血：颅内、蛛网膜下隙、纵隔内或心包出血。

(2)再灌注心律失常，注意其对血流动力学的影响。

(3)一过性低血压及其他的变态反应。

已证实有效的抗凝治疗可加速血管再通和有助于保持血管通畅。今后研究应着重于改进治疗方法或使用特异性溶栓剂，以减少纤维蛋白分解、防止促凝血活动和纤溶酶原偷窃；研制合理的联合使用的药物和方法。如此，可望使现已明显降低的急性心梗死亡率进一步下降。

2.经皮腔内冠状动脉成形术(PTCA)

(1)直接 PTCA(direct PTCA)：急性心肌梗死发病后直接做 PTCA。指征：静脉溶栓治疗有禁忌证者；合并心源性休克者（急诊 PTCA 挽救生命是作为首选治疗）；诊断不明患者，如急性心肌梗死病史不典型或左束支传导阻滞(LBBB)者，可从直接冠状动脉造影和 PTCA 中受益；有条件在发病后数小时内行 PTCA 者。

(2)补救性 PTCA(rescue PTCA)：在发病 24 h 内，静脉溶栓治疗失败，患者胸痛症状不缓解时，行急诊 PTCA，以挽救存活的心肌，限制梗死面积进一步扩大。

(3)半择期 PTCA(semi-elective PTCA)：溶栓成功患者在梗死后 7～10 日内，有心肌缺血指征或冠脉再闭塞者。

(4)择期 PTCA(elective PTCA)：在急性心肌梗死后 4～6 周，用于再发心绞痛或有心肌缺血客观指征，如运动试验、动态心电图、^{201}Tl 运动心肌断层显像等证实有心肌缺血。

(5)冠状动脉旁路移植术(CABG)：适用于溶栓疗法及 PTCA 无效，而仍有持续性心肌缺血；急性心肌梗死合并有左房室瓣关闭不全或室间隔穿孔等机械性障碍需要手术矫正和修补，同时进行 CABG；多支冠状动脉狭窄或左冠状动脉主干狭窄。

(五)缩小梗死面积

AMI 是心肌氧供/氧需的严重失衡，纠正这种失衡，就能挽救濒死的心肌，限制梗死的扩大，有效地减少并发症和改善患者的预后。控制心律失常，适当补充血容量和治疗心力衰竭，均有利于减少梗死区。目前多主张采用以下几种。

1.扩血管药物

扩血管药物必须应用于梗死初期的发展阶段，即起病后 4～6 小时之内。一般首选硝酸甘油静滴或消心痛舌下含化，也可在皮肤上用硝酸甘油贴片或软膏。使用时应注意：静脉给药时，最好有血流动力学监测，当肺动脉楔嵌压小于 2～2.4 kPa，动脉压正常或增高时，其疗效较好，反之，则可使病情恶化；应从小剂量开始，在应用过程中保持肺动脉楔嵌压不低于 2 kPa(2～2.4 kPa 之间)，且动脉压不低于正常低限，以保证必需的冠状动脉灌注。

2.β受体阻滞剂

大量临床资料表明，在 AMI 发生后的 4～12 小时内，给心得安或心得舒、氨酰心安、美多心安等药治疗（最好是早期静脉内给药），常能达到明显降低患者的最高血清酶(CPK，CK-MB 等)水平，提示有限制梗死范围扩大的作用。但因这些药的负性肌力、负性频率作用，临床应用时，当心率低于每分钟 60 次，收缩压≤14.6 kPa，有心衰及下壁心梗者应慎用。

3.低分子右旋糖酐及复方丹参等活血化淤药物

一般可选低分子右旋糖酐每日静滴 250～500 mL，7～14 天为一疗程。在低分子右旋糖酐内加入活血化瘀药物如血栓通 4～6 mL、川芎嗪 80～160 mg 或复方丹参注射液 12～30 mL，疗效更佳。心功能不全者低分子右旋糖酐者慎用。

4.极化液(GIK)

可减少心肌坏死，加速缺血心肌的恢复。但近几年因其效果不显著，已趋向不用，仅用于 AMI 伴有低

血容量者。其他改善心肌代谢的药物有维生素 C(3～4 g)、辅酶 A(50～100 U)、肌苷(0.2～0.6 g)、维生素 B_6(50～100 mg),每日 1 次静滴。

5.其他

有人提出用大量激素(氢化可的松 150 mg/kg)或透明质酸酶(每次 500 U/kg,每 6 h 1 次,日 4 次),或用钙拮抗剂(心痛定 20 mg,每 4 h 1 次)治疗 AMI,但对此分歧较大,尚无统一结论。

(六)严密观察,及时处理并发症

1.左心功能不全

AMI 时左心功能不全因病理生理改变的程度不同,可表现轻度肺淤血、急性左心衰(肺水肿)、心源性休克。

(1)急性左心衰(肺水肿)的治疗:可选用吗啡、利尿剂(呋塞米等)、硝酸甘油(静脉滴注),尽早口服 ACEI 制剂(以短效制剂为宜)。肺水肿合并严重高血压时应静脉滴注硝普钠,由小剂量(10 μg/min)开始,据血压调整剂量。伴严重低氧血症者可行人工机械通气治疗。洋地黄制剂在 AMI 发病 24 小时内不主张使用。

(2)心源性休克:在严重低血压时应静脉滴注多巴胺 5～15 μg/(kg·min),一旦血压升至 90 mmHg 以上,则可同时静脉滴注多巴酚丁胺 3～10 μg/(kg·min),以减少多巴胺用量。如血压不升应使用大剂量多巴胺[≥15 μg/(kg·min)]。大剂量多巴胺无效时,可静脉滴注去甲肾上腺素 2～8 μg/min。轻度低血压时,可用多巴胺或与多巴酚丁胺合用。药物治疗无效者,应使用主动脉内球囊反搏(IABP)。AMI 合并心源性休克提倡 PTCA 再灌注治疗。中药可酌情选用独参汤、参附汤、生脉散等。

2.抗心律失常

急性心肌梗死约有 90％以上出现心律失常,绝大多数发生在梗死后 72 小时内,不论是快速性或缓慢性心律失常,对急性心肌梗死患者均可引起严重后果。因此,及早发现心律失常,特别是严重的心律失常前驱症状,并给予积极的治疗。

(1)对出现室性早搏的急性心肌梗死患者,均应严密心电监护及处理。频发的室性早搏或室速,应以利多卡因 50～100 mg 静注,无效时 5～10 min 可重复,控制后以每分钟 1～3 mg 静滴维持,情况稳定后可改为药物口服;美西律 150～200 mg,普鲁卡因酰胺 250～500 mg,溴苄胺 100～200 mg 等,6 小时 1 次维持。

(2)对已发生室颤应立即行心肺复苏术,在进行心脏按压和人工呼吸的同时争取尽快实行电除颤,一般首次即采取较大能量(200～300 J)争取 1 次成功。

(3)对窦性心动过缓如心率小于每分钟 50 次,或心率在每分钟 50～60 次但合并低血压或室性心律失常,可以阿托品每次 0.3～0.5 mg 静注,无效时 5～10 min 重复,但总量不超过 2 mg。也可以氨茶碱 0.25 g 或异丙基肾上腺素 1 mg 分别加入 300～500 mL 液体中静滴,但这些药物有可能增加心肌氧耗或诱发室性心律失常,故均应慎用。以上治疗无效症状严重时可采用临时起搏措施。

(4)对房室传导阻滞Ⅰ度和Ⅱ度量型者,可应用肾上腺皮质激素、阿托品、异丙肾上腺素治疗,但应注意其不良反应。对Ⅲ度及Ⅱ度Ⅱ型者宜行临时心脏起搏。

(5)对室上性快速心律失常可选用 β 阻滞剂、洋地黄类(24 小时内尽量不用)、异搏定、乙胺碘呋酮、奎尼丁、普鲁卡因酰胺等治疗,对阵发性室上性、房颤及房扑药物治疗无效可考虑直流同步电转复或人工心脏起搏器复律。

3.机械性并发症的处理

(1)心室游离壁破裂:可引起急性心包填塞致突然死亡,临床表现为电-机械分离或心脏停搏,常因难以即时救治而死亡。亚急性心脏破裂应积极争取冠状动脉造影后行手术修补及血管重建术。

(2)室间隔穿孔:伴血流动力学失代偿者,提倡在血管扩张剂和利尿剂治疗及 IABP 支持下,早期或急诊手术治疗。如穿孔较小,无充血性心衰,血流动力学稳定,可保守治疗,6 周后择期手术。

(3)急性二尖瓣关闭不全:急性乳头肌断裂时突发左心衰和(或)低血压,主张用血管扩张剂、利尿剂及

IABP 治疗,在血流动力学稳定的情况下急诊手术。因左心室扩大或乳头肌功能不全者,应积极应用药物治疗心衰,改善心肌缺血并行血管重建术。

(七)恢复期处理

住院 3~4 周后,如病情稳定,体力增进,可考虑出院。近年主张出院前作症状限制性运动负荷心电图、放射性核素和(或)超声显像检查,如显示心肌缺血或心功能较差,宜行冠状动脉造影检查考虑进一步处理。心室晚电位检查有助于预测发生严重室性心律失常的可能性。

七、护理

(一)护理评估

1.病史

发病前常有明显诱因,如精神紧张、情绪激动、过度体力活动、饱餐、高脂饮食、糖尿病未控制、感染、手术、大出血、休克等。少数在睡眠中发病。约有半数以上的患者过去有高血压及心绞痛史。部分患者则无明确病史及先兆表现,首次发展即是急性心肌梗死。

2.身体状况

1)先兆:约半数以上患者在梗死前数日至数周,有乏力、胸部不适、活动时心悸、气急、心绞痛等,最突出为心绞痛发作频繁,持续时间较长,疼痛较剧烈,甚至伴恶心、呕吐、大汗、心动过缓,硝酸甘油疗效差等,特称为梗前先兆。应警惕近期内发生心肌梗死的可能,要及时住院治疗。

2)症状:急性心肌梗死的临床表现与梗死的大小、部位、发展速度及原来心脏的功能情况等有关。

(1)疼痛:是最常见的起始症状。典型的疼痛部位和性质与心绞痛相似,但疼痛更剧烈,诱因多不明显,持续时间较长,多在 30 min 以上,也可达数小时或数日,休息和含服硝酸甘油多不能缓解。患者常烦躁不安、出汗、恐惧,或有濒死感。老年人、糖尿病患者以及脱水、休克患者常无疼痛。少数患者以休克、急性心力衰竭、突然晕厥为始发症状。部分患者疼痛位于上腹部,或者疼痛放射至下颌、颈部、背部上方,易被误诊,应与相关疾病鉴别。

(2)全身症状:有发热和心动过速等。发热由坏死物质吸收所引起,一般在疼痛后 24~48 h 出现,体温一般在 38 ℃ 左右,持续约 1 周。

(3)胃肠道症状:频繁常伴有早期恶心、呕吐、肠胀气和消化不良,特别是下后壁梗死者。重症者可发生呃逆。

(4)心律失常:见于 75%~95% 的患者,以发病 24 h 内最多见,可伴心悸、乏力、头晕、晕厥等症状。其中以室性心律失常居多,可出现室性期前收缩、室性心动过速、心室颤动或加速性心室自主心律。如出现频发的、成对的、多源的和 R 落在 T 的室性期前收缩,或室性心动过速,常为心室颤动的先兆。室颤是急性心肌梗死早期主要的死因。室上性心律失常则较少,多发生在心力衰竭者中。缓慢型心律失常中以房室传导阻滞最为常见,束支传导阻滞和窦性心动过缓也较多见。

(5)低血压和休克:见于约 20%~30% 的患者。疼痛期的血压下降未必是休克。如疼痛缓解后收缩压仍低于 10.7 kPa(80 mmHg),伴有烦躁不安、面色苍白、皮肤湿冷、大汗淋漓、脉细而快、少尿、精神迟钝、甚或昏迷者,则为休克表现。休克多在起病后数小时至 1 周内发生,主要是心源性,为心肌收缩力减弱、心排血量急剧下降所致,尚有血容量不足、严重心律失常、周围血管舒缩功能障碍和酸中毒等因素参与。

(6)心力衰竭:主要为急性左心衰竭。可在发病最初的几天内发生,或在疼痛、休克好转阶段出现。是因为心肌梗死后心脏收缩力显著减弱或不协调所致。患者可突然出现呼吸困难、咳泡沫痰、紫绀等,严重时可发生急性肺水肿,也可继而出现全心衰竭,并伴血压下降。

3)体征。

(1)一般情况:患者常呈焦虑不安或恐惧,手抚胸部,面色苍白,皮肤潮湿,呼吸增快;如左心功能不全时呼吸困难,常采半卧位或略粉红色泡沫痰;发生休克时四肢厥冷,皮肤有蓝色斑纹。多数患者于发病第

2 天体温升高,一般在 38 ℃左右,不超过 39℃,1 周内退至正常。

(2)心脏:心脏浊音界可轻至中度增大;心率增快或减慢;可有各种心律失常;心尖部第一心音常减弱,可出现第三或第四音奔马律;一般听不到心脏杂音,二尖瓣乳头肌功能不全或腱索断裂时心尖部可听到明显的收缩期杂音;室间隔穿孔时,胸骨左缘可闻及响亮的全收缩期杂音;发生严重的左心衰竭时,心尖部也可闻及收缩期杂音;约 1%～20% 的患者可在发病 1～3 天内出现心包摩擦音,持续数天,少数可持续 1 周以上。

(3)肺部:发病早期肺底可闻及少数湿啰音,常在 1～2 天内消失,啰音持续存在或增多常提示左心衰竭。

3.实验室及其他检查

1)心电图:可起到定性、定位、定期的作用。透壁性心肌梗死典型改变是:出现异常、持久宽而深的 Q 波或 QS 波。损伤型 ST 段的抬高,弓背向上与 T 波融合形成单向曲线,起病数小时之后出现,数日至数周回到基线。T 波改变:起病数小时内异常增高,数日至 2 周左右变为平坦,继而倒置。但约有 5%～15% 病例心电图表现不典型,其原因:小灶梗死,多处或对应性梗死,再发梗死,心内膜下梗死以及伴室内传导阻滞,心室肥厚或预激综合征等。以上情况可不出现坏死性 Q 波,只表现为 QRS 波群高度、ST 段、T 波的动态改变。另外,右心梗死,真后壁和局限性高侧壁心肌梗死,常规导联中不显示梗死图形,应加做特殊导联以明确诊断。

2)心向量图:当心电图不能肯定诊断为心肌梗死时,往往可通过心向量图得到证实。

3)超声心动图:超声心动图并不用来诊断急性心肌梗死,但对探查心肌梗死的各种并发症极有价值,尤其是室间隔穿孔破裂、乳头肌或腱索断裂或功能不全造成的二尖瓣关闭不全、脱垂、室壁瘤和心包积液。

4)放射性核素检查:放射性核素心肌显影及心室造影^{99m}锝及^{131}碘等形成热点成像或^{201}铊^{42}钾等冷点先是 ST 段普通压低,继而 T 波倒置。成像可判断梗死的部位和范围。用门电路控制 γ 闪烁照相法进行放射性核素血池显像,可观察壁动作及测定心室功能。

5)心室晚电位(LPs):心肌梗死时 LPs 阳性率 28%～58%,其出现不似陈旧性心梗稳定,但与室速与室颤有关,阳性者应进行心电监护及予以有效治疗。

6)磁共振成像(MRI 技术):易获得清晰的空间隔像,故对发现间隔段运动障碍、间隔心肌梗死并发症较其他方法优越。

7)实验室检查。

(1)血常规:白细胞计数上升,达 10～20×10^9/L,中性粒细胞增至 75%～90%。

(2)红细胞沉降率增快;C 反应蛋白(CRP)增高可持续 1～3 周。

(3)血清酶学检查:心肌细胞内含有大量的酶,受损时这些酶进入血液,测定血中心肌酶谱对诊断及估计心肌损害程度有十分重要的价值。常用的有:①血清肌酸磷酸激酶(CPK):发病 4～6 h 在血中出现,24 h 达峰值,后很快下降,2～3 天消失。②乳酸脱氢酶(LDH)在起病 8～10 h 后升高,达到高峰时间在 2～3 天,持续 1～2 周恢复正常。其中 CPK 的同工酶 CPK-MB 和 LDH 的同工酶 CDH,诊断的特异性最高,其增高程度还能更准确地反映梗死的范围。

(4)肌红蛋白测定:血清肌红蛋白升高出现时间比 CPK 略早,约在 2 h 左右,多数 24 h 即恢复正常;尿肌红蛋白在发病后 5～40 h 开始排泄,持续时间平均达 83 h。

(二)护理目标

(1)患者疼痛减轻。

(2)患者能遵医嘱服药,说出治疗的重要性。

(3)患者的活动量增加、心率正常。

(4)生命体征维持在正常范围。

(5)患者看起来放松。

（三）护理措施

1.一般护理

（1）安置患者于冠心病监护病房（CCU），连续监测心电图、血压、呼吸 5～7 日，对行漂浮导管检查者做好相应护理，询问患者有无心悸、胸闷、胸痛、气短、乏力、头晕等不适。

（2）病室保持安静、舒适，限制探视，有计划地护理患者，减少对患者的干扰，保证患者充足的休息和睡眠时间，防止任何不良刺激。据病情安置患者于半卧位或平卧位。如无并发症，24 h 内可在床上活动肢体，无合并症者可在床上坐起，逐渐过渡到坐在床边或椅子上，每次 20 min，每日 3～5 次，鼓励患者深呼吸；第 1～2 周后开始在室内走动，逐步过渡到室外行走；第 3～4 周可试着上下楼梯或出院。病情严重或有并发症者应适当延长卧床时间。

（3）介绍本病知识和监护室的环境。关心、尊重、鼓励、安慰患者，以和善的态度回答患者提出的问题，帮助其树立战胜疾病的信心。

（4）给予低钠、低脂、低胆固醇、无刺激、易消化的饮食，少量多餐，避免进食过饱。

（5）心肌梗死患者由于卧床休息、消化功能减退、哌替啶或吗啡等止痛药物的应用，使胃肠功能和膀胱收缩无力抑制，易发生便秘和尿潴留。应予以足够的重视，酌情给予轻泻剂，嘱患者排便时勿屏气，避免增加心脏负担和导致附壁血栓脱落。排便不畅时宜加用开塞露，对 5 日无大便者可保留灌肠或给低压盐水灌肠。对排尿不畅者，可采用物理或诱导法，协助排尿，必要时行导尿。

（6）吸氧：氧治疗可提高改善低氧血症，有利于心肌梗死的康复。急性期给患者高流量吸氧，持续 48 h。氧流量在每分钟 3～5 L，病情变化可延长吸氧时间。待疼痛减轻，休克解除，可减低氧流量。注意鼻导管的通畅，24 h 更换 1 次。如果合并急性左心衰竭，出现重度低氧血症时，死亡率较高，可采用加压吸氧或酒精除泡沫吸氧。

（7）防止血栓性静脉炎或深部静脉血栓形成：血栓性静脉炎表现为受累静脉局部红、肿、痛，可延伸呈条索状，多因反复静脉穿刺输液和多种药物输注所致。所以行静脉穿刺时应严格无菌操作，患者感觉输液局部皮肤疼痛或红肿，应及时更换穿刺部位，并予以热敷或理疗。下肢静脉血栓形成一般在血栓较大引起阻塞时才出现患肢肤色改变，皮肤温度升高和可凹性水肿。应注意每日协助患者做被动下肢活动 2～3 次，注意下肢皮肤温度和颜色的变化避免选用下肢静脉输液。

2.病情观察与护理

急性心肌梗死系危重疾病、应早期发现危及患者生命的先兆表现，如能得到及时处理，可使病情转危为安。故需严密观察以下情况：

（1）血压：始发病时以 0.5～1 h 测量一次血压，随血压恢复情况逐步减少测量次数为每日 4～6 次，基本稳定后每日 1～2 次。若收缩压在 12 kPa（90 mmHg）以下，脉压减小，且音调低落，要注意患者的神志状态、脉搏、面色、皮肤色泽及尿量等，是否有心源性休克的发生。此时，在通知医生的同时，对休克者采取抗休克措施，如补充血容量，应用升压药、血管扩张剂以及纠正酸中毒，避免脑缺氧，保护肾功能等。有条件者应准备好中心静脉压测定装登或漂浮导管测定肺微血管楔嵌压设备，以正确应用输液量及调节液体滴速。

（2）心率、心律：在冠心病监护病房（CCU）进行连续的心电、呼吸监测，在心电监测示波屏上，应注意观察心率及心律变化。及时检出可能作为恶性心动过速先兆的任何室性期前收缩，以及室颤或完全性房室传导阻滞，严重的窦性心动过缓，房性心律失常等，如发现室性早搏为：①每分钟 5 次以上。②呈二、三联律。③多原性早搏。④室性早搏的 R 波落在前一次主搏的 T 波之上，均为转变阵发性室性心动过速及心室颤动的先兆，易造成心搏骤停。遇有上述情况，在立即通知医生的同时，需应用相应的抗心律失常药物，并准备好除颤器和人工心脏起搏器，协同医生抢救处理。

（3）胸痛：急性心肌梗死患者常伴有持续剧烈的胸痛，因此，应注意观察患者的胸痛程度，因剧烈胸痛可导致低血压，加重心肌缺氧，扩大梗死面积，引起心力衰竭、休克及心律失常。常用的止痛剂有罂粟碱肌内注射或静滴，硝酸甘油 0.6 mg 含服，疼痛较重者可用杜冷丁或吗啡。在护理中应注意可能出现的药物

不良反应,同时注意观察血压、尿量、呼吸及一般状态,确保用药的安全。

(4)呼吸急促:注意观察患者的呼吸状态,对有呼吸急促的患者应注意观察血压,皮肤黏膜的血循环情况,肺部体征的变化以及血流动力学和尿量的变化。发现患者有呼吸急促,不能平卧,烦躁不安,咳嗽,咯泡沫样血痰时,立即取半坐位,给予吸氧,准备好快速强心、利尿剂,配合医生按急性心力衰竭处理。

(5)体温:急性心肌梗死患者可有低热,体温在 37℃～38.5℃,多持续 3 天左右。如体温持续升高,1 周后仍不下降,应疑有继发肺部或其他部位感染,及时向医生报告。

(6)意识变化:如发现患者意识恍惚,烦躁不安,应注意观察血流动力学及尿量的变化。警惕心源性休克的发生。

(7)器官栓塞:在急性心肌梗死第 1、2 周内,注意观察组织或脏器有无发生栓塞现象。因左心室内附壁血栓可脱落,而引起脑、肾、四肢、肠系膜等动脉栓塞,应及时向医生报告。

(8)心室膨胀瘤:在心肌梗死恢复过程中,心电图表现虽有好转,但患者仍有顽固性心力衰竭或心绞痛发作,应疑有心室膨胀瘤的发生。这是由于在心肌梗死区愈合过程中,心肌被结缔组织所替代,成为无收缩力的薄弱纤维瘢痕区。该区内受心腔内的压力而向外呈囊状膨出,造成心室膨胀瘤。应配合医生进行 X 线检查以确诊。

(9)心肌梗死后综合征:需注意在急性心肌梗死后 2 周、数月甚至 2 年内,可并发心肌梗死后综合征。表现为肺炎、胸膜炎和心包炎征象,同时也有发热、胸痛、血沉和白细胞升高现象,酷似急性心肌梗死的再发。这是由于坏死心肌引起机体自身免疫变态反应所致。如心肌梗死的特征性心电图变化有好转现象又有上述表现时,应做好 X 线检查的准备,配合医生做出鉴别诊断。因本病应用激素治疗效果良好,若因误诊而用抗凝药物,可导致心腔内出血而发生急性心包填塞。故应严密观察病情,在确诊为本病后,应向患者及家属做好解释工作,解除顾虑,必要时给患者应用镇痛及镇静剂;做好休息、饮食等生活护理。

(四)健康教育

(1)注意劳逸结合,根据心功能进行适当的康复锻炼。

(2)避免紧张、劳累、情绪激动、饱餐、便秘等诱发因素。

(3)节制饮食,禁忌烟酒、咖啡、酸辣刺激性食物,多吃蔬菜、蛋白质类食物,少食动物脂肪、胆固醇含量较高的食物。

(4)按医嘱服药,随身常备硝酸甘油等扩张冠状动脉药物,定期复查。

(5)指导患者及家属,病情突变时,采取简易应急措施。

(蒋冬梅)

第四节 心源性猝死

一、疾病概述

(一)概念和特点

心源性猝死(sudden cardiac death,SCD)是指由心脏原因引起的急性症状发作后以意识突然丧失为特征的、自然死亡。世界卫生组织将发病后立即或 24 小时以内的死亡定为猝死,2007 年美国 ACC 会议上将发病 1 小时内死亡定为猝死。

据统计,全世界每年有数百万人因心源性猝死丧生,占死亡人数的 15％～20％。美国每年有约 30 万人发生心源性猝死,占全部心血管病死亡人数的 50％以上,而且是 20～60 岁男性的首位死因。在我国,心源性猝死也居死亡原因的首位,虽然没有大规模的临床流生病学资料报道,但心源性猝死比例在逐年增高,且随年龄增加发病率也逐渐增高,老年人心源性猝死的概率高达 80％～90％。

心源性猝死的发病率男性较女性高,美国 Framingham 20 年随访冠心病猝死发病率男性为女性的 3.8 倍;北京市的流行病学资料显示,心源性猝死的男性年平均发病率为 10.5/10 万,女性为 3.6/10 万。

（二）相关病理生理

冠状动脉粥样硬化是最常见的病理表现,病理研究显示心源性猝死患者急性冠状动脉内血栓形成的发生率为 15%～64%。陈旧性心梗也是心源性猝死的病理表现,这类患者也可见心肌肥厚、冠状动脉痉挛、心电不稳与传导障碍等病理改变。

心律失常是导致心源性猝死的重要原因,通常包括致命性快速心律失常、严重缓慢性心律失常和心室停顿。致命性快速心律失常导致冠状动脉血管事件、心肌损伤、心肌代谢异常和（或）自主神经张力改变等因素相互作用,从而引起的一系列病理生理变化,引发心源性猝死,但其最终作用机制仍无定论。严重缓慢性心律失常和心室停顿的电生理机制是当窦房结和（或）房室结功能异常时,次级自律细胞不能承担起心脏的起搏功能,常见于病变弥漫累及心内膜下浦肯野纤维的严重心脏疾病。

非心律失常导致的心源性猝死较少,常由心脏破裂、心脏流入和流出道的急性阻塞、急性心脏压塞等原因导致。心肌电机械分离是指心肌细胞有电兴奋的节律活动,而无心肌细胞的机械收缩,是心源性猝死较少见的原因之一。

（三）病因与危险因素

1. 基本病因

绝大多数心源性猝死发生在有器质性心脏病的患者。Braunward 认为心源性猝死的病因有 10 大类:①冠状动脉疾患;②心肌肥厚;③心肌病和心力衰竭;④心肌炎症、浸润、肿瘤及退行性变;⑤瓣膜疾病;⑥先天性心脏病;⑦心电生理异常;⑧中枢神经及神经体液影响的心电不稳;⑨婴儿猝死症候群及儿童猝死;⑩其他。

（1）冠状动脉疾患:主要包括冠心病及其引起的冠状动脉栓塞或痉挛等。而另一些较少见的,如先天性冠状动脉异常、冠状动脉栓塞、冠状动脉炎、冠状动脉机械性阻塞等都是引起心源性猝死的原因。

（2）心肌问题和心力衰竭:心肌的问题引起的心源性猝死常在剧烈运动时发生,其机制认为是心肌电生理异常的作用。慢性心力衰竭患者由于其射血分数较低常常引发猝死。

（3）瓣膜疾病:在瓣膜病中最易引发猝死的是主动脉瓣狭窄,瓣膜狭窄引起心肌突发性、大面积的缺血而导致猝死。梅毒性主动脉炎、主动脉扩张引起主动脉瓣关闭不全时引起的猝死也不少见。

（4）电生理异常及传导系统的障碍:心传导系统异常、Q－T 间期延长综合征、不明或未确定原因的室颤等都是引起心源性猝死的病因。

2. 主要危险因素

（1）年龄:从年龄关系而言,心源性猝死有两个高峰期,即出生后至 6 个月内及 45～75 岁之间。成年人心源性猝死的发病率随着年龄增长而增长,而老年人是成年人心源性猝死的主要人群。随着年龄的增长,高血压、高血脂、心律失常、糖尿病、冠心病和肥胖的发生率增加,这些危险因素促进了心源性猝死的发生率。

（2）冠心病和高血压:在西方国家,心源性猝死约 80% 是由冠心病及其并发症引起。冠心病患者发生心肌梗死后,左室射血分数降低是心源性猝死的主要因素。高血压是冠心病的主要危险因素,且在临床上两种疾病常常并存。高血压患者左室肥厚、维持血压应激能力受损,交感神经控制能力下降易出现快速心律失常而导致猝死。

（3）急性心功能不全和心律失常:急性心功能不全患者心脏机械功能恶化时,可出现心肌电活动紊乱,引发心力衰竭患者发生猝死。临床上多种心脏病理类型几乎都是由心律失常恶化引发心源性猝死的。

（4）抑郁:其机制可能是抑郁患者交感或副交感神经调节失衡,导致心脏的电调节失调所致。

（5）时间:美国 Framingham 38 年随访资料显示,猝死发生以 7～10 时和 16～20 时为两个高峰期,这可能与此时生活、工作紧张,交感神经兴奋,诱发冠状动脉痉挛,导致心律失常有关。

(四)临床表现

心源性猝死可分为四个临床时期:前驱期、终末事件期、心搏骤停期与生物学死亡期。

1.前驱期

前驱症状表现形式多样,具有突发性和不可测性,如在猝死前数天或数月,有些患者可出现胸痛、气促、疲乏、心悸等非特异性症状,但也可无任何前驱症状,瞬间发生心脏骤停。

2.终末事件期

终末事件期是指心血管状态出现急剧变化到心搏骤停发生前的一段时间,时间从瞬间到1小时不等。心源性猝死所定义时间多指该时期持续的时间。其典型表现包括:严重胸痛、急性呼吸困难、突发心悸或眩晕等。在猝死前常有心电活动改变,其中以致命性快速心律失常和室性异位搏动为主因室颤猝死者,常先有室性心动过速,少部分以循环衰竭为死亡原因。

3.心脏骤停期

心搏骤停后脑血流急剧减少,患者出现意识丧失,伴有局部或全身的抽搐。心搏骤停刚发生时可出现叹息样或短促痉挛性呼吸,随后呼吸停止伴发绀,皮肤苍白或发绀,瞳孔散大,脉搏消失二便失禁。

4.生物学死亡期

从心搏骤停至生物学死亡的时间长短取决于原发病的性质和复苏开始时间。心搏骤停后4～6分钟脑部出现不可逆性损害,随后经数分钟发展至生物学死亡。心搏骤停后立即实施心肺复苏和除颤是避免发生生物学死亡的关键。

(五)急救方法

1.识别心搏骤停

在最短时间内判断患者是否发生心搏骤停。

2.呼救

在不影响实施救治的同时,设法通知急救医疗系统。

3.初级心肺复苏

初级心肺复苏即基础生命活动支持,包括人工胸外按压、开放气道和人工呼吸,被简称CBA三部曲。如果具备AED自动电除颤仪,应联合应用心肺复苏和电除颤。

4.高级心肺复苏

高级心肺复苏即高级生命支持,是在基础生命支持的基础上,应用辅助设备、特殊技术等建立更为有效的通气和血运循环,主要措施包括气管插管、电除颤转复心律、建立静脉通道并给药维护循环等。在这一救治阶段应给予心电、血压、血氧饱和度及呼气末二氧化碳分压监测,必要时还需进行有创血流动力学监测,如动脉血气分析、动脉压、中心动脉压、肺动脉压、肺动脉楔压等。早期电除颤对于救治心搏骤停至关重要,如有条件越早进行越好。心肺复苏的首选药物是肾上腺素,每3～5分钟重复静脉推注1 mg,可逐渐增加剂量到5 mg。低血压时可使用去甲肾上腺素、多巴胺、多巴酚丁胺等,抗心律失常药物常用胺碘酮、利多卡因、β受体阻滞剂等。

5.复苏后处理

处理原则是维护有效循环和呼吸功能,特别是维持脑灌注,预防再次发生心搏骤停,维护水电解质和酸碱平衡,防治脑水肿、急性肾衰竭和继发感染等,其中重点是脑复苏提高营养补充。

(六)预防

1.识别高危人群、采用相应预防措施

对高危人群,针对其心脏基础疾病采用相应的预防措施能减少心源性猝死的发生率,如对冠心病患者采用减轻心肌缺血、预防心梗或缩小梗死范围等措施;对急性心梗、心梗后充血性心衰的患者应用β受体阻滞剂;对充血性心衰患者应用血管紧张素转换酶抑制剂。

2.抗心律失常

胺碘酮在心源性猝死的二级预防中优于传统的Ⅰ类抗心律失常药物。抗6心律失常的外科手术治疗

对部分药物治疗效果欠佳的患者有一定的预防心源性猝死的作用。近年研究证明,埋藏式心脏复律除颤器(implantable cardioverter defibrillator,ICD)能改善一些高危患者的预后。

3. 健康知识和心肺复苏技能的普及

高危人群尽量避免独居,对其及家属进行相关健康知识和心肺复苏技能普及。

二、护理评估

(一)一般评估

(1)识别心搏骤停:当发现无反应或突然倒地的患者时,首先观察其对刺激的反应,并判断有无呼吸和大动脉搏动。判断心搏骤停的指标包括:意识突然丧失或伴有短阵抽搐;呼吸断续,喘息,随后呼吸停止;皮肤苍白或明显发绀,瞳孔散大,大小便失禁;颈、股动脉搏动消失;心音消失。

(2)患者主诉:胸痛、气促、疲乏、心悸等前驱症状。

(3)相关记录:记录心搏骤停和复苏成功的时间。

(4)复苏过程中须持续监测血压、血氧饱和度,必要时进行有创血流动力学监测。

(二)身体评估

1. 头颈部

轻拍肩部呼叫,观察患者反应、瞳孔变化情况,气道内是否有异物。手指于胸锁乳突肌内侧沟中检测颈总动脉搏动(耗时不超过 10 秒)。

2. 胸部

视诊患者胸廓起伏,感受呼吸情况,听诊呼吸音判断自主呼吸恢复情况。

3. 其他

观察全身皮肤颜色及肢体活动情况,触诊全身皮肤温湿度等。

(三)心理—社会评估

复苏后应评估患者的心理反应与需求,家庭及社会支持情况,引导患者正确配合疾病的治疗与护理。

(四)辅助检查结果评估

(1)心电图:显示心室颤动或心电停止。

(2)各项生化检查情况和动脉血气分析结果。

(五)常用药物治疗效果的评估

1. 血管升压药的评估要点

(1)用药剂量和速度、用药的方法(静脉滴注、注射泵/输液泵泵入)的评估与记录。

(2)血压的评估:患者意识是否恢复,血压是否上升到目标值,尿量、肤色和肢端温度的改变等。

2. 抗心律失常药的评估要点

(1)持续监测心电,观察心律和心率的变化,评估药物疗效。

(2)不良反应的评估:应观察用药后不良反应是否发生,如使用胺碘酮可能引起窦性心动过缓、低血压等现象,使用利多卡因可能引起感觉异常、窦房结抑制、房室传导阻滞等。

三、主要护理诊断/问题

1. 循环障碍

与心脏收缩障碍有关。

2. 清理呼吸道无效

与微循环障碍、缺氧和呼吸型态改变有关。

3. 潜在并发症

脑水肿、感染、胸骨骨折等。

四、护理措施

(一)快速识别心搏骤停,正确及时进行心肺复苏和除颤

心源性猝死抢救成功的关键是快速识别心搏骤停和启动急救系统,尽早进行心肺复苏和复律治疗。快速识别是进行心肺复苏的基础,而及时行心肺复苏和尽早除颤是避免发生生物学死亡的关键。

(二)合理饮食

多摄入水果、蔬菜和黑鱼等易消化的清淡食物,可通过改善心律变异性预防心源性猝死。

(三)用药护理

应严格按医嘱用药,并注意观察常用药的疗效和毒副作用,发现问题及时处理等。

(四)心理护理

复苏后部分患者会对曾发生的猝死产生明显的恐惧和焦虑心情,应帮助患者正确评估所面对情况,鼓励患者和积极参与治疗和护理计划的制订,使之了解心源性猝死的高危因素和救治方法。帮助患者建立良好有效的社会支持系统,帮助患者克服恐惧和焦虑的情绪。

(五)健康教育

1.高危人群

对高危人群,如冠心病患者应教会患者及家属了解心源性猝死早期出现的症状和体征,做到早发现、早诊断、早干预。教会家属基本救治方法和技能,患者外出时随身携带急救物品和救助电话,以方便得到及时救助。

2.用药原则

按时、正确服用相关药物,让患者了解常用药物不良反应及自我观察要点。

五、急救效果的评估

(1)患者意识清醒。

(2)患者恢复自主呼吸和心跳。

(3)患者瞳孔缩小。

(4)患者大动脉搏动恢复。

(蒋冬梅)

第五节 心肌炎

心肌炎常是全身性疾病在心肌上的炎症性表现,由于心肌病变范围大小及病变程度的不同,轻者可无临床症状,严重可致猝死,诊断及时并经适当治疗者,可完全治愈,迁延不愈者,可形成慢性心肌炎或导致心肌病。

一、病因与发病机制

(一)病因

细菌性白喉杆菌、溶血性链球菌、肺炎双球菌、伤寒杆菌等。病毒如柯萨奇病毒、艾柯病毒、肝炎病毒、流行性出血热病毒、流感病毒、腺病毒等,其他如真菌、原虫等均可致心肌炎。但目前以病毒性心肌炎较常见。

致病条件因素:①过度运动:运动可致病毒在心肌内繁殖复制加剧,加重心肌炎症和坏死。②细菌感染:细菌和病毒混合感染时,可能起协同致病作用。③妊娠:妊娠可以增强病毒在心肌内的繁殖,所谓围产

期心肌病则可能是病毒感染所致。④其他:营养不良、高热寒冷、缺氧、过度饮酒等,均可诱发病毒性心肌炎。

(二)发病机制

从动物实验、临床与病毒学、病理观察,发现有以下2种机制:

1.病毒直接作用

实验中将病毒注入血循环后可致心肌炎。以在急性期,主要在起病9天以内,患者或动物的心肌中可分离出病毒,病毒荧光抗体检查结果阳性,或在电镜检查时发现病毒颗粒。病毒感染心肌细胞后产生溶细胞物质,使细胞溶解心肌间质增生、水肿及充血。

2.免疫反应

病毒性心肌炎起病9天后心肌内已不能再找到病毒,但心肌炎病变仍继续;有些患者病毒感染的其他症状轻微而心肌炎表现颇为严重;还有些患者心肌炎的症状在病毒感染其他症状开始一段时间以后方出现;有些患者的心肌中可能发现抗原抗体复合体。以上都提示免疫机制的存在。

(三)病理改变

病变范围大小不一,可为弥漫性或局限性。随病程发展可为急性或慢性。病变较重者肉眼见心肌非常松弛,呈灰色或黄色,心腔扩大。病变较轻者在大体检查时无发现,仅在显微镜下有所发现而赖以诊断,而病理学检查必须在多个部位切片,方使病变免于遗漏。在显微镜下,心肌纤维之间与血管四周的结缔组织中可发现细胞浸润,以单核细胞为主。心肌细胞可有变性、溶解或坏死。病变如在心包下区则可合并心包炎,成为病毒性心包心肌炎。病变可涉及心肌与间质,也可涉及心脏的起搏与传导系统如窦房结、房室结、房室束和束支,成为心律失常的发病基础。病毒的毒力越强,病变范围越广。在实验性心肌炎中,可见到心肌坏死之后由纤维组织替代。

二、临床表现

取决于病变的广泛程度与部位。重者可致猝死,轻者几无症状。老幼均可发病,但以年轻人较易发病,男多于女。

(一)症状

心肌炎的症状可能出现于原发的症状期或恢复期。如在原发病的症状期出现,其表现可被原发病掩盖。多数患者在发病前有发热、全身酸痛、咽痛、腹泻等症状,反映全身性病毒感染,但也有部分患者原发病症状轻而不显著,须仔细追问方被注意到,而心肌炎症状则比较显著。心肌炎患者常诉胸闷、心前区隐痛、心悸、乏力、恶心、头晕。临床上诊断的心肌炎中,90%左右以心律失常为主诉或首见症状,其中少数患者可由此而发生昏厥或阿-斯综合征。极少数患者起病后发展迅速,出现心力衰竭或心源性休克。

(二)体征

1.心脏扩大

轻者心脏不扩大,一般有暂时性扩大,不久即恢复。心脏扩大显著反映心肌炎广泛而严重。

2.心率改变

心率增速与体温不相称,或心率异常缓慢,均为心肌炎的可疑征象。

3.心音改变

心尖区第一音可减低或分裂。心音可呈胎心样。心包摩擦音的出现反映有心包炎存在。

4.杂音

可见与发垫程度不平行的心动过速,心尖区可能有收缩期吹风样杂音或舒张期杂音,前者为发热、贫血、心腔扩大所致,后者因左室扩大造成的相对性左房室瓣狭窄。杂音响度都不超过三级。心肌炎好转后即消失。

5.心律失常

极常见,各种心律失常都可出现,以房性与室性期前收缩最常见,其次为房室传导阻滞,此外,心房颤

动、病态窦房结综合征均可出现。心律失常是造成猝死的原因之一。

6.心力衰竭

重症弥漫性心肌炎患者可出现急性心力衰竭,属于心肌泵血功能衰竭,左右心同时发生衰竭,引起心排血量过低,故除一般心力衰竭表现外,易合并心源性休克。

三、辅助检查

(一)心电图

心电图异常的阳性率高,且为诊断的重要依据,起病后心电图由正常可突然变为异常,随感染的消退而消失。主要表现有 ST 段下移,T 波低平或倒置,特别是室性心律失常和房室传导阻滞等。

(二)X 线检查

由于病变范围及病变严重程度不同,放射线检查亦有较大差别,大约 1/3～1/2 心脏扩大,多为轻中度扩大,明显扩大者多伴有心包积液,心影呈球形或烧瓶状,心搏动减弱。局限性心肌炎或病变较轻者,心界可完全正常。

(三)血液检查

白细胞计数在病毒性心肌炎可正常,偏高或降低,血沉大多正常,亦可稍增快,C 反应蛋白大多增高,GOT、GPT、LDH、CPK 正常或升高,慢性心肌炎多在正常范围。有条件者可做病毒分离或抗体测定。

四、诊断

病毒性心肌炎的诊断必须建立在有心肌炎的证据和病毒感染的证据基础上。胸闷、心悸常可提示心脏波及,心脏扩大、心律失常或心力衰竭为心脏明显受损的表现,心电图上 ST-T 改变与异位心律或传导障碍反映心肌病变的存在。病毒感染的证据有以下各点:①有发热、腹泻或流感症状,发生后不久出现心脏症状或心电图变化。②血清病毒中和抗体测定阳性结果,由于柯萨奇 AB 病毒最为常见,通常检测此组病毒的中和抗体,一在起病早期和 2～4 周各取血标本 1 次,如 2 次抗体效价示 4 倍上升或其中 1 次≥1：640,可作为近期感染该病毒的依据。③咽、肛拭病毒分离,如阳性有辅助意义,有些正常人也可阳性,其意义须与阳性中和抗体测定结果相结合。④用聚合酶链反应法从粪便、血清或心肌组织中检出病毒RNA。⑤心肌活检,从取得的活组织做病毒检测,病毒学检查对心肌炎的诊断有帮助。

五、治疗

应卧床休息,以减轻组织损伤,病变加速恢复。伴有心律失常,应卧床休息 2～4 周,然后逐渐增加活动量,严重心肌炎伴有心脏扩大者,应休息 6 个月 1 年,直到临床症状完全消失,心脏大小恢复正常。应用免疫抑制剂,激素的应用尚有争论,但重症心肌炎伴有房室传导阻滞,心源性休克心功能不全者均可应用激素。常用泼的松,40～60 mg/d,病情好转后逐渐减量,6 周 1 个疗程。必要时亦可用氢化可的松或地塞米松,静脉给药。心肌炎对洋地黄耐受性差、填用。心力衰竭者可用强心、利尿、血管扩张剂。心律失常者同一般心律失常的治疗。

六、病情观察

(1)定时测量体温、脉搏,其体温与脉率增速不成正比。

(2)密切观察患者呼吸频率、节律的变化,及早发现是否心功能不全。

(3)定时测量血压,观察记录尿量,以及早判断有无心源性休克的发生。

(4)急性期密切观察心率与心律,及早发现有无心律失常,如室性期前收缩、不同程度的房室传导阻滞等,严重者可出现急性心力衰竭、心律失常等。

七、对症护理

(一)心悸、胸闷

保证患者休息,急性期卧床。按医嘱及时使用改善心肌营养与代谢的药物。

(二)心律失常

当急性病毒性心肌炎患者引起四度房室传导阻滞或窦房结病变引起窦房阻滞、窦房停搏而致阿—斯综合征者,应就地进行心肺复苏,并积极配合医师进行药物治疗或紧急做临时心脏起搏处理。

(三)心力衰竭

按心力衰竭护理常规。

八、护理措施

(1)遵医嘱给予氧气吸入,药物治疗。注意心肌炎时心肌细胞对洋地黄的耐受性较差,应用洋地黄时应特别注意其毒性反应。

(2)休息与活动:反复向患者解释急性期卧床休息可减轻心脏负荷,减少心肌耗氧量,有利于心功能的恢复,防止病情恶化或转为慢性病程。患者急性期常需卧床2～3月,待症状、体征和实验室检查恢复后,方可逐渐增加活动量。

(3)心理护理:告诉患者体力恢复需要一段时间,不要急于求成。当活动耐力有所增加时,应及时给予鼓励。对不愿意活动或害怕活动的患者,应给予心理疏导,督促患者完成范围内的活动量,恢复期仍应限制活动3～6个月。

(4)病情观察:急性期严密监测患者的体温、心率、心律、血压的变化,发现心率突然变慢、血压偏低、频发期前收缩、房室传导阻滞及时报告。观察患者有无脉速、易疲劳、呼吸困难、烦躁及肺水肿的表现。

(5)活动中监测:病情稳定后,与患者及家属一起制订并实施每日活动计划,严密监测活动时心率、心律、血压变化,若活动后出现胸闷、心悸、呼吸困难、心律失常等,应停止活动,以此作为限制最大活动量的指征。

九、健康教育

(1)讲解充分休息的必要性及心肌营养药物的作用。指导患者进食高蛋白、高维生素、易消化饮食,尤其是补充富含维生素C的食物如新鲜蔬菜、水果,以促进心肌代谢与修复,戒烟酒。

(2)告诉患者经积极治疗后多数可以痊愈,少数可留有心律失常后遗症,极少数患者在急性期因严重心律失常、急性心力衰竭和心源性休克而死亡,有部分患者演变成慢性心肌炎。

(3)积极预防感冒,避免受凉及接触传染源,恢复期每日有一定时间的户外活动但不宜过多,以适应环境,增强体质注意保暖。

(4)积极治疗和消除细菌感染灶,如慢性扁桃体炎、慢性鼻窦炎、中耳炎等。

(5)遵医嘱按时服药,定期复查。

(6)教会患者及家属测脉搏、节律,发现异常或有胸闷、心悸等不适应症状及时复诊。

(孙励娟)

第六节　心源性休克

心源性休克(Cardiogenic shock)系指由于严重的心脏泵功能衰竭或心功能不全导致心排出量减少,各重要器官和周围组织灌注不足而发生的一系列代谢和功能障碍综合征。

一、临床表现

多数心源性休克患者,在出现休克之前有相应心脏病史和原发病的各种表现,如急性肌梗死患者可表现严重心肌缺血症状,心电图可能提示急性冠状动脉供血不足,尤其是广泛前壁心肌梗死;急性心肌炎者则可有相应感染史,并有发热、心悸、气短及全身症状,心电图可有严重心律失常;心脏手术后所致的心源性休克,多发生于手术1周内。

心源性休克目前国内外比较一致的诊断标准是:

(1)收缩压低于 12 kPa(90 mmHg)或原有基础血压降低 4 kPa(30 mmHg),非原发性高血压患者一般收缩压小于 10.7 kPa(80 mmHg)。

(2)循环血量减少:①尿量减少,常少于 20 mL/h。②神志障碍、意识模糊、嗜睡、昏迷等。③周围血管收缩,伴四肢厥冷、冷汗,皮肤湿凉、脉搏细弱快速、颜面苍白或发绀等末梢循环衰竭表现。

(3)纠正引起低血压和低心排出量的心外因素(低血容量、心律失常、低氧血症、酸中毒等)后,休克依然存在。

二、诊断

(1)有急性心肌梗死、急性心肌炎、原发或继发性心肌病、严重的恶性心律失常、具有心肌毒性的药物中毒、急性心脏压塞以及心脏手术等病史。

(2)早期患者烦躁不安、面色苍白、诉口干、出汗,但神志尚清;后逐渐表情淡漠、意识模糊、神志不清直至昏迷。

(3)体检心率逐渐增快,常＞120 次/分。收缩压＜10.64 kPa(80 mmHg),脉压差＜2.67 kPa(20 mmHg)严重时血压测不出。脉搏细弱,四肢厥冷,肢端发绀,皮肤出现花斑样改变。心音低纯,严重者呈单音律。尿量＜17 mL/h,甚至无尿。休克晚期出现广泛性皮肤、黏膜及内脏出血,即弥漫性血管内凝血,以及多器官衰竭。

(4)血流动力学监测提示心脏指数降低、左室舒张末压升高等相应的血流动力学异常。

三、检查

(1)血气分析。

(2)弥漫性血管内凝血的有关检查。血小板计数及功能检测,出凝血时间,凝血酶原时间,凝血因子Ⅰ,各种凝血因子和纤维蛋白降解产物(FDP)。

(3)必要时做微循环灌注情况检查。

(4)血流动力学监测。

(5)胸部 X 线片,心电图,必要时做动态心电图检查,条件允许时行床旁超声心动图检查。

四、治疗

(一)一般治疗

(1)绝对卧床休息,有效止痛,由急性心肌梗死所致者吗啡 3～5 mg 或杜冷丁 50 mg,静注或皮下注射,同时予安定、苯巴比妥(鲁米那)。

(2)建立有效的静脉通道,必要时行深静脉插管。留置导尿管监测尿量。持续心电、血压、血氧饱和度监测。

(3)氧疗:持续吸氧,氧流量一般为 4～6 L/min,必要时气管插管或气管切开,人工呼吸机辅助呼吸。

(二)补充血容量

首选低分子右旋糖酐 250～500 mL 静滴,或 0.9％氯化钠液、平衡液 500 mL 静滴,最好在血流动力学监护下补液严格控制滴速,前 20 min 内快速补液 100 mL,如中心静脉压上升不超过 0.2 kPa

(1.5 mmHg),可继续补液直至休克改善,或输液总量达 500～750 mL。无血流动力学监护条件者可参照以下指标进行判断:诉口渴,外周静脉充盈不良,尿量<30 mL/h,尿比重>1.02,中心静脉压<0.8 kPa(6 mmHg),则表明血容量不足。

(三)血管活性药物的应用

首选多巴胺或与间羟胺(阿拉明)联用,从 2～5 μg/(kg·min)开始渐增剂量,在此基础上根据血流动力学资料选择血管扩张剂:①肺充血而心输出量正常,肺毛细血管嵌顿压>2.4 kPa(18 mmHg),而心脏指数>2.2 L/(min·m²)时,宜选用静脉扩张剂,如硝酸甘油 15～30 μg/min 静滴或泵入,并可适当利尿。②心输出量低且周围灌注不足,但无肺充血,即心脏指数<2.2 L/(min·m²),肺毛细血管嵌顿压<2.4 kPa(18 mmHg)而肢端湿冷时,宜选用动脉扩张剂,如酚妥拉明 100～300 μg/min 静滴或泵入,必要时增至 1 000～2 000 μg/min。③心输出量低且有肺充血及外周血管痉挛,即心脏指数<2.2 L/(min·m²),肺毛细血管嵌顿压<2.4 kPa(18 mmHg)而肢端湿冷时,宜选用硝普钠,10 μg/min 开始,每 5min 增加 5～10 μg/min,常用量为 40～160 μg/min,也有高达 430 μ/min 才有效。

(四)正性肌力药物的应用

1.洋地黄制剂

一般在急性心肌梗死的 24 h 内,尤其是 6 h 内应尽量避免使用洋地黄制剂,在经上述处理休克无改善时可酌情使用西地兰 0.2～0.4 mg,静注。

2.拟交感胺类药物

对心输出量低,肺毛细血管嵌顿压不高,体循环阻力正常或低下,合并低血压时选用多巴胺,用量同前;而心输出量低,肺毛细血管嵌顿压高,体循环血管阻力和动脉压在正常范围者,宜选用多巴酚丁胺 5～10 μg/(kg·min),亦可选用多培沙明 0.25～1.0 μg/(kg·min)。

3.双异吡啶类药物

常用氨力农 0.5～2 mg/kg,稀释后静注或静滴,或米力农 2～8 mg,静滴。

(五)其他治疗

1.纠正酸中毒

常用 5%碳酸氢钠或摩尔乳酸钠,根据血气分析结果计算补碱量。

2.激素应用

早期(休克 4～6 h 内)可尽早使用糖皮质激素,如地塞米松(氟美松)10～20 mg 或氢化可的松 100～200 mg,必要时每 4～6 h 重复 1 次,共用 1～3 日,病情改善后迅速停药。

3.纳洛酮

首剂 0.4～0.8 mg,静注,必要时在 2～4 h 后重复 0.4 mg,继以 1.2 mg 置于 500 mL 液体内静滴。

4.机械性辅助循环

经上述处理后休克无法纠正者,可考虑主动脉内气囊反搏(IABP)、体外反搏、左室辅助泵等机械性辅助循环。

5.原发疾病治疗

如急性心肌梗死患者应尽早进行再灌注治疗,溶栓失败或有禁忌证者应在 IABP 支持下进行急诊冠状动脉成形术;急性心包填塞者应立即心包穿刺减压;乳头肌断裂或室间隔穿孔者应尽早进行外科手术修补等。

6.心肌保护

1,6-二磷酸果糖 5～10 g/d,或磷酸肌酸(护心通)2～4 g/d,酌情使用血管紧张素转换酶抑制剂等。

(六)防治并发症

1.呼吸衰竭

包括持续氧疗,必要时呼气末正压给氧,适当应用呼吸兴奋剂,如尼可刹米(可拉明)0.375 g 或洛贝林(山梗菜碱)3～6 mg 静注;保持呼吸道通畅,定期吸痰,预防感染等。

2.急性肾衰竭

注意纠正水、电解质紊乱及酸碱失衡,及时补充血容量,酌情使用利尿剂如速尿 20～40 mg 静注。必要时可进行血液透析、血液滤过或腹膜透析。

3.保护脑功能

使用脱水剂及糖皮质激素,合理使用兴奋剂及镇静剂,适当补充促进脑细胞代谢药,如脑活素、胞二磷胆碱、三磷酸腺苷等。

4.防治弥散性血管内凝血(DIC)

休克早期应积极应用低分子右旋糖酐、阿司匹林(乙酰水杨酸)、双嘧达莫(潘生丁)等抗血小板及改善微循环药物,有 DIC 早期指征时应尽早使用肝素抗凝,首剂 3 000～6 000 u 静注,后续以 500～1 000 u/h 静滴,监测凝血时间调整用量,后期适当补充消耗的凝血因子,对有栓塞表现者可酌情使用溶栓药如小剂量尿激酶(25 万～50 万 u)或链激酶。

五、护理

(一)急救护理

(1)护理人员熟练掌握常用仪器、抢救器材及药品。

(2)各抢救用物定点放置、定人保管、定量供应、定时核对、定期消毒,使其保持完好备用状态。

(3)患者一旦发生晕厥,应立即就地抢救并通知医师。

(4)应及时给予吸氧,建立静脉通道。

(5)按医嘱准、稳、快地使用各类药物。

(6)若患者出现心脏骤停,立即进行心、肺、脑复苏。

(二)护理要点

1.给氧用面罩或鼻导管给氧

面罩要严密,鼻导管吸氧时,导管插入要适宜,调节氧流量 4～6 L/分,每日更换鼻导管一次,以保持导管通畅。如发生急性肺水肿时,立即给患者端坐位,两腿下垂,以减少静脉回流,同时加用 30%酒精吸氧,降低肺泡表面张力,特别是患者咯大量粉红色泡沫样痰时,应及时用吸引器吸引,保持呼吸道通畅,以免发生窒息。

2.建立静脉输液通道

迅速建立静脉通道。护士应建立静脉通道一至两条。在输液时,输液速度应控制,应当根据心率、血压等情况,随时调整输液速度,特别是当液体内有血管活性药物时,更应注意输液通畅,避免管道滑脱、输液外渗。

3.尿量观察

记录单位时间内尿量的观察,是对休克病情变化及治疗有十分重要意义的指标。如果患者六小时无尿或每小时少于 20～30 mL,说明肾小球滤过量不足,如无肾实质变说明血容量不足。相反,每小时尿量大于 30 mL,表示微循环功能良好,肾血灌注好,是休克缓解的可靠指标。如果血压回升,而尿量仍很少,考虑发生急性肾功衰竭,应及时处理。

4.血压、脉搏、末梢循环的观察

血压变化直接标志着休克的病情变化及预后,因此,在发病几小时内应严密观察血压,15～30 分钟一次,待病情稳定后 1～2 小时观察一次。若收缩压下降到 80 mmHg(10.7 kPa)以下,脉压差小于 20 mmHg(2.7 kPa)或患者原有高血压,血压的数值较原血压下降 20～30 mmHg(2.7～4.0 kPa)以上,要立即通知医生迅速给予处理。

脉搏的快慢取决于心率,其节律是否整齐,也与心搏节律有关,脉搏强弱与心肌收缩力及排血量有关。所以休克时脉搏在某种程度上反映心脏功能,同时,临床上脉搏的变化,往往早于血压变化。

心源性休克由于心排出量减少,末梢循环灌注量减少,血流留滞,末梢发生紫绀,尤其以口唇、黏膜及

甲床最明显,四肢也因血运障碍而冰冷,皮肤潮湿。这时,即使血压不低,也应按休克处理。当休克逐步好转时,末梢循环得到改善,紫绀减轻,四肢转温。所以末梢的变化也是休克病情变化的一个标志。

5.心电监护的护理患者入院后

立即建立心电监护,通过心电监护可及时发现致命的室速或室颤。当患者入院后一般监测24～48小时,有条件可直到休克缓解或心律失常纠正。常用标准Ⅱ导进行监测,必要时描记心电记录。在监测过程中,要严密观察心律、心率的变化。对于频发室早(每分钟5个以上)、多源性室早,室早呈二联律、三联律、室性心动过速、R-on-T、R-on-P(室早落在前一个P波或T波上)立即报告医生,积极配合抢救,准备各种抗心律失常药,随时做好除颤和起搏的准备,分秒必争,以挽救患者的生命。

最后,还必须做好患者的保温工作,防止呼吸道并发症和预防褥疮等方面的基础护理工作。

(蒋冬梅)

第十章 呼吸内科疾病护理

第一节 支气管扩张

支气管扩张(bronchiectasis)是指直径大于 2 mm 的支气管由于管壁的肌肉和弹性组织破坏引起的慢性异常扩张。临床特点为慢性咳嗽、咳大量脓性痰和(或)反复咯血。患者常有童年麻疹、百日咳或支气管肺炎等病史。随着人民生活条件的改善,麻疹、百日咳疫苗的预防接种,以及抗生素的应用,本病发病率已明显降低。

一、病因及发病机制

(一)支气管-肺组织感染和支气管阻塞

是支气管扩张的主要病因。感染和阻塞症状相互影响,促使支气管扩张的发生和发展。其中婴幼儿期支气管—肺组织感染是最常见的病因,如婴幼儿麻疹、百日咳、支气管肺炎等。

由于儿童支气管较细,易阻塞,且管壁薄弱,反复感染破坏支气管壁各层结构,尤其是平滑肌和弹性纤维的破坏削弱了对管壁的支撑作用。支气管炎使支气管黏膜充血、水肿、分泌物阻塞管腔,导致引流不畅而加重感染。支气管内膜结核、肿瘤、异物引起管腔狭窄、阻塞,也是导致支气管扩张的原因之一。由于左下叶支气管细长,且受心脏血管压迫引流不畅,容易发生感染,故支气管扩张左下叶比右下叶多见。肺结核引起的支气管扩张多发生在上叶。

(二)支气管先天性发育缺陷和遗传因素

此类支气管扩张较少见,如巨大气管-支气管症、Kartagener 综合征(支气管扩张、鼻窦炎和内脏转位)、肺囊性纤维化、先天性丙种球蛋白缺乏症等。

(三)全身性疾病

目前已发现类风湿关节炎、Crohn 病、溃疡性结肠炎、系统性红斑狼疮、支气管哮喘等疾病可同时伴有支气管扩张;有些不明原因的支气管扩张患者,其体液免疫和(或)细胞免疫功能有不同程度的异常,提示支气管扩张可能与机体免疫功能失调有关。

二、临床表现

(一)症状

1.慢性咳嗽、大量脓痰

痰量与体位变化有关。晨起或夜间卧床改变体位时,咳嗽加剧、痰量增多。痰量多少可估计病情严重程度。感染急性发作时,痰量明显增多,每日可达数百毫升,外观呈黄绿色脓性痰,痰液静置后出现分层的特征:上层为泡沫;中层为脓性黏液;下层为坏死组织沉淀物。合并厌氧菌感染时痰有臭味。

2.反复咯血

50%～70%的患者有程度不等的反复咯血,咯血量与病情严重程度和病变范围不完全一致。大量咯血最主要的危险是窒息,应紧急处理。部分发生于上叶的支气管扩张,引流较好,痰量不多或无痰,以反复咯血为唯一症状,称为"干性支气管扩张"。

3.反复肺部感染

其特点是同一肺段反复发生肺炎并迁延不愈。

4.慢性感染中毒症状

反复感染者可出现发热、乏力、食欲减退、消瘦、贫血等,儿童可影响发育。

(二)体征

早期或干性支气管扩张多无明显体征,病变重或继发感染时在下胸部、背部常可闻及局限性、固定性湿啰音,有时可闻及哮鸣音;部分慢性患者伴有杵状指(趾)。

三、辅助检查

(一)胸部 X 线检查

早期无异常或仅见患侧肺纹理增多、增粗现象。典型表现是轨道征和卷发样阴影,感染时阴影内出现液平面。

(二)胸部 CT 检查

管壁增厚的柱状扩张或成串成簇的囊状改变。

(三)纤维支气管镜检查

有助于发现患者出血的部位,鉴别腔内异物、肿瘤或其他支气管阻塞原因。

四、诊断要点

根据患者有慢性咳嗽、大量脓痰、反复咯血的典型临床特征,以及肺部闻及固定而局限性的湿啰音,结合儿童时期有诱发支气管扩张的呼吸道病史,一般可作出初步临床诊断。胸部影像学检查和纤维支气管镜检查可进一步明确诊断。

五、治疗要点

治疗原则是保持呼吸道引流通畅,控制感染,处理咯血,必要时手术治疗。

(一)保持呼吸道通畅

1.药物治疗

祛痰药及支气管舒张药具有稀释痰液、促进排痰作用。

2.体位引流

对痰多且黏稠者作用尤其重要。

3.经纤维支气管镜吸痰

若体位引流排痰效果不理想,可经纤维支气管镜吸痰及生理盐水冲洗痰液,也可局部注入抗生素。

(二)控制感染

是支气管扩张急性感染期的主要治疗措施。应根据症状、体征、痰液性状,必要时参考细菌培养及药物敏感试验结果选用抗菌药物。

(三)手术治疗

对反复呼吸道急性感染或大咯血,病变局限在一叶或一侧肺组织,经药物治疗无效,全身状况良好的患者,可考虑手术切除病变肺段或肺叶。

六、常用护理诊断

(一)清理呼吸道无效

咳嗽、大量脓痰、肺部湿啰音与痰液黏稠和无效咳嗽有关。

(二)有窒息的危险

与痰多、痰液黏稠或大咯血造成气道阻塞有关。

(三)营养失调

乏力、消瘦、贫血、发育迟缓与反复感染导致机体消耗增加以及患者食欲不振、营养物质摄入不足

有关。

（四）恐惧

精神紧张、面色苍白、出冷汗与突然或反复大咯血有关。

七、护理措施

（一）一般护理

1.休息与环境

急性感染或咯血时应卧床休息,大咯血患者需绝对卧床,取患侧卧位。病室内保持空气流通,维持适宜的温、湿度,注意保暖。

2.饮食护理

提供高热量、高蛋白、高维生素饮食,发热患者给予高热量流质或半流质饮食,避免冰冷、油腻、辛辣食物诱发咳嗽。鼓励患者多饮水,每天 1 500 mL 以上,以稀释痰液。指导患者在咳痰后及进食前后用清水或漱口液漱口,保持口腔清洁,促进食欲。

（二）病情观察

观察痰液量、颜色、性质、气味和与体位的关系,记录 24 h 痰液排出量;定期测量生命体征,记录咯血量,观察咯血的颜色、性质及量;病情严重者需观察有无窒息前症状,发现窒息先兆,立即向医生汇报并配合处理。

（三）对症护理

1.促进排痰

（1）指导有效咳嗽和正确的排痰方法。

（2）采取体位引流者需依据病变部位选择引流体位,使病肺居上,引流支气管开口向下,利于痰液流出。一般于饭前 1 h 进行。引流时可配合胸部叩击,提高引流效果。

（3）必要时遵医嘱选用祛痰剂或 β_2 受体激动剂喷雾吸入,扩张支气管、促进排痰。

2.预防窒息

（1）痰液排除困难者,鼓励多饮水或雾化吸入,协助患者翻身、拍背或体位引流,以促进痰液排除,减少窒息发生的危险。

（2）密切观察患者的表情、神志、生命体征,观察并记录痰液的颜色、量与性质,及时发现和判断患者有无发生窒息的可能。如患者突然出现烦躁不安、神志不清,面色苍白或发绀、出冷汗、呼吸急促、咽喉部明显的痰鸣音,应警惕窒息的发生,并及时通知医生。

（3）对意识障碍、年老体弱、咳嗽咳痰无力、咽喉部明显的痰鸣音、神志不清者、突然大量呕吐物涌出等高危患者,立即做好抢救准备,如迅速备好吸引器、气管插管或气管切开等用物,积极配合抢救工作。

（四）心理护理

病程较长,咳嗽、咳痰、咯血反复发作或逐渐加重时,患者易产生焦虑、沮丧情绪。护士应多与其交谈,讲明支气管扩张反复发作的原因及治疗进展,帮助患者树立战胜疾病的信心,缓解焦虑不安情绪。咯血时医护人员应陪伴、安慰患者,帮助情绪稳定,避免因情绪波动加重出血。

（五）健康教育

1.疾病知识指导

帮助患者及家属了解疾病发生、发展与治疗、护理过程。与其共同制定长期防治计划。宣传防治百日咳、麻疹、支气管肺炎、肺结核等呼吸道感染的重要性;及时治疗上呼吸道慢性病灶;避免受凉,预防感冒;戒烟、减少刺激性气体吸入,防止病情恶化。

2.生活指导

讲明加强营养对机体康复的作用,使患者能主动摄取必需的营养素,以增强机体抗病能力。鼓励患者参加体育锻炼,建立良好的生活习惯,劳逸结合,以维护心、肺功能状态。

3.用药指导

向患者介绍常用药物的用法和注意事项,观察疗效及不良反应。指导患者及家属学习和掌握有效咳嗽、胸部叩击、雾化吸入和体位引流的方法,以利于长期坚持,控制病情的发展;了解抗生素的作用、用法和不良反应。

4.自我监测指导

定期复查。嘱患者按医嘱服药,教患者学会观察药物的不良反应。教会患者识别病情变化的征象,观察痰液量、颜色、性质、气味和与体位的关系,并记录 24 h 痰液排出量。如有咯血,窒息先兆,立即前往医院就诊。

(侯志萍)

第二节 支气管哮喘

支气管哮喘是一种慢性气管炎症性疾病,其支气管壁存在以肥大细胞、嗜酸细胞和 T 淋巴细胞为主的炎性细胞浸润,可经治疗缓解或自然缓解。本病多发于青少年,儿童多于成人,城市多于农村。近年的流行病学显示,哮喘的发病率或病死率均有所增加,我国哮喘发病率为 $1\% \sim 2\%$。支气管哮喘的病因较为复杂,大多在遗传因素的基础上,受到体内外多种因素激发而发病,并反复发作。

一、临床表现

(一)症状和体征

典型的支气管哮喘,发作前多有鼻痒、打喷嚏、流涕、咳嗽、胸闷等先兆症状,进而出现呼气性的呼吸困难伴喘鸣,患者被迫呈端坐呼吸,咳嗽、咳痰。发作持续几十分钟至数小时后自行或经治疗缓解。此为速发性哮喘反应。迟发性哮喘反应时,患者气管呈持续高反应性状态,上述表现更为明显,较难控制。

少数患者可出现哮喘重度或危重度发作,表现为重度呼气性呼吸困难、焦虑、烦躁、端坐呼吸、大汗淋漓、嗜睡或意识模糊,经应用一般支气管扩张药物不能缓解。此类患者不及时救治,可危及生命。

(二)辅助检查

1.血液检查

嗜酸性粒细胞、血清总免疫球蛋白 E(IgE)及特异性免疫球蛋白 E 均可增高。

2.胸部 X 线检查

哮喘发作期由于肺脏充气过度,肺部透亮度增高,合并感染时可见肺纹理增多及炎症阴影。

3.肺功能检查

哮喘发作期有关呼气流速的各项指标,如第一秒用力呼气容积(FEV)、最大呼气流速峰值(PEF)等均降低。

二、治疗原则

本病的防治原则是去除病因,控制发作和预防发作。控制发作应根据患者发作的轻重程度,抓住解痉、抗炎两个主要环节,迅速控制症状。

(一)解痉

哮喘轻、中度发作时,常用氨茶碱稀释后静注或加入液体中静滴。根据病情吸入或口服 β_2-受体激动剂。常用的 β_2-受体激动剂气雾吸入剂有喘康速、喘乐宁、舒喘灵等。

哮喘重度发作时,应及早静脉给予足量氨茶碱及琥珀酸氢化可的松或甲基强的松龙琥珀酸钠,待病情得到控制后再逐渐减量,改为口服泼尼松龙,或根据病情吸入糖皮质激素,应注意不宜骤然停药,以免

复发。

（二）抗感染

肺部感染的患者,应根据细菌培养及药敏结果选择应用有效抗生素。

（三）稳定内环境

及时纠正水、电解质及酸碱失衡。

（四）保证气管通畅

痰多而黏稠不易咳出或有严重缺氧及二氧化碳潴留者,应及时行气管插管吸出痰液,必要时行机械通气。

三、护理

（一）一般护理

（1）将患者安置在清洁、安静、空气新鲜、阳光充足的房间,避免接触过敏源,如花粉、皮毛、油烟等。护理操作时防止灰尘飞扬。喷洒灭蚊蝇剂或某些消毒剂时要转移患者。

（2）患者哮喘发作呼吸困难时应给予适宜的靠背架或过床桌,让患者伏桌而坐,以帮助呼吸,减少疲劳。

（3）给予营养丰富的易消化的饮食,多食蔬菜、水果,多饮水。同时注意保持大便通畅,减少因用力排便所致的疲劳。严禁食用与患者发病有关的食物,如鱼、虾、蟹等,并协助患者寻找过敏原。

（4）危重期患者应保持皮肤清洁干燥,定时翻身,防止褥疮发生。因大剂量使用糖皮质激素,应做好口腔护理,防止发生口腔炎。

（5）哮喘重度发作时,由于大汗淋漓,呼吸困难甚至有窒息感,所以患者极度紧张、烦躁、疲倦。要耐心安慰患者,及时满足患者需求,缓解紧张情绪。

（二）观察要点

1.观察哮喘发作先兆

如患者主诉有鼻、咽、眼部发痒及咳嗽、流鼻涕等黏膜过敏症状时,应及时报告医师采取措施,减轻发作症状,尽快控制病情。

2.观察药物毒副作用

氨茶碱 0.25 g 加入 25%～50% 葡萄糖注射液 20 mL 中静脉推注,时间至少要在 5 min 以上,因浓度过高或推注过快可使心肌过度兴奋而产生心悸、惊厥、血压骤降等严重反应。使用时要现配现用,静脉滴注时,不宜和维生素 C、促皮质激素、去甲肾上腺素、四环素类等配伍。糖皮质激素类药物久用可引起钠潴留、血钾降低、消化道溃疡病、高血压、糖尿病、骨质疏松、停药反跳等,须加强观察。

3.根据患者缺氧情况调整氧流量

一般为 3～5 L/min。保持气体充分湿化,氧气湿化瓶每日更换、消毒,防止医源性感染。

4.观察痰液黏稠度

哮喘发作患者由于过度通气,出汗过多,因而身体丢失水分增多,致使痰液黏稠形成痰栓,阻塞小支气管,导致呼吸不畅,感染难以控制。应通过静脉补液和饮水补足水分和电解质。

5.严密观察有无并发症

如自发性气胸、肺不张、脱水、酸碱失衡、电解质紊乱、呼吸衰竭、肺性脑病等并发症。监测动脉血气、生化指标,如发现异常及时对症处理。

6.注意呼吸频率、深浅幅度和节律

重度发作患者喘鸣音减弱乃至消失,呼吸变浅,神志改变,常提示病情危急,应及时处理。

（三）家庭护理

1.增强体质,积极防治感染

平时注意增加营养,根据病情做适量体力活动,如散步、做简易操、打太极拳等,以提高机体免疫力。

当感染发生时应及时就诊。

2.注意防寒避暑

寒冷可引起支气管痉挛,分泌物增加,同时感冒易致支气管及肺部感染。因此,冬季应适当提高居室温度,秋季进行耐寒锻炼防治感冒,夏季避免大汗,防止痰液过稠不易咳出。

3.尽量避免接触过敏源

患者应戒烟,尽量避免到人员众多、空气污浊的公共场所。保持居室空气清新,室内可安装空气净化器。

4.防止呼吸肌疲劳

坚持进行呼吸锻炼。

5.稳定情绪

一旦哮喘发作,应控制情绪,保持镇静,及时吸入支气管扩张气雾剂。

6.家庭氧疗

又称缓解期氧疗,对于患者的病情控制,存活期的延长和生活质量的提高有着重要意义。家庭氧疗时应注意氧流量的调节,严禁烟火,防止火灾。

7.缓解期处理

哮喘缓解期的防治非常重要,对于防止哮喘发作及恶化,维持正常肺功能,提高生活质量,保持正常活动量等均具有重要意义。哮喘缓解期患者,应坚持吸入糖皮质激素,可有效控制哮喘发作,吸入色甘酸钠和口服酮替酚亦有一定的预防哮喘发作的作用。

(侯志萍)

第三节　慢性阻塞性肺疾病

慢性阻塞性肺疾病(chronic obstructive pulmonary disease,COPD)是一种以不完全可逆性气流受限为特征,呈进行性发展的肺部疾病。COPD是呼吸系统疾病中的常见病和多发病,由于其患患者数多,死亡率高,社会经济负担重,已成为一个重要的公共卫生问题。在世界范围内,COPD的死亡率居所有死因的第四位。根据世界银行/世界卫生组织发表的研究,至2020年COPD将成为世界疾病经济负担的第五位。在我国,COPD同样是严重危害人民群体健康的重要慢性呼吸系统疾病,1992年对我国北部及中部地区农村102230名成人调查显示,COPD约占15岁以上人群的3%,近年来对我国7个地区20245名成年人进行调查,COPD的患病率占40岁以上人群的8.2%,患病率之高是十分惊人的。

COPD与慢性支气管炎及肺气肿密切相关。慢性支气管炎(简称慢支)是指气管、支气管黏膜及其周围组织的慢性、非特异性炎症。如患者每年咳嗽、咳痰达3个月以上,连续两年或以上,并排除其他已知原因的慢性咳嗽,即可诊断为慢性支气管炎。阻塞性肺气肿(简称肺气肿)是指肺部终末细支气管远端气腔出现异常持久的扩张,并伴有肺泡壁和细支气管的破坏而无明显肺纤维化。当慢性支气管炎和(或)肺气肿患者肺功能检查出现气流受限并且不能完全可逆时,可视为COPD。如患者只有慢性支气管炎和(或)肺气肿,而无气流受限,则不能视为COPD,而视为COPD的高危期。支气管哮喘也具有气流受限。但支气管哮喘是一种特殊的气道炎症性疾病,其气流受限具有可逆性,它不属于COPD。

一、护理评估

(一)病因及发病机制

确切的病因不清,可能与下列因素有关。

1. 吸烟

吸烟是最危险的因素。国内外的研究均证明吸烟与慢支的发生有密切关系,吸烟者慢性支气管炎的患病率比不吸烟者高 2~8 倍,吸烟时间愈长,量愈大,COPD 患病率愈高。烟草中的多种有害化学成分,可损伤气道上皮细胞使巨噬细胞吞噬功能降低和纤毛运动减退;黏液分泌增加,使气道净化能力减弱;支气管黏膜充血水肿、黏液积聚,而易引起感染。慢性炎症及吸烟刺激黏膜下感受器,引起支气管平滑肌收缩,气流受限。烟草、烟雾还可使氧自由基增多,诱导中性粒细胞释放蛋白酶,抑制抗蛋白酶系统,使肺弹力纤维受到破坏,诱发肺气肿形成。

2. 职业性粉尘和化学物质

职业性粉尘及化学物质,如烟雾、过敏原、工业废气及室内污染空气等,浓度过大或接触时间过长,均可导致与吸烟无关的 COPD。

3. 空气污染

大气污染中的有害气体(如二氧化硫、二氧化氮、氯气等)可损伤气道黏膜,并有细胞毒作用,使纤毛清除功能下降,黏液分泌增多,为细菌感染创造条件。

4. 感染

感染是 COPD 发生发展的重要因素之一。长期、反复感染可破坏气道正常的防御功能,损伤细支气管和肺泡。主要病毒为流感病毒、鼻病毒和呼吸道合胞病毒等;细菌感染以肺炎链球菌、流感嗜血杆菌、卡他莫拉菌及葡萄球菌为多见,支原体感染也是重要因素之一。

5. 蛋白酶-抗蛋白酶失衡

蛋白酶对组织有损伤和破坏作用;抗蛋白酶对弹性蛋白酶等多种蛋白酶有抑制功能。在正常情况下,弹性蛋白酶与其抑制因子处于平衡状态。其中 α_1-抗胰蛋白酶(α_1-AT)是活性最强的一种。蛋白酶增多和抗蛋白酶不足均可导致组织结构破坏产生肺气肿。

6. 其他

机体内在因素如呼吸道防御功能及免疫功能降低、自主神经功能失调、营养、气温的突变等都可能参与 COPD 的发生、发展。

(二)病理生理

COPD 的病理改变主要为慢性支气管炎和肺气肿的病理改变。COPD 对呼吸功能的影响,早期病变仅局限于细小气道,表现为闭合容积增大。病变侵入大气道时,肺通气功能明显障碍;随肺气肿的日益加重,大量肺泡周围的毛细血管受膨胀的肺泡挤压而退化,使毛细血管大量减少,肺泡间的血流量减少,导致通气与血流比例失调,使换气功能障碍。由通气和换气功能障碍引起缺氧和二氧化碳潴留,进而发展为呼吸衰竭。

(三)健康史

询问患者是否存在引起慢支的各种因素如感染、吸烟、大气污染、职业性粉尘和有害气体的长期吸入、过敏等;是否有呼吸道防御功能及免疫功能降低、自主神经功能失调等。

(四)身体状况

1. 主要症状

(1)慢性咳嗽:晨间起床时咳嗽明显,白天较轻,睡眠时有阵咳或排痰。随病程发展可终生不愈。

(2)咳痰:一般为白色黏液或浆液性泡沫痰,偶可带血丝,清晨排痰较多。急性发作伴有细菌感染时,痰量增多,可有脓性痰。

(3)气短或呼吸困难:早期仅在体力劳动或上楼等活动时出现,随着病情发展逐渐加重,日常活动甚至休息时也感到气短。是 COPD 的标志性症状。

(4)喘息和胸闷:重度患者或急性加重时出现喘息,甚至静息状态下也感气促。

(5)其他:晚期患者有体重下降,食欲减退等全身症状。

2.护理体检

早期可无异常,随疾病进展慢性支气管炎病例可闻及干啰音或少量湿啰音。有喘息症状者可在小范围内出现轻度哮鸣音。肺气肿早期体征不明显,随疾病进展出现桶状胸,呼吸活动减弱,触觉语颤减弱或消失;叩诊呈过清音,心浊音界缩小或不易叩出,肺下界和肝浊音界下移,听诊心音遥远,两肺呼吸音普遍减弱,呼气延长,并发感染时,可闻及湿啰音。

3.COPD严重程度分级

根据第一秒用力呼气容积占用力肺活量的百分比(FEV$_1$/FVC%)、第一秒用力呼气容积占预计值百分比(FEV$_1$%预计值)和症状对COPD的严重程度做出分级。

Ⅰ级:轻度,FEV$_1$/FVC<70%、FEV$_1$≥80%预计值,有或无慢性咳嗽、咳痰症状。

Ⅱ级:中度,FEV$_1$/FVC<70%、50%预计值≤FEV$_1$<80%预计值,有或无慢性咳嗽、咳痰症状。

Ⅲ级:重度,FEV$_1$/FVC<70%、30%预计值≤FEV$_1$<50%预计值,有或无慢性咳嗽、咳痰症状。

Ⅳ级:极重度,FEV$_1$/FVC<70%、FEV$_1$<30%预计值或FEV$_1$<50%预计值,伴慢性呼吸衰竭。

4.COPD病程分期

COPD按病程可分为急性加重期和稳定期,前者指在短期内咳嗽、咳痰、气短和(或)喘息加重、脓痰量增多,可伴发热等症状;稳定期指咳嗽、咳痰、气短症状稳定或轻微。

5.并发症

COPD可并发慢性呼吸衰竭、自发性气胸、慢性肺源性心脏病。

(五)实验室及其他检查

1.肺功能检查

肺功能检查是判断气流受限的主要客观指标,对COPD诊断、严重程度评价、疾病进展、预后及治疗反应等有重要意义。第一秒用力呼气容积(FEV$_1$)占用力肺活量(FVC)的百分比(FEV$_1$/FVC%)是评价气流受限的敏感指标。第一秒用力呼气容积(FEV$_1$)占预计值百分比(FEV$_1$%预计值),是评估COPD严重程度的良好指标。当FEV$_1$/FVC<70%及FEV$_1$<80%预计值者,可确定为不能完全可逆的气流受限。FEV$_1$的逐渐减少,大致提示肺部疾病的严重程度和疾病进展的阶段。

肺气肿呼吸功能检查示残气量增加,残气量占肺总量的百分比增大,最大通气量低于预计值的80%;第一秒时间肺活量常低于60%;残气量占肺总量的百分比增大,往往超过40%;对阻塞性肺气肿的诊断有重要意义。

2.胸部X线检查

早期胸片可无变化,可逐渐出现肺纹理增粗、紊乱等非特异性改变,肺气肿的典型X线表现为胸廓前后径增大,肋间隙增宽,肋骨平行,膈低平。两肺透亮度增加,肺血管纹理减少或有肺大泡征象。X线检查对COPD诊断特异性不高。

3.动脉血气分析

早期无异常,随病情进展可出现低氧血症、高碳酸血症、酸碱平衡失调等,用于判断呼吸衰竭的类型。

4.其他

COPD合并细菌感染时,血白细胞增高,核左移。痰培养可能检出病原菌。

(六)心理、社会评估

COPD由于病程长、反复发作,每况愈下,给患者带来较重的精神和经济负担,病现焦虑、悲观、沮丧等心理反应,甚至对治疗丧失信心。病情一旦发展到影响工作和会导致患者心理压力增加,生活方式发生改变,也会影响到工作,甚至因无法工作孤独。

二、主要护理诊断及医护合作性问题

(一)气体交换受损

气体交换受损与气道阻塞、通气不足、呼吸肌疲劳、分泌物过多和肺泡呼吸有关。

（二）清理呼吸道无效

清理呼吸道无效与分泌物增多而黏稠、气道湿度减低和无效咳嗽有关。

（三）低效性呼吸型态

低效性呼吸型态与气道阻塞、膈肌变平以及能量不足有关。

（四）活动无耐力

活动无耐力与疲劳、呼吸困难、氧供与氧耗失衡有关。

（五）营养失调，低于机体需要量

营养失调，低于机体需要量与食欲降低、摄入减少、腹胀、呼吸困难、痰液增多关。

（六）焦虑

焦虑与健康状况的改变、病情危重、经济状况有关。

三、护理目标

患者痰能咳出，喘息缓解；活动耐力增强；营养得到改善；焦虑减轻。

四、护理措施

（一）一般护理

1.休息和活动

患者采取舒适的体位，晚期患者宜采取身体前倾位，使辅助呼吸肌参与呼吸。发热、咳喘时应卧床休息，视病情安排适当的活动量，活动以不感到疲劳、不加重症状为宜。室内保持合适的温湿度，冬季注意保暖，避免直接吸入冷空气。

2.饮食护理

呼吸功的增加可使热量和蛋白质消耗增多，导致营养不良。应制订出高热量、高蛋白、高维生素的饮食计划。正餐进食量不足时，应安排少量多餐，避免餐前和进餐时过多饮水。餐后避免平卧，有利于消化。为减少呼吸困难，保存能量，患者饭前至少休息 30 min。每日正餐应安排在患者最饥饿、休息最好的时间。指导患者采用缩唇呼吸和腹式呼吸减轻呼吸困难。为促进食欲，提供给患者舒适的就餐环境和喜爱的食物，餐前及咳痰后漱口，保持口腔清洁；腹胀的患者应进软食，细嚼慢咽。避免进食产气的食物，如汽水、啤酒、豆类、马铃薯和胡萝卜等；避免易引起便秘的食物，如油煎食物、干果、坚果等。如果患者通过进食不能吸收足够的营养，可应用管喂饮食或全胃肠外营养。

（二）病情观察

观察咳嗽、咳痰的情况，痰液的颜色、量及性状，咳痰是否顺畅，呼吸困难的程度，能否平卧，与活动的关系，有无进行性加重；患者的营养状况、肺部体征及有无慢性呼吸衰竭、自发性气胸、慢性肺源性心脏病等并发症产生。监测动脉血气分析和水、电解质、酸碱平衡情况。

（三）氧疗的护理

呼吸困难伴低氧血症者，遵医嘱给予氧疗。一般采用鼻导管持续低流量吸氧，氧流量 $1\sim2$ L/min。对 COPD 慢性呼吸衰竭者提倡进行长期家庭氧疗（LTOT）。LTOT 为持续低流量吸氧它能改变疾病的自然病程，改善生活质量。LTOT 是指一昼夜吸入低浓度氧 15 h 以上，并持续较长时间，使 PaO_2 $\geqslant60$ mmHg（7.99 kPa），或 SaO_2 升至 90% 的一种氧疗方法。LTOT 指征：① PaO_2 $\leqslant55$ mmHg（7.33 kPa）或 SaO_2 $\leqslant88\%$，有或没有高碳酸血症。② PaO_2 $55\sim60$ mmHg（$7.99\sim7.33$ kPa）或 SaO_2 $<88\%$，并有肺动脉高压、心力衰竭所致的水肿或红细胞增多症（血细胞比容 >0.55）。LTOT 对血流动力学、运动耐力、肺生理和精神状态均会产生有益的影响，从而提高 COPD 患者的生活质量和生存率。

COPD 患者因长期二氧化碳潴留，主要靠缺氧刺激呼吸中枢，如果吸入高浓度的氧，反而会导致呼吸频率和幅度降低，引起二氧化碳潴留。而持续低流量吸氧维持 PaO_2 $\geqslant60$ mmHg（7.99 kPa），既能改善组织缺氧，也可防止因缺氧状态解除而抑制呼吸中枢。护理人员应密切注意患者吸氧后的变化，如观察患者

的意识状态、呼吸的频率及幅度、有无窒息或呼吸停止和动脉血气复查结果。氧疗有效指标:患者呼吸困难减轻、呼吸频率减慢、发绀减轻、心率减慢、活动耐力增加。

（四）用药护理

1.稳定期治疗用药

(1)支气管舒张药:短期应用以缓解症状,长期规律应用预防和减轻症状。常选用β₂肾上腺素受体激动剂、抗胆碱药、氨茶碱或其缓(控)释片。

(2)祛痰药:对痰不易咳出者可选用盐酸氨溴索或羧甲司坦。

2.急性加重期的治疗用药

使用支气管舒张药及对低氧血症者进行吸氧外,应根据病原菌类型及药物敏感情况合理选用抗生素治疗。如给予β内酰胺类/β内酰胺酶抑制剂;第二代头孢菌素、大环内酯类或喹诺酮类。如出现持续气道阻塞,可使用糖皮质激素。

3.遵医嘱用药

遵医嘱应用抗生素,支气管舒张药,祛痰药物,注意观察疗效及不良反应。

（五）呼吸功能锻炼

COPD患者需要增加呼吸频率来代偿呼吸困难,这种代偿多数是依赖于辅助呼吸肌参与呼吸,即胸式呼吸,而非腹式呼吸。然而胸式呼吸的有效性要低于腹式呼吸,患者容易疲劳。因此,护理人员应指导患者进行缩唇呼气、腹式呼吸、膈肌起搏(体外膈神经电刺激)、吸气阻力器等呼吸锻炼,以加强胸、膈呼吸肌肌力和耐力,改善呼吸功能。

1.缩唇呼吸

缩唇呼吸的技巧是通过缩唇形成的微弱阻力来延长呼气时间,增加气道压力,延缓气道塌陷。患者闭嘴经鼻吸气,然后通过缩唇(吹口哨样)缓慢呼气,同时收缩腹部。吸气与呼气时间比为1:2或1:3。缩唇大小程度与呼气流量,以能使距口唇15～20 cm处,与口唇等高点水平的蜡烛火焰随气流倾斜又不至于熄灭为宜。

2.膈式或腹式呼吸

患者可取立位、平卧位或半卧位,两手分别放于前胸部和上腹部。用鼻缓慢吸气时,膈肌最大程度下降,腹肌松弛,腹部凸出,手感到腹部向上抬起。呼气时用口呼出,腹肌收缩,膈肌松弛,膈肌随腹腔内压增加而上抬,推动肺部气体排出,手感到腹部下降。

另外,可以在腹部放置小枕头、杂志或书锻炼腹式呼吸。如果吸气时,物体上升,证明是腹式呼吸。缩唇呼吸和腹式呼吸每日训练3～4次,每次重复8～10次。腹式呼吸需要增加能量消耗,因此指导患者只能在疾病恢复期如出院前进行训练。

（六）心理护理

COPD患者因长期患病,社会活动减少、经济收入降低等方面发生的变化,容易形成焦虑和压抑的心理状态,失去自信,躲避生活。也可由于经济原因,患者可能无法按医嘱常规使用某些药物,只能在病情加重时应用。医护人员应详细了解患者及其家庭对疾病的态度,关心体贴患者,了解患者心理、性格、生活方式等方面发生的变化,与患者和家属共同制订和实施康复计划,定期进行呼吸肌功能锻炼、合理用药等,减轻症状,增强患者战胜疾病的信心;对表现焦虑的患者,教会患者缓解焦虑的方法,如听轻音乐、下棋、做游戏等娱乐活动,以分散注意力,减轻焦虑。

（七）健康指导

1.疾病知识指导

使患者了解COPD的相关知识,识别和消除使疾病恶化的因素,戒烟是预防COPD的重要且简单易行的措施,应劝导患者戒烟;避免粉尘和刺激性气体的吸入;避免和呼吸道感染患者接触,在呼吸道传染病流行期间,尽量避免去人群密集的公共场所。指导患者要根据气候变化,及时增减衣物,避免受凉感冒。学会识别感染或病情加重的早期症状,尽早就医。

2.康复锻炼

使患者理解康复锻炼的意义,充分发挥患者进行康复的主观能动性,制订个体化的锻炼计划,选择空气新鲜、安静的环境,进行步行、慢跑、气功等体育锻炼。在潮湿、大风、严寒气候时,避免室外活动。教会患者和家属依据呼吸困难与活动之间的关系,判断呼吸困难的严重程度,以便合理的安排工作和生活。

3.家庭氧疗

对实施家庭氧疗的患者,护理人员应指导患者和家属做到以下几点。

(1)了解氧疗的目的、必要性及注意事项;注意安全,供氧装置周围严禁烟火,防止氧气燃烧爆炸;吸氧鼻导管需每日更换,以防堵塞,防止感染;氧疗装置定期更换、清洁、消毒。

(2)告诉患者和家属宜采取低流量(氧流量1~2 L/min 或氧浓度25%～29%)吸氧,且每日吸氧的时间不宜少于10~15 h,因夜间睡眠时,部分患者低氧血症更为明显,故夜间吸氧不宜间断;监测氧流量,防止随意调高氧流量。

4.心理指导

引导患者适应慢性病并以积极的心态对待疾病,培养生活乐趣,如听音乐、培养养花种草等爱好,以分散注意力,减少孤独感,缓解焦虑、紧张的精神状态。

五、护理评价

氧分压和二氧化碳分压维持在正常范围内;能坚持药物治疗;能演示缩唇呼吸和腹式呼吸技术;呼吸困难发作时能采取正确体位,使用节能法;清除过多痰液,保持呼吸道通畅;使用控制咳嗽方法;增加体液摄入;减少症状恶化;根据身高和年龄维持正常体重;减少急诊就诊和入院的次数。

(侯志萍)

第四节　急性呼吸道感染

急性呼吸道感染是具有一定传染性的呼吸系统疾病,本病重点要求同学了解其发病的常见诱因,能识别出急性上呼吸道感染和急性气管-支气管炎的临床表现;能找出主要的护理诊断及医护合作性问题并能采取有效的护理措施对患者进行护理。

急性呼吸道感染(acute respiratory tract infection)通常包括急性上呼吸道感染和急性气管-支气管炎。急性上呼吸道感染是鼻腔、咽或喉部急性炎症的总称。常见病原体为病毒,仅有少数由细菌引起。本病全年皆可发病,但冬春季节多发,具有一定的传染性,有时引起严重的并发症,应积极防治。急性气管-支气管炎(acute tracheo-bronchitis)是指感染、物理、化学、过敏等因素引起的气管-支气管黏膜的急性炎症。可由急性上呼吸道感染蔓延而来。多见于寒冷季节或气候多变时。或气候突变时多发。

一、护理评估

(一)病因及发病机制

1.急性上呼吸道感染

急性上呼吸道感染约有70%～80%由病毒引起。其中主要包括流感病毒、副流感病毒、呼吸道合胞病毒、腺病毒、鼻病毒等。由于感染病毒类型较多,又无交叉免疫,人体产生的免疫力较弱且短暂,同时在健康人群中有病毒携带者,故一个人可有多次发病。细菌感染约占20%～30%,可直接或继病毒感染之后发生,以溶血性链球菌最为多见,其次为流感嗜血杆菌、肺炎球菌和葡萄球菌等。偶见革兰阴性杆菌。当全身或呼吸道局部防御功能降低时,尤其是年老体弱或有慢性呼吸道疾病者更易患病,原先存在于上呼吸道或外界侵入的病毒和细菌迅速繁殖,引起本病。通过含有病毒的飞沫或被污染的用具传播,引起

发病。

2.急性气管-支气管炎

(1)感染:由病毒、细菌直接感染,或急性上呼吸道病毒(如腺病毒、流感病毒)、细菌(如流感嗜血杆菌、肺炎链球菌)感染迁延而来,也可在病毒感染后继发细菌感染。亦可为衣原体和支原体感染。

(2)物理、化学性因素:过冷空气、粉尘、刺激性气体或烟雾的吸入使气管-支气管黏膜受到急性刺激和损伤,引起本病。

(3)变态反应:花粉、有机粉尘、真菌孢子等的吸入以及对细菌蛋白质过敏等,均可引起气管-支气管的变态反应。寄生虫(如钩虫、蛔虫的幼虫)移行至肺,也可致病。

(二)健康史

有无受凉、淋雨、过度疲劳等使机体抵抗力降低等情况,应注意询问本次起病情况,既往健康情况,有无呼吸道慢性疾病史等。

(三)身体状况

1.急性上呼吸道感染

急性上呼吸道感染主要症状和体征个体差异大,根据病因不同可有不同类型,各型症状、体征之间无明显界定,也可互相转化。

(1)普通感冒:又称急性鼻炎或上呼吸道卡他,以鼻咽部卡他症状为主要表现,俗称"伤风"。成人多为鼻病毒所致,起病较急,初期有咽干、咽痒或咽痛,同时或数小时后有打喷嚏、鼻塞、流清水样鼻涕,2~3日后分泌物变稠,伴咽鼓管炎可引起听力减退,伴流泪、味觉迟钝、声嘶、少量咳嗽、低热不适、轻度畏寒和头痛。检查可见鼻腔黏膜充血、水肿、有分泌物,咽部轻度充血。如无并发症,一般经5~7日痊愈。

流行性感冒(简称流感)则由流感病毒引起,起病急,鼻咽部症状较轻,但全身症状较重,伴高热、全身酸痛和眼结膜炎症状。而且常有较大或大范围的流行。

流行性感冒应及早应用抗流感病毒药物:起病1~2天内应用抗流感病毒药物治疗,才能取得最佳疗效。目前抗流感病毒药物包括离子通道 M_2 阻滞剂和神经氨酸酶抑制剂两类。离子通道 M_2 阻滞剂:包括金刚烷胺和金刚乙胺,主要对甲型流感病毒有效。金刚烷胺类药物是治疗甲型流感的首选药物,有效率达70%~90%。金刚烷胺的不良反应有神经质、焦虑、注意力不集中和轻微头痛等中枢神经系统不良反应,一般在用药后几小时出现,金刚乙胺的毒副作用较小。胃肠道反应主要为恶心和呕吐,停药后可迅速消失。肾功能不全的患者需要调整金刚烷胺的剂量,对于老年人或肾功能不全者需要密切监测不良反应。神经氨酸酶抑制剂:奥司他韦(商品名达菲),作用机制是通过干扰病毒神经氨酸酶保守的唾液酸结合位点,从而抑制病毒的复制,对 A(包括 H5N1)和 B 不同亚型流感病毒均有效。奥司他韦成人每次口服75 mg,每天2次,连服5天,但须在症状出现2天内开始用药。奥司他韦不良反应少,一般为恶心、呕吐等消化道症状,也有腹痛、头痛、头晕、失眠、咳嗽、乏力等不良反应的报道。

(2)病毒性咽炎和喉炎:临床特征为咽部发痒、不适和灼热感、声嘶、讲话困难、咳嗽、咳嗽时咽喉疼痛、无痰或痰呈黏液性,有发热和乏力,伴有咽下疼痛时,常提示有链球菌感染,体检发现咽部明显充血和水肿、局部淋巴结肿大且触痛,提示流感病毒和腺病毒感染,腺病毒咽炎可伴有眼结合膜炎。

(3)疱疹性咽峡炎:主要由柯萨奇病毒 A 引起,夏季好发。有明显咽痛、常伴有发热,病程约一周。体检可见咽充血,软腭、腭垂、咽和扁桃体表面有灰白色疱疹及浅表溃疡,周围有红晕。多见儿童,偶见于成人。

(4)咽结膜热:常为柯萨奇病毒、腺病毒等引起。夏季好发,游泳传播为主,儿童多见。表现为发热、咽痛、畏光、流泪、咽及结膜明显充血。病程约4~6日。

(5)细菌性咽-扁桃体炎多由溶血性链球菌感染所致,其次为流感嗜血杆菌、肺炎球菌、葡萄球菌等引起。起病急,咽痛明显、伴畏寒、发热,体温超过39 ℃。检查可见咽部明显充血,扁桃体充血肿大,其表面有黄色点状渗出物,颌下淋巴结肿大伴压痛,肺部无异常体征。

本病如不及时治疗可并发急性鼻窦炎、中耳炎、急性气管-支气管炎。部分患者可继发病毒性心肌炎、

肾炎、风湿热等。

2.急性气管-支气管炎

急性气管-支气管炎起病较急,常先有急性上呼吸道感染的症状,继之出现干咳或少量黏液性痰,随后可转为黏液脓性或脓性痰液,痰量增多,咳嗽加剧,偶可痰中带血。全身症状一般较轻,可有发热,38 ℃左右,多于3~5日后消退。咳嗽、咳痰为最常见的症状,常为阵发性咳嗽,咳嗽、咳痰可延续2~3周才消失,如迁延不愈,则可演变为慢性支气管炎。呼吸音常正常或增粗,两肺可听到散在干、湿性啰音。

(四)实验室及其他检查

1.血常规

病毒感染者白细胞正常或偏低,淋巴细胞比例升高;细菌感染者白细胞计数和中性粒细胞增高,可有核左移现象。

2.病原学检查

可做病毒分离和病毒抗原的血清学检查,确定病毒类型,以区别病毒和细菌感染。细菌培养及药物敏感试验,可判断细菌类型,并可指导临床用药。

3.X线检查

胸部X线多无异常改变。

二、主要护理诊断及医护合作性问题

(一)舒适的改变

鼻塞、流涕、咽痛、头痛与病毒和(或)细菌感染有关。

(二)潜在并发症

鼻窦炎、中耳炎、心肌炎、肾炎、风湿性关节炎。

三、护理目标

患者躯体不适缓解,日常生活不受影响;体温恢复正常;呼吸道通畅;睡眠改善;无并发症发生或并发症被及时控制。

四、护理措施

(一)一般护理

注意隔离患者,减少探视,避免交叉感染。患者咳嗽或打喷嚏时应避免对着他人。患者使用的餐具、痰盂等用具应按规定消毒,或用一次性器具,回收后焚烧弃去。多饮水,补充足够的热量,给予清淡易消化、高热量、丰富维生素、富含营养的食物。避免刺激性食物,戒烟、酒。患者以休息为主,特别是在发热期间。部分患者往往因剧烈咳嗽而影响正常的睡眠,可给患者提供容易入睡的休息环境,保持病室适宜温度、湿度和空气流通。保证周围环境安静,关闭门窗。指导患者运用促进睡眠的方式,如睡前泡脚、听音乐等。必要时可遵医嘱给予镇咳、祛痰或镇静药物。

(二)病情观察

关注疾病流行情况、鼻咽部发生的症状、体征及血常规和X线胸片改变。注意并发症,如耳痛、耳鸣、听力减退、外耳道流脓等提示中耳炎;如头痛剧烈、发热、伴脓涕、鼻窦有压痛等提示鼻窦炎;如在恢复期出现胸闷、心悸、眼睑水肿、腰酸和关节痛等提示心肌炎、肾炎或风湿性关节炎,应及时就诊。

(三)对症护理

1.高热护理

体温超过37.5 ℃,应每4 h测体温1次,观察体温过高的早期症状和体征,体温突然升高或骤降时,应随时测量和记录,并及时报告医师。体温>39 ℃时,要采取物理降温。降温效果不好可遵照医嘱选用适当的解热剂进行降温。患者出汗后应及时处理,保持皮肤的清洁和干燥,并注意保暖。鼓励多饮水。

2.保持呼吸道通畅

清除气管、支气管内分泌物,减少痰液在气管、支气管内的聚积。指导患者采取舒适的体位进行有效咳嗽。观察咳痰情况,如痰液较多且黏稠,可嘱患者多饮水,或遵照医嘱给予雾化吸入治疗,以湿润气道、利于痰液排出。

(四)用药护理

1.对症治疗

选用抗感冒复合剂或中成药减轻发热、头痛,减少鼻、咽充血和分泌物,如对乙酰氨基酚(扑热息痛)、银翘解毒片等。干咳者可选用右美沙芬、喷托维林(咳必清)等;咳嗽有痰可选用复方氯化铵合剂、溴己新(必嗽平),或雾化祛痰。咽痛者可含服喉片或草珊瑚片等。气喘者可用平喘药,如特布他林、氨茶碱等。

2.抗病毒药物

早期应用抗病毒药有一定疗效,可选用利巴韦林、奥司他韦、金刚烷胺、吗啉胍和抗病毒中成药等。

3.抗菌药物

如有细菌感染,最好根据药物敏感试验选择有效抗菌药物治疗,常可选用大环内酯类、青霉素类、氟喹诺酮类及头孢菌素类。

根据医嘱选用药物,告知患者药物的作用、可能发生的不良反应和服药的注意事项,如按时服药;应用抗生素者,注意观察有无迟发过敏反应发生;对于应用解热镇痛药者注意避免大量出汗引起虚脱等。发现异常及时就诊等。

(五)心理护理

急性呼吸道感染预后良好,多数患者于一周内康复,仅少数患者可因咳嗽迁延不愈而发展为慢性支气管炎,患者一般无明显心理负担。但如果咳嗽较剧烈,加之伴有发热,可能会影响患者的休息、睡眠,进而影响工作和学习,个别患者产生急于缓解咳嗽等症状的焦虑情绪。护理人员应与患者进行耐心、细致的沟通,通过对病情的客观评价,解除患者的心理顾虑,建立治疗疾病的信心。

(六)健康指导

1.疾病知识指导

帮助患者和家属掌握急性呼吸道感染的诱发因素及本病的相关知识,避免受凉、过度疲劳,注意保暖;外出时可戴口罩,避免寒冷空气对气管、支气管的刺激。积极预防和治疗上呼吸道感染,症状改变或加重时应及时就诊。

2.生活指导

平时应加强耐寒锻炼,增强体质,提高机体免疫力。有规律生活,避免过度劳累。室内空气保持新鲜、阳光充足。少去人群密集的公共场所。戒烟、酒。

五、护理评价

患者舒适度改善;睡眠质量提高;未发生并发症或发生后被及时控制。

(侯志萍)

第五节　慢性支气管炎

慢性支气管炎是由于感染或非感染因素引起气管、支气管黏膜及其周围组织的慢性非特异性炎症。临床以咳嗽、咳痰或伴有喘息反复发作为特征,每年持续 3 个月以上,且连续 2 年以上。

一、病因和发病机制

慢性支气管炎的病因极为复杂,迄今尚有许多因素还不够明确,往往是多种因素长期相互作用的综合

结果。

（一）感染

病毒、支原体和细菌感染是本病急性发作的主要原因。病毒感染以流感病毒、鼻病毒、腺病毒和呼吸道合胞病毒常见；细菌感染以肺炎链球菌、流感嗜血杆菌和卡他莫拉菌及葡萄球菌常见。

（二）大气污染

化学气体如氯气、二氧化氮、二氧化硫等刺激性烟雾，空气中的粉尘等均可刺激支气管黏膜，使呼吸道清除功能受损，为细菌入侵创造条件。

（三）吸烟

吸烟为本病发病的主要因素。吸烟时间的长短与吸烟量决定发病率的高低，吸烟者的患病率较不吸烟者高 2～8 倍。

（四）过敏因素

喘息型支气管患者，多有过敏史。患者痰中嗜酸性粒细胞和组胺的含量及血中 IgE 明显高于正常。此类患者实际上应属慢性支气管炎合并哮喘。

（五）其他因素

气候变化，特别是寒冷空气对慢支的病情加重有密切关系。自主神经功能失调，副交感神经功能亢进，老年人肾上腺皮质功能减退，慢性支气管炎的发病率增加。维生素 C 缺乏，维生素 A 缺乏，易患慢性支气管炎。

二、临床表现

（一）症状

患者常在寒冷季节发病，出现咳嗽、咳痰，尤以晨起显著，白天多于夜间。病毒感染痰液为白色黏液泡沫状，继发细菌感染，痰液转为黄色或黄绿色黏液脓性，偶可带血。慢性支气管炎反复发作后，支气管黏膜的迷走神经感受器反应性增高，副交感神经功能亢进，可出现过敏现象而发生喘息。

（二）体征

早期多无体征。急性发作期可有肺底部闻及干、湿性啰音。喘息型支气管炎在咳嗽或深吸气后可闻及哮鸣音，发作时，有广泛哮鸣音。

（三）并发症

（1）阻塞性肺气肿：为慢性支气管炎最常见的并发症。

（2）支气管肺炎：慢性支气管炎蔓延至支气管周围肺组织中，患者表现寒战、发热、咳嗽加剧、痰量增多且呈脓性；白细胞总数及中性粒细胞增多；X 线胸片显示双下肺野有斑点状或小片阴影。

（3）支气管扩张症。

三、诊断

（一）辅助检查

1.血常规

白细胞总数及中性粒细胞数可升高。

2.胸部 X 线

单纯型慢性支气管炎，X 线片检查阴性或仅见双下肺纹理增多、增粗、模糊、呈条索状或网状。继发感染时为支气管周围炎症改变，表现为不规则斑点状阴影，重叠于肺纹理之上。

3.肺功能检查

早期病变多在小气道，常规肺功能检查多无异常。

（二）诊断要点

凡咳嗽、咳痰或伴有喘息，每年发作持续 3 个月，连续 2 年或 2 年以上者，并排除其他心、肺疾患（如肺

结核、肺尘埃沉着病、支气管哮喘、支气管扩张症、肺癌、肺脓肿、心脏病、心功能不全等)、慢性鼻咽疾患后,即可诊断。如每年发病不足 3 个月,但有明确的客观检查依据(如胸部 X 线片、肺功能等)亦可诊断。

(三)鉴别诊断

1.支气管扩张

多于儿童或青年期发病,常继发于麻疹、肺炎或百日咳后,并有咳嗽、咳痰反复发作的病史,合并感染时痰量增多,并呈脓性或伴有发热,病程中常反复咯血。在肺下部周围可闻及不易消散的湿性啰音。晚期重症患者可出现杵状指(趾)。胸部 X 线上可见双肺下野纹理粗乱或呈卷发状。薄层高分辨 CT(HRCT)检查有助于确诊。

2.肺结核

活动性肺结核患者多有午后低热、消瘦、乏力、盗汗等中毒症状。咳嗽痰量不多,常有咯血。老年肺结核的中毒症状多不明显,常被慢性支气管炎的症状所掩盖而误诊。胸部 X 线上可发现结核病灶,部分患者痰结核菌检查可获阳性。

3.支气管哮喘

支气管哮喘常为特质性患者或有过敏性疾病家族史,多于幼年发病。一般无慢性咳嗽、咳痰史。哮喘多突然发作,且有季节性,血和痰中嗜酸性粒细胞常增多,治疗后可迅速缓解。发作时双肺布满哮鸣音,呼气延长,缓解后可消失,且无症状,但气道反应性仍增高。慢性支气管炎合并哮喘的患者,病史中咳嗽、咳痰多发生在喘息之前,迁延不愈较长时间后伴有喘息,且咳嗽、咳痰的症状多较喘息更为突出,平喘药物疗效不如哮喘等可资鉴别。

4.肺癌

肺癌多发生于 40 岁以上男性,并有多年吸烟史的患者,刺激性咳嗽常伴痰中带血和胸痛。X 线胸片检查肺部常有块影或反复发作的阻塞性肺炎。痰脱落细胞及支气管镜等检查,可明确诊断。

5.慢性肺间质纤维化

慢性咳嗽,咳少量黏液性非脓性痰,进行性呼吸困难,双肺底可闻及爆裂音(Velcro 啰音),严重者发绀并有杵状指。X 线胸片见中下肺野及肺周边部纹理增多紊乱呈网状结构,其间见弥漫性细小斑点阴影。肺功能检查呈限制性通气功能障碍,弥散功能减低,PaO_2 下降。肺活检是确诊的手段。

四、治疗

(一)急性发作期及慢性迁延期的治疗

以控制感染、祛痰、镇咳为主,同时解痉平喘。

1.抗感染药物

及时、有效、足量,感染控制后及时停用,以免产生细菌耐药或二重感染。一般患者可按常见致病菌用药。可选用青霉素 G 80 万 U 肌内注射;复方磺胺甲噁唑(SMZ),每次 2 片,2 次/d;阿莫西林 2～4 g/d,3～4 次口服;氨苄西林 2～4 g/d,分 4 次口服;头孢氨苄 2～4 g/d 或头孢拉定1～2 g/d,分 4 次口服;头孢呋辛 2 g/d 或头孢克洛 0.5～1 g/d,分 2～3 次口服。亦可选择新一代大环内酯类抗生素,如罗红霉素,0.3 g/d,2 次口服。抗菌治疗疗程一般 7～10 d,反复感染病例可适当延长。严重感染时,可选用氨苄西林、环丙沙星、氧氟沙星、阿米卡星、奈替米星或头孢菌素类联合静脉滴注给药。

2.祛痰镇咳药

刺激性干咳者不宜单用镇咳药物,否则痰液不易咳出。可给盐酸溴环己胺醇 30 mg 或羧甲基半胱氨酸 500 mg,3 次/d 口服。乙酰半胱氨酸(富露施)及氯化铵甘草合剂均有一定的疗效。α-糜蛋白酶雾化吸入亦有消炎祛痰的作用。

3.解痉平喘

解痉平喘主要为解除支气管痉挛,利于痰液排出。常用药物为氨茶碱 0.1～0.2 g,8 次/h 口服;丙卡特罗50 mg,2 次/d;特布他林 2.5 mg,2～3 次/d。慢性支气管炎有可逆性气道阻塞者应常规应用支气管

舒张剂,如异丙托溴铵(异丙阿托品)气雾剂、特布他林等吸入治疗。阵发性咳嗽常伴不同程度的支气管痉挛,应用支气管扩张药后可改善症状,并有利于痰液的排出。

（二）缓解期的治疗

应以增强体质,提高机体抗病能力和预防发作为主。

（三）中药治疗

采取扶正固本原则,按肺、脾、肾的虚实辨证施治。

五、护理措施

（一）常规护理

1.环境

保持室内空气新鲜,流通,安静,舒适,温湿度适宜。

2.休息

急性发作期应卧床休息,取半卧位。

3.给氧

持续低流量吸氧。

4.饮食

给予高热量、高蛋白、高维生素易消化饮食。

（二）专科护理

（1）解除气道阻塞,改善肺泡通气。及时清除痰液,神志清醒患者应鼓励咳嗽,痰稠不易咯出时,给予雾化吸入或雾化泵药物喷入,减少局部淤血水肿,以利痰液排出。危重体弱患者,定时更换体位,叩击背部,使痰易于咯出,餐前应给予胸部叩击或胸壁震荡。方法:患者取侧卧位,护士两手手指并拢,手背隆起,指关节微屈,自肺底由下向上,由外向内叩拍胸壁,震动气管,边拍边鼓励患者咳嗽,以促进痰液的排出,每侧肺叶叩击 3～5 分钟。对神志不清者,可进行机械吸痰,需注意无菌操作,抽吸压力要适当,动作轻柔,每次抽吸时间不超过 15 秒,以免加重缺氧。

（2）合理用氧减轻呼吸困难。根据缺氧和二氧化碳潴留的程度不同,合理用氧,一般给予低流量、低浓度、持续吸氧,如病情需要提高氧浓度,应辅以呼吸兴奋剂刺激通气或使用呼吸机改善通气,吸氧后如呼吸困难缓解、呼吸频率减慢、节律正常、血压上升、心率减慢、心律正常、发绀减轻、皮肤转暖、神志转清、尿量增加等,表示氧疗有效。若呼吸过缓,意识障碍加深,需考虑二氧化碳潴留加重,必要时采取增加通气量措施。

（侯志萍）

第六节 肺 炎

肺炎是指各种原因引起终末气道,肺泡和肺间质的炎症,为呼吸系统常见病。病原微生物感染、理化因素、免疫原性损伤等均可引起肺炎。老年人或免疫功能低下者并发肺炎的病死率高。

一、病因及发病机制

正常情况下,由于局部防御功能的正常发挥,可使气管隆凸以下的呼吸道保持无菌状态。当个体局部或全身免疫功能低下及病原体数量增多、毒力增强时,病原菌被吸入下呼吸道,并在肺泡内生长繁殖,导致肺泡毛细血管充血、水肿、炎细胞浸润和渗出,引起系列临床症状。常见的病原菌有肺炎链球菌、葡萄球菌、肺炎支原体、肺炎衣原体、病毒等。除了金黄色葡萄球菌、铜绿假单胞菌和肺炎克雷白杆菌等可引起肺

组织的坏死性病变容易形成空洞外,肺炎治愈后多不留瘢痕,肺的结构与功能可恢复。

病原菌可通过以下途径入侵:口咽部定植菌吸入;周围空气中带菌气溶胶的直接吸入;由菌血症引起的血行感染;邻近感染部位直接蔓延至肺。分类如下。

(1)按病因分类。分为:①细菌性肺炎。②病毒性肺炎。③真菌性肺炎。④其他病原体所致肺炎。⑤理化性因素所致肺炎。

(2)按解剖学分类。分为:①大叶性肺炎。②小叶性肺炎。③间质性肺炎。

(3)按感染来源分类。分为:①社区获得性肺炎。②医院获得性肺炎。

二、临床表现

(一)症状与体征

多数肺炎患者起病急剧,有高热、咳嗽、咳痰症状,不同类型的肺炎痰液有所区别,当炎症累及胸膜可出现胸痛,常伴随全身毒性症状,如疲乏、肌肉酸痛、食欲缺乏等。

(二)并发症

(1)感染性休克:当病原菌入侵使微循环和小动脉扩张,有效血容量锐减,周围循环衰竭而引起休克,出现感染性休克的表现。

(2)低氧血症:炎症使肺泡通气量减少,动脉血二氧化碳分压升高,动脉血氧分压降低,肺内气体交换障碍引起低氧血症,可出现呼吸困难、发绀等症状。

(3)肺脓肿:肺部炎症的激化,可形成肺脓肿,咳出大量脓痰或脓血痰,有臭味。

(4)肺不张:多见于年老体弱、长期卧床者,由于无力咳嗽,痰液阻塞气道,引起的肺组织萎缩。小面积肺不张症状不明显,严重肺不张可引起呼吸困难、阵发性咳嗽、胸痛、发绀。

(5)支气管扩张:肺炎病程超过3个月者为慢性肺炎,由于长期咳嗽、气道受阻,支气管弹力纤维受损,引起支气管扩张变形,支气管扩张加重肺炎呼吸道症状,引起恶性循环。

三、诊断要点

典型的临床表现结合辅助检查可以确诊。

(一)症状和体征

典型的肺炎症状和体征,如高热,胸痛、咳嗽、咳痰等。

(二)辅助检查

①外周血白细胞检查。②病原学检查。③X线胸片检查。④血清中特异性抗体检测。

四、治疗要点

治疗原则:抗感染和对症治疗。

(一)抗感染

根据不同的感染类型,个体化应用抗生素,重症者尤其强调早期、联合、足量、足疗程、静脉给药。用药疗程至体温恢复正常和呼吸道症状明显改善后3～5 d停药。

病毒感染者给予对症治疗,加强支持疗法,防止并发症的发生。中毒症状明显者,如严重呼吸困难、感染性休克、呼吸衰竭等,可应用肾上腺皮质激素。

(二)对症治疗

注意纠正酸碱平衡紊乱,改善低氧血症。

五、护理评估

(一)健康史

询问既往健康状况,有无呼吸道感染史,糖尿病等慢性病史,有无着凉、淋浴、劳累等诱因,有无吸烟等

不良生活方式,本次发病的症状体征如何,做过何种治疗等。

（二）身体状况

观察呼吸的频率、节律、型态、深度,有无呼吸困难,胸部叩诊有无实音或浊音,听诊有无啰音和胸膜摩擦音,有无咳嗽,痰液的性质如何,意识、体温和血压有无异常等。

（三）心理及社会因素

了解患者对疾病知识的了解,情绪状态,社会支持度。

（四）辅助检查

X线胸片有无空洞,有无肺纹理改变及炎性浸润;血液白细胞计数有无增多,中性粒细胞有无异常;痰培养有无细菌生长,药敏试验结果等。

六、护理诊断及合作性问题

(1)体温过高:与肺部感染有关。

(2)清理呼吸道无效:与痰多、黏稠、咳痰无力有关。

(3)疼痛:胸痛与频繁咳嗽、炎症累及胸膜有关。

(4)潜在并发症:低氧血症、感染性休克与感染有关。

七、护理目标

(1)患者体温降至正常范围。

(2)能掌握咳嗽、咳痰技巧,有效咳痰,保持呼吸顺畅。

(3)学会放松技巧,疼痛缓解,舒适感增强。

(4)无并发症,或能及时发现并发症的先兆及时处理。

八、护理措施

（一）一般护理

为患者创造良好的室内环境。注意保暖,卧床休息,呼吸困难者,可采取半坐卧位,增强肺通气量。给予"三高"饮食,鼓励多饮水,酌情补液,病情危重、高热者可给清淡易消化半流质饮食。加强口腔护理,预防口腔感染。

（二）病情观察

定时测量生命体征,观察意识状态、有无休克先兆,如有四肢发凉,体温下降,无烦躁不安或反应迟钝等表示病情加重。观察记录尿量、尿 pH 值和尿比重。军团菌释放毒素可引起低血钠等,应定期检查患者血电解质、尿常规及肾功能。

（三）对症护理

(1)指导有效咳嗽技巧,减轻疼痛:痰液黏稠不易咳出或无力咳出时,可协助叩背、体位引流雾化吸入、应用祛痰药,促进排痰,保持呼吸道通畅。胸痛时可用宽胶布固定患侧胸部或应用止痛药以减轻疼痛。

(2)给予氧气吸入:提高血氧饱和度,改善呼吸困难症状。对于肺水肿患者,应在湿化瓶中加入 50% 乙醇,以减低肺泡中液体表面张力,使泡沫破裂,改善气体交换,缓解症状。

(3)休克患者的护理:立即采取去枕平卧、下肢略抬高,严密观察生命体征,迅速建立两条静脉通路。补液原则:先盐后糖,先快后慢,见尿加钾的原则。一条通路快速补充血容量,根据医嘱给予右旋糖酐－40 或葡萄糖盐水和抗生素,注意掌握输入量和速度,防止发生肺水肿;另一条通路输入血管活性药物,根据血压调节药物浓度和滴速,血压应维持在(12.0～13.3)/(8.0～9.3)kPa［(90～100)/(60～70)mmHg］,脉压差应高于2.7 kPa(20 mmHg)。

(4)高热护理:对症处理,体温低下者应予保暖,高热者给予物理降温,药物降温应使体温降至37 ℃～38 ℃即可,避免出汗过多引起虚脱。

（四）用药护理

密切观察药物疗效及不良反应。静脉输液过程中，注意配伍禁忌，控制好输入量和速度，防止肺水肿的发生。红霉素为治疗军团菌肺炎的首选药，可以口服，也可静脉滴注，常见药物不良反应为恶心、呕吐等胃肠道不适感，应慢速滴入，避免空腹用药。注意观察有无二重感染的迹象发生。

（五）心理护理

多数肺炎患者起病急剧，对其身体和生活造成很大影响，当病因不明诊断未出的情况下，对患者采取相应的隔离措施尤其会引起患者恐慌，因此，对该类患者的解释应透彻，并给予必要的心理干预。

（六）标本采集

清晨咳痰前，给予多贝尔液含漱 2～3 次，再用生理盐水漱口，指导患者深吸气后，用力咳嗽，将来自下呼吸道的痰液直接吐入无菌容器中加盖，2 h 内尽快送检。血液标本应在应用抗生素前进行，采血量应在 10 mL 以上，寒战、高热期采血阳性率高。

（七）其他

发现可疑发热患者应及时采取呼吸道隔离，防止交叉感染。

九、护理评价

（1）体温是否恢复正常。

（2）有无掌握咳痰技巧，能否有效咳嗽、咳痰，呼吸是否顺畅。

（3）胸痛是否缓解。

（4）有无并发症，能否及时发现并发症的先兆，是否能及时配合处理。

十、健康指导

避免过度疲劳、淋雨，季节交换时避免受凉，感冒流行时少去公共场所；纠正不良生活习惯，戒烟、避免酗酒，积极参加体育锻炼，增强机体抵抗力；保持口腔卫生，预防上呼吸道感染，及时、彻底治疗呼吸道及其他部位的感染病灶；肺炎易感者，可接受疫苗注射。

十一、分类

（一）肺炎链球菌肺炎

肺炎链球菌肺炎是由肺炎链球菌感染所引起的肺炎。本病好发于冬季和初春，约占社区获得性肺炎的半数，青壮年男性发病率高。肺炎球菌为口腔和鼻咽部的正常定植菌株，当机体抵抗力下降，协同受凉、疲劳、饥饿、长期卧床等诱因时，病菌入侵，在肺泡内繁殖滋长，引起肺泡壁水肿，白细胞和红细胞渗出，经 Cohn 孔向肺的中央部分蔓延，使病变呈肺段或肺叶急性炎性实变。由于病变始于外周，因而叶间分界清楚。典型病理分期为充血期、红色肝变期、灰色肝变期、消散期，抗生素应用后，肺炎发展至整个大叶性炎症已不多见，典型的肺实变则更少，而以肺段性炎症居多。肺炎球菌不产生毒素，一般情况下，不引起原发性组织坏死或形成空洞，病变消散后肺组织结构无损坏，不留纤维瘢痕。

1.临床表现

（1）症状和体征：病情轻重存在个体差异。典型的表现为：起病急剧，寒战、高热，呈稽留热；约 75% 的患者有胸痛，咳嗽和吸气时加重，如炎症累及膈面胸膜时，可有同侧上腹部或肩部放射性疼痛。初期有刺激性干咳，有少量白色黏液痰或带血丝痰，1～2 d 后可咳出铁锈色痰。肺泡实变可引起通气不足，且胸痛限制呼吸而引起呼吸困难，重者动脉血氧饱和度下降，皮肤、口唇发绀。可伴随头痛、肌肉酸痛、食欲缺乏、呕吐、腹泻、腹胀等全身症状。严重感染可有神志不清、谵妄或昏迷等神经系统症状。

患者呈急性病容，常伴口唇单纯疱疹，病变广泛时可有发绀。早期病变有胸廓呼吸运动幅度减小，叩诊有轻度浊音，呼吸音减弱，累及胸膜可闻及捻发音和胸膜摩擦音。肺大片实变时，叩诊浊音增强，触觉语颤增强，可闻及支气管呼吸音。消散期可闻及湿啰音。

本病自然病程为 1～2 周,发病 5～10 d,体温可自行消退。使用抗生素治疗体温可在 1～3 d 恢复正常,其他症状和体征随之逐渐消失。

(2)并发症:已少见。严重感染中毒症者可发生感染性休克,其他并发症有胸膜炎、脓胸、肺脓肿等。

2.辅助检查

血液检查:白细胞计数多在$(10～40)\times10^9$/L,中性粒细胞比例增多,高达 80% 以上,伴核左移,细胞内可见中毒颗粒,老年人、免疫力低下者白细胞计数增高不明显;痰液检查:痰培养和涂片做革兰染色及夹膜染色镜检可找到致病菌,抗生素治疗前血培养可呈阳性;X 线胸片:早期仅有肺纹理增粗或病变肺段模糊,肺发生实变可显示大片阴影,并可见支气管气道征。消散期,阴影可完全消散,少数病例肺泡内纤维蛋白吸收不完全,可形成机化性肺炎。

3.诊断要点

疾病发生于冬、春两季,突然寒战、高热、胸疼、咳嗽和咳铁锈色痰。肺部叩诊浊音,语颤增强,听诊闻及管状呼吸音和湿啰音。实验室检查白细胞增多,核左移、痰涂片及培养发现致病菌。X 线检查显示病变肺段炎性阴影等,即可确诊。

4.治疗要点

首选青霉素。症状轻者,青霉素 80 万 U,肌内注射,每日 3 次。症状重者,给予青霉素 240 万～480 万 U,静脉滴注,并发脑膜炎时,剂量可增至 1 000 万～3 000 万 U,分 4 次静脉滴注,每次 1 h 内滴完,以维持有效血浓度。或选用第 1 代或第 2 代头孢菌素,如头孢唑林、头孢孟多(头孢羟唑)等。对青霉素及头孢类药物过敏者,可用红霉素每日 1.5 g 静脉滴注,或林可霉素每日 2 g 静滴。此外,结合相应的支持疗法,卧床休息,补充营养,多食富含维生素的水果、蔬菜,发热患者多饮水,补充液体。有呼吸困难者吸氧,腹胀明显者给予肛管排气,及时予退热、止咳去痰等对症处理,禁用抑制呼吸的镇静药。

(二)葡萄球菌肺炎

葡萄球菌肺炎是由葡萄球菌引起的急性化脓性肺部炎症。起病急剧,早期可有循环衰竭,治疗不及,病死率高。常发生于糖尿病、血液病、艾滋病或原有支气管肺疾病者。儿童患流感或麻疹时易并发肺炎。此外,皮肤感染病灶中的葡萄球菌经血液循环到肺部,可引起多处肺实变、化脓及组织坏死。葡萄球菌为革兰染色阳性球菌,其致病物质主要是毒素与酶,具有溶血、坏死、杀白细胞及血管痉挛等作用。致病力可用血浆凝固酶来测定,金黄色葡萄球菌凝固酶为阳性,因而致病力较强,是化脓性感染的主要原因。

1.临床表现

(1)症状与体征:起病急剧,体温高达 39 ℃～40 ℃,胸痛,脓痰,量多,带血丝或呈脓血状,全身毒性症状明显,病情严重者可早期出现周围循环衰竭,老年人症状可不典型。血源性葡萄球菌肺炎常有局部感染或侵入性治疗史,较少咳脓痰。

早期阳性体征不明显,与严重中毒症状和呼吸道症状不一致,其后可出现两肺散在湿啰音。病变较大或融合时可有肺实变体征。

(2)并发症:多并发肺脓肿、肺气囊肿和脓胸。

2.辅助检查

血液检查:白细胞计数增高,中性粒细胞比例增高,核左移;X 线胸片:显示肺段或肺叶实变,可形成空洞或呈小叶状浸润,其中有单个或多发的液气囊腔,X 线阴影的易变性可表现为一处炎性浸滑消失而另有新病灶的出现。

3.诊断要点

根据全身毒血症状,咳嗽、脓血痰,白细胞计数增高、中性粒细胞比例增加、核左移、中毒颗粒和 X 线表现,可初步诊断。细菌学检查结果可作为确诊依据。

4.治疗要点

治疗原则为早期清除原发病灶,抗感染治疗,加强支持疗法。抗生素的选择应参考药物敏感试验结果。由于金黄色葡萄球菌对青霉素高度耐药,因而首选用耐青霉素酶的半合成青霉素或头孢类药物,如苯

唑西林钠、氯唑西林等,联合氨基糖苷类药可增强疗效。

(三)克雷白杆菌肺炎

克雷白杆菌肺炎是由肺炎克雷白杆菌引起的急性肺部炎症,亦称肺炎杆菌肺炎。多见于老年、营养不良、慢性酒精中毒、已有慢性支气管—肺疾病和全身衰竭的患者,为院内获得性肺炎的重要致病菌,病死率较高。肺炎克雷白杆菌属革兰阴性杆菌为上呼吸道和肠道寄居菌,有荚膜,当机体抵抗力降低时,在肺泡内生长繁殖时,引起组织坏死、液化、形成单个或多发性脓肿。

症状与其他肺炎类似,典型病例痰液呈黏稠脓性、量多、带血,灰绿色或红砖色、胶胨状,无臭味。可有发绀、气急、心悸,可早期出现休克。X线显示肺叶或小叶实变,有多发性蜂窝状肺学脓肿,叶间隙下坠。老年体衰患者有急性肺炎、中毒性症状严重、且有血性黏稠痰者须考虑本病。确诊有待于痰的细菌学检查,并与其他肺炎相鉴别。

本病一经确诊应及早用药。首选氨基糖苷类药物,如庆大霉素、卡那霉素、阿米卡星(丁胺卡那霉素)等,重症者联合使用头孢菌类药物。应加强支持疗法,免疫力降低者容易发生菌血症,预后差。

(四)军团菌肺炎

军团菌肺炎主要是嗜肺军团杆菌感染引起的以肺炎为主的全身性疾病。多数病例为散发性,又称军团菌。为革兰阴性杆菌,存在于水和土壤中,可通过供水系统、空调或蒸气吸入进入呼吸道引起感染。发生于夏末和秋初,吸烟,酗酒和应用免疫抑制者多见。

典型病例起病慢,潜伏期一般为 2～10 d,前期可有倦怠,发热,头痛和咳嗽。随后出现高热,头痛,咳嗽加剧,咳黏液样血丝痰,一般无脓痰,可有消化道症状,腹泻、呕吐等。重者可出现嗜睡等神志改变和呼吸衰竭。患者呈急性病容,可有相对缓脉、湿啰音等体征,重症者有肺部实变体征和胸部摩擦音。早期X线胸片显示片状肺泡浸润阴影,随病情进展,可出现肺段、叶实变征象,伴多发性圆形致密影。实验室检查白细胞计数增高,核左移、血沉加快,可有低血钠,肝功能试验异常,肾功能受损者有镜检血尿等。

除支持疗法,临床治疗首选红霉素,每日 1～2 g,分 4 次口服,重症者静脉给药,必要时应用利福平,疗程应超过 3 周,防止复发。

(侯志萍)

第七节　肺脓肿

肺脓肿是由多种病原菌引起的肺部化脓性感染,早期为肺组织的化脓性炎症,继而坏死、液化,由肉芽组织包绕形成脓肿。其临床特征为高热、咳嗽和大量脓臭痰。多发于壮年男性及年老体弱有基础疾病者。

一、病因及病理

肺脓肿的发生和发展,常有 3 个因素:即细菌感染,支气管阻塞和全身抵抗力下降。临床常见的病因有两大类:血源感染和气管感染。血源感染主要由败血症及脓毒血症引起,病变广泛常为多发,主要采用药物治疗;气管感染主要来自呼吸道或上消化道带有细菌的分泌物,在睡眠、昏迷、酒醉、麻醉或癫痫发作、脑血管意外之后,被吸入气管和肺内,造成小支气管阻塞,在人体抵抗力减低的情况下,就会诱发肺脓肿。

支气管阻塞远侧端的肺段发生肺不张及炎变,继而引起肺段血管栓塞产生肺组织坏死及液化,周围的胸膜肺组织发生炎性反应,终于形成一个有一定范围的脓肿。脓肿形成后,经过急性和亚急性阶段,如支气管引流不通畅,感染控制不彻底,则逐步转入慢性阶段。在感染的反复发作,交错衍变的过程中,受累肺及支气管既有破坏,又有组织修复;既有肺组织的病变,又有支气管胸膜的病变;既有急性炎症,又有慢性炎症。主要表现为肺组织内的一个脓腔,周围有肺间质炎症及不同程度的纤维化,相关的支气管产生不同程度的梗阻和扩张。

慢性肺脓肿有以下 3 个特征:①脓肿部位开始时多居有关肺段或肺叶的表浅部。②脓腔总是与一个

或一个以上的小支气管相通。③脓肿向外蔓延扩展,到晚期则不受肺段、肺叶界限的限制,而可跨段、跨叶,形成相互沟通的多房腔的破坏性病灶。慢性肺脓肿由于胸膜粘连,粘连中形成侧支循环,血流方向是自血压较高的胸壁体循环流向血压较低的肺循环。临床在其体表部可听到收缩期加重的连续性血管杂音。凡有此杂音者术中出血量较大,应有充分补血和止血技术方面的准备。慢性肺脓肿患者经久咳嗽、咯血、脓痰,全身有中毒症状,营养状况不良,呼吸功能受损,有贫血、消瘦、浮肿、杵状指等。

二、临床表现

(1)发病急骤,畏寒、高热,体温达 39 ℃～40 ℃,伴有咳嗽,咳黏液痰或黏液脓性痰。

(2)炎症累及胸膜可出现患侧胸痛,病变范围大时,可有气促。常伴有精神不振、全身乏力和食欲减退。

(3)痰的性质:①感染不能及时控制,可于发病的 10～14 d,突然咳出大量脓臭痰及坏死组织,每日量可达 300～500 mL。②典型的痰液呈黄绿色、脓性,有时带血,留置分层。咳出大量脓痰后,体温开始下降,全身症状开始好转。③厌氧菌感染时,痰带腥臭味。

(4)体征:病变大而表浅者,可闻及支气管呼吸音;病变累及胸膜,有胸膜摩擦音或胸腔积液。慢性肺脓肿,常伴有杵状(趾)指、贫血和消瘦。

三、诊断

除分析病史、症状及体格检查外,必须进行 X 线检查。胸部平片可见肺部空洞性病灶,壁厚、常有气液面,周围有浸润及条索状阴影,伴胸膜增厚,支气管造影对有无合并支气管扩张及病变切除的范围都有很大帮助。对有进食呛咳者应行碘油或钡餐食管造影检查,明确有无食管气管瘘;若需与肺癌鉴别时需做支气管镜取活组织检查。

四、治疗

肺脓肿病期在 3 个月以内者,应采用全身及药物治疗,包括抗生素全身应用及体位引流,局部滴药、喷雾及气管镜吸痰等。经上述治疗无效则考虑外科手术治疗。急性肺脓肿的感染细菌包括厌氧菌,一般均对青霉素敏感,肺脓肿的致病厌氧菌中,仅脆弱类杆菌对青霉素不敏感,而对林可霉素、克林霉素和甲硝唑敏感。青霉素可根据病情,一般 120 万～240 万 U/d,病情严重者可用到 1 000 万 U/d 静脉滴注,以提高坏死组织中的药物浓度。体温一般在治疗 3～10 天内降至正常,然后可改为肌注。如青霉素疗效不佳,改用林可霉素 1.8～3 g/d 静脉滴注,或克林霉素 0.6～1.8 g,或甲硝唑 0.4 g,每天 3 次口服或静脉滴注。当疗效不佳时,要注意根据细菌培养的药物敏感试验结果选用抗菌药物。痰液引流是提高疗效的措施,身体状况较好者可采取体位引流排痰,使脓肿处于最高位置。经有效的抗菌药物治疗,大多数患者可痊愈。少数患者疗效不佳,需考虑手术治疗,其手术适应证为肺脓肿病程超过 3 个月,内科治疗不能减少脓腔,并有反复感染、大咯血经内科治疗无效,伴有支气管胸膜瘘或脓胸经抽吸冲洗脓液疗效不佳者。

五、护理诊断

(一)体温过高
与肺组织炎症性坏死有关。
(二)清理呼吸道无效
与脓痰积聚有关。
(三)营养失调,低于机体需要量
与肺部感染导致机体消耗增加有关。
(四)气体交换受损
与气道内痰液积聚、肺部感染有关。

六、护理措施

（1）保持室内空气流通、阳光充足。进食高热量、高蛋白、高维生素等营养丰富的食物。

（2）指导有效咳嗽：肺脓肿的患者咳痰量大，协助患者经常活动和变换体位，以利痰液排出。鼓励患者增加液体摄入量，以促进体内的水化作用，使脓痰稀释而易于咳出。

（3）观察痰液变化：①准确记录 24 h 痰液排出量，静置后是否分层。②发现血痰时，应及时报告医生；若痰中血量较多，应严密观察病情变化，防止大咯血或窒息的突然发生，准备好急救用物，嘱患者头偏向一侧，最好取患侧卧位，必要时可行体位引流。

（4）口腔护理：肺脓肿患者因高热时间较长、咳大量脓臭痰，利于细菌繁殖；大量抗生素的应用，易诱发真菌感染。因此要在晨起、饭后、体位引流后、临睡前协助患者漱口及刷牙，保持口腔清洁、湿润。

七、健康教育

（1）指导患者及家属熟悉肺脓肿发生、发展、治疗和有效预防的知识。积极治疗肺炎、肺外化脓性病变，不挤压痈、疖，防止血源性肺脓肿的发生。

（2）教会患者做深呼吸、体位引流、有效的咳嗽，嘱患者多饮水以稀释痰液，利于痰的排出，保持呼吸道的通畅。

（3）保持口腔清洁，晨起、饭后、体位引流后、晚睡前要漱口、刷牙，防止污染分泌物误吸入下呼吸道。彻底治疗口腔、上呼吸道慢性感染病灶，如龋齿、化脓性扁桃体炎、鼻窦炎、牙周溢脓等，以防止病灶分泌物吸入肺内，诱发感染。

（4）保持室内适宜的温度与湿度，注意保暖，避免受凉。养成规律的生活，增加营养物质的摄入，戒烟、酒。

（5）肺脓肿患者的抗生素治疗需时较长，向患者讲解抗生素等药物的用药疗程、方法、不良反应，了解其重要性，遵从治疗计划。发现异常及时就诊。

（侯志萍）

第八节 呼吸衰竭

呼吸衰竭是指各种原因引起的肺通气和（或）换气功能严重障碍，在静息状态下也不能维持足够的气体交换，导致缺氧和（或）二氧化碳潴留，引起一系列病理生理改变和相应临床表现的综合征，主要表现为呼吸困难和发绀。动脉血气分析可作为诊断的重要依据，即在海平面、静息状态、呼吸空气的条件下，动脉血氧分压（PaO_2）低于 8.0 kPa(60 mmHg)，伴或不伴二氧化碳分压（$PaCO_2$）超过 6.7 kPa(50 mmHg)，并除外心内解剖分流和原发于心排血量降低等因素所致的低氧，即为呼吸衰竭。

按起病急缓，将呼吸衰竭分为急性呼吸衰竭和慢性呼吸衰竭，本节主要介绍慢性呼吸衰竭。根据血气的变化将呼吸衰竭分为 Ⅰ 型呼吸衰竭（低氧血症型，即 PaO_2 下降而 $PaCO_2$ 正常）和 Ⅱ 型呼吸衰竭（高碳酸血症型，即 PaO_2 下降伴有 $PaCO_2$ 升高）。

一、护理评估

（一）致病因素

引起呼吸衰竭的病因很多，凡参与肺通气和换气的任何一个环节的严重病变都可导致呼吸衰竭。

（1）呼吸系统疾病：常见于慢性阻塞性肺疾病（COPD）、重症哮喘、肺炎、严重肺结核、弥散性肺纤维化、肺水肿、严重气胸、大量胸腔积液、硅沉着病、胸廓畸形等。

（2）神经肌肉病变：如脑血管疾病、颅脑外伤、脑炎、镇静催眠药中毒、多发性神经炎、脊髓颈段或高位胸段损伤、重症肌无力等。

上述病因可引起肺泡通气量不足、氧弥散障碍、通气/血流比例失调，导致缺氧或合并二氧化碳潴留而发生呼吸衰竭。

（二）身体状况

呼吸衰竭除原发疾病症状、体征外，主要为缺氧、二氧化碳潴留所致的呼吸困难和多脏器功能障碍。

1. 呼吸困难

呼吸困难是最早、最突出的表现。主要为呼吸频率增快，病情严重时辅助呼吸肌活动增加，出现"三凹征"。若并发二氧化碳潴留，$PaCO_2$ 升高过快或显著升高时，患者可由呼吸过快转为浅慢呼吸或潮式呼吸。

2. 发绀

发绀是缺氧的典型表现，可见口唇、指甲和舌发绀。严重贫血患者由于红细胞和血红蛋白减少，还原型血红蛋白的含量减低可不出现发绀。

3. 精神神经症状

精神神经症状主要是缺氧和二氧化碳潴留的表现。早期轻度缺氧可表现为注意力分散，定向力减退；缺氧程度加重，出现烦躁不安、神志恍惚、嗜睡、昏迷。轻度二氧化碳潴留，表现为兴奋症状，即失眠、躁动、夜间失眠而白天嗜睡；重度二氧化碳潴留可抑制中枢神经系统导致肺性脑病，表现为神志淡漠、间歇抽搐、肌肉震颤、昏睡，甚至昏迷等二氧化碳麻醉现象。

4. 循环系统表现

二氧化碳潴留使外周体表静脉充盈、皮肤充血、温暖多汗、血压升高、心排血量增多而致脉搏洪大；多数患者有心率加快；因脑血管扩张产生搏动性头痛。

5. 其他

可表现为上消化道出血、谷丙转氨酶升高、蛋白尿、血尿、氮质血症等。

（三）心理社会状况

患者常因躯体不适、气管插管或气管切开、各种监测及治疗仪器的使用等感到焦虑或恐惧。

（四）实验室及其他检查

1. 动脉血气分析

$PaO_2 < 8.0$ kPa(60 mmHg)，伴或不伴 $PaCO_2 > 6.7$ kPa(50 mmHg)，为最重要的指标，可作为呼吸衰竭的诊断依据。

2. 血 pH 及电解质测定

呼吸性酸中毒合并代谢性酸中毒时，血 pH 明显降低常伴有高钾血症。呼吸性酸中毒合并代谢性碱中毒时，常有低钾和低氯血症。

3. 影像学检查

胸部 X 线片、肺 CT 和放射性核素肺通气/灌注扫描等，可协助分析呼吸衰竭的原因。

二、护理诊断及医护合作性问题

（1）气体交换受损：与通气不足、通气/血流失调和弥散障碍有关。

（2）清理呼吸道无效：与分泌物增加、意识障碍、人工气道、呼吸肌功能障碍有关。

（3）焦虑：与呼吸困难、气管插管、病情严重、失去个人控制及对预后的不确定有关。

（4）营养失调：低于机体需要量，与食欲缺乏、呼吸困难、人工气道及机体消耗增加有关。

（5）有受伤的危险：与意识障碍、气管插管及机械呼吸有关。

（6）潜在并发症：如感染、窒息等。

（7）缺乏呼吸衰竭的防治知识。

三、治疗及护理措施

（一）治疗要点

慢性呼吸衰竭治疗的基本原则是治疗原发病，保持气道通畅，纠正缺氧和改善通气，维持心、脑、肾等重要脏器的功能，预防和治疗并发症。

1.保持呼吸道通畅

保持呼吸道通畅是呼吸衰竭最基本、最重要的治疗措施。主要措施：清除呼吸道的分泌物及异物；积极使用支气管扩张药物缓解支气管痉挛；对昏迷患者采取仰卧位，头后仰，托起下颌，并将口打开；必要时采用气管切开或气管插管等方法建立人工气道。

2.合理氧疗

吸氧是治疗呼吸衰竭必需的措施。

3.机械通气

根据患者病情选用无创机械通气或有创机械通气。临床上常用的呼吸机分压力控制型及容量控制型两大类，是一种用机械装置产生通气，以代替、控制或辅助自主呼吸，达到增加通气量，改善通气功能的目的。

4.控制感染

慢性呼吸衰竭急性加重的常见诱因是呼吸道感染，因此应选用敏感有效的抗生素控制感染。

5.呼吸兴奋药的应用

必要时给予呼吸兴奋药如都可喜等兴奋呼吸中枢，增加通气量。

6.纠正酸碱平衡失调

以机械通气的方法能较为迅速地纠正呼吸性酸中毒，补充盐酸精氨酸和氯化钾可同时纠正潜在的碱中毒。

（二）护理措施

1.病情观察

重症患者需持续心电监护，密切观察患者的意识状态、呼吸频率、呼吸节律和深度、血压、心率和心律。观察排痰是否通畅、有无发绀、球结膜水肿、肺部异常呼吸音及啰音；监测动脉血气分析、电解质检查结果、机械通气情况等；若患者出现神志淡漠、烦躁、抽搐时，提示有肺性脑病的发生，应及时通知医师进行处理。

2.生活护理

（1）休息与体位：急性发作时，安排患者在重症监护病室，绝对卧床休息；协助和指导患者取半卧位或坐位，指导、教会病情稳定的患者缩唇呼吸。

（2）合理饮食：给予高热量、高蛋白、富含维生素、低糖类、易消化、少刺激性的食物；昏迷患者常规给予鼻饲或肠外营养。

3.氧疗的护理

（1）氧疗的意义和原则：氧疗能提高动脉血氧分压，纠正缺氧，减轻组织损伤，恢复脏器功能。临床上根据患者病情和血气分析结果采取不同的给氧方法和给氧浓度。原则是在畅通气道的前提下，Ⅰ型呼吸衰竭的患者可短时间内间歇给予高浓度（>35%）或高流量（4~6 L/min）吸氧；Ⅱ型呼吸衰竭的患者应给予低浓度（<35%）、低流量（1~2 L/min）鼻导管持续吸氧，使 PaO_2 控制在 8.0 kPa（60 mmHg）或 SaO_2 在 90% 以上，以防因缺氧完全纠正，使外周化学感受器失去低氧血症的刺激而导致呼吸抑制，加重缺氧和 CO_2 潴留。

（2）吸氧方法：有鼻导管、鼻塞、面罩、气管内和呼吸机给氧。临床常用、简便的方法是鼻导管、鼻塞法吸氧，其优点为简单、方便，不影响患者进食、咳嗽；缺点为氧浓度不恒定，易受患者呼吸影响，高流量对局部黏膜有刺激，氧流量不能大于 7 L/min。吸氧过程中应注意保持吸入氧气的湿化，输送氧气的面罩、导管、气管应定期更换消毒，防止交叉感染。

（3）氧疗疗效的观察：若吸氧后呼吸困难缓解、发绀减轻、心率减慢、尿量增多、皮肤转暖、神志清醒，提示氧疗有效；若呼吸过缓或意识障碍加深，提示二氧化碳潴留加重。应根据动脉血气分析结果和患者的临床表现，及时调整吸氧流量或浓度。若发绀消失、神志清楚、精神好转、$PaO_2 > 8.0$ kPa（60 mmHg）、$PaCO_2 < 6.7$ kPa（50 mmHg），可间断吸氧几日后，停止氧疗。

4.药物治疗的护理

用药过程中密切观察药物的疗效和不良反应。使用呼吸兴奋药必须保持呼吸道通畅，脑缺氧、脑水肿未纠正而出现频繁抽搐者慎用；静脉滴注时速度不宜过快，如出现恶心、呕吐、烦躁、面色潮红、皮肤瘙痒等现象，需要减慢滴速。对烦躁不安、夜间失眠患者，禁用对呼吸有抑制作用的药物，如吗啡等，慎用镇静药，以防止引起呼吸抑制。

5.心理护理

呼吸衰竭的患者常对病情和预后有顾虑、心情忧郁、对治疗丧失信心，应多了解和关心患者的心理状况，特别是对建立人工气道和使用机械通气的患者，应经常巡视，让患者说出或写出引起或加剧焦虑的因素，针对性解决。

6.健康指导

（1）疾病知识指导：向患者及家属讲解疾病的发病机制、发展和转归。告诉患者及家属慢性呼吸衰竭患者度过危重期后，关键是预防和及时处理呼吸道感染等诱因，以减少急性发作，尽可能延缓肺功能恶化的进程。

（2）生活指导：从饮食、呼吸功能锻炼、运动、避免呼吸道感染、家庭氧疗等方面进行指导。

（3）病情监测指导：指导患者及家属学会识别病情变化，如出现咳嗽加剧、痰液增多、色变黄、呼吸困难、神志改变等，应及早就医。

（侯志萍）

第九节　慢性肺源性心脏病

一、疾病概述

（一）概念

慢性肺源性心脏病（chronic pulmonary heart disease），简称慢性肺心病，是由肺组织、肺血管或胸廓的慢性病变引起肺组织结构和（或）功能异常，产生肺血管阻力增加，肺动脉压力增高，使右心室扩张或（和）肥厚，伴或不伴右心功能衰竭的心脏病，并排除先天性心脏病和左心病变引起者。

（二）相关病理生理

由于肺功能和结构的不可逆性改变，发生反复的气道感染和低氧血症，导致一系列体液因子和肺血管的变化，使肺血管阻力增加，肺动脉血管的结构重塑，产生肺动脉高压。肺血管阻力增加的功能性因素：缺氧、高碳酸血症和呼吸性酸中毒使肺血管收缩、痉挛，其中缺氧是肺动脉高压形成最重要的因素。

肺循环阻力增加时，右心发挥其代偿功能，以克服肺动脉压升高的阻力而发生右心室肥厚。肺动脉高压早期，右心室尚能代偿，舒张末期压仍正常。随着病情的进展，特别是急性加重期，肺动脉压持续升高，超过右心室的代偿能力，右心失代偿，右心排血量下降，右心室收缩末期残留血量增加，舒张末压增高，促使右心室扩大和右心室功能衰竭。

慢性肺心病除发现右心室改变外，也有少数可见左心室肥厚。由于缺氧、高碳酸血症、酸中毒、相对血流量增多等因素，使左心负荷加重。如病情进展，则可发生左心室肥厚，甚至导致左心衰竭。

(三)慢性肺源性心脏病的病因与诱因

1.病因

(1)支气管、肺疾病:以慢性阻塞性肺疾病(COPD)最为多见,约占80%～90%,其次为支气管哮喘、支气管扩张、重症肺结核、肺尘埃沉着症、结节病、间质性肺炎、过敏性肺泡炎、嗜酸性肉芽肿、药物相关性肺疾病等。

(2)胸廓运动障碍性疾病:较少见,严重的脊椎后凸、侧凸、脊椎结核、类风湿关节炎、胸膜广泛粘连及胸廓成形术后造成的严重胸廓或脊椎畸形,以及神经肌肉疾患如脊髓灰质炎,均可引起胸廓活动受限、肺受压、支气管扭曲或变形,导致肺功能受损。气道引流不畅,肺部反复感染,并发肺气肿或纤维化。

(3)肺血管疾病:慢性血栓栓塞性肺动脉高压、肺小动脉炎、累及肺动脉的过敏性肉芽肿病,以及原因不明的原发性肺动脉高压,均可引起肺血管阻力增加、肺动脉高压和右心室负荷加重,发展成慢性肺心病。

(4)其他:原发性肺泡通气不足及先天性口咽畸形、睡眠呼吸暂停低通气综合征等均可产生低氧血症,引起肺血管收缩,导致肺动脉高压,发展成慢性肺心病。

2.诱因

呼吸道感染,各种变应原、有害气体、粉尘吸入等。

(四)临床表现

本病发展缓慢,临床上除原有肺、胸疾病的各种症状和体征外,主要是逐步出现肺、心功能衰竭以及其他器官损害的征象。按其功能的代偿期与失代偿期进行分述。

1.肺、心功能代偿期

(1)症状:咳嗽、咳痰、气促,活动后可有心悸、呼吸困难、乏力和劳动耐力下降。急性感染可使上述症状加重。少有胸痛或咯血。

(2)体征:可有不同程度的发绀和肺气肿体征。偶有干、湿啰音,心音遥远,P2>A2,三尖瓣区可出现收缩期杂音或剑突下心脏搏动增强,提示有右心室肥厚。部分患者因肺气肿使胸内压升高,阻碍腔静脉回流,可有颈静脉充盈。此期肝界下移是膈下降所致。

2.肺、心功能失代偿期

(1)呼吸衰竭:①症状有呼吸困难加重,夜间为甚,常有头痛、失眠、食欲下降,但白天嗜睡,甚至出现表情淡漠、神志恍惚、谵妄等肺性脑病的表现。②体征有明显发绀,球结膜充血、水肿,严重时可有视网膜血管扩张、视乳头水肿等颅内压升高的表现。腱反射减弱或消失,出现病理反射。因高碳酸血症可出现周围血管扩张的表现,如皮肤潮红、多汗。

(2)右心衰竭:①症状有气促更明显,心悸、食欲不振、腹胀、恶心等。②体征有发绀更明显,颈静脉怒张,心率增快,可出现心律失常,剑突下可闻及收缩期杂音,甚至出现舒张期杂音。肝大且有压痛,肝颈静脉回流征阳性,下肢水肿,重者可有腹水。少数患者可出现肺水肿及全心衰竭的体征。

3.并发症

(1)肺性脑病。

(2)酸碱失衡及电解质紊乱:可发生各种不同类型的酸碱失衡及电解质紊乱。

(3)心律失常:多表现为房性期前收缩及阵发性室上性心动过速,其中以紊乱性房性心动过速最具特征性。

(4)休克:慢性肺心病休克并不多见,一旦发生,预后不良。发生原因有严重感染、失血(多由上消化道出血所致)和严重心力衰竭或心律失常。

(5)弥散性血管内凝血(DIC)。

(五)辅助检查

1.X线检查

除肺、胸基础疾病及急性肺部感染的特征外,尚有肺动脉高压征,右心室增大征皆为诊断慢性肺心病的主要依据。个别患者心力衰竭控制后可见心影有所缩小。

2.心电图检查

主要表现有右心室肥大改变。

3.超声心动图检查

通过测定度右心室流出道,右心室内径、右心室前壁的厚度、右心室内径比值、右肺动脉内径或肺动脉干及右心房增大等指标,可诊断慢性肺心病。

4.血气分析

慢性肺心病肺功能失代偿期可出现低氧血症或合并高碳酸症,当 $PaO_2 < 60$ mmHg(7.99 kPa)、$PaCO_2 > 50$ mmHg(6.66 kPa)时,表示有呼吸衰竭。

5.血液检查

红细胞及血红蛋白可升高。全血黏度及血浆黏度可增加,红细胞电泳时间常延长;合并感染时白细胞总数增高,中性粒细胞增加。部分患者血清学检查可有肾功能或肝功能改变;血清钾、钠、氯、钙、镁均可有变化。

6.其他

肺功能检查对早期或缓解期慢性肺心病患者有意义。痰细菌学检查对急性加重期慢性肺心病可以指导抗生素的选用。

(六)主要治疗原则

积极控制感染;通畅呼吸道,改善呼吸功能;纠正缺氧和二氧化碳潴留;控制呼吸和心力衰竭;以治肺为主,治心为辅;积极处理并发症。

(七)急性加重期的药物治疗

1.控制感染

参考痰菌培养及药敏试验选择抗生素。在还没有培养结果前,根据感染的环境及痰涂片革兰染色选用抗生素。社区获得性感染以革兰阳性菌占多数,医院感染则以革兰阴性菌为主。或选用二者兼顾的抗生素。常用的有青霉素类、氨基糖苷类、喹诺酮类及头孢菌素类抗感染药物,必须注意可能继发真菌感染。

2.控制心力衰竭

慢性肺心病心力衰竭的治疗与其他心脏病心力衰竭的治疗有其不同之处,因为慢性肺心病患者一般在积极控制感染、改善呼吸功能后心力衰竭便能得到改善,患者尿量增多,水肿消退,不需加用利尿药。但对治疗无效的重症患者,可适当选用利尿药、正性肌力药或扩血管药物。

(1)利尿药:原则上宜选用作用轻的利尿药,小剂量使用。利尿药应用后可出现低钾、低氯性碱中毒,痰液黏稠不易排痰和血液浓缩,应注意预防。

(2)正性肌力药:慢性肺心病患者由于慢性缺氧及感染,对洋地黄类药物的耐受性很低,疗效较差,且易发生心律失常。正性肌力药的剂量宜小,一般约为常规剂量的1/2 或2/3,同时选用作用快、排泄快的洋地黄类药物,用药前应注意纠正缺氧,防治低钾血症,以免发生药物毒性反应。

(3)血管扩张药:钙拮抗剂、一氧化氮(NO)、川芎嗪等有一定的降低肺动脉压效果。

3.控制心律失常

一般经过治疗慢性肺心病的感染、缺氧后,心律失常可自行消失。如果持续存在可根据心律失常的类型选用药物。

4.抗凝治疗

应用普通肝素或低分子肝素防止肺微小动脉原位血栓形成。

二、护理评估

(一)一般评估

(1)生命体征(T、P、R、BP):急性加重期合并肺部感染患者体温可升高;心率加快或有心律不齐;呼吸频率常达每分钟30~40次;脉压差增大,或持续低血压提示患者可能并发休克、消化道出血或DIC。

(2)评估患者神志,有无白天嗜睡,甚至出现表情淡漠、神志恍惚、谵妄等肺性脑病的表现。

(3)评估咳嗽、咳痰、呼吸困难、发绀等,观察痰的量及性状。

(4)评估患者的营养状况,皮肤和黏膜,查看水肿部位及程度。

(二)身体评估

1.视诊

面部颜色、口唇有无发绀、有无球结膜充血、水肿、皮肤潮红、多汗(二氧化碳潴留、高碳酸血症的体征);颈静脉充盈情况:有无颈静脉怒张(右心衰的主要体征)。

2.触诊

(1)测量腹围:观察有无腹水征象;观察平卧时背部有无水肿出现(心源性水肿的特点先是出现在身体下垂部位)。

(2)肝脏肿大并有压痛,肝颈静脉回流征阳性。

(3)下肢有无凹陷性水肿情况(从踝内侧开始检查,逐渐向上),根据每天下肢水肿的部位记录情况与患尿量情况作动态的综合分析,判断水肿是否减轻,心衰治疗是否有效。

3.叩诊

心界有无扩大。

4.听诊

肺部常可闻及湿啰音和哮鸣音;心尖部第一心音减弱,肺动脉瓣第二心音亢进;剑突下可闻及收缩期杂音,甚至出现舒张期杂音(结合病例综合考虑)。

(三)心理-社会评估

患者在疾病治疗过程中的心理反应与需求,家庭及社会支持情况,引导患者正确配合疾病的治疗与护理。

(四)辅助检查结果评估

1.血气分析

$PaO_2 < 60$ mmHg(7.99 kPa),$PaCO_2 > 50$ mmHg(6.66 kPa)时,提示有呼吸衰竭。根据血 pH 值情况,有无酸碱失衡,判断是哪一类型的酸碱失衡。

2.血常规检查

红细胞及血红蛋白可升高,提示全血黏度及血浆黏度可增加;白细胞总数增高,中性粒细胞增加提示合并感染。

3.电解质

肺心病急性加重期由于呼衰、心衰可引起各种电解质紊乱。应用利尿剂后,其中低血钾和失盐性低钠综合征最为多见,所以需要结合出入量与生化检查结果综合做动态的分析。

4.痰细菌学检查

痰细菌学检查可指导抗生素的选用。

(五)肺心病治疗常用药效果的评估

1.应用强心剂评估要点

用药前后要评估患者血氧分压情况、电解质情况。注意纠正缺氧,防治低钾血症,以免发生药物毒性反应。

2.应用利尿剂评估要点

(1)准确记录患者出入量(尤其是尿量/24h),过度脱水引起血液浓缩、痰液黏稠不易排出等不良反应。

(2)血生化检查的结果:长期使用噻嗪类利尿剂有可能导致水、电解质紊乱,产生低钠、低氯和低钾血症。

三、主要护理诊断/问题

1. 气体交换受损

与肺血管阻力增高引起肺淤血、肺血管收缩导致肺血流量减少有关。

2. 清理呼吸道无效

与呼吸道感染、痰多黏稠有关。

3. 活动无耐力

与心肺功能减退有关。

4. 体液过多

与心排血量减少、肾血流灌注量减少有关。

5. 潜在并发症

肺性脑病。

四、护理措施

(一) 急性期卧床休息

心肺功能衰竭时应绝对卧床休息,呼吸困难时取半坐卧位或高枕卧位;下肢水肿者应抬高下肢,恢复期适度活动,以能耐受为度。

(二) 饮食

进食高热量、高蛋白、丰富维生素、易消化、无刺激的饮食,重者给予半流质或鼻饲饮食,水肿者,宜限制水和钠盐的摄入。

(三) 给氧

持续低流量摄氧,使用呼吸机的患者按机械通气护理常规护理。

(四) 保持呼吸道通畅

医护人员需指导和鼓励患者进行有效的咳嗽和排痰。

(五) 严密观察生命体征、神志等病情变化

患者烦躁不安时,警惕呼吸衰竭,电解质紊乱,未建立人工气道者慎用镇静剂,以免诱发和加重肺性脑病。给予床栏,防坠床。

(六) 水肿患者的护理

做好皮肤护理,预防皮肤完整性受损。

(七) 心血管并发症护理

心力衰竭、呼吸衰竭、消化道出血者分别按其相应护理常规护理。

(八) 给予心理疏导和支持

帮助患者克服多疑,敏感,依赖等心理。

(九) 健康教育

1. 疾病预防指导

由于慢性肺心病是各种原发肺胸疾病晚期的并发症,应对高危人群宣传教育,劝导戒烟,积极防治 COPD 等慢性支气管肺疾病,以降低发病率。指导腹式和缩唇式呼吸训练,改善通气。

2. 疾病知识指导

使患者和家属了解疾病发生、发展过程,减少反复发作的次数。积极防治原发病,避免和防治可能导致病情急性加重的诱因,坚持家庭氧疗等。加强饮食营养,以保证机体康复的需要。病情缓解期应根据肺、心功能及体力情况进行适当的体育锻炼,如散步、气功、太极拳、腹式呼吸、缩唇呼吸等,改善呼吸功能,提高机体免疫功能。

3.就诊指标

(1)体温升高。

(2)呼吸困难加重。

(3)咳嗽剧烈、咳痰不畅。

(4)尿量减少、水肿明显。

(5)患者神志淡漠、嗜睡、躁动、口唇发绀加重等。

五、护理效果评估

(1)患者神志清楚、情绪稳定。

(2)患者自觉症状好转(咳嗽、咳痰、呼吸困难减轻、发绀好转)。

(3)患者体温正常、心率由快变慢,血压平稳。

(4)患者尿量增加、体重减轻、水肿减轻。

(5)患者血气分析、血常规检查、电解质检查均恢复至缓解期水平。

(侯志萍)

第十一章 消化内科疾病护理

第一节 慢性胃炎

慢性胃炎是指由多种原因引起的胃黏膜慢性炎症。其发病率在各种胃病中居首位,男性多于女性,各个年龄段均可发病,且随年龄增长发病率逐渐增高。慢性胃炎的分类方法很多,2000 年全国慢性胃炎研讨会共识意见中采纳了国际上新悉尼系统的分类方法,将慢性胃炎分为浅表性(又称非萎缩性)、萎缩性和特殊类型 3 大类。慢性浅表性胃炎是指不伴有胃黏膜萎缩性改变的慢性炎症,幽门螺杆菌感染是其主要病因;慢性萎缩性胃炎是指胃黏膜已经发生了萎缩性改变,常伴有肠上皮化生,又分为多灶萎缩性胃炎和自身免疫性胃炎两大类;特殊类型胃炎种类很多,临床上较少见。

一、病因及诊断检查

(一)致病因素

1. 幽门螺杆菌感染

幽门螺杆菌感染是慢性浅表性胃炎最主要的病因。幽门螺杆菌具有鞭毛,其分泌的黏液素可直接侵袭胃黏膜,释放的尿素酶可分解尿素产生 NH_3 中和胃酸,使幽门螺杆菌在胃黏膜定居和繁殖,同时可损伤上皮细胞膜;幽门螺杆菌产生的细胞毒素还可引起炎症反应和菌体壁诱导自身免疫反应的发生,导致胃黏膜慢性炎症。

2. 饮食因素

高盐饮食,长期饮烈酒、浓茶、咖啡,摄取过热、过冷、过于粗糙的食物等,均易引起慢性胃炎。

3. 自身免疫

患者血液中存在自身抗体,如抗壁细胞抗体和抗内因子抗体,可使壁细胞数目减少,胃酸分泌减少或缺失,还可使维生素 B_{12} 吸收障碍导致恶性贫血。

4. 其他因素

各种原因引起的十二指肠液反流入胃,削弱或破坏胃黏膜的屏障功能而损伤胃黏膜;老年人胃黏膜退行性病变;胃黏膜营养因子缺乏,如胃泌素缺乏;服用非甾体类抗炎药等,均可引起慢性胃炎。

(二)身体状况

慢性胃炎起病缓慢,病程迁延,常反复发作,缺乏特异性症状。由幽门螺杆菌感染引起的慢性胃炎患者多数无症状;部分患者有上腹不适、腹部隐痛、腹胀、食欲减退、恶心和呕吐等消化不良的表现;少数患者可有少量上消化道出血;自身免疫性胃炎患者可出现明显厌食、体重减轻和贫血。体格检查可有上腹部轻微压痛。

(三)心理社会状况

病情反复、病程迁延不愈可使患者出现烦躁、焦虑等不良情绪。

(四)实验室及其他检查

1. 胃镜及活组织检查

胃镜及活组织检查是诊断慢性胃炎最可靠的方法。慢性浅表性胃炎可见红斑(点、片状或条状)、黏膜粗糙不平、出血点或出血斑;慢性萎缩性胃炎可见黏膜呈颗粒状、黏膜血管显露、色泽灰暗、皱襞细小。

2.幽门螺杆菌检测

可通过侵入性(如快速尿素酶试验、组织学检查和幽门螺杆菌培养等)和非侵入性(如^{13}C 或^{14}C 尿素呼气试验、粪便幽门螺杆菌抗原检测和血清学检查等)方法检测幽门螺杆菌。

3.胃液分析

自身免疫性胃炎时,胃酸缺乏;多灶萎缩性胃炎时,胃酸分泌正常或偏低。

4.血清学检查

自身免疫性胃炎时,血清抗壁细胞抗体和抗内因子抗体可呈阳性,血清胃泌素水平明显升高;多灶萎缩性胃炎时,血清胃泌素水平正常或偏低。

二、护理诊断及医护合作性问题

(一)疼痛、腹痛

与胃黏膜炎性病变有关。

(二)营养失调,低于机体需要量

营养失调与厌食、消化吸收不良等有关。

(三)焦虑

焦虑与病情反复、病程迁延有关。

(四)潜在并发症

癌变。

(五)知识缺乏

缺乏对慢性胃炎病因和预防知识的了解。

三、治疗及护理措施

(一)治疗要点

治疗原则是积极祛除病因,根除幽门螺杆菌感染,对症处理,防治癌前病变。

1.病因治疗

根除幽门螺杆菌感染:目前多采用的治疗方案是以胶体铋剂或质子泵抑制药为基础加上两种抗生素的三联治疗方案。如常用奥美拉唑或枸橼酸铋钾,与阿莫西林及甲硝唑或克拉霉素3 种药物联用,两周为1 个疗程。治疗失败后再治疗比较困难,可换用两种抗生素,或采用胶体铋剂和质子泵抑制药合用的四联疗法。

其他病因治疗:因非甾体类抗炎药引起者,应立即停药并给予制酸药或硫糖铝;因十二指肠液反流引起者,应用硫糖铝或氢氧化铝凝胶吸附胆汁;因胃动力学改变引起者,应给予多潘立酮或莫沙必利等。

2.对症处理

有胃酸缺乏和贫血者,可用胃蛋白酶合剂等以助消化;对于上腹胀满者,可选用胃动力药、理气类中药;有恶性贫血时可肌内注射维生素 B_{12}。

3.胃黏膜异型增生的治疗

异型增生是癌前病变,应定期随访,给予高度重视。对不典型增生者可给予维生素 C、维生素 E,β-胡萝卜素、叶酸和微量元素硒预防胃癌的发生;对已经明确的重度异型增生可手术治疗,目前多采用内镜下胃黏膜切除术。

(二)护理措施

1.病情观察

主要观察有无上腹不适、腹胀、食欲减退等消化不良的表现;观察腹痛的部位、性质,呕吐物与大便的颜色、量及性状;评估实验室及胃镜检查结果。

2. 饮食护理

(1)营养状况评估:观察并记录患者每日进餐次数、量和品种,以了解机体的营养摄入状况。定期监测体重,监测血红蛋白浓度、血清蛋白等有关营养指标的变化。

(2)制定饮食计划:①与患者及其家属共同制定饮食计划,以营养丰富、易消化、少刺激为原则。②胃酸低者可适当食用刺激胃酸分泌或酸性的食物,如浓肉汤、鸡汤、山楂、食醋等;胃酸高者应指导患者避免食用酸性和多脂肪食物,可进食牛奶、菜泥、面包等。③鼓励患者养成良好的饮食习惯,进食应规律,少食多餐,细嚼慢咽。④避免摄入过冷、过热、过咸、过甜、辛辣和粗糙的食物,戒除烟酒。⑤提供舒适的进餐环境,改进烹饪技巧,保持口腔清洁卫生,以促进患者的食欲。

3. 药物治疗的护理

(1)严格遵医嘱用药,注意观察药物的疗效及不良反应。

(2)枸橼酸铋钾:宜在餐前半小时服用,因其在酸性环境中方起作用;服药时要用吸管直接吸入,防止将牙齿、舌染黑;部分患者服药后出现便秘或黑粪,少数患者有恶心、一过性血清转氨酶升高,停药后可自行消失,极少数患者可能出现急性肾衰竭。

(3)抗菌药物:服用阿莫西林前应详细询问患者有无青霉素过敏史,用药过程中要注意观察有无变态反应的发生;服用甲硝唑可引起恶心、呕吐等胃肠道反应及口腔金属味、舌炎、排尿困难等不良反应,宜在餐后半小时服用。

(4)多潘立酮及西沙必利:应在餐前服用,不宜与阿托品等解痉药合用。

4. 心理护理

护理人员应主动安慰、关心患者,向患者说明不良情绪会诱发和加重病情,经过正规的治疗和护理慢性胃炎可以康复。

5. 健康指导

向患者及家属介绍本病的有关知识、预防措施等;指导患者避免诱发因素,保持愉快的心情,生活规律,养成良好的饮食习惯,戒除烟酒;向患者介绍服用药物后可能出现的不良反应,指导患者按医嘱坚持用药,定期复查,如有异常及时复诊。

(侯志萍)

第二节　反流性食管炎

反流性食管炎(reflux esophagitis,RE),是指胃、十二指肠内容物反流入食管所引起的食管黏膜炎症、糜烂、溃疡和纤维化等病变,甚至引起咽喉、气道等食管以外的组织损害。其发病男性多于女性,男女比例大约为3∶2,发病率为1.92%。随着年龄的增长,食管下段括约肌收缩力的下降,胃、十二指肠内容物自发性反流,而使老年人反流性食管炎的发病率有所增加。

一、病因与发病机制

(一)抗反流屏障削弱

食管下括约肌是指食管末端3～4 cm长的环形肌束。正常人静息时压力为10～30 mmHg(1.3～4.0 kPa),为一高压带,防止胃内容物反流入食管。由于年龄的增长,机体老化导致食管下括约肌的收缩力下降引起食物反流。一过性食管下括约肌松弛也是反流性食管炎的主要发病机制。

(二)食管清除作用减弱

正常情况下,一旦发生食物的反流,大部分反流物通过1～2次食管自发和继发性的蠕动性收缩将食管内容物排入胃内,即容量清除,剩余的部分则由唾液缓慢地中和。老年人食管蠕动缓慢和唾液产生减

少,影响了食管的清除作用。

（三）食管黏膜屏障作用下降

反流物进入食管后,可以凭借食管上皮表面黏液、不移动水层和表面 HCO_3、复层鳞状上皮等构成上皮屏障,以及黏膜下丰富的血液供应构成的后上皮屏障,发挥其抗反流物对食管黏膜损伤的作用。随着机体老化,食管黏膜逐渐萎缩,黏膜屏障作用下降。

二、护理评估

（一）健康史

询问患者的饮食结构及习惯、有无长期服用药物史。

（二）身体评估

1.反流症状

反酸、反胃（指胃内容物在无恶心和不用力的情况下涌入口腔）、嗳气等,多在餐后明显或加重,平卧或躯体前屈时易出现。

2.反流物引起的刺激症状

患者胸骨后或剑突下有烧灼感、胸痛、吞咽困难等。由胸骨下段向上伸延,常在餐后 1 h 出现,平卧、弯腰或腹压增高时可加重。反流物刺激食管痉挛导致胸痛,常发生在胸骨后或剑突下。严重时可为剧烈刺痛,可放射到后背、胸部、肩部、颈部、耳后,有的酷似心绞痛的特点。

3.其他症状

咽部不适,有异物感、棉团感或堵塞感,可能与酸反流引起食管上段括约肌压力升高有关。

4.并发症

(1)上消化道出血:因食管黏膜炎症、糜烂及溃疡可以导致上消化道出血。

(2)食管狭窄:食管炎反复发作致使纤维组织增生,最终导致瘢痕性狭窄。

(3)Barrett 食管:在食管黏膜的修复过程中,食管—贲门交界处 2 cm 以上的食管鳞状上皮被特殊的柱状上皮取代,称之为 Barrett 食管。Barrett 食管发生溃疡时,又称 Barrett 溃疡。Barrett食管是食管癌的主要癌前病变,其腺癌的发生率较正常人高 30～50 倍。

（三）辅助检查

1.内镜检查

内镜检查是反流性食管炎最准确、最可靠的诊断方法,能判断其严重程度和有无并发症,结合活检可与其他疾病相鉴别。

2. 24 h 食管 pH 监测

应用便携式 pH 记录仪在生理状态下对患者进行 24 h 食管 pH 监测,可提供食管是否存在过度酸反流的客观依据。在进行该项检查前 3 日,应停用抑酸药与促胃肠动力的药物。

3.食管吞钡 X 线检查

对不愿意接受或不能耐受内镜检查者行该检查。严重患者可发现阳性 X 线征。

（四）心理社会状况

反流性食管炎长期持续存在,病情反复、病程迁延,因此患者会出现食欲减退,体重下降,导致患者心情烦躁、焦虑;合并消化道出血时会使患者紧张、恐惧。应注意评估患者的情绪状态及对本病的认知程度。

三、常见护理诊断及问题

（一）疼痛:胸痛

胸痛与胃食管黏膜炎性病变有关。

（二）营养失调:低于机体需要量

低于机体需要量与害怕进食、消化吸收不良等有关。

（三）有体液不足的危险

体液不足的危险与合并消化道出血引起活动性体液丢失、呕吐及液体摄入量不足有关。

（四）焦虑

焦虑与病情反复、病程迁延有关。

（五）知识缺乏

缺乏对反流性食管炎病因和预防知识的了解。

四、诊断要点与治疗原则

（一）诊断要点

临床上有明显的反流症状；内镜下有反流性食管炎的表现，过度酸反流的客观依据即可做出诊断。

（二）治疗原则

以药物治疗为主，对药物治疗无效或发生并发症者可做手术治疗。

1. 药物治疗

目前多主张采用递减法，即开始使用质子泵抑制剂加促胃肠动力药，迅速控制症状，待症状控制后再减量维持。

（1）促胃肠动力药：目前主要常用的药物是西沙必利。常用量为每次 5～15 mg，每天 3～4 次，疗程 8～12 周。

（2）抑酸药：①H_2 受体拮抗剂（H_2RA）：西咪替丁 400 mg、雷尼替丁 150 mg、法莫替丁 20 mg，每日 2 次，疗程 8～12 周；②质子泵抑制剂（PPI）：奥美拉唑 20 mg、兰索拉唑 30 mg、泮托拉唑 40 mg、雷贝拉唑 10 mg 和埃索美拉唑 20 mg，一日 1 次，疗程 4～8 周；③抗酸药：仅用于症状轻、间歇发作的患者作为临时缓解症状用。反流性食管炎有并发症或停药后很快复发者，需要长期维持治疗。H_2RA、西沙必利、PPI 均可用于维持治疗，其中以 PPI 效果最好。维持治疗的剂量因患者而异，以调整至患者无症状的最低剂量为合适剂量。

2. 手术治疗

手术为不同术式的胃底折叠术。手术指征为：①经内科治疗无效；②虽经内科治疗有效，但患者不能忍受长期服药；③经反复扩张治疗后仍反复发作的食管狭窄；④确证由反流性食管炎引起的严重呼吸道疾病。

3. 并发症的治疗

（1）食管狭窄：大部分狭窄可行内镜下食管扩张术治疗。扩张后予以长程 PPI 维持治疗可防止狭窄复发。少数严重瘢痕性狭窄需行手术切除。

（2）Barrett 食管：药物治疗是预防 Barrett 食管发生和发展的重要措施，必须使用 PPI 治疗及长期维持。

五、护理措施

（一）一般护理

为减少平卧时及夜间反流可将床头抬高 15～20 cm。避免睡前 2h 内进食，白天进餐后亦不宜立即卧床。应避免食用使食管下括约肌压力降低的食物和药物，如高脂肪、巧克力、咖啡、浓茶及硝酸甘油、钙拮抗剂等。应戒烟及禁酒。减少一切影响腹压增高的因素，如肥胖、便秘、紧束腰带等。

（二）用药护理

遵医嘱给予药物治疗，注意观察药物的疗效及不良反应。

1. H_2 受体拮抗剂

药物应在餐中或餐后即刻服用，若需同时服用抗酸药，则两药应间隔 1 h 以上。若静脉给药应注意控制速度，过快可引起低血压和心律失常。西咪替丁对雄性激素受体有亲和力，可导致男性乳腺发育、阳痿

以及性功能紊乱,应做好解释工作。该药物主要通过肾排泄,用药期间应监测肾功能。

2.质子泵抑制剂

奥美拉唑可引起头晕,应嘱患者用药期间避免开车或做其他必须高度集中注意力的工作。兰索拉唑的不良反应包括荨麻疹、皮疹、瘙痒、头痛、口苦、肝功能异常等,轻度不良反应不影响继续用药,较严重时应及时停药。泮托拉唑的不良反应较少,偶可引起头痛和腹泻。

3.抗酸药

该药在饭后1 h和睡前服用。服用片剂时应嚼服,乳剂给药前应充分摇匀。

抗酸剂应避免与奶制品、酸性饮料及食物同时服用。

(三)饮食护理

(1)指导患者有规律地进餐,饮食不宜过饱,选择营养丰富、易消化的食物。避免摄入过咸、过甜、过辣的刺激性食物。

(2)制定饮食计划:与患者共同制定饮食计划,指导患者及家属改进烹饪技巧,增加食物的色、香、味,引起患者食欲。

(3)观察并记录患者每天进餐次数、量、种类,以了解其摄入营养素的情况。

六、健康指导

(一)疾病知识的指导

向患者及家属介绍本病的有关病因,避免诱发因素。保持良好的心理状态,平时生活要有规律,合理安排工作和休息时间,注意劳逸结合,积极配合治疗。

(二)饮食指导

指导患者加强饮食卫生和饮食营养,养成有规律的饮食习惯;避免过冷、过热、辛辣等刺激性食物及浓茶、咖啡等饮料;嗜酒者应戒酒。

(三)用药指导

根据病因及病情进行指导,嘱患者长期维持治疗,介绍药物的不良反应,如有异常及时复诊。

(侯志萍)

第三节 溃疡性结肠炎

溃疡性结肠炎是一种病因尚不十分明确的直肠和结肠慢性非特异性炎症性疾病。病变主要限于大肠黏膜与黏膜下层。临床表现为腹泻、黏液脓血便、腹痛。病情轻重不等,多呈反复发作的慢性疾病。本病可发生在任何年龄,多见于20~40岁,亦可见于儿童或老年。男女发病率无明显差别。

一、症状

1.腹泻

腹泻为最主要的症状,黏液脓血便是本病活动期的重要表现。大便次数及便血的程度可反映病情轻重,轻者每日排便2~4次,便血轻或无;重者每日10次以上,脓血显见,甚至大量便血。

2.腹痛

轻型患者可无腹痛或仅有腹部不适。一般诉有轻度至中度腹痛,多为左下腹或下腹的阵痛,亦可涉及全腹。有疼痛-便意-便后缓解的规律及有里急后重。

3.其他症状

可有腹胀,或严重病例有食欲不振、发热、恶心、呕吐等。

二、体征

患者呈慢性病容,精神状态差,重者呈消瘦、贫血貌。轻者仅有左下腹轻压痛,有时可触及痉挛的降结肠或乙状结肠。重型和暴发型患者常有明显压痛和鼓肠。若有腹肌紧张、反跳痛、肠鸣音减弱应注意中毒性巨结肠、肠穿孔等并发症。

三、评估要点

（一）一般情况

患者呈慢性病容,精神状态差,重者呈消瘦、贫血等不同程度的全身症状。

（二）专科情况

（1）腹痛的特点,是否间歇性疼痛,有无腹部绞痛,疼痛有无规律、有无关节痛。

（2）评估排便次数、颜色、量、性质是否正常。

（3）评估患者的出入量是否平衡,水、电解质是否平衡。

（三）实验室及其他检查

1.血液检查

可有红细胞和血红蛋白减少,活动期白细胞计数增高,血沉增快和C反应蛋白增高是活动期的标志。

2.粪便检查

肉眼检查常见血、脓和黏液,显微镜检查见多量红细胞、白细胞或脓细胞。

3.结肠镜检查

结肠镜检查是本病诊断的最重要的手段之一,可直接观察病变肠黏膜并取活检。

4.X线钡剂灌肠检查

可见黏膜粗乱或有细颗粒改变。

四、护理措施

（1）休息与活动:在急性发作期或病情严重时均应卧床休息,缓解期也应适当休息,注意劳逸结合。

（2）病情观察:严密观察腹痛的性质、部位以及生命体征的变化,以了解病情的进展情况。

（3）用药护理:遵医嘱给予柳氮磺吡啶(SASP)和(或)糖皮质激素,以减轻炎症,使腹痛缓解。注意药物的疗效及不良反应。嘱患者餐后服药,服药期间定期复查血象;应用糖皮质激素者,要注意激素的不良反应,不可随意停药,防止停药反应。

（4）给患者安排舒适、安静的环境,同时注意观察大便的量、性状、次数并做好记录,保持肛周皮肤的清洁和干燥。

（5）由于本病为慢性反复发作性的过程,患者会产生各种不良情绪,护士应做好心理疏导;指导患者及家属正确对待疾病,让患者保持情绪稳定,树立战胜疾病的信心。

（侯志萍）

第四节　急性阑尾炎

急性阑尾炎是外科最常见的急腹症之一,多发生于青年人,男性发病率高于女性。

一、病因、病理

（一）病因

（1）阑尾管腔梗阻:是引起急性阑尾炎最常见的病因。阑尾管腔细长,开口较小,容易被食物残渣、粪

石、蛔虫等阻塞而引起管腔梗阻。

(2)细菌入侵:阑尾内存有大量大肠杆菌和厌氧菌,当阑尾管腔阻塞后,细菌繁殖并产生毒素,损伤阑尾黏膜上皮,细菌经溃疡面侵入阑尾,引起感染。

(3)胃肠道疾病的影响:急性肠炎、血吸虫病等可直接蔓延至阑尾或引起阑尾管壁肌肉痉挛,使管壁血运障碍而致炎症。

(二)病理

根据急性阑尾炎发病过程的病理解剖学变化,可分为急性单纯性阑尾炎、急性化脓性阑尾炎、坏疽性及穿孔性阑尾炎、阑尾周围脓肿四种病理类型。

急性阑尾炎的转归取决于机体的抵抗力和治疗是否及时,可有炎症消退、炎症局限化、炎症扩散三种转归。

二、临床表现

(一)症状

1.腹痛

典型症状是转移性右下腹痛。因初期炎症仅限于阑尾黏膜或黏膜下层,由内脏神经反射引起上腹或脐部周围疼痛,范围较弥散。当炎症波及浆膜层和壁层腹膜时,刺激了躯体神经,疼痛固定于右下腹。单纯性阑尾炎的腹痛程度较轻,化脓性及坏疽性阑尾炎的腹痛程度较重;当阑尾穿孔时,因阑尾管腔内的压力骤减,腹痛可减轻;但随着腹膜炎的出现,腹痛可继续加重。

2.胃肠道症状

早期可有轻度恶心、呕吐,部分患者可发生腹泻或便秘。盆腔阑尾炎时,炎症刺激直肠和膀胱,引起里急后重和排尿痛。

3.全身症状

早期有乏力、腹痛症状,炎症发展时,可出现脉快、发热等,体温多在 38 ℃内。坏疽性阑尾炎时,出现寒战、体温明显升高。若发生门静脉炎,可出现寒战、高热和轻度黄疸。

(二)体征

1.右下腹固定压痛、仅跳痛

右下腹固定压痛、仅跳痛是急性阑尾炎最重要的特征。腹部压痛点常位于麦氏点。

2.腹肌紧张

提示阑尾已化脓、坏死或即将穿孔。

三、辅助检查

(1)腰大肌试验:若为阳性,提示阑尾位于盲肠后位,贴近腰大肌。

(2)结肠充气试验:若为阳性,表示阑尾已有急性炎症。

(3)闭孔内肌试验:若为阳性,提示阑尾位置靠近闭孔内肌。

(4)直肠指诊:直肠右前方有触痛者,提示盆腔位置阑尾炎。若触及痛性肿块,提示盆腔脓肿。

四、治疗原则

急性阑尾炎诊断明确后,应尽早进行阑尾切除术。部分急性单纯性阑尾炎,可经非手术治疗而获得痊愈;阑尾周围脓肿,先进行非手术治疗,待肿块缩小局部、体温正常,3 个月后再进行阑尾切除术。

五、护理诊断/问题

(1)疼痛:与阑尾炎症、手术创伤有关。

(2)体温过高:与阑尾炎症或化脓性感染有关。

（3）潜在并发症：急性腹膜炎、感染性休克、腹腔脓肿、门静脉炎。

（4）潜在术后并发症：腹腔出血、切口感染、腹腔脓肿、粘连性肠梗阻。

六、护理措施

（一）非手术治疗的护理

（1）取半卧位。

（2）饮食和输液：流质饮食或禁食，禁食期间做好静脉输液的护理。

（3）控制感染：应用抗生素。

（4）严密观察病情：观察患者的生命体征、精神状态、腹部症状和体征、白细胞计数及中性粒细胞比例的变化。

（二）术后护理

（1）体位：血压平稳后取半卧位。

（2）饮食：术后1～2日胃肠蠕动恢复、肛门排气后可进流食，如无不适可改半流食，术后3～4日可进软质普食。

（3）早期活动：轻症患者术后当天麻醉反应消失后，即可下床活动，以促进肠蠕动的恢复，防止肠粘连的发生。重症患者应在床上多翻身、活动四肢，待病情稳定后，及早下床活动。

（4）并发症的观察和护理：①腹腔内出血：常发生在术后24 h内，表现为腹痛、腹胀、面色苍白、脉搏细速、血压下降等内出血表现，或腹腔引流管有血性液引出。应将患者立即平卧，快速静脉输液、输血，并做好紧急手术止血的准备。②切口感染：是术后最常见的并发症，表现为术后2～3日体温升高，切口胀痛、红肿、压痛等。可给予抗生素、理疗等，如已化脓应拆线引流脓液。③腹腔脓肿：多见于化脓性或坏疽性阑尾炎术后。表现为术后5～7日体温升高或下降后又升高，有腹痛、腹胀、腹部压痛、腹肌紧张或腹部包块，常发生于盆腔、膈下、肠间隙等处，可出现直肠膀胱刺激症状及全身中毒症状。④粘连性肠梗阻：常为不完全性肠梗阻，以非手术治疗为主；完全性肠梗阻者应手术治疗。⑤粪瘘：少见，一般经手术修补治疗后粪瘘可闭合。

七、特殊类型阑尾炎

（一）小儿急性阑尾炎

小儿大网膜发育不全，难以包裹发炎的阑尾。其临床特点：①病情发展快且重，早期出现高热、呕吐等胃肠道症状。②右下腹体征不明显。③小儿阑尾管壁薄，极易发生穿孔，并发症和死亡率较高。处理原则：及早手术。

（二）妊娠期急性阑尾炎

较常见，发病多在妊娠前6个月。临床特点：①妊娠期盲肠和阑尾被增大的子宫推压上移，压痛点也随之上移。②腹膜刺激征不明显。③大网膜不易包裹发炎的阑尾，炎症易扩散。④炎症刺激子宫收缩，易引起流产或早产，威胁母子安全。处理原则：及早手术。

（三）老年人急性阑尾炎

老年人对疼痛反应迟钝，防御功能减退。其临床特点为：①主诉不强烈，体征不典型，易延误诊断和治疗。②阑尾动脉多硬化，易致阑尾缺血坏死或穿孔。③常伴有心血管病、糖尿病等，使病情复杂严重。处理原则：及早手术。

（侯志萍）

第五节　上消化道大出血

一、疾病概述

(一)概念和特点

上消化道出血是指屈氏韧带以上的消化道,包括食管、胃、十二指肠、胰腺、胆管等病变引起的出血,以及胃空肠吻合术的空肠病变引起的出血。上消化道大出血是指数小时内失血量超过 1000 mL 或循环血容量的 20%,主要表现为呕血和(或)黑便,常伴有血容量减少而引起急性周围循环衰竭,是临床的急症,严重者可导致失血性休克而危及生命。

近年来,本病的诊断和治疗水平有很大的提高,临床资料统计显示,约 80%～85% 急性上消化道大出血患者短期内能自行停止,仅 15%～20% 患者出血不止或反复出血,最终死于出血并发症,其中急性非静脉曲张性上消化道出血的发病率在我国仍居高不下,严重威胁人民的生命健康。

(二)相关病理生理

上消化道出血多起因于消化性溃疡侵蚀胃基底血管导致其破裂而引发出血。出血后逐渐影响周围血液循环量,如因出血量多引起有效循环血量减少,进而引发血液循环系统代偿,以致血压降低、心悸、出汗,这急需即刻处理。出血处可能因血块形成而自动止血,但也可能再次出血。

(三)上消化道出血的病因

上消化道出血的病因包括溃疡性疾病、炎症、门脉高压、肿瘤、全身性疾病等。临床上最常见的病因是消化性溃疡,其他依次为急性糜烂出血性胃炎、食管胃底静脉曲张破裂和胃癌。现将病因归纳列述如下。

1.上消化道疾病

(1)食管疾病、食管物理性损伤、食管化学性损伤。

(2)胃、十二指肠疾病:消化性溃疡、Zollinger－Ellison 综合征、胃癌等。

(3)空肠疾病:胃肠吻合术后空肠溃疡、空肠 Crohn 病。

2.门静脉高压引起的食管胃底静脉曲张破裂出血

(1)各种病因引起的肝硬化。

(2)门静脉阻塞:门静脉炎、门静脉血栓形成、门静脉受邻近肿块压迫。

(3)肝静脉阻塞:如 Budd－Chiari 综合征。

3.上消化道邻近器官或组织的疾病

(1)胆管出血:胆囊或胆管结石、胆管蛔虫、胆管癌、肝癌、肝脓肿或肝血管瘤破入胆管等。

(2)胰腺疾病:急慢性胰腺炎、胰腺癌、胰腺假性囊肿、胰腺脓肿等。

(3)其他:纵隔肿瘤或囊肿破入食管、主动脉瘤、肝或脾动脉瘤破入食管等。

4.全身性疾病

(1)血液病:白血病、血友病、再生障碍性贫血、DIC 等。

(2)急性感染:脓毒症、肾综合征出血热、钩端螺旋体病、重症肝炎等。

(3)脏器衰竭:尿毒症、呼吸衰竭、肝衰竭等。

(4)结缔组织病:系统性红斑狼疮、结节性多动脉炎、皮肌炎等。

5.诱因

(1)服用水杨酸类或其他非甾体类抗炎药物或大量饮酒。

(2)应激相关胃黏膜损伤:严重感染、休克、大面积烧伤、大手术、脑血管意外等应激状态下,会引起应激相关胃黏膜损伤。应激性溃疡可引起大出血。

（四）临床表现

上消化道大量出血的临床表现主要取决于出血量及出血速度。

1.呕血与黑便

呕血与黑便是上消化道出血的特征性表现。上消化道出血之后，均有黑粪。出血部位在幽门以上者常有呕血。若出血量较少、速度慢亦可无呕血。反之，幽门以下出血如出血量大，速度快，可因血反流入胃腔引起恶心、呕吐而表现为呕血。

呕血多棕褐色呈咖啡渣样，如出血量大，未经胃酸充分混合即呕出，则为鲜红色或有血块。黑粪呈柏油样，黏稠而发亮，当出血量大，血液在肠内推进快，粪便可呈暗红甚至鲜红色。

2.失血性周围循环衰竭

急性大量失血由于循环血容量迅速减少而导致周围循环衰竭。一般表现为头昏、心慌、乏力，突然起立发生晕厥、肢体冷感、心率加快、血压偏低等。严重者呈休克状态。

3.发热

大量出血后，多数患者在24小时内出现低热，持续3～5天后降至正常。发热原因可能与循环血量减少和周围循环衰竭导致体温调节中枢功能紊乱等因素有关。

4.氮质血症

上消化道大量出血后，由于大量血液蛋白质的消化产物在肠道被吸收，血中尿素氮浓度可暂时增高，称为肠源性氮质血症。一般于一次出血后数小时血尿素氮开始上升，约24～48小时达到高峰，一般不超过 14.3 mmol/L（40 mg/dL），3～4 日后降至正常。

5.贫血和血象

急性大量出血后均有失血性贫血。但在出血的早期，血红蛋白浓度、红细胞计数与血细胞比容可无明显变化。在出血后，组织液渗入血管内，使血液稀释，一般经 3～4 小时以上才出现贫血，出血后 24～72 小时血液稀释到最大限度。贫血程度取决于失血量外，还和出血前有无贫血、出血后液体平衡状态等因素相关。

急性出血患者为正细胞正色素性贫血，在出血后骨髓有明显代偿性增生，可暂时出现大细胞性贫血，慢性失血则呈小细胞低色素性贫血。出血 24 小时内网织红细胞即见增高，出血停止后逐渐降至正常。白细胞计数在出血后 2～5 小时轻至中度升高，血止后 2～3 日才恢复正常。但在肝硬化患者中，如同时有脾功能亢进，则白细胞计数可不升高。

（五）辅助检查

1.实验室检查

测定红细胞、白细胞和血小板计数，血红蛋白浓度、血细胞比容、肝肾功能、大便隐血检查等（以了解其病因、诱因及潜在的护理问题）。

2.内镜检查

出血后 24～48 小时内行急诊内镜检查，可以直接观察出血部位，明确出血的病因，同时对出血灶进行止血治疗是上消化道出血病因诊断的首选检查方法。。

3.X线钡餐检查

对明确病因亦有价值。主要适用于不宜或不愿进行内镜检查者或胃镜检查未能发现出血原因，需排除十二指肠降段以下的小肠段有无出血病灶者。

4.其他

放射性核素扫描或选择性动脉造影如腹腔动脉、肠系膜上动脉造影帮助确定出血部位，适用于内镜及X线钡剂造影未能确诊而又反复出血者。不能耐受 X 线、内镜或动脉造影检查的患者，可作吞线试验，根据棉线有无沾染血迹及其部位，可以估计活动性出血部位。

（六）治疗原则

上消化道大量出血为临床急症，应采取积极措施进行抢救。迅速补充血容量，纠正水电解质失衡，预

防和治疗失血性休克,给予止血治疗,同时积极进行病因诊断和治疗。

药物治疗:包括局部用药和全身用药两部分。

1.局部用药

经口或胃管注入消化道内,对病灶局部进行止血,主要如下。

(1)8～16 mg去甲肾上腺素溶于100～200 mL冰盐水口服,强烈收缩出血的小动脉而止血,适用于胃、十二指肠出血。

(2)口服凝血酶,经接触性止血,促使纤维蛋白原转变为纤维蛋白,加速血液凝固,近年来被广泛应用于局部止血。

2.全身用药

经静脉进入体内,发挥止血作用。

(1)抑制胃酸分泌药:对消化性溃疡和急性胃黏膜损伤引起的出血,常规给予 H_2 受体拮抗剂或质子泵阻滞剂,以提高和保持胃内较高的 pH 值,有利于血小板聚集及血浆凝血功能所诱导的止血过程。常用药物有:西咪替丁 200～400 mg,每 6 小时 1 次;雷尼替丁 50 mg,每 6 小时 1 次;法莫替丁 20 mg,12 小时 1 次;奥美拉唑 40 mg,每 12 小时 1 次。急性出血期均为静脉用药。

(2)降低门静脉压力药:①血管加压素及其拟似物:为常用药物,其机制是收缩内脏血管,从而减少门静脉血流量,降低门静脉及其侧支循环的压力。用法为血管升压素 0.2 U/min 持续静脉滴注,视治疗反应,可逐渐加至 0.4 U/min。同时用硝酸甘油静脉滴注或含服,以减轻大剂量用血管升压素的不良反应,并且硝酸甘油有协同降低门静脉压力的作用。②生长抑素及其拟似物:止血效果好,可明显减少内脏血流量,并减少奇静脉血流量,而奇静脉血流量是食管静脉血流量的标志。14 肽天然生长抑素,用法为首剂 250 μg 缓慢静注,继以 250 μg/h 持续静滴。人工合成剂奥曲肽,常用首剂 100 μg 缓慢静注,继以 25～50μg/h 持续静滴。

(3)促进凝血和抗纤溶药物:补充凝血因子如静脉注入纤维蛋白原和凝血酶原复合物对凝血功能异常引起出血者有明显疗效。抗血纤溶芳酸和 6-氨基己酸有对抗或抑制纤维蛋白溶解的作用。

二、护理评估

(一)一般评估

1.生命体征

大量出血患者因血容量不足,外周血管收缩,体温可能偏低,出血后 2 天内多有发热,一般不超过 38.5 ℃,持续 3～5 天;脉搏增快(>120 次/分)或细速;呼吸急促、浅快;血压降低,收缩压降至 80 mmHg (10.66 kPa)以下,甚至可持续下降至测不出,脉压差减少,小于 25～30 mmHg(3.33～3.99 kPa)。

2.患者主诉

有无头晕、乏力、心慌、气促、冷、口干口渴等症状。

3.相关记录

呕血颜色、量,皮肤、尿量、出入量、黑便颜色和量等记录结果。

(二)身体评估

1.头颈部

上消化道大量出血,有效循环血容量急剧减少,患者可出现精神萎靡、嗜睡、表情淡漠、烦躁不安、意识模糊甚至昏迷。

2.腹部

(1)有无肝脾肿大,如果脾大、蜘蛛痣、腹壁静脉曲张或有腹水者,提示肝硬化门脉高压食管静脉破裂出血;肝大、质地硬、表面凹凸不平或有结节,提示肝癌。

(2)腹部肿块的质地软硬度、如果质地硬、表面凹凸不平或有结节应考虑胃、胰腺、肝胆肿瘤。

(3)中等量以上的腹腔积液可有移动性浊音。

（4）肠鸣音活跃，肠蠕动增强，肠鸣音达 10 次/分以上，但音调不特别高调，提示有活动性出血。

（5）直肠和肛门有无结节、触痛和肿块、狭窄等异常情况。

3.其他

（1）出血部位与出血性质的评估：上消化道出血不包括口、鼻、咽喉等部位出血及咯血，应注意鉴别。出血部位在幽门以上，呕血及黑粪可同时发生，而幽门以下部位出血，多以黑粪为主。下消化道出血较少时，易被误认为是上消化道出血。下消化道出血仅有便血，无呕血，粪便鲜红、暗红或有血块，患者常感下腹部疼痛等不适感。进食动物血、肝，服用骨炭、铁剂、铋剂或中药也可使粪便发黑，但黑而无光泽。

（2）出血量的评估：粪便隐血试验阳性，表示每天出血量大于 5 mL；出现黑便时表示每天出血量在 50～70 mL，胃内积血量达 250～300 mL，可引起呕血；急性出血量＜400 mL 时，组织液及脾脏贮血补充失血量，可无临床表现，若大量出血数小时内失血量超过 1000 mL 或循环血容量的 20%，引起急性周围循环衰竭，导致急性失血性休克而危及患者生命。

（3）失血程度的评估：失血程度除按出血量评估外，还应根据全身状况来判断。失血的表现多伴有全身症状，表现为：①轻度失血，失血量达全身总血量 10%～15%，患者表现为皮肤苍白、头晕、怕冷，血压可正常但有波动，脉搏稍快，尿量减少。②中度失血：失血量达全身总血量 20% 以上，患者表现为口干、眩晕、心悸，血压波动、脉压变小、脉搏细数，尿量减少。③重度失血，失血量达全身总血量 30% 以上，患者表现为烦躁不安、意识模糊、出冷汗、四肢厥冷、血压显著下降、脉搏细数超过 120 次/分钟，尿少或尿闭，重者失血性休克。

（4）出血是否停止的评估：①反复呕血，呕吐物由咖啡色转为鲜红色，黑便次数增多且粪便稀薄色泽转为暗红色，伴肠鸣音亢进；②周围循环衰竭的表现经充分补液、输血仍未见明显改善，或暂时好转后又恶化，血压不稳，中心静脉压不稳定；③红细胞计数、血细胞比容、血红蛋白测定不断下降，网织红细胞计数持续增高；④在补液足够、尿量正常时，血尿素氮升高；⑤门脉高压患者的脾脏大，因出血而暂时缩小，如不见脾脏恢复肿大，提示出血未止。

（三）心理—社会评估

患者发生呕血与黑便时都可导致患者紧张、烦躁不安、恐惧、焦虑等反应。病情危重者，患者可出现濒死感，而此时其家属表现伤心状态，使患者出现较强烈的紧张及恐惧感。慢性疾病或全身性疾病致反复呕血与黑便者，易使患者对治疗和护理失去信心，表现为护理工作上不合作。患者及其家庭对疾病的认识态度影响患者的生活质量，影响其工作、学习、社交等活动。

（四）辅助检查结果评估

1.血常规

上消化道出血后均有急性失血性贫血；出血后 6～12 小时红细胞计数、血红蛋白浓度及血细胞比容下降；在出血后 2～5 小时白细胞数开始增高，血止后 2～3 天降至正常。

2.血尿素氮测定

呕血的同时因部分血液进入肠道，血红蛋白的分解产物在肠道被吸收，故在出血数小时后尿素氮开始不升，24～48 小时可达高峰，持续时间不等，与出血时间长短有关。

3.粪便检查

隐血试验（OBT）阳性，但检查前需禁止食动物血、肝、绿色蔬菜等 3～4 天。

4.内镜检查

直接观察出血的原因和部位，黏膜皱襞迂曲可提示胃底静脉曲张曲张。

（五）常用药物治疗效果的评估

1.输血

输血前评估患者的肝功能，肝功能受损宜输新鲜血，因库存血含氨量高易诱发肝性脑病。同时要评估患者年龄、病情、周围循环动力学及贫血状况，注意因输液、输血过快、过多导致肺水肿，原有心脏病或老年患者必要时可根据中心静脉压调节输液量。

2.血管升压素

滴注速度应准确,并严密观察有无出现腹痛、血压升高、心律失常、心肌缺血,甚至发生心肌梗死等不良反应。评估是否药液外溢,一旦外溢用50%硫酸镁湿敷,因该药有抗利尿作用,突然停用血管加压素会引起反射性尿液增多,故应观察尿量并向家属做好解释工作。同时,孕妇、冠心病、高血压禁用血管升压素。

3.凝血酶

口服凝血酶时评估有无有恶心、头昏等不良反应,并指导患者更换体位。此药不能与酸碱及重金属等药物配伍,应现用现配,若出现过敏现象应立即停药。

4.镇静剂

评估患者的肝功能,肝病患者忌用吗啡、巴比妥类等强镇静药物。

三、主要护理诊断/问题

1.体液不足

与上消化道大量出血有关。

2.活动无耐力

与上消化道出血所致周围循环衰竭有关。

3.营养失调

低于机体需要量:与急性期禁食及贫血有关。

4.恐惧

与急性上消化道大量出血有关。

5.知识缺乏

缺乏有关出血的知识及防治的知识。

6.潜在并发症

休克、急性肾衰竭。

四、护理措施

(一)一般护理

1.休息与体位

少量出血者应卧床休息,大出血时绝对卧床休息,取平卧位并将下肢略抬高,以保证脑部供血。呕吐时头偏向一侧,防止窒息或误吸。指导患者坐起、站起时动作要缓慢,出现头晕、心慌、出汗时立即卧床休息并告知护士。病情稳定后,逐渐增加活动量。

2.饮食护理

急性大出血伴恶心、呕吐者应禁食。少量出血无呕吐者,可进食温凉、清淡流质食物。出血停止后改为营养丰富、易消化、无刺激性半流质、软食,少量多餐逐渐过渡到正常饮食。食管胃底静脉曲张破裂出血者避免粗糙、坚硬、刺激性食物,且应细嚼慢咽。防止损伤曲张静脉而再次出血。

3.安全护理

轻症患者可起身稍作活动,可上厕所大小便。但应注意有活动性出血时,患者常因有便意而至厕所,在排便时或便后起立时晕厥,因此必要时由护士陪同如厕或暂时改为在床上排泄。重症患者应多巡视,用床栏加以保护。

(二)病情观察

上消化道大量出血时,有效循环血容量急剧减少,可导致休克或死亡,所以要严密监测①精神和意识状态:是否精神萎靡、嗜睡、表情淡漠、烦躁不安、意识模糊甚至昏迷。②生命体征:体温不升或发热,呼吸急促,脉搏细弱、血压降低、脉压差变小、必要时行心电监护。③周围循环状况:观察皮肤和甲床色泽,肢体

温暖或是湿冷,周围静脉特别是颈静脉充盈情况。④准确记录 24 小时出入量,测每小时尿量,应保持尿量大于每小时 30 mL,并记录呕吐物和粪便的性质、颜色及量。⑤定期复查红细胞计数、血细胞比容、血红蛋白、网织红细胞计数、血尿素氮、粪潜血,以了解贫血程度、出血是否停止。

(三)用药护理

立即建立静脉通道,遵医嘱迅速、准确地实施输血、输液、各种止血治疗及用药等抢救措施,并观察治疗效果及不良反应。血管升压素可引起腹痛、血压升高、心律失常、心肌缺血,甚至发生心肌梗死,故滴注速度应准确,并严密观察不良反应。同时,孕妇、冠心病、高血压禁用血管升压素。肝病患者忌用吗啡、巴比妥类药物,宜输新鲜血,因库存血含氨量高,易诱发肝性脑病。

(四)三腔两囊管护理

插管前应仔细检查,确保三腔气囊管通畅,无漏气,并分别做好标记,以防混淆,备用。插管后检查管道是否在胃内,抽取胃液,确定管道在胃内分别向胃囊和食管囊注气,将食管引流管、胃管连接负压吸引器,定时抽吸,观察出血是否停止,并记录引流液的性状及量。并做好留置于腔气囊管期间的护理和拔管出血停止后的观察及拔管。

(五)心理护理

护理人员应关心、安慰患者尤其是反复出血者。解释各项检查、治疗措施,耐心细致地解答患者或家属的提问,消除他们的疑虑。同时,经常巡视,大出血时陪伴患者,以减轻患者的紧张情绪。抢救工作应迅速而不忙乱,使其产生安全感、信任,保持稳定情绪,帮助患者消除紧张恐惧心理,更好地配合治疗及护理。

(六)健康教育

1.疾病知识指导

应帮助患者和家属掌握有关疾病的病因和诱因,以及预防、治疗和护理知识,以减少再度出血的危险。并且指导患者及家属学会早期识别出血征象及应急措施。

2.饮食指导

合理饮食是避免诱发上消化道出血的重要措施。注意饮食卫生和规律饮食;进食营养丰富、易消化的食物,避免粗糙、刺激性食物,或过冷、过热、产气多的食物、饮料,禁烟、浓茶、咖啡等对胃有刺激的食物。

3.生活指导

生活起居要有规律,劳逸结合,情绪乐观,保证身心愉悦,避免长期精神紧张。应在医师指导下用药,同时,慢性病者应定期门诊随访。

4.自我观察

教会患者出院后早期识别出血征象及应急措施:出现头晕、心悸等不适,或呕血、黑便时,立即卧床休息,保持安静,减少身体活动;呕吐时取侧卧位以免误吸;立即送医院治疗。

5.及时就诊的指标

(1)有呕血和黑便。

(2)出现血压降低、头晕、心悸等不适。

五、护理效果评估

(1)患者呕血和黑便停止,生命体征正常。

(2)患者活动耐受力增加,活动时无晕厥、跌倒危险。

(3)患者置管期间患者无窒息、意外吸入、食管胃底黏膜无溃烂、坏死。

(4)患者体重逐渐恢复正常,营养状态良好。

(侯志萍)

第六节 肠梗阻

肠腔内容物不能正常运行或通过肠道发生障碍时,称为肠梗阻,是外科常见的急腹症之一。

一、疾病概要

(一)病因和分类

1.按梗阻发生的原因分类

(1)机械性肠梗阻:最常见,是由各种原因引起的肠腔变窄、肠内容物通过有障碍。主要原因:①肠腔堵塞:如寄生虫、粪块、异物等。②肠管受压:如粘连带压迫、肠扭转、嵌顿性疝等。③肠壁病变:如先天性肠道闭锁、狭窄、肿瘤等。

(2)动力性肠梗阻:较机械性肠梗阻少见。肠管本身无病变,梗阻原因是由于神经反射和毒素刺激引起肠壁功能紊乱,致肠内容物不能正常运行。可分为:①麻痹性肠梗阻:常见于急性弥漫性腹膜炎、腹部大手术、腹膜后血肿或感染等。②痉挛性肠梗阻:由于肠壁肌肉异常收缩所致,常见于急性肠炎或慢性铅中毒。

(3)血运性肠梗阻:较少见。由于肠系膜血管栓塞或血栓形成,使肠管血运障碍,继而发生肠麻痹,肠内容物不能通过。

2.按肠管血运有无障碍分类

(1)单纯性肠梗阻:无肠管血运障碍。

(2)绞窄性肠梗阻:有肠管血运障碍。

3.按梗阻发生的部位分类

高位性肠梗阻(空肠上段)和低位性肠梗阻(回肠末段和结肠)。

4.按梗阻的程度分类

完全性肠梗阻(肠内容物完全不能通过)和不完全性肠梗阻(肠内容物部分可通过)。

5.按梗阻发生的缓急分类

急性肠梗阻和慢性肠梗阻。

(二)病理生理

1.肠管局部的病理生理变化

(1)肠蠕动增强:单纯性机械性肠梗阻,梗阻以上的肠蠕动增强,以克服肠内容物通过的障碍。

(2)肠管膨胀:肠腔内积气、积液所致。

(3)肠壁充血水肿、血运障碍,严重时可导致坏死和穿孔。

2.全身性病理生理变化

(1)体液丢失和电解质、酸碱平衡失调。

(2)全身性感染和毒血症,甚至发生感染中毒性休克。

(3)呼吸和循环功能障碍。

(三)临床表现

1.症状

(1)腹痛:单纯性机械性肠梗阻的特点是阵发性腹部绞痛;绞窄性肠梗阻表现为持续性剧烈腹痛伴阵发性加剧;麻痹性肠梗阻呈持续性胀痛。

(2)呕吐:早期常为反射性,呕吐胃内容物,随后因梗阻部位不同,呕吐的性质各异。高位肠梗阻呕吐出现早且频繁,呕吐物主要为胃液、十二指肠液、胆汁;低位肠梗阻呕吐出现晚,呕吐物常为粪样物。若呕吐物为血性或棕褐色,常提示肠管有血运障碍;麻痹性肠梗阻呕吐多为溢出性。

（3）腹胀：高位肠梗阻，腹胀不明显；低位肠梗阻及麻痹性肠梗阻则腹胀明显。

（4）停止肛门排气排便：完全性肠梗阻时，患者多停止排气、排便，但在梗阻早期，梗阻以下肠管内尚存的气体或粪便仍可排出。

2.体征

（1）腹部：视诊，单纯性机械性肠梗阻可见腹胀、肠型和异常蠕动波，肠扭转时腹胀多不对称；触诊：单纯性肠梗阻可有轻度压痛但无腹膜刺激征，绞窄性肠梗阻可有固定压痛和腹膜刺激征；叩诊：绞窄性肠梗阻时腹腔有渗液，可有移动性浊音；听诊：机械性肠梗阻肠鸣音亢进，可闻及气过水声或金属音，麻痹性肠梗阻肠鸣音减弱或消失。

（2）全身：单纯性肠梗阻早期多无明显全身性改变，梗阻晚期可有口唇干燥、眼窝凹陷、皮肤弹性差、尿少等脱水征。严重脱水或绞窄性肠梗阻时，可出现脉搏细速、血压下降、面色苍白、四肢发冷等中毒和休克征象。

3.辅助检查

（1）实验室检查：肠梗阻晚期，血红蛋白和血细胞比容升高，并伴随水、电解质及酸碱平衡失调。绞窄性肠梗阻时，白细胞计数和中性粒细胞比例明显升高。

（2）X线检查：一般在肠梗阻发生4～6 h后，立位或侧卧位X线平片可见肠胀气及多个液气平面。

（四）治疗原则

1.一般治疗

（1）禁食。

（2）胃肠减压：是治疗肠梗阻的重要措施之一。通过胃肠减压，吸出胃肠道内的气体和液体，从而减轻腹胀、降低肠腔内压力，改善肠壁血运，减少肠腔内的细菌和毒素。

（3）纠正水、电解质及酸碱平衡失调。

（4）防治感染和中毒。

（5）其他：对症治疗。

2.解除梗阻

分为非手术治疗和手术治疗两大类。

（五）常见几种肠梗阻

1.粘连性肠梗阻

是肠粘连或肠管被粘连带压迫所致的肠梗阻，较为常见。主要由于腹部手术、炎症、创伤、出血、异物等所致，以小肠梗阻为多见，多为单纯性不完全性梗阻。粘连性肠梗阻多采取非手术治疗，若无效或发生绞窄性肠梗阻时应及时手术治疗。

2.肠扭转

指一段肠管沿其系膜长轴旋转而形成的闭襻性肠梗阻，常发生于小肠，其次是乙状结肠。①小肠扭转：多见于青壮年，常在饱餐后立即进行剧烈活动时发病。表现为突发腹部绞痛，呈持续性伴阵发性加剧，呕吐频繁，腹胀不明显。②乙状结肠扭转：多见于老年人，常有便秘习惯，表现为腹部绞痛，明显腹胀，呕吐不明显。肠扭转是较严重的机械性肠梗阻，可在短时间内发生肠绞窄、坏死，一经诊断，应手术治疗。

3.肠套叠

指一段肠管套入与其相连的肠管内，以回结肠型（回肠末端套入结肠）最多见。肠套叠多见于2岁以下婴幼儿。典型表现为阵发性腹痛、果酱样血便和腊肠样肿块（多位于右上腹），右下腹触诊有空虚感。用X线空气或钡剂灌肠显示空气或钡剂在结肠内受阻，梗阻端的钡剂影像呈"杯口状"或"弹簧状"阴影。早期肠套叠可试行空气灌肠复位，无效者或病期超过48 h、怀疑有肠坏死或肠穿孔者，应进行手术治疗。

4.蛔虫性肠梗阻

由于蛔虫聚集成团并刺激肠管痉挛导致肠腔堵塞，多见于2～10岁儿童，驱虫不当常为诱因。主要表现为阵发性脐部周围腹痛，伴呕吐，腹胀不明显。部分患者腹部可触及变形、变位的条索状团块。少数患者可

并发肠扭转或肠壁坏死穿孔,蛔虫进入腹腔引起腹膜炎。单纯性蛔虫堵塞多采用非手术治疗,包括解痉挛止痛、禁食、酌情胃肠减压、输液、口服植物油驱虫等,若无效或并发肠扭转、腹膜炎时,应进行手术取虫。

二、肠梗阻患者的护理

(一)护理诊断/问题

1.疼痛

疼痛与肠内容物不能正常运行或通过障碍有关。

2.体液不足

体液不足与呕吐、禁食、胃肠减压、肠腔积液有关。

3.潜在并发症

肠坏死、腹腔感染、休克。

(二)护理措施

1.非手术治疗的护理

(1)饮食:禁食,梗阻缓解 12 h 后可进少量流质饮食,忌甜食和牛奶;48 h 后可进半流食。

(2)胃肠减压,做好相关护理。

(3)体位:生命体征稳定者可取半卧位。

(4)解痉挛、止痛:若无肠绞窄或肠麻痹,可用阿托品解除痉挛、缓解疼痛,应禁用吗啡类止痛药,以免掩盖病情。

(5)输液:纠正水、电解质和酸碱失衡,记录 24 h 出入液量。

(6)防治感染和中毒:遵照医嘱应用抗生素。

(7)严密观察病情变化:出现下列情况时应考虑有绞窄性肠梗阻的可能,应及早采取手术治疗:①腹痛发作急骤,为持续性剧烈疼痛,或在阵发性加重之间仍有持续性腹痛,肠鸣音不亢进。②容易导致休克。③呕吐早、剧烈而频繁。④腹胀不对称,腹部有局部隆起或触及有压痛的包块。⑤明显的腹膜刺激征,体温升高、脉快、白细胞计数和中性粒细胞比例增高。⑥呕吐物、胃肠减压抽出液、肛门排出物为血性或腹腔穿刺抽出血性液。⑦腹部 X 线检查可见孤立、固定的肠襻。⑧经非手术治疗后症状、体征无明显改善者。

2.手术前后的护理

(1)术前准备:除上述非手术护理措施外,按腹部外科常规进行术前准备。

(2)术后护理:①病情观察:观察患者生命体征、腹部症状和体征的变化、伤口敷料及引流情况,及早发现术后并发症。②卧位:麻醉清醒、血压平稳后取半卧位。③禁食、胃肠减压,待排气后,逐步恢复饮食。④防止感染:遵照医嘱应用抗生素。⑤鼓励患者早期活动。

(侯志萍)

第七节　消化性溃疡

消化性溃疡主要指发生于胃和十二指肠的慢性溃疡,即胃溃疡(GU)和十二指肠溃疡(DU),因溃疡的形成与胃酸/胃蛋白酶的消化作用有关而得名。临床以慢性病程、周期性发作和节律性上腹部疼痛为主要特点。消化性溃疡是消化系统的常见病,我国总发病率为10%～12%,秋冬和冬春之交好发。临床上十二指肠溃疡较胃溃疡多见,二者之比约为3∶1。男性患病较女性多见,男女之比为(3～4)∶1。十二指肠溃疡好发于青壮年,胃溃疡的发病年龄高峰比十二指肠溃疡约晚 10 年。

一、病因及诊断检查

（一）致病因素

1.幽门螺杆菌感染

大量研究表明幽门螺杆菌感染是消化性溃疡的主要病因,尤其是十二指肠溃疡。其机制尚未完全阐明,可能是幽门螺杆菌感染通过直接或间接作用于胃、十二指肠黏膜,胃酸分泌增加,使黏膜屏障作用削弱,引起局部炎症和免疫反应,导致胃、十二指肠黏膜损害和溃疡形成。

2.胃酸和胃蛋白酶

消化性溃疡的最终形成是由于胃酸/胃蛋白酶对黏膜的自身消化所致。胃酸分泌增多不仅破坏胃黏膜屏障,还能激活胃蛋白酶,从而降解蛋白质分子,损伤黏膜,故胃酸在溃疡的形成过程中起关键作用,是溃疡形成的直接原因。

3.非甾体类抗炎药

如阿司匹林、吲哚美辛、糖皮质激素等可直接作用于胃、十二指肠黏膜,损害黏膜屏障,主要通过抑制前列腺素合成,削弱其对黏膜的保护作用。

4.其他因素

(1)遗传:O型血人群的十二指肠溃疡发病率高于其他血型。

(2)吸烟:烟草中的尼古丁成分可引起胃酸分泌增加、幽门括约肌张力降低、胆汁及胰液反流增多,从而削弱胃肠黏膜屏障。

(3)胃十二指肠运动异常:胃排空增快,可使十二指肠壶腹部酸负荷增大;胃排空延缓,可引起十二指肠液反流入胃,而损伤胃黏膜。

总之,胃酸/胃蛋白酶的损害作用增强和(或)胃、十二指肠黏膜防御/修复机制减弱是本病发生的根本环节。但胃和十二指肠溃疡发病机制也有所不同,胃溃疡的发病主要是防御/修复机制减弱,十二指肠溃疡的发病主要是损害作用增强。

（二）身体状况

临床表现轻重不一,部分患者可无症状或症状较轻,或以出血、穿孔等并发症为首发表现。典型的消化性溃疡有如下临床特点。①慢性病程:病史可达数年至数十年。②周期性发作:发作与缓解交替出现,发作常有季节性,多在春秋季好发。③节律性上腹部疼痛:腹痛与进食之间有明显的相关性和节律性。

1.症状

(1)上腹部疼痛:为本病的主要症状,疼痛部位多位于中上腹,偏右或偏左。疼痛性质可为钝痛、胀痛、灼痛、剧痛或饥饿不适感。多数患者疼痛有典型的节律性,胃溃疡疼痛常在餐后1 h内发生,至下次餐前消失,即进食-疼痛-缓解,故又称饱食痛;十二指肠溃疡疼痛常在两餐之间发生,至下次进餐后缓解,即疼痛-进食-缓解,故又称空腹痛或饥饿痛,部分患者也可出现午夜痛。

(2)其他:可有反酸、嗳气、恶心、呕吐、腹胀、食欲减退等消化不良的症状,或有失眠、多汗等自主神经功能失调的表现,病程长者可出现消瘦、体重下降和贫血。

2.体征

溃疡发作期上腹部可有局限性轻压痛,胃溃疡压痛点常位于剑突下或剑突下稍偏左,十二指肠溃疡压痛点多在中上腹或中上腹稍偏右。缓解期无明显体征。

3.并发症

(1)出血:是最常见的并发症。出血引起的临床表现取决于出血的量和速度,轻者仅表现为呕血与黑粪,重者可出现低血量持久休克征象。

(2)穿孔:急性穿孔是最严重的并发症,常见诱因有饮食过饱、饮酒、劳累、服用非甾体类抗炎药等。表现为突发的剧烈腹痛,迅速蔓延至全腹,并出现腹肌紧张、弥漫性腹部压痛、反跳痛,肝浊音界缩小或消失,肠鸣音减弱或消失等体征,部分患者出现休克。慢性穿孔的症状不如急性穿孔剧烈,往往表现为腹痛规律

的改变,顽固而持久,常放射至背部。

(3)幽门梗阻:多由十二指肠溃疡或幽门管溃疡引起。溃疡急性发作时炎症水肿可引起暂时性梗阻,慢性溃疡愈合后形成瘢痕可致永久性梗阻。主要表现为上腹胀痛,餐后明显,频繁大量呕吐,呕吐物含酸腐味宿食。严重呕吐可致脱水和低氯低钾性碱中毒,常继发营养不良和体重减轻。上腹部空腹振水音、胃蠕动波及插胃管抽液量超过 200 mL 是幽门梗阻的特征性表现。

(4)癌变:少数胃溃疡可发生癌变。对有长期胃溃疡病史、年龄在 45 岁以上、胃溃疡上腹痛的节律性消失、症状顽固且经严格内科治疗无效、粪便隐血试验持续阳性者,应考虑癌变,需进一步检查和定期随访。

(三)心理社会状况

由于本病病程长、周期性发作和节律性腹痛,会使患者产生紧张、焦虑或抑郁等情绪,当并发出血、穿孔或癌变时,易产生恐惧心理。

(四)实验室及其他检查

1.胃镜及胃黏膜活组织检查

胃镜及胃黏膜活组织检查是确诊消化性溃疡首选的检查方法。胃镜检查可直接观察溃疡部位、病变大小和性质,还可在直视下取活组织做病理学检查及幽门螺杆菌检测。

2.X 线钡剂检查

龛影是溃疡的 X 线检查直接征象,对溃疡有确诊价值;激惹和变形等间接征象,提示可能有溃疡的发生。

3.幽门螺杆菌检测

幽门螺杆菌检测是消化性溃疡诊断的常规检查项目,因为有无幽门螺杆菌感染决定治疗方案的选择。

4.粪便隐血试验

隐血试验阳性提示溃疡活动期,胃溃疡患者如隐血试验持续阳性,提示有癌变的可能。

二、护理诊断及医护合作性问题

(1)疼痛:腹痛与胃酸刺激溃疡面、引起化学性炎症或并发穿孔等有关。

(2)营养失调(低于机体需要量):与疼痛所致摄食减少或频繁呕吐有关。

(3)焦虑:与溃疡反复发作、迁延不愈或出现并发症使病情加重有关。

(4)潜在并发症:上消化道出血、穿孔、幽门梗阻、癌变。

(5)缺乏溃疡病防治知识。

三、治疗及护理措施

(一)治疗要点

本病的治疗目的是消除病因、控制症状、促进溃疡愈合、防止复发和防治并发症。

1.一般治疗

注意休息,劳逸结合,饮食规律,戒烟、酒,消除紧张、焦虑情绪,停用或慎用非甾体类抗炎药等。

2.药物治疗

(1)抑制胃酸药物:有碱性抗酸药和抑制胃酸分泌药两大类。

碱性抗酸药:如氢氧化铝、铝碳酸镁及其复方制剂等,能中和胃酸,缓解疼痛,因其疗效差,不良反应较多,现很少应用。

抑制胃酸分泌的药物:①H_2受体拮抗药:是目前临床使用最为广泛的抑制胃酸分泌、治疗消化性溃疡的药物。常用药物有西咪替丁、雷尼替丁和法莫替丁等,4～6 周为 1 个疗程。②质子泵抑制药:是目前最强的抑制胃酸分泌药物,其解除溃疡疼痛,促进溃疡愈合的效果优于 H_2 受体拮抗药,且能抑制幽门螺杆菌的生长。常用药物有奥美拉唑、兰索拉唑和泮托拉唑等,疗程一般为 6～8 周。

（2）保护胃黏膜药物：常用硫糖铝、枸橼酸铋钾和米索前列醇。

（3）根除幽门螺杆菌药物：对于有幽门螺杆菌感染的消化性溃疡，无论初发或复发、活动或静止、有无并发症，均应予以根除幽门螺杆菌治疗。

3.手术治疗

对于大量出血经内科治疗无效、急性穿孔、瘢痕性幽门梗阻、胃溃疡有癌变、正规内科治疗无效的顽固性溃疡者可选择手术治疗。

（二）护理措施

1.病情观察

密切观察患者腹痛的规律和特点，与进食、服药的关系，呕吐物及粪便的颜色和性状；监测生命体征及腹部体征的变化。观察患者有无出血、穿孔、幽门梗阻和癌变征象，一旦发现及时通知医师，并配合做好各项护理工作。

2.生活护理

（1）适当休息：溃疡活动期且症状较重或有并发症者，应适当休息。

（2）饮食护理：基本要求同慢性胃炎。指导患者进餐定时定量、少食多餐、细嚼慢咽。选择营养丰富、易消化、低脂、适量蛋白质的食物，如脱脂牛奶、鸡蛋和鱼等；主食以面食为主，因其柔软、含碱且易消化，不习惯于面食则以软米饭或米粥代替；避免辛辣、油炸、过酸、过咸食物及浓茶、咖啡等刺激食物和饮料，以减少胃酸分泌。

3.药物治疗的护理

严格遵医嘱用药，注意观察药物的疗效及不良反应，并告知患者用药的注意事项。

（1）碱性抗酸药：应在饭后1 h和睡前服用，避免与奶制品、酸性食物及饮料同服。氢氧化铝凝胶能阻碍磷的吸收，引起磷缺乏症，长期大量服用还可引起严重便秘；服用镁制剂可引起腹泻。

（2）H_2受体拮抗药：应在餐中或餐后即刻服用，也可将一日的剂量在睡前顿服，若与抗酸药联用时，两药间隔1 h以上。静脉给药时要注意控制速度，避免低血压和心律失常的发生。长期大量应用西咪替丁可出现男性乳房肿胀、性欲减退、腹泻、眩晕、头痛、肌肉痉挛或肌痛、皮疹、脱发，偶见粒细胞减少、精神错乱等。

（3）质子泵抑制药：奥美拉唑可引起头晕，告知患者服药期间避免从事注意力高度集中的工作；兰索拉唑的主要不良反应有荨麻疹、皮疹、瘙痒、头痛、口干、肝功能异常等，不良反应严重时应及时停药；泮托拉唑的不良反应较少，偶有头痛和腹泻。

（4）保护胃黏膜药物：硫糖铝片应在餐前1 h服用，可有便秘、口干、皮疹、眩晕、嗜睡等不良反应；米索前列醇可引起子宫收缩，孕妇禁用。

（5）根除幽门螺杆菌药物：应在餐后服用抗生素，尽量减少对胃黏膜的刺激，服药要定时定量，以达到根除幽门螺杆菌的目的。

4.并发症的护理

（1）穿孔：急性消化道穿孔时，禁食并胃肠减压，做好术前准备工作；慢性穿孔时，密切观察疼痛的性质，指导患者遵医嘱用药。

（2）幽门梗阻：观察患者呕吐物的性状，准确记录出入液量，重者禁食禁水、胃肠减压，及时纠正水、电解质、酸碱平衡紊乱。

5.心理护理

正确评估者及家属的心理反应，告知患者及家属，经过正规治疗和积极预防，溃疡是可以痊愈的，并说明不良情绪会诱发和加重病情，使患者树立信心，消除紧张、恐惧心理。指导患者心理放松，转移注意力，保持乐观的情绪。

6.健康指导

(1)疾病知识指导:向患者及家属介绍导致溃疡发生及加重的相关因素;指导患者生活规律,保持乐观的心态,保证充足的睡眠和休息,适当锻炼,提高机体抵抗力;建立合理的饮食习惯和结构,戒除烟酒,避免摄入刺激性食物。

(2)用药指导:指导患者严格遵医嘱正确服药,学会观察药物疗效和不良反应,不可擅自停药和减量,以避免溃疡复发;忌用或慎用对胃黏膜有损害的药物,如阿司匹林、咖啡因、糖皮质激素等;若用药后腹痛节律改变或出现并发症应及时就医。

(侯志萍)

第八节　胆囊结石

一、概述

胆囊结石(cholecystolithiasis)是指原发于胆囊的结石,是胆石症中最多的一种疾病。近年来随着卫生条件的改善以及饮食结构的变化,胆囊结石的发病率呈升高趋势,已高于胆管结石。胆囊结石以女性多见,男女之比为 1∶3～1∶4;其以胆固醇结石或以胆固醇为主要成分的混合性结石为主。少数结石可经胆囊管排入胆总管,大多数存留于胆囊内,且结石越聚越大,可呈多颗小米粒状,在胆囊内可存在数百粒小结石,也可呈单个巨大结石;有些终身无症状而在尸检中发现(静止性胆囊结石),大多数反复发作腹痛症状,一般小结石容易嵌入胆囊管发生阻塞引起胆绞痛症状,发生急性胆囊炎。

二、诊断

(一)症状

1.胆绞痛

胆绞痛是胆囊结石并发急性胆囊炎时的典型表现,多在进油腻食物后胆囊收缩,结合移位并嵌顿于胆囊颈部,胆囊压力升高后强力收缩而发生绞痛。小结石通过胆囊管或胆总管时可发生典型的胆绞痛,疼痛位于右上腹,呈阵发性,可向右肩背部放射,伴恶心、呕吐,呕吐物为胃内容物,吐后症状并不减轻。存留在胆囊内的大结石堵塞胆囊腔时并不引起典型的胆绞痛,故胆绞痛常反映结石在胆管内的移动。急性发作、特别是坏疽性胆囊炎时还可出现高热、畏寒等显著的感染症状,严重病例由于炎性渗出或胆囊穿孔可引起局限性腹膜炎,从而出现腹膜刺激症状。胆囊结石一般无黄疸,但30%的患者因伴有胆管炎或肿大的胆囊压迫胆管,肝细胞损害时也可有一过性黄疸。

2.胃肠道症状

大多数慢性胆囊炎患者有不同程度的胃肠道功能紊乱,表现为右上腹隐痛不适、厌食油腻、进食后上腹饱胀感,常被误认为"胃病"。有近半数的患者早期无症状,称为静止性胆囊结石,此类患者在长期随访中仍有部分出现腹痛等症状。

(二)体征

1.一般情况

无症状期间患者大多一般情况良好,少数急性胆囊炎患者在发作期可有黄疸,症状重时可有感染中毒症状。

2.腹部情况

如无急性发作,患者腹部常无明显异常体征,部分患者右上腹可有深压痛;急性胆囊炎患者可有右上腹饱满、呼吸运动受限、右上腹触痛及肌紧张等局限性腹膜炎体征,Murphy 征阳性。有 1/3～1/2 的急性

胆囊炎患者,在右上腹可扪及肿大的胆囊或由胆囊与大网膜粘连形成的炎性肿块。

(三)检查

1.化验检查

胆囊结石合并急性胆囊炎有白细胞升高,少数患者丙氨酸转氨酶也升高。

2.B超

B超检查简单易行,价格低廉,且不受胆囊大小、功能、胆管梗阻或结石含钙多少的影响,诊断正确率可达96％以上,是首选的检查手段。典型声像特征是胆囊腔内有强回声光团并伴声影,改变体位时光团可移动。

3.胆囊造影

能显示胆囊的大小及形态并了解胆囊收缩功能,但易受胃肠道功能、肝功能及胆囊管梗阻的影响,应用很少。

4.X线

腹部X线平片对胆囊结石的显示率为10％～15％。

5.十二指肠引流

有无胆汁可确定是否有胆囊管梗阻,胆汁中出现胆固醇结晶提示结石存在,但此项检查目前已很少用。

6.CT、MRI、ERCP、PTC

在B超不能确诊或者怀疑有肝内胆管、肝外胆管结石或胆囊结石术后多年复发又疑有胆管结石者,可选用其中某一项或几项诊断方法。

(四)诊断要点

1.症状

20％～40％的胆囊结石可终生无症状,称"静止性胆囊结石"。有症状的胆囊结石的主要临床表现:进食后,特别是进油腻食物后,出现上腹部或右上腹部隐痛不适、饱胀,伴嗳气、呃逆等。

2.胆绞痛

胆囊结石的典型表现,疼痛位于上腹部或右上腹部,呈阵发性,可向肩胛部和背部放射,多伴恶心、呕吐。

3.Mirizzi综合征

持续嵌顿和压迫胆囊壶腹部和颈部的较大结石,可引起肝总管狭窄或胆囊管瘘,以及反复发作的胆囊炎、胆管炎及梗阻性黄疸,称"Mirizzi综合征"。

4.Murphy征

右上腹部局限性压痛、肌紧张,Murphy征阳性。

5.B超

胆囊暗区有一个或多个强回声光团,并伴声影。

(五)鉴别诊断

1.肾绞痛

胆绞痛需与肾绞痛相鉴别,后者疼痛部位在腰部,疼痛向外生殖器放射,伴有血尿,或尿路刺激症状。

2.胆囊非结石性疾病

胆囊良、恶性肿瘤、胆囊息肉样病变等,B超、CT等影像学检查可提供鉴别线索。

3.胆总管结石

可表现为高热、黄疸、腹痛,超声等影像学检查可以鉴别,但有时胆囊结石可与胆总管结石并存。

4.消化性溃疡性穿孔

多有溃疡病史,腹痛发作突然并很快波及全腹,腹壁呈板状强直,腹部X线平片可见膈下游离气体。较小的十二指肠穿孔,或穿孔后很快被网膜包裹,形成一个局限性炎性病灶时,易与急性胆囊炎混淆。

5.内科疾患

一些内科疾病如肾盂肾炎、右侧胸膜炎、肺炎等,亦可发生右上腹疼痛症状,根据实验室检查可鉴别。

三、治疗

(一)一般治疗

饮食宜清淡,防止急性发作,对无症状的胆囊结石应定期 B 超随诊;伴急性炎症者宜进食,注意维持水、电解质平衡。

(二)药物治疗

溶石疗法服用鹅去氧胆酸或熊去氧胆酸对胆固醇结石有一定溶解效果,主要用于胆固醇结石。但此种药物有肝毒性,服药时间长,反应大,价格贵,停药后结石易复发。其适应证为:胆囊结石直径在 2 cm 以下;结石为含钙少的 X 线能够透过的结石;胆囊管通畅;患者的肝脏功能正常,无明显的慢性腹泻史。目前多主张采取熊去氧胆酸单用或与鹅去氧胆酸合用,不主张单用鹅去氧胆酸。鹅去氧胆酸总量为 15 mg/(kg·d),分次口服。熊去氧胆酸为 8~10mg/(kg·d),分餐后或晚餐后 2 次口服。疗程 1~2 年。

(三)手术治疗

对于无症状的静止胆囊结石,一般认为无需施行手术切除胆囊。但有下列情况时,应进行手术治疗:①胆囊造影胆囊不显影;②结石直径超过 2~3 cm;③并发糖尿病且在糖尿病已控制时;④老年人或有心肺功能障碍者。

腹腔镜胆囊切除术适于无上腹创伤及手术史者,无急性胆管炎、胰腺炎和腹膜炎及腹腔脓肿的患者。对并发胆总管结石的患者应同时行胆总管探查术。

1.术前准备

胆囊切除术手后引起死亡的最常见原因是心血管疾病。这强调了详细询问病史发现心绞痛和仔细进行心电图检查注意有无心肌缺血或以往心肌梗死证据的重要性。此外还应寻找脑血管疾病特别是一过性缺血发作的症状。若病史阳性或有问题时应做非侵入性颈动脉血流检查。此时胆囊切除术应当延期,按照指征在冠状动脉架桥或颈动脉重新恢复血管流通后施行。除心血管病外,引起胆囊切除术后第二位的死亡原因是肝胆疾病,主要是肝硬化。除了术中出血外,还可发生肝功能衰竭和败血症。自从在特别挑选的患者中应用预防性措施以来,胆囊切除术后感染中毒性并发症的发生率已有显著下降。慢性胆囊炎患者胆汁内的细菌滋生率占 10%~15%;而在急性胆囊炎消退期患者中则高达 50%。细菌菌种为肠道菌如大肠杆菌、产气克雷白杆菌和粪链球菌,其次也可见到产气荚膜杆菌、类杆菌和变形杆菌等。胆管内细菌的发生率随年龄而增长,故主张年龄在 60 岁以上、曾有过急性胆囊炎发作刚恢复,术前应预防性使用抗生素。

2.手术治疗

已成定论对有症状胆石症的治疗是建议腹腔镜胆囊切除术。虽然此技术的常规应用时间尚短,但是其结果十分突出,以致仅在不能施行腹腔镜手术或手术不安全时,才选用开腹胆囊切除术,包括无法安全地进入腹腔完成气腹,或者由于腹内粘连,或者解剖异常不能安全地暴露胆囊等。外科医师在遇到胆囊和胆管解剖不清以及遇到止血或胆汁渗漏而不能满意地控制时,应当及时中转开腹。目前,中转开腹率在 5% 以下。

(四)其他治疗

体外震波碎石适用于胆囊内胆固醇结石,直径不超过 3 cm,且胆囊具收缩功能。治疗后部分患者可发生急性胆囊炎或结石碎片进入胆总管而引起胆绞痛和急性胆管炎,此外碎石后仍不能防止结石的复发。因并发症多,疗效差,现已基本不用。

四、护理措施

(一)术前护理

1.饮食

指导患者选用低脂肪、高蛋白质、高糖饮食。因为脂肪饮食可促进胆囊收缩排出胆汁,加剧疼痛。

2.术前用药

严重的胆石症发作性疼痛可使用镇痛剂和解痉剂,但应避免使用吗啡,因吗啡有收缩胆总管的作用,可加重病情。

3.病情观察

应注意观察胆石症急性发作患者的体温、脉搏、呼吸、血压、尿量及腹痛情况,及时发现有无感染性休克征兆。注意患者皮肤有无黄染及粪便颜色变化,以确定有无胆管梗阻。

(二)术后护理

1.症状观察及护理

定时监测患者生命体征的变化,注意有无血压下降、体温升高及尿量减少等全身中毒症状,及时补充液体,保持出入量平衡。

2.T形管护理

胆总管切开放置 T 形管的目的是为了引流胆汁,使胆管减压:①T 形管应妥善固定,防止扭曲、脱落;②保持 T 形管无菌,每日更换引流袋,下地活动时引流袋应低于胆囊水平,避免胆汁回流;③观察并记录每日胆汁引流量、颜色及性质,防止胆汁淤积引起感染;④拔管:如果 T 形管引流通畅,胆汁色淡黄、清澄、无沉渣且无腹痛无发热等症状,术后 10～14 日可夹闭管道。开始每日夹闭 2～3 小时,无不适可逐渐延长时间,直至全日夹管。在此过程中要观察患者有无体温增高,腹痛,恶心,呕吐及黄疸等。经 T 形管造影显示胆管通畅后,再引流 2～3 日,以及时排出造影剂。经观察无特殊反应,可拔除 T 形管。

3.健康指导

进少油腻、高维生素、低脂饮食。烹调方式以蒸煮为宜,少吃油炸类的食物。

(侯志萍)

第九节　肝硬化

一、疾病概述

(一)概念和特点

肝硬化是各种慢性肝病发展的晚期阶段。病理上以肝脏弥漫性纤维化、再生结节和假小叶形成为特征。临床上,起病隐匿,病程发展缓慢,晚期以肝功能减退和门静脉高压为主要表现,常出现多种并发症。

肝硬化是临床常见病,世界范围内的年发病率约为 100(25～400)/10 万,发病高峰年龄在 35～50 岁,男性多见,出现并发症时死亡率高。

(二)相关病理生理

肝硬化的病理改变主要是正常肝小叶结构被假小叶所替代后,在大体形态上:肝脏早期肿大、晚期明显缩小,质地变硬。

肝硬化的病理生理改变主要是肝功能减退(失代偿)和门静脉高压,临床上表现为由此而引起的多系统、多器官受累所产生的症状和体征,进一步发展可产生一系列并发症。

(三)肝硬化的病因

引起肝硬化的病因很多,在我国以病毒性肝炎为主,欧美国家以慢性酒精中毒多见。

(1)病毒性肝炎:主要为乙型、丙型和丁型肝炎病毒的重叠感染,通常经过慢性肝炎阶段演变而来,急性或亚急性肝炎如有大量肝细胞坏死和肝纤维化可以直接演变为肝硬化,乙型和丙型或丁型肝炎病毒的重叠感染可加速发展至肝硬化。

(2)慢性酒精中毒:长期大量饮酒(一般为每日摄入酒精 80 g 达 10 年以上),乙醇及其代谢产物(乙

醛)的毒性作用,引起酒精性肝炎,继而可发展为肝硬化。

(3)非酒精性脂肪性肝炎:非酒精性脂肪性肝炎可发展成肝硬化。

(4)胆汁淤积:持续肝内胆汁淤积或肝外胆管阻塞时,高浓度胆酸和胆红素对肝细胞有损害作用,引起原发性胆汁性肝硬化或继发性胆汁性肝硬化。

(5)肝静脉回流受阻:慢性充血性心力衰竭、缩窄性心包炎、肝静脉阻塞综合征、肝小静脉闭塞等引起肝脏长期淤血缺氧,引起肝细胞坏死和纤维化。

(6)遗传代谢性疾病:先天性酶缺陷疾病,致使某些物质不能被正常代谢而沉积在肝脏,如肝豆状核变性(铜沉积)、血色病(铁沉积)、α_1—抗胰蛋白酶缺乏症等。

(7)工业毒物或药物:长期接触四氯化碳、磷、砷等或服用双醋酚汀、甲基多巴、异烟肼等可引起中毒性或药物性肝炎而演变为肝硬化;长期服用甲氨蝶呤可引起肝纤维化而发展为肝硬化。

(8)自身免疫性肝炎可演变为肝硬化。

(9)血吸虫病:虫卵沉积于汇管区,引起肝纤维化组织增生,导致窦前性门静脉高压,亦称为血吸虫病性肝硬化。

(10)隐源性肝硬化:部分原因不明的肝硬化。

(四)临床表现

1.代偿期肝硬化

症状轻且无特异性。可有乏力、食欲减退、腹胀不适等。患者营养状况一般,可触及肿大的肝脏、质偏硬,脾可肿大。肝功能检查正常或仅有轻度酶学异常。常在体检或手术中被偶然发现。

2.失代偿期肝硬化

临床表现明显,可发生多种并发症。

(1)症状。

1)全身症状:乏力为早期症状,其程度可自轻度疲倦至严重乏力。体重下降往往随病情进展而逐渐明显。少数患者有不规则低热,与肝细胞坏死有关,但注意与合并感染、肝癌鉴别。

2)消化道症状:食欲不振为常见症状,可有恶心、偶伴呕吐。腹胀亦常见,与胃肠积气、腹水和肝脾肿大等有关,腹水量大时,腹胀成为患者最难忍受的症状。腹泻往往表现为对脂肪和蛋白质耐受差,稍进油腻肉食即易发生腹泻。部分患者有腹痛,多为肝区隐痛,当出现明显腹痛时要注意合并肝癌、原发性腹膜炎、胆管感染、消化性溃疡等情况。

3)出血倾向:可有牙龈、鼻腔出血、皮肤紫癜,女性月经过多等。

4)与内分泌紊乱有关的症状:男性可有性功能减退、男性乳房发育,女性可发生闭经、不孕。部分患者有低血糖的表现。

5)门脉高压症状:如食管胃底静脉曲张破裂而致上消化道出血时,表现为呕血及黑粪;脾功能亢进可致血细胞减少,贫血而出现皮肤黏膜苍白。

(2)体征。

呈肝病容,面色黝黑而无光泽。晚期患者消瘦、肌肉萎缩。皮肤可见蜘蛛痣、肝掌、男性乳房发育。腹壁静脉以脐为中心显露至曲张,严重者脐周静脉突起呈水母状并可听见静脉杂音。黄疸提示肝功能储备已明显减退,黄疸呈持续性或进行性加深提示预后不良。腹水伴或不伴下肢水肿是失代偿期肝硬化最常见表现,部分患者可伴肝性胸水,以右侧多见。

肝脏早期肿大可触及,质硬而边缘钝;后期缩小,肋下常触不到。半数患者可触及肿大的脾脏,常为中度,少数重度。

各型肝硬化起病方式与临床表现并不完全相同。如大结节性肝硬化起病较急进展较快,门静脉高压症相对较轻,但肝功能损害则较严重;血吸虫病性肝纤维化的临床表现则以门静脉高压症为主,巨脾多见,黄疸、蜘蛛痣、肝掌少见,肝功能损害较轻,肝功能试验多基本正常。

（五）辅助检查

1.实验室检查

血、尿、粪常规、血清免疫学、内镜、腹腔镜、腹水和门静脉压力生化检查（以了解其病因、诱因及潜在的护理问题）。

2.肝功能检查

代偿期大多正常或仅有轻度的酶学异常，失代偿期普遍异常，且异常程度往往与肝脏的储备功能减退程度相关。具体表现为转氨酶升高，血清清蛋白下降、球蛋白升高，A／G倒置，凝血酶原时间延长，结合胆红素升高等。

3.影像学检查

（1）X线检查：食管静脉曲张时行食管吞钡X线检查显示虫蚀样或蚯蚓状充盈缺损，纵行黏膜皱襞增宽，胃底静脉曲张时胃肠钡餐可见菊花瓣样充盈缺损。

（2）腹部超声检查：B超显示肝脏表面不光滑、肝叶比例失调、肝实质回声不均匀等，以及脾大、门静脉扩张和腹水等超声图像。

（3）CT和MRI对肝硬化的诊断价值与B超相似。

（六）治疗原则

本病目前无特效治疗，关键在于早期诊断，针对病因给予相应处理，阻止肝硬化进一步发展，后期积极防治并发症，终末期则只能有赖于肝移植。

二、护理评估

（一）一般评估

1.生命体征

伴感染时可有发热、有心脏功能不全时可有呼吸、脉搏和血压的改变，余无明显特殊变化。

2.患病及治疗经过

询问本病的有关病因，例如：有无肝炎或输血史、心力衰竭、胆管疾病；有无长期接触化学毒物、使用损肝药物或嗜酒，其用量和持续时间。有无慢性肠道感染、消化不良、消瘦、黄疸、出血史。有关的检查、用药和其他治疗情况。

3.患者主诉及一般情况

饮食及消化情况，例如食欲、进食量及食物种类、饮食习惯及爱好。有无食欲减退甚至畏食，有无恶心、呕吐、腹胀、腹痛，呕吐物和粪便的性质及颜色。日常休息及活动量、活动耐力、尿量及颜色等。

4.相关记录

体重、饮食、皮肤、肝脏大小、出入量、出血情况、意识等记录结果。

（二）身体评估

1.头颈部

（1）面部颜色有无异常，有无肝病面容、脱发。

（2）患者的精神状态，对人物、时间、地点的定向力（表情淡漠、性格改变或行为异常多为肝脏病的前驱表现）。

2.胸部

呼吸的频率和节律，有无呼吸浅速、呼吸困难和发绀，有无因呼吸困难、心悸而不能平卧，有无胸水形成。

3.腹部

（1）测量腹围有无腹壁紧张度增加、脐疝、腹式呼吸减弱等腹水征象。

（2）腹部有无移动性浊音，大量腹水可有液波震颤。

（3）有无腹壁静脉显露，腹壁静脉曲张时在剑突下，脐周腹壁静脉曲张处可听见静脉连续性潺潺声（结

合病例综合考虑)。

(4)肝脾大小、质地、表面情况及有无压痛(结合 B 超结果综合考虑)。

4.其他

是否消瘦,皮下脂肪消失、肌肉萎缩;皮肤是否干枯、有无黄染、出血点、蜘蛛痣、肝掌等。

(三)心理—社会评估

评估时应注意患者的心理状态,有无个性、行为的改变,有无焦虑、抑郁、易怒、悲观等情绪。并发肝性脑病时,患者可出现嗜睡、兴奋、昼夜颠倒等神经精神症状,应注意鉴别。评估患者及家属对疾病的认识及态度、家庭经济情况和社会支持等。

(四)辅助检查结果评估

1.血常规检查

有无红细胞减少或全血细胞减少。

2.血生化检查

肝功能有无异常,有无电解质和酸碱平衡紊乱,血氨是否增高,有无氮质血症。

3.腹水检查

腹水的性质是漏出液或渗出液,有无找到病原菌或恶性肿瘤细胞。

4.其他检查

钡餐造影检查有无食管胃底静脉曲张,B 超检查有无静脉高压征象等。

(五)常用药物治疗效果的评估

1.准确记录患者出入量(尤其是 24 小时尿量)

大量利尿可引起血容量过度降低,心排血量下降,血尿素氮增高。患者皮肤弹性减低,出现体位性低血压和少尿。

2.血生化检查的结果

长期使用噻嗪类利尿剂有可能导致水、电解质紊乱,产生低钠、低氯和低钾血症。

三、主要护理诊断/问题

1.营养失调

低于机体需要量与肝功能减退、门静脉高压引起食欲减退、消化和吸收障碍有关。

2.体液过多

与肝功能减退、门静脉高压引起钠水潴留有关。

3.潜在并发症

(1)上消化道出血:与食管胃底静脉曲张破裂有关。

(2)肝性脑病:与肝功能障碍、代谢紊乱致神经系统功能失调有关。

四、护理措施

(一)休息与活动

睡眠应充足,生活起居有规律。代偿期患者无明显的精神、体力减退,可适当参加工作,避免过度疲劳;失代偿期患者以卧床休息为主,并视病情适量活动,活动量以不加重疲劳感和其他症状为度。腹水患者宜平卧位,可抬高下肢,以减轻水肿。阴囊水肿者可用拖带托起阴囊,大量腹水者卧床时可取半卧位,以减轻呼吸困难和心悸。

(二)合理饮食

既保证饮食营养又遵守必要的饮食限制是改善肝功能、延缓病情进展的基本措施。与患者共同制订符合治疗需要而又为其接受的饮食计划。饮食治疗原则:高热量、高蛋白质、高维生素、限制水钠、易消化饮食,并根据病情变化及时调整。

（三）用药护理

应严格按医嘱用药,并注意观察常用药的毒副作用,发现问题及时处理。如使用利尿药注意维持水电解质和酸碱平衡,利尿速度不宜过快,以每天体重减轻不超过 0.5 kg 为宜。

（四）心理护理

多关心体贴患者,使患者保持愉快心情,帮助患者树立治病的信心。

（五）健康教育

1.饮食指导

切实遵循饮食治疗原则和计划,禁酒。

2.用药原则

遵医嘱按时、正确服用相关药物,加用药物需征得医师同意,以免加重肝脏负担和肝功能损害。让患者了解常用药物不良反应及自我观察要点。

3.预防感染的措施

注意保暖和个人卫生保健。

4.适当活动计划

睡眠应充足,生活起居有规律。制订个体化的活动计划,避免过度疲劳。

5.皮肤的保护

沐浴时应注意避免水温过高,或使用有刺激性的皂类和沐浴液,沐浴后使用性质柔和的润肤品;皮肤瘙痒者给予止痒处理,嘱患者勿用手抓搔,以免皮肤破损。

6.及时就诊的指标

（1）患者出现性格、行为改变等可能为肝性脑病的前驱症状时。

（2）出现消化道出血等其他并发症时。

五、护理效果评估

（1）患者自觉症状好转,食欲增加。

（2）患者尿量增加、体重减轻、水肿减轻及其他身体不适有所减轻。

（3）患者能正确记录出入量,测量腹围和体重。

（侯志萍）

第十节 胆管感染

胆管感染是临床上常见的疾病,按发生部位分为胆囊炎和胆管炎。按发病急缓和病程经过分为急性、亚急性和慢性炎症。胆管感染与胆石病互为因果关系。胆石病引起胆管梗阻胆汁淤积,细菌繁殖致胆管感染,胆管感染的发作又是胆石形成的重要的致病因素和促发因素。

急性胆囊炎是胆囊发生的急性化学性或细菌性炎症。约 95% 的患者合并有胆囊结石,称结石性胆囊炎,发病原因为结石导致胆囊管梗阻以及继发细菌感染所致。致病菌可通过胆管逆行侵入胆囊,或经血循环或淋巴途径进入胆囊,致病菌主要为革兰阴性杆菌,以大肠埃希菌最常见,其次有肠球菌、铜绿假单胞菌、厌氧菌等。5% 的患者未合并有胆囊结石,称非结石性胆囊炎,发病原因尚不十分清楚,易发生在严重创伤、烧伤、手术后及危重患者中,可能是这些患者都有不同程度的低血压和组织低血流灌注,胆囊也受到低血流灌注损害,导致黏膜糜烂,胆囊壁受损。急性胆囊炎病理过程分为急性单纯性胆囊炎、急性化脓性胆囊炎和急性坏疽性胆囊炎三个阶段。

慢性胆囊炎是急性胆囊炎反复发作的结果,70%~95% 的患者合并胆囊结石。

急性梗阻性化脓性胆管炎（AOSC）又名急性重症胆管炎（ACST）,是急性胆管炎和胆管梗阻未解除,

感染未控制,病情进一步发展的结果。由于胆管内压力持续升高,管腔内充满脓性胆汁,高压脓性胆汁逆流入肝,大量细菌和毒素经肝窦入血,导致脓毒症和感染性休克。

一、护理评估

(一)健康史

注意询问患者饮食习惯和饮食种类,发病是否有与饱食和高脂饮食有关,既往有无胆囊结石、胆囊炎、胆管结石、胆管炎及黄疸病史。

(二)身体状况

1. 急性胆囊炎

(1)腹痛:急性发作典型表现是突发右上腹阵发性绞痛,常在饱餐、进油腻食物后,或在夜间发作。疼痛常放散到右肩部、肩胛部和背部。病变发展可出现持续性疼痛并阵发性加重。

(2)发热:患者常有轻度发热,通常无寒颤。如果胆囊积脓、穿孔或合并急性胆管炎,可出现明显的寒战高热。

(3)消化道症状:疼痛时常伴有恶心、呕吐、厌食等消化道症状。

(4)体格检查:右上腹部可有不同程度和范围的压痛、反跳痛及肌紧张,墨菲征(Murphy)阳性,可扪及肿大的胆囊。

(5)并发症:胆囊积脓、胆囊穿孔、弥漫性腹膜炎、急性化脓性胆管炎、急性坏死性胰腺炎。

2. 慢性胆囊炎

临床症状常不典型,多数患者有胆绞痛病史,尔后有厌油腻、腹胀、嗳气等消化道症状,右上腹部和肩背部隐痛,一般无畏寒、高热和黄疸。体格检查右上腹胆囊区轻压痛或不适感,Murphy 征可呈阳性。

3. 急性梗阻性化脓性胆管炎

发病急骤、病情发展迅速、并发症凶险。除一般胆管感染的夏柯三联征(腹痛、寒战高热、黄疸)外,患者迅速出现休克、中枢神经系统受抑制表现,即雷诺(Reynolds)五联征,如果患者不及时治疗,可迅速死亡。查体可有不同程度的上腹部压痛和腹膜刺激征。

(三)心理—社会状况

患者因即将面临手术、担心预后、疾病反复发作等因素引起患者及其亲属的焦虑与恐惧。急性梗阻性化脓性胆管炎患者,因病情危重,患者及其亲属常难以应对。

(四)辅助检查

1. 实验室检查

胆囊炎患者白细胞计数和中性粒细胞比例增高;急性梗阻性化脓性胆管炎患者,白细胞计数 $>10\times10^9/L$,中性粒细胞比例增高,胞浆可出现中毒颗粒。血小板计数降低,凝血酶原时间延长。

2. B超检查

急性胆囊炎可见胆囊肿大、壁厚、囊内有结石。慢性胆囊炎囊壁厚或萎缩,其内有结石或胆固醇沉着。急性梗阻性化脓性胆管炎患者可在床旁检查,能及时了解胆管梗阻的部位和病变性质,以及肝内外胆管扩张情况。

(五)治疗要点

1. 非手术治疗

包括禁食、输液、纠正水、电解质及酸碱失衡,全身支持疗法,选用有效的抗生素控制感染,解痉止痛等处理。大多数急性胆囊炎患者病情能控制,待以后行择期手术。而急性梗阻性化脓性胆管炎患者,如病情较轻,可在 6 小时内试行非手术治疗,若无明显好转,应紧急手术治疗。

2. 手术治疗

(1)急性胆囊炎发病在 72 小时内、经非手术治疗无效且病情恶化或有胆囊穿孔、弥漫性腹膜炎、急性化脓性胆管炎、急性坏死性胰腺炎等并发症者,均应急诊手术。争取行胆囊切除术,但高危患者,或局部炎症水肿、粘连重,解剖关系不清者,应选用胆囊造口术,3 个月后再行胆囊切除术。

（2）其他胆囊炎患者均应在患者情况处于最佳状态时择期行胆囊切除术。

（3）急性梗阻性化脓性胆管炎手术的目的是抢救生命，应力求简单有效，常采用胆总管切开减压、T形管引流。其他方法还有 PTCD、经内镜鼻胆管引流术（ENAD）等。

二、护理诊断及合作性问题

（一）焦虑与恐惧

与疼痛、病情反复发作、手术有关。

（二）急性疼痛

与疾病本身和手术伤口有关。

（三）体温升高

与术前感染、术后炎症反应有关。

（四）营养失调

低于机体需要量与胆管功能失调，胆汁排出受阻，或手术后胆汁引流至体外导致消化不良、食欲不佳、肝功能受损有关。

（五）体液不足

与 T 形管引流、呕吐、感染性休克有关。

（六）潜在并发症

胆囊穿孔、弥漫性腹膜炎、急性化脓性胆管炎、急性坏死性胰腺炎、感染性休克等。

三、护理目标

患者情绪平稳，积极配合治疗，疼痛缓解，体温正常，营养得到改善，能维持体液平衡，无胆囊穿孔、弥漫性腹膜炎、急性化脓性胆管炎、急性坏死性胰腺炎、感染性休克等并发症发生。

四、护理措施

（一）非手术疗法及术前护理

（1）心理护理：加强与患者沟通，介绍胆囊炎的有关知识，解释术前准备的目的和必要性，使之配合。急性梗阻性化脓性胆管炎患者应将其病情的严重性告知患者亲属，使其理解配合。

（2）病情观察：应密切观察体温、脉搏、血压、黄疸、神志、腹痛程度及腹部体征，发现异常，及时通知医生。

（3）禁食、输液：急性胆囊炎需禁食，补充水、电解质和纠正酸碱紊乱。凝血酶原低者，补充维生素 K，若紧急手术者，可输全血供给凝血酶原。

（4）营养支持：向慢性胆囊炎患者解释进食低脂饮食的意义，提供低脂、高热量饮食。

（5）抗感染与对症处理：遵医嘱应用解痉、镇痛及抗感染药物，高热者用物理或药物降温。

（6）急性梗阻性化脓性胆管炎患者应及时完成手术前各项准备工作，如扩容、广谱、足量、联合使用抗生素，视病情使用激素、血管活性药物等抗休克措施，争取尽快手术。

（二）术后护理

同胆石症患者术后护理，急性梗阻性化脓性胆管炎患者仍需严密观察病情变化，继续积极抗休克治疗。

（三）健康指导

指导患者宜进低脂、高热量、高维生素易消化饮食，如出现发热、腹痛、黄疸等情况，及时来医院就诊。

五、护理评价

患者是否情绪平稳，是否积极配合治疗，疼痛是否缓解，体温是否恢复正常；营养是否得到改善，能否维持体液平衡，有无胆囊穿孔、弥漫性腹膜炎、急性化脓性胆管炎、急性坏死性胰腺炎、感染性休克等并发症发生。

（侯志萍）

第十二章　胸心外科疾病护理

第一节　气　胸

一、概述

胸膜腔内积气称为气胸(图 12-1)。气胸是由于利器或肋骨断端刺破胸膜、肺、支气管或食管后,空气进入胸腔所造成。气胸分三种。

(1)闭合性气胸:即伤口伤道已闭,胸膜腔与大气不相通。

(2)开放性气胸:胸膜腔与大气相通,可造成纵隔扑动。吸气时,健侧胸膜腔负压升高,与伤侧压力差增大,纵隔向健侧移位;呼气时,两侧胸膜腔压力差减少,纵隔移向正常位置,这样纵隔随呼吸来回摆动的现象,称为纵隔扑动。

(3)张力性气胸:即有受伤的组织起活瓣作用,空气只能入不能出,胸膜腔内压不断增高如抢救不及时,可因急性呼吸衰竭而死亡。

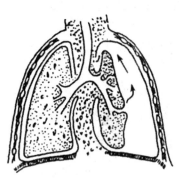

图 12-1　气胸示意图

二、护理评估

1.临床症状评估与观察

(1)闭合性气胸:小的气胸多无症状。超过 30％的气胸,可有胸闷及呼吸困难;气管及心脏向健侧偏移;伤侧叩诊呈鼓音,呼吸渐弱,严重者有皮下气肿及纵隔气肿。

(2)开放性气胸:患者有明显的呼吸困难及发绀,空气进入伤口发出"嘶嘶"的响声。

(3)张力性气胸:重度呼吸困难,发绀常有休克,颈部及纵隔皮下气肿明显。

2.辅助检查

根据上述指征,结合 X 线胸片即可确诊,必要时做患侧第 2 肋间穿刺,常能确诊。

三、护理问题

1.低效性呼吸形态

其与胸壁完全受损及可能合并有肺实质损伤有关。

2.疼痛

其与胸部伤口及胸腔引流管刺激有关。

3.恐惧

其与呼吸窘迫有关。

4.有感染的危险

其与污染伤口有关。

四、护理措施

1.维持或恢复正常的呼吸功能

(1)半卧位,卧床休息。膈肌下降利于肺复张、疼痛减轻及增加非必要的氧气需要量。

(2)吸氧:根据缺氧状态给予鼻导管及面罩吸氧,并及时发现患者有无胸闷、气短、烦躁、发绀等缺氧症状以及皮肤、黏膜的情况。

(3)协助患者翻身,鼓励其深呼吸及咳痰,及时排出痰液,可给予雾化吸入及化痰药,必要时吸痰,排出呼吸道分泌物,预防肺不张及肺炎的发生。

2.皮下气肿的护理

皮下气肿在胸腔闭式引流第3～7天可自行吸收,也可用粗针头做局部皮下穿刺,挤压放气。纵隔气肿加重时,要在胸骨柄切迹上作一2 cm的横行小切口。

3.胸腔引流管的护理

(1)体位:半卧位,利于呼吸和引流。鼓励患者进行有效的咳嗽和深呼吸运动,利于积液排出,恢复胸膜腔负压,使肺复张。

(2)妥善固定:下床活动时,引流瓶位置应低于膝关节,运送患者时双钳夹管。引流管末端应在水平线下 2～3 cm,保持密封(图 12-2)。

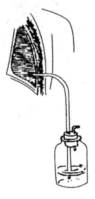

图 12-2 胸腔闭式引流

(3)保持引流通畅:闭式引流主要靠重力引流,水封瓶液面应低于引流管胸腔出口平面60 cm,任何情况下不得高于胸腔,以免引流液逆流造成感染。高于胸腔时,引流管要夹闭。定时挤压引流管以免阻塞。水柱波动反应残腔的大小与胸腔内负压的大小。其正常时上下可波动 4～6 cm。如无波动,患者出现胸闷气促,气管向健侧移位等肺受压的症状,应疑为引流管被血块堵塞,应挤捏或用负压间断抽吸引流瓶短玻璃管,促使其通畅,并通知医生。

(4)观察记录:观察引流液的量、性状、颜色、水柱波动范围,并准确记录。若引流量多≥200 mL/h,并持续 2～3 h 以上,颜色为鲜红色或红色,性质较黏稠、易凝血则疑为胸腔内有活动性出血,应立即报告医生,必要时开胸止血。每天更换水封瓶并记录引流量。

(5)保持管道的密闭和无菌:使用前注意引流装置是否密封,胸壁伤口、管口周围用油纱布包裹严密,更换引流瓶时双钳夹管,严格执行无菌操作。

(6)脱管处理:如引流管从胸腔滑脱,立即用手捏闭伤口处皮肤,消毒后油纱封闭伤口协助医生做进一步处理。

(7)拔管护理:24 h引流液<50 mL,脓液<10 mL,X线胸片示肺膨胀良好、无漏气,患者无呼吸困难即可拔管。拔管后严密观察患者有无胸闷、憋气、呼吸困难、切口漏气、渗液、出血、皮下气肿等症状。

4.急救处理

(1)积气较多的闭合性气胸:经锁骨中线第2肋间行胸膜腔穿刺,或行胸膜腔闭式引流术,迅速抽尽积气,同时应用抗生素预防感染。

(2)开放性气胸:用无菌凡士林纱布加厚敷料封闭伤口,再用宽胶布或胸带包扎固定,使其转变成闭合性气胸,然后穿刺胸膜腔抽气减压,解除呼吸困难。

(3)张力性气胸:立即减压排气。在危急情况下可用一粗针头在伤侧第2肋间锁骨中线处刺入胸膜腔,尾部扎一橡胶手指套,将指套顶端剪一约1 cm开口起活瓣作用(图12-3)。

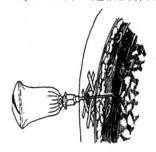

图12-3 气胸急救处理

5.预防感染

(1)密切观察体温变化,每四小时测体温一次。

(2)有开放性气胸者,应配合医生及时清创缝合。更换伤口及引流瓶应严格无菌操作。

(3)遵医嘱合理应用化痰药及抗生素。

6.健康指导

(1)教会或指导患者腹式呼吸及有效排痰。

(2)加强体育锻炼,增加肺活量和机体抵抗力。

（付 敏）

第二节 血 胸

一、概述

胸部穿透性或非穿透性创伤,由于损伤了肋间或乳内血管、肺实质、心脏或大血管而形成血胸。成人胸腔内积血量在0.5 L以下,称为少量血胸;积血0.5~1 L为中量血胸;胸积血1 L以上,称为大量血胸。内出血的速度和量取决于出血伤口的部位及大小。肺实质的出血常常能自行停止,但心脏或其他动脉出血需要外科修补。根据出血的量分为少量血胸、中量血胸、大量血胸,见图12-4。

二、护理评估

1.临床症状的评估与观察

患者多因失血过多处于休克状态,胸膜腔内积血压迫肺及纵隔,导致呼吸系统循环障碍,患者严重缺氧。血胸还可能继发感染引起中毒性休克,如合并气胸,则伤胸部叩诊鼓音,下胸部叩诊浊音,呼吸音下降

或消失。

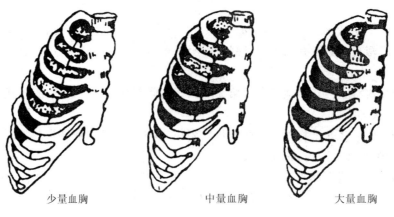

少量血胸　　　　　　　中量血胸　　　　　　　大量血胸

图 12-4　血胸示意图

2.辅助检查

根据病史体征可做胸穿,如抽出血液即可确诊,行 X 线胸片检查可进一步证实。

三、护理问题

1.低效性呼吸形态

其与胸壁完全受损及可能合并有肺实质损伤有关。

2.气体交换障碍

其与肺实质损伤及有关。

3.恐惧

其与呼吸窘迫有关。

4.有感染的危险

其与污染伤口有关。

5.有休克的危险

其与有效循环血量缺失及其他应激生理反应有关。

四、护理措施

1.维持有效呼吸

(1)半卧位,卧床休息。膈肌下降利于肺复张,减轻疼痛及非必要的氧气需要量。如有休克应采取中凹卧位。

(2)吸氧:根据缺氧状态给予鼻导管及面罩吸氧,并及时发现患者有无胸闷、气短、烦躁、发绀等缺氧症状以及皮肤、黏膜的情况。

(3)协助患者翻身,鼓励深呼吸及咳痰。为及时排出痰液可给予雾化吸入及化痰药,必要时吸痰以排出呼吸道分泌物,预防肺不张及肺炎的发生。

2.维持正常心排血量

(1)迅速建立静脉通路,保证通畅。

(2)在监测中心静脉压的前提下,遵医嘱快速输液、输血、给予血管活性药物等综合抗休克治疗。

(3)严密观察有无胸腔内出血征象:脉搏增快,血压下降;补液后血压虽短暂上升,又迅速下降;胸腔闭式引流量,>200 mL/h,并持续 2～3 h 以上。必要时开胸止血。

3.病情观察

(1)严密监测生命体征,注意神志、瞳孔、呼吸的变化。

(2)抗休克:观察是否有休克的征象及症状,如皮肤苍白、湿冷、不安、血压过低、脉搏浅快等情形。若有立即通知医生并安置一条以上的静脉通路输血、补液,并严密监测病情变化。

(3)如出现心脏压塞(呼吸困难、心前区疼痛、面色苍白、心音遥远)应立即抢救。

4.胸腔引流管的护理

严密观察失血量,补足失血及预防感染。如有进行性失血、生命体征恶化应做开胸止血手术,清除血块以减少日后粘连。

5.心理护理

(1)提供安静舒适的环境。

(2)活动与休息:保证充足睡眠,劳逸结合,逐渐增加活动量。

(3)保持排便通畅,不宜下蹲过久。

（付　敏）

第三节　脓　胸

一、病因病理

其常见致病菌为金黄色葡萄球菌。感染途径从肺或邻近脏器的病灶直接蔓延,或经血行到达胸膜腔,也可因血胸继发感染引起。病理改变主要有胸膜充血、水肿、浆液性渗出,继而形成脓胸,同时可出现感染中毒症状。迁延不愈可成为慢性脓胸。

二、临床表现

(1)急性脓胸高热、脉速、食欲缺乏、胸痛、呼吸急促、全身乏力。积脓较多者尚有胸闷、咳嗽、咳痰症状,严重者可出现发绀和休克。患侧呼吸运动减弱,肋间隙饱满;患侧语颤音减弱;叩诊呈浊音,听诊呼吸音减弱或消失。

(2)慢性脓胸低热、消瘦、营养不良、贫血、低蛋白血症、胸痛、咳痰;查体可见患侧胸部塌陷,呼吸音减弱或消失,严重者有脊椎侧凸,支气管及纵隔偏向患侧,可有杵状指。

三、治疗原则

(1)加强营养。

(2)积极治疗原发病灶。

(3)用抗生素控制感染。

(4)行闭式胸膜腔引流或开放引流术排净脓液。

(5)久治不愈的慢性脓胸可采用手术治疗。

四、护理

1.全身治疗护理

增加营养、高热量、高蛋白、高维生素饮食,必要时少量多次输血,合理使用抗生素。

2.局部治疗护理

(1)胸膜腔穿刺:穿刺中要观察有无不良反应。

（2）闭式胸膜腔引流护理。

（3）行开放引流术后，每日更换敷料1～2次，保持创口周围皮肤清洁。

3.慢性脓胸手术后患者护理

对做胸膜纤维板剥除术的患者，术后应注意观察闭式胸腔引流水封瓶中有无大量出血或气体逸出。对胸廓改形术的患者，因术后可出现反常呼吸运动，故患侧胸廓需用纱布垫及多头胸带加压包扎固定3～4周。

（李玉霄）

第四节　食管癌

一、概述

食管癌（carcinoma of esophagus）是常见的消化道恶性肿瘤，目前原因不明，与炎症、真菌感染、亚硝胺类化合物摄入、微量元素及维生素缺乏有关。其主要病理类型为鳞癌（90%），少部分为腺癌、肉瘤及小细胞癌等。其可分为髓质型、缩窄型、蕈伞型、溃疡型，以胸中段食管癌较多见，下段次之，上段较少。食管癌发生于食管黏膜上皮的基底细胞，绝大多数是鳞状上皮癌（95%），腺癌起源于食管者甚为少见，多位于食管末端。贲门癌多为腺癌，贲门部腺癌可向上延伸累及食管下段。其主要通过淋巴转移，血行转移发生较晚。

二、诊断

（一）症状

1.早期

患者早期常无明显症状，仅在吞咽粗硬食物时有不同程度的不适感，包括：①咽下食物哽噎感，常因进食固体食物引起，第一次出现哽噎感后，不经治疗而自行消失，隔数日或数月再次出现；②胸骨后疼痛，常在咽下食物后发生，进食粗糙热食或刺激性食物时加重；③食物通过缓慢并有滞留感；④剑突下烧灼样刺痛，轻重不等，多在咽下食物时出现，食后减轻或消失；⑤咽部干燥与紧缩感，食物吞下不畅，并有轻微疼痛；⑥胸骨后闷胀不适。症状时轻时重，进展缓慢。

2.中晚期

（1）吞咽困难：进行性吞咽困难是食管癌的主要症状。初起时进食固体食物有哽噎感，以后逐渐呈进行性加重，甚至流质饮食亦不能咽下。吞咽困难的严重程度除与病期有关外，与肿瘤的类型亦有关系。缩窄型出现梗阻症状早而严重，溃疡型及腔内型出现梗阻症状较晚。

（2）疼痛和呕吐：见于严重吞咽困难病例，多将刚进食的食物伴唾液呕出呈黏液状。疼痛亦为常见症状，多位于胸骨后、肩胛间区，早期多呈间歇性，出现持续而严重的胸痛或背痛，需用止痛药止痛者，为晚期肿瘤外侵的征象。

（3）贲门癌：可出现便血、贫血。

（4）体重下降及恶病质：因长期吞咽困难，引起营养障碍，体重明显下降，消瘦明显。出现恶病质是肿瘤晚期的表现。

（5）邻近器官受累的症状：肿瘤侵及邻近器官可引起相应的症状。癌肿侵犯喉返神经，可发生声音嘶哑；侵入主动脉，溃烂破裂，可引起大量呕血；侵入气管，可形成食管气管瘘；高度阻塞可致食物反流，引起进食时呛咳及肺部感染；持续胸痛或背痛为晚期症状，表示癌肿已侵犯食管外组织。

（二）体征

1. 一般情况

以消瘦为主，甚至出现恶病质，有的患者有贫血和低蛋白血症的表现。

2. 专科检查

病变早期并无阳性体征；病变晚期可扪及锁骨上转移的淋巴结或上腹部有包块，并有压痛。

（三）检查

1. 实验室检查

主要表现为低血红蛋白、低血浆蛋白，有的患者可有大便隐血试验阳性。

2. 特殊检查

（1）钡餐检查：是食管癌诊断最常用、最有效、最安全的方法，可了解病灶的部位及范围，此外还可了解胃和十二指肠的情况，供手术设计参考。在钡餐检查时应采取正位、侧位和斜位不同的体位并应用双重造影技术仔细观察食管黏膜形态及食管运动的状况以免漏诊早期病变。根据钡餐检查的形态将食管癌分为：溃疡型（以食管壁不规则缺损的壁龛影为主）、蕈伞型（病灶如菌状或息肉状突入食管腔）、缩窄型（病变以环状狭窄为主，往往较早出现症状）和髓质型（病变以黏膜下肌层侵犯为主，此型病变呈外侵性生长，瘤体往往较大）。又根据食管癌发生的部位将其分为上段（主动脉弓上缘水平以上的食管段）、中段和下段（左下肺静脉下缘至贲门的食管）食管癌。由于能提取组织做病理定性，因此钡餐与食管镜是不能相互取代的检查，由于钡剂可覆盖病灶表面造成假象，故钡餐检查最好在组织学检查后再进行。

（2）食管镜检查：可在直视下观察病灶的形态和大小，并采取活体组织做出病理学诊断，对病灶不明显但可疑的部位可用刷取脱落细胞检查。

（3）食管拉网检查：是我国学者发明的极其简便、有效、安全、经济的检查方法，尤其适用于大规模普查及早期食管癌的诊断，其诊断学的灵敏度甚至高于依靠肉眼观察定位的食管镜检查。分段食管拉网结合钡餐检查还可确定病变的部位。

（4）CT 和 MRI 检查：可了解食管癌纵隔淋巴转移的情况及是否侵及胸主动脉、气管后壁。

（5）纤维支气管镜检查：主要观察气管膜部是否受到食管癌侵犯，必要时可作双镜检查（即同时加做食管镜检查）。

（6）内窥镜式食管超声（endoscopic esophageal ultrasound，EEU）引导下细针穿刺活检（fine－needle aspiration，FNA）：是少数患者在其他方法不能明确诊断但又高度怀疑食管恶性病变时可做此检查，用细针刺入食管壁抽吸少量组织病理检查以明确诊断。

（7）超声检查：主要了解肿瘤有无腹腔转移，尤其是食管下段肿瘤容易造成胃小弯、胰腺及肝脏的转移，对于这样的患者应避免外科手术并及时进行非手术治疗。

（四）诊断要点

（1）进食时有梗阻感或呛咳、咽部干燥紧束感，进行性吞咽困难等症状。

（2）有消瘦、乏力、贫血、脱水、营养不良等恶病质表现。

（3）中晚期患者可出现锁骨上淋巴结肿大，肝转移性肿块、腹水等。

（4）纤维食管癌、食管吞钡 X 线造影等检查结果能明确诊断。

（五）鉴别诊断

1. 食管平滑肌瘤

常见的食管平滑肌瘤可出现类似食管癌下咽困难的症状，通常有症状时间较长但无消瘦。在钡餐检查中可见肿块较圆滑突向食管腔，黏膜无损伤，并有特殊的"八字胡"征。食管拉网及食管镜检查均无癌细胞发现。

2. 食管良性狭窄

食管良性狭窄通常有吞服强酸、强碱液病史，化学性灼伤常造成全食管或食管节段性狭窄，发病以儿童和女性患者多见，根据病史不难鉴别。

3.外压性食管梗阻

食管外的某些异常,如巨大的纵隔肿瘤、纵隔淋巴结、胸骨后甲状腺肿等均可压迫食管造成节段性狭窄致吞咽困难,但通常钡餐检查可见食管黏膜正常,拉网及食管镜检查也无病理学证据。

4.贲门失弛缓症

病史较长,病情可有缓解期,常有呕吐宿食史,有特征性的食管钡餐表现,亚硝酸异戊酯试验阳性,病理学活检无食管癌的证据。

5.食管静脉曲张

食管静脉曲张常发生在食管中下段,吞咽困难较轻,往往伴有门静脉高压,常见于肝硬化、布-加综合征等。钡餐检查可见食管黏膜紊乱,食管镜下可见黏膜下曲张的静脉,但黏膜表面完整无破坏。绝对禁止活检,以免造成大出血。

三、治疗

一般对较早期病变宜采用手术治疗;对较晚期病变,仍应争取手术治疗,位于中、上段的晚期病变,而年龄较高或有手术禁忌证者,则以放射治疗为佳。

(一)手术疗法

手术是食管癌首选的治疗方法。早期切除常可达到根治效果。手术方法应根据病变大小、部位、病理分型及全身情况而定,原则上应切除食管大部分。中、晚期食管癌常浸润至黏膜下,食管切除范围应在距离癌瘤5~8 cm。因此食管下段癌,与代食管器官吻合多在主动脉弓上,而食管中段或上段癌则应吻合在颈部。代食管器官常用的是胃,有时用结肠或空肠。

1.适应证

对病变的大小和部位、病理类型,以及患者的全身情况进行全面分析,在下列情况时,可以考虑外科手术治疗:①早期食管癌(0 期及 I 期),患者一般情况允许,应积极争取手术治疗;②中期内的 II、III 期,患者情况许可,无明显远处转移,条件允许时均应采用术前放射与手术切除或手术切除与术后放疗的综合治疗;③放射治疗后复发、穿孔者,病变范围不大,无远处癌转移,周身情况良好,也应争取手术治疗;④食管癌高度梗阻,无明显远处转移,患者周身情况允许,应积极争取开胸手术,不能切除者,可行分流吻合术,然后辅以放疗和化疗。

2.禁忌证

随着手术技巧、围术期处理及癌症综合治疗观念的建立和发展某些手术禁忌证已得以改变。

(1)食管癌伴有锁骨上淋巴结转移的治疗:上段及颈段食管癌的锁骨上淋巴结转移实为局部淋巴结转移,在患者周身情况允许,无其他脏器转移,原发病灶可以切除的情况下,应行病灶切除及淋巴结切除术。术后辅以放、化疗。

(2)并发有其他脏器功能不全或损害的患者,只要病灶能够切除,患者能够耐受剖胸术,均应手术治疗。

3.影响切除率的因素

(1)食管癌病变长度:一般超过 5 cm,大都说明肿瘤较为晚期。但早期食管癌要除外,早期食管癌,病灶表浅,有时范围较长。发现食管癌伴有巨大阴影或突出阴影,多数病例已外侵食管周围脏器并发生粘连。食管癌局部有软组织肿块,亦可说明肿瘤外侵。X 线检查,有上述现象出现,可以判断手术切除率较低。

(2)胸背疼痛:胸骨后或背部肩胛区持续性钝痛常揭示肿瘤已有外侵,引起食管周围炎、纵隔炎,也可以是食管深层癌性溃疡所致。下段肿瘤引起的疼痛可以发生在上腹部。疼痛严重不能入睡或伴有发热者,不但手术切除的可能性较小,而且应注意肿瘤穿孔的可能。

(3)出血:有时患者也会因呕血或黑便就诊。肿瘤可浸润大血管特别是胸主动脉而造成致命性大出血。对于有穿透性溃疡患者,特别是 CT 检查显示肿瘤侵犯胸主动脉者,应注意出血的可能。

（4）声音嘶哑：常是肿瘤直接侵犯或转移性淋巴结压迫喉返神经所致。有时也可以是吸入性炎症引起的喉炎所致，间接纤维支气管镜检查有助于鉴别。其常提示肿瘤外侵及转移严重。

（5）手术径路：常用左胸切口，中、上段食管癌切除术有用右胸切口者。经食管裂孔剥除食管癌法可用于心肺功能差，不能耐受开胸手术者。此法可并发喉返神经麻痹及食管床大出血，应掌握适应证。

对于晚期食管癌，不能根治或放射治疗，进食较困难者，可作姑息性减轻症状手术如：食管腔内置管术、胃造瘘术、食管胃转流或食管结肠转流吻合术。这些减轻症状手术，可能发生并发症，故应严格掌握适应证。

（二）放射治疗

食管癌放射治疗包括根治性和姑息性两大类，单独放射治疗食管癌疗效差，故放射治疗一般仅作为综合治疗的一部分。照射方法包括放射和腔内放射、术前放射和术后放射。治疗方案的选择，需根据病变部位、范围、食管梗阻程度和患者的全身状况而定。颈段和上胸段食管癌手术的创伤大，并发症发生率高，而放疗损伤小，疗效优于手术，应以放疗为首选。凡患者全身状况尚可、能进半流质或顺利进流质饮食、胸段食管癌而无锁骨上淋巴结转移及远处转移、无气管侵犯、无食管穿孔和出血征象、病灶长度<8 cm 而无内科禁忌证者，均可作根治性放疗。其他患者则可进行旨在缓解食管梗阻、改善进食困难、减轻疼痛、提高患者生存质量和延长患者生存期的姑息性放疗。放疗源的选择可采取以下原则：颈段及上胸段食管癌选用 ^{60}Co 或 $4\sim8$ mV X 线，中胸及下胸段食管癌选用 18 mV 或 18 mV 以上 X 线照射，也可选用 ^{60}Co 远距离外照射。根治性放疗每周照射 5 次，每次 $1.8\sim2.0$ Gy，总剂量为 $60\sim70$ Gy/$(7\sim8)$周。姑息性放疗也尽量给予根治量或接近根治量。术前放疗主要适用于食管癌已有外侵，临床估计单纯手术切除有困难，但肿瘤在放疗后获得部分退缩可望切除者。术前照射能使癌肿及转移的淋巴结缩小，癌肿周围小血管和淋巴管闭塞，可提高切除率，减少术中癌的播散。术前放疗的剂量为 $30\sim70$ Gy/$4\sim8$ 周，放疗后 $4\sim6$ 周再作手术切除。对姑息性切除后肿瘤有残留、术后病理检查发现食管切端有癌浸润，手术切缘过于狭窄，肿瘤基本切除但临床估计可能有亚临床病灶残留者，应进行术后放疗，以提高 5 年生存率。但是，对术中切除不完全的病变，局部可留置银夹标记，术后 $2\sim4$ 周再做放射治疗。能否提高 5 年生存率尚有争论。术后放疗剂量为 $50\sim70$ Gy。近有学者建议采用食管癌体外三野照射法、超分割分段放疗，以及采用 ^{60}Co、^{137}Cs、^{192}Yb 食管腔内近距离放疗，以减少肺组织及脊髓所受的放射剂量而减轻放射损伤，提高放疗的疗效。

（三）药物治疗

由于全身性扩散是食管癌的特征，应用化疗是合乎逻辑的。然而化疗在永久控制此症的效果方面尚未得到证实，显效率在 5%～50%，取决于选用的药物或药物之间的搭配，目前多为数种作用机制不同药物的联合用药。常用方法为：DMP、DBV、PMD 等，但病情改善比较短暂且大多数有效的药物均有毒性。目前临床上常用联合化疗方案有 DDP－BLM、BLM－ADM、DDP－DS－BLM 以及 DDP－ADM－氟尿嘧啶等。临床观察发现，DDP、氟尿嘧啶和 BLM 等化疗药物具有放射增敏作用。近 10 年来将此类化疗药物作为增敏剂与放疗联合应用治疗食管癌，并取得了令人鼓舞的疗效。

（四）综合治疗

1.新辅助化疗

新辅助化疗又称诱导化疗或术前化疗，目的在于：①控制原发病灶，增加完全性手术切除的机会，也可减少术中肿瘤的播散；②肿瘤血供完整，允许更有效的化疗药物的输送；③早期的全身治疗可以消灭微小的转移病灶；④术前化疗允许更为客观地评价肿瘤反应情况，从而确定有效的化疗药物。

2.食管癌的术后化疗

食管癌的术后化疗即辅助化疗研究较少，但现有资料显示其可能明显提高术后生存率。

3.食管癌的术前化疗和放疗

一般是选用一种或数种化疗药物附加术前放疗，$3\sim4$ 周后手术切除。有些患者局部病灶可以完全消失。术前化疗加术前放疗目前有逐渐增加的趋势。

4.术前放射治疗

该方法能使癌肿及转移的淋巴结缩小,癌肿周围小血管和淋巴管闭塞,可提高切除率,减少术中癌的播散。对术中切除不完全的病变,局部可留置银夹标记,术后2~4周再进行放射治疗。此法能否提高5年生存率尚有争论。

5.食管支架或人工贲门

采用记忆合金做的人工支架可将癌瘤所致的狭窄食管腔撑开,可姑息性地解决患者的进食和营养;用高分子材料做的人工贲门可扩开食管下端贲门癌所致的狭窄,并有一定的抗反流作用。

6.食管癌激光切割术

食管癌激光切割术为姑息性治疗食管癌,用激光在食管腔内切割腔内生长的肿瘤,解决患者的进食和营养问题。

四、病情观察

(一)非手术治疗

(1)放射治疗患者应该注意有无放射性肺炎,气管—食管瘘或食管穿孔发生,尤其是癌肿病变在胸主动脉附近时,要注意患者有无突然呕血、便血增加或有血性胸水出现,以便及时停止照射,防止主动脉穿孔发生。

(2)监测患者的血常规,无论放疗还是化疗均对患者的造血系统有抑制,因此在治疗过程中每周至少查2次。

(3)生物制剂治疗应注意药物的不良反应和变态反应。

(4)对癌肿的大小应定期复查,以了解非手术治疗的效果并制定下一步治疗方案。

(二)肿瘤切除性手术治疗

(1)注意观察有无出血和感染这两项手术后早期的常见并发症。

(2)吻合口瘘是食管癌手术后最常见、后果最严重的并发症,术后早期较少发生,通常易将术后早期的残胃瘘误诊为吻合口瘘,吻合口瘘常在术后6~10日发生,主要表现为突然发热、胸痛、有胸水和血象增高,口服60%泛影葡胺或稀钡剂造影可明确诊断。

(三)姑息性治疗

如行激光切割手术须注意发生食管穿孔,可表现为突然发生纵隔气肿或气胸并伴有发热和胸水。食管支架或人工贲门在安放后可出现脱落,患者可恢复手术前的症状,应注意检查确认植入物所在位。

五、护理措施

(一)术前护理

1.心理护理

患者对手术的耐受力差,对治疗缺乏信心,同时对手术存在着一定程度的恐惧心理。因此,应针对患者的心理状态进行解释、安慰和鼓励,建立充分信赖的护患关系,使患者认识到手术是重要的治疗方法,使其乐于接受手术。

2.加强营养支持

尚能进食者应给予高热量、高蛋白、高维生素的流质或半流质饮食。不能进食者,应静脉补充水分、电解质及热量。低蛋白血症的患者,应输血或血浆蛋白予以纠正。

3.胃肠道准备

(1)注意口腔卫生。

(2)术前安置胃管和十二指肠管。

(3)术前禁食,有食物潴留者,术前晚用等渗盐水冲洗食管,有利于减轻组织水肿,降低术后感染和吻合口瘘的发生率。

（4）拟行结肠代食管者,术前需按结肠手术准备。

4.术前练习

教会患者深呼吸、有效咳嗽、排痰和床上排便等活动。

（二）术后护理

（1）按胸外科术后常规护理。

（2）术后应重点加强呼吸道护理。必要时,行鼻导管吸痰或气管镜吸痰,清除呼吸道分泌物,促进肺扩张。

（3）保持胃肠减压管通畅:术后24～48小时引流出少量血液,应视为正常,若引流出大量血液,应立即报告医生处理。胃肠减压管应保留3～5天,以减少吻合口张力,以利于吻合口愈合。

（4）密切观察胸腔引流量及性质:若胸腔引流液为大量血性液体,则提示胸腔内有活动性出血;若引流出混浊液或食物残渣,应考虑食管吻合口瘘;若有粉红色液体伴有脂肪滴排出,则为乳糜胸。出现以上情况,应采取相应措施,明确诊断,予以认真处理。若无异常,术后2～3天即可拔除引流管。

（5）严格控制饮食:由于食管缺乏浆膜层,故吻合口愈合较慢,术后应严格禁食和禁水。禁食期间,每天由静脉补液。安放十二指肠营养管者,可于手术后第2～3天肠蠕动恢复后,经导管滴入营养液,可减少输液量。手术后第5天,若病情无特殊变化,可经口进食牛奶,每次 60 mL 每 2 小时 1 次,间隔期间可给等量开水。若无不良反应,可逐日增量。术后第10～12天改无渣半流质饮食,但应注意防止进食过快及过量。

（6）吻合口瘘的观察及护理:食管吻合口瘘的临床表现为高热、脉快、呼吸困难、胸部剧痛,患侧呼吸音低,叩诊浊音,白细胞升高,甚至发生休克。处理原则:行胸膜腔引流促使肺膨胀;选择有效的抗生素抗感染;补充足够的营养和热量。目前,多选用完全胃肠内营养支持经胃造口灌注治疗,效果确切、满意。

（三）健康教育

胃代食管术后,少量多餐,避免睡前、躺着进食,进食后务必慢走,或端坐半小时,防止反流。裤带不宜系得太紧。进食后避免有低头弯腰的动作。给予高蛋白、高维生素、低脂、少渣饮食,并观察进食后有无梗阻、疼痛、呕吐、腹泻等情况。若发现症状应暂停饮食。

（吴艳凤）

第五节　胸部损伤

胸廓由胸椎、胸骨、肋骨和肋间组织组成,外有胸壁和肩部肌肉,内有胸膜。上口由胸骨上缘和第 1 肋组成,下口为膈所封闭,主动脉、胸导管、奇静脉、食管和迷走神经以及下腔静脉穿过各自裂孔进入腹腔。膈是重要呼吸肌,呼气时变为圆顶形,吸气时变为扁平以增加胸腔容量。

纵隔为两肺间的胸内空隙,前为胸骨,后为胸椎,两侧为左右胸膜。除两肺外,胸内器官均居于纵隔。纵隔的位置有赖于两侧胸膜腔压力的平衡。

胸膜腔左右各一。胸膜有内外两层,即脏层和壁层,两层间为潜在的胸膜腔,只有少量浆液。腔内压力约 -0.79 ～ -0.98 kPa（-8 ～ -10 cmH_2O）,如负压消失肺即萎陷,故在胸部损伤或开胸手术后,保持胸膜腔内的负压,至关重要。

一、病因与发病机制

胸部损伤(chest trauma)一般根据是否穿破壁层胸膜,造成胸膜腔与外界相通而分为闭合性和开放性损伤两类。闭合性损伤多由暴力挤压、冲撞或钝器打击胸部引起,轻者造成胸壁软组织挫伤或单根肋骨骨折,重者可发生多根多处肋骨骨折或伴有胸腔内器官损伤;开放性损伤多为利器或枪弹伤所致,胸膜的完整性遭到破坏,导致开放性气胸或血胸,并常伴有胸腔内器官损伤,若同时伤及腹部脏器,称之为胸腹联合伤。

二、临床表现

(一)胸痛

胸痛是胸部损伤的主要症状,常位于受损处,伴有压痛,呼吸时加剧。

(二)呼吸困难

胸部损伤后,疼痛可使胸廓活动受限、呼吸浅快。血液或分泌物堵塞气管、支气管,肺挫伤导致肺水肿、出血或淤血,气、血胸使肺膨胀不全等均致呼吸困难。多根多处肋骨骨折,胸壁软化引起胸廓反常呼吸运动,则加重呼吸困难。

(三)咯血

小支气管或肺泡破裂,出现肺水肿及毛细血管出血者,痰中常带血或咯血;大支气管损伤者,咯血量较多,且出现较早。

(四)休克

胸内大出血、张力性气胸、心包腔内出血、疼痛及继发感染等,均可导致休克的发生。

(五)局部体征

因损伤性质和轻重而不同,可有胸部挫裂伤、胸廓畸形、反常呼吸运动、皮下气肿、骨摩擦音、伤口出血、气管和心脏向健侧移位征象。胸部叩诊呈鼓音或浊音,听诊呼吸音减低或消失。

三、护理

(一)护理目标

(1)患者能采取有效的呼吸方式或维持氧的供应,肺内气体交换得到改善。

(2)患者掌握正确的咳嗽排痰方法,保持呼吸道通畅和胸腔闭式引流的效果。

(3)维持体液平衡和血容量。

(4)疼痛缓解或消失。

(5)患者情绪稳定,解除或减轻心理压力。

(6)防治感染,并发症及时发现或处理。

(二)护理措施

1.严密观察生命体征和病情变化

如患者出现烦躁、口渴、面色苍白、呼吸短促、脉搏快弱、血压下降等休克时,应针对导致休克的原因加强护理。失血性休克的患者,应在中心静脉压的监测下,迅速补充血容量,维持水、电解质和酸碱平衡。对开放性气胸,应立即在深呼气末用无菌凡士林纱布及厚棉垫加压封闭伤口,以避免纵隔扑动。张力性气胸则应迅速在患者锁骨中线第2肋间行粗针头穿刺减压,置管行胸腔闭式引流术,以降低胸膜腔压力,减轻肺受压,改善呼吸和循环功能。

经以上措施处理后,病情无明显好转,血压持续下降或一度好转后又继续下将,血红蛋白、红细胞计数、血细胞比容持续降低,胸穿抽出血很快凝固或因血凝固抽不出血液,X线显示胸膜腔阴影继续增大,胸腔闭式引流抽出血量≥200 mL/h,并持续>3 h,应考虑胸膜腔内有活动性出血,咯血或咯大量泡沫样血痰,呼吸困难加重,胸腔闭式引流有大量气体溢出,常提示肺、支气管严重损伤,应迅速做好剖胸手术准备工作。

2.多肋骨骨折

应紧急行胸壁加压包扎固定或牵引固定,矫正胸壁凹陷,以消除或减轻反常呼吸运动,维持正常呼吸功能,促使伤侧肺膨胀。

3.保持呼吸道通畅

严密观察呼吸频率、幅度及缺氧症状,给予氧气吸入,氧流量2~4L/min。鼓励和协助患者有效咳嗽排痰,痰液黏稠不易排出时,应用祛痰药以及超声雾化或氧气雾化吸入。疼痛剧烈者,遵医嘱给予止痛剂。及时清除口腔、上呼吸道、支气管内分泌物或血液,可采用鼻导管深部吸痰或支气管镜下吸痰,以防窒息。

必要时行气管切开呼吸机辅助呼吸。

4.解除心包压塞

疑有心脏压塞患者,应迅速配合医生施行剑突下心包穿刺或心包开窗探查术,以解除急性心包压塞,并尽快准备剖胸探查术。术前快速大量输血、抗休克治疗。对刺入心脏的致伤物尚留存在胸壁,手术前不宜急于拔除。如发生心搏骤停,须配合医生急行床旁开胸挤压心脏,解除心包压塞,指压控制出血,并迅速送入手术室继续抢救。

5.防治胸内感染

胸部损伤尤其是胸部穿透伤引起血胸的患者易导致胸内感染,要密切观察体温的变化,定时测体温。在清创、缝合、包扎伤口时注意无菌操作,防止伤口感染,合理使用抗生素。高热患者,给予物理或药物降温。患者出现寒战、发热、头痛、头晕、疲倦等中毒症状,血象示白细胞计数升高,胸穿抽出血性混浊液体,并查见脓细胞,提示血胸已继发感染形成脓胸,应按脓胸处理。

6.行闭式引流

行胸穿或胸腔闭式引流术患者,按胸穿或胸腔闭式引流常规护理。

7.做好生活护理

因伤口疼痛及带有各种管道,患者自理能力下降,护士应关心体贴患者,根据患者需要做好生活护理。协助患者床上排大小便,做好伤侧肢体及肺的功能锻炼,鼓励患者早期下床活动。

8.做好心理护理

患者由于意外创伤的打击,对治疗效果担心,对手术恐惧,患者表现为心情紧张、烦躁、忧虑等。护士应加强与患者沟通,做好心理护理,向患者及其家属解释各项治疗、护理过程,愈后情况及手术的必要性,提供有关疾病变化及各种治疗信息,鼓励患者树立信心,积极配合治疗。

(付 敏)

第六节 乳腺疾病

一、概述

(一)乳房的解剖

成年妇女乳房是两个半球形的性征器官,位于胸大肌浅面,在第2、3至第6肋骨水平的浅筋膜浅层和深层之间。

乳房的主要结构是腺体、导管、结缔组织和脂肪。每一乳房有15～20个腺叶。每一腺叶分成很多腺小叶,腺小叶由小乳管和腺泡组成。乳管开口于乳头,在靠近开口的1/3段略膨大,是乳管内乳头状瘤的好发部位。若病变侵犯导管,可导致乳头凹陷、位置不对称或溢液。腺叶间有许多与皮肤垂直的纤维束,上连接浅筋膜浅层,下连接浅筋膜深层,称为Cooper韧带,又称乳房悬韧带,起支持与固定乳房的作用。

乳房的淋巴网甚为丰富,淋巴转移是乳癌最主要的转移途径。

(二)乳腺的生理和病理

乳腺是许多内分泌腺的靶器官,其生理活动受腺垂体激素、肾上腺皮质激素和性激素的影响,呈周期性改变,其中雌激素可促进乳腺导管发育;孕激素促进腺泡发育;催乳素促进乳汁生成及分泌;催产素促进乳汁排出。生理性的变化包括:①随月经周期的变化:月经来潮前乳房稍微变大、胀痛、有硬结感,但月经后即可恢复。②妊娠期乳房变大、腺体明显增生、乳头变大、颜色变深、乳晕颜色加深;产后腺体缩小、乳房稍微下垂。③停经后,腺体逐渐萎缩,为脂肪组织代替。乳房变小、松弛、乳头周围的腺管容易触及。

二、乳房的评估

（一）健康史

（1）月经及生育史：月经初潮和闭经年龄、婚否、生育及哺乳史。

（2）末次月经的日期：乳房检查的最佳时期是在月经后的 7～10d。

（3）在月经周期中是否有乳房肿胀感或疼痛，是否触及肿块以及肿块的位置、大小、出现时间、是否固定和疼痛等。

（4）乳头是否有分泌物以及分泌物的色、量、气。

（5）妊娠、哺乳状况。

（6）是否了解乳房自我检查知识，是否实施，方法是否正确。

（7）遗传因素：母系近亲如母亲、外祖母及姐妹中有无乳癌患者。

（二）乳房检查方法

乳房检查可以早期发现乳房疾病。乳房检查时间一般选择在月经后 7～10d，此时乳腺最松软，乳腺组织较薄，病变较易被检出。乳房检查应在光线明亮处，受检者端坐，放松胸部，双臂下垂，使两侧乳房充分暴露，检查时注意环境的隐私性。乳腺检查一般先查健侧，后查患侧。

1.视诊

视诊主要是观察两侧乳房的大小、外形、位置。

（1）乳房大小、形状，两侧是否对称，有无局限性隆起或凹陷。

（2）正常时双侧乳头对称，指向前方。若有乳头方向改变和位置高低改变，提示有乳腺病变。注意是否有凹陷（近期出现凹陷有意义）、位置改变（一般左侧乳头稍低，平第 4 肋间，有肿块牵拉可两侧乳头高低不一）；是否有皲裂、渗出、溢液；乳晕有无糜烂，有无湿疹样改变。

（3）乳房皮肤，注意有无红肿（首先考虑化脓性炎症、大面积发红伴充血水肿应警惕炎性乳癌）、破溃、凹陷"酒窝征（乳房悬韧带受癌肿侵犯，Cooper 韧带收缩而致）、橘皮征（癌细胞侵入表浅淋巴管引起阻塞，导致淋巴水肿）"、浅表静脉是否扩张（单侧有意义为晚期乳癌或肉瘤的征象；妊娠、哺乳或颈部静脉受压时为双侧）。

2.触诊方法

用手指掌面而不是指尖做触诊，不要用手抓捏乳房组织，应按顺序对乳房内上、内下、外下、外上象限及中央（乳头、乳晕）区做全面检查。轻挤乳头，观察有无溢液，若有溢液，依次挤压乳晕四周，并记录溢液来自哪个乳管。

（1）乳房发现肿块时，注意肿块有无压痛及与月经关系、数目、大小、硬度，外形是否整齐，边界是否清晰，表面是否光滑，有无粘连及活动度。

（2）腋窝淋巴结有四组，即锁骨下和上组、胸肌组、中央组、肩胛下组。

（三）特殊检查

（1）X 线检查：钼靶 X 线及乳腺腺管造影术。

（2）其他检查：B 超、热像图及红外线扫描。

（3）乳头溢液涂片。

（4）活组织病理检查：此方法最可靠。

三、急性乳腺炎的护理

急性乳腺炎是乳房的急性化脓性感染，多见于初产妇哺乳期，有积乳、乳头破损史。一般发生在产后 3～4 周。

（一）病因

急性乳腺炎的发病，有以下两个方面原因：①乳汁淤积。②细菌入侵：主要为金黄色葡萄球菌，乳头破

损或皲裂是感染的主要途径。预防和治疗乳腺炎要从这两个病因着手。

（二）辅助检查

血白细胞计数及中性粒细胞比例均升高。化脓时诊断性脓肿穿刺抽出脓液。

（三）治疗原则

（1）患乳停止哺乳,用吸乳器吸净乳汁;热敷或理疗。

（2）用 25%MgSO$_2$ 湿敷或采用中药水调散局部外敷。

（3）应用抗生素。

（4）脓肿形成后及时切开引流。

（5）出现乳瘘（切口出现乳汁）时需终止乳汁分泌,可口服己烯雌酚,1~2mg/次,每日 3 次,共 2~3 日或中药炒麦芽,每日 60g,煎服,分两次服用,连服 2~3 日。

（四）护理

1.评估

（1）临床表现。①局部表现:初期乳房肿胀疼痛,压痛性肿块,局部皮肤可有红热。若病情进一步发展,症状可加重,并形成脓肿,压之有波动感和疼痛,局部皮肤表面有脱屑,穿刺可抽出脓液。腋窝淋巴结肿大、疼痛。②全身表现:高热、寒战、食欲缺乏、全身不适、白细胞计数明显升高。

（2）健康史:患者有无乳头发育不良造成新生儿吸吮障碍,有无乳头破损等。

（3）心理和社会状态。

2.护理诊断

其主要包括:①体温过高。②疼痛。③知识缺乏。

3.护理措施

（1）预防措施。①避免乳汁淤积:养成定时哺乳、婴儿不含乳头睡觉等良好的哺乳习惯;每次哺乳时尽量让婴儿吸净;哺乳后应清洗乳头。②在妊娠后期,每日用温水擦洗乳头;用手指按摩乳头,并用 70%乙醇擦拭乳头,防止乳头破损。③妊娠期应经常用肥皂水及温水清洗两侧乳头;妊娠后期每日清洗;哺乳前后应清洗乳头,并应注意婴儿口腔卫生;如有乳头破损,应停止哺乳,定期排空乳汁,局部涂抗生素软膏,待伤口愈合后再哺乳。④妊娠期应每日挤捏、提拉乳头,多数乳头内陷者可以纠正,哺乳时有利于婴儿吸吮,防止乳汁淤积。

（2）炎症的护理措施:①适当休息,注意个人卫生;给予高热量、高蛋白、高维生素、低脂肪、易消化饮食,并注意水分的补充。②用乳罩托起肿大的乳房。③消除乳汁淤积,保持乳管通畅。患乳停止哺乳,用吸乳器吸净乳汁。④监测体温、脉搏、呼吸及白细胞变化;注意用药反应,高热患者可给予物理降温,全身应用抗生素。⑤初期未成脓,局部理疗或热敷促进炎症吸收:每次 20~30min,3~4/d。⑥脓肿形成后及时切开引流,切开引流应注意:为避免损伤乳管,乳房浅部脓肿应循乳管方向做放射状（轮辐状）切口至乳晕处止,深部或乳房后脓肿沿乳房下缘做弧形切口,乳晕下脓肿应沿乳晕边沿做弧形切口,切开后要注意分离多房脓肿的房间隔膜以利引流,切口要大,位置要低,引流条要深入放置,术后保持伤口引流通畅,及切口敷料清洁等。出现乳瘘,须回乳,停止乳汁分泌,可服用中药炒麦芽、口服己烯雌酚或肌注苯甲酸雌二醇。

四、乳腺良性肿瘤的护理

（一）乳腺纤维瘤

其以 18~25 岁发病最多。其发生与雌激素水平过高有关,故多见于性功能旺盛时期的年轻妇女。临床特点:①患者常无自觉症状,但妊娠及哺乳期时因受雌激素刺激可迅速增大。②肿块好发于乳房外上象限,多为单发。③肿块无压痛;质坚韧,有弹性和包膜,边界清楚,光滑,活动度大;无腋窝淋巴结肿大;肿块变化与月经周期无关。应早期手术切除,并行病理检查,以明确有无恶变。

（二）乳管内乳头状瘤

它多见于经产妇,好发于 40～50 岁,多发生在大乳管近乳头的膨大部位。临床特点:以乳头血性溢液为主要临床特点,溢液为鲜血、血清样或浆液;肿块小,常不能触及,有时乳晕区可触及较小肿块。轻压乳晕区从乳头排出血性液体,对诊断有帮助,可行乳管 X 线造影及溢液涂片检查。应尽早手术切除,行肿块切除或单纯乳房切除,术中快速冷冻病理检查。

（三）乳房囊性增生病

这好发于 25～40 岁的女性,其发生与卵巢功能失调有密切关系。临床特点:①周期性乳房胀痛:月经来潮前发生或加重,月经过后疼痛消失或减轻,胀痛程度不一。②一侧或双侧内有大小不等、质韧、边界不清的结节性肿块,可推动,与皮肤和基底不粘连。少数有轻压痛,偶有乳头溢液。腋窝淋巴结不肿大。③B 超、X 线、活组织切片等可助诊断,一般不做手术。症状明显者可口服药物,缓解疼痛;若病变严重或疑有恶变者,做活组织切片。

五、乳腺癌的护理

（一）病因

病因尚不清楚,易患因素有:①性激素变化。②激素因素作用:初潮早于 12 岁,绝经晚于50 岁,未婚,未哺乳,35 岁以上未育者发病率高。③遗传因素:母女关系高 10 倍、姐妹高2～3 倍。④饮食习惯:高脂饮食者发病多,肥胖人发病率高。⑤癌前期病变:如乳房囊性增生病、乳腺纤维腺瘤及乳管内乳头状瘤等与乳癌发生也有关系。⑥其他因素:如放射线、致癌药物等。

（二）病理

1. 乳腺癌分型

乳腺癌分型方法较多,目前我国多采用以下方法。

（1）非浸润性癌:包括导管内癌(癌细胞未突破导管壁基膜)、小叶原位癌(癌细胞未突破末梢乳管或腺泡基膜)及乳头湿疹样乳房癌(伴发浸润性癌者,不在此列),属早期,预后较好。

（2）早期浸润性癌:包括早期浸润性导管癌(癌细胞突破管壁基膜,开始向间质浸润)及早期浸润性小叶癌(癌细胞突破末梢乳管或腺泡基膜,开始向间质浸润,但未超过小叶范围),仍属早期,预后较好。

（3）浸润性特殊癌:包括乳头状癌、髓样癌(伴大量淋巴细胞浸润)、小管癌(高分化腺癌)、腺样囊性癌、黏液腺癌、大汗腺样癌、鳞状细胞癌、乳头湿疹样癌等。此型癌细胞一般分化程度高,预后尚好。

（4）浸润性非特殊癌:包括浸润性小叶癌、浸润性导管癌、硬癌、髓样癌(无大量淋巴细胞浸润)、单纯癌、腺癌等。此类癌是乳房癌中最常见的类型,占 70％～80％,一般分化低,预后较上述类型差。

（5）其他罕见癌:包括分泌型(幼年型)癌、富脂质型(分泌脂质)癌、纤维腺瘤癌变、乳头状瘤癌变等。

2. 转移途径

（1）局部扩散:癌细胞沿导管或筋膜间隙蔓延,继而侵及 Cooper 韧带和皮肤,后期可皮肤破溃形成癌性溃疡。深部癌肿可侵及胸肌筋膜及胸肌。

（2）淋巴转移:可循乳房淋巴液的四条输出途径扩散。转移部位与乳房癌细胞原发部位有一定关系,原发癌灶位于乳头、乳晕区及乳房外侧者,约 80％发生腋窝淋巴结转移;位于乳房内侧者,约 70％发生胸骨旁淋巴结转移。癌细胞也可通过逆行途径转移到对侧腋窝或腹股沟淋巴结。

（3）血运转移:乳房癌细胞可经淋巴途径进入静脉或直接侵入血液循环而发生远处转移。一般易侵犯肺、骨骼和肝脏。血运转移除见于晚期乳房癌患者外,亦可见于早期乳房癌患者。

（三）临床分期

临床上根据癌肿的大小,与皮肤粘连程度以及腋窝淋巴结转移情况,将病程分为一下四期。

一期:肿块直径＜3cm,与皮肤无粘连,无腋窝淋巴结肿大。

二期:肿块直径＜5cm,与皮肤粘连,尚能推动,同侧腋窝有可活动散在肿大淋巴结。

三期:肿块直径＞5cm,与皮肤广泛粘连或有溃疡,与深部筋膜、胸肌粘连固定,同侧腋窝肿大淋巴结

融合成团,但尚能推动。

四期:癌肿广泛扩散,与皮肤或胸肌、胸壁粘连固定,同侧腋窝肿大淋巴结已融合固定,或锁骨下淋巴结肿大,或有远处转移等。

(四)评估

1.临床表现

(1)乳房肿块:多见于外上象限,其次是乳头、乳晕和内上象限。早期表现为无痛、单发、质硬、表面不光滑、与周围组织分界不清、不易推动。一般无自觉症状,常于洗澡、更衣或查体时发现。

(2)皮肤改变:癌肿块侵犯 Cooper 韧带,可使韧带收缩而失去弹性,导致皮肤凹陷,即所谓"酒窝征";癌细胞阻塞皮下、皮内淋巴管,可引起局部淋巴水肿,皮肤呈"橘皮样"改变(晚期多见)。晚期,癌细胞侵入皮肤,可出现多个坚硬小结节,形成卫星结节在癌细胞侵入背部、对侧胸壁,可限制呼吸,称铠甲胸;有时皮肤破溃形成溃疡呈菜花状。

(3)乳头改变:乳头扁平、回缩、凹陷;若外上象限癌肿可使乳头抬高;乳头深部癌肿侵入乳管使乳头凹陷、两侧乳头不对称等。

(4)区域淋巴结肿大:常为患侧腋窝淋巴结肿大。

(5)全身症状:早期一般无全身症状,晚期患者可有恶性肿瘤转移表现,如:肺转移时出现胸痛、咳嗽、咯血、气急;骨转移时出现腰背痛、病理性骨折(椎体、骨盆、股骨);肝转移时出现肝肿大、黄疸等。

(6)特殊乳癌表现:①炎性乳癌少见,一般发生于年轻女性,尤其在妊娠及哺乳期,发展迅速,转移早,预后极差。表现为:乳房增大,皮肤红肿热痛,似急性炎症表现,触诊整个乳房肿大发硬,无明显局限性肿块。②乳头湿疹样癌(又称 Paget 病):少见,恶性程度低,发展慢。发生在乳头区大乳管内,后发展到乳头。表现为:乳头刺痒、灼痛,湿疹样变,以后出现乳头、乳晕粗糙糜烂、脱屑,如湿疹样,进而形成溃疡。病变发展则乳头内陷、破损。淋巴转移出现晚。

(7)特殊检查:主要是疾病的特有检查及必要的术前检查。

2.健康史及个人史重点评估危险因素

其内容包括既往史、月经史、生育史与哺乳史、家族史、乳腺外伤史、手术史、疾病史、内分泌治疗史、盆腔手术史、甲状腺疾病史等。

(五)治疗

治疗以手术为主的综合治疗。手术术式包括乳癌根治术、乳癌扩大根治术、乳癌改良根治术及乳房单纯切除或部分切除术。

1.手术治疗

(1)乳癌标准根治术:切除乳腺＋癌肿周围至少5cm皮肤＋乳腺周围脂肪,胸大、小肌和筋膜＋腋窝、锁骨下脂肪组织后和淋巴结,适用于一、二期的患者。

(2)乳癌改良根治术:单纯乳腺切除,同时做腋窝淋巴结清扫,保留胸肌,适用于腋窝淋巴结无转移或仅少数尚能推动淋巴结转移的患者。

(3)乳癌扩大根治术:根治术＋2～4肋软骨及肋间肌＋胸廓内动静脉及周围淋巴结,适用于肿瘤靠内侧的早期有胸骨旁淋巴结转移的患者。

(4)乳房单纯切除或部分切除术:全部或部分切除乳房,适用于晚期或年老体弱不能耐受根治者。

2.化疗

这是一种必要的全身辅助治疗,应在手术后及早应用。主要化疗反应有呕吐、静脉炎、肝功能异常、骨髓抑制等。化疗期间应定期检查肝肾功能,每次化疗前检查白细胞计数,如白细胞<3×10^9/L,应延长用药间隔时间。

3.放疗

放疗是乳腺癌局部治疗手段之一,以防止术后复发。①术前放疗可用于局部进展期乳癌,杀灭癌肿周围的癌细胞。②术后放疗可减少腋窝淋巴结阳性患者的局部复发率,提高 5 年生存率。③一般术后

2～3周进行放疗,在锁骨上胸骨旁以及腋窝等区域进行照射,可缓解症状。

4.激素治疗

对激素依赖的乳癌可进行内分泌治疗。①去势治疗:年轻妇女可采用卵巢去势治疗,包括药物、手术或X线去势。②抗雌激素治疗:适用于绝经前后妇女,常用三苯氧胺。③雌激素治疗:适用绝经5年以上的患者。

(六)护理

1.护理诊断

主要包括:自我形象紊乱、体液过多、上肢活动受限、知识缺乏、潜在并发症。

2.护理措施

(1)监测生命体征,尤其扩大根治术的患者要注意呼吸,并及时发现气胸(胸闷、呼吸困难),鼓励患者深呼吸,有效咳嗽,防止肺部并发症。

(2)引流管接负压吸引,妥善固定,保持通畅;观察引流液的量、颜色,注意有无出血。一般引流管在术后3天拔除。若出现积血积液,可无菌操作下穿刺抽液,然后加压包扎。

(3)麻醉清醒后取半卧位,有效止痛。

(4)用弹性绷带加压包扎伤口;松紧合适,观察患侧手臂血液循环情况。如包扎过紧,可出现脉搏扪不清,皮肤发紫、发冷等;术后3d内患肢肩关节制动,防止腋窝皮瓣移动而影响伤口愈合。

(5)抬高患肢,并按摩,适当活动;保护患肢,避免意外伤害;不在患肢量血压、注射及抽血,患肢负重不宜过大,不宜用强力洗涤剂,不宜戴首饰或手表。

(6)功能锻炼:无特殊情况应早期进行功能锻炼,术后24h内开始活动手指及腕部,可做伸指、握拳、屈腕等活动;3～5d活动患肢肘关节;7d后活动肩部,鼓励患者自己进食、梳理头发、洗脸等活动;10d左右进行手指爬墙活动、画圈、滑轮运动、手臂摇摆运动、用患侧手梳头或经头顶摸至对侧耳郭等。原则是在上肢活动在7d以后,7d之内不要上举,10d之内不外展,上肢负重不宜过大过久。

(7)健康教育:①患肢功能锻炼。②保护伤口,避免外伤,患肢不能过多负重。③遵医嘱继续化疗及放疗。④手术后5年之内避免妊娠。⑤定期检查,每月进行健侧乳房自我检查。

六、乳腺疾病的健康教育

(一)乳房自我检查

1.视诊

脱去上衣,面对穿衣镜,两臂下垂放在身体两侧,观察两侧乳房的大小、形状、轮廓是否对称,有无局限性隆起、凹陷或橘皮样改变;乳头有无回缩、抬高及分泌物;乳晕有无湿疹。然后改换体位,双手撑腰、上举、稍微侧身,从不同角度观察上述内容。

2.触诊

平卧或侧卧触摸乳房,乳房较小者平卧,乳房较大者侧卧,肩下垫软薄枕,左手手臂置于头下,右手手指并拢,用手指掌面轻柔平按,触摸左侧乳房,切忌重按或抓捏。检查一般是从乳房内上、内下、外下、外上象限,最后触摸乳房中央(乳头、乳晕)区。注意乳头有无溢液。然后左臂放下,用右手触摸左侧腋窝淋巴结有无肿大。

用同样的方法检查另一侧。如发现肿块,应及时到医院作进一步检查,以便明确诊断。

(二)乳癌根治术后康复指导

(1)保护伤口处皮肤,患侧上肢避免搬、提重物。

(2)遵医嘱定期复查,按时放疗及化疗。

(3)继续功能锻炼,改善患肢功能。

(4)每月行乳房自我检查。

(5)术后5年内避免妊娠。

(李玉霄)

第七节 心血管手术的围手术期护理

心血管手术的围手术期护理主要内容为术前检查及护理、术后监护及恢复期护理。时间通常为3～6周。

一、手术前检查及护理

（一）术前检查

1.化验检查

除入院常规的化验检查外,心血管手术前的特殊化验检查还有以下几方面。

(1)凝血机制的检查:出血时间、凝血时间、血小板计数、凝血酶原时间的测定。

(2)溶血检查:珠蛋白结合力、乳酸脱氢酶、网织红细胞等,为术后是否有血液破坏作随访对照。目前一般已不列为常规检查内容。

(3)水、电解质及血气分析:电解质主要为血清钾、钠、氯,必要时查钙、镁,特别是血清钾、镁术前应保持正常水平,有利于预防洋地黄中毒和心律紊乱。血气分析主要了解缺氧和酸中毒程度以及判断心内分流情况,对先天性紫绀型心脏病及合并肺高压者尤为重要。

2.辅助检查

(1)胸部X线检查:一般拍正位及左前斜位片,以了解各心腔的大小及肺部情况。

(2)心电图检查:主要观察有无心律失常、心肌劳损和肥厚表现。

(3)心脏超声检查:可对心脏大小、心内畸形情况、大血管粗细、瓣膜病变类型及程度以及心功能提供较可靠和有用的数据。

(4)肺功能测定:重点了解肺通气功能。

(5)测身长、体重:为计算体表面积及体外循环灌注流量和测定术后心排出量提供数据。

(6)周围静脉压的测定:了解心室功能及有无三尖瓣返流。

(7)心导管检查和心血管造影:对复杂先心、疑有三尖瓣器质性病变和肺动脉高压者,作右心导管检查和(或)造影;对主动脉或其瓣膜有病变者,做逆行主动脉造影;对年龄较大(一般50岁以上)、疑有冠状血管病变者,应做冠状动脉造影。

(8)磁共振:主要适用于对主动脉病变的检查。

(9)心脏电生理检查:适用于因心律失常(如房颤、预激综合征等)行外科手术治疗者,主要了解窦房结的功能和异常传导径路的部位等。

（二）术前护理

1.心理护理

心血管疾病大多病程较长,患者长期受疾病折磨及家庭、社会、经济等因素的困扰,会产生不同的心理反应,如焦虑、恐惧、紧张等,特别是面临重大的手术,存在着希望手术成功,又担心手术失败的双重矛盾心理。因此,术前必须详细了解患者的心理状态与需求,并做好术前指导,为术后做好与患者气管插管时的交流工作,教会患者理解和使用规范手势语。

2.一般护理

(1)减少和避免诱发因素:情绪激动、精神紧张、气候寒冷、环境刺激、饮食不当等,应告诫患者尽量避免。

(2)休息:适当休息可减轻心脏负荷,减轻肺充血及淤血,降低各器官对血流量的需求。

(3)营养准备:给予高热量、高蛋白、高维生素饮食,对于全身情况较差的患者,必要时给予要素饮食。术前一般不予低钠饮食,以改善胃纳和防止低钠血症。

(4)吸氧:对心肺功能较差者可给予低流量(2~3 L/min)吸氧 1 h,3 次/d,以利于改善患者各器官的慢性缺氧情况。

(5)护理观察:定时测量记录患者的生命体征,做好患者的各项治疗工作,如给予强心、利尿剂,激素类药等。熟悉各药物的药理作用,防止发生各类不良用药反应。

3.监护室环境要求与物品准备

(1)环境:监护室最好邻近手术室,设在护士办公室旁,呈半弧形为佳,其大小根据病床数、病种及手术数而定,每间以 4 张床为宜,过多易相互干扰,影响患者休息;先进的监护室应配有空调,保持室温在 20 ℃~25 ℃,湿度为 70%,有空气净化装置;设置 1 或 2 个隔离室,门口备有消毒洗手盆,严格区分清洁区与污染区;配有药物准备室、仪器储藏室、污物处理室、血气分析及血生化检验室等。手术照明采用移动式照明灯,普通照明灯应方便医护人员工作又不因为光亮刺激而影响患者休息。

(2)设备:近十年监护设备发展与更新迅速,大大提高了工作效率与监护水平。监护室应配备电脑多功能生理监护仪,可以同时监测心电、有创或无创循环压力、指脉血氧饱和度、体温、呼出气二氧化碳浓度等,还应配备除颤仪、心脏起搏器、简易麻醉机、微电脑注射泵及输液泵、超声雾化器、高压空气和负压吸引及二套供氧装置、血气分析仪及电解质测定仪等,以便随时可进行抢救及动态监测患者的病情变化。

(3)药品:监护室应备一辆抢救车,备齐各系统急救药品,便于迅速用药,不致延误抢救时机。抢救车后备一胸外按压板。该抢救车定人管理,经常检查药品短缺数量,及时补充。

(4)人员:由于监护室工作的复杂性,工作质量要求较高,护士进入监护室工作前,应先进行培训,重点熟悉心血管的解剖,心血管病的病理和病理生理,手术前后的护理及各种紧急情况的诊断和急救配合,了解各监护、治疗仪器的使用及保养。人员培训后,保持较长时间的相对固定,便于积累经验,提高护理技术与护理质量,总结出适合本单位的监护室管理与工作程序。

二、手术后监护

心血管手术的创伤大,影响心、肺、肾、肝、脑等主要器官的生理功能,特别是那些病变复杂和心功能减退明显的患者,由于创伤、麻醉和体外循环的影响,具有更大的危险性,术后病情严重,并发症多,变化迅速,必须在 ICU 严密监护和治疗,方可最大限度地预防和减少并发症,降低死亡率,提高手术效果。

(一)心电监护

心血管术后早期,心率、心律异常甚为常见,因此,患者进入 ICU 即 24~48 h 连续心电监测,直到病情稳定后改为间歇性监测与记录。理想的心率应保持在 80~100 次/min,成人超过160 次/min 或低于 60 次/min 则可能影响心排量,应予纠正。

心率增快的常见原因:术后发热、血容量不足或出血、低血钾、心功能不全、心包填塞、缺氧、切口疼痛等。

心率减慢的常见原因:手术创伤、结性心律、高血钾、房室传导阻滞、洋地黄、抗心律失常等药物作用。

除密切观察心率变化外,还需密切观察心律的变化,常见的心律紊乱有室早和室速等,要严加监护,及时发现和处理,可通过使用药物或起搏器等维持合适的心率、心律。对于冠状动脉搭桥的患者,须特别重视 ST 段和 T 波的变化,定时描记 12 导联心电图,以便了解有无心肌缺血的表现及其动态变化。

(二)循环压力监护

1.血压监护

血压的波动主要受血容量、心搏出量、外周阻力三个因素的调节。术后 6~8 h,血压波动较大,8 h 后,除非有明显的出血,低血压一般与心功能或呼吸功能不全有关。术后一般要求血压达到术前的 90%,或收缩压高于 12 kPa。术后早期应每 5~15 min 测血压 1 次,以后视病情逐渐延长测量时间至每 2~4 h 一次。最好选用无创自动测压仪自动定时测定,或采用桡动脉直接监测法连续测定。监测过程中,根据血压值及时调整血管活性药物(如多巴胺、多巴酚丁胺、硝普钠等)的使用浓度。

2.中心静脉压(CVP)监护

CVP主要反映右房压力、心脏前负荷、血容量和静脉张力,其正常值为0.59~1.18 kPa。体外循环停止后CVP变化较大,排除技术性原因,CVP降低可能为血容量不足或扩血管药物用量过多;CVP升高可能是心包填塞、右心或全心功能不全、缩血管药物应用过多等。因此,术后24 h内常规测量、记录CVP 1次/h,以便及时发现异常,及早作出对症处理。

3.左房压或肺毛细血管楔压监护

左房测压管于术中从右上肺静脉根部、房间沟切口或上腔静脉与升主动脉之间的左房壁插入,深度为2~3 cm,左房测压主要了解左室充盈压,反映左室顺应性与左心室舒张容量,从而有助于对血容量及左心功能评估。肺毛细血管楔压常采用颈内静脉穿刺技术置放Swan-Ganz导管进行测定,同时可测得右房压、右室压、肺动脉压,通过热稀释法可测定心排出量,此外,还可以抽取混合静脉血样计算肺内血液分流量。正常左房压为0.53~1.6 kPa,肺毛细血管楔压为0.67~2 kPa。左房压高于2.67 kPa,常表示心功能不全,而低于1.07~1.6 kPa则常表示血容量不足。大部分术前增高的左房压或肺毛细血管压,在术后早期即可降至正常或接近正常,但也有少数在术后短期内仍高于正常,需经过一段时间后才逐渐降至正常。在监测过程中,测压管各接头处应严格无菌,测压间隙以肝素稀释液缓慢冲洗,防止阻塞。拔管前后严密观察生命体征变化。特别是左房测压管拔出后,要严密观察有无心脏活动性出血。

(三)呼吸监护

心血管术后一般经口或鼻插管接呼吸机支持呼吸4~24 h,根据患者情况设置呼吸机各参数支持呼吸,呼吸机使用过程中监测内容包括:呼吸频率、潮气量、氧浓度、气道压力、呼吸比、指脉血氧饱和度、呼气末CO_2分压等,30~60 min记录1次。在呼吸机使用过程中,保持呼吸机与患者呼吸合拍,患者安静,根据病情定时做动脉血气分析,及时纠正酸碱失衡。待患者神志清醒,循环稳定,自主呼吸有力、平稳,血气分析正常,无严重并发症时可停用呼吸机,拔除气管插管,给予鼻导管持续供氧。在患者自主呼吸期间也要密切监测患者的呼吸频率、幅度、呼吸状态,肺部呼吸音等,加强呼吸道护理,雾化吸入1次/6~8 h,必要时协助拍背咳痰,并配合口服祛痰药物,以保持呼吸道通畅,防止肺部并发症。

(四)体温监护

心血管手术后早期大多体温偏低,约6~8 h后逐渐恢复至正常,此后体温稍有升高,手术当日夜间可高达39 ℃左右,大多在术后2~3天内降至正常或低于38.5 ℃。若术后体温持续升高不降,提示有内在致热源持续存在,若48~72 h后体温仍高于38.5 ℃,则要警惕有无感染或其他不良反应存在。因此,术后常规监测体温,4次/d。当腋表温度高于38.5 ℃,时,即给予物理或化学降温,并改测体温1次/4 h。

心血管手术后早期,末梢温度常是反映心功能状况的一个良好指标,当低心排、血容量不足和心包填塞时常可致末梢凉、色苍白。另外,有缺氧、呼吸功能不全时,也可产生末梢温度低、色苍白或发绀现象,可根据血压、心率、CVP、尿量和血氧分压等指标进行综合判断,给予对症处理,尽快改善微循环灌注。术后30 min~1 h观察记录一次,至末梢转温(≥32 ℃)。

(五)出入量监护

正确记录出入量对了解患者的水电平衡和指导输液等均很重要。术后24 h内每6 h总结1次,24 h至一周内每日做12 h和24 h总结。体液排出量应大于晶体输入量,出现负平衡时要及时查找原因和通知医生,必要时按医嘱作利尿等处理。

(六)尿的监护

尿液是综合反映心肾功能、组织灌注、体液平衡等情况的重要指标,心血管术后常规留置导尿管,观察记录尿量、比重、pH值及尿色1次/h。

1.尿量

体外循环术后尿量的变化大致可分为三个阶段。

(1)术后6~8 h内,为高排尿期,平均尿量达3~5 mL/(kg·h)。

(2)循环稳定后至术后1~2天,体液基本稳定,早期呈轻度脱水,尿量逐渐减少至1 mL/(kg·h),开

始饮食后,尿量维持在 1 500～2 000 mL/24 h。

(3)术后 2～3 天开始,液体回收,尿量增多。

尿量的多少与血液稀释、术后应用利尿剂与心功能改善等因素有关。正常尿量为 1 mL/(kg · h)。尿量过多,一般临床意义不大,但需注意电解质紊乱,及早补充钾、钠及镁离子,防止引起心律紊乱。尿量低于 30 mL/h 时,需查明原因,常见的肾前性原因为血容量不足、血液浓缩、心功能不全、早期心包填塞、脱水、高热、多汗等;肾性原因多为急性肾功能不全。

2.尿比重

尿比重反映尿渗透压的高低,可溶性物质与水的比率。比重的高低主要决定于肾脏的浓缩功能,是肾功能测定的重要方法之一。正常尿比重为 1.015～1.025,尿少、比重高,提示肾功能正常,可能由于液体量摄入过少引起;尿少,而比重固定在 1.010±0.003,呈等渗尿状态,则提示肾实质严重损害,丧失浓缩与稀释的功能。

心血管手术后尿比重常随尿量的改变而增减。高排尿期或多尿时,比重低。药物对尿比重有较大影响,应用速尿后尿比重也较低。注射高渗性糖水,706 代血浆等药物,尿虽多也可使尿比重增高。尿量持续性减少或无尿且呈等渗状态,可基本确立有急性肾衰。

3.尿 pH

一般采用广泛试纸测定尿 pH。尿 pH 决定于肾小管分泌氢离子量的多少,受用药与某些疾病的影响,一般能反映体内酸碱平衡的水平。正常尿 pH 呈弱酸性,平均为 6.5 左右。体外循环术后,一般呈弱酸性,pH 为 5～6,应用碱性药物后可达正常或接近正常,随着呼吸机的使用,持续 2 h 后,pH 可继续上升,偶可达 7～8,为轻度呼吸性碱中毒的表现。如 pH 值过高,应随时检查呼吸机有否过度换气,同时,作血气分析,以明确诊断,及时纠正。

尿 pH 反映体内酸碱平衡。但在急性 CO_2 潴留突然解除后会出现"反常性"酸性尿;碱中毒合并脱水、缺钠和低血容量会出现酸性尿;严重血钾异常合并酸碱失衡时会产生"矛盾"尿,应予注意。

(七)血生化监护

心血管手术后电解质的平衡对维持心脏的正常生理功能至关重要。术后常规抽血查电解质、红细胞比积(HCT)2 次/d,根据化验结果及时补充钾、钠、氯、钙、镁离子,防止因电解质紊乱引起心律失常和心功能不全,甚至心脏停搏。并根据 HCT 值指导输全血和血浆,以维持正常血容量及血浆胶体渗透压。HCT 以维持在 0.30～0.35 为宜。

三、手术后一般护理

(一)呼吸道护理

1.气管插管护理

带气囊气管插管是术后患者通气、排痰与连接呼吸机辅助呼吸的唯一呼吸通气道。术后气管插管常规留置 6～20 h,在此期间患者的意愿不能用语言表达,因此,需精心护理,仔细观察,正确处理,才能避免并发症的发生。气管插管的护理,应注意以下几点。

(1)插管位置移动的预防:患者进入 ICU 后,常规检查气管插管固定是否适当,必要时重新调整固定,并将患者的头部安放在舒适的位置,避免头部大幅度摆动或频繁的吞咽动作而引起喉、声带的损伤或插管脱出。患者因疼痛或对插管不适出现躁动时,应给予适量的镇静剂。对需较长时间予呼吸机支持呼吸者,可选择经鼻插管或行气管切开,有利于提高患者对插管不适的耐受性。

(2)气囊的护理:根据插管气囊容量的大小予适度充气,以维持患者的辅助呼吸和气道不漏气。对于长期使用呼吸机的患者,最好使用带低压气囊的气管插管或套管。在呼吸机支持呼吸期间,应经常检查有无气囊漏气,并及时吸除口腔、咽部与气管内分泌物,防止分泌物进入气管内引起呼吸道阻塞,缺氧,严重时可导致患者心跳骤停。

(3)吸除呼吸道分泌物:及时吸除呼吸道分泌物,保持呼吸道通畅是术后呼吸道护理的重要内容。吸

痰时,应注意:严格无菌操作,吸痰的同时嘱患者咳嗽,使深部的分泌物排至气管、支气管内,便于吸净。调整吸引负压,避免负压过大,损伤气道粘膜。每次吸痰时间不宜过长,通常低于 15 s/次,以免加重缺氧。吸痰时,应严密观察心电示波图像,防止发生心律紊乱。

2. 拔除气管插管的护理

根据拔管指征拔管时按以下步骤进行:先吸尽痰液,然后作肺部听诊与询问患者的自我感觉,证实无分泌物存在,即吸除口咽部分泌物,再更换吸痰管,将其插入气管内,放松气囊,边吸引、边缓慢拔出,同时嘱患者咳嗽,咳出残留于小支气管内的分泌物。随后,鼻导管供氧,流量2~3 L/min。调整合适体位,进行口腔护理、刷牙、漱口、洗脸。

(二)胸管护理

心血管手术后,常规放置心包及纵隔引流管,心包引流管在膈肌上对向心包切口,纵隔引流管置于胸骨后,其主要作用:①排出前纵隔与心腔内的渗血,预防纵隔感染、心包填塞或心包积血,以减轻发热反应;②通过引流管观察与记录纵隔引流量与速度,有利于诊断术后活动性出血与决定二次开胸止血的时机。若术中损伤胸膜,则放置胸腔闭式引流管,以引出积血、积液,维持胸膜腔的正常生理功能,促进术后康复。术后早期,应定时挤压胸管,观察胸液量及性状,当胸液量不少于 200 mL/h 时,及时汇报医生,警惕活动性出血的可能,若经积极处理仍无转机则需再次开胸手术止血。若胸管引流量先多后突然减少,胸管通畅性差,排除引流管打折的因素,结合患者临床表现有血压下降、脉压缩小、心率快、尿量少、末梢凉或伴 CVP 高应考虑急性心包填塞的可能,一旦明确应及时手术解除。

(三)尿管护理

(1)留置导尿管一般在手术麻醉后置放。多采用带气囊尿管便于固定。送入膀胱后气囊内注入灭菌生理盐水 8~10 mL。

(2)导尿管与引流瓶连接后,不可受牵拉产生张力,以免压迫膀胱壁造成糜烂出血。

(3)如循环功能良好,突然发生无尿,应首先考虑有无导尿管或连接的管道阻塞,必要时更换导尿管。

(4)留置导尿管一般与胸管一起拔除,留有胸管的患者,保留尿管不仅可及时观察尿量,还可避免患者自行排尿时因胸管移动所引起的疼痛。

(5)留置导尿管时,用洗必泰液清洁尿道口 2 次/d,并保持局部干燥,防止逆行感染。

(6)拔尿管前先自尿管注入 1%红汞液 10~20 mL 保留 10~20 min 后拔出,可预防泌尿道感染,刺激自行排尿。

(7)因并发症需要长期留置导尿管的患者,超过 5~7 天以上,应定时用 0.02%呋喃西林冲洗膀胱,定期作细菌、真菌培养,指导临床用药。

(四)输液护理

(1)保留必需的静脉输液径路,并相对固定每条通道输入的液体与药物的种类,这种方法可减少差错,保证用药安全,同时对预防输液引起的并发症也可起到良好的作用。

(2)在每条径路的输液瓶或输血、血浆的标签上写明所加入药物的含量,尤其标明氯化钾及血管活性药,便于核对检查,预防差错事故的发生。

(3)在输液操作的各环节,严格无菌操作,避免输液污染,静脉置管部位每日作常规消毒,更换无菌贴膜,留置时间一般应<2 周。

(4)预防发生输液外渗性损伤:高渗性药物、肾上腺素、去甲肾上腺素、钾、钙等制剂应自深静脉置管处输入。术后早期上下肢温差显著,下肢温度低,转暖慢,血管痉挛时间长,静脉回流缓慢,毛细血管静脉压增高,易发生周围血管输液外渗,故术后早期浅静脉穿刺尽量选用上肢静脉,并注意肢体保暖和适当抬高。

(5)采用微电脑输液泵、注射泵控制血管活性药物的输入,输液过程中经常巡视,保证药物按时按量输入体内。

（五）神志观察和心理护理

1. 神志观察

心脏手术患者通常在术后 2～4 h 神志恢复清醒。对全麻未清醒者应每 30 min 观察、记录 1 次，并注意瞳孔的变化。对于清醒者，要注意四肢活动情况，观察有无偏瘫表现，发现异常及时汇报，以便及早发现影响神志变化的原因，尽早作出对症处理。

2. 心理护理

术后患者身上有多根检查治疗导管、导线，活动受限，气管插管时不能说话，仪器的嘈杂声，切口的疼痛，晚间的光亮等，均可导致患者精神紧张、恐惧不安、甚至精神行为异常。因此，患者清醒后，护理人员应经常与患者交流，观察患者各种手势的表达动作及需求，做好治疗护理前的解释工作，注意语言温和，态度和蔼，解除患者的陌生感和恐惧感，满足心理需要，增强护患感情，使患者主动配合治疗、护理工作，早日康复。

（六）皮肤护理

留置胸管时，为便于引流，心血管术后常取半卧位；拔除胸管后，根据患者需要，保持卧位舒适，床单清洁，每日更换床单，检查皮肤完好情况，特别是对尾骶部、肩胛部等受压部位皮肤的检查，并做好记录，预防褥疮发生。长海医院 ICU 内均采用喷气式气垫床，保持了床单位的干燥、平整，大大降低了褥疮的发生率。

（七）饮食护理

在气管插管拔除 4～6 h 后可少许饮水，若无呛咳且肠蠕动恢复好，则可进食半流质，以后根据患者口味，给予高热量、高蛋白、高维生素、低脂肪饮食，少量多餐，满足患者术后恢复的营养需要，并注意饮食卫生，防上腹泻引起电解质紊乱。卧床期间指导患者进富含纤维素食物，预防便秘发生，3 天不排便给予润肠药物或开塞露通便。对拔除胸管和尿管者，应鼓励早日下床活动，以利胃肠功能的恢复。

四、心瓣膜置换术后的抗凝护理

血栓栓塞为人造心脏瓣膜置换术后的严重并发症。当血液与非正常的心血管内膜或非生理性的人工瓣膜材料表面接触，启动凝血反应，导致纤维蛋白网与血小板凝块的形成。因此，不论置换机械瓣膜或生物瓣膜，术后均需抗凝治疗。机械瓣应终生抗凝，生物瓣一般抗凝 6 个月。目前临床上常用的口服抗凝药物为香豆素衍生物，有新抗凝和华法令等，其用法与剂量见表 12-1。

表 12-1　口服抗凝剂用法与剂量（mg）

	初剂		次日剂量	维持量	调整剂量
	时间	剂量			
新抗凝	术后 48～72 h	4	2	1±	根据测定的凝血酶原时间
华法令	术后 48～72 h	7.5	3.75～5	2.5±	在维持量内调整

口服抗凝药剂量的调整，主要在术后早期开始抗凝后 1～2 周内，一般 3～5 天抽血查凝血酶原时间，维持在正常对照的 1.5～2 倍，低于或超过该范围，易发生栓塞或出血，可酌情加或减维持量的 1/4～1/8，注意分药准确，在调整后 3 天复查凝血酶原时间。对于应用抗凝药的患者，应指导其合理饮食，避免大量食用含维生素 K 多的深绿色叶菜，影响抗凝效果，服药期间，出现牙龈出血、皮下淤斑、血尿、黑便、月经量增多，应及时就诊，查找原因，结合凝血酶原时间调整抗凝剂量。

五、心瓣膜置换术后的出院健康指导

心瓣膜置换术后患者良好的自我保健对于保证手术效果，延长术后生存期和提高术后生存质量至关重要。为此，在术后康复期，应对患者加强卫生宣教，使患者掌握自我保健常识。

（车军双）

第八节　心脏外科术后并发症的预防及护理

一、心力衰竭

心力衰竭是心脏手术后早期最常见的并发症,其发病迅速,如不及时抢救,可危及患者生命。

（一）病因

（1）心源性术前心室发育不良、心肌肥厚和心腔扩大明显;术中心肌保护不善或心内畸形矫正不彻底等;术后单位时间内输入晶体或胶体过多,使心脏负担加重,心律失常、急性人工瓣膜障碍或瓣周漏,残余漏等。

（2）其他贫血、感染、低蛋白血症、儿茶酚类药物过量。

（二）症状和体征

1. 左心衰

呼吸困难、不能平卧、端坐呼吸,两肺布满干湿啰音及哮鸣音,心率增快、面色苍白、四肢湿冷、烦躁不安,咳嗽、咳白色或粉红色泡沫痰,尿量减少等。

2. 右心衰

颈静脉怒张、肝大、腹水、下肢水肿、末梢发绀、CVP升高等。

3. 全心衰

全心衰具有左心衰和右心衰的症状和体征。

（三）护理措施

1. 密切观察生命体征

重点注意心电、血压、呼吸等生命体征的变化,定时巡视和根据病情调整血管活性药及各晶体、胶体液的输入速度。

2. 给予半卧位

减少回心血量,减轻心脏负担及使横膈下降,有利于患者呼吸。

3. 保持镇静

安慰患者,解除其紧张心理,对有烦躁者可选用安定、鲁米那等镇静药物,如合并支气管痉挛,遵医嘱使用吗啡等镇静剂。

4. 保证氧供

延长术后呼吸机支持呼吸时间,对已拔除气管插管者可加大氧流量至 $5\sim7$ L/min,使 $SaO_2\geqslant(95\%\sim98\%)$,若仍有缺氧表现,应及时再行气管插管接呼吸机或麻醉机供氧。

5. 强心

增加心肌收缩和心脏排血量,常用的药物有西地兰 $0.1\sim0.2$ mg 稀释后静脉注射,氨力农 50 mg 稀释后静脉注射或加入生理盐水 100 mL 中以 $5\sim10$ mg/(kg·min)的速度静脉滴注,并密切观察心率、血压变化。若有血压不稳,可用多巴胺和(或)多巴酚丁胺持续静脉滴注。

6. 利尿

选用速尿 $10\sim20$ mg/次静脉注射,以快速排尿、减轻心脏前负荷、消除水肿。要求尿量$\geqslant1$ mL/(kg·h)。

7. 扩血管

血压正常时用硝普钠 $2\sim5$ μg/(kg·min),或酚妥拉明 $5\sim10$ mg 加入 250 mL 液体中缓慢静脉滴注,使用血管扩张剂最好用输液泵控制滴速,以利于及时正确调整用药剂量,以减轻心脏前后负荷和改善末梢循环,临床上常与血管活性药合用。

8. 对因治疗

如属人造瓣膜急性功能障碍或瓣周漏等外科因素导致的顽固性心衰,则需再次手术。

二、心律失常

心律失常是心血管手术后早期常见的并发症,最易发生在术后 24～72 h 以内,常突然发生,**变化迅速**。严重的心律失常影响血流动力学而危及患者生命,必须立即处理。

(一)病因

1. 术前

术前已存在心律失常(如房颤、室早等)者,术后大多仍然存在。另外,术前有明显心肌肥厚者,术后也易出现室性心律失常。

2. 术中

低温麻醉、体外循环、心肌缺血和再灌注损伤,以及手术操作使传导系统受损等。

3. 术后

缺氧、低血钾、低镁、碱中毒、血容量不足等。

(二)类型

1. 室上性心动过速

心率大于 100 次/min,律齐,QRS 波的形态和时限正常,P 波常不明显。其常出现在术后早期,如成人心率＞160/min 并持续时间过长,可导致心排量和血压下降。

2. 心房扑动或快速房颤

P 波消失,为 F 或 f 波代之,主要见于术前已有房扑或房颤者。通常当心室率大于 140 次/min 时,可影响血压。

3. 室性早搏、室速或室颤

室性早搏 QRS 波宽大畸形,时限大于 0.12 s,其前无 P 波,T 波与 QRS 波方向相反,代偿完全。其常见于术后早期 24 h 内,频发室早影响心排量,若室早大于 6 次/min 或 RonT 容易诱发室速或室颤而危及生命。

4. 心动过缓和传导阻滞

心率＜60 次/min,心电图可显示 Ⅱ 度或 Ⅲ 度 AVB 或病态窦房结综合征,常见于一些先心病(如室缺)术后。术后早期心室率＜50 次/min,可影响血压,患者会出现头昏、胸闷、乏力等症状。

(三)护理措施

1. 持续动态心电监护

术后早期 72 h 内常规持续动态心电监护,以便及时发现异常,并能及时处理。

2. 备齐各类抗心律失常药

对临床上常用的抗心律失常药物要备足,并要熟练掌握常用抗心律失常药物的剂量、给药途径和方法,必要时预先配好待用。

3. 备好抢救仪器和物品

术中放置心外膜起搏导线,做好使用起搏器患者的监护,术后常规备好起搏器、床旁除颤器和心肺复苏必需物品,熟悉起搏器、除颤器的性能和使用方法,掌握心肺复苏的技术及步骤。

4. 保证静脉通路

术后早期应至少保证二条(或以上)可靠的静脉通路,必要时留置静脉套针或置管,用输液泵控制抗心律失常药的输入速度。

(四)常见心律失常的处理原则

1. 室上性心动过速

成人心率在 160 次/min 以上或儿童心率在 180 次/min 以上可选用异搏定 2～5 mg 稀释后静脉注射,

注意静注速度要缓慢,并密切监测心率及血压的变化,当心率减至 120 次/min 或有血压下降,可中止注射。一般首剂≤5 mg,必要时可间隔 15 min 左右重复给予。

2.心房扑动或快速房颤

首选西地兰 0.1~0.2 mg+25% 葡萄糖 20mL 静脉缓慢注射。

3.室性早搏、室速或室颤

室性早搏<2~3 次/min 时,严密观察;>3 次/min 或呈室速时迅速静脉注射利多卡因 50 mg,并在 250 mL 液体内加入 250~300 mg 以 1~2 mg/min 速度静脉持续滴注,控制后可降至 0.5~1 mg/min 速度滴注,当出现室颤时,即予心前区叩击及心肺复苏抢救。

4.心动过缓和传导阻滞

常选用异丙肾上腺素、阿托品等药物来加快心率,如系手术损伤传导系统所致,则需安装心脏起搏器助搏。目前体外循环手术常规安放临时起搏导线以备用。

三、低心排综合征

低心排综合征是心脏排血量减少导致重要脏器灌注不足的休克综合症状,是体外循环心脏大手术后常见的并发症,如果处理不当,可危及患者生命。

(一)病因

(1)术前已存在心室发育不良、心肌萎缩或显著肥厚,心泵功能已有明显损害者。

(2)手术创伤直接损伤心肌,心肌保护不良,心肌缺血再灌注损伤,心内畸形纠正不彻底。

(3)术后水电、酸碱平衡失调,缺氧,容量不足,心律失常,心力衰竭,心包填塞等。

(二)症状和体征

(1)烦躁不安或表情淡漠。

(2)面色苍白,末梢湿冷。

(3)血压下降<12 kPa,脉压减小<2.67 kPa。

(4)心率增快,脉搏细速。

(5)CVP 早期常下降,后期多升高。

(6)尿量减少。

(7)呼吸急促发绀、PaO_2 下降。

(8)心排指数<2.1 L/(min·m²)。

(三)护理措施

(1)严密监测生命体征、血流动力学各项指标及其变化趋势,观察患者末梢循环状态(温度、湿度),观察、记录尿量及其变化趋势,定时检查各静脉径路的通畅性和安全性。

(2)补充血容量:CVP 低、容量不足时要尽快补足,可采用专用的静脉径路、粗针头,必要时行深静脉置管,输新鲜血或血浆,并根据 CVP 和血压值调节输入速度,大量输血(浆)后注意补钙,一般 500 mL 全血或血浆补钙 1.0 g。

(3)应用血管活性药物:在容量补足的基础上联合应用多巴胺、多巴酚丁胺 2~10 μg/(kg·min)[不宜超过 15 μg/(kg·min)]和硝普钠或立及丁等药物,并用输液泵或注射泵调控其输入速度。应用硝普钠时注意血压的变化,输液管道要注意避光,一次配液不宜太多,配好的硝普钠液一般使用不宜超过 12 h。

(4)应用强心、利尿剂:如西地兰、氨力农、速尿等,西地兰 0.2 mg 静注 1~2 次/d;氨力农 50 mg 静注 2 次/d 或持续静滴 2 次/d,速尿 20~100 mg/次,保持尿量≥1 mL/(kg·h),并注意补钾。

(5)心理护理:对精神紧张、烦躁不安的患者做好解释、安慰工作,稳定患者情绪,减少耗氧量。

四、急性呼吸衰竭

呼吸衰竭是指呼吸功能严重损害,导致缺氧和(或)二氧化碳潴留而引起的一系列临床综合征。

(一)病因和诱因

(1)高龄、术前已有肺功能明显下降。

(2)体外循环时间过长或灌注不当。

(3)术中或术后早期输入库血或液体过多。

(4)术后低心排。

(5)感染。

(二)症状和体征

(1)呼吸系统:呼吸困难、鼻翼翕动、点头呼吸、张口呼吸、缺氧、发绀。听诊呼吸音减弱,可闻及干湿啰音。

(2)神经系统:缺氧严重者会有意识改变、神志模糊、烦躁、头痛甚至昏迷。

(3)循环系统:心率增快,心律失常,血压增高,面色潮红。

(4)血气分析:$PaO_2 < 8$ kPa 伴或不伴 $PaCO_2 > 6.67$ kPa,$SaO_2 < 90\%$,对于使用呼吸机的患者 $PaO_2/FiO_2 < 300$。

(5)胸部 X 片:肺纹理增粗、片状阴影,严重者呈云雾状改变。

(三)护理措施

(1)严密观察患者生命体征及血流动力学指标,特别详细观察呼吸频率、幅度、缺氧的客观表现,听诊呼吸音,必要时拍胸片,了解患者肺部情况,并注意观察患者神志、意识、表情的变化。

(2)使用呼吸机时,设定和调整呼吸机基本参数和报警范围,使呼吸机合拍,出现报警,及时查找原因处理,以保证患者的氧供。

(3)定时做血气分析,及时纠正酸碱失衡。

(4)去除病因,控制感染,预防心力衰竭、心律失常等并发症的发生。

(5)心理护理:对使用呼吸机、神志清醒者,常和患者交谈,讲清使用呼吸机的必要性和配合的重要性,介绍以往治疗成功的病例,增加患者对治疗的信心,对已撤离呼吸机者,交代清主动咳痰、锻炼自主呼吸的重要性,并经常鼓励患者,促其早日康复,同时做好患者的各项护理工作。

五、急性肾衰竭

急性肾衰竭是心血管外科术后早期严重的并发症,常合并其他重要脏器的功能衰竭,大多为多尿型,少数为少尿或无尿型,后者死亡率较高,必须加强预防和早期发现。

(一)病因

(1)术前有肾功能不全。

(2)术中循环灌注压过低、肾缺血时间较长,微栓栓塞肾小动脉。

(3)术后血容量不足,心脏停搏或有低心排综合征,血管收缩药物使用过量。

(二)主要临床特征

(1)尿量进行性减少,< 0.5 mL/(kg·h),尿比重降低,甚至固定在 1.010。

(2)血清尿素氮 > 18.75 mmol/L,血清肌酐 > 176.8 mmol/L,并伴有电解质紊乱(高血钾、高镁、高磷、低氯、低钙)。

(3)患者可出现恶心、食欲不振、腹胀、烦躁不安表现。

(三)护理措施

(1)保持尿管通畅,观察尿液的量及性状:每小时记录尿量及尿比重,并正确记录出入量。

(2)监测肾功能:每日二次做血液生化检测,及时了解电解质及尿素、肌酐值的变化。

(3)加强利尿:在尿量减少的早期常用速尿 $100 \sim 300$ mg 加入 250 mL 液体中静脉滴注或速尿 $100 \sim 200$ mg 静脉注射,维持尿量 $\geqslant 1$ mL/(kg·h)。

(4)饮食护理:根据不同的病程给予不同的饮食,尿毒症症状明显时给予高热量,高维生素,相对低蛋

白饮食。

（四）透析疗法

1. 早期腹膜透析

肾功能不全发生于术后一周内,通常选用腹膜透析,腹透时机越早越好。在腹透过程中,按医嘱在腹透液中准确加用肝素、高渗糖、抗生素,并按时腹透,以保证腹透管通畅和腹透有效,严格无菌操作及准确记录透析液量。

2. 床旁血液透析

对于急性无尿型肾衰,循环稳定者或腹透效果不佳者,可予床旁血透,一般选用静脉－静脉通道透析,这对循环系统影响较小。在血透期间要密切观察患者生命体征的变化,及时补充胶体,维持血压稳定,并注意补充钾、镁离子,防止因钾、镁离子下降过快而引起心律失常。

六、脑损伤

脑损伤是指心脏手术后并发大脑器质性损害所致的神经、精神症状。轻者可在短时内恢复,严重者可致残甚至死亡。

（一）病因

(1)术中、后较长时间低血压,或发生心跳呼吸骤停。

(2)体外循环中微栓阻塞脑部微小血管。

(3)术中或术后发生脑栓塞或出血。

（二）临床表现

1. 轻者

头昏、头痛,视力障碍,谵妄,烦躁不安。

2. 重者

意识模糊,瞳孔不等大,偏瘫,失语,抽搐等,甚至昏迷。

（三）护理措施

1. 密切观察神志变化

患者术后进入 ICU 即检查神志情况,并做好记录,对未清醒者,每 15～30 min 观察、记录 1 次,同时注意瞳孔的变化。一般在术后 2～4 h 内患者应清醒,对于不明原因长时间未醒者,应高度警惕有无颅内异常情况存在,必要时行急诊 CT 检查。对于清醒者,要注意四肢活动情况,并询问患者主观感觉,发现异常,及时处理。特别是对已清醒后又出现神志朦胧或不清者,应立即行 CT 检查,明确诊断,以利正确处理。

2. 降低颅内压,减轻脑水肿

对于有缺氧性脑昏迷、脑水肿者,及早予脱水、利尿、激素等药物治疗,脑局部降温并经常检查冰帽和及时添加冰,以降低颅内压,减轻脑水肿和改善脑细胞代谢。

3. 高压氧治疗

有脑气栓及缺氧性脑昏迷者,尽早进入高压氧舱治疗。

4. 病情观察

密切观察血压、心率,意识等变化及其对治疗的反应。

5. 保证氧供

保持呼吸道通畅,保证氧疗效果。

6. 镇静、控制抽搐

选用安定、鲁米那、氯丙嗪等,并防止患者坠床或碰伤。

7.基础护理

对有偏瘫及肢体瘫痪患者,加强基础护理,协助拍背咳痰、翻身和肢体功能锻炼,并选用气垫床,保持床单位清洁、平整,防止褥疮等护理并发症。

8.心理护理

对神志清醒者,加强护患交流,做好解释、安慰工作,鼓励患者,增强其战胜疾病的信心,争取配合,促进早日康复。

(车军双)

第十三章 普外科疾病护理

第一节 急性化脓性腹膜炎

一、疾病概述

（一）概念

腹膜炎（peritonitis）是发生于腹腔脏腹膜和壁腹膜的炎症，可由细菌感染、化学性（胃液、胆汁、血液）或物理性损伤等引起。急性化脓性腹膜炎是指由化脓性细菌包括需氧菌和厌氧菌或两者混合引起的腹膜急性炎症，累及整个腹腔时称为急性弥漫性腹膜炎。按发病机制分为原发性腹膜炎和继发性腹膜炎。原发性腹膜炎，又称为自发性腹膜炎，腹腔内无原发性病灶，致病菌多为溶血性链球菌、肺炎双球菌或大肠杆菌。继发性腹膜炎多由于腹腔内空腔脏器穿孔、破裂，或腹腔内脏器缺血、炎症扩散引起。临床所称急性腹膜炎（acute peritonitis）多指继发性的化脓性腹膜炎，是一种常见的外科急腹症。

（二）相关病理生理

腹膜受到刺激后立即发生充血、水肿等炎症反应，随后大量浆液渗出，可以稀释腹腔内的毒素。并逐渐出现大量中性粒细胞和吞噬细胞，可吞噬细菌及微细颗粒，加上坏死组织、细菌和凝固的纤维蛋白，使渗出液变为浑浊而成为脓液。大肠杆菌感染的脓液呈黄绿色、稠厚，并有粪臭味，在诊断上有着重要意义。

腹膜炎的转归取决于患者全身和腹膜局部的防御能力和污染细菌的性质、数量和时间。当患者身体抵抗力较弱，细菌数量多，毒力强时，炎症趋于恶化。这时细菌及其内毒素刺激机体的防御系统，激活多种炎性介质后，可导致全身炎症反应；毒素吸收可导致感染性休克；腹膜严重充血水肿并渗出大量液体后可引起水、电解质紊乱、蛋白丢失和贫血；腹腔内脏器浸泡在脓液中，肠管扩张、麻痹，膈肌上抬影响心肺功能加重休克。当患者年轻体壮，抗病能力强时可使病菌毒力减弱，使炎症局限和消散。当腹膜炎治愈后，腹腔内多有不同程度的粘连，部分肠管粘连扭曲可造成粘连性肠梗阻。

（三）病因与诱因

原发性腹膜炎多由血行播散、上行性感染、直接扩散、透壁性感染引起。

继发性腹膜炎多由腹内脏器穿孔、炎症、损伤、破裂或手术污染引起的。其主要的原因是急性阑尾炎，其次是胃、十二指肠溃疡穿孔。病原菌以大肠杆菌最多见，其次为厌氧类杆菌、肠球菌、链球菌、变形杆菌等，一般多为细菌性混合感染，毒性强。

临床表现：早期表现为腹膜刺激症状，如腹痛、压痛、腹肌紧张和反跳痛等；后期由于感染和毒素吸收，主要表现为全身感染中毒症状。

（1）腹痛是最主要的症状，其程度随炎症的程度而异，但一般都很剧烈，不能忍受，且呈持续性。深呼吸、咳嗽、转动身体时都可加剧疼痛，故患者不愿意变动体位。疼痛多自原发灶开始，炎症扩散后蔓延及全腹，但仍以原发病变部位较为显著。

（2）恶心、呕吐等消化道症状为早期出现的常见症状。开始时因腹膜受刺激引起反射性的恶心、呕吐，呕吐物为胃内容物；后期出现麻痹性肠梗阻时，呕吐物转为黄绿色内含胆汁液，甚至为棕褐色粪样肠内容物。由于呕吐频繁，可呈现严重脱水和电解质紊乱。

（3）发热：开始时体温可以正常，之后逐渐升高。老年衰弱的患者，体温不一定随病情加重而升高。脉搏通常随体温的升高而加快。如果脉搏增快而体温反而下降，多为病情恶化的征象，必须及早采取有效

措施。

(4)感染中毒症状:当腹膜炎进入严重阶段时,常出现高热、大汗、口干、脉快、呼吸浅促等全身中毒表现。后期由于大量毒素吸收,患者则表现为表情淡漠、面容憔悴、眼窝凹陷、口唇发绀、肢体冰冷、舌黄干裂、皮肤干燥、呼吸急促、脉搏细速、体温剧升或下降、血压下降、休克、酸中毒。若病情继续恶化,终因肝肾功能衰弱及呼吸循环衰竭而死亡。

(5)腹部体征:腹式呼吸减弱或消失,并伴有明显腹胀。腹胀加重常是判断病情发展的一个重要标志。肌紧张、压痛、反跳痛是腹膜炎的重要体征,始终存在,通常是遍及全腹而以原发病灶部位最为显著。腹肌紧张程度则随病因和患者全身状况的不同而有轻重不一。腹部叩诊可因胃肠胀气而呈鼓音。胃肠道穿孔时,叩诊时常发现心肝浊音界缩小或消失。腹腔内积液过多时,可以叩出移动性浊音。听诊常发现肠鸣音减弱或消失。直肠指诊时,如直肠前窝饱满及触痛,则表示有盆腔感染存在。

(四)辅助检查

1.实验室检查

血常规检查提示白细胞计数和中性粒细胞比例增多,或有中毒颗粒。病情危重或机体反应能力低下者,白细胞计数可不升高。

2.X线检查

腹部立卧位平片可见小肠普遍胀气,并有多个小液平面的肠麻痹征象;胃肠穿孔时多数可见膈下游离气体。

3.B超检查

可显示腹内有积液。

4.诊断性腹腔穿刺或腹腔灌洗

根据叩诊或B超定位穿刺,根据穿刺液性状、气味、浑浊度、涂片镜检、细菌培养以及淀粉酶测定等可判断病因。如胃十二指肠溃疡穿孔时穿刺液呈黄色、浑浊、无臭味,有时可抽出食物残渣;急性重症胰腺炎时抽出液为血性,胰淀粉酶含量高。如果腹腔穿刺抽出不凝固血液,说明有腹腔内实质脏器损伤。腹腔内液体少于 100 mL 时,腹腔穿刺往往抽不出液体,注入一定量的生理盐水后再行抽液检查。

(五)治疗原则

积极消除原发病因,改善全身状况,促进腹腔炎症局限、吸收或通过引流使炎症消除。

1.非手术治疗

对于病情较轻或病情已经超过 24 小时,且腹部体征已经减轻;原发性腹膜炎;伴有严重心肺等脏器疾病不能耐受手术者;伴有休克、严重营养不良、电解质紊乱等需术前纠正可采取非手术治疗。主要措施包括半卧位、禁食、持续胃肠减压、输液、输血、应用抗生素、镇静、给氧等治疗措施。

2.手术治疗

手术治疗适应证:①腹腔内原发病灶严重者,如腹内脏器损伤破裂、绞窄性肠梗阻、炎症引起肠坏死、肠穿孔、胆囊坏疽穿孔、术后胃肠吻合口瘘所致腹膜炎。②弥漫性腹膜炎较重而无局限趋势者。③患者一般情况差,腹腔积液多,肠麻痹重,或中毒症状明显,尤其是有休克者。④经非手术治疗 6~8 小时(一般不超过 12 小时),如腹膜炎症状与体征均不见缓解,或反而加重者。⑤原发病必须手术解决的,如阑尾炎穿孔、胃十二指肠穿孔等。

具体措施包括处理原发病因、清理腹腔、充分引流。

二、护理评估

(一)一般评估

1.生命体征(T、P、R、BP)

每 15~30 分钟测定一次呼吸、脉率和血压。

2.患者主诉

腹痛发生的时间、部位、性质、程度、范围以及伴随症状。如有呕吐,了解呕吐物性状。了解患者健康

史,包括了解患者年龄、性别、职业等一般资料;了解既往病史,有无胃十二指肠溃疡或阑尾炎、胆囊炎发作史;有无腹部手术、外伤史;近期有无呼吸系统、泌尿系统感染病史或营养不良等其他导致抵抗力下降的情况。

(二)身体评估

1.腹部情况

腹式呼吸是否减弱或消失;有无腹部压痛、反跳痛、腹肌紧张及其部位、程度、范围;有无肝浊音界缩小或消失,或移动性浊音;肠鸣音是否减弱或消失;直肠指诊时,如直肠前窝饱满及触痛,则表示有盆腔感染存在。

2.全身情况

患者精神状态、生命体征是否稳定、饮食活动情况;有无寒战、高热、呼吸浅快、面色苍白等感染性中毒表现;有无水、电解质、酸碱失衡表现;有无口干、肢端发冷、血压下降、神志恍惚等休克表现。

(三)心理—社会评估

了解患者及家属的心理反应和心理承受能力,有无焦虑、恐惧表现。以及对本病的认识程度、治疗合作情况;家属态度,家庭经济以及社会支持情况。

(四)辅助检查阳性结果评估

(1)实验室检查血常规检查提示白细胞计数和中性粒细胞比例增多,或有中毒颗粒。病情危重或机体反应能力低下者,白细胞计数可不升高。

(2)X线检查小肠普遍胀气,并有多个小液平面的肠麻痹征象;胃肠穿孔时多数可见膈下游离气体。

(3)B超检查可显示腹内有积液,有助于原发病的诊断。

(4)诊断性腹腔穿刺或腹腔灌洗腹腔穿刺可判断原发病变,明确病因。如胃十二指肠溃疡穿孔时穿刺液呈黄色、浑浊、无臭味,有时可抽出食物残渣;急性重症胰腺炎时抽出液为血性,胰淀粉酶含量高。如果腹腔穿刺抽出不凝固血液,说明有腹腔内实质脏器损伤。腹腔内液体少于 100 mL 时,腹腔穿刺往往抽不出液体,注入一定量的生理盐水后再行抽液检查。

(五)治疗效果评估

1.非手术治疗评估要点

患者主诉腹痛及恶心、呕吐情况是否好转;腹部压痛、反跳痛是否好转;生命体征是否平稳且趋于正常;水、电解质失衡是否纠正;患者精神状况是否好转。

2.手术治疗评估要点

麻醉方式、手术类型,腹腔引流管放置的位置,引流的情况,切口愈合的情况。

三、主要护理诊断(问题)

1.腹痛、腹胀

与腹壁膜受炎症刺激有关。

2.体温过高

与腹膜炎毒素吸收有关。

3.体液不足

与腹腔内大量渗出、高热或体液丢失过多有关。

4.焦虑、恐惧

与病情严重、躯体不适、担心术后康复及预后有关。

5.潜在并发症

腹腔脓肿、切口感染。

四、主要护理措施

(一)休息

休克患者采取平卧位,或头、躯干、下肢抬高20°,尽量减少搬动,以减轻疼痛。全麻术后头偏一侧,平卧位6小时,待清醒后改为半坐卧位。半坐卧位可促进腹腔内渗出液流向盆腔,有利于局限炎症和引流;可促使腹内器官下移,减轻对呼吸和循环的影响;也减轻因腹肌紧张引起的腹胀等不适。鼓励患者进行脚背、脚趾的勾、绷活动,或自下而上按摩下肢以预防下肢静脉血栓形成。

(二)饮食

胃肠穿孔患者必须禁食,并留置胃管持续胃肠减压,以抽出胃肠道内容物和积液、积气,减少消化道内容物继续流入腹腔,改善胃壁血运,利于炎症的局限和吸收,促进胃肠道恢复蠕动。手术后等肠功能恢复后才可以从流质开始逐步过渡到半流质-软食-普食,而且宜循序渐进、少量多餐,可进食富含蛋白、热量和维生素的饮食,以促进机体康复和伤口愈合。

(三)用药护理

主要为维持体液平衡和有效循环血量,保持生命体征稳定;控制感染和营养支持治疗。迅速建立静脉输液通道,遵医嘱补充液体及电解质,病情严重者,必要时输入血浆或全血等以纠正低蛋白血症和贫血,根据情况使用激素,减轻中毒症状,或使用血管活性药,以维持生命体征稳定。根据患者丢失的液体量和生理需要量计算总补液量,安排好各类液体的输注顺序,并根据患者临床表现和补液监测指标及时调整输液的成分和速度。遵医嘱合理应用抗生素,根据细菌培养及药敏结果合理选择抗生素;急性腹膜炎患者的代谢率约为正常人的140%,分解代谢增强,因此在补充热量的同时应该补充蛋白、氨基酸等。对于长期不能进食的患者应尽早实施肠外营养支持,提高机体防御和修复能力。

(四)心理护理

做好患者及家属的沟通解释工作,稳定其情绪,减轻焦虑、恐惧;鼓励帮助患者面对和接受疾病带来的变化,尽快适应患者角色,增强战胜疾病的信心和勇气。

(五)健康教育

根据患者需要介绍有关腹膜炎的基本知识,以及检查、治疗、手术、康复等方面的知识,如禁食、胃肠减压、半卧位的重要性,制订合理的健康教育计划,提高其认识和配合治疗。

五、护理效果评估

(1)患者体温、脉搏、血压、呼吸等生命体征是否稳定。
(2)患者体液、电解质是否平衡,有无脱水、休克表现。
(3)患者腹痛、腹胀有无减轻或缓解,炎症是否得到控制。
(4)患者情绪是否稳定,焦虑程度有无减轻,是否配合治疗和护理。
(5)患者是否掌握了腹膜炎的相关知识。
(6)患者未发生腹腔脓肿或切口感染,或如果发生能够得到积极有效的处理。

(安　乐)

第二节　腹部损伤

一、疾病概述

(一)概念

腹部损伤(abdominal injury)是由于各种原因所导致的腹壁和(或)腹腔内脏器官损伤。平时多见于

交通事故、空中坠落、工业劳动意外，以及打架斗殴中的刀伤、枪伤等，发病率占 0.4%～1.8%，战时损伤可高达 50%。

多数腹部损伤同时伴有严重的内脏损伤，如果伴有脾、肝、胰腺等腹腔实质脏器破裂或大血管损伤，可因大出血而导致死亡；如果伴有胃、十二指肠、小肠、结肠、直肠等空腔脏器受损伤时，可发生严重的腹腔感染而威胁生命。早期正确的诊断和及时、合理的处理，是降低腹部损伤导致死亡的关键。

（二）相关病理生理

腹部损伤可分为开放性和闭合性两大类。在开放性损伤中，有腹膜破损者为穿透伤（多伴内脏损伤），无腹膜破损者为非穿透伤（有时伴内脏损伤）。有入口、出口者为贯通伤，有入口无出口者为盲管伤。

腹部损伤的严重程度，以及是否涉及内脏、涉及什么内脏多取决于暴力的强度、速度、着力部位和方向等。而且与身体解剖特点、内脏原有的病理情况和功能状态等内在因素有关。一般来说，肝、脾组织结构脆弱，血供丰富，位置固定，受到暴力打击容易发生破裂。上腹受压可使胃、十二指肠、胰腺破裂等。

常见开放性损伤容易受损的内脏依次是：肝、小肠、胃、结肠、大血管；闭合性损伤中依次是脾、肾、小肠、肝、肠系膜。

（三）病因与诱因

开放性损伤常由刀刺、枪弹、弹片等锐器或火药伤引起。闭合性损伤常是坠落、碰撞、冲击、挤压、拳打脚踢等钝性暴力所致。

（四）临床表现

由于致伤原因、受伤的器官及损伤的严重程度不同，腹部损伤的临床表现差异很大。轻微的腹部损伤，临床上可无明显症状和体征；而严重者可出现重度休克甚或处于濒死状态。

肝、脾、胰、肾等实质性器官或大血管损伤时主要临床表现为腹腔内（或腹膜后）出血。包括面色苍白、脉搏加快、细弱、脉压变小，严重时血压不稳甚至休克；腹痛呈持续性，一般不很剧烈，腹膜刺激征也并不严重。但当肝破裂伴有较大肝内或肝外胆管断裂时，可发生胆汁性腹膜炎；胰腺损伤伴有胰管断裂，胰液溢入腹腔可出现明显腹痛和腹膜刺激征。体征最明显处常是损伤所在的部位。右肩部放射痛，提示可能有肝损伤；左肩部放射痛则提示有脾损伤。肝、脾破裂出血量较多可有明显腹胀和移动性浊音。肝、脾包膜下破裂或系膜、网膜内出血则有时可表现为腹部包块，泌尿系脏器损伤时可出现血尿。

胃肠道、胆管、膀胱等空腔脏器破裂的主要临床表现是弥漫性腹膜炎。除胃肠道症状及稍后出现的全身性感染表现外，最突出的是腹膜刺激征，通常胃液、胆液、胰液刺激最强，肠液次之，血液最轻。伤者可有气腹征，尔后可因肠麻痹而出现腹胀，严重时可发生感染性休克。腹膜后十二指肠破裂的患者有时可出现睾丸疼痛、阴囊血肿和阴茎异常勃起等症状和体征。如果实质性脏器和空腔脏器两类器官同时破裂，则出血和腹膜炎两种临床表现可以同时出现。

（五）辅助检查

1. 实验室检查

包括血、尿常规检查，血、尿淀粉酶以及生化检查。

2. B 型超声检查

B 超检查在腹部损伤的诊断中倍受重视。可发现直径 1～2 cm 的实质内血肿，并可发现脏器包膜连续性中断和实质破裂等情况。超声检查对腹腔积液的发现率很高。并可根据 B 超检查估计出腹腔积液的量，即每 1 cm 液平段，腹腔积液约有 500 mL。由于气体对超声的反射强烈，其在声像图上表现为亮区。因此，B 超检查也可发现腹腔内的积气，有助于空腔脏器破裂或穿孔的诊断。

3. X 线检查

有选择的 X 线检查对腹部损伤的诊断是有价值的。常用的有胸片、平卧位及左侧卧位腹部平片。立位腹部平片虽然更有意义，但不适用于重伤员。根据需要拍骨盆正、侧位片。

4. CT 检查

CT 对软组织和实质性器官的分辨力较高。CT 能清晰地显示肝、脾、肾的包膜是否完整、大小及形态

结构是否正常,对实质性脏器损伤的诊断有价值。

5.诊断性腹腔穿刺术和腹腔灌洗术

抽到液体后观察其性状,推断受损器官种类;必要时行显微镜和涂片检查。严重腹内胀气、大月份妊娠、腹腔内广泛粘连和躁动不能合作者则禁忌做穿刺检查。

(六)治疗原则

1.非手术治疗

适用于暂时不能确定有无腹腔内器官损伤;血流动力学稳定,收缩压>90 mmHg(11.9 kPa);心律<100 次/分;无腹膜炎体征;未发现其他内脏的合并伤;已证实为轻度实质性脏器损伤,生命体征稳定者。

非手术治疗期间应严密观察病情变化,包括:①每 15～30 分钟测定一次呼吸、脉率和血压;②腹部体征检查,每半小时进行一次,注意有无腹膜炎的体征及其程度和范围的改变;③每 30～60 分钟检查一次血常规,了解红细胞数、血红蛋白、血细胞比容和白细胞计数的变化;④每 30～60 分钟作一次 B 超扫查;⑤必要时可重复进行诊断性腹腔穿刺术或灌洗术,或进行 CT、血管造影等检查。

观察期间需要特别注意的是:①不要随便搬动伤者,以免加重伤情;②不注射止痛剂(诊断明确者例外),以免掩盖伤情。

非手术治疗措施包括:①输血补液,防治休克;②应用广谱抗生素,预防或治疗可能存在的腹内感染;③禁食,疑有空腔脏器破裂或有明显腹胀时应行胃肠减压;④营养支持。

2.手术治疗

已确定腹腔内脏器破裂者,应及时进行手术治疗。对于非手术治疗者,经观察仍不能排除腹内脏器损伤,或在观察期间出现以下情况时,应终止观察,进行剖腹探查手术。①腹痛和腹膜刺激征有进行性加重或范围扩大者;②肠蠕动音逐渐减少、消失或出现明显腹胀者;③全身情况有恶化趋势,出现口渴、烦躁、脉率增快或体温及白细胞计数上升者;④膈下有游离气体表现者;⑤红细胞计数进行性下降者;⑥血压由稳定转为不稳定甚至休克者;或积极救治休克过程中,情况不见好转反而继续恶化者;⑦腹腔穿刺吸出气体、不凝血液、胆汁或胃肠内容物者;⑧胃肠出血不易控制者。

一旦决定手术,就应尽快完成手术前准备:建立通畅的输液通道、交叉配血、放置鼻胃管及尿管。如有休克,应快速输入平衡液补充血容量。由于腹部创伤患者往往处于休克状态,因此一般选择气管内麻醉,既能保证麻醉效果,又能根据需要供氧。手术原则上是先处理出血性损伤,后处理穿破性损伤;对于穿破性损伤,应先处理污染重(如下消化道)的损伤,后处理污染轻的损伤。腹腔内损伤处理完后,彻底清除腹内残留的异物(如遗留的纱布等)、组织碎块、食物残渣或粪便等。用大量生理盐水冲洗腹腔。根据需要放置引流管或双腔引流管。腹壁切口污染不重,可予分层缝合;污染较重者,皮下应留置引流物。

二、护理评估

(一)一般评估

1.生命体征(T、P、R、BP)

腹部损伤如果伴有严重的内脏损伤或大血管损伤,患者可出现大出血而引起血压和脉搏的变化;如果伴有胃、十二指肠、小肠、结肠、直肠等空腔脏器受损伤时,可发生严重的腹腔感染引起体温升高。因此应每 15～30 分钟监测一次生命体征,出现异常应及时告知主管医生。

2.患者主诉

向患者或护送人员详细了解受伤时间、地点、部位、姿势、伤情、致伤源性质、方向、强度,受伤后的病情变化、急救措施及效果。了解患者受伤后有无腹痛及腹痛的特点、部位、持续时间,有无伴随恶心、呕吐等症状。

(二)身体评估

1.视诊

观察患者有无面色苍白、出冷汗等失血表现,腹部有无外伤、淤血、瘀斑、包块及其部位、大小,有无脏器自腹壁伤口脱出。

2.触诊

脉搏是否加快、细弱,腹部有无包块,有无肌紧张、压痛、反跳痛,以及疼痛程度范围。

3.叩诊

肝浊音界是否缩小或消失,有无移动性浊音等内出血表现。

4.听诊

肠鸣音是否减弱或消失。

(三)心理社会评估

评估患者及家属对突发的腹部损伤以及伤口、出血、内脏脱出这些视觉刺激的心理承受能力;对预后的担心程度;评估经济承受能力和家庭、社会支持情况;在疾病治疗过程中的其他心理反应;本次损伤相关知识的了解程度及需求。

(四)辅助检查阳性结果评估

1.实验室检查

血常规检查中红细胞、血红蛋白、血细胞比容等数值明显下降,白细胞计数可略有增高提示腹内有实质性脏器破裂而出血。白细胞计数明显上升提示空腔脏器破裂。血、尿淀粉酶值升高提示可能有胰腺损伤、胃或十二指肠损伤。尿常规检查发现血尿提示有泌尿器官的损伤。

2.B型超声检查

B超检查腹腔有无血肿,实质脏器是否破裂,包膜是否完整,以及腹腔积液情况。

3.X线检查

胸片、平卧位及左侧卧位腹部平片检查有无气液平面等空腔脏器损害征象。

4.CT检查

CT显示肝、脾、肾的包膜是否完整、大小及形态结构是否正常。

5.诊断性腹腔穿刺术和腹腔灌洗术

如果抽到不凝血性液,可能提示脏器破裂。

三、主要护理诊断(问题)

1.有体液不足的危险

与腹腔内出血、呕吐、禁饮食有关。

2.疼痛

与腹腔内器官破裂、消化液刺激腹膜有关。

3.恐惧

与意外损伤和担心预后有关。

4.潜在并发症

器官损伤、腹腔感染。

四、主要护理措施

(一)休息

手术前绝对卧床休息,禁止随意搬动;全麻未清醒者平卧位,头偏一侧;全麻清醒或硬膜外麻醉平卧6小时后,血压平稳改为半卧位,以利于腹腔引流,减轻腹痛,改善呼吸循环功能。

(二)饮食

留置胃肠减压,绝对禁饮、禁食、禁灌肠。

(三)用药护理

根据医嘱迅速补充血容量;使用抗感染治疗;诊断未明确者绝对不能使用止痛剂。

（四）心理护理

加强病情观察，耐心解释病情和治疗过程。

（五）健康教育

加强宣传，避免意外损伤；了解和掌握简单急救知识；发生腹部损伤，及时就医；出院后若有不适及时就诊。

五、护理效果评估

（1）患者体温、脉搏、血压、呼吸等生命体征是否稳定。

（2）患者体液、电解质是否平衡，有无脱水现象。

（3）患者腹痛有无减轻或缓解。

（4）患者有无继续发生内脏出血、腹腔感染情况，或是否得到及时发现和处理。

（安　乐）

第三节　腹外疝

一、疾病概述

（一）概念

体内某个脏器或组织离开其正常解剖部位，通过先天或后天形成的薄弱点、缺损或孔隙进入另一部位，成为疝（hernia）。疝多发生于腹部，腹部疝分为腹内疝和腹外疝。腹内疝（abdominal internal hernia）是由脏器或组织进入腹腔内的间隙囊内形成，如网膜孔疝。腹外疝（abdominal external hernia）是腹腔内的脏器或组织连同壁腹膜，经腹壁薄弱点或孔隙，向体表突出所形成。常见的有腹股沟疝、股疝、脐疝、切口疝等。临床上以腹外疝多见。

（二）相关病理生理

典型的腹外疝由疝环、疝囊、疝内容物和疝外被盖等组成。

1.疝环

也称为疝门，是疝突出体表的门户，也是腹壁薄弱点或缺损所在。各类疝多以疝门而命名，如腹股沟疝、股疝、脐疝、切口疝等。

2.疝囊

是壁腹膜经疝门向外突出形成的囊袋。一般分为疝囊颈、疝囊体、疝囊底三部分。疝囊颈是疝囊与腹腔的连接部，其位置相当于疝环，常是疝囊比较狭窄的部分，也是疝内容物脱出和回纳的必经之处，因疝内容物进出反复摩擦刺激易产生瘢痕而增厚，若疝囊颈狭小易使疝内容物在此处受到嵌闭和狭窄，如股疝和脐疝等。

3.疝内容物

是进入疝囊的腹内脏器和组织，以小肠多见，大网膜次之。比较少见的还可有盲肠、阑尾、乙状结肠、横结肠、膀胱等。卵巢及输卵管进入则罕见。

4.疝外被盖

是指疝囊以外的腹壁各层组织，一般为筋膜、皮下组织及皮肤。

（三）病因与诱因

1.基本病因

腹壁强度降低是腹外疝发病的基本病因。腹壁强度降低有先天性和后天性两种情况。

(1)先天性因素：最常见的是在胚胎发育过程中某些组织穿过腹壁的部位,如精索或子宫圆韧带穿过腹股沟管、腹内股动静脉穿过股管、脐血管穿过脐环等处;其他如腹白线发育不全等。

(2)后天性因素：见于手术切口愈合不良、外伤、感染造成的腹壁缺损,腹壁神经损伤、年老、久病、肥胖等所致肌萎缩等。

2.诱发因素

腹内压力增高易诱发腹外疝的发生。引起腹内压力增高的常见原因有慢性咳嗽、慢性便秘、排尿困难(如前列腺增生症、膀胱结石)、腹水、妊娠、搬运重物、婴儿经常啼哭等。正常人因腹壁压力强度正常,虽时有腹内压增高的情况,但不致发生疝。

(四)临床表现

腹外疝有易复性、难复性、嵌顿性和绞窄性等临床类型,其临床表现各异。

1.易复性疝

最常见,疝内容物很容易回纳入腹腔,称为易复性疝。在患者站立、行走、咳嗽等导致腹内压增高时肿块突出,平卧、休息或用手将疝内容物向腹腔推送时可回纳入腹腔。除疝块巨大者可有行走不便和下坠感,或伴腹部隐痛外,一般无不适。

2.难复性疝

疝内容物不能或不能完全回纳入腹腔内,但并不引起严重症状者,称为难复性疝。此类疝内容物大多数为大网膜,滑动性疝也属难复性疝的一种。患者常有轻微不适、坠胀、便秘或腹痛等。

3.嵌顿性疝

疝环较小而腹内压突然增高时,较多的疝内容物强行扩张疝环挤入疝囊,随后由于疝囊颈的弹性回缩,使疝内容物不能回纳,称为嵌顿性疝。此时疝内容物尚未发生血运障碍。多发生于股、腹股沟斜疝等。患者可有腹部或包块部疼痛,若嵌顿为肠管可有腹痛、恶心呕吐、肛门停止排便排气等。

4.绞窄性疝

嵌顿若不能及时解除,嵌闭的疝内容物持续受压,出现血液回流受阻而充血、水肿、渗出,并逐渐影响动脉血供,成为绞窄性疝。发生绞窄后,包块局部出现红、肿、痛、热,甚至形成脓肿,全身有畏寒、发热、脱水、腹膜炎、休克等症状。

(五)辅助检查

1.透光试验

用透光试验检查肿块,因疝块不透光,故腹股沟斜疝呈阴性,而鞘膜积液多为透光(阳性),可以此鉴别。但幼儿的疝块,因组织菲薄,常能透光,勿与鞘膜积液混淆。

2.实验室检查

疝内容物继发感染时,血常规检查提示白细胞和中性粒细胞比例升高;粪便检查显示隐血试验阳性或见白细胞。

3.影像学检查

疝嵌顿或绞窄时 X 线检查可见肠梗阻征象。

(六)治疗原则

除少数特殊情况外,腹股沟疝一般均应尽快施行手术治疗。腹股沟疝早期手术效果好、复发率低;若历时过久,疝块逐渐增大后,加重腹壁的损伤而影响劳动力,也使术后复发率增高;而斜疝又常可发生嵌顿或绞窄而威胁患者的生命。股疝因极易嵌顿、绞窄,确诊后应及时手术治疗。对于嵌顿性或绞窄性股疝,则应紧急手术。

1.非手术治疗

(1)棉线束带法或绷带压深环法：适用于 1 岁以下婴幼儿。因为婴幼儿腹肌可随躯体生长逐渐强壮,疝有自行消失的可能。可采用棉线束带或绷带压住腹股沟深环,防止疝块突出。

(2)医用疝带的使用：此方法适用于年老体弱或伴有其他严重疾病而禁忌手术者,可用疝带压迫阻止

疝内容物外突。但长期使用疝带可使疝囊颈增厚,增加疝嵌顿的发病率,易与疝内容物粘连,形成难复性疝和嵌顿性疝。

(3)嵌顿性疝的复位:复位方法是将患者取头低足高位,注射吗啡或哌替啶以止痛、镇静并放松腹肌,后用手持续缓慢地将疝块推向腹腔,同时用左手轻轻按摩浅环和深环以协助疝内容物回纳。复位方法应轻柔,切忌粗暴,以防损伤肠管,手法复位后必须严密观察腹部体征,若有腹膜炎或肠梗阻的表现,应尽早手术探查。

2.手术治疗

手术是治疗腹外疝的有效方法,但术前必须处理慢性咳嗽、便秘、排尿困难、腹水、妊娠等腹内压增高因素,以免术后复发。常用的手术方式有以下几种。

(1)疝囊高位结扎术:暴露疝囊颈,予以高位结扎或是贯穿缝合,然后切去疝囊。单纯性疝囊高位结扎适用于婴幼儿或儿童,以及绞窄性斜疝因肠坏死而局部严重感染者。

(2)无张力疝修补术:将疝囊内翻入腹腔,无需高位结扎,而用合成纤维网片填充疝环的缺损,再用一个合成纤维片缝合于后壁,替代传统的张力缝合。传统的疝修补术是将不同层次的组织强行缝合在一起,可引起较大张力,局部有牵拉感、疼痛,不利于愈合。现代疝手术强调在无张力情况下,利用人工高分子修补材料进行缝合修补,具有创伤小、术后疼痛轻、无需制动、复发率低等优点。

(3)经腹腔镜疝修补术:其基本原理是从腹腔内部用网片加强腹壁缺损或用钉(缝线)使内环缩小,可同时检查双侧腹股沟疝和股疝,有助于发现亚临床的对侧疝并同时予以修补。该术式具有创伤小、痛苦少、恢复快、美观等特点,但对技术设备要求高,需全身麻醉,手术费用高,目前临床应用较少。

(4)嵌顿疝和绞窄性疝的手术处理:手术处理嵌顿或绞窄性疝时,关键在于准确判断肠管活力。若肠管坏死,应行肠切除术,不做疝修补,以防感染使修补失败;若嵌顿的肠祥较多,应警惕有无逆行性嵌顿,术中必须把腹腔内有关肠管牵出检查,以防隐匿于腹腔内坏死的中间肠祥被遗漏。

二、护理评估

(一)一般评估

1.生命体征(T、P、R、BP)

发生感染时可出现发热、脉搏细速、血压下降等征象。

2.患者主诉

突出于腹腔的疝块是否可回纳,有无压痛和坠胀感,有无肠梗阻和腹膜刺激征等。

3.相关记录

疝块的部位、大小、质地等;有无腹内压增高的因素等。

(二)身体评估

1.视诊

腹壁有无肿块。

2.触诊

疝块的部位、大小、质地、有无压痛,能否回纳,有无压痛、反跳痛、腹肌紧张等腹膜刺激征。

3.叩诊

无特殊。

4.听诊

无特殊。

(三)心理—社会评估

了解患者有无因疝块长期反复突出影响工作和生活并感到焦虑不安,对手术治疗有无思想顾虑。了解家庭经济承受能力,患者及家属对预防腹内压升高等相关知识的掌握程度。

（四）辅助检查阳性结果评估

了解阴囊透光试验是否阳性，血常规检查有无白细胞计数及中性粒细胞比例的升高，粪便潜血试验是否阳性等，腹部X线检查有无肠梗阻等。

（五）治疗效果的评估

1.非手术治疗评估要点

（1）有无病情变化：观察患者疼痛性状及病情有无变化，若出现明显腹痛，伴疝块突然增大、发硬且触痛明显、不能回纳腹腔，应高度警惕嵌顿疝发生的可能。

（2）有无引起腹内压升高的因素：患者是否戒烟，是否注意保暖防感冒，有无慢性咳嗽、腹水、便秘、排尿困难、妊娠等引起腹内压增高的因素。

（3）棉线束带或绷带压深环的患者：注意观察局部皮肤的血运情况；棉束带是否过松或过紧，过松达不到治疗作用，过紧则使患儿感到不适而哭闹；束带有无被粪尿污染等应及时更换，防止发生皮炎。

（4）使用医用疝带的患者：患者是否正确佩戴疝带，以防因疝带压迫错位而起不到效果；长期戴疝带的患者是否因疝带压迫有不舒适感而产生厌烦情绪，应详细说明戴疝带的作用，使其能配合治疗。

（5）行手法复位的患者：手法复位后24小时内严密观察患者的生命体征，尤其脉搏、血压的变化，注意观察腹部情况，注意有无腹膜炎或肠梗阻的表现。

2.手术治疗评估要点

（1）有无引起腹内压升高的因素：患者是否注意保暖防感冒，是否保持大小便通畅，有无慢性咳嗽、便秘、尿潴留等引起腹内压增高的因素。

（2）术中有无损伤肠管或膀胱：患者是否有急性腹膜炎或排尿困难、血尿、尿外渗等表现，应怀疑术中可能有肠管或膀胱损伤。

（3）局部切口的愈合情况：注意观察有无伤口渗血；有无发生切口感染，注意观察体温和脉搏的变化，切口有无红、肿、疼痛，阴囊部有无出血、血肿。术后48小时后，患者如仍有发热，并有切口处疼痛，则可能为切口感染。

（4）有无发生阴囊血肿：注意观察阴囊部有无水肿、出血、血肿。术后24小时内，阴囊肿胀，呈暗紫色，穿刺有陈旧血液，则可能为阴囊血肿。

三、主要护理诊断（问题）

1.疼痛

与疝块嵌顿或绞窄、手术创伤有关。

2.知识缺乏

与缺乏腹外疝成因、预防腹内压增高及促进术后康复的知识有关。

3.有感染的危险

与手术、术中使用人工合成材料有关。

4.潜在并发症

（1）切口感染。

与术中无菌操作不严，止血不彻底，或全身抵抗力弱等有关。

（2）阴囊水肿。

与阴囊比较松弛、位置低，容易引起渗血、渗液的积聚有关。

四、主要护理措施

（一）休息与活动

术后当日取平卧位，膝下垫一软枕，使髋关节微屈，以降低腹股沟区切口张力和减少腹腔内压力，利于切口愈合和减轻切口疼痛，次日可改为半卧位。术后卧床期间鼓励床上翻身及活动肢体。传统疝修补术

后3~5日患者可离床活动,采用无张力疝修补术的患者一般术后次日即可下床活动,年老体弱、复发性疝、绞窄性疝、巨大疝等患者可适当推迟下床活动的时间。

（二）饮食护理

术后6~12小时,若无恶心、呕吐,可进流食,次日可进软食或普食,应多食粗纤维食物,利于排便。行肠切除、肠吻合术者应待肠功能恢复后方可进食。

（三）避免腹内压增高

术后注意保暖,防止受凉、咳嗽,若有咳嗽,教患者用手掌按压伤口处后再咳嗽。保持大小便通畅,及时处理便秘,避免用力排便。术后有尿潴留者应及时处理。

（四）预防阴囊水肿

术后可用丁字带托起阴囊,防止渗血、渗液积聚阴囊。

（五）预防切口感染

术后切口一般不需加沙袋压迫,有切口血肿时应予适当加压。术后遵医嘱使用抗菌药物,并注意保持伤口敷料干燥、清洁,不被粪尿污染,发现敷料脱落或污染应及时更换。

（六）健康教育

1. 活动指导

患者出院后生活要规律,避免过度紧张和劳累,应逐渐增加活动量,3个月内应避免重体力劳动或提举重物等。

2. 饮食指导

调整饮食习惯,多饮水,多进食高纤维食物,养成定时大便习惯,保持排便通畅。

3. 防止复发

减少和消除引起腹外疝复发的因素,并注意避免增加腹内压的动作,如剧烈咳嗽、用力排便等。防止感冒,若有咳嗽应尽早治疗。

4. 定期随访

若疝复发,应及早诊治。

五、护理效果评估

（1）患者自述疼痛减轻,舒适感增强。

（2）患者能正确描述形成腹外疝的原因,预防腹内压升高及促进术后康复的有关知识。

（3）患者伤口愈合良好,使用人工合成材料无排斥、感染现象。

（4）患者未发生阴囊水肿、切口感染;若发生,得到及时发现和处理。

（安　乐）

第四节　肠梗阻

一、疾病概述

（一）概念

肠梗阻（intestinal obstruction,ileus）指肠内容物由于各种原因不能正常运行,在通过肠道过程中受阻,为常见急腹症之一。在起病初期,梗阻肠段先有解剖和功能性改变,继则发生体液和电解质的丢失、肠壁循环障碍、坏死和继发感染,最后可致毒血症、休克、死亡。

（二）相关病理生理

肠梗阻的主要病理生理改变为肠管膨胀、体液和电解质的丢失,以及感染和毒血症。这些改变的严重

程度视梗阻部位的高低、梗阻时间的长短以及肠壁有无血液供应障碍而不同。

1.肠管膨胀

机械性肠梗阻时,一方面,食管上端括约肌发生反射性松弛,患者在吸气时不自觉地将大量空气吞入胃肠(肠腔积气的70%是咽下的空气,其中大部分是氮气,不易被胃肠吸收,其余30%的积气是肠内酸碱中和与细菌发酵作用产生的,或自血液弥散至肠腔的 CO_2、H_2、CH_4 等气体);另一方面,肠梗阻时大量液体和气体聚积在梗阻近端引起肠膨胀,而膨胀能抑制肠壁黏膜吸收水分,以后又刺激其增加分泌,如此肠腔内液体越积越多,使膨胀进行性加重,肠腔压力逐渐增大(正常成人每日消化道分泌的唾液、胃液、胆液、胰液和肠液的总量约8 L,绝大部分被小肠黏膜吸收,以保持体液平衡。在单纯性肠梗阻,肠管内压力一般较低,初时常低于8 cmH_2O。但随着梗阻时间的延长,肠管内压力甚至可达到18 cmH_2O。结肠梗阻时肠腔内压力平均多在25 cmH_2O 以上,甚至有高到52 cmH_2O)。肠腔膨胀可引起肠蠕动增强,导致肠绞痛。肠管内压力增高可使肠壁静脉回流障碍,引起肠壁充血水肿,通透性增加。肠管内压力继续增高可使肠壁血流阻断,使单纯性肠梗阻变为绞窄性肠梗阻,严重的肠膨胀甚至可使横膈抬高,影响患者的呼吸和循环功能。

2.体液和电解质的丢失

肠梗阻时肠膨胀可引起反射性呕吐。高位小肠梗阻时呕吐频繁,大量水分和电解质被排出体外。如梗阻位于幽门或十二指肠上段,呕出过多胃酸,则易产生脱水和低氯低钾性碱中毒。如梗阻位于十二指肠下段或空肠上段,则重碳酸盐的丢失严重。低位肠梗阻,呕吐虽远不如高位者少见,但因肠黏膜吸收功能降低而分泌液量增多,梗阻以上肠腔中积留大量液体,有时多达5～10 L,内含大量碳酸氢钠。这些液体虽未被排出体外,但封闭在肠腔内不能进入血液,等于体液的丢失。此外,过度的肠膨胀影响静脉回流,导致肠壁水肿和血浆外渗,在绞窄性肠梗阻时,血和血浆的丢失尤其严重。因此,患者多发生脱水伴少尿、氮质血症和酸中毒。如脱水持续,血液进一步浓缩,则导致低血压和低血容量休克。失钾和不进饮食所致的血钾过低可引起肠麻痹,进而加重肠梗阻的发展。

3.感染和毒血症

正常人的肠蠕动使肠内容物经常向前流动和更新,因此小肠内是无菌的,或只有极少数细菌。单纯性机械性小肠梗阻时,肠内即使有细菌和毒素也不能通过正常的肠黏膜屏障,因而危害不大。若梗阻转变为绞窄性,开始时,静脉血流被阻断,受累的肠壁渗出大量血液和血浆,使血容量进一步减少,继而动脉血流被阻断而加速肠壁的缺血性坏死。绞窄段肠腔中的液体含大量细菌(如梭状芽胞杆菌、链球菌、大肠杆菌等)、血液和坏死组织,细菌的毒素以及血液和坏死组织的分解产物均具有极强的毒性。这种液体通过破损或穿孔的肠壁进入腹腔后,可引起强烈的腹膜刺激和感染,被腹膜吸收后,则引起脓毒血症。严重的腹膜炎和毒血症是导致肠梗阻患者死亡的主要原因。

除上述三项主要的病理生理改变之外,如发生绞窄性肠梗阻往往还伴有肠壁、腹腔和肠腔内的渗血,绞窄的肠袢越长,失血量越大,亦是导致肠梗阻患者死亡的原因之一。

(三)病因与诱因

按肠梗阻发生的基本原因可以分为三类。

1.机械性肠梗阻(mechanical intestinal obstruction)

最常见。是由于各种原因引起的肠腔狭窄,使肠内容物通过发生障碍。主要原因包括由于粘连与粘连带压迫、嵌顿性外疝或内疝、肠扭转、肠外肿瘤或腹块压迫等。肠腔内堵塞:结石粪块、寄生虫、异物等。肠管外受压:如肠扭转、腹腔内肿瘤压迫、粘连引起肠管扭曲、嵌顿疝等。肠壁病变:如肿瘤、肠套叠、先天性肠道闭锁等。

2.动力性肠梗阻(dynamic intestinal)

是神经反射或毒素刺激引起肠壁肌肉功能紊乱,使肠蠕动消失或肠管痉挛,以致肠内容物无法正常通行,而本身无器质性肠腔狭窄。可分为麻痹性肠梗阻和痉挛性肠梗阻。麻痹性肠梗阻常见于腹部大手术后腹膜炎、腹部外伤、腹膜后出血、某些药物肺炎、脓胸脓毒血症、低钾血症或其他全身性代谢紊乱均可并

发麻痹性肠梗阻;痉挛性肠梗阻是肠管暂时性痉挛,多由肠道炎症及神经系统功能紊乱引起。

3.血运性肠梗阻(vascular intestinal obstruction)

是由于肠管血运障碍引起肠失去蠕动能力,肠内容物停止运行。肠系膜动脉栓塞或血栓形成和肠系膜静脉血栓形成为主要病因。

（四）临床表现

1.腹痛

机械性肠梗阻发生时,由于梗阻部位以上强烈肠蠕动,表现为阵发性绞痛,疼痛多在腹中部,也可偏于梗阻所在的部位。腹部发作时可伴有肠鸣,自觉有"气块"在腹中窜动,并受阻于某一部位。有时能见到肠型和肠蠕动波。听诊为连续高亢的肠鸣音,或呈气过水音或金属音。如果腹痛间歇期不断缩短,以至成为剧烈的持续性腹痛,则应该警惕可能是绞窄性肠梗阻的发生。

2.呕吐

在肠梗阻早期,呕吐呈反射性,吐出物为食物或胃液;进食或饮水均可引起呕吐。此后,呕吐随梗阻部位高低而有所不同,一般是梗阻部位愈高,呕吐出现愈早、愈频繁。高位肠梗阻时呕吐频繁,吐出物主要为胃及十二指肠内容物。低位肠梗阻时,呕吐出现迟而少,吐出物可呈粪样。结肠梗阻时,呕吐到晚期才出现。呕吐物如呈棕褐色或血性,是肠管血运障碍的表现。麻痹性肠梗阻时,呕吐多呈溢出性。

3.腹胀

一般出现晚于其他三个症状,其程度与梗阻部位有关。高位肠梗阻腹胀不明显,但有时可见胃型。低位肠梗阻及麻痹性肠梗阻腹胀显著,遍及全腹。结肠梗阻时,如果回音瓣关闭良好,梗阻以上结肠可成闭袢,则腹周膨胀显著。腹部隆起不均匀对称,是肠扭转等闭袢性肠梗阻的特点。

4.停止肛门排气排便

完全性肠梗阻发生后,患者多不再排气排便,但梗阻早期,尤期是高位肠梗阻,可因梗阻以下肠内尚残存的粪便和气体,仍可自行或在灌肠后排出,不能因此而否定肠便阻的存在。某些绞窄性肠梗阻,如肠套叠、肠系膜血管栓塞或血栓形成,则可排出血液黏液样粪便。

5.腹部体征

腹壁见肠型、膨胀、压缩,可有反跳痛和肌紧张,可触及包块。当有渗出时,可有移动性浊音,听诊时肠管里可有像水中过气样音,称"气过水声"。如果为麻痹肠梗阻可使肠鸣音消失。

（五）辅助检查

1.实验室检查

血常规:单纯性肠梗阻早期无明显改变,随病情发展可出现白细胞升高、中性粒细胞比例升高(多见于绞窄性梗阻性肠梗阻);由于缺水可能使血红蛋白值、血细胞比容升高。水、电解质钾和酸碱失衡;尿常规检查尿比重可增高;由于肠血运障碍时,呕吐物及粪便可含大量红细胞或潜血阳性。

2.影像学检查

站立位时见小肠"阶梯样"液平。平卧位时见积气肠管进入盆腔提示小肠梗阻;CT平扫见结肠肠腔扩张及结肠内气液平提示结肠梗阻;空气灌肠可见肠套叠处呈"杯口"状改变为肠套叠;钡剂灌肠X线检查见扭转部位钡剂受阻,钡影尖端呈"鸟嘴"形为乙状结肠扭转;X线平片检查见小肠、结肠均胀气明显为麻痹性肠梗阻;X线平片检查见孤立性肠襻绞窄性肠梗阻。

（六）治疗原则

肠梗阻的治疗包括非手术治疗和手术治疗,治疗方法的选择根据梗阻的原因、性质、部位以及全身情况和病情严重程度而定。不论采用何种治疗均首先纠正梗阻带来的水、电解质与酸碱紊乱,改善患者的全身情况。肠梗阻的治疗原则:①纠正水、电解质、酸碱平衡失调;②补充循环血量;③降低肠内张力;④使用抗生素,防治感染;⑤解除梗阻原因,恢复肠道通畅;⑥手术处理肠绞窄。

1.非手术治疗

(1)胃肠减压治疗:胃肠减压抽出积聚在梗阻上端的气体和液体,降低肠内张力,有利于改善肠壁血循

环,减轻全身中毒症状,改善呼吸、循环功能。有效的胃肠减压对单纯性肠梗阻和麻痹性肠梗阻可达到解除梗阻的目的,对于需要手术者也是一种良好的术前准备。

(2)液体治疗:重点在纠正水、电解质、酸碱平衡失调,肠绞窄时因丢失大量血浆和血液,故在适当补液后应输全血或血浆。

(3)营养支持治疗:肠梗阻时手术或非手术治疗都有相当一段时间不能进食,所以营养支持很重要。一般的外周静脉输液通常达不到营养支持的要求,可采用全胃肠外营养,也就是通过静脉途径输注身体所必需的营养液。肠梗阻时采用全胃肠外营养,既可作为术前的准备,也可作为非手术治疗或术后不能及早进食的支持治疗。若肠梗阻解除和肠功能恢复,最好尽早口服。不能进正常饮食的患者,可进要素膳食。

(4)抗生素治疗:肠梗阻时,在梗阻上端肠腔内细菌可迅速繁殖。肠梗阻患者应使用针对需氧菌和厌氧菌的抗生素。

2.手术治疗

对绞窄性肠梗阻经短期术前准备,补足血容量,应尽早手术。但若伴有休克,则需待休克纠正或好转后手术比较安全。有时估计已有肠坏死存在,而休克又一时难以纠正,则一面抗休克,一面手术,将坏死肠段切除,休克才会缓解。

肠梗阻的手术目的是解除梗阻原因,恢复肠道通畅,但具体手术方式应根据梗阻的原因、部位、性质、病程早晚以及全身状况来决定。如粘连性肠梗阻手术方式就很多,难易程度相差甚远,轻者仅需切断一条纤维束带,重者令术者难以操作,不得不切除大量肠袢,或行短路吻合,或作肠造口减压术以求缓解梗阻症状,更有甚者因粘连过重未能施行任何其他操作而中止手术,可见要处理好粘连性肠梗阻手术并非易事,需要在术前有完善的手术方案与良好的技术准备。

二、护理评估

(一)一般评估

1.生命体征(T、P、R、BP)

监测生命体征,如出现脱水,可能出现脉搏加快而细弱,血压降低;并发感染时体温可能升高,呼吸加快。

2.患者主诉

询问腹痛发生的时间、部位、性质、持续时间、如何缓解;有无呕吐;呕吐物性质、颜色、量;有无腹胀;何时停止排气、排便;有无消化系统疾病史;有无手术史。

(二)身体评估

1.视诊

腹壁是否膨;腹部有无瘢痕;有无肠型或蠕动波。

2.触诊

腹壁是否紧张;有无压痛、反跳痛和肌紧张;能否触及包块。

3.叩诊

有无移动性浊音。

4.听诊

肠鸣音频率、强度;有无肠鸣音减弱或消失(麻痹性肠梗阻时可出现肠鸣音减弱或消失);有无气过水声;(机械性肠梗阻时,可出现肠鸣音亢进)。

(三)心理一社会评估

了解患者及家属的心理反应和心理承受能力,对本病的认识程度、治疗合作情况;有无焦虑表现,家庭经济以及社会支持情况。

(四)辅助检查阳性结果评估

1.实验室检查

单纯性肠梗阻血常规检查早期无明显改变,随病情发展可出现白细胞升高、中性粒细胞比例升高(多

见于绞窄性肠梗阻);由于缺水可能使血红蛋白值、血细胞比容升高。水、电解质钾和酸碱失衡;尿常规检查尿比重可增高;由于肠血运障碍时,呕吐物及粪便可含大量红细胞或潜血阳性。

2.影像学检查

站立位时见小肠"阶梯样"液平。平卧位时见积气肠管进入盆腔提示小肠梗阻;CT 平扫见结肠肠腔扩张及结肠内气液平提示结肠梗阻;空气灌肠可见肠套叠处呈"杯口"状改变为肠套叠;钡剂灌肠 X 线检查见扭转部位钡剂受阻,钡影尖端呈"鸟嘴"形为乙状结肠扭转;X 线平片检查见小肠、结肠均胀气明显为麻痹性肠梗阻;X 线平片检查见孤立性肠襻绞窄性肠梗阻。

(五)治疗效果评估

1.非手术治疗评估要点

腹痛、呕吐有无缓解;肠蠕动是否恢复;肠鸣音是否恢复正常;是否排便排气;有无出现水电解质失衡现象;有无出现感染性休克表现。

2.手术治疗评估要点

手术过程是否顺利;手术切口有无渗血渗液;是否愈合良好;有无出现术后肠粘连。

三、主要护理诊断(问题)

1.疼痛

与梗阻的肠内容物不能运行或通过障碍、肠蠕动增强或肠壁缺血有关。

2.体液不足

与禁食、呕吐、肠腔积液、持续胃肠减压造成血容量不足有关。

3.潜在并发症

肠坏死、腹膜炎、术后肠粘连。

四、主要护理措施

(一)休息

手术回病房后根据麻醉给予适当的卧位,麻醉清醒后。血压、脉搏平稳给予半卧位。鼓励患者早期活动,以利于肠功能恢复,防止肠粘连。

(二)饮食

肠梗阻者应禁食,并留置胃肠减压管,待梗阻缓解后 12 小时方可进少量流食,但忌甜食和牛奶,以免引起肠胀气,48 小时后可试进半流食。手术后 2～3 天内禁食,进行胃肠减压,待肛门排气肠道功能开始恢复后,可拔出胃管,并在当日每 1～2 小时饮 20～30 mL 水,第 2 日喝米汤,第 3 日流食,1 周后改半流食,2 周后软饭。忌生冷、油炸及刺激性食物。

(三)用药护理

肠梗阻的治疗,在于缓解梗阻,恢复肠管的通畅,并及时纠正水与电解质紊乱,减少肠腔膨胀。包括持续胃肠减压,以减轻腹胀;根据肠梗阻的部位,梗阻的时间长短,以及化验检查的结果来进行水电解质的补充,由于呕吐与胃肠减压所丢失的液体,与细胞外液相似,因此补充的液体以等渗液为主。对严重脱水的患者,术前进行血容量的补充尤其重要,否则在麻醉情况下可引起血压下降。绞窄性肠梗阻,除补充等渗液体外,血浆及全血的补充尤为重要,特别是在血压及脉率已发生改变时;补充液体时,保证输液通畅,并记录 24 小时出、入液体量,观察水、电解质失衡纠正情况等;合理应用抗生素,单纯性肠梗阻无须应用抗生素,但对于绞窄性肠梗阻则应使用抗生素,以减少细菌繁殖,预防感染,并减少毒素吸收,减轻中毒症状;经以上治疗若腹痛加重、呕吐未止、白细胞增高、体温也增高时,则必须要进行手术治疗。

(四)心理护理

做好患者及家属的沟通解释工作,稳定其情绪,减轻焦虑恐惧;鼓励帮助患者面对和接受疾病带来的变化,尽快适应患者角色,增强战胜疾病的信心和勇气。

（五）健康教育

养成良好的卫生习惯,预防和治疗肠蛔虫病,不食不洁净的食物,不暴饮暴食,多吃易消化的食物,进食后不做剧烈运动;保持大便通畅,老年及肠功能不全者有便秘现象应及时给予缓泻剂,必要时灌肠,促进排便;对患有腹壁疝的患者,应予以及时治疗,避免因嵌顿、绞窄造成肠梗阻;如果出现腹痛、腹胀、呕吐等及时就诊。

五、护理效果评估

(1)患者腹痛、腹胀是否减轻。

(2)患者肠功能是否逐渐恢复(肠鸣音逐渐恢复正常),开始出现肛门排气排便。

(3)患者有没有发生水、电解质失衡,如有,是否得到及时处理。

(4)手术切口恢复良好,没有出现粘连性肠梗阻。

（安　乐）

第五节　胃　癌

一、疾病概述

（一）概念

胃癌(gastric carcinoma)是我国最常见的恶性肿瘤之一。其发病率居各类肿瘤的首位,可发生于任何年龄,但以 40～60 岁多见,男女比例约为 2：1。每年约有 17 万人死于胃癌。

（二）相关病理生理

胃癌可发生于胃的任何部位,胃窦幽门区最多、胃底贲门区次之、胃体部略少。起源于胃壁最表层的黏膜上皮细胞,可侵犯胃壁的不同深度和广度。根据癌组织浸润深度分为早期胃癌和进展期胃癌。癌灶局限在黏膜内或黏膜下层的称为早期胃癌,侵犯肌层或有转移到胃以外区域者称为进展期胃癌。

（三）病因与诱因

胃癌的确切病因至今尚未完全明确,目前认为下列因素与胃癌的发生有关。

(1)环境及饮食因素:胃癌发病率有明显的地域差别,中国、日本较北美、西欧等国家高,我国西北与东部沿海地区较南方地区高。长期食用腌制食品,熏、烤食品、发霉食物,缺乏新鲜蔬菜、水果、吸烟等都与胃癌的发生率有关。

(2)幽门螺旋杆菌感染是引发胃癌的主要因素之一。幽门螺旋杆菌能促使硝酸盐转化成亚硝酸盐及亚硝胺,并加速胃黏膜上皮细胞过度增殖导致癌变。

(3)遗传因素及免疫因素:胃癌有明显的家族聚集倾向。免疫功能低下的人胃癌发病率较高。

(4)癌前疾病和癌前病变:癌前疾病是指一些使胃癌发病危险性增高的良性疾病,如慢性萎缩性胃炎、胃息肉、胃溃疡、残胃炎、恶性贫血、巨大胃黏膜皱襞症(Menetrier 病)等。胃的癌前病变指的是容易发生癌变的病理组织学变化,如胃的不典型增生。

（四）临床表现

1.症状

多无明显症状,部分可有上腹隐痛、嗳气、泛酸、食欲减退等轻度不适。随病情进展,上腹不适或疼痛日益加重。若癌灶位于贲门,可感到进食不通畅;若癌灶位于幽门,出现梗阻时,患者可呕吐出腐败的隔夜食物;癌肿破溃可有呕血和黑便;终末期胃癌常有消瘦、贫血、乏力、食欲缺乏、精神萎靡等恶病质症状,多有明显上腹持续疼痛,如癌灶溃疡、侵犯神经或骨膜引起疼痛。

2.体征

早期可没有明显体征,部分可有上腹部深压不适或疼痛。晚期可扪及上腹部肿块。若出现远处转移,可有肝大、腹水、锁骨上淋巴结肿大等。

(五)辅助检查

1.实验室检查

血常规检查早期血检多正常,中、晚期可有不同程度的贫血、粪便潜血试验阳性。目前尚无对于胃癌诊断特异性较强的肿瘤标记物,CEA、CA50、CA72-4、CA19-9、CA242 等多个标记物的连续监测对于胃癌的诊疗和预后判断有一定价值。

2.影像学检查

上消化道 X 线钡餐造影有助于判断病灶范围,典型 X 线征象有龛影、充盈缺损、黏膜皱襞改变、蠕动异常及梗阻性改变;增强型 CT 可以清晰显示胃癌累及胃壁的范围、与周围组织的关系、有无较大的腹腔盆腔转移;PET-CT 扫描对判断是否是胃癌约有 80% 以上的准确性,并可了解全身有无转移灶,没有痛苦,但费用昂贵。

3.纤维胃镜检查

是可发现早期胃癌的有效方法。可直接观察病变部位和范围,并可直接取病变部位做病理学检查。采用带超声探头的电子胃镜,可了解肿瘤浸润深度以及周围脏器和淋巴结有无转移。

(六)治疗原则

早发现、早诊断、早治疗是提高胃癌疗效的关键。外科手术是治疗胃癌的主要手段,也是目前能治愈的唯一方法,对于中晚期胃癌,可辅以化疗、放疗以及免疫治疗等综合治疗以提高疗效。

二、护理评估

(一)一般评估

1.生命体征(T、P、R、BP)

每天监测生命体征,如果出现发热、出血等症状应该加大监测密度。

2.患者主诉

了解患者有无嗳气、泛酸、食欲减退以及恶心、呕吐等消化道症状;了解有无上腹部胀痛、部位、性质、程度、持续时间、缓解方式;了解大便性状、颜色等。了解患者既往有无慢性胃炎、胃溃疡、胃息肉等病史;饮食喜好,是否吸烟喝酒,是否经常食用腌制、熏制食品;有无家族史。

(二)身体评估

视诊腹部有无异常隆起或凹陷,有无瘢痕或肠型;触诊腹壁紧张度如何;有无肿块以及压痛;叩诊有无移动性浊音;听诊肠鸣音是否正常。

(三)心理—社会评估

了解患者性格以及面对压力时的应对情况;对本疾病能否正确认识,是否配合治疗;有无焦虑、害怕等表现;了解患者收入以及住院费用支付情况;了解患者家庭、朋友、同事等社会支持情况。

(四)辅助检查阳性结果评估

1.实验室检查

血常规检查有无贫血,粪便潜血试验是否阳性。

2.影像学检查

上消化道 X 线钡餐造影有无龛影、充盈缺损、黏膜皱襞改变、蠕动异常及梗阻性改变;增强型 CT 中胃癌累及胃壁的范围、与周围组织的关系、有无较大的腹腔盆腔转移等。

3.纤维胃镜检查

纤维胃镜检查病变部位和范围,以及病理学检查结果。

（五）治疗效果评估

1. 非手术治疗评估要点

上腹部疼痛是否得到缓解，营养缺乏是否得到改善，是否了解自身疾病相关知识。

2. 手术治疗评估要点

手术过程是否顺利，肿块是否切除全面，术后是否会出现出血、十二直肠残端破裂、吻合口瘘、消化道梗阻、倾倒综合征等并发症。

三、主要护理诊断（问题）

1. 焦虑、恐惧或绝望

与对疾病的发展及以后缺乏了解、对疾病的治疗效果没有信心有关。依据：抑郁、沮丧、伤感、失助。

2. 营养失调

与胃功能降低、营养摄入不足；肿瘤生长消耗大量能量；禁食；消化道对化疗的反应等因素有关。

3. 知识缺乏

与缺乏相关胃癌的医护知识有关。

4. 潜在并发症

出血、十二直肠残端破裂、吻合口瘘、消化道梗阻、倾倒综合征等。

四、主要护理措施

（一）休息

环境良好、生活规律、劳逸结合，忌疲劳。

（二）饮食

胃癌患者要加强营养护理，纠正负氮平衡，提高手术耐受力和术后恢复的效果。能进食者给予高热量、高蛋白、高维生素饮食，食物应新鲜易消化。对于不能进食或禁食患者，应从静脉补给足够能量、氨基酸类、电解质和维生素，必要时可实施全胃肠外营养（TPN）。对化疗的患者应适当减少脂肪、蛋白含量高的食物，多食绿色蔬菜和水果，以利于消化和吸收。

术后饮食需结合对饮食耐受情况及胃肠容量酌情调整进食量及种类、进食间隔和次数。术后初期一般采用特殊途径供给营养，如静脉营养或肠内营养。术后3～4天排气、胃肠功能恢复后，可渐进食，通常应循以下原则。

1. 少食多餐

因术后接纳食物的空间明显缩小，每餐食量也不能多，只能少食多餐才能满足机体对营养的需求，以每天8～10餐开始为宜，术后1个月左右逐渐改为5～6餐，3～6个月后逐渐改为3～4餐。因各人情况不同，没有绝对标准，主要根据食后是否不适来决定每次进餐量和间隔时间。主食与配菜应选稀、软且易于消化的食物。由于患者短期内并不习惯小胃或无胃的状态，往往容易按术前习惯吃喝导致胀满难受、胃排空障碍、甚至吻合口开裂，所以千万不可暴饮暴食。

2. 多食蛋白质丰富食物

术后初期应按照无渣清流食、少渣流食、半流食、软食、普食顺序进食。流质饮食以米汤、蛋汤、菜汤、藕粉、肠内营养制剂、奶、蛋白粉为宜。半流食应选高蛋白、高热量、高维生素、低脂肪、新鲜易消化食物；动物性蛋白最好来源是鱼类，也可食蛋羹、酸奶；植物性蛋白以豆腐为佳。进普食后，应多食蔬菜、水果。

3. 少食甜食和脂肪

应避免摄入大量过甜食物引起不适。脂肪供能不超总能量35%，少食畜肉脂肪，应食易消化吸收的脂肪，如植物油、奶油、蛋黄等。

4. 食物禁忌

①忌食冰冷、过烫食物；②忌辛辣刺激性强的调味品；③忌饮烈酒、浓茶等刺激性饮料；④避免过于粗

糙食物,如油炸食物。

5. 预防贫血

胃癌次全切除尤其全胃切除后,易发生缺铁性贫血,因此可适当食用瘦肉、鱼、虾、动物血、动物肝以及大枣、绿叶菜、芝麻酱等富含蛋白质与铁质的食品。

6. 细嚼慢咽

术后胃研磨功能减弱,对于较粗糙不易消化的食物,应细嚼慢咽。

放化疗期间饮食:增强营养可使癌细胞生长,活跃生长的癌细胞更易被放化疗损伤,因此放化疗期间应该增加营养摄入,宜补充高蛋白质食品。若食欲缺乏、恶心呕吐,可①增加开胃食品,如山楂、萝卜、香草、陈皮等。②少食多餐。③更换食谱,改变烹调方法。④食物要比较熟烂便于消化吸收。⑤多吃维生素含量高的生拌凉菜和水果。实在难以进食者应给予肠内营养或静脉营养支持。

(三)手术护理

1. 术前注意患者的营养与进食情况

按病情给予高蛋白、高热量、高维生素少渣软食、半流食或流食。纠正水电解质紊乱,准确记录出入量,对重度营养不良、血浆蛋白低、贫血者,术前补蛋白质或输血。有幽门梗阻者,术前 3 天每晚用温盐水洗胃,消除胃内积存物,减轻胃黏膜水肿。严重幽门梗阻者,应于术前 1~3 天作胃肠减压,使胃体积缩小。予术日晨放置胃管,抽尽胃液后留置胃管。

2. 术后严密观察生命体征

硬膜外麻醉 4~6 小时或全麻清醒血压、脉搏平稳后半坐卧位。注意保持卧位正确,以利呼吸和腹腔引流。鼓励深呼吸、咳痰、翻身及早期活动,预防肺部感染及其他并发症。注意口腔卫生,预防腮腺炎。

3. 腹腔引流

腹腔引流管接无菌瓶,每 3 天更换 1 次,以防逆行感染。必须严密观察引流液的颜色、性质、量,并准确记录。一般在 24 小时内量多,为血浆样渗出液,以后逐渐减少。如引流液为鲜红色,且超过 500 mL 应考虑有出血。要勤巡视,随时观察引流管是否通畅以及有无扭曲、脱落。

4. 持续胃肠减压

保持胃管通畅,以减少胃内容物对吻合口的刺激,预防吻合口水肿和吻合口瘘。每 2 小时用生理盐水冲洗胃管 1 次,每次量不超过 20 mL 并相应吸出,避免压力过大,冲洗液过多而引起出血。注意引流液的性质及量,并准确记录引流量。如有鲜血抽出,必须及时报告医生处理。胃管应妥善固定,不可随意移动,并注意有无脱落或侧孔吸胃壁,使胃肠减压停止。

5. 术后饮食

术后 3 天禁食、禁水,静脉补液,每日 3000 mL 左右。在停止胃肠减压后,可饮少量水。次全胃切除术和全胃切除术的术后饮食要求有一定的区别。

(四)心理护理

对胃癌患者,在护理工作中要注意发现患者的情绪变化,护士要注意根据患者的需要程度和接受能力提供信息;要尽可能采用非技术性语言使患者能听得懂,帮助分析治疗中的有利条件和进步,使患者看到希望,消除患者的顾虑和消极心理,增强对治疗的信心,能够积极配合治疗和护理。

(五)健康教育

在平时的饮食方面应注意,①不吃或少吃含有亚硝胺类物质的食物,如咸鱼、香肠及酸菜等。②多吃新鲜蔬菜,避免多吃过度刺激性饮食。节制烟酒,定时饮食。饮食适度,防止暴饮暴食,以减少胃炎和胃溃疡的发生。③积极治疗萎缩性胃炎、胃溃疡等疾病,并应定期复查。④一经确诊为多发性息肉或直径大于 2 厘米的单发性息肉,应及时采取手术治疗。⑤对有柏油样便者,无论有无胃部症状,都应该到医院做进一步检查。

五、护理效果评估

(1)患者上腹部疼痛不适是否得到缓解。

（2）患者营养缺乏是否得到改善。

（3）患者是否了解自身疾病相关知识，情绪是否稳定，是否积极配合治疗。

（4）手术后有无出血、十二直肠残端破裂、吻合口瘘、消化道梗阻、倾倒综合征等并发症。如果出现，是否能得到及时正确处理。

（侯志萍）

第六节　胰腺癌

一、疾病概述

（一）概念

胰腺癌（carcinoma of pancreas）是恶性程度很高的一种消化道肿瘤，发病率有明显增加趋势。本病多发于40～70岁中老年人，男女发病比例为1.5∶1，多发于胰头部，约占75％，其次为胰体尾部，全胰癌少见。本病早期确诊率不高，而中晚期胰腺癌的手术切除率低，预后很差。

（二）病理

以导管细胞腺癌最多见，约占90％；其次为腺泡细胞癌，黏液性囊腺癌和胰母细胞癌等较少见。导管细胞腺癌致密而坚硬，浸润性强，切面呈现或白色或灰黄色，常伴有纤维化增生及炎症反应，与周围胰腺组织无明确界限。胰腺癌转移和扩散途径主要为局部浸润和淋巴转移，也可经血行转移至肝、肺、骨等处。

（三）病因

尚未确定。胰腺癌好发于高蛋白、高脂肪摄入及嗜酒、吸烟者。长期接触某些金属、石棉、N-亚硝基甲烷、β-萘酚胺的人群及糖尿病、慢性胰腺炎患者，其胰腺癌的发病率明显高于一般人群。胰腺癌患者的亲属患胰腺癌的危险性增高。

（四）临床表现

胰腺癌出现临床症状往往已属晚期。早期无特异性症状，仅有上腹不适、饱胀、食欲减退等消化不良症状，极易与胃肠、肝胆等疾病相混淆。因此，常被患者及医生忽视而延误诊治。

1.症状

（1）上腹痛：是最早出现的症状。因胰管梗阻引起胰管内压力增高，甚至小胰管破裂，胰管外溢至胰腺组织呈慢性炎症所致，疼痛可向肩背部或腰胁部放射。晚期因癌肿侵及腹膜后神经组织，出现持续性剧烈疼痛，向腰背部放射，日夜不止，屈膝卧位可稍有缓解。胰体尾部癌的腹痛部位发生在左上腹或脐周，出现疼痛时已属晚期。

（2）黄疸：是胰腺癌的主要症状，约80％的胰腺癌患者在发病过程中出现黄疸，尤其是胰头癌患者最常见，因其接近胆总管，使之浸润或压迫，造成梗阻性黄疸。黄疸一般呈进行性加重，可伴有茶色尿、陶土样大便，出现皮肤瘙痒等。约25％胰头癌的患者表现为无痛性黄疸，10％左右的胰体尾部癌患者也可发生黄疸，与肿瘤发生肝内转移或肝门部淋巴结转移时压迫肝外胆管有关。黄疸伴无痛性胆囊增大称库瓦西耶征（Courvoisier sign），对胰头癌具有诊断意义。肝和胆囊因胆汁淤积而肿大，胆囊常可触及，并有出血倾向及肝功能异常。

（3）消化道症状：早期常有上腹饱胀、食欲减退、消化不良、腹泻等症状；腹泻后上腹饱胀不适并不消失。晚期癌肿浸润或压迫胃十二指肠，可出现上消化道梗阻或消化道出血，患者可出现恶心、呕吐或黑便。

（4）消瘦和乏力：是主要临床表现之一，与饮食减少、消化不良、睡眠不足和癌肿消耗能量密切相关。随着病情进展，患者消瘦乏力、体重下降越来越严重，同时伴有贫血、低蛋白血症等。

（5）其他：可出现发热、胰腺炎发作、糖尿病、脾大并功能亢进及血栓性静脉炎等。

2.体征

肝大、胆囊肿大、胰腺肿块，可在左上腹或脐周闻及血管杂音。晚期可出现腹水或扪及左锁骨上淋巴结肿大。

（五）辅助检查

1.实验室检查

①血清生化检查：继发胆管梗阻或出现肝转移时，常出现血清胆红素升高，以直接胆红素升高为主，碱性磷酸酶和转氨酶多有升高；空腹或餐后血糖升高及糖耐量异常；血、尿淀粉酶一过性升高。②免疫学检查：诊断胰腺癌常用的肿瘤标志物有糖链抗原（CA19-9）、癌胚抗原（CEA）和胰胚抗原（POA）。对胰腺癌敏感性和特异性较好，其结果优于 CEA 和 POA，还可用于疗效判定、术后随访、监测肿瘤复发及估计预后。

2.影像学检查

①B 超：是首选检查方法，可显示胆、胰管扩张，可检出直径≥2.0 cm 的胰腺癌。②内镜超声（EUS）检查：能发现直径≤1.0 cm 的小胰癌。③CT 检查：是诊断胰腺癌的较为可靠的检查方法，能清楚显示胰腺形态、肿瘤部位、肿瘤与邻近血管的关系及后腹膜淋巴转移情况，以判断肿瘤切除的可能性。④经内镜逆行胰胆管造影（ERCP）：可显示胆管或胰管狭窄或扩张，并能进行活检，同时还可经内镜放置鼻胆管或内支架引流，以减轻胆管压力和黄疸。⑤经皮肝穿刺胆囊造影（PTC）和经皮肝穿刺胆囊引流术（percutaneous transhepatic cholangial drainage，PTCD）：适用于深度黄疸且肝内胆管扩张者，可清楚显示梗阻部位、梗阻以上胆管扩张程度及受累胆管改变等。⑥MRI：显示胰腺肿块的效果较 CT 更好，诊断胰腺癌敏感性和特异性较高。⑦磁共振胆胰造影（MRCP）：可显示胰、胆管扩张的程度及梗阻的部位，具有重要诊断意义。且具有无创伤、多维成像、定位准确的特点。故优于单纯 MRI。⑧选择性动脉造影：对胰腺癌诊断价值不大，但能显示肿瘤与邻近血管的关系，术前对肿瘤切除可行性的判断有较大帮助。因其具有创伤及并发症，目前多采用 CTA 或 MRA。⑨正电子发射断层扫描（positron emission tomography，PET）：是目前世界上发展的高科技现代化医疗技术和设备，其对胰腺良恶性肿瘤的鉴别有重要临床价值，但价格昂贵。

3.细胞学检查

做 ERCP 时逆行胰管插管收集胰液查找癌细胞以及在 B 超或 CT 引导下经皮细针穿刺胰腺病变组织，行细胞学检查，是很有价值的诊断方法。

4.胰管镜检查

是近二十多年来国外开发的新技术，目前我国尚无有关报道。它对胰腺癌的诊断有较大价值。

（六）主要治疗原则

1.手术治疗

手术切除肿瘤是治疗胰腺癌最有效的方法。尚无远处转移的胰头癌，均应采取手术切除。

（1）胰十二指肠切除术（Whipple 手术）：是腹外科最复杂的手术之一，胰头癌可施行胰十二指肠切除术。手术切除范围包括胰头（含钩突部）、胆囊和胆总管、远端胃、十二指肠及空肠上段，同时清除周围淋巴结，再做胰胆和胃肠吻合，重建消化道。

（2）保留幽门的胰头十二指肠切除术（PPPD）：即保修全胃、幽门和十二指肠球部，其他切除范围和经典胰十二指肠切除术相同。适用于无幽门上下淋巴结转移、十二指肠切缘无癌细胞残留的壶腹周围癌。PPPD 保留了胃的正常容量和生理功能，减少了手术创伤，避免了胃大部切除并发症，有利于改善术后营养状态。

（3）胰体尾切除术：适用于胰体尾部癌，因确诊时多属晚期，故切除率低。

2.姑息性手术

对不能手术切除的胰腺癌，可行肝—肠内引流术或经内镜放置内支架，以解除黄疸；伴有十二指肠梗阻者可作胃—空肠吻合术，以保证消化道通畅；对于不能切除者还可作区域性介入治疗。

3.辅助治疗

目前已被证实对胰腺癌有效的化疗药物中,氟尿嘧啶和吉西他滨最为常用;还可选择介入治疗、放射治疗、基因治疗及免疫治疗等。生物学治疗及基因治疗的基础是肿瘤免疫,特别是细胞免疫。目前肿瘤生物治疗的细胞因子、免疫活性细胞、单克隆抗体等领域均有很大进展,为胰腺癌的治疗提供了新的前景和希望。

二、护理评估

(一)术前评估

1.健康史

①一般情况:评估患者饮食习惯、是否长期进食高蛋白、高脂肪饮食;是否长期接触污染环境和有毒物质;有无吸烟史或(和)长期大量饮酒。②既往史及家族史:有无糖尿病、慢性胰腺炎等;有无胰腺肿瘤或其他肿瘤家族史。

2.身体状况

①局部:腹痛部位和特点,影响疼痛的因素及药物镇痛效果;有无恶心、呕吐或腹胀;腹部是否触及肿大的肝和胆囊;有无移动性浊音。②全身:有无消化道症状,如食欲减退、上腹饱胀等;大便次数、颜色和性状;有无黄疸及黄疸出现的时间、程度,是否伴有皮肤瘙痒。③辅助检查:了解检查结果,评估疾病性质及手术的耐受力。

3.心理(社会)状况

评估患者有无焦虑、恐惧、悲观等心理反应;患者家庭承受能力,家属对患者的关心和支持程度。

(二)术后评估

1.手术情况

了解麻醉方式和手术类型、范围,术中出血量、补液量及引流管安置情况。

2.身体状况

评估患者生命体征及引流管情况;手术切口愈合情况;有无并发症发生,如出血、胰瘘等;术后疼痛程度及睡眠情况。

3.心理社会状况

评估患者对疾病和术后有无各种不适心理反应,患者及家属对术后康复过程及出院健康教育知识的掌握程度。

三、主要护理诊断(问题)

1.焦虑

与诊断为癌症、对手术治疗缺乏信心及担心预后有关。

2.急性疼痛

与胰管阻塞、癌肿浸润、侵犯腹膜后神经丛及手术创伤有关。

3.营养失调

低于机体需要量与食欲下降、癌肿消耗有关。

4.潜在并发症

感染、胰瘘、胆瘘、出血、血糖异常等。

四、主要护理措施

(一)术前护理

1.心理护理

多数患者就诊时已处于中晚期,得知诊断后易出现否认、悲哀、畏惧和愤怒等不良情绪,对手术治疗产

生焦虑情绪。护士应理解、同情患者,通过沟通了解真实感受。根据患者对疾病知识的掌握程度,有针对性地进行健康指导,使患者能配合治疗与护理,促进疾病的康复。

2.疼痛护理

疼痛剧烈者,及时使用镇痛药,评估镇痛效果,保证良好睡眠及休息。

3.营养支持

监测相关营养指标,如血清清蛋白水平、皮肤弹性、体重等。指导患者进食高热量、高蛋白、高维生素、低脂饮食。营养不良者,可经肠内和肠外营养途径改善患者营养状况。

4.改善肝功能

遵医嘱予保肝药、复合维生素 B 等。静脉输注高渗葡萄糖加胰岛素和钾盐,增加肝糖原储备。有黄疸者,静脉输注维生素 K_1,改善凝血功能。

5.肠道准备

术前 3 日开始口服抗生素抑制肠道细菌,预防术后感染;术前 2 日予流质饮食;术前晚清洁灌肠,减少术后腹胀及并发症的发生。

6.其他措施

血糖异常者,通过饮食调节和注射胰岛素控制血糖。有胆管梗阻并继发感染者,遵医嘱予抗生素控制感染。

(二)术后护理

1.病情观察

密切观察生命体征、腹部体征、伤口及引流情况,准确记录 24 小时出入液量,必要时监测 CVP 及每小时尿量。

2.营养支持

术后早期禁食,禁食期间给予肠外营养支持,维持水电解质平衡,必要时输注入血清蛋白。拔除胃管后予以流质、半流质饮食,逐渐过渡至正常饮食。术后因胰外分泌功能减退,易发生消化不良、腹泻等,应根据胰腺功能予以消化酶制剂或止泻药。

3.并发症的观察及护理

主要包括出血、胰瘘、胆瘘、肠瘘、感染、血糖异常。

(1)出血:术后出血原因包括手术创面的活动性出血、感染坏死组织侵犯引起的消化道大出血、消化液腐蚀引起的腹腔大血管出血或应激性溃疡等。护理措施:①密切观察生命体征,特别是血压、脉搏的变化。②观察伤口渗液及引流液,保持引流通畅,准确记录引流液的量、颜色和性状变化。术后 1~2 天和 1~2 周时均可发生出血,表现为经引流管引流出血性液、呕血、黑便或血便等,患者同时有出汗、脉速、血压下降等现象。③遵医嘱使用止血和抑酸药物,出血量少者可予静脉补液,应用止血药、输血治疗等,出血量大者需要手术止血。④监测凝血功能,及时纠正凝血功能紊乱。有出血倾向者,按医嘱补充维生素 K 和 C,防止出血。⑤应激性溃疡出血应采用冰盐水加去甲肾上腺素胃内灌洗;胰腺及周围坏死、大出血时行急诊手术治疗。

(2)胰瘘:是胰十二指肠切除术后最常见的并发症和死亡的主要原因。应密切观察患者,术后 1 周左右,患者出现腹痛、持续腹胀、发热、腹腔引流管或伤口流出无色清亮液体时,引流液测得淀粉酶,警惕发生胰瘘。取半卧位,保持引流通畅;根据胰瘘的程度,采取禁食、胃肠减压、静脉泵入生长抑素等措施;严密观察引流液颜色、量、性状,准确记录;必要时做腹腔灌洗引流,防止胰液积聚侵蚀内脏、继发感染或腐蚀大血管;持续负压引流者,应保持引流装置有效;用凡士林纱布覆盖或氧化锌软膏涂抹保护腹壁瘘口周围皮肤。

(3)胆瘘:是肝胆外科中一种严重并发症,并不少见。多出现于术后 5~10 天。表现为发热、右上腹痛、腹肌紧张及腹膜刺激征。胆瘘发生后由于失液、继发感染、腹胀等因素,易导致呼吸和循环功能障碍。应做好生命体征的监测、血氧饱和度及尿量的监测,合理安排好输液顺序,注意输液滴速,及时送检血常规和电解质,预防并纠正水电解质、酸碱失衡。此外,注意观察并记录引流物的颜色、性质、量,记录出入水量,敷料色泽的变化。

（4）肠瘘：出现明显的腹膜刺激征，引流出粪便样液体或输入的肠内营养液时，应考虑肠瘘。护理措施：持续灌洗，低负压吸引，保持引流通畅；纠正水电解质酸碱平衡紊乱，加强营养支持；指导患者正确使用造口袋，保护瘘口周围皮肤。

（5）感染：以腹腔内局部细菌感染最常见，若患者免疫力低下，还可合并全身感染。术后严密观察患者有无高热、腹胀、腹痛、白细胞计数升高等。合理使用抗生素，加强全身支持治疗。预防肺部感染，严格执行无菌操作技术。形成腹腔脓肿者，可在 B 超引导下做脓肿穿刺置管引流术。

（6）血糖异常：动态监测血糖水平，对合并高血糖者，调节饮食并遵医嘱注射胰岛素，控制血糖在适当水平；出现低血糖者，适当补充葡萄糖。

（三）健康教育

1.自我监测

年龄 40 岁以上者，短期内出现持续性上腹部疼痛、腹胀、黄疸、食欲减退、消瘦等症状时，需行胰腺疾病筛查。

2.合理饮食

戒烟酒、少量多餐、均衡饮食。

3.按计划化疗

化疗期间定期复查血常规，白细胞计数低于 $4 \times 10^9/L$ 者，暂停化疗。

4.定期复查

术后每 3～6 个月复查一次，若出现消瘦、贫血、发热、黄疸等症状，及时就诊。

五、护理效果评估

（1）焦虑减轻、情绪稳定。

（2）疼痛缓解或得到控制。

（3）营养状况改善，体重得以维持或增加。

（4）并发症得到预防或被及时发现和处理。

（李　倩）

第七节　肝　癌

原发性肝癌（primary carcinoma of the liver）是指由肝细胞或肝内胆管上皮细胞发生的恶性肿瘤，是我国常见的恶性肿瘤之一，死亡率较高，在恶性肿瘤死亡排位中占第二位。近年来发病率有上升趋势，肝癌的五年生存率很低，预后凶险。原发性肝癌的发病率有较高的地区分布性，本病多见于中年男性，男女性别之比在肝癌高发区中约 3 ：1～4 ：1，低发区则为1 ：1～2 ：1。高发区的发病年龄高峰约为40～49 岁。

一、病因及发病机制

病因及发病机制尚不清楚，根据高发区的流行病学调查结果表明，下列因素与肝癌的发病关系密切。

（一）病毒性肝炎

在我国，乙型肝炎是原发性肝癌发生的最重要病因，原发性肝癌患者中 1/3 曾有慢性肝炎病史。肝癌患者血清中乙型肝炎标志物高达 90% 以上，近年来丙型肝炎与肝癌关系也逐渐引起关注。

（二）肝硬化

原发性肝癌合并肝硬化者占 50%～90%，乙肝病毒持续感染与肝细胞癌有密切关系。其过程可能是乙型肝炎病毒引起肝细胞损害继而发生增生或不典型增生，从而对致癌物质敏感。在多病因参与的发病

过程中可能有多种基因发生改变,最后导致癌变。

（三）黄曲霉毒素

在肝癌高发区,尤其南方以玉米为主粮的地方调查提示,肝癌流行可能与黄曲霉毒素对粮食的污染有关,其代谢产物黄曲霉毒素 B_1 有强烈致癌作用。

（四）饮水污染

江苏启东的流行病学调查结果发现,饮用池塘水者与饮用井水者的肝癌发病率和死亡率有明显差异,可能与池塘水的蓝绿藻产生的微囊藻毒素污染饮用水源有关。

（五）遗传因素

在高发区肝癌有时出现家族聚集现象,尤以共同生活并有血缘关系者的肝癌罹患率高,可能与肝炎病毒垂直传播有关。

（六）其他

饮酒、亚硝胺、农药、某些微量元素含量异常如铜、锌、钼等、肝吸虫等因素也被认为与肝癌有关。吸烟和肝癌的关系还待进一步明确。

二、临床表现

（一）症状

肝癌起病隐匿,早期缺乏典型症状,多在肝病随访中或体检普查中,应用血清甲胎蛋白（AFP）及 B 超检查偶然发现肝癌,此时患者既无症状,体格检查亦缺乏肿瘤本身的体征,此期称之为亚临床肝癌。一旦出现症状而来就诊者其病程大多已进入中晚期。不同阶段的肝癌,其临床表现有明显差异。

1.肝区疼痛

肝区疼痛最常见,半数以上患者呈间歇性或持续性的钝痛或胀痛,是由于肿块生长迅速,使肝包膜绷紧牵拉所致。当肿瘤侵犯膈肌时,疼痛可向右肩或右背部放射。向右后生长的肿瘤可致右腰疼痛。突然出现剧烈腹痛和腹膜刺激征提示癌结节包膜下出血或向腹腔破溃。

2.消化道症状

食欲不振、恶心、呕吐、腹泻、消化不良等,缺乏特异性。

3.全身症状

低热。发热与癌肿坏死物质吸收有关。此外还有乏力、消瘦、贫血、全身衰弱等,少数患者晚期呈恶病质。这是由于癌症所致的能量消耗和代谢障碍所致。

4.转移灶症状

如肺转移可出现咳嗽、咯血;胸膜转移可引起胸痛和血性胸水;癌栓栓塞肺动脉,引起肺梗死,可突然出现严重呼吸困难和胸痛;癌栓栓塞下肢静脉,可出现下肢严重水肿;骨转移和脊柱转移,可引起局部压痛或神经受压症状;颅内转移可出现相应的神经定位症状和体征。

5.伴癌综合征

癌肿本身代谢异常,癌组织对机体发生影响而引起的内分泌或代谢异常的一组症候群称之为伴癌综合征。如自发性低血糖症、红细胞增多症,其他罕见的有高脂血症、高钙血症、类癌综合征等。

（二）体征

1.肝肿大

进行性肝肿大是常见的特征性体征之一。肝质地坚硬,表面及边缘不光滑,有大小不等结节,伴不同程度的压痛。如癌肿突出于右肋弓下或剑突下,上腹可出现局部隆起或饱满。

2.脾肿大

脾肿大多见于合并肝硬化门静脉高压患者,因门静脉或脾静脉有癌栓或癌肿压迫门静脉引起。

3.腹水

因合并肝硬化门静脉高压、门静脉或肝静脉癌栓所致。当癌肿表面破溃时可引起血性腹水。

4.黄疸

当癌肿浸润、破坏肝细胞时,可引起肝细胞性黄疸;当癌肿侵犯肝内胆管或压迫胆管时,可出现阻塞性黄疸。

5.转移灶相应体征

锁骨上淋巴结肿大,胸腔积液的体征,截瘫、偏瘫等。

（三）并发症

肝性脑病;上消化道出血;肝癌结节破裂出血;血性胸腹水;继发感染。上述并发症可由肝癌本身或并存的肝硬化引起,常为致死的原因。

三、辅助检查

（一）血清甲胎蛋白（AFP）测定

AFP是目前诊断肝细胞肝癌最特异性的标志物,是体检普查的项目之一。肝癌患者AFP阳性率70%~90%,诊断标准为:①AFP大于500 $\mu g/L$ 持续4周;②AFP在大于200 $\mu g/L$ 的中等水平持续8周;③AFP由低浓度升高后不下降。

（二）影像学检查

（1）超声显像是目前肝癌筛查的首选检查之一,有助于了解占位性病变的血供。

（2）CT在反映肝癌的大小、形态、部位、数目等方面有突出的优点,被认为是补充超声显像检查的非侵入性诊断的首选方法。

（3）肝动脉造影是肝癌诊断的重要补充方法,对直径2 cm以下的小肝癌的诊断较有价值。

（4）MRI优点是除显示如CT那样的横断面外,还能显示矢状位、冠状位以及任意切面。

（三）肝组织活检或细胞学检查

在超声或CT引导下活检或细针穿刺行组织学或细胞学检查,是目前确诊直径2 cm以下小肝癌的有效方法。缺点是易引起近边缘的肝癌破裂,有促进转移的危险。此方法在非侵入性操作未能确诊时考虑使用。

四、诊断要点

有慢性肝炎病史,原因不明的肝区不适或疼痛;或原有肝病症状加重伴有全身不适、明显的食欲不振和消瘦、乏力、发热;肝进行性肿大、压痛、质地坚硬、表面和边缘不光滑。对高危人群血清AFP的检测及影像学检查。对既无症状也无体征的亚临床肝癌的诊断主要靠血清AFP的检测联合影像学检查。

五、治疗要点

早期治疗是改善肝癌预后的最主要的手段,而治疗方案的选择取决于肝癌的临床分期及患者的体质。

（一）手术治疗

手术治疗首选的治疗方法,是影响肝癌预后的最主要因素,是提高生存率的关键。

（二）局部治疗

1.肝动脉化疗栓塞治疗（TACE）

TACE为原发性肝癌非手术的首选方案,效果较好,应反复多次治疗。机制为:先栓塞肿瘤远端血供,再栓塞肿瘤近端肝动脉,使肿瘤难以建立侧支循环,最终引起病灶缺血性坏死,并在动脉内灌注化疗药物。常用栓塞剂有明胶海绵和碘化油。

2.无水酒精注射疗法（PEI）

PEI是肿瘤直径小于3 cm,结节数在3个以内,伴肝硬化不能手术患者的首选治疗方法。在B超引导下经皮肝穿刺入肿瘤内注入无水酒精,促使肿瘤细胞脱水变性、凝固坏死。

3.物理疗法

局部高温疗法,如微波组织凝固技术、射频消融、高功率聚焦超声治疗、激光等。

（三）其他治疗方法

1.放射治疗

放射治疗在肝癌治疗中仍有一定地位,适用于肿瘤较局限,但不能手术者,常与其他治疗方法组成综合治疗。

2.化学治疗

化学治疗常用阿霉素(ADM)及其衍生物、顺铂(CDDP)、5－氟尿嘧啶(5－FU)、丝裂霉素(MMC)和甲氨蝶呤(MTX)等。主张联合用药,单一用药疗效较差。

3.生物治疗

生物治疗常用干扰素、白介素、LAK 细胞、TIL 细胞等,作为辅助治疗之一。

4.中医中药治疗

中医中药治疗用于晚期肝癌患者和肝功能严重失代偿无法耐受其他治疗者,可作为辅助治疗之一。

5.综合治疗

根据患者的具体情况,选择一种或多种治疗方法联合使用,为中晚期患者的主要治疗方法。

六、常用护理诊断

（一）疼痛：肝区痛

其与肿瘤迅速增大、牵拉肝包膜有关。

（二）预感性悲哀

其与获知疾病预后有关。

（三）营养失调：低于机体需要量

其与肝功能严重损害、摄入量不足有关。

七、护理措施

（一）一般护理

1.休息与体位

给患者创造安静舒适的休息环境,减少各种不良刺激。协助并指导患者取舒适卧位。为患者创造安静、舒适环境,提高患者对疼痛的耐受性。

2.饮食护理

鼓励进食,给予高蛋白、适量热量、高维生素、易消化饮食,如出现肝性昏迷,禁食蛋白质。伴腹水患者,限制水钠摄入。如出现恶心、呕吐现象,做好口腔护理。在化疗过程中患者往往胃肠道反应明显,可根据其口味适当调整饮食。

3.皮肤护理

晚期肝癌患者极度消瘦,严重营养不良,因为疼痛影响,常拒绝体位变动,因此要加强翻身,皮肤按摩,如出现压疮,做好相应处理。

（二）病情观察

监测生命体征,观察有无肝区疼痛、发热、腹水、黄疸、呕血、便血、24 h 尿量等,以及实验室各项血液生化和免疫学指标,观察有无转移征象。

（三）疼痛护理

晚期癌症患者大部分有中度至重度的疼痛,多为顽固性的剧痛,严重影响生存质量。通过询问病史、观察或运用评估工具来判断疼痛的部位、性质、程度。

1.三阶梯疗法

目前临床普遍推行 WTO 推荐的三阶梯疗法,其原则为：①按阶梯给药：依药效的强弱顺序递增使用；②无创性给药：可选择口服给药,直肠栓剂或透皮贴剂给药等方式；③按时给药,而不是按需给药；④剂量个体化。按此疗法多数患者能满意止痛。

（1）第一阶梯：轻度癌痛，可用非阿片类镇痛药，如阿司匹林等。

（2）第二阶梯：中度癌痛及第一阶梯治疗效果不理想时，可选用弱阿片类药，如可卡因。

（3）第三阶梯：重度癌痛及第二阶梯治疗效果不理想者，选用强阿片类药，如吗啡。多采用口服缓释或控释剂型。癌痛的治疗中提倡联合用药的方法，加用一些辅助药以协同主药的疗效，减少其用量与不良反应，常用辅助药物有：①弱安定药，如地西泮和艾司唑仑等；②强安定药，如氯丙嗪和氟哌利多等；③抗抑郁药，如阿米替林。

向患者说明接受治疗的效果及帮助患者正确用药，对于已掌握的规律性疼痛，在疼痛发生前使用镇痛剂。疼痛减轻或停止时应及时停药。观察止痛疗效及不良反应。

2.其他方法

（1）放松止痛法：通过全身松弛可以阻断或减轻疼痛反应。

（2）心理暗示疗法：可结合各种癌症的治疗方法，暗示患者进行自身调节，告诉患者配合治疗就一定能战胜疾病。

（3）物理止痛法：可通过刺激疼痛周围皮肤或相对应的健侧达到止痛目的。

（4）转移止痛法：让患者取舒适体位，通过回忆、冥想、听音乐、看书报等方法转移注意力，减轻疼痛反应。

（四）肝动脉栓塞化疗护理

化疗是肝癌非手术治疗的首选方法，已在临床上广泛应用，是一种创伤性的非手术治疗。

1.术前护理

（1）向患者和家属解释治疗的必要性、方法、效果。

（2）评估患者的身体状况，必要时先给予支持治疗。

（3）做好各种检查，如血常规、出凝血时间、肝肾功能、心电图、影像学检查等，检查股动脉和足背动脉搏动的强度。

（4）做好碘过敏试验和普鲁卡因过敏试验，如碘过敏试验阳性可用非离子型造影剂。

（5）术前 6 h 禁食禁饮。

（6）术前 0.5 h 可给予镇静剂，并测量血压。

2.术中护理

（1）准备好各种抢救用品和药物。

（2）护士应尽量陪伴在患者的身边，安慰及观察患者。

（3）注射造影剂时，应严格控制注射速度，注射完毕后应密切观察患者有无恶心、心悸、胸闷、皮疹等过敏症状，观察血压的变化。

（4）注射化疗药物后应观察患者有无恶心、呕吐，一旦出现应帮助患者头偏向一侧，备污物盘，指导患者做深呼吸，如使用的化疗药物胃肠道反应很明显，可在注入化疗药物前给予止吐药。

（5）观察患者有无腹痛，如出现轻微腹痛，可向患者解释腹痛的原因，安慰患者，转移注意力；如疼痛较剧，患者不能耐受，可给予止痛药。

3.术后护理

（1）预防穿刺部位出血：拔管后应压迫股动脉穿刺点 15 min，绷带包扎后，用砂袋（1～2 kg）压迫 6～8 h；保持穿刺侧肢体平伸 24 h；术后 8 h 内，应每隔 1 h 观察穿刺部位有无出血和渗血，保持敷料的清洁干燥；一旦发现出血，应立即压迫止血，重新包扎，沙袋压迫；如为穿刺点大血肿，可用无菌注射器抽吸，24 h 后可热敷，促进其吸收。

（2）观察有无血栓形成：应检查两侧足背动脉的搏动是否对称，患者有无肢体麻木、胀痛、皮肤温度降低等，出现上述症状与体征，应立即报告医师及时采取溶栓措施。

（3）观察有无栓塞后综合征：发热、恶心、呕吐、腹痛。如体温超过 39 ℃，可物理降温，必要时用退热药。术中或术后用止吐药，可有效地预防和减轻恶心、呕吐的症状，鼓励患者进食，尽可能满足患者对食物的要求。腹痛是因肿瘤组织坏死、局部组织水肿而引起的，可逐渐缓解，如疼痛剧烈，可使用药物止痛。

（4）密切观察化疗后反应，及时检查肝、肾功能和血常规，及时治疗和抢救。补充足够的液体，鼓励患者多饮水、多排尿，必要时应用利尿剂。

（五）心理护理

肝癌患者的五个阶段的心理反应往往比其他癌症患者更为明显。要充分认识患者的心理反应，对部分出现过激行为，如绝望甚至自杀的患者，要给予正确的心理疏导；同时建立良好的护患关系，减轻患者恐惧。对于晚期患者，特别要维护其尊严，并做好临终护理。

（六）健康教育

1.疾病知识指导

原发性肝癌应以预防为主。临床证明，肝炎—肝硬化—肝癌的关系密切。因此，患病毒性肝炎的患者应及时正确治疗，防止转变为肝硬化，非乙型肝炎病毒携带者应注射乙型肝炎疫苗。加强锻炼，增强体质，注意保暖。

2.生活指导

禁食含有黄曲霉素的霉变食物，特别是发霉的花生和玉米，禁饮酒。肝癌伴有肝硬化者，特别是伴食管—胃底静脉曲张的患者，应避免粗糙饮食。

3.用药指导

在化疗过程中，应向患者做好解释工作，消除紧张心理，并介绍药物性质、毒副反应，使患者心中有数。①药物反应较重者，宜安排在睡前或饭后用药，以免影响进食。呕吐严重者应少食多餐，辅以针刺足三里、合谷、曲池等穴，对减轻胃肠道反应有一定作用。②注意防止皮肤破损，观察皮肤有无淤斑、出血点，有无牙龈出血、鼻出血、血尿及便血等症状。③鼓励患者多饮水或强迫排尿，使尿液稀释。遵医嘱适量地服用碳酸氢钠以碱化尿液。④常选用 1 : 5 000 高锰酸钾溶液坐浴，预防会阴部感染。

4.自我监测指导

出现右上腹不适、疼痛或包块者应尽早到医院检查。肝癌的疗效取决于早发现、早治疗，一旦确诊应尽早治疗，以手术为主的综合治疗可明显延长患者生命。观察肿瘤有无并发症和有无远处转移的表现，应警惕肝癌结节破裂、肝性脑病、消化道出血和感染等。手术后的癌肿患者应观察有无复发，定期复诊。化疗患者应定期检查肝肾功能、心电图、血象、血浆药物浓度等，及时了解脏器功能和有无药物蓄积。

（李　倩）

第八节　胆管肿瘤

一、疾病概述

（一）概念

胆管肿瘤包括胆囊和胆管的肿瘤。胆管良性肿瘤不常见。胆管癌发病率存在地区、性别和人群差异。在世界上大部分地区，胆管癌的发病率是比较低的。

1.胆囊息肉样病变（polypoid lesions of gallbladder）

是指来源于胆囊壁，并向胆囊腔内突出或隆起的局限性息肉样病变的总称。良性多见。形态多样，有球形或半球形，带蒂或基底较宽。

2.胆囊癌（carcinoma of gallbladder）

是指发生在胆囊的癌性病变，以胆囊体和底部多见。发病率不高。但在胆管系统恶性肿瘤中却是较常见的一种，约占肝外胆管癌的 25%。发病年龄在 50 岁以上者占 82%，其中女性发病率约为男性的 3～4 倍。胆囊癌是为数很少的女性发病率高于男性的一种恶性肿瘤。我国胆囊癌的发生率在消化系统肿瘤

中占第 6 位。

3.胆管癌（cholangiocarcinoma）

包括肝内胆管细胞癌、肝门胆管癌和胆总管癌 3 种。肝门胆管癌和胆总管癌属肝外胆管癌，男女发病率无差异，50 岁以上多见。肝外胆管癌发病率低于胆囊癌。我国是胆管癌发病率低的国家。由于胆管癌的预后甚差，故是一个值得重视的问题。女性胆管癌发病率增长速度在所有恶性肿瘤中名列前茅，而男性的增长速度仅次于前列腺癌和肾癌，位居第三。

（二）相关病理生理

1.胆囊息肉样病变

在病理上分为肿瘤性息肉和非肿瘤性息肉。肿瘤性息肉包括：腺瘤、腺癌、血管瘤、脂肪瘤、平滑肌瘤、神经纤维瘤等；非肿瘤性息肉包括：胆固醇息肉、炎性息肉、腺肌性增生等。由于术前难以确诊病变性质，故统称为胆囊息肉样病变。

2.胆囊癌

约有 40％以上的胆囊癌患者合并有胆囊结石，同时胆囊结石患者中有 1.5％～6.3％发生胆囊癌。多发生在胆囊体部和底部。癌细胞浸润可使胆囊壁呈弥漫性增厚，乳头状癌突出于囊腔可阻塞胆囊颈和胆囊管而引起胆囊积液。以腺癌多见，约占胆囊癌的 85％，其次是未分化癌、鳞状细胞癌、腺鳞癌等。病理上分为肿块型和浸润型，前者表现为胆囊腔内大小不等的息肉样病变，后者表现为胆囊壁增厚与肝牢固粘连。转移方式主要为直接浸润肝实质及邻近组织器官，如十二指肠、胰腺、肝总管和肝门胆管。也可通过淋巴结转移，通常先累及胆囊周围和门静脉及胆总管淋巴结，然后转移至胰头部、肠系膜上动脉、肝动脉周围淋巴结以及腹主动脉旁淋巴结。血行转移少见。

3.胆管癌

胆管癌较少见。国外资料报道尸检发现率为 0.012％～0.85％，在胆管手术中的发现率为 0.03％～1.8％。男性略多于女性（男：女＝1.3：1），发病年龄在 17～90 岁之间，平均发病年龄约 60 岁。大多数胆管癌为腺癌，约占 95％，分化好；少数为低分化癌、未分化癌、乳头状癌或鳞癌。胆管癌生长缓慢，主要沿胆管壁向上、下浸润生长。肿瘤多为小病灶，呈扁平纤维样硬化、同心圆生长，引起胆管梗阻，并直接浸润相邻组织。沿肝内、外胆管及其淋巴分布和流向转移，并沿肝十二指肠韧带内神经鞘浸润是其转移的特点。亦可经腹腔种植或血行转移。

（三）危险因素

胆管肿瘤的病因尚不十分明确，但与下列因素密切相关。

1.胆石

是迄今所知与胆管癌尤其是胆囊癌关系最密切的危险因素。在胆囊未切除的胆石症患者随访的队列研究中发现，随访 20 年后胆囊癌的累计发病率约为 1％；与非胆石症者比较，胆石症者胆囊癌的相对危险度为 3，有 20 年以上胆囊症状者的相对危险度更高达 6 倍。约 85％的胆囊癌患者合并有胆囊结石，可能与胆囊黏膜受结石长期物理性刺激、慢性炎症及细菌代谢产物中的致癌物质等因素的作用而导致细胞异常增生有关。

2.炎症与感染

胆管癌患者常有慢性胆囊炎病史，尤其是萎缩性胆囊炎患者患癌的危险性很高。手术史、先天畸形，如胰管和胆管的异常联合与胆囊癌和肝外胆管癌有关，患癌的危险性增高 20 倍。

3.遗传因素

研究中发现，一级亲属中有胆石症史者不仅胆石症危险性增高，胆囊癌和肝外胆管癌的危险性也升高。

4.其他危险因素

测定肥胖程度的身体质量指数（BMI）与胆囊癌危险性之间有紧密的联系性，尤其是女性胆囊癌。肥胖也与男、女性肝外胆管癌危险性升高有关。有些研究发现妊娠次数与胆石症及胆囊癌间有正相关，也曾报道月经生育史与胆管癌有联系。吸烟、饮酒与胆管癌的关系尚不明确，有待进一步研究。

近年的流行病学调查显示胆囊癌发病与萎缩性胆囊炎、胆囊息肉样病变有一定的关系,胆囊空肠吻合术后、完全钙化的瓷化胆囊和溃疡性结肠炎等亦可能成为致癌因素。胆管癌与胆管结石、原发性硬化性胆管炎、先天性胆管扩张症、慢性炎性肠病、胆管空肠吻合术后及肝吸虫等有关。近年的研究提示,胆管癌的发生还与乙型肝炎、丙型肝炎病毒感染有关。

(四)临床表现

1.胆囊息肉样病变

常无特殊临床表现,部分患者有右上腹部疼痛或不适,偶尔有恶心呕吐、食欲减退、消化不良等轻微的症状。体格检查可有右上腹部深压痛。若胆囊管梗阻,可扪及肿大的胆囊。

2.胆囊癌

发病隐匿,早期无特异性症状,但并非无规律可循。按出现频率由高至低临床表现依次为腹痛、恶心呕吐、黄疸和体重减轻等。部分患者可因胆囊结石切除时意外发现。合并胆囊结石或慢性胆囊炎者,早期表现类似胆囊结石或胆囊炎的症状,如上腹部持续性隐痛、食欲减退、恶心、呕吐等。当肿瘤侵犯浆膜层或胆囊床时,出现右上腹痛,可放射至肩背部,胆囊管梗阻时可触及肿大的胆囊。胆囊癌晚期,可在右上腹触及肿块,并出现腹胀、体重减轻或消瘦、贫血、黄疸、腹水及全身衰竭等。少数肿瘤可穿透浆膜,导致胆囊急性穿孔、急性腹膜炎、胆管出血等。

3.胆管癌

(1)症状:①腹痛:少数无黄疸者有上腹部隐痛、胀痛或绞痛,可向腰背部放射。②寒战、高热:合并胆管炎时,体温呈持续升高达 39 ℃～40 ℃或更高,呈弛张热热型。③消化道症状:许多患者在黄疸出现之前,感上腹部不适、饱胀、食欲下降、厌油、易乏等症状。但这些并非特异性症状,常常被患者忽视。

(2)体征:①黄疸:临床上,90%的患者出现无痛性黄疸。包括巩膜黄染、尿色深黄、无胆汁大便(呈灰白色或陶土样)、皮肤黄染及全身皮肤瘙痒等;肝外胆管癌常常在相对早期时出现梗阻性黄疸,其程度可迅速进展或起伏。黄疸常在肿瘤相对小、未广泛转移时出现。②胆囊肿大:肿瘤发生在胆囊以下胆管时,常可触及肿大的胆囊,Murphy 征可呈阴性;当肿瘤发生在胆囊以上胆管和肝门部胆管时,如发生在近端胆管癌(左右肝管、肝总管),患者的肝内胆管常常扩张,胆囊不能触及,胆总管常常萎陷。③肝大:部分患者出现肝大、质硬,有触痛或叩痛;晚期可在上腹部触及肿块,可伴有腹水和下肢水肿。

(五)辅助检查

1.实验室检查

(1)胆囊癌:患者的血清癌胚抗原(CEA)或肿瘤标记物、CA125 等均可升高,但无特异性。

(2)胆管癌:患者的血清总胆红素、直接胆红素、AKP、ALP 显著升高,肿瘤标记物 CA19-9 也可能升高。

2.影像学检查

(1)胆囊息肉样病变:B 超是诊断本病的首选方法,但很难分辨其良、恶性;CT 增强扫描、常规 B 超加彩色多普勒超声、内镜超声及超声引导下经皮细针穿刺活检等可帮助明确诊断。

(2)胆囊癌:B 超、CT 检查可见胆囊壁呈不同程度增厚或显示胆囊内新生物,亦可发现肝转移或淋巴结肿大;增强 CT 或 MRI 可显示肿瘤的血供情况;B 超引导下细针穿刺抽吸活检,可帮助明确诊断。经皮肝穿刺胆管造影(percutaneous transhepatic cholangiography,PTC)在肝外胆管梗阻时操作容易,诊断价值高,对早期胆囊癌诊断帮助不大。

(3)胆管癌:B 超可见肝内、外胆管扩张或查见胆管肿瘤,作为首选检查,其诊断胆管癌的定位和定性准确性分别为 96% 和 60%～80%。CT 扫描对胆管癌的诊断负荷率优于 B 超,其定位和定性准确性分别约为 72% 和 60%。磁共振胰胆管成像(MRCP)目前已成为了解胆系解剖和病理情况的一种理想的检查方法,其总体诊断精度已达 97% 以上,能清楚显示肝内、外胆管的影像,显示病变的部位效果优于 B 超、PTC、CT 和 MRI。

(六)主要治疗原则

1.胆囊息肉样病变

有明显症状者,排除精神因素、胃十二指肠和其他胆管疾病后,宜行手术治疗。无症状者,有以下情况需考

虑手术治疗:胆囊多发息肉样变;单发息肉,直径超过 1 cm;胆囊颈部息肉;胆囊息肉伴胆囊结石;年龄超过 50 岁者,短期内病变迅速增大者,若发生恶变,则按胆囊癌处理。暂不手术的患者,应每 6 个月B超复查一次。

2.胆囊癌

首选手术治疗。化疗及放疗效果均不理想。手术方法有单纯胆囊切除术、胆囊癌根治性切除术或扩大的胆囊切除术、姑息性手术。

3.胆管癌

手术切除是本病的主要治疗手段。化疗和放疗效果均不肯定。手术方法有肝门胆管癌可行肝门胆管癌根治切除术;中、上段胆管癌在切除肿瘤后行胆总管－空肠吻合术;下段胆管癌多需行十二指肠切除术。肿瘤晚期无法手术切除者,为解除梗阻,可选择胆总管－空肠吻合术、U 形管引流术、PTBD 或放置支架引流等。

二、护理评估

(一)术前评估

1.健康史及相关因素

(1)病因与发病:发病与饮食、活动的关系,有无明显诱因,有无肝内、外胆管结石或胆囊炎反复发作史,有无类似疼痛史等,以及发病的特点、病情及其程度。

(2)既往史:有无胆管手术史,有无用药史、过敏史及腹部手术史。

2.身体状况

(1)全身:生命体征(T、P、R、BP)患者在发病过程中体温变化情况。有无伴呼吸急促、出冷汗、脉搏细速及血压升高或下降等,有无神志改变,有无巩膜及皮肤黄染及黄染的程度等。

(2)局部:腹痛的部位、性质、程度及有无放射痛等;肝区有无压痛、叩击痛;腹膜刺激征是否为阳性;腹部有无不对称性肿大等。

(3)辅助检查:①实验室检查:检测患者的血清癌胚抗原(CEA)或肿瘤标记物、CA125,血清总胆红素、直接胆红素、AKP、ALP,肿瘤标记物 CA19-9 水平。②影像学检查:B超检查是胆囊息肉样病变首选的检查方法,胆囊癌患者 B 超、CT 检查可见胆囊壁呈不同程度增厚或显示胆囊内新生物,亦可发现肝转移或淋巴结肿大;增强 CT 或 MRI 可显示肿瘤的血供情况;B 超引导下细针穿刺抽吸活检,可帮助明确诊断。胆管癌患者 B 超可见肝内、外胆管扩张或查见胆管肿瘤,作为首选检查。MRCP 能清楚显示肝内、外胆管的影像,显示病变的部位效果优于 B 超、PTC、CT 和 MRI。

3.心理和社会支持状况

了解患者和家属对疾病的认知、家庭经济状况、心理承受程度及对治疗的期望。

(二)术后评估

1.手术中情况

了解手术方案、术中探查、减压及引流情况;术中生命体征是否平稳;肿瘤清除及引流情况;各种引流管放置位置和目的等。

2.术后病情

术后生命体征及手术切口愈合情况;T 管及其他引流管引流情况等。

3.心理－社会评估

患者及其家属对术后康复的认知和期望程度。

三、主要护理诊断(问题)

1.焦虑

与担心肿瘤预后及病后家庭、社会地位改变有关。

2.疼痛

与肿瘤浸润、局部压迫及手术创伤有关。

3.营养失调

低于机体需要量与肿瘤所致的高代谢状态、摄入减少及吸收障碍有关。

四、主要护理措施

1.减轻焦虑

根据患者的心理特点及心理承受能力提供相应的护理措施和心理支持。

（1）积极主动关心患者，鼓励患者表达内心的感受，让患者产生信赖感。

（2）说明手术的意义、重要性及手术方案，使患者积极配合检查、手术和护理。

（3）及时为患者提供有利于治疗和康复的信息，增强战胜疾病的信心。

2.缓解疼痛

根据疼痛的程度，采取非药物和药物法止痛。

3.营养支持

营造良好的进食环境，提供清淡饮食；对于因疼痛、恶心、呕吐而影响食欲者，餐前可适当用药控制症状，鼓励患者尽可能经口进食；不能经口进食或摄入不足者，根据其营养状况，给予肠内、外营养支持，以改善患者的营养状况，提高对手术及其他治疗的耐受性，促进康复。

五、护理效果评估

（1）患者对疾病的心理压力得到及时的调适与干预。依从性较好，并对疾病的诊治有一定的了解。

（2）患者自觉症状好转，腹痛得到有效缓解，能叙述自我缓解疼痛的方法。

（3）患者的营养状况保持良好。

（4）有效预防、处理并发症的发生。

（侯志萍）

第九节　肝脓肿

一、细菌性肝脓肿患者的护理

当全身性细菌感染，特别是腹腔内感染时，细菌侵入肝脏，如果患者抵抗力弱，可发生细菌性肝脓肿。细菌可以从下列途径进入肝脏：①胆管：细菌沿着胆管上行，是引起细菌性肝脓肿的主要原因。包括胆石、胆囊炎、胆管蛔虫、其他原因所致胆管狭窄与阻塞等；②肝动脉：体内任何部位的化脓性病变，细菌可经肝动脉进入肝脏。如：败血症、化脓性骨髓炎、痈、疖等；③门静脉：已较少见，如坏疽性阑尾炎、细菌性痢疾等，细菌可经门静脉入肝；④肝开放性损伤：细菌可直接经伤口进入肝，引起感染而形成脓肿。细菌性肝脓肿的致病菌多为大肠埃希菌、金黄色葡萄球菌、厌氧链球菌等。肝脓肿可以是单个脓肿，也可以是多个小脓肿，数个小脓肿可以融合成为一个大脓肿。

（一）护理评估

1.健康史

注意询问有无胆管感染和胆管疾病、全身其他部位的化脓性感染特别是肠道的化脓性感染、肝脏外伤病史，是否有肝脓肿病史，是否进行过系统治疗。

2.身体状况

本病通常继发于某种感染性先驱疾病，起病急，主要症状为骤起寒战、高热、肝区疼痛和肝大。体温可高达 39 ℃～40 ℃，多表现为弛张热，伴有大汗、恶心、呕吐、食欲不振。肝区疼痛多为持续性钝痛或胀痛，

有时可伴有右肩牵涉痛,右下胸及肝区叩击痛,增大的肝有压痛。肝前下缘比较表浅的脓肿,可有右上腹肌紧张和局部明显触痛。巨大的肝脓肿可使右季肋区呈饱满状态,甚至可见局限性隆起,局部皮肤可出现凹陷性水肿。严重时或并发胆管梗阻者,可出现黄疸。

3.心理—社会状况

细菌性肝脓肿起病急剧,症状重,如果治疗不彻底容易反复发作转为慢性,并且细菌性肝脓肿极易引起严重的全身性感染,导致感染性休克,患者产生焦虑。

4.辅助检查

(1)血液检查:化验检查白细胞计数及中性粒细胞增多,有时出现贫血。肝功能检查可出现不同程度的损害和低蛋白血症。

(2)X线胸腹部检查:右叶脓肿可见右膈肌升高,运动受限;肝影增大或局限性隆起;有时伴有反应性胸膜炎或胸腔积液。

(3)B超:在肝内可显示液平段,可明确其部位和大小,阳性诊断率在96%以上,为首选的检查方法。必要时可作CT检查。

(4)诊断性穿刺:抽出脓液即可证实本病。

(5)细菌培养:脓液细菌培养有助于明确致病菌,选择敏感的抗生素,并与阿米巴性肝脓肿相鉴别。

5.治疗要点

(1)全身支持疗法:给予充分营养,纠正水和电解质及酸碱平衡失调,必要时少量多次输血和血浆以纠正低蛋白血症,增强机体抵抗力。

(2)抗生素治疗:应使用大剂量抗生素。由于肝脓肿的致病菌以大肠杆菌、金黄色葡萄球菌和厌氧性细菌最为常见,在未确定病原菌之前,可首选对此类细菌有效的抗生素,然后根据细菌培养和抗生素敏感试验结果选用有效的抗生素。

(3)经皮肝穿刺脓肿置管引流术:适用于单个较大的脓肿。在B型超声引导下进行穿刺。

(4)手术治疗:对于较大的单个脓肿,估计有穿破可能,或已经穿破胸腹腔;胆源性肝脓肿;位于肝左外叶脓肿,穿刺易污染腹腔;慢性肝脓肿,应施行经腹切开引流。病程长的慢性局限性厚壁脓肿,也可行肝叶切除或部分肝切除术。多发性小脓肿不宜行手术治疗,但对其中较大的脓肿,也可行切开引流。

(二)护理诊断及合作性问题

1.营养失调

低于机体需要量,与高代谢消耗或慢性消耗病程有关。

2.体温过高

其与感染有关。

3.急性疼痛

其与感染及脓肿内压力过高有关。

4.潜在并发症

急性腹膜炎、上消化道出血、感染性休克。

(三)护理目标

患者能维持适当营养,维持体温正常,疼痛减轻,无急性腹膜炎休克等并发症发生。

(四)护理措施

1.术前护理

(1)病情观察,配合抢救中毒性休克。

(2)高热护理:保持病室空气新鲜、通风、温湿度合适,物理降温。衣着适量,及时更换汗湿衣。

(3)维持适当营养:对于非手术治疗和术前的患者,给予高蛋白、高热量饮食,纠正水、电解质平衡失调和低蛋白血症。

(4)遵医嘱正确应用抗生素。

2.术后护理

(1)经皮肝穿刺脓肿置管引流术术后护理:术前做术区皮肤准备,协助医生进行穿刺部位的准确定位。术后向医生询问术中情况及术后有无特殊观察和护理要求。患者返回病房后,观察引流管固定是否牢固,引流液性状,引流管道是否密闭。术后第二天或数天开始进行脓腔冲洗,冲洗液选用等渗盐水(或遵医嘱加用抗生素)。冲洗时速度缓慢,压力不宜过高,估算注入液与引出液的量。每次冲洗结束后,可遵医嘱向脓腔内注入抗生素。待到引流出或冲洗出的液体变清澈,B型超声检查脓腔直径小于 2 cm 即可拔管。

(2)切开引流术术后护理:切开引流术术后护理遵循腹部手术术后护理的一般要求。除此之外,每日用生理盐水冲洗脓腔,记录引流液量,少于 10 mL 或脓腔容积小于 15 mL,即考虑拔除引流管,改凡士林纱布引流,致脓腔闭合。

3.健康指导

为了预防肝脓肿疾病的发生,应教育人们积极预防和治疗胆管疾病,及时处理身体其他部位的化脓性感染。告知患者应用抗生素和放置引流管的目的和注意事项,取得患者的信任和配合。术后患者应加强营养和提高抵抗力,定期复查。

(五)护理评价

患者是否能维持适当营养,体温是否正常,疼痛是否减轻,有无急性腹膜炎、上消化道出血、感染性休克等并发症发生。

二、阿米巴性肝脓肿患者的护理

阿米巴性肝脓肿(amebic liver abscess)是阿米巴肠病的并发症,阿米巴原虫从结肠溃疡处经门静脉血液或淋巴管侵入肝内并发脓肿,常见于肝右叶顶部,多数为单发性。原虫产生溶组织酶,导致肝细胞坏死、液化组织和血液、渗液组成脓肿。

(一)护理评估

1.健康史

注意询问有无阿米巴痢疾病史。

2.身体状况

阿米巴性肝脓肿有着跟细菌性肝脓肿相似的表现,两者的区别详见表13-1。

表 13-1　细菌性肝脓肿与阿米巴性肝脓肿的鉴别

鉴别要点	细菌性肝脓肿	阿米巴性肝脓肿
病史	继发于胆管感染或其他化脓性疾病	继发于阿米巴痢疾后
症状	病情急骤严重,全身中毒症状明显,有寒战、高热	起病较缓慢,病程较长,可有高热,或不规则发热、盗汗
血液化验	白细胞计数及中性粒细胞可明显增加。血液细菌培养可阳性	白细胞计数可增加,如无继发细菌感染液菌培养阴性。血清学阿米巴抗体检查阳性
粪便检查	无特殊表现	部分患者可找到阿米巴滋养体或结肠溃疡面(乙状结肠镜检)黏液或刮取涂片可找阿米巴滋养体或包囊
脓液	多为黄白色脓液,涂片和培养可发现细菌	大多为棕褐色脓液,无臭味,镜检有时可到阿米巴滋养体。若无混合感染,涂片和培养无细菌
诊断性治疗	抗阿米巴药物治疗无效	抗阿米巴药物治疗有好转
脓肿	较小,常为多发性	较大,多为单发,多见于肝右叶

3.心理—社会状况

由于病程长,忍受较重的痛苦,担忧预后或经济拮据等原因,患者常有焦虑、悲伤或恐惧反应。

4.辅助检查

基本同细菌性肝脓肿。

5.治疗要点

阿米巴性肝脓肿以非手术治疗为主。应用抗阿米巴药物,加强支持疗法纠正低蛋白、贫血等,无效者穿刺置管闭式引流或手术切开引流,多可获得良好的疗效。

（二）护理诊断及合作性问题

（1）营养失调:低于机体需要量,与高代谢消耗或慢性消耗病程有关。

（2）急性疼痛:与脓肿内压力过高有关。

（3）潜在并发症:合并细菌感染。

（三）护理措施

1.非手术疗法和术前护理

（1）加强支持疗法:给予高蛋白、高热量和高维生素饮食,必要时少量多次输新鲜血、补充丙种球蛋白,增强抵抗力。

（2）正确使用抗阿米巴药物,注意观察药物的不良反应。

2.术后护理

除继续做好非手术疗法护理外,重点做好引流的护理。宜用无菌水封瓶闭式引流,每日更换消毒瓶,接口处保持无菌,防止继发细菌感染。如继发细菌感染需使用抗生素。

（侯志萍）

第十节 急性阑尾炎

一、疾病概述

（一）概念

急性阑尾炎是阑尾的急性化脓性感染,是外科急腹症中最常见的疾病,居各种急腹症的首位,可在各个年龄段发病,以 20～30 岁的青壮年发病率最高,且男性发病率高于女性。大多数患者能获得良好的治疗效果。但是,因阑尾的解剖位置变异较多,病情变化复杂,有时诊断相当困难。

（二）相关病理生理

根据急性阑尾炎发病过程的病理解剖学变化,可分为 4 种病理类型。

1.急性单纯性阑尾炎

为阑尾病变的早期,病变以阑尾黏膜或黏膜下层较重。阑尾外观轻度肿胀,浆膜面充血并失去正常光泽,表面有少量纤维素性渗出物。

2.急性化脓性阑尾炎

又称急性蜂窝织炎性阑尾炎,常由急性单纯阑尾炎发展而来。阑尾显著肿胀,浆膜高度充血,表面覆以脓性渗出物。阑尾周围的腹腔内有稀薄脓液,形成局限性腹膜炎。

3.坏疽性及穿孔性阑尾炎

是一种重型的阑尾炎。阑尾病变进一步加剧,阑尾管壁坏死或部分坏死,呈暗紫色或黑色。由于管腔梗阻或积脓,压力升高,加重管壁血运障碍,严重者发生穿孔。若穿孔后局部未能被大网膜包裹,感染扩散,可引起急性弥漫性腹膜炎。

4.阑尾周围脓肿

急性阑尾炎化脓、坏疽或穿孔时,大网膜和邻近的肠管将阑尾包裹并形成粘连,即形成炎性肿块或阑尾周围脓肿。

急性阑尾炎的转归可有:①炎症消退:部分单纯性阑尾炎经及时药物治疗后,炎症消退,大部分将转为

慢性阑尾炎。②炎症局限:部分化脓、坏疽或穿孔性阑尾炎被大网膜和邻近肠管包裹粘连后,炎症局限,形成阑尾周围脓肿。③炎症扩散:阑尾炎症较重,发展快,未及时手术切除,又未能被大网膜包裹局限,炎症扩散,发展为弥漫性腹膜炎、门静脉炎或感染性休克等。

(三)病因与诱因

1.基本病因

阑尾管腔梗阻后并发感染是急性阑尾炎的基本病因。

(1)阑尾管腔阻塞:是急性阑尾炎的最常见病因。导致阑尾管腔阻塞的原因有:①淋巴滤泡明显增生,约占60%,多见于年轻人;②肠石阻塞:约占35%;③异物、炎性狭窄、食物残渣、蛔虫、肿瘤等,较少见;④阑尾的管腔细,开口狭小,系膜短,使阑尾卷曲呈弧形。

(2)细菌入侵:阑尾管腔阻塞后,细菌繁殖并分泌内毒素和外毒素,损伤黏膜上皮,形成溃疡,细菌经溃疡面进入阑尾肌层引起急性炎症。

2.诱因

饮食生冷和不洁食物、便秘、急速奔走、精神紧张,导致肠功能紊乱,妨碍阑尾的血液循环和排空,为细菌感染创造了条件。另外饮食习惯、生活方式也与阑尾炎发病有关。

(四)临床表现

1.症状

典型表现为转移性右下腹痛,疼痛多开始于中上腹或脐周,数小时(6～8小时)后腹痛转移并固定于右下腹,呈持续性。70%～80%的患者具有此典型的腹痛特点,部分患者也可在发病初即表现为右下腹痛。并伴有轻度厌食、恶心、呕吐、便秘、腹泻等胃肠道反应。早期有乏力、头痛,炎症加重时有发热、心率增快等中毒症状。

2.体征

右下腹压痛是急性阑尾炎的最常见的重要体征。压痛点通常位于麦氏点,可随阑尾位置变异而改变,但压痛点始终在一个固定位置上。伴有腹肌紧张、反跳痛、肠鸣音减弱或消失等腹膜刺激征象。阑尾周围脓肿时,右下腹可扪及压痛性包块。其他可协助诊断的体征有结肠充气试验、腰大肌试验、闭孔内肌试验和直肠指诊。

(五)辅助检查

1.实验室检查

多数急性阑尾炎患者血液中白细胞计数和中性粒细胞比例增高。

2.影像学检查

腹部X线平片可见盲肠扩张和液气平面。B超检查有时可发现肿大的阑尾或脓肿。CT扫描可获得与B超相似的结果,对阑尾周围脓肿更有帮助。

(六)治疗原则

一旦确诊,绝大多数急性阑尾炎应早期手术治疗。但对于早期单纯性阑尾炎、阑尾周围脓肿已局限、病程超过72小时、病情趋于好转、严重器质性疾病、手术禁忌者,可采用非手术治疗。

1.非手术治疗

包括用抗菌药物控制感染、严密观察病情变化、休息、禁食及输液等全身支持疗法。一般在24～48小时内,炎症可逐渐消退,如治疗效果不明显或病情加重,应及时改行手术治疗。

2.手术治疗

根据急性阑尾炎的临床类型,选择不同手术方法。

(1)急性单纯性阑尾炎:行阑尾切除术,切口一期缝合。有条件时也可采用腹腔镜进行阑尾切除术。

(2)急性化脓性或坏疽性阑尾炎:行阑尾切除术,若腹腔已有脓液,可清除脓液后关闭腹腔,留置引流管。

(3)阑尾周围脓肿:先行非手术治疗,如肿块缩小,体温正常者,3个月后再行手术切除阑尾。非手术治疗过程中,如无局限趋势,应行脓肿切开引流术,伤口愈合3个月后再行阑尾切除术。

二、护理评估

(一)一般评估

1.生命体征(T、P、R、BP)

一般只有低热,无寒战;炎症重时出现中毒症状,可表现心率增快,体温升高可达38℃左右;阑尾穿孔形成腹膜炎者,出现寒战、体温明显升高(39℃或40℃)。

2.患者主诉

是否有转移性右下腹痛;是否伴恶心、呕吐等。

3.相关记录

饮食习惯,如有无不洁食物史;有无经常进食高脂肪、高糖、少纤维食物等;发作前有无剧烈活动史;腹痛的特点、部位、程度、性质、疼痛持续的时间以及腹痛的诱因、有无缓解和加重的因素等。

(二)身体评估

1.视诊

无特殊。

2.触诊

腹部压痛的部位;麦氏点有无固定压痛;有无腹肌紧张、压痛、反跳痛等腹膜刺激征;右下腹有无扪及压痛性包块。

3.叩诊

无特殊。

4.听诊

肠鸣音有无减弱或消失。

(三)心理—社会评估

急性阑尾炎常常突然发作,腹痛明显,且需急诊手术治疗,患者可因毫无心理准备而产生焦虑和恐惧。术前应了解患者的心理状况,对疾病及手术治疗有关知识的了解程度。同时,评估其家庭经济情况及手术治疗的经济承受能力。

(四)辅助检查阳性结果评估

评估血白细胞计数和中性粒细胞比例是否增高;了解腹部立位X线检查是否提示盲肠扩张,CT或B超是否提示阑尾肿大或脓肿形成等。

(五)治疗效果的评估

1.非手术治疗评估要点

观察患者体温、脉搏、呼吸和血压有无变化;观察患者腹部症状和体征的变化,尤其注意腹痛的变化,如出现右下腹痛加剧、发热;血白细胞计数和中性粒细胞比例上升,应做好急诊手术的准备。

2.手术治疗评估要点

观察患者体温、脉搏、呼吸和血压有无变化;注意倾听患者的主诉;观察患者腹部体征有无变化;引流管是否妥善固定,引流是否通畅;切口局部是否有胀痛或跳痛、红肿、压痛,甚至出现波动等。

三、主要护理诊断(问题)

1.疼痛

与阑尾炎症刺激壁腹膜或手术创伤有关。

2.潜在并发症

(1)切口感染:与手术污染、存留异物和血肿、引流不畅等有关。

(2)腹腔感染或脓肿:与阑尾残端结扎不牢、缝线脱落、全身抵抗力弱等有关。

(3)出血:与阑尾系膜的结扎线脱落有关。

(4)粘连性肠梗阻：与局部炎性渗出、手术损伤和术后长期卧床有关。

四、主要护理措施

(一)休息和活动

全麻术后清醒或硬膜外麻醉平卧6小时后，血压、脉搏平稳者，改为半卧位，以降低腹壁张力，减轻切口疼痛，有利于呼吸和引流，并可预防膈下脓肿形成。鼓励患者术后早期在床上翻身、活动肢体，待麻醉反应消失后即下床活动，以促进肠蠕动恢复，减少肠粘连发生。

(二)饮食

肠蠕动恢复前暂禁食，予静脉补液。肛门排气后，逐步恢复经口进食。开始勿进食过多甜食和牛奶，以免引起腹胀，逐渐恢复正常饮食。

(三)用药护理

遵医嘱及时应用有效抗生素，控制感染，防止并发症的发生。

(四)术后并发症的观察和护理

1.切口感染

阑尾切除术后最常见的并发症，多见于化脓性或穿孔性阑尾炎。表现为术后2～3天体温升高，切口局部胀痛或跳痛、红肿、压痛，甚至出现波动等。感染伤口先行试穿抽出脓液，或在波动处拆除缝线敞开引流，排出脓液，定期换药。

2.腹腔感染或脓肿

常发生在化脓性或坏疽性阑尾炎术后，特别是阑尾穿孔并发阑尾炎的患者。常发生于术后5～7天，表现为体温升高或下降后又升高，并有腹痛、腹胀、腹肌紧张、腹部压痛、腹部包块及直肠膀胱刺激症状等，全身中毒症状加剧。其护理同急性腹膜炎患者的护理。

3.出血

常发生在术后24～48小时内。表现为腹痛、腹胀、出血性休克。一旦发现出血征象，需立即输血补液，纠正休克，紧急再次手术止血。

4.粘连性肠梗阻

也是阑尾切除术后较常见的并发症。不完全梗阻者行胃肠减压，完全性肠梗阻者则应手术治疗。

(五)健康教育

1.经非手术治疗痊愈的患者

应合理饮食，增加食物中纤维素含量，避免饮食不洁和餐后剧烈运动，注意劳逸结合，适当锻炼身体，增强体质，提高机体抵抗力，遵医嘱继续服药，以免疾病复发。

2.经手术治疗的患者

出院后注意适当休息，逐渐增加活动量，3个月内不宜参加重体力劳动或过量活动。

3.出院后自我监测

如果出现腹痛、腹胀、高热、伤口红肿热痛等不适，应及时就诊。阑尾周围脓肿未切除阑尾者，出院时告知患者3个月后再行阑尾切除术。

五、护理效果评估

(1)患者自述疼痛减轻或缓解，舒适感增加。

(2)患者未发生并发症，或并发症得到及时发现和处理。

(付　静)

第十一节　脾破裂

一、概述

脾脏是一个血供丰富而质脆的实质性器官,脾脏是腹部脏器中最容易受损伤的器官,发生率几乎占各种腹部损伤的40%左右。它被与其包膜相连的诸韧带固定在左上腹的后方,尽管有下胸壁、腹壁和膈肌的保护,但外伤暴力很容易使其破裂引起内出血,以真性破裂多见,约占85%。根据不同的病因,脾破裂分成两大类:①外伤性破裂,占绝大多数,都有明确的外伤史,裂伤部位以脾脏的外侧凸面为多,也可在内侧脾门处,主要取决于暴力作用的方向和部位;②自发性破裂,极少见,且主要发生在病理性肿大(门静脉高压症、血吸虫病、淋巴瘤等)的脾脏。如仔细追询病史,多数仍有一定的诱因,如剧烈咳嗽、打喷嚏或突然改变体位等。

二、护理评估

1.健康史

了解患者腹部损伤的时间、地点以及致伤源、伤情、就诊前的急救措施、受伤至就诊之间的病情变化,如果患者神志不清,应询问目击人员。患者一般有上腹火器伤、锐器伤或交通事故、工伤等外伤史或病理性(门静脉高压症、血吸虫病、淋巴瘤等)的脾脏肿大病史。

2.临床表现

脾破裂的临床表现以内出血及腹膜刺激征为特征,并常与出血量和出血速度密切相关。出血量大而速度快的很快就出现低血容量性休克,伤情十分危急;出血量少而慢者症状轻微,除左上腹轻度疼痛外,无其他明显体征,不易诊断。随着时间的推移,出血量越来越大,才出现休克前期的表现,继而发生休克。由于血液对腹膜的刺激而有腹痛,起始在左上腹,慢慢涉及全腹,但仍以左上腹最为明显,同时有腹部压痛、反跳痛和腹肌紧张。

3.诊断及辅助检查

创伤性脾破裂的诊断主要依赖:①损伤病史或病理性脾脏肿大病史。②临床有内出血的表现。③腹腔诊断性穿刺抽出不凝固血液。④对诊断确有困难、伤情允许的病例,采用腹腔灌洗、B型超声、核素扫描、CT或选择性腹腔动脉造影等帮助明确诊断。B型超声是一种常用检查,可明确脾脏破裂程度。⑤实验室检查发现红细胞、血红蛋白和血细胞比容进行性降低,提示有内出血。

4.治疗原则

随着对脾功能认识的深化,在坚持"抢救生命第一,保留脾脏第二"的原则下,尽量保留脾脏的原则已被绝大多数外科医生接受。彻底查明伤情后尽可能保留脾脏,方法有生物胶黏合止血、物理凝固止血、单纯缝合修补、部分脾切除等,必要时行全脾切除术。

5.心理、社会因素

导致脾破裂的原因均是意外,患者痛苦大、病情重,且在创伤、失血之后,处于紧张状态,患者常有恐惧、急躁、焦虑,甚至绝望,又担心手术能否成功,对手术产生恐惧心理。

三、护理问题

1.体液不足

这与损伤致腹腔内出血、失血有关。

2.组织灌注量减少

这与导致休克的因素依然存在有关。

3.疼痛

这与脾部分破裂、腹腔内积血有关。

4.焦虑或恐惧

这与意外创伤的刺激、出血及担心预后有关。

5.潜在并发症

出血。

四、护理目标

(1)患者体液平衡能得到维持,不发生失血性休克。

(2)患者神志清楚,四肢温暖、红润,生命体征平稳。

(3)患者腹痛缓解。

(4)患者焦虑或恐惧程度缓解。

(5)护士要密切观察病情变化,如发现异常,及时报告医生,并配合处理。

五、护理措施

1.一般护理

(1)严密观察监护伤员病情变化:把患者的脉率、血压、神志、氧饱和度(SaO_2)及腹部体征作为常规监测项目,建立治疗时的数据,为动态监测患者生命体征提供依据。

(2)补充血容量:建立两条静脉通路,快速输入平衡盐液及血浆或代用品,扩充血容量,维持水、电解质及酸碱平衡,改善休克状态。

(3)保持呼吸道通畅:及时吸氧,改善因失血而导致的机体缺氧状态,改善有效通气量,并注意清除口腔中异物、假牙,防止误吸,保持呼吸道通畅。

(4)密切观察患者尿量变化:怀疑脾破裂病员应常规留置导尿管,观察单位时间的尿量,如尿量>30 mL/h,说明病员休克已纠正或处于代偿期。如尿量<30 mL/h 甚至无尿,则提示患者已进入休克或肾衰竭期。

(5)术前准备:观察中如发现继续出血(48 小时内输血超过 1 200 mL)或有其他脏器损伤,应立即做好药物皮试、备血、腹部常规备皮等手术前准备。

2.心理护理

对患者要耐心做好心理安抚,让患者知道手术的目的、意义及手术效果,消除紧张恐惧心理,还要尽快通知家属并取得其同意和配合,使患者和家属都有充分的思想准备,积极主动配合抢救和治疗。

3.术后护理

(1)体位:术后应去枕平卧,头偏向一侧,防止呕吐物吸入气管,如清醒后血压平稳,病情允许可采取半卧位,以利于腹腔引流。患者不得过早起床活动。一般需卧床休息 10~14 天。以 B 超或 CT 检查为依据,观察脾脏愈合程度,确定能否起床活动。

(2)密切观察生命体征变化:按时测血压、脉搏、呼吸、体温,观察再出血倾向。部分脾切除患者,体温持续在 38 ℃~40 ℃约 2~3 周,化验检查白细胞计数不高,称为"脾热"。对"脾热"的患者,按高热护理及时给予物理降温,并补充水和电解质。

(3)管道护理:保持大静脉留置管输液通畅,保持无菌,定期消毒。保持胃管、导尿管及腹腔引流管通畅,妥善固定,防止脱落,注意引流物的量及性状的变化。若引流管引流出大量的新鲜血性液体,提示活动性出血,及时报告医生处理。

(4)改善机体状况,给予营养支持:术后保证患者有足够的休息和睡眠,禁食期间补充水、电解质,避免酸碱平衡失调,肠功能恢复后方可进食。应给予高热量、高蛋白、高维生素饮食,静脉滴注复方氨基酸、血浆等,保证机体需要,促进伤口愈合,减少并发症。

4.健康教育

(1)患者住院2～3周后出院,出院时复查CT或B超,嘱患者每月复查1次,直至脾损伤愈合,脾脏恢复原形态。

(2)嘱患者若出现头晕、口干、腹痛等不适,均应停止活动并平卧,及时到医院检查治疗。

(3)继续注意休息,脾损伤未愈合前避免体力劳动,避免剧烈运动,如弯腰、下蹲、骑摩托车等。注意保护腹部,避免外力冲撞。

(4)避免增加腹压,保持排便通畅,避免剧烈咳嗽。

(5)脾切除术后,患者免疫力低下,注意保暖,预防感冒,避免进入拥挤的公共场所。坚持锻炼身体,提高机体免疫力。

(付　静)

第十二节　肝囊肿

一、概述

肝囊肿总体可分非寄生虫性和寄生虫性囊肿,非寄生虫性肝囊肿是常见的良性肿瘤,又可分为先天性、创伤性、炎症性和肿瘤性囊肿,临床以潴留性囊肿和先天肿瘤性多囊肝为多见(图13-1)。单发性肝囊肿可发生于任何年龄,女性多见,常位于肝右叶。多发性肝囊肿比单发性多见,可侵犯左、右肝叶。多发性肝囊肿约50%可合并多囊肾。此病一般没有明显的症状,体检时发现。肝囊肿一般是良性单发或多发,与胆管相通或不通。肝实质单发的大囊肿非常少见。大部分囊肿以胆管上皮或其他细胞内衬。右叶多发,囊肿因基膜的改变,逐步形成憩室,或小上皮细胞代谢失常、脱落、异常增殖,或局部缺血、炎症反应、间质纤维化,最终小管梗阻形成囊肿。

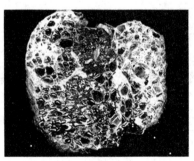

图13-1　多囊肝

1.病因

肝囊肿有遗传性,特别是多囊肝有家族化倾向。肝囊肿是在胚胎时期胆管发育异常造成的。囊肿壁是由胆管上皮炎性增生及胆管阻塞致管腔内容滞留而逐渐形成。

非寄生虫性肝囊肿是指肝脏局部组织呈囊性肿大而出现肝囊肿,最常见有两种情况:

(1)潴留性肝囊肿:为肝内某个小胆管由于炎症、水肿、瘢痕或结石阻塞引起分泌增多,或胆汁潴留引起,多为单个;也可因肝钝性挫伤致中心破裂而引起。病变囊内充满血液或胆汁,包膜为纤维组织,为单发性假性囊肿。

(2)先天性肝囊肿:由于肝内胆管和淋巴管胚胎时发育障碍,或胎儿期患胆管炎,肝内小胆管闭塞,近端呈囊性扩大及肝内胆管变性,局部增生阻塞而成,多为多发。

2.病理

孤立性肝囊肿发生于右叶较左叶多1倍。囊肿大小不一,小者直径仅数毫米,大者直径达20cm以

上,囊液量由数毫升至数千毫升。囊肿呈圆形或椭圆形,囊壁光滑,多数为单房性,亦可为多房性。囊肿有完整的包膜,表面呈乳白色或灰蓝色,囊壁较薄,厚度为 0.5～5.0mm,较厚的囊壁中有较大的胆管、血管及神经。囊液多数清亮、透明,有时含有胆汁,其比重为 1.010～1.022,呈中性或碱性,含有少量胆固醇、胆红素、葡萄糖、酪氨酸、胆汁、酶、白蛋白、IgG 和黏蛋白,显示囊壁上皮有分泌蛋白的能力。

多囊肝的囊肿大多散布及全肝,以右叶为多见。肝脏增大变形,表面可见大小不一的灰白色囊肿,小如针尖,大如儿头。肝切面呈蜂窝状。囊壁多菲薄,内层衬以立方上皮或扁平胆管上皮,外层为胶原组织。囊液多数为无色透明或微黄色。囊肿间一般为正常肝组织,晚期可出现纤维化和胆管增生,引起肝功能损害、肝硬化和门静脉高压。

创伤性肝囊肿多发生于肝右叶,囊壁无上皮细胞内衬,系假囊肿。囊内含有血液、胆汁等混合物,合并感染时可形成脓肿。

二、护理评估

1.临床表现

先天性肝囊肿生长缓慢,小的囊肿可无任何症状,常偶发上腹无痛性肿块、腹围增加,临床上多数是在体检 B 超发现,当囊肿增大到一定程度时,可因压迫邻近脏器而出现症状。

(1)肝区胀痛伴消化道症状:如食欲不振、嗳气、恶心、呕吐、消瘦等。

(2)若囊肿增大压迫胆总管,则有黄疸。

(3)囊肿破裂可有囊内出血而出现急腹症。

(4)带蒂囊肿扭转可出现右上腹突然绞痛,肝大但无压痛,约半数患者有肾、脾、卵巢、肺等多囊性病变。

(5)囊内发生感染,则患者往往有畏寒、发热、白细胞升高等。

(6)体检时右上腹可触及肿块和肝大,肿块随呼吸上下移动,表面光滑,有囊性感,无明显压痛。

2.辅助检查

(1)B 超检查是首选的检查方法,是诊断肝囊肿经济、可靠而非侵入性的一种简单方法。超声波显示肝大且无回声区,二维超声可直接显示囊肿大小和部位。

(2)CT 检查:可发现直径 1～2cm 的肝囊肿,可帮助临床医师准确定位病变,尤其是多发性囊肿的分布状态定位,从而有利于治疗。

(3)放射性核素肝扫描:显示肝区占位性病变,边界清楚,对囊肿定位诊断有价值。

3.治疗原则

非寄生虫性肝囊肿治疗方法包括囊肿穿刺抽液术、囊肿升窗术、囊肿引流术或囊肿切除术等。

(李玉霄)

第十三节　小肠破裂

一、概述

小肠是消化管中最长的一段肌性管道,也是消化与吸收营养物质的重要场所。人类小肠全长3～9m,平均5～7m,个体差异很大。分为十二指肠、空肠和回肠三部分,十二指肠属上消化道,空肠及其以下肠段属下消化道。

各种外力的作用所致的小肠穿孔称为小肠破裂。小肠破裂在战时和平时均较常见,多见于交通事故、工矿事故、生活事故如坠落、挤压、刀伤和火器伤。小肠可因穿透性与闭合性损伤造成肠管破裂或肠系膜撕裂。小肠占满整个腹部,又无骨骼保护,因此易于受到损伤。由于小肠壁厚,血运丰富,故无论是穿孔修

补或肠段切除吻合术,其成功率均较高,发生肠瘘的机会少。

二、护理评估

1. 健康史

了解患者腹部损伤的时间、地点及致伤源、伤情、就诊前的急救措施、受伤至就诊之间的病情变化,如果患者神志不清,应询问目击人员。

2. 临床表现

小肠破裂后在早期即产生明显的腹膜炎的体征,这是因为肠管破裂肠内容物溢出至腹腔所致。症状以腹痛为主,程度轻重不同,可伴有恶心及呕吐,腹部检查肠鸣音消失,腹膜刺激征明显。

小肠损伤初期一般均有轻重不等的休克症状,休克的深度除与损伤程度有关外,主要取决于内出血的多少,表现为面色苍白、烦躁不安、脉搏细速、血压下降、皮肤发冷等。若为多发性小肠损伤或肠系膜撕裂大出血,可迅速发生休克并进行性恶化。

3. 辅助检查

(1)实验室检查:白细胞计数升高说明腹腔炎症;血红蛋白含量取决于内出血的程度,内出血少时变化不大。

(2)X线检查:X线透视或摄片,检查有无气腹与肠麻痹的征象,因为一般情况下小肠内气体很少,且损伤后伤口很快被封闭,不但膈下游离气体少见,且使一部分患者早期症状隐匿。因此,阳性气腹有诊断价值,但阴性结果也不能排除小肠破裂。

(3)腹部 B 超检查:对小肠及肠系膜血肿、腹腔积液均有重要的诊断价值。

(4)CT 或磁共振检查:对小肠损伤有一定诊断价值,而且可对其他脏器进行检查,有时可能发现一些未曾预料的损伤,有助于减少漏诊。

(5)腹腔穿刺:有混浊的液体或胆汁色的液体,说明肠破裂,穿刺液中白细胞、淀粉酶含量均升高。

4. 治疗原则

小肠破裂一旦确诊,应立即进行手术治疗,手术方式以简单修补为主。肠管损伤严重时,则应做部分小肠切除吻合术。

5. 心理、社会因素

小肠损伤大多在意外情况下突然发生,加之伤口、出血及内脏脱出的视觉刺激和对预后的担忧,患者多表现为紧张、焦虑、恐惧。应了解其患病后的心理反应,对本病的认知程度和心理承受能力,家属及亲友对其支持情况、经济承受能力等。

三、护理问题

1. 有体液不足的危险

与创伤致腹腔内出血、体液过量丢失、渗出及呕吐有关。

2. 焦虑、恐惧

与意外创伤的刺激、疼痛、出血、内脏脱出的视觉刺激及担心疾病的预后等有关。

3. 体温过高

与腹腔内感染毒素吸收和伤口感染等因素有关。

4. 疼痛

与小肠破裂或手术有关。

5. 潜在并发症

腹腔感染、肠瘘、失血性休克。

6. 营养失调,低于机体需要量

与消化道的吸收面积减少有关。

四、护理目标

（1）患者体液平衡得到维持，生命体征平稳。

（2）患者情绪稳定，焦虑或恐惧减轻，主动配合医护工作。

（3）患者体温维持正常。

（4）患者主诉疼痛有所缓解。

（5）护士密切观察病情变化，如发现异常，及时报告医生，并配合处理。

（6）患者体重不下降。

五、护理措施

1.一般护理

（1）伤口处理：对开放性腹部损伤者，妥善处理伤口，及时止血和包扎固定。若有肠管脱出，可用消毒或清洁器皿覆盖保护后再包扎，以免肠管受压、缺血而坏死。

（2）病情观察：密切观察生命体征的变化，每15min测定脉搏、呼吸、血压一次。重视患者的主诉，若主诉心慌、脉快、出冷汗等，及时报告医生。不注射止痛药（诊断明确者除外），以免掩盖伤情。不随意搬动伤者，以免加重病情。

（3）腹部检查：每30min检查一次腹部体征，注意腹膜刺激征的程度和范围变化。

（4）禁食和灌肠：禁食和灌肠可避免肠内容物进一步溢出，造成腹腔感染或加重病情。

（5）补充液体和营养：注意纠正水、电解质及酸碱平衡失调，保证输液通畅。对伴有休克或重症腹膜炎的患者可进行中心静脉补液，这不仅可以保证及时大量的液体输入，而且有利于中心静脉压的监测，根据患者具体情况，适量补给全血、血浆或人血清蛋白，尽可能补给足够的热量和蛋白质、氨基酸及维生素等。

2.心理护理

关心患者，加强交流，讲解相关病情、治疗方式及预后，使患者了解自己的病情，消除患者的焦虑和恐惧，保持良好的心理状态，并与其一起制定合适的应对机制，鼓励患者，增加治疗的信心。

3.术后护理

（1）妥善安置患者：麻醉清醒后取半卧位，有利于腹腔炎症的局限，改善呼吸状态。了解手术的过程，查看手术的部位，对引流管、输液管、胃管及氧气管等进行妥善固定，做好护理记录。

（2）监测病情：观察患者血压、脉搏、呼吸、体温的变化，注意腹部体征的变化。适当应用止痛药，减轻患者的不适；若切口疼痛明显，应检查切口，排除感染。

（3）引流管的护理：腹腔引流管保持通畅，准确记录引流液的性状及量。腹腔引流液应为少量血性液，若为绿色或褐色渣样物，应警惕腹腔内感染或肠瘘的发生。

（4）饮食：继续禁食、胃肠减压，待肠功能逐渐恢复、肛门排气后，方可拔除胃肠减压管。拔除胃管当日可进清流食，第2日进流质饮食，第3日进半流食，逐渐过渡到普食。

（5）营养支持：维持水、电解质和酸碱平衡，增加营养。维生素主要是在小肠被吸收，小肠部分切除后，要及时补充维生素C、维生素D、维生素K和复合维生素B等维生素和微量元素钙、镁等，可经静脉、肌内注射或口服进行补充，预防贫血，促进伤口愈合。

4.健康教育

（1）注意饮食卫生，避免暴饮暴食，进易消化食物，少食刺激性食物，避免腹部受凉和饭后剧烈活动，保持排便通畅。

（2）注意适当休息，加强锻炼，增加营养，特别是回肠切除的患者要长期定时补充维生素B_{12}等营养素。

（3）定期门诊随访，若有腹痛、腹胀、停止排便及伤口红、肿、热、痛等不适，应及时就诊。

（4）加强社会宣传，增进劳动保护、安全生产、安全行车、遵守交通规则等知识，避免损伤等意外的发生。

(5)普及各种急救知识,在发生意外损伤时,能进行简单的自救或急救。

(6)无论腹部损伤的轻重,都应经专业医务人员检查,以免贻误诊治。

(李玉霄)

第十四节 腹股沟疝

发生在腹股沟区的腹外疝统称为腹股沟疝。腹股沟疝可分为腹股沟斜疝和腹股沟直疝,以斜疝最常见,占全部腹外疝的75%～90%。疝囊经腹壁下动脉外侧的腹股沟管内环(深环)突出,向内、向下、向前斜行经过腹股沟管,再穿出腹股沟管外环(皮下环、浅环)进入阴囊者,称为腹股沟斜疝。疝囊经腹壁下动脉内侧的直疝三角直接突出,不经内环,也不进入阴囊,称为腹股沟直疝。

腹股沟区位于下腹部前外侧壁,为左右各一的三角形区域,其上界为髂前上棘至腹直肌外侧缘的水平线,下界为腹股沟韧带,内界为腹直肌外缘。成人腹股沟管长4～5cm,位于腹前壁、腹股沟韧带的内上方,相当于腹内斜肌、腹横肌弓状下缘与腹股沟韧带之间的斜行裂隙,其走向由外向内、由上向下、由深向浅斜行。有两口和四壁。内口即深环,是腹横筋膜中卵圆形的裂隙;外口即浅环,是腹外斜肌腱膜下方的三角形裂隙。腹股沟管的前壁有皮肤、皮下组织和腹外斜肌筋膜,但外侧1/3部分尚有腹内斜肌覆盖;后壁有腹横筋膜和腹膜,内侧1/3尚有腹股沟镰;上壁有腹内斜肌、腹横肌的弓状下缘;下壁有腹股沟韧带和腔隙韧带。女性腹股沟管内有子宫圆韧带通过,男性则有精索通过(图13-2)。

直疝三角(Hesselbach三角)的外侧边为腹壁下动脉,内侧边为腹直肌外侧缘,底边为腹股沟韧带。此处腹壁缺乏完整的腹肌覆盖,且腹横筋膜比周围部分薄,因此易发生疝。腹股沟直疝在此由后向前突出。

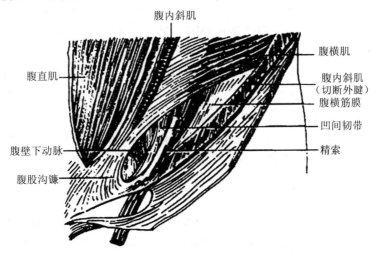

图13-2 左侧腹股沟区

一、病因及发病机制

（一）腹股沟斜疝

有先天性和后天性因素。

(1)先天性因素:婴儿出生后,若鞘突不闭锁或闭锁不全,则与腹腔相通,当小儿啼哭、排便等腹内压力增加时,鞘突则成为先天性斜疝的疝囊(图13-3)。因右侧睾丸下降比左侧略晚,鞘突闭锁也较迟,故右侧斜疝多于左侧。

(2)后天性因素:腹股沟区解剖缺损、腹壁肌或筋膜发育不全,腹内压力增加时,内环处的腹膜自腹壁

薄弱处向外突出形成疝囊,腹腔内器官、组织也随之进入疝囊(图 13-4)。

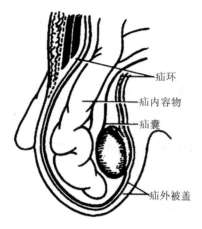

图 13-3 先天性腹股沟斜疝

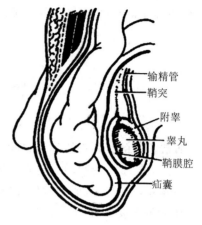

图 13-4 后天性腹股沟斜疝

(二)腹股沟直疝

直疝三角处腹壁缺乏完整的腹肌覆盖,且腹横筋膜比周围部分薄,故易发生疝。

二、临床表现

(一)腹股沟斜疝

(1)易复性斜疝:腹股沟区有肿块,偶有胀痛感。肿块多呈带蒂柄的梨形,可降至阴囊或大阴唇。常在站立、行走、咳嗽或用力时出现,平卧休息或用手将肿块向腹腔内推送,肿块可向腹腔回纳并消失。以手指通过阴囊皮肤伸入外环,可感外环扩大,嘱患者咳嗽时,手指有冲击感。用手指紧压腹股沟深环,让患者起立并咳嗽等腹压增高时,疝块不再出现,移去手指,则可见疝块由外上方向内下突出。疝内容物若为肠袢,肿块柔软光滑,叩之呈鼓音,并常在肠袢回纳入腹腔时发出咕噜声;若为大网膜,则肿块坚韧叩呈浊音,回纳缓慢。

(2)难复性斜疝:除胀痛稍重外,主要特点是疝块不能完全回纳。

(3)嵌顿性疝:发生于强体力劳动或用力排便等腹内压骤增时。疝块突然增大,伴有明显疼痛,平卧或用手推送不能使之回纳。肿块张力高且硬度大,有明显触痛。若嵌顿内容物为肠袢,可伴有机械性肠梗阻的临床表现。疝一旦嵌顿,自行回纳的机会较少,如不及时处理,多数患者的症状逐步加重,最后发展成为绞窄性疝。

(4)绞窄性疝:临床症状多且较严重。肠袢坏死穿孔时,疼痛可因疝内压力骤降而暂时有所缓解。因此,疼痛减轻而肿块仍存在时,不可误认为是病情好转。绞窄时间较长者,可因疝内容物继发感染,侵及周围组织而引起疝外被盖组织的急性炎症,严重者可发生脓毒血症。

(二)腹股沟直疝

多见于老年人。站立时,在腹股沟内侧端、耻骨结节外上方见一半球形肿块由直疝三角突出,不进入阴囊,且无疼痛及其他症状,疝基底较宽,平卧后肿块多能自行回纳腹腔而消失,极少发生嵌顿。腹股沟直疝与腹股沟斜疝的鉴别如下(表 13-2)。

表 13-2 腹股沟斜疝与腹股沟直疝的鉴别

鉴别点	斜疝	直疝
发病年龄	多见于儿童及青壮年	多见于老年
突出途径	经腹股沟管突出,可进阴囊	由直疝三角突出,不进阴囊
疝块外形	椭圆或梨形,上部呈蒂柄状	半球形,基地较宽
回纳疝块后压住深环	疝块不再突出	疝块仍可突出
精索与疝囊的关系	精索在疝囊后方	精索在疝囊前外方
疝囊颈与腹壁下动脉的关系	疝囊颈在腹壁下动脉外侧	疝囊颈在腹壁下动脉内侧
嵌顿机会	较多	极少

三、处理原则

根据病史、典型临床表现,一般可明确诊断。除少数特殊情况外,腹股沟疝一般均应尽早施行手术治疗。

(一)非手术治疗

半岁以下婴幼儿可暂不手术,用绷带压住腹股沟管深环,防止疝块突出。对年老体弱或有严重疾病不能耐受手术者,可用疝带压住内环,防止腹腔内容物突出。

(二)手术治疗

手术的基本原则是关闭疝门即内环口,加强或修补腹股沟管管壁。手术方法有:①疝囊高位结扎术。②疝修补术:包括传统的疝修补术、无张力疝修补术和经腹腔镜疝修补术。

(三)嵌顿性疝和绞窄性疝的处理

嵌顿性疝原则上需紧急手术治疗,但下列情况可试行手法复位:①嵌顿时间在 3~4h 以内,局部压痛不明显且无腹膜刺激征者。②年老体弱或伴有较严重疾病而肠袢未绞窄坏死者。绞窄性疝的内容物已坏死,应及时手术。

四、护理诊断及医护合作性问题

(一)疼痛

与疝块突出、嵌顿或绞窄及术后切口张力较大有关。

(二)体液不足

与嵌顿疝或绞窄性疝引起的机械性肠梗阻有关。

(三)潜在并发症

术后阴囊水肿、切口感染、复发。

五、护理措施

(一)非手术治疗患者的护理

卧床休息,下床活动时应压住疝环口;对引起腹内压力升高的因素,如咳嗽、便秘、排尿困难等,应给予相应处理;指导患者合理饮食,保持排便通畅;吸烟者应戒烟;密切观察腹部情况,若发生明显腹痛,伴疝块突然增大,应注意是否有嵌顿疝的可能,应立即通知医师,并做好紧急手术准备。

(二)手术治疗患者的护理

1.术前护理

做好心理护理;备皮,术前晚灌肠,以防术后腹胀及排便困难;嵌顿疝伴有肠梗阻者,应禁食、胃肠减压,纠正水、电解质及酸碱平衡失调,尽早应用抗生素抗感染等。其他同非手术治疗患者的护理。

2.术后护理

(1)体位与活动:术后平卧 3d,膝下垫一软枕,使髋关节微屈,以降低腹内压力和切口张力,有利于切口愈合和减轻切口疼痛;一般术后 3~5d 可离床活动。

(2)饮食:术后 6~12h,患者若无恶心、呕吐,可进流质,次日可进软食或普食。肠切除吻合术后应禁食、胃肠减压,肠功能恢复后可进流质,逐渐过渡为半流质、普食。

(3)防止腹内压力升高:避免受凉引起咳嗽,指导患者咳嗽时用手按压保护切口;鼓励患者多饮水、多吃粗纤维食物,保持大便通畅,便秘时给予通便药物。

(4)减轻疼痛:取舒适体位;必要时遵医嘱应用止痛药。

(5)并发症的预防:为避免阴囊内积血、积液以及阴囊水肿,术后可用丁字带将阴囊托起,并密切观察阴囊肿胀情况;预防切口感染,合理应用抗生素;及时更换并保持切口敷料干燥,密切观察切口愈合情况,一旦发现感染征象,应尽早处理。

（三）健康教育

告知患者预防和及时治疗使腹内压升高的各种疾病，如剧烈咳嗽、便秘等；出院后应逐渐增加活动量，3 个月内避免重体力劳动或提举重物；定期随诊，若有疝复发，应及早诊治。

（李玉霄）

第十五节　胃十二指肠损伤

一、概述

由于有肋弓保护且活动度较大，柔韧性较好，壁厚，钝挫伤时胃很少受累，只有胃膨胀时偶有发生。上腹或下胸部的穿透伤则常导致胃损伤，多伴有肝、脾、横膈及胰等损伤。胃镜检查及吞入锐利异物或吞入酸、碱等腐蚀性毒物也可引起穿孔，但很少见。十二指肠损害是由于上中腹部受到间接暴力或锐器的直接刺伤而引起的，缺乏典型的腹膜炎症状和体征，术前诊断困难，漏诊率高，多伴有腹部脏器合并伤，病死率高，术后并发症多，肠瘘发生率高。

二、护理评估

1. 健康史

详细询问患者、现场目击者或陪同人员，以了解受伤的时间地点、环境，受伤的原因、外力的特点、大小和作用方向，坠跌高度；了解受伤前后饮食及排便情况，受伤时的体位，有无防御，伤后意识状态、症状、急救措施、运送方式，既往疾病及手术史。

2. 临床表现

（1）胃损伤若未波及胃壁全层，可无明显症状。若全层破裂，由于胃酸有很强的化学刺激性，可立即出现剧痛及腹膜刺激征。当破裂口接近贲门或食管时，可因空气进入纵隔而呈胸壁下气肿。较大的穿透性胃损伤时，可自腹壁流出食物残渣、胆汁和气体。

（2）十二指肠破裂后，因有胃液、胆汁及胰液进入腹腔，早期即可发生急性弥漫性腹膜炎，有剧烈的刀割样持续性腹痛伴恶心、呕吐，腹部检查可见有板状腹、腹膜刺激征症状。

3. 辅助检查

（1）疑有胃损伤者，应置胃管，若自胃内吸出血性液或血性物者可确诊。

（2）腹腔穿刺术和腹腔灌洗术：腹腔穿刺抽出不凝血液、胆汁，灌洗吸出 10mL 以上肉眼可辨的血性液体，即为阳性结果。

（3）X 线检查：腹部 X 线片可显示腹膜后组织积气、肾脏轮廓清晰、腰大肌阴影模糊不清等有助于腹膜后十二指肠损伤的诊断。

（4）CT 检查：可显示少量的腹膜后积气和渗至肠外的造影剂。

4. 治疗原则

抗休克和及时、正确的手术处理是治疗的两大关键。

5. 心理、社会因素

胃十二指肠外伤性损伤多数在意外情况下发生，患者突发外伤后易出现紧张、痛苦、悲哀、恐惧等心理变化，担心手术成功及疾病预后。

三、护理问题

1.疼痛

疼痛与胃肠破裂、腹腔内积液、腹膜刺激征有关。

2.组织灌注量不足

这与大量失血、失液、严重创伤、有效循环血量减少有关。

3.焦虑或恐惧

这种情绪与经历意外及担心预后有关。

4.潜在并发症

出血、感染、肠瘘、低血容量性休克。

四、护理目标

(1)患者疼痛减轻。

(2)患者血容量得以维持,各器官血供正常、功能完整。

(3)患者焦虑或恐惧减轻或消失。

(4)护士密切观察病情变化,如发现异常,及时报告医生,并配合处理。

五、护理措施

1.一般护理

(1)预防低血容量性休克:吸氧、保暖、建立静脉通道,遵医嘱输入温热生理盐水或乳酸盐林格液,抽血查全血细胞计数、血型和交叉配血。

(2)密切观察病情变化:每15～30min应评估患者情况。评估内容包括意识状态、生命体征、肠鸣音、尿量、氧饱和度、有无呕吐、肌紧张和反跳痛等。观察胃管内引流物颜色、性质及量,若引流出血性液体,提示有胃、十二指肠破裂的可能。

(3)术前准备:胃、十二指肠破裂大多需要手术处理,故患者入院后,在抢救休克的同时,尽快完成术前准备工作,如备皮、备血、插胃管及留置尿管、做好抗生素皮试等,一旦需要,可立即实施手术。

2.心理护理

评估患者对损伤的情绪反应,鼓励他们说出自己内心的感受,帮助建立积极有效的应对措施。向患者介绍有关病情、损伤程度、手术方式及疾病预后,鼓励患者,告诉患者良好的心态、积极的配合有利于疾病早日康复。

3.术后护理

(1)体位:患者意识清楚、病情平稳,给予半坐卧位,有利于引流及呼吸。

(2)禁食、胃肠减压:观察胃管内引流液颜色、性质及量,若引流出血性液体,提示有胃、十二指肠再出血的可能。十二指肠创口缝合后,胃肠减压管置于十二指肠腔内,使胃液、肠液、胰液得到充分引流,一定要妥善固定,避免脱出。一旦脱出,要在医生的指导下重新置管。

(3)严密监测生命体征:术后15～30min监测生命体征直至患者病情平稳。注意肾功能的改变,胃十二指肠损伤后,特别有出血性休克时,肾脏会受到一定的损害,尤其是严重腹部外伤伴有重度休克者,有发生急性肾功能障碍的危险,所以,术后应密切注意尿量,争取保持每小时尿量在50mL以上。

(4)补液和营养支持:根据医嘱,合理补充水、电解质和维生素,必要时输新鲜血、血浆,维持水、电解质、酸碱平衡。给予肠内、外营养支持,促进合成代谢,提高机体防御能力。继续应用有效抗生素,控制腹腔内感染。

(5)术后并发症的观察和护理:①出血:如胃管内24h内引流出新鲜血液大于300mL,提示吻合口出血,要立即配合医生给予胃管内注入凝血酶粉、冰盐水洗胃等止血措施。②肠瘘:患者术后持续低热或高

热不退,腹腔引流管中引流出黄绿色或褐色渣样物,有恶臭或引流出大量气体,提示肠瘘发生,要配合医生进行腹腔双套管冲洗,并做好相应护理。

4.健康教育

(1)讲解术后饮食注意事项,当患者胃肠功能恢复(一般3~5天)后开始恢复饮食,由流质逐步恢复至半流质、普食,进食高蛋白、高能量、易消化饮食,增强抵抗力,促进愈合。

(2)行全胃切除或胃大部分切除术的患者,因胃肠吸收功能下降,要及时补充微量元素和维生素等营养素,预防贫血、腹泻等并发症。

(3)避免工作过于劳累,注意劳逸结合。讲明饮酒、抽烟对胃、十二指肠疾病的危害性。

(4)避免长期大量服用非甾体抗炎药,如布洛芬等,以免引起胃肠道黏膜损伤。

（李玉霄）

第十四章 神经外科疾病护理

第一节 颅脑损伤

一、头皮损伤

1.头皮血肿

包括皮下血肿、帽状腱膜下血肿、骨膜下血肿,皮下血肿体积小、张力高、压痛明显;帽状腱膜下血肿出血较易扩散,严重者血肿边界可与帽状腱膜附着缘一致,覆盖整个穹隆部,似戴一顶有波动的帽子;骨膜下血肿多局限于某一颅骨范围内,以骨缝为界。较小的头皮血肿,可自行吸收,无需特殊处理;若血肿较大,可分次穿刺抽吸后加压包扎处理。

2.头皮裂伤

出血较多,可引起失血性休克。头皮裂伤较浅时,因断裂血管受头皮纤维隔的牵拉,断端不能收缩,出血量反较帽状腱膜全层裂伤者多。现场急救可局部压迫止血,争取24小时内清创缝合。常规应用抗感染药和破伤风抗毒素。

3.头皮撕脱伤

是一种严重的头皮损伤,多因发辫受机械力牵拉,使大块头皮自帽状腱膜下层或连同骨膜一并撕脱。剧烈疼痛及大量出血可导致失血性或疼痛性休克。可给予加压包扎止血、防治休克;尽可能在伤后6～8小时内清创做头皮瓣复位再植或自体皮移植。对于骨膜已撕脱不能再植者,需清洁创面,在颅骨外板上多处钻孔,深达板障,待骨孔内肉芽组织生成后再行植皮。

二、颅骨骨折

1.临床表现

(1)颅盖骨折:线性骨折时,局部压痛、肿胀。常伴发局部骨膜下血肿;凹陷性骨折时局部可扪及局限性下陷区,若骨折片损伤脑重要功能区浅面,还可出现偏瘫、失语、癫痫等神经系统定位病征。

(2)颅底骨折:常为线性骨折。颅底部的硬脑膜与颅骨贴附紧密,故颅底骨折时易撕裂硬脑膜,产生脑脊液外漏而成为开放性骨折。颅底骨折常因出现脑脊液漏而确诊。依骨折的部位不同可分为颅前窝、颅中窝和颅后窝骨折,临床表现各异(表14-1)。

表 14-1 颅底骨折的临床表现

骨折部位	脑脊液漏	瘀斑部位	可能累及的脑神经
颅前窝	鼻漏	眶周、球结膜下("熊猫眼"征)	嗅神经、视神经
颅中窝	鼻漏和耳漏	乳突区(Battle征)	面神经、听神经
颅后窝	无	乳突部、咽后壁	少见

2.处理原则

(1)颅盖骨折:单纯线性骨折无需特殊处理,关键处理因骨折引起的脑损伤或颅内出血。凹陷性骨折出现下述情况者,需手术治疗:①合并脑损伤或大面积骨折片陷入颅腔,导致颅内压升高,CT检查示中线结构移位,有脑疝可能;②骨折片压迫脑重要部位引起神经功能障碍;③非功能区部位的小面积凹陷骨折,

无颅内压增高,但深度超过 1 cm 者可考虑择期手术;④开放性粉碎性凹陷骨折。

(2)颅底骨折:主要针对由骨折引起的伴发症和后遗症进行治疗。出现脑脊液漏时即属开放性损伤,应使用破伤风抗毒素及抗感染药预防感染,大部分脑脊液漏在伤后 1~2 周自愈。若 4 周以上仍未停止,可行手术修补硬脑膜。若骨折片压迫视神经,应尽早手术减压。

3.脑脊液漏患者的护理

(1)预防颅内感染,促进漏口早日闭合。

嘱患者采取半坐卧位头偏向患侧,维持特定体位至停止漏液后 3~5 日,借重力作用使脑组织移至颅底硬脑膜裂缝处,促使局部粘连而封闭漏口。

保持局部清洁:每日两次清洁、消毒外耳道、鼻腔或口腔,注意棉球不可过湿,以免液体逆流入颅。劝告患者勿挖鼻、抠耳。注意不可堵塞鼻腔。

避免颅内压骤升:嘱患者勿用力屏气排便、咳嗽、擤鼻涕或打喷嚏等,以免颅内压骤然升降导致气颅或脑脊液逆流。

对于脑脊液鼻漏者,不可经鼻腔进行护理操作:严禁从鼻腔吸痰或放置鼻胃管,禁止耳、鼻滴药、冲洗和堵塞,禁忌作腰穿。注意有无颅内感染迹象。

遵医嘱应用抗感染药及破伤风抗毒素或破伤风类毒素。

(2)病情观察,及时发现和处理并发症。

明确有无脑脊液外漏:鉴别脑脊液与血液及脑脊液与鼻腔分泌物,可将血性液滴于白色滤纸上,若血迹外周有月晕样淡红色浸渍圈,则为脑脊液漏,或行 RBC 计数并与周围血的 RBC 比较,以明确诊断;另可根据脑脊液中含糖而鼻腔分泌物中不含糖的原理,用尿糖试纸测定或葡萄糖定量检测是否以鉴别是否存在脑脊液漏;有时颅底骨折虽伤及颞骨岩部,且骨膜及脑膜均已破裂但鼓膜尚完整时,脑脊液可经耳咽管流至咽部进而被患者咽下,故应观察并询问患者是否经常有腥味液体流至咽部。

准确估计脑脊液外漏量:在前鼻庭或外耳道口松松地放置干棉球,随湿随换,记录 24 小时浸湿的棉球数,以估计脑脊液外漏量。

注意有无颅内继发性损伤:颅骨骨折患者可合并脑组织、血管损伤,患者出现癫痫、颅内出血、继发性脑水肿、颅内压增高等。脑脊液外漏可推迟颅内压增高症状的出现,一旦出现颅内压增高的症状,救治更为困难。因此,应严密观察患者的意识、生命体征、瞳孔及肢体活动等情况,以及时发现颅内压增高及脑疝的早期迹象。

注意颅内低压综合征:若脑脊液外漏多,可使颅内压过低而导致颅内血管扩张,出现剧烈头痛、眩晕、呕吐、厌食、反应迟钝、脉搏细弱、血压偏低。头痛在立位时加重,卧位时缓解。若出现颅压过低表现时可补充大量水分以缓解症状。

三、脑损伤

1.脑震荡

(1)临床表现:在伤后立即出现短暂的意识障碍,持续数秒或数分钟,一般不超过 30 分钟。同时可出现皮肤苍白、出汗、血压下降、心动徐缓、呼吸微弱、肌张力减低、各生理反射迟钝或消失。清醒后大多不能回忆受伤前及当时的情况,称为逆行性遗忘。常伴有头痛、头昏、恶心、呕吐等症状。神经系统检查无阳性体征。

(2)处理原则:一般卧床休息 1~2 周,可完全恢复。可适当给予镇痛、镇静对症处理。

2.脑挫裂伤

(1)临床表现。

意识障碍:是脑挫裂伤最突出的临床表现。一般伤后立即出现昏迷,其程度和持续时间与损伤程度、范围直接相关。多数患者超过半小时,严重者可长期持续昏迷。

局灶症状和体征:依损伤的部位和程度而不同,若伤及脑皮质功能区,可在受伤当时立即出现与伤灶

区功能相应的神经功能障碍或体征,如语言中枢损伤出现失语,运动区损伤出现锥体束征、肢体抽搐、偏瘫等。若仅伤及额、颞叶前端等"哑区",可无神经系统缺损的表现。

头痛、呕吐:与颅内压增高、自主神经功能紊乱或外伤性蛛网膜下隙出血有关。后者还可出现脑膜刺激征,脑脊液检查有红细胞。

颅内压增高与脑疝因继发颅内血肿或脑水肿所致。可使早期的意识障碍或偏瘫程度加重,或意识障碍好转后又加重。

(2)处理原则。

非手术治疗:①休息,床头抬高15°～30°,宜取侧卧位;②保持呼吸道通畅,必要时作气管切开或气管内插管辅助呼吸;③营养支持,维持水、电解质、酸碱平衡;④应用抗感染药预防感染;⑤对症处理,如镇静、止痛、抗癫痫等;⑥严密观察病情变化;⑦防治脑水肿;⑧促进脑功能恢复。

手术治疗:重度脑挫裂伤经上述治疗无效,颅内压增高明显甚至出现脑疝迹象时,应作脑减压术或局部病灶清除术。

3.颅内血肿

(1)临床表现。

硬脑膜外血肿:①意识障碍,可以是原发性脑损伤直接所致,也可由血肿导致颅内压增高、脑疝引起,后者常发生于伤后数小时至1～2日。典型的意识障碍是在原发性意识障碍之后,经过中间清醒期,再度出现意识障碍,并渐次加重。如果原发性脑损伤较严重或血肿形成较迅速,也可能不出现中间清醒期。少数患者可无原发性昏迷,而在血肿形成后出现昏迷。②颅内压增高及脑疝表现。

硬脑膜下血肿:①急性和亚急性硬脑膜下血肿:症状类似硬脑膜外血肿,脑实质损伤较重,原发性昏迷时间长,中间清醒期不明显,颅内压增高与脑疝的其他征象多在1～3日内进行性加重;②慢性硬脑膜下血肿:由于致伤外力小,出血缓慢,患者可有慢性颅内压增高表现,如头痛、恶心、呕吐和视乳头水肿等,并有间歇性神经定位体征,有时可有智力下降、记忆力减退和精神失常。

脑内血肿:以进行性加重的意识障碍为主,若血肿累及重要脑功能区,可出现偏瘫、失语、癫痫等症状。

(2)处理原则。

一经确诊,通常手术清除血肿。

4.护理

(1)保持呼吸道通畅。

体位:深昏迷患者取侧卧位或侧俯卧位,以利于口腔内分泌物排出。

及时清除呼吸道分泌物及其他血污,呕吐时将头转向一侧以免误吸。

开放气道:深昏迷患者应抬起下颌或放置口咽通气道,以免舌根后坠阻碍呼吸。短期不能清醒者,宜行气管插管或气管切开,必要时使用呼吸机辅助呼吸。

加强气管插管、气管切开患者的护理:保持室内适宜的温度和湿度,湿化气道,避免呼吸道分泌物黏稠、不易排出。

预防感染:使用抗感染药防治呼吸道感染。

(2)预防废用综合征。

压疮:保持皮肤清洁干燥,定时翻身,尤应注意骶尾部、足跟、耳廓等骨隆突部位,亦不可忽视敷料包裹部位。消瘦者伤后初期及高热者常需每小时翻身,长期昏迷、一般情况较好者可每3～4小时翻身一次。

泌尿系感染:昏迷患者常有排尿功能紊乱,短暂尿潴留后继以溺床,长期留置导尿管是引起泌尿系感染的主要原因。必须导尿时,应严格执行无菌操作。留置尿管过程中,加强会阴部护理,夹闭导尿管并定时放尿以训练膀胱贮尿功能;尿管留置时间不宜超过3～5日,需长期导尿者,宜行耻骨上膀胱造瘘术,以减少泌尿系感染。

肺部感染:加强呼吸道护理,定期翻身拍背,保持呼吸道通畅,防止呕吐物误吸引起窒息和呼吸道感染。

暴露性角膜炎：眼睑闭合不全者，给予眼药膏保护；无需随时观察瞳孔时，可用纱布遮盖上眼睑，甚至行眼睑缝合术。

关节挛缩、肌萎缩：保持肢体于功能位，防止足下垂。每日作四肢关节被动活动及肌肉按摩 2～3 次，防止肢体挛缩和畸形。

（3）病情观察。

意识：意识障碍是脑损伤患者最常见的变化之一。意识障碍的程度可协助辨别脑损伤的轻重；意识障碍出现的迟早和有无继续加重，可作为区别原发性和继发性脑损伤的重要依据。观察患者意识状态，不仅应了解有无意识障碍，还应注意意识障碍程度及变化。

生命体征：监测时，先测呼吸，再测脉搏，最后测血压。伤后早期，由于组织创伤反应，可出现中等程度发热；若累及间脑或脑干，可导致体温调节紊乱，出现体温不升或中枢性高热；伤后即发生高热，多系视丘下部或脑干损伤；伤后数日体温升高，常提示有感染性并发症。注意呼吸节律和深度、脉搏快慢和强弱以及血压和脉压变化。若伤后血压上升，脉搏缓慢有力，呼吸深慢，提示颅内压升高，应警惕颅内血肿或脑疝发生；枕骨大孔疝患者可突然发生呼吸停止；闭合性脑损伤呈现休克征象时，应检查有无内脏出血，如迟发性脾破裂、应激性溃疡出血等。

神经系统病征：有定位意义。原发性脑损伤引起的局灶症状，在受伤当时立即出现，且不再继续加重；继发性脑损伤引起的则在伤后逐渐出现。神经系统病征包括多种，其中以眼征及锥体束征最为重要。①瞳孔变化：可因动眼神经、视神经以及脑干部位的损伤引起。观察两侧睑裂大小是否相等，有无上睑下垂，注意对比两侧瞳孔的形状、大小及对光反应。伤后一侧瞳孔进行性散大，对侧肢体瘫痪、意识障碍，提示脑受压或脑疝；双侧瞳孔散大、对光反应消失、眼球固定伴深昏迷或去大脑强直，多为原发性脑干损伤或临终表现；双侧瞳孔大小形状多变、对光反应消失，伴眼球分离或异位，多为中脑损伤；有无间接对光反射可以鉴别视神经损伤与动眼神经损伤。观察瞳孔时应注意某些药物、剧痛、惊骇等也会影响瞳孔变化，如吗啡、氯丙嗪可使瞳孔缩小，阿托品、麻黄碱可使瞳孔散大。眼球不能外展且有复视者，多为外展神经受损；双眼同向凝视提示额中回后损伤；眼球震颤常见于小脑或脑干损伤。②锥体束征：伤后立即出现的一侧上下肢运动障碍且相对稳定，多系对侧大脑皮层运动区损伤所致。伤后一段时间才出现一侧肢体运动障碍且进行性加重，多为幕上血肿引起的小脑幕切迹疝使中脑受压、锥体束受损所致。

其他：观察有无脑脊液漏、呕吐及呕吐物的性质，有无剧烈头痛或烦躁不安等颅内压增高表现或脑疝先兆。注意 CT 和 MRI 扫描结果及颅内压监测情况。

（4）并发症的观察与处理。

蛛网膜下隙出血：因脑裂伤所致。患者可有头痛、发热、颈强直表现。可遵医嘱给予解热镇痛药物对症处理。病情稳定、排除颅内血肿以及颅内压增高、脑疝后，为解除头痛可以协助医生行腰椎穿刺，放出血性脑脊液。

外伤性癫痫：任何部位的脑损伤均可能导致癫痫，可采用苯妥英钠预防发作。发作时使用地西泮制止抽搐。

消化道出血：可因应激性溃疡所致或大量使用皮质激素引起。除遵医嘱补充血容量、停用激素外，还应使用止血药物以及减少胃酸分泌的药物。

（李玉霄）

第二节　颅内肿瘤

一、病因分析

肿瘤发生的原因目前尚未完全清楚，随着分子生物学、细胞生物学和遗传学研究的不断深入，人们对

肿瘤发生、发展机制和转归的认识有了长足进步。目前认为诱发肿瘤发生的因素有遗传因素、物理因素、化学因素等。

（一）遗传因素

在人类只有少数几种神经系统肿瘤与遗传有关。神经纤维瘤病、血管网状细胞瘤和视网膜母细胞瘤等有明显的家族发病倾向。这些肿瘤常在一个家族中的几代人出现。胚胎原始细胞在颅内残留和异位生长也是颅内肿瘤形成的一个重要原因，如颅咽管瘤、脊索瘤、表皮样囊肿及畸胎瘤。颅咽管瘤发生于颅内胚胎颅咽管残余的上皮组织，脊索瘤来自脊索组织残余，上皮样囊肿和皮样囊肿来自皮肤组织，而畸胎瘤则来自多种胚胎组织的残余。

（二）物理因素

目前已肯定电离辐射能增加肿瘤的发病率，肿瘤的发生是人和动物接受射线作用后最严重的远期病理变化。

（三）化学因素

动物实验证实，多环芳香烃类化合物和亚硝酸类化合物均可诱发中枢神经系统肿瘤。约有95％以上的化学致癌物进入体内必须经过代谢活化或生物转化才能起到致癌作用，这种致癌物为间接致癌物。大部分化学致癌物为间接致癌物，如多环芳香烃类化合物中的甲基胆蒽、二苯蒽和二苯蒽都能诱发脑瘤；亚硝胺类化合物是很强的致癌物，几乎能引发各类脏器与组织的肿瘤，亚硝胺类化合物是不需要激活的直接致癌物，亚硝胺类的不同化合物能使特有的器官产生一定类型的肿瘤，特别是对中枢神经系统。

二、临床观察

颅内肿瘤90％以上可出现颅内压增高症状，症状的发展通常呈慢性进行性加重，少数有中间缓解期，当肿瘤囊性变或瘤内出血时可表现为急性颅内压增高，严重者或晚期肿瘤者常有脑疝形成。这常是导致患者死亡的直接原因。

（一）颅内压增高与肿瘤的关系

1.肿瘤部位与颅内压增高的关系

中线部位脑室系统肿瘤的颅内压增高症状出现较早，而且程度比较严重，尤其当肿瘤部位邻近室间孔和正中孔等生理狭窄区时，颅内压增高症状出现更早。另外，上述部位的肿瘤还可能在脑室系统生理狭窄区造成活瓣性梗阻，从而引起阵发性急性颅内压增高，临床表现为发作性剧烈头痛或眩晕、喷射状呕吐。发作常与头位有关，因而有的患者被迫使头部维持一种不自然的姿势，即强迫头位。

2.肿瘤性质与颅内压增高的关系

脑实质恶性肿瘤的体积增长速度较快，周围脑组织水肿反应较严重，临床上常出现头痛、呕吐和精神萎靡等症状。眼底检查常有明显的视乳头水肿，并伴有眼底出血。

3.患病年龄与颅内压增高的关系

老年患者的颅内压增高症状出现较晚，主要因为老年性脑萎缩使颅内有较充裕的空间代偿肿瘤体积的增长，以至在较长时间内没有颅内压增高的表现。此外，老年人动脉硬化、脑血流量减少以及脑血管通透性降低等因素，使得早期肿瘤周围的脑水肿反应较轻；即使已形成高颅压，也因为不易出现视乳头水肿以及老年人的头痛、呕吐等反应较迟钝，从而容易被忽略。婴幼儿时期颅缝尚未闭合，早期可以出现代偿性颅腔容积扩大，临床表现以脑积水征为主。

（二）常见的肿瘤症状评估

1.大脑半球肿瘤

位于大脑半球功能区附近的肿瘤可表现为神经系统定位体征，早期可出现局部刺激症状，如癫痫发作、幻嗅、幻听、幻视等，晚期或肿瘤位于功能区脑内则出现破坏症状，如感觉减退、肌力减弱、视野缺损等。大脑半球肿瘤常见的临床症状有以下几种。

（1）精神症状：主要是人格改变和记忆力减退，最常见于额叶肿瘤，尤其是当肿瘤向双侧额叶侵犯时，

精神症状更为明显,此类患者多表现为反应迟钝,生活懒散,近记忆力减退甚至丧失,严重时丧失自制力及判断力,也可表现为脾气暴躁,易激动或欣快,很少出现幻觉和妄想。

(2)癫痫发作:包括全身性发作和局限性发作,抽搐可由一侧肢体开始,甚至局限于单个手指、足趾或一侧口角。癫痫发作以额叶肿瘤最多见。有的病例抽搐发作前可有感觉先兆,如颞叶肿瘤发作前常有幻觉、眩晕的先兆,顶叶肿瘤癫痫发作前可有肢体麻木等异常感觉。

(3)锥体束损害症状:因肿瘤的大小及对运动区损害程度的不同而异,表现为肿瘤对侧半身或单一肢体肌力弱或瘫痪,临床往往最早发现一侧腹壁反射减弱或消失,该侧腱反射亢进,肌张力增加,病理征阳性。

(4)感觉障碍:顶叶肿瘤所致的痛、温觉障碍多不明显,即使发现也在肢体的远端,且多数非常轻微。皮质感觉障碍表现为肿瘤对侧肢体的位置觉、两点分辨觉、图形觉等障碍。

(5)失语:失语分为运动性失语和感觉性失语,优势半球额下回受侵犯时患者保留理解语言的能力,但丧失语言表达的能力,称作运动性失语。当优势半球额上回后部受侵犯时,患者虽然保留语言表达的能力,但不能理解语言,称作感觉性失语。

2.蝶鞍区肿瘤

颅内压增高在蝶鞍区肿瘤相对少见,这是因为蝶鞍区肿瘤较早出现视力、视野改变及内分泌改变,故易引起患者的注意,应及早就诊。

(1)视觉障碍:肿瘤向鞍上发展压迫视交叉可引起视力减退和视野缺损,视力减退多数先由一只眼开始,进行性加重,两眼视力可有较大的差异,最后可导致两眼相继失明。视野缺损的典型表现为双颞侧偏盲。

(2)内分泌功能改变:如性腺功能低下,男性表现为阳痿、性欲减退,女性表现为月经周期延长或闭经。生长激素分泌过盛,在发育成熟前可导致巨人症,发育成熟后表现为肢端肥大症。

3.松果体区肿瘤

松果体区肿瘤多以颅压高为主要症状,这是由于肿瘤位于中脑导水管附近。早期即可引起脑脊液循环梗阻。颅压高常为首发症状,甚至是唯一的临床症状。

4.颅后窝肿瘤症状

颅后窝肿瘤的局部症状可分为小脑半球、小脑蚓部、脑干和桥小脑角等四组症状。

(1)小脑半球症状:主要表现为患侧肢体共济失调,如指鼻试验和跟膝胫试验做不准,轮替试验幅度增大、缓慢、笨拙,步行时手足运动不协调,常向患侧倾倒。

(2)小脑蚓部症状:主要表现为躯干性和下肢远端共济失调,行走时两足分离过远,步态蹒跚或左右摇晃如醉汉。

(3)脑干症状:临床表现特征为出现交叉性麻痹,即病变节段同侧的核及核下性脑神经损害及节段下对侧的锥体束征。如中脑病变多表现为病变侧动眼神经麻痹,脑桥病变可表现为病变侧眼球外展及面肌麻痹、同侧面部感觉障碍以及听觉障碍,延髓病变可出现病变侧舌肌麻痹、咽喉麻痹、舌后1/3味觉消失。

(4)桥小脑角症状:病变同侧中、后组脑神经症状及小脑症状。前者常见耳鸣、听力下降、眩晕、颜面麻木、面肌抽搐、声音嘶哑、进食饮水呛咳等,后者表现为病变同侧共济失调及水平眼震。

(三)辅助检查

1.CT扫描

CT扫描能够分辨颅内不同组织对X线吸收值的细微差别,可使颅内的软组织结构如脑室与脑池系统、灰质与白质结构以及病变组织清晰显影,根据肿瘤组织形成的阴影与周围组织的密度对比,可以分为三种基本类型,即高密度病变、等密度病变和低密度病变。CT诊断颅内肿瘤通常主要根据肿瘤病理组织形成的异常密度,以及肿瘤对脑室和脑池系统的压迫移位来判断。实质性肿瘤通常显示高密度病变,对有些肿瘤来说,更常见的情况是普通扫描时密度对比不显著或显示为等密度病变,静脉注射造影剂后病变密度才显著增高。

2.磁共振成像(MRI)

MRI对中枢神经系统是一种性能优良的成像手段,其对不同神经组织和结构的细微分辨能力远胜于CT,具有良好的对比度,无射线辐射和同时进行多方向层面扫描等优点。MRI通过分析不同组织的H质子密度、T_1和T_2弛豫时间,分辨不同的组织。

三、常见护理问题

(一)颅内压增高

1.头痛、恶心、呕吐

是颅内压增高的主要症状,头痛多位于前额及颞部,为持续性头痛并有阵发性加剧。头痛常常在早上更重,间歇期可以正常,呕吐多为喷射状,呕吐之后头痛也随之有所缓解。

2.视乳头水肿和视力减退

视乳头水肿和视力减退是颅内压增高的客观征象,严重时发生眼底出血,颅内压增高持续时间长,可引起视神经继发性萎缩、视力减退,甚至导致失明。

3.精神与意识障碍

颅内压增高可引起头晕、复视、一过性黑蒙、猝倒、意识模糊、精神不安或淡漠,可发生癫痫,重度颅内压增高时可出现昏迷。

4.中度与重度急性颅内压增高

常引起呼吸、脉搏、血压方面的改变,即出现 Cushing 综合征,即呼吸、脉搏减慢而血压升高。

(二)外伤

颅内肿瘤患者由于肿瘤的压迫会出现不同的局部症状,如偏瘫、癫痫、视力视野障碍、精神症状等。上述为发生外伤的高危因素。

(三)心理压力

除肿瘤压迫脑部引起的局部症状与颅内压上升所致的症状使患者感到焦虑、害怕之外,脑肿瘤的诊断将会给患者带来极大的压力,其情绪反应也如癌症患者,护理人员应协助患者面对疾病,以正确的态度面对并接受治疗。

四、护理目标与措施

(一)护理目标

(1)能及时发现患者的意识改变及颅压高的症状。

(2)护士能观察到患者的焦虑情绪。

(3)患者不发生外伤、压疮等意外。

(二)护理措施

1.减轻颅内压升高所致的头痛和意识障碍的程度

对因颅内压增高而引起头痛的患者,护士要协助患者摆好体位,将床头抬高 15°～30°,避免颈部扭曲,以利于颅腔静脉回流。同时要严密监测生命体征,意识的观察对颅压增高的患者尤为重要,观察意识的方法是护士亲自呼唤患者,通过患者的反应做出正确的判断。意识通常分为五级:清醒、嗜睡、朦胧、浅昏迷、深昏迷。因脑水肿也是引起颅内压增高的原因之一,故对脑水肿患者应限制水的入量,对不能进食的患者每天输液量应限制在 1500～2000 mL。因为缺氧可使脑水肿加重,所以对昏迷患者要保持呼吸道通畅,护士要加强有效吸痰,对痰液粘稠的患者要加强雾化吸入,以稀释痰液。对围手术期患者,静脉输入甘露醇是降低颅内压、减轻头痛的有效方法之一,护士必须严格遵医嘱在短时间内静脉快速滴注甘露醇,使其迅速进入血液循环,降低颅内压,减轻脑水肿。

2.维护患者的安全,预防外伤的发生

影响患者安全的高危因素有精神症状、癫痫、偏瘫、视力视野障碍,护士要对不同的高危因素采取相应

的措施。对有精神症状的患者护士要及时发现,对抑郁型患者要防止跳楼自杀,对躁狂型患者要适当约束,防止自伤和伤害他人。对癫痫患者要防止外伤,在病房洗澡、外出一定要有专人陪护。患者一旦发生癫痫要就地抢救,防止舌咬伤,有口吐白沫者要将头偏向一侧,防止窒息,同时要记录癫痫发作的时间和持续时间,观察癫痫发作的状态,并做客观的记录。对偏瘫、视力视野障碍的患者生活护理要到位,防止因行动不便发生外伤。

3.给予患者及家属心理支持

患有脑瘤的患者在确诊和知情后便开始焦虑,一旦决定手术治疗又会出现恐惧,所以护士应设法使患者面对疾病,向患者进行相关知识的宣教,护士与患者之间应建立相互信任的关系。若患者围手术期有失语症、一侧肢体偏瘫、同侧偏盲或感觉缺失等局部症状时,需注意随时给予患者心理支持,在日常生活中减少患者的挫折感,经常鼓励患者,同时需给予家属解释与安慰,协同家属帮助患者接受治疗。

4.维持身体清洁

维持身体清洁对预防并发症是很重要的,尤其是老年患者、危重患者、长期昏迷患者皮肤的血液循环很差,易产生压疮,护理上可用温水清洗。此外需保持床单位清洁、干燥与平整,对昏迷患者要做好口腔护理,每日两次。若有假牙应取出。

5.供给适当的营养

脑瘤患者围手术期应采用均衡饮食,并且要摄取足够的肉类蛋白质,对能下地行动的患者应每周测量体重。对不能自行进食的患者,应采用鼻饲管鼻饲喂食。

6.维持排泄管通畅

对留置导尿的患者要保持尿管通畅,每天更换尿袋,每天消毒尿道口,此外还要维持大便通畅,对昏迷和长期卧床的患者要定时服用缓泻剂,以预防便秘。

五、开颅手术的术前术后护理

(一)常见护理问题

1.颅内压升高

手术后若发生手术部位出血或脑水肿,即会产生颅内压升高症状。

2.呼吸道不通畅

(1)有些患者在手术前即因意识不清、无法将痰咳出,而造成呼吸道阻塞现象。

(2)由于手术全麻插管的关系其气管内分泌物增多,若患者无法咳出也会造成呼吸道阻塞现象。

3.烦躁不安

患者在手术后由于手术部位疼痛和尿潴留等情形,即会出现烦躁不安现象。

4.头皮或皮肤压疮

患者在手术后由于伤口疼痛不能自行翻身,造成局部皮肤长期受压,易形成压疮。

(二)护理目标

①维持呼吸道通畅。②预防颅内压升高。③保持安静,增进身心舒适。④预防感染,促进伤口愈合。⑤维持出入量平衡。⑥预防手术后并发症。

(三)护理措施

1.手术前护理

(1)完成一切术前检查,以评估心、肺、肾功能。

(2)鼓励患者及家属面对手术。手术室护士应术前访视,向患者讲述手术程序及患者麻醉前应如何配合,以减轻患者在手术间等待期的恐惧心理;ICU护士应做术前访视,并向患者讲述术后麻醉恢复及监护程序;病区护士应鼓励患者或家属说出所担忧的事或对手术所持的期望。

(3)完成手术前准备。手术前1日,病房护士应完成患者的配血或自体输血及抗生素皮试的准备工作,已备术中用血、用药及术后用药。告知患者术前晚12点以后禁食水,以免麻醉中误吸。对术前因心理

紧张而导致睡眠不良的患者,要及时请示医生给予镇静剂。手术前1日患者要洗澡、剪指甲、更衣,术前晚剃头,护士要检查头皮是否有损伤或感染。

(4)手术日清晨的准备:患者再次剃头,并用肥皂水清洗干净,告知患者脱去内衣,换上清洁的病服并排空膀胱。护士要检测手术者的体温、脉搏、呼吸,对女患者要询问有无月经来潮,若有发热、月经来潮应急时通知医生。待手术室护士接患者前夕,病区护士要遵医嘱给术前用药。并准备好病历、CT、MRI片,手术室护士接患者时应和病区护士共同查对床号、姓名并护送患者进手术室。

(5)特殊手术准备:垂体瘤经蝶入路的患者,术前3 d开始用氯麻滴鼻液滴鼻,多贝尔液漱口,手术前1日减去鼻毛。

2.手术后护理

(1)生命体征的观察:患者术后进监护室,如没有监护条件,患者术后回病房后护士应立即测量血压、脉搏、呼吸、瞳孔,并向麻醉师了解术中的情况。麻醉未清醒前需每15～30 min测一次生命体征,如发现瞳孔不等大、血压升高、脉搏、呼吸减慢,应及时通知医生,因可能会出现术后血肿或脑水肿。如为颅后窝开颅的患者要密切观察呼吸的变化,测量呼吸时间不少于1 min。

(2)保持呼吸道通畅:①全麻未清醒前安排患者平卧,头偏向无伤口一侧,口中放置通气道并将肩部抬高头向后仰,以防止舌后坠。对有气管插管的患者护士要注意观察,如出现患者不耐管或咳嗽反射,应及时通知医生拔除气管插管。②护士要及时清除口腔及上呼吸道分泌物,并注意观察呼吸的幅度和频率,有无呼吸困难、发绀、痰鸣音等,如出现呼吸道分泌物堵塞、误吸呕吐物、喉痉挛、严重的舌后坠引起突发梗阻性呼吸暂停,应立即行气管插管或采用16号针头作环甲膜穿刺,再行气管切开、呼吸机辅助呼吸。

(3)循环系统的观察:对手术后患者要准确记录出入量,尤其是脑垂体和下视丘肿瘤术后,以及早发现有无尿崩症。同时要注意观察患者的皮肤温度、颜色和湿度,根据血压、脉搏、尿量及末梢循环情况调节输液量及速度,对血压过高者应静脉用药以维持正常血压,避免因血压波动而造成术后出血。

(4)维持体温的稳定:因术中大量输液、输血,全麻术后患者多有体温不升,有的出现寒战,所以护士要注意为患者保暖,并按常规定时测量体温。对术后体温过高的患者应设法降低体温,可按医嘱给予退热药物或使用物理降温的方法。

(5)保持安静:手术后应减少不必要、没有意义的刺激,应采取集中护理和治疗。对躁动不安的患者应做好保护,以防发生意外。同时要找出患者不安的原因,因患者出现异常兴奋、躁动不安的临床表现往往提示有术后血肿、水肿等的发生,护士应及早发现并及时通知医生处理。对术后患者要限制探视。

(6)伤口敷料及引流的观察:护士要及时观察伤口敷料的渗血、渗液情况,如渗血、渗液多要及时通知医师检查伤口情况并给予处理。对术后各种引流管护士要妥善固定好,防止脱出,翻身时避免引流管牵拉、扭曲。脑室引流时引流管比头部高出15 cm左右,硬膜外、皮下引流时与头部同样高,注意观察引流液的颜色、引流量,引流管内液面波动说明引流通畅,如发现引流不畅应及时通知医生。

(7)协助患者完成基本生理需要:①饮食方面:手术第二天患者能吞咽时可给予进食,开始为流质食物,根据患者的进食情况逐渐改为正常饮食。②减轻眼睛周围水肿引起的不适,可用冷敷或凡士林润滑眼睑,若患者眼睑无法闭合可用生理盐水纱布润湿之,以防角膜过度干燥、溃疡。③每1～2小时协助患者翻身,翻身时检查身体皮肤有无发红或破皮。在骨突处加以按摩,以促进血液循环。④提供合适的营养,避免因营养不良而造成肌肉缺乏弹性。

(8)预防手术后并发症:①癫痫,对手术前有癫痫、手术部位在中央回及颞叶附近者,术后应观察有无癫痫发作,应嘱患者按时服用抗癫痫药。②肺部并发症,对昏迷意识不清的患者平时在翻身时应进行背部叩击,意识清醒者则可鼓励患者深呼吸及有效咳痰。

(9)给予患者及家属心理支持:不论患者或家属在整个病程当中都可能会表现出心理适应危机,甚至会干扰医护活动,如愤怒、不满等,所以在做任何医疗、护理活动之前都应耐心向他们说明,以免因患者家属这方面的知识不足而延误医疗。

(李玉霄)

第三节　椎管内肿瘤

一、椎管内肿瘤的护理评估

（一）评估是否有感觉功能障碍

1.疼痛

询问有无刺激性疼痛,疼痛的程度,是否影响休息与睡眠。由于肿瘤刺激神经后根、传导束以及硬脊膜受牵引所致。疼痛可因咳嗽、喷嚏、大便用力而加重。有"刀割样""针扎样"疼痛感。有的患者可表现为平卧疼,是因平卧后脊髓延长,改变了神经根与脊髓、脊柱的关系所致。

2.感觉异常

表现为感觉不良如麻木、蚁走感、针刺、烧灼、冷;感觉错乱如触为疼,冷为热。

3.感觉缺失

相应的神经根损害,部分感觉缺失;表现为割伤、烧伤后不知疼痛,当发现后才被意识到。

（二）评估是否有运动障碍

肢体无力,脊髓肿瘤在颈段时上肢不能高举,握物不稳,不能完成精细的动作,下肢举步无力、僵硬、易跌,甚至肌肉萎缩与瘫痪(偏瘫、全瘫、高位瘫、低位瘫)。

（三）评价是否有反射异常

肿瘤所在平面由于神经根和脊髓受压使反射弧中断而发生发射减弱或反射消失。在肿瘤所在的节段以下深反射亢进、浅反射消失,并出现病理反射。

（四）评价是否有自主神经功能障碍

1.膀胱和直肠功能障碍

可表现为尿频、尿急、排尿困难甚至尿潴留、尿失禁,大便秘结、失禁。

2.排汗异常

汗腺在脊髓的前神经元受到破坏,化学药物仍起作用,可表现为少汗和无汗。

（五）了解辅助检查的结果

1.腰穿和脑脊液检查

主要表现为以下几点。

（1）压力常较正常为低。

（2）颜色改变:呈黄色,肿瘤部位越低,颜色越深。

（3）蛋白增加:完全阻塞、梗阻部位越低,肿瘤位于硬脊膜内者,蛋白含量增高。

（4）细胞数增加:主要为淋巴细胞也有肿瘤脱落细胞。

2.X线检查

可见椎弓根间距增宽,椎间孔扩大,椎体变形、破坏及肿块。

3.脊髓造影

可以确定肿瘤平面与脊髓和硬脊膜的关系。

4.CT检查

可见脊髓明显局限性增粗,对称型或非对称型;瘤细胞多呈等密度。

5.MRI检查

可清晰显示肿瘤的形态、大小及邻近结构的关系,其信号可因肿瘤的性质不同而变化。

（六）个人史

询问患者一般情况,包括患者年龄、职业、民族、饮食营养是否合理,有无烟酒嗜好,有无大小便异常,

睡眠是否正常,生活是否能自理,有无接受知识的能力。同时评估患者的既往健康史、过敏史、用药史。

（七）心理社会评估

了解患者的文化程度或生活环境、宗教信仰、住址、家庭成员及患者在家中的地位和作用,了解陪护和患者的关系、经济状况及费用支付方式,了解患者及家庭成员对疾病的认识和康复的期望值,了解患者的个性特点,有助于对患者进行针对性心理指导和护理支持。

二、椎管内肿瘤的护理问题

1. 恐惧

与担心疾病预后有关。

2. 脊髓功能障碍

与肿瘤压迫有关。

3. 疼痛

与脊髓肿瘤压迫脊髓、神经有关。

4. 潜在并发症

截肢、感染。

5. 预感性悲哀

与面临截瘫有关。

三、椎管内肿瘤的术前护理措施

（一）心理护理

由于疼痛、感觉障碍、肢体活动受限或大小便障碍等,患者承受躯体和心理痛苦,产生悲观心理。①应主动关心患者、耐心倾听患者的主观感觉,并协助患者的日常生活;②向患者介绍手术经过及术后康复的病例,鼓励其以乐观的心态配合治疗与护理;③遵医嘱使用镇痛药物促进睡眠,增进食欲,可提高机体抵抗力。

（二）饮食

术前晚10时禁水以减少粪便形成,可避免手术区因麻醉后肛门括约肌松弛被大便污染。手术前晚清洁灌肠1次。

（三）体位

睡硬板床适当休息,保证充足的睡眠,以增进食欲,提高机体抵抗力;训练患者在床上大小便;肢体活动障碍者勿单独外出,以免摔倒。

（四）症状护理

1. 呼吸困难

应密切注意呼吸情况,呼吸费力、节律不齐等表现提示高位颈髓肿瘤,使膈肌麻痹:①应备气管切开包和呼吸机于床旁;②遵医嘱输氧;③指导并鼓励患者有意识的深呼吸,保持呼吸次数12次/分钟,防止呼吸停止;④鼓励、指导患者有效咳嗽。

2. 瘫痪

因脊髓损伤所致,表现为损伤平面以下感觉、运动障碍、被动体位。护理上要预防褥疮发生;保持大小便通畅;鼓励和指导患者最大限度地自理部分生活;积极帮助指导患者功能锻炼,改善肢体营养,防止肌肉萎缩。

四、椎管内肿瘤的术后护理措施

（一）心理护理

患者可因术后的麻醉反应、手术创伤,伤口疼痛及脑水肿等出现呕吐等表现,加之伤口引流管、导尿

管、静脉输液等各种管道限制了其躯体活动,而使患者产生孤独、恐惧的心理反应,护理时应注意:①及时了解并疏导患者的孤独恐惧心理;②指导患者正确配合,如呕吐时头偏向一侧,排出呕吐物,不可吞下呕吐物,避免呕吐物进入气管引起咳嗽或窒息或反流入胃内加重呕吐;③术后早期安排家人和亲友探视,必要时可陪护患者,指导其亲友鼓励、安慰患者,分担患者的痛苦,使之消除孤独感;④尽量减少插管、穿刺等物理刺激给患者造成的恐惧,并宣教各种管道的自我保护法。

(二)饮食

腰骶部肿瘤术后待肛门排气后才可进食少量流质饮食,以后逐渐增加量。应给予高蛋白、高能量、易消化多纤维的食物,并注意补充维生素及水分,以促进机体康复。

(三)体位

主要包括:①睡硬板床以保持脊柱的功能位置;②术后应平卧 4～6 小时后按时翻身、呈卷席样翻身,保持颈、躯干在同一个水平,以防止扭转造成损伤,受压部进行按摩。翻身时动作须轻柔、协调,切记杜绝强行的拖拉动作,减轻伤口疼痛,保持床单平整、干燥清洁;防止继发损伤;③慎用热水袋,因患者皮肤感觉障碍,易导致烫伤;④颈部手术者用沙袋置头部两侧,输氧并注意呼吸情况。腰部者用平枕置于腰部,并及时检查患侧瘫痪肢体运动感觉恢复情况。

(四)症状护理

1.便秘

便秘是由于脊髓损伤使神经功能障碍、卧床、进食不当、不适应床上排便等因素所致。促进肠蠕动的护理措施有:①合理进食,增加纤维素、水果摄入,并补充足够水分;②指导并教会患者顺肠蠕动方向自右下腹→右上腹→上腹→左上腹→左下腹有轻到重,在由重到轻按摩腹部;③指导患者病情允许时做肢体活动及做收腹活动;④督促患者养成定时排便的习惯;⑤必要时用润滑剂、缓泻剂通便,灌肠等方法解除便秘。

2.褥疮

压疮发生与截瘫以下失去知觉,骨突起处皮肤持续受压有关。护理:①勤翻身,以防止局部长时间受压;②常按摩骨突部位,可改善局部血液循环;③加强支持疗法,包括增加蛋白质和维生素摄入量,适量输血,调整水电解质平衡,应用抗生素,增加受压局部的抵抗力。

(五)留置导尿管的护理

主要包括:①尿道口每日清洗消毒 2 次,女患者月经期随时保持会阴部清洁;②不长期开放导尿管,避免膀胱挛缩;③训练膀胱功能,每 4 小时开放 1 次,30 分钟/次;④膀胱高度充盈时不能完全排空膀胱,避免膀胱内压力突然降低而引起充血性出血;⑤使用气囊导尿管者每周更换导尿管,并注意无菌操作;⑥怀疑有泌尿系感染时,以 1∶5000 呋喃西林 250 mL 膀胱冲洗,2 次/天,冲洗前排空膀胱,冲洗后保留 30 分钟再开放;⑦对尿失禁男患者用男式接尿器或尿袋接尿,女患者可用接尿器;⑧监测有无感染指针,如尿液的颜色,性质、尿道口有无红肿等;⑨鼓励多喝水,增加尿量,稀释尿液,起到自然冲洗的作用。

(六)潜在的并发症——感染

感染常与腰骶部肿瘤术后大小便失禁、伤口污染。留置导尿管和引流管等有关。护士应注意:①术前晚、术晨灌肠后应指导患者彻底排尽肠道粪便,以免术中排便污染术区;②骶部手术患者,术后 3 天给予流质饮食,有助于减少术后大便污染的机会;③大小便污染,渗湿后及时更换敷料,保持伤口敷料干燥;④术后 3～7 天出现伤口局部搏动性疼痛、皮肤潮红、肿胀、皮温升高、压痛明显并有体温升高,及时通知医生,检查伤口情况。

五、椎管内肿瘤的健康教育

(一)饮食

合理进食以提高机体抵抗力,保持大小便通畅,促进疾病康复:①多进食高热量、高蛋白(鱼,肉,鸡,蛋,牛奶,豆浆等)、富含纤维素(韭菜,麦糊,芹菜等)、维生素丰富(新鲜蔬菜、水果)饮食;②应限制烟酒、浓

茶、咖啡、辛辣等刺激性食物。

（二）康复

1. 出院时戴有颈托、腰托者

应注意翻身时保持头、颈、躯干一致，翻身时成卷席样，以免脊柱扭曲引起损伤。

2. 肢体运动感觉障碍者

加强功能锻炼，保持肢体功能位置，用"L"形夹板固定脚踝部以防止足下垂。必要时行辅助治疗，如高压氧、针灸、理疗等帮助功能恢复。下肢运动障碍者尽量避免单独外出，以免发生摔伤等意外。

3. 截瘫患者

应正视现实，树立生活的信心，学会使用轮椅，并尽早参与社会生活及从事力所能及的活动。

4. 卧床者

应预防褥疮发生，方法是：定时翻身、按摩（1次/2小时）、保持床上被服干燥、整洁、柔软、体瘦者骨突处垫气圈或柔软衣物、枕头等，防止皮肤破损。

（三）特别护理指导

1. 保持大便通畅

便秘者可服果导、番泻叶等药物导泻，或使用开塞露塞肛。大便失禁者，应及时更换污染衣服，注意保持肛周会阴部皮肤清洁、干燥，可涂用湿润烧伤膏或麻油等保护肛周皮肤。

2. 留置导尿管

每日清洗消毒尿道口2次，引流袋每日更换，导尿管应每周更换，注意引流袋低于膀胱位置，防止逆行感染。留置尿管期间定时夹闭开放尿管，锻炼膀胱收缩功能。

3. 复查

告知患者定期门诊复查。

（李玉霄）

第四节 脊髓损伤

脊髓损伤（injuries of the spinal cord）为脊柱骨折或骨折脱位的严重并发症。损伤高度以下的脊神经所支配的身体部位的功能会丧失。直接与间接的外力对脊柱的重击是造成脊髓损伤的主要原因，常见的原因有：交通事故、枪伤、刀伤、自高处跌落，或是被掉落的东西击中脊椎，以及现在流行的一些水上运动，诸如划水、冲浪板、跳水等，也都可能造成脊髓损伤。

一、护理评估

（一）病因分析

脊髓损伤是一种致残率高、后果严重的疾病，直接或间接暴力作用于脊柱和脊髓皆可造成脊髓损伤，间接暴力损伤比较常见，脊髓损伤的节段常发生于暴力作用的远隔部位，如从高处坠落，两足或臀部着地，或暴力作用于头顶、肩背部，而脊椎骨折发生在活动度较大的颈部和腰骶部，造成相应部位的脊髓损伤。脊柱骨折造成的脊髓损伤可分为屈曲型损伤、伸展型损伤、纵轴型损伤和旋转型损伤。

（二）临床观察

1. 脊髓性休克期（spinalshock）

脊髓损伤后，在损伤平面以下立即出现肢体的弛缓性瘫痪，肌张力减低，各种感觉和反射均消失，病理反射阴性，膀胱无张力，尿潴留，大便失禁，低血压（收缩压降至70~80 mmHg）。脊髓休克是损伤平面以下的脊髓节段失去高级中枢调节的结果，一般持续2~4周，再合并压疮或尿路感染时持续时间还可延长。

2.完全性的脊髓损伤

在损伤平面以下,各种感觉均消失,肢体弛缓性瘫痪,深浅反射均消失,括约肌功能亦消失,经 2～4 周脊髓休克过后,损伤平面以下肌张力增高,腱反射亢进,病理反射阳性,出现总体反射,即受刺激时,髋、膝关节屈曲,踝关节跖曲,两下肢内收,腹肌收缩,反射性排尿和阴茎勃起等,但运动、感觉和括约肌功能无恢复。

3.不完全性的脊髓损伤

在脊髓休克消失后,可见部分感觉、运动和括约肌功能恢复,但肌张力仍高,腱反射亢进,病理反射可为阳性。

4.脊髓瘫痪

(1)上颈段脊髓损伤:膈肌和肋间肌瘫痪,呼吸困难,四肢瘫痪,死亡率很高。

(2)下颈髓段损伤:两上肢的颈髓受损节段神经支配区,呈下运动神经元损害的表现,该节段支配的肌肉萎缩,呈条状感觉减退区,二头肌或三头肌反射减退;即上肢可有下神经元和上神经元两种损害症状同时存在,而两下肢为上运动神经元损害,表现为痉挛性截瘫。

(3)胸段脊髓损伤:有一清楚的感觉障碍平面,脊髓休克消失后,损伤平面以下、两下肢呈痉挛性瘫痪。

(4)胸腰段脊髓损伤:感觉障碍平面在腹股沟韧带上方或下方,如为第 11～12 胸椎骨折,脊髓为腰段损伤,两下肢主要呈痉挛性瘫痪;第 1～2 腰椎骨折,脊髓骶节段和马尾神经上部损伤,两下肢主要呈弛缓性瘫痪,并由于直肠膀胱中枢受损,尿失禁,不能建立膀胱反射性,直肠括约肌松弛,大便亦失禁。

(5)马尾神经损伤:第 3～5 腰椎骨折,马尾神经损伤大多为不全性,两下肢大腿以下呈弛缓性瘫痪,尿便失禁。

(三)辅助诊断

1.创伤局部检查

了解损伤的原因,分析致伤方式,检查局部有无肿胀,压痛,有无脊柱后突畸形,棘突间隙是否增宽等。

2.神经系统检查

急诊患者反复多次检查,及时发现病情变化。

(1)感觉检查:以手接触患者损伤平面以下的皮肤,如患者有感觉,为不完全性脊髓损伤,然后分别检查触觉、痛觉、温冷觉和深部感觉,划出感觉障碍的上缘,并定时复查其上缘的变化。

(2)运动检查:了解患者肢体有无随意运动,记录肌力的等级,并重复检查,了解肌力变化的情况。

(3)反射检查:脊髓横断性损伤,休克期内所有深浅反射均消失,经 2～4 周休克消失后,腱反射亢进,病理反射阳性。

(4)括约肌功能检查:了解尿潴留和尿失禁,必要时作膀胱测压。肛门指诊,检查括约肌能否收缩或呈弛缓状态。

3.X 线片

检查脊柱损伤的水平和脱位情况,较大骨折位置及子弹或弹片在椎管内滞留位置及有无骨折,并根据脊椎骨受损位置估计脊椎受损的程度。

4.CT

可显示骨折部位,有无椎管内血肿。

5.MRI

是目前对脊柱脊髓检查最理想的手段,不仅能直接看到脊髓是否有损伤,还能够判定其损伤的程度、类型及治疗后的估计。同时可清晰地看到椎间盘以及脊椎损伤压迫脊髓的情况。

二、常见护理问题

(一)肢体麻痹及下半身瘫痪

因脊髓完全受损的部位不同,故肢体麻痹的范围也不同。

(1)第 4 颈椎以上损伤,会引起完全麻痹,即躯干和四肢麻痹。

(2)第 1 胸椎以上损伤,会引起不完全麻痹,上肢神经支配完全,但躯干稳定力较差,下肢完全麻痹。

(3)第 6 胸椎以下受伤,会造成下半身瘫痪。

(二)营养摄入困难

(1)在脊髓受损后 48 小时之内,胃肠系统的功能可能会减低。

(2)脊髓损伤后,患者可能会出现消化功能障碍,以至患者对食物的摄取缺乏耐力,易引起恶心、呕吐,且摄入的食物也不易消化吸收。

(三)排泄问题

1.排尿功能障碍

(1)尿潴留:在脊髓休克期膀胱括约肌功能消失,膀胱无收缩功能。

(2)尿失禁:脊髓休克过后,损伤平面以下肌张力增高,膀胱中枢受损不能建立反射性膀胱,尿失禁。

2.排便功能障碍

由于脊髓受损,直肠失去反射,以至大便排出失去控制或不由自主地排出大便,而造成大便失禁。

(四)焦虑不安

患者在受伤后,突然变成下半身麻痹或四肢瘫痪,患者会出现伤心、失望及抑郁等心理反应,而不能面对现实,或对医疗失去信心。

三、护理目标

(1)护士能及时观察患者呼吸、循环功能变化并给予急救护理。

(2)患者知道摆放肢体良肢位的重要性。

(3)患者有足够的营养供应。

(4)患者能规律排尿。

(5)减轻焦虑。

(6)预防并发症。

四、护理措施

(一)做好现场急救护理

对患者迅速及较准确地作出判断,有无合并伤及重要脏器损伤,并根据其疼痛、畸形部位和功能障碍情况,判断有无脊髓损伤及其性质、部位。对颈段脊髓损伤者,首要是稳定生命体征。高位脊髓损伤患者,多有呼吸浅,呼吸困难,应配合医师立即气管切开,气管内插管。插管时特别注意,有颈椎骨折时,头部制动,绝对不能使头颈部多动;气管插管时,宜采用鼻咽插管,借助纤维喉镜插管。

(二)正确运送患者,保持脊柱平直

现场搬运患者时至少要三人蹲在患者一侧,协调一致平起,防止脊柱扭转屈曲,平放在硬板单架上。对有颈椎骨折者,有一人在头顶部,双手托下颌及枕部,保持轻度向头顶牵引,颈部中立位,旁置砂袋以防扭转。胸腰段骨折者在胸腰部垫一软垫,切不可一人抱腋下,另一人抱腿屈曲搬动,而致脊髓损伤加重。

(三)定时翻身,给予适当的卧位

(1)脊髓损伤患者给其提供硬板床,加用预防压疮的气垫床。

(2)翻身时应采用轴线翻身,保持脊柱呈直线,两人动作一致,防止再次脊髓损伤。每隔两小时翻身 1 次。

(3)仰卧位:患者仰卧位时髋关节伸展并轻度外展。膝伸展,但不能过伸。踝关节背屈,脚趾伸展。在两腿之间可放一枕头,可保持髋关节轻度外展。肩应内收,中立位或前伸,勿后缩。肘关节伸展,腕背屈约 45°。手指轻度屈曲,拇指对掌。患者双上肢放在身体两侧的枕头上,肩下垫枕头要足够高,确保两肩部后缩,亦可将两枕头垫在前臂或手下,使手的位置高于肩部,可以预防重力性肿胀。

（4）侧卧位:髋膝关节屈曲,两腿之间垫上软枕,使上面的腿轻轻压在下面的枕头上。踝背屈,脚趾伸展。下面的肩呈屈曲位,上肢放于垫在头下和胸背部的两个枕头之间,以减少肩部受压。肘伸展,前臂旋后。上面的上肢也是旋后位,胸壁和上肢之间垫一枕头。

（四）供给营养

（1）在脊髓损伤初期,先给患者静脉输液,并插入鼻胃管以防腹胀。

（2）观察患者肠蠕动情况,当肠蠕动恢复后,可经口摄入饮食。

（3）给予高蛋白、高维生素、高纤维素的食物,以及足够的水分。

（4）若患者长期卧床不动,应限制含钙的食物的摄取,以防泌尿道结石。

（5）若患者有恶心、呕吐,应注意防止患者发生吸入性肺炎。

（五）大小便的护理

（1）脊髓损伤后最初几天即脊髓休克期,膀胱呈弛缓性麻痹,患者出现急性尿潴留,应立即留置导尿引流膀胱的尿液,导尿采用密闭式引流,使用抗反流尿袋。随时保持会阴部的清洁,每天消毒尿道口,定期更换尿管,以防细菌感染。

（2）患者出现便失禁及时处理,并保持肛周皮肤清洁、干燥无破损,在肛周涂皮肤保护剂。患者出现麻痹性肠梗阻或腹胀时,给予患者脐周顺时针按摩。可遵医嘱给予肛管排气或胃肠减压,必要时给予缓泻剂,使用热水袋热敷脐部。

（3）饮食中少食或不食产气过多的食物,如甜食、豆类食品等。指导患者食用含纤维素多的食物。鼓励患者多饮用热果汁。

（4）训练患者排便、排尿功能恢复。

对痉挛性神经性膀胱患者的训练是:定时喝一定数量的水,使膀胱充盈,定时开放尿管,引流膀胱内尿液。也可定期刺激膀胱收缩排出尿液,如轻敲患者的下腹部(耻骨上方)、用手刺激大腿内侧,以刺激膀胱收缩。间歇性导尿,即 4 个小时导尿 1 次,这种方法可以使膀胱有一定的充盈,形成对排尿反应的生理刺激,这种冲动传到脊髓的膀胱中枢,可促进逼尿肌的恢复。

训练患者排便,应先确定患者患病前的排便习惯,并维持适当的高纤维素饮食与水分的摄取,以患者的习惯,选择一天中的一餐后,进行排便训练,因患者饭后有胃结肠反射,可在患者臀下垫便盆,教导患者有效地以腹部压力来引发排便,如无效,则可戴手套,伸入患者肛门口刺激排便,或再加甘油灌肠,每天固定时间训练。

（六）做好基础护理

患者脊髓受损后可出现四肢瘫或截瘫,生活自理能力缺陷,其一切生活料理均由护理人员来完成。每天定时翻身,变换体位,观察皮肤,保护皮肤完整性。保持床单位的平整。

（七）做好呼吸道管理

（1）$C_{1\sim4}$ 受损者,膈神经、横膈及肋间肌的活动均丧失,并且无法深呼吸及咳嗽,为了维持生命,而行气管切开,并使用呼吸机辅助呼吸。及时吸痰保持呼吸道通畅。

（2）在损伤后 48 小时应密切观察患者呼吸形态的变化,呼吸的频率和节律。

（3）监测血氧饱和度及动脉血气分析的变化,以了解其缺氧的情况是否加重。

（4）在病情允许的范围内协助患者翻身,并指导患者深呼吸与咳嗽,以预防肺不张及坠积性肺炎等并发症。

（八）观察神经功能的变化

（1）观察脊髓受压的征象,在受伤的 24～36 小时内,每隔 2～4 小时就要检查患者四肢的肌力,肌张力、痛触觉等,以后每班至少检查 1 次。并及时记录患者感觉平面、肌张力、痛温触觉恢复的情况。

（2）检查发现患者有任何变化时,应立即通知医师,以便及时进行手术减压。

（九）脊髓手术护理

1.手术前护理

（1）观察脊髓受压的情况,特别注意维持患者的呼吸。

(2)观察患者脊柱的功能,以及活动与感觉功能的丧失或恢复情况。

(3)做好患者心理护理,解除患者的恐惧、忧虑和不安的心理。

(4)遵医嘱进行术前准备,灌肠排除肠内粪便。可减少手术后的肿胀和压迫。

2.手术后护理

(1)手术后搬运患者时,应保持患者背部平直,避免不必要的震动、旋转、摩擦和任意暴露患者;如为颈椎手术,则应注意颈部的固定,戴颈托。

(2)颈部手术后,应该去掉枕头平卧。必要时使用砂袋固定头部,保持颈椎平直。

(3)观察患者的一般情况,如皮肤的颜色、意识状况、定向力、生命体征以及监测四肢运动、肌力和感觉。

(4)颈椎手术时,由于颈部被固定,不能弯曲。常使口腔的分泌物不易咳出,应及时吸痰保持呼吸道的通畅。

(5)观察伤口敷料是否干燥,有无出血、有无液体自伤口处渗出,观察术后应用止痛泵的效果。

(十)颅骨牵引患者护理

(1)随时观察患者有无局部肿胀或出血的情况。

(2)由于颅骨牵引,时间过长枕部及肩胛骨易发生压疮,可根据情况应用减压贴。

(3)定期检查牵引的位置、功效是否正确,如有松动,及时报告医师。

(4)牵引时使用便器要小心,不可由于使用便器不当造成牵引位置、角度及功效发生改变。

(十一)预防并发症护理

脊髓损伤后常发生的并发症是压疮、泌尿系感染和结石、肺部感染、深静脉血栓形成和肢体挛缩。

1.压疮

定时评估患者皮肤情况采用诺顿评分,护士按照评分表中五项内容分别打分并相加总分小于 14 分,可认为患者是发生压疮的高危人群,必须进行严格的压疮预防。可应用气垫床,定时翻身缓解患者的持续受压,对于危险区域的皮肤应用减压贴、透明贴、皮肤保护剂赛肤润,保持床单位平整、清洁,每班加强检查。

2.肺部护理

鼓励患者咳嗽,压住胸壁或腹壁辅助咳嗽。不能自行咳痰者进行气管内吸痰。变换体位、进行体位引流,雾化吸入。颈段脊髓损伤者,必要时行气管切开,辅助呼吸。

3.防深静脉血栓形成

深静脉血栓形成常发生在伤后 10~40 天,主要原因是血流缓慢。临床表现为下肢肿胀、胀痛、皮肤发红,亦可肢体温度降低。防治的方法有患肢被动活动,穿预防深静脉血栓的弹力袜。定期测下肢周径,发现肿胀,立即制动。静脉应用抗凝剂,亦可行彩色多普勒检查,证实为血栓者可行溶栓治疗,可用尿激酶或东凌克栓酶等。

4.预防痉挛护理

痉挛是中枢神经系统损害后出现的以肌肉张力异常增高为表现的综合征,痉挛可出现在肢体整体或局部,亦可出现在胸、背、腹部肌肉。有些痉挛对患者是有利的,比如:股四头肌痉挛有助于患者的站立和行走,下肢肌痉挛有助于防止体位性低血压,四肢痉挛有助于防止深静脉血栓形成。但严重的肌痉挛会给患者带来很大的痛苦,妨碍自主运动的恢复,成为功能恢复的主要障碍。痉挛在截瘫患者常表现为以伸肌张力异常增高的痉挛模式,持续的髋膝踝的伸展,最后出现跟腱缩短,踝关节旋前畸形及内收肌紧张。患者从急性期开始采用抗痉挛的良肢体位摆放,下肢伸肌张力增高将下肢摆放为屈曲位。对肢体进行主动运动和被动运动,主动运动:作痉挛肌的拮抗肌适度的主动运动,对肌痉挛有交替性抑制作用。被动运动与按摩:进行肌肉按摩,或温和地被动牵张痉挛肌,可降低肌张力,有利于系统康复训练。冷疗或热疗可使肌痉挛一过性放松。水疗温水浸浴有利于缓解肌痉挛。

（十二）康复护理

（1）在康复医师的指导下，给予患者日常生活活动训练，使患者能自行穿脱衣服，进食、盥洗、大小便、沐浴及开关门窗，电灯、水龙头等增进患者自我照顾的能力。

（2）按照运动计划做肢体运动。颈椎以下受伤的患者，运用各种支具下床行走。

（3）指导患者及家属如何把身体自床上移到轮椅或床边的便器上。

（4）教导患者使用辅助的运动器材，例如轮椅、助行器、手杖来加强自我照顾能力。

（十三）健康教育

患者和家属对突然遭受到脊髓外伤所带来的四肢瘫或截瘫事实不能接受，患者和家属都比较紧张，因此对患者和家属的健康教育就非常重要。

（1）教导患者需保持情绪稳定，向患者简单的解释所有治疗的过程。

（2）鼓励家属参加康复治疗活动。

（3）告知患者注意安全，以防发生意外。

（4）教导运动计划的重要性，并能切实执行。

（5）教导家属能适时给予患者协助及心理支持，并时常给予鼓励。

（6）教导患者及家属，重视日常生活的照顾，预防并发症。

（7）定期返院检查。

五、评价

对脊髓损伤的患者，在提供必要的护理措施之后，应进行下列评价。

（1）患者的脊柱是否保持平直？

（2）患者的呼吸功能和循环功能，是否维持在正常状态？

（3）是否提供足够的营养？

（4）是否为患者摆放良肢位，定时为患者翻身？

（5）患者的大小便排泄功能是否已经逐渐恢复正常？是否已经提供必要的协助和训练？

（6）患者是否经常保持皮肤清洁干燥？皮肤是否完整无破损？

（7）患者的运动、感觉、痛温触觉功能是否逐渐恢复？

（8）对脊髓手术的患者，是否提供了完整的手术前及手术后的护理？

（9）对患者是否进行了健康教育？患者接受的程度如何？是否掌握？

（10）对实施颅骨牵引的患者，是否提供了必要的牵引护理？

（11）在护理患者过程中是否避免了并发症的发生？

（12）患者及家属是否能够接受脊髓损伤这种心理冲击？是否提供了心理护理？

（李玉霄）

第五节　癫　痫

癫痫（epilepsy）是由多种原因造成的脑神经元反复异常放电所引起的短暂中枢神经系统功能失常为特征的慢性脑部疾病，具有突然发生、反复和短暂发作的特点。大脑皮质神经元过度放电是各种癫痫发作的病理基础，任何导致大脑神经元异常放电的致病因素均可能诱发癫痫。根据病变累及大脑的部位，临床上可表现为运动、感觉、意识、行为和自主神经等不同程度的障碍。

一、护理评估

（一）病因分析

1.危险因素及可能病因

（1）家族遗传史。

家系调查结果显示，特发性癫痫近亲中患病率为2％～6％，明显高于一般人群的0.5％～1％。患者的家族中是否有人患癫痫病？

（2）胎儿期母亲病理因素。

母孕期妊娠中毒症、精神创伤、腹部外伤、接受放射线、服用药物、接触有害化学物以及感染性疾病等都增加了胎儿出生后患癫痫的危险。

（3）出生史。

出生时的病理因素如各种原因引起的难产、早产、产伤等，都可能增加癫痫的危险。

（4）既往史。

高热惊厥史：是癫痫的一个危险因素。患癫痫者有过热性惊厥史的多于正常人，但绝不能认为高热惊厥就会发展成癫痫。并且年龄越大，发生的高热惊厥与癫痫的关系越大。询问患者多大出现的高热惊厥及每年发作次数。

神经系统疾病：研究表明，大部分症状性癫痫是由中枢神经系统疾病引起的。既往曾患有重度脑外伤、精神发育迟滞、脑瘫、脑肿瘤、颅内感染继发癫痫的危险性最大，脑血管病、老年期痴呆、复杂性热惊厥次之。患者以前是否患过以上疾病一定询问清楚。

服药史：是否服用中枢兴奋药，如戊四氮、贝美格、抗抑郁药丙米嗪等？服用抗癫痫药物种类、服法、多少年？是否服用中药？多种抗癫痫药同用可相互作用而影响其代谢，控制一种类型癫痫的同时又诱发另外一类型的癫痫发作。

社会经济地位：询问患者出生地、文化程度、职业、生活地的医疗资源与信息，以了解患者对疾病的认识程度。研究发现，缺乏医疗保健的农村及穷苦的人群是癫痫的高危人群。

2.诱发因素

（1）影响癫痫发作的不易改变诱因。

性别：男性多于女性。

年龄：遗传因素仅影响癫痫的预致性，其外显性受年龄的限制。如婴儿痉挛症多在1周岁内起病，儿童失神癫痫多在6～7岁时起病，肌阵挛癫痫多在青少年起病。

内分泌：有些患者仅在月经期或妊娠早期发作，称之为月经期癫痫、妊娠期癫痫。

觉醒与睡眠：癫痫的全面强直－阵挛性发作类型常在晨醒后发生，婴儿痉挛症多在醒后和睡前发作，良性中央回癫痫大多在睡眠中发作。

（2）影响癫痫发作的可以改变的诱因。

发热、失眠、疲劳、饥饿、便秘、饮酒、停药、闪光、感情冲动和一过性代谢紊乱等都能激发发作。过度换气对失神发作、过度饮水对癫痫的全面强直－阵挛性发作类型、闪光对肌阵挛发作均有诱发作用。

针对以上诱因可以提出以下问题：①你认为每次发作与什么因素有关？每次在什么状态下发作？觉醒还是睡眠？②服药是否有医师指导？能否坚持正确规律服药？有无漏服、停服？③第一次癫痫发作年龄？每次发作是否有一定规律？有无周期性？癫痫每次发作是否与月经来潮有关？每次月经来潮时间？④睡眠是否规律、睡眠质量如何？⑤饮食是否规律？有无过度饮水的习惯？排便习惯如何？⑥有无饮酒嗜好？患癫痫后是否还在饮酒及其他嗜好？⑦个性是否容易紧张、急躁、情绪化？这些情绪多在什么状态下表现？

（二）临床观察

1.部分性发作（partialseizures）

根据发作时是否有意识障碍可分为三型：①无意识障碍，为单纯性发作；②有意识障碍及发作后不能

回忆;③单纯和部分性发作均可继发为全面性强直－阵挛发作。

(1)单纯性部分发作:除具有癫痫的共性外,发作时意识始终存在,发作后能复述发作的生动细节是其主要特征。

部分运动性发作:指局部肢体抽动,多见于一侧口角、眼睑、手脚或足趾,也可涉及整个一侧面部或一个肢体远端,有时表现言语中断。杰克逊癫痫即自一侧拇指沿腕部、肘部、肩部扩展;Todd瘫痪即部分运动性发作后遗留暂时局部肢体瘫痪或无力;部分性癫痫持续状态即发作持续数小时或数日。

感觉性发作性眩晕:表现为一侧面部、肢体、躯干麻木、刺痛,并出现视、嗅、听觉异常及眩晕感、漂浮感、下沉感。

自主神经性发作:烦渴、欲排尿感、出汗、面部及全身皮肤发红、竖毛、呕吐、腹痛、瞳孔散大等,临床症状以胃肠道症状居多。

精神性发作:各种类型遗忘症,如似曾相识、似不相识、快速回顾往事、强迫思维等,病灶多在海马部;情感异常,如无名恐惧、愤怒、忧郁、欣快等;错觉,如视物变大或变小、声音变强或变弱,以及感觉本人肢体变化等。

(2)复杂部分性发作:发作起始出现精神症状或特殊感觉症状,随后出现意识障碍、自动症和遗忘症,有时发作开始即为意识障碍。

先兆或始发症状可包括单纯部分性发作的各种症状,特别是错觉、幻觉等精神症状及特殊感觉症状。复杂部分性发作是在先兆之后,患者部分性或完全性对环境接触不良,作出一些表面上似有目的的动作即自动症。先瞪视不动,然后作出无意识动作,如机械的重复动作,或出现吮吸、咀嚼、舔唇、清喉、搓手、抚面、解扣、脱衣、摸索衣裳和挪动桌椅等,甚至游走、奔跑、乘车上船,也可自动言语或叫喊、唱歌等。它是在痫性发作期或发作后意识障碍和遗忘状态下发生的行为。

(3)单纯或复杂部分性发作继发为全面性强直－阵挛发作。

2.全面性发作的特征

发作时伴有意识障碍或以意识障碍为首发症状,神经元痫性放电起源于双侧大脑半球。

(1)失神发作:典型的失神发作通常称为小发作(petit mal)。表现为意识短暂中断,患者停止当时的活动,呼之不应,两眼瞪视不动,状如"愣神",3～5秒,无先兆和局部症状;可伴有简单的自动性动作,如擦鼻、咀嚼、吞咽等,一般不会跌倒,手中持物可能坠落,事后对发作全无记忆,每日可发作数次至百次。

(2)肌阵挛发作:呈突然短暂的、快速的、触电样的某一肌肉或肌群收缩,发作时间短,间隔时间长,一般不伴有意识障碍,清晨欲觉醒或刚入睡时发作较频繁。

(3)阵挛性发作:仅见于婴儿,全身重复性阵挛性抽搐。

(4)强直性发作:睡眠中发作较多,表现为全身肌肉强直性肌痉挛,使头、眼、肢体固定在特殊位置,伴有颜面青紫、呼吸暂停和瞳孔散大;躯干强直性发作可造成角弓反张,伴短暂意识丧失,一般不跌倒,持续30秒至1分钟以上,发作后立即清醒;常伴有面色苍白、潮红、瞳孔扩大等自主神经症状。

(5)强直－阵挛发作:全面性强直－阵挛发作(generalized tonic-clonic seizure,GTCS)也称大发作(grand mal),是最常见的发作类型之一,以意识丧失和全面对称性抽搐为特征。发作可分三期:①强直期:患者突然意识丧失,跌倒在地,全身骨骼肌呈持续性收缩;上睑抬起,眼球上蹿,喉部痉挛,发出叫声;口先强张,而后突闭,可能咬破舌尖;颈部和躯干先屈曲而后反张,上肢先上举后旋再变为内收前旋,下肢自屈曲转变为强烈伸直,强直期持续10～20秒后,在肢端出现细微的震颤。②阵挛期:震颤幅度增大并延及全身成为间歇性痉挛,即进入阵挛期;每次痉挛都继发短促的肌张力松弛,阵挛频率由快变慢,松弛期逐渐延长,本期持续0.5～1分钟;最后一次强烈阵挛后抽搐突然终止,所有肌肉松弛;在以上两期中可见心率加快、血压升高、汗液、唾液和支气管分泌物增多、瞳孔扩大等自主神经征象;呼吸暂时中断,皮肤自苍白转为发绀,瞳孔散大,对光反射及深、浅反射消失,病理反射阳性。③惊厥后期:阵挛期以后尚有短暂的强直痉挛,造成牙关紧闭和大、小便失禁;呼吸首先恢复,心率、血压、瞳孔等恢复正常,肌张力松弛,意识逐渐苏醒,自发作开始至意识恢复历时5～10分钟;清醒后常感到头昏、头痛、全身酸痛和疲乏无力,对抽搐全无

记忆;不少患者发作后进入昏睡,个别患者在完全清醒前有自动症或暴怒、惊恐等情感反应。

（6）无张力性发作:部分或全身肌肉张力突然降低,以至头下垂、肢体下垂或全身跌倒。

（三）辅助检查

1.脑电图（EEG）

脑电图检查对癫痫的诊断及分型具有十分重要的意义。脑电图记录可以发现棘波、尖波、棘慢综合波以及暴发活动等癫痫样波。但是由于检查常规脑电图时间短,阳性率较低,必须结合诱发试验、24 小时磁带记录脑电图以及视频脑电监测,可使脑电图的阳性率显著提高。

2.长程脑电（Holter）

即 24 小时脑电图。指患者在 24 小时正常活动下进行脑电监测,它允许患者在正常的环境中从事一些日常活动,同时进行 EEG 的记录,最好用于一天之内发作较多并有特征性的脑电图变化的患者。

3.视频脑电（V-EEG）

临床上对癫痫诊断及致痫灶定位的帮助最大。

4.电子计算机断层扫描（CT）及磁共振成像（MRI）

对发现癫痫的病因有较大意义。

5.单光子发射计算机断层扫描（SPECT）

在癫痫发作期,癫痫灶局部血流灌注明显增加,而在发作间期,癫痫灶局部血流灌注降低。

6.正电子发射断层扫描（PET）

癫痫发作间歇期癫痫灶有局部代谢量降低,而发作期则提高。

7.颅内脑电记录技术

颅内脑电记录对颅内致痫灶的定位诊断十分重要。适宜于当头皮脑电图不能提供足够的致痫灶定位信息,或与其他定位技术检查结果不一致,此时临床发作类型固定而又需要进行手术治疗者,应考虑施行经颅脑电记录。

二、常见护理问题

（一）短暂的意识障碍

缺氧、呼吸抑制所致。

（二）短暂的呼吸道不通畅

表现在痫性发作的强直期,患者全身骨骼肌呈强直收缩引起喉肌痉挛,呼吸暂停、发绀以至窒息,并发出尖声吼叫。

（三）意外伤害

1.跌伤、碰伤

痫性发作时,强直期患者突然意识丧失,全身骨骼肌呈持续性收缩、强直抽搐或失张力性发作所致。

2.舌咬伤

痫性发作时喉肌、闭口肌群、咬肌痉挛所致口先强张而后突闭,造成舌咬伤。

（四）头晕、头痛、全身酸痛、疲乏无力

由于癫痫发作时患者极度缺氧,体内大量乳酸分泌,能量耗竭,患者在痫性发作后,出现头晕、头痛、全身酸痛、疲乏无力的症状。

（五）短暂的尿失禁

癫痫发作时自主意识丧失所致。

（六）精神障碍

癫痫患者由于脑发育不全、长期反复癫痫发作所致的脑损伤、长期服用抗癫痫药物、社会心理因素等造成患者在癫痫发作前、中、后出现精神障碍,如精神运动性发作、自动症;精神分裂症如错觉、幻觉、妄想、强迫症;发作性情感障碍,表现为焦虑、抑郁症;癫痫性人格、智能障碍,很多癫痫患者伴有人格、智能障碍,

有学者报道,癫痫开始发作年龄越早,发作频率越多,智能改变越大,大发作、颞叶病灶最易引起性格和智能改变。

三、护理目标

(1)患者及家属认识到安全保护是防止意外伤害的前提。

(2)患者家属掌握发作期安全保护的方法。

(3)患者在住院期间癫痫大发作时未出现意外伤害。

(4)患者及家属认识到正确服药的意义。

(5)患者能说出所服药物的正确方法及注意事项。

(6)患者愿意学习生活技能;患者掌握了一定的生活技能。

四、护理措施

(一)安全护理

1.安全环境与设施

(1)室外环境保持安静,门窗隔音;病房应远离嘈杂的街道、闹市、噪声轰鸣的工厂和车间。探视时应限制家属人数。

(2)室内光线柔和、无刺激;地方宽敞、无障碍、墙角设计为弧形、墙壁有软壁布包装,地面铺软胶地毯;床间距应在6 m以上,床两侧有床档,床档应有床档套包裹;有轮床应四轮内固定。危险物品远离患者,如床旁桌上不能放置暖瓶,热水杯等。

2.癫痫发作时及发作后的安全护理

(1)癫痫发作时的安全护理:当患者癫痫突然大发作时切记不要离开患者,应边采取保护措施边大声呼救他人赶来共同急救。

第一步正确判断:当患者出现异样或突然意识丧失时,首先要迅速判断是否是癫痫发作,这段时间应在一瞬间,与此同时给予急救。

第二步保持呼吸道通畅:解开患者的衣扣、领带、裤带,使其头偏向一侧且下颌稍向前,有分泌物者清理呼吸道分泌物;有活动性义齿取下。

第三步安全保护:立即给患者垫牙垫,或将筷子、纱布、手绢等随时拿到的用品置于患者口腔一侧上、下臼齿之间;如患者是在动态时发作,陪伴者应抱住患者缓慢就地放倒;适度扶住患者手、脚以防自伤及碰伤;切忌紧握患者肢体及按压胸部,防止给其造成人为外伤和骨折。

第四步遵医嘱给药对症护理。

(2)癫痫大发作后缓解期的安全护理:密切观察患者的意识状态、瞳孔恢复情况,有无头痛、疲乏或自动症;保持呼吸道通畅;给予吸氧,纠正缺氧状态;协助患者取舒适体位于床上,并加用床档,防止坠床;室内、外保持安静,减少护理治疗操作对患者的打扰,保证患者充足的睡眠、休息;保证患者床单位清洁、干燥。

3.预防性安全护理

(1)定时正确评估,预见性观察与判断是防止患者发生意外的关键。

入院时一定按评估内容仔细询问知情人(患儿父母、成人配偶等)患者癫痫发作史,根据患者癫痫病史掌握患者的临床表现,分析发作规律,预测容易发作的时间。

入院后注意观察患者的异常行为,有些精神障碍发生在痉挛发作前数小时至数天,主要表现为情感和认知改变,如焦虑、紧张、易激怒、极度抑郁、激越、淡漠、思维紊乱、语言不连贯或一段时间的愚笨等;有些精神障碍既可是癫痫发作的先兆也可单独发生,如幻觉、看见闪光、听见嗡嗡声;记忆障碍、似曾相识;思维障碍表现为思维中断、强制性思维;内脏、自主神经障碍等。护理人员通过和患者沟通交流,耐心倾听患者的表达,仔细观察其行为,预见性判断患者有无危险,并采取安全保护措施。

(2)使用防止意外发生的警示牌:通过评估,对有癫痫发作史、外伤史的患者,在室内床头显著位置示"谨防摔倒、小心舌咬伤、小心跌伤"等警示牌警示,随时提醒患者本人、家属、医务人员患者有癫痫发作的可能,时刻做好防止发生意外的准备。

(3)使用防护用具:患者到病室外活动或到相关科室做检查时要佩戴安全帽、随身携带安全卡(注明患者姓名、年龄、所住病区、诊断);患者床旁应配有震动感应碰铃,供患者独自就寝癫痫突然发作时呼救别人之用;床旁桌抽屉中备有特制牙垫,为防止癫痫发作时舌咬伤之用。

4.对攻击性行为的护理

易激惹、易冲动及性格改变是癫痫伴发精神障碍患者最突出的特点,而且此类患者的攻击行为往往出现突然,且无目的、攻击工具常随手而得,因而造成防范的困难。护理手段:①对新入院的患者询问病史、病情、既往有无攻击行为,对在病区内出现的攻击行为应认真记录,尤其对有严重攻击行为的患者应作为护理的重点并设专人看管;②严重的攻击行为仅仅起因于小小的争吵,及时处理是预防攻击行为的重要环节;发现患者间有矛盾时,为了避免冲突升级,在劝架时应表面上"偏向"容易出现攻击行为的一方,待双方情绪稳定下来之后再从心理上解决患者之间的问题;切忌当着两个患者的面讲谁是谁非;③对爱管事的病友,应教育他们讲话和气,不用暴力或不文明的方式管制病友;④发现有不满情绪时,鼓励患者讲出自己的不满而使其情绪得到宣泄,以免引发冲动行为;⑤在与患者接触交谈时,要讲究语言艺术,要设法满足其合理要求,与其建立良好的护患关系;⑥对有妄想幻觉的患者,可采取转移其注意力暂时中断妄想思维的方法,帮助患者回到现实中来,并根据妄想幻觉的内容,预防各种意外。

(二)药物治疗安全的护理

早期治疗,正确用药,控制癫痫发作,减少意外发生,提高其生活质量。癫痫是可治性疾病,大多数患者经治疗预后良好,一组癫痫患者经20年长期随访显示,70%~80%患者发作可在最初5年内缓解,其中50%可完全停药。但由于人们对癫痫疾病认识不足,不能做到早期治疗、合理用药、常年坚持正确服药,人为造成预后不良。因此,护理人员配合医师或药剂师做好疾病知识及用药指导是非常必要的。

1.一般原则

(1)用药时机:临床上癫痫的诊断一经确立,还应确定其发作类型,并及时服用抗癫痫药物控制发作。但首次发作的患者在调查病因之前不宜过早用药,应等到下次发作再决定是否用药。

(2)用药教育:用药前应向患者及其家人说明癫痫治疗的长期性、药物毒副作用及生活中注意事项。根据所用抗癫痫药物的毒副作用,初步确定患者的用药时间和预后。

(3)用药方法:①病因明确者应进行病因治疗。②根据发作类型选择抗癫痫药物,因癫痫类型与药物治疗的关系密切。③根据血药浓度给药:由于药物吸收、分布及代谢的个体差异可影响药物的疗效,用药应采取个体化原则。多数抗癫痫药血药浓度与药效相关性明显大于剂量与药效相关性,因此应进行药物监测(therapeutic drug monitoring,TDM),即测定血药浓度,可提高用药的有效性和安全性。④坚持先单用后联合的给药方法:约80%癫痫患者单药治疗有效,不良反应较小,故应提倡单药治疗,切勿滥用多种药物。若单用一种药物出现严重不良反应或剂量已经足量但仍不能控制发作,则需换用第二种化学结构相同的药物。若仍控制不了癫痫发作,则需联合治疗才能较好地控制发作。

(4)用药时间:长期坚持用药,抗癫痫药物控制发作后必须坚持长期服用,除非出现严重不良反应,不宜随意减量或停药,以免诱发癫痫持续状态。

(5)用药剂量:应自小剂量开始,缓慢增量至能满意控制发作而无不良反应或反应很轻的最低有效剂量。①增减药物:增药可适当的快,减药一定要慢,必须逐一增减,以利于确切评估疗效和毒副作用。②停药:应遵循缓慢和逐渐减量的原则,一般应在完全控制发作4~5年后根据患者情况逐渐减量,一般需要半年甚至1年的时间才能完全停用,绝对不能突然停药。③换药:应在第2种药逐渐增加至合适剂量,然后逐渐停用第1种抗癫痫药,同时监控血药浓度。

(6)用药配伍:合用两种或多种抗癫痫药常可使药效降低,易致慢性中毒而使发作频繁。传统抗癫痫药都经肝脏代谢,通过竞争抑制另一种药的代谢。苯妥英钠(PHP)、苯巴比妥(PB)为肝酶诱导剂,可促进

其他药物在肝脏的代谢而降低血药浓度。而丙戊酸钠(VPA)抑制肝酶作用,可提高其他经肝代谢的抗癫痫药的血浓度。托吡酯胶囊抑制肝酶 CYP_2C19,非氨脂抑制肝酶 CYP_2C19 和环氧化物水解酶,从而诱导 CYP_3A,前者使 PHT、PB 和 VPA 血浓度增高,后者使卡马西平的血浓度降低。

2.服药时的注意事项

(1)抗癫痫药不能停服,如因忘记而漏服,一般可在下一次服药时补上,但对于那些短半衰期的药物如安定类,最好不要两次药物同服。

(2)缓释片不可研碎服,如丙戊酸钠缓释片、卡马西平片。

(3)饮食与服药时间:胃内食物可能会稀释或吸附药物,或与药物结合;而胃肠道的食物可影响肠黏膜毛细血管的血流量,从而影响药物的吸收。如丙戊酸钠餐后吸收延缓,宜于餐前服用;苯妥英钠与食物同服其吸收加快,卡马西平和食物同服可增加其吸收,则此两种药宜和食物同服。

(4)抗癫痫药物可加速维生素 D 的代谢,长期服用可引起软骨病、甲状腺功能低下,使儿童发育迟滞,因此长期服药期间应注意在医师指导下补充维生素 D 和甲状腺素片。

(5)服药期间定期查血常规、血红蛋白、肝功能,随时观察有无牙龈出血、牙龈炎等,及时治疗。所有抗癫痫药物都有不良反应,以剂量相关性不良反应最常见,通常发生于用药初始或增量时,与血药浓度有关;多数常见的不良反应为短暂性的,缓慢减量即可明显减少。进食时服药可减少恶心;严重的特异反应如皮疹、粒细胞缺乏症、血小板缺乏、再生障碍性贫血和肝功能衰竭等可威胁生命,几乎所有抗癫痫药物都有此可能;特异反应与剂量无关,也难以预测。约 1/4 以上的癫痫患者转氨酶轻度增高,但并不发展为肝炎或肝衰竭。

(三)手术治疗的护理

手术治疗的目的是切除引起发作的癫痫灶,可以根除癫痫、控制发作。如癫痫灶位于重要的脑功能区,不能实施完全的癫痫灶切除,通过手术方法阻断癫痫异常放电向其他脑区的扩散,也可以达到控制癫痫发作的目的。对于全面性发作,通过手术能阻断两侧半球之间的联结,减少半球之间的相互影响,可以在一定程度上减少、减轻癫痫发作。在一些原发性癫痫,双侧大脑半球的异常同步放电受脑深部结构异常起搏点的调控,此种情况无法进行癫痫灶的切除,也不能通过阻断双侧半球的联结而获益,可以经过多种手术方法的干预调整和改变大脑皮质的兴奋性从而间接控制癫痫发作。

1.手术方法

(1)切除癫痫灶的手术:脑皮质癫痫灶切除术;前颞叶切除术;选择性杏仁核、海马切除术;大脑半球切除术。

(2)阻断癫痫异常放电的传播和减弱癫痫灶相互影响的手术:胼胝体切开术;多处软膜下横纤维切断术;立体定向手术。

(3)改变大脑皮质兴奋性的手术:迷走神经刺激术;慢性脑深部电刺激术;立体定向手术。

2.手术适应证

综合考虑,以癫痫发作是否影响患者的生活质量、手术是否减少发作、改善患者的生活质量为原则。癫痫灶切除术患者的选择标准为:①局限性发作;②正规药物治疗无效,2 年以上仍无缓解趋势;③癫痫发作严重影响患者的生活质量;④患者的身体和精神状态能配合完成术前评价和术后康复;⑤癫痫灶定位明确,不在脑的重要功能区,手术不会给患者带来明显残疾。其他手术方式选择患者的适应证应该是药物难于控制的癫痫发作,手术不会带来脑功能的损害,患者有接受手术治疗的愿望。在严格掌握手术适应证的基础,根据患者的不同情况选择不同的手术方法。

3.手术前护理

(1)手术前定位:精确地寻找出致痫区,明确其部位和范围;手术时尽可能做到全部切除致痫区,又不至于产生严重的神经功能障碍,才能达到癫痫手术的预期效果。

(2)术前教育:简单讲解术式和术中术后的配合。

(3)术前准备:术前一天头颅特殊备皮、依照患者血型配血、对术中、术后应用的抗生素遵医嘱做好皮

试;嘱患者术前晚9点开始禁食、水、药;嘱患者注意搞好个人卫生,并在术前晨起为患者换好干净衣服。

(4)患者离开病房后为其备好麻醉床、无菌小巾、一次性吸氧管、心电监护、多导生理仪。

4.术后护理

(1)交接患者:术中是否顺利、有无特殊情况发生、术后意识状态、伤口情况、头部硬膜外及硬膜下引流情况等。

(2)安置患者于麻醉床上,使其头偏向一侧,保持呼吸道通畅,必要时吸痰,且禁食、水、药。

(3)多导生理仪、颅脑生命体征监测24小时,每2小时记录1次;并给患者持续低流量吸氧,保证脑氧供应。

(4)给予留置导尿,并记录出入量。

(5)术后并发症的观察:患者可能合并严重脑水肿、颅内血肿、感染等,引起的一系列神经系统症状。因此,术后要密切观察头颅埋电极点有无渗出液;有无头痛、高热、恶心呕吐、高颅压症状;有无痫性发作及发作次数;有无语言障碍、偏瘫;有无精神障碍等病情变化。

(6)术后观察头部硬膜外及硬膜下引流液的量、颜色、性质并定时做详细记录。

(7)术后遵医嘱给予补液、抗炎、止血、脱水、健脑、处理并发症等治疗。

5.手术治疗的问题

首先应该强调手术不是万能的,并非所有患者手术治疗后都能够达到根除发作的目的,不同的术式致残率为5%～17%、死亡率0～4%;其次,术后效果良好的患者也可能在数个月后或数年后出现复发,应该注意随访患者;第三,手术后患者应该坚持服用抗癫痫药物,根据情况在3年无癫痫发作后方可逐渐减少抗癫痫药物的用量,以至于最后停用抗癫痫药物,不可因手术后发作停止而急于停药。另外,手术治疗癫痫仍然是一项费用较高的治疗手段,癫痫的外科治疗还有很多理论和技术问题没有解决,应该在有条件的地方开展,逐渐普及,不可一哄而上。

(四)加强认知训练,增强自我照顾能力,提高生活质量

首先帮助家属和患者正视患病的事实,认识到虽患病但我不是一个弱者,建立起自我照顾的欲望;然后再对癫痫患者特别是儿童,在发病早期就开始给予认知训练,长期的、有计划的、定时做一些益智活动,培养自理能力;培训患者一些生活技巧和生存技能,并在心理上摆脱患者对家属的依赖,使患者能自立于社会。

(五)建立社会支持系统

由社区及医院医护人员组织、建立病友会、咨询网站、科普讲座班等社会团体,并定期组织活动,给家属一个互相传递信息、互相交流护理经验的场所;使患者有一个互相鼓励、互相支持的团体,勇敢面对人生。

(六)健康教育

(1)患者出院前应给其本人或家属做生活指导,培养良好的生活习惯,控制癫痫发作的可变诱因,减少癫痫发作引起的意外伤害。

职业选择上,有的职业不适于癫痫患者,如驾驶员、高空作业、经常外出出差、电焊工、礼花炮手、车工(操作机器、大型电器)、有强光电刺激、易疲劳、生活不规律的职业。

工作、生活中应减少精神、感觉刺激:最好不去舞厅、迪厅、游戏厅,避免强烈的声、光刺激;禁食对味觉、嗅觉强刺激的食品如辣椒、芥末等,禁食某些兴奋性食物和饮料如可乐、咖啡等,因可增加癫痫的发作;禁忌游泳、蒸桑拿,洗澡时间不宜过长,以防过度缺氧诱发癫痫发作。

改掉不良生活习惯,生活规律:禁忌酗酒;不能过度饮水,一次的饮水量不得超过200 mL;禁忌长时间观看录像而彻夜不眠;进餐、睡眠切记要定时、有规律,避免由于不良习惯造成的饥饿、睡眠不足、便秘、劳累等;另外,季节变换时一定要预防感冒。

外出时随身携带有姓名、住址、联系电话及病史的个人资料,以备发作时及时联系与处理。

(2)用药指导、安全知识指导等如前所述。

（3）婚育知识教育：①禁止近亲婚配和生育。②患特发性癫痫又有明显家族史的女性,婚后应劝其不生育;患特发性癫痫又有广泛异常 EEG,其中同胞也有类似异常 EEG 者,可与正常人结婚,但应禁止生育。③婚者双方均有癫痫,或一方患癫痫,另一方有家族史,应禁止结婚。④癫痫患者可以和正常人结婚,能否生育看医师后听从医师指导。

（4）手术预后教育、手术后如何配合服药教育。另外,大脑半球切除术后的主要并发症是迟发性颅内血肿,在术后 4.5～20 年间发生。因此,对半球切除术后的患者每年均应随访,当出现脑内积水时应尽早实施分流术。告之家属当患者出现逐渐加重的头痛、呕吐、抽搐、嗜睡等症状时应引起重视,并就医做相应的检查。

五、护理评价

（1）患者癫痫发作是否得到控制? 发作次数减为多少? 患者是否生活在安全的环境中? 家属掌握了哪些安全保护知识?

（2）患者癫痫发作时,是否发生了跌伤、碰伤、舌咬伤等意外伤害?

（3）患者是否改掉了不良生活习惯(如改掉酗酒的恶习)?

（4）患者及家属能否认识到正确服药的重要性? 其服药依从性(行为表现)如何?

（5）患者学会了哪些自我照顾技能(穿衣、做饭、买菜等)? 是否能够自我照顾?

（李玉霄）

第十五章 泌尿外科疾病护理

第一节 泌尿系统损伤

泌尿系统损伤包括肾、输尿管、膀胱及尿道的损伤,常是胸、腹、腰部或骨盆损伤的合并伤,其中以男性尿道损伤最多见,肾、膀胱损伤次之,输尿管损伤最少见。

一、肾损伤

肾的实质较脆弱,被膜薄且有张力,受到暴力打击时可发生肾损伤。

(一)病因

1. 开放性损伤

因刀刃、枪弹等锐器导致的损伤。

2. 闭合性损伤

腰腹部受撞击、跌打、挤压或肋骨、椎骨横突骨折片刺伤肾。

(二)病理和分类

根据损伤程度分四种类型。

1. 肾挫伤

肾挫伤最常见,肾实质轻微损伤,有淤血、血肿,肾被膜及肾盂黏膜完整,多能自行愈合。

2. 肾部分裂伤

肾实质部分裂伤,伴肾被膜破裂或肾盂肾盏黏膜破裂,肾周围血肿或明显血尿。

3. 肾全层裂伤

肾全层裂伤指肾实质、肾被膜、肾盂肾盏全部裂伤,有广泛肾周围血肿以及严重血尿,尿外渗。

4. 肾蒂损伤

肾蒂损伤最严重,肾蒂血管裂伤或撕裂致大出血,大多数病例常因来不及救治而死亡。

(三)临床表现

1. 失血性休克

严重肾损伤及合并其他脏器损伤时,因创伤和失血发生休克,重则危及生命。

2. 血尿

血尿是最常见症状。其严重程度与损伤程度有关,如肾挫伤轻微血尿,肾裂伤大量肉眼血尿。血尿也可与损伤程度不一致,如血块堵塞、输尿管断裂等原因,血尿则不明显或无血尿。

3. 腰腹部疼痛

肾损伤后出现腰部、上腹或全腹痛。肾实质损伤多为钝痛;血块通过输尿管时为绞痛;血、尿外渗至腹膜,出现全腹痛。

4. 腰腹部肿块

腰腹部肿块是由肾周围血肿或尿外渗形成不规则的弥漫性肿块。

5. 发热

尿外渗易继发感染并形成肾周脓肿,出现全身中毒症状。

（四）辅助检查

1.实验室检查

（1）血常规：红细胞计数减少，血红蛋白与血细胞比容持续降低。

（2）尿常规：镜下见大量红细胞。

2.影像学检查

按照病情程度，有选择性的应用以下检查：B超，了解肾损伤程度；CT，为首选检查，可显示肾实质裂伤、血肿及尿外渗范围。

（五）诊断要点

1.症状与体征

腰腹部或下胸部外伤史，伴随程度不等的血尿、腰腹部疼痛和不规则的腹部肿块即可初步诊断肾损伤。

2.怀疑肾损伤者

依据血尿常规、B超、CT检查结果可明确诊断。

（六）诊疗要点

1.急症处理

肾损伤合并休克者，紧急抢救同时作好术前准备。

2.非手术治疗

绝对卧床休息，严密观察生命体征、血尿变化，及时有效补充血容量，抗生素预防感染，使用止痛、镇静和止血药物等。

3.手术治疗

严重肾裂伤、肾蒂损伤及肾开放性损伤患者，应尽早施行手术。常见手术方式包括肾修补术、肾部分切除术、肾切除术。非手术治疗期间发生以下情况，也须施行手术治疗：①经抗休克治疗生命体征未见改善。②血尿逐渐加重，血红蛋白和红细胞比容继续降低。③腰、腹部肿块明显增大。④腹腔脏器损伤。

（七）护理评估

1.健康史

了解患者受伤时间，暴力强度、性质与作用部位。

2.目前身体状况

（1）局部：肾损伤的表现、程度及分类，有无血尿、尿外渗。

（2）全身：重点评估生命体征和重要脏器功能，有无休克及休克的程度。

（3）辅助检查：血尿常规检查，B超、CT检查，有关手术耐受性检查。

3.心理、社会状况

评估患者是否因对伤情的严重性和手术的危险性产生焦虑、恐惧。评估患者家庭和社会的支持程度，尤其是经济支持能力。

（八）常见的护理诊断/问题

1.疼痛

疼痛与肾实质损伤、血块阻塞输尿管有关。

2.组织灌注量的改变

组织灌注量的改变与肾实质损伤、肾蒂损伤引起大出血有关。

3.有感染的危险

感染的危险与肾周围血肿、组织坏死、尿外渗和引流无效有关。

4.恐惧/焦虑

恐惧/焦虑与突然受伤、惧怕手术和担心预后不良有关。

5.自理缺陷

自理缺陷与长期卧床有关。

（九）护理目标

(1)患者疼痛减轻。

(2)患者能维持充足的循环血量。

(3)能有效地预防感染的发生,如发生感染能及时发现和控制。

(4)患者恐惧/焦虑程度减轻。

(5)患者卧床期间生活需要得到满足。

（十）护理措施

1.术前护理

(1)严密观察病情变化:主要监测生命体征的变化,每隔1～2h测量1次,病情重者,缩短间隔观察时间,发生休克者,积极抗休克治疗。

(2)肾损伤非手术治疗的护理。

休息:绝对卧床休息2～4周。早期活动可致再出血。

病情观察:观察并测量腹部肿块大小的变化,肿块渐大,说明有进行性出血;观察血尿颜色,每2～4h 1次,颜色加重,提示出血加重。

维持体液平衡:根据病情,补充血容量,维持足够尿量。

对症治疗:疼痛明显者,镇静止痛,防止躁动加重出血;高热者,物理或药物降温。

(3)心理护理:肾损伤多为突发伤,患者承受严重心理应激,加之对血尿、绞痛的紧张、焦虑和恐惧,护士应详细解释病情及手术的重要性,安慰患者,消除顾虑,取得患者的配合。

(4)术前准备:凡有手术适应证者,做好各项术前准备工作,尽量不搬动患者,以免加重休克或损伤。

2.术后护理

(1)一般护理:术后病情平稳者,取半坐卧位。一般需卧床2～4周。术后一般禁食2～3天,肛门排气、肠蠕动恢复后开始进食。因术后卧床时间长,协助患者多饮水,勤翻身,鼓励床上功能性锻炼。

(2)预防感染的护理:早期合理应用广谱抗生素,严格无菌护理操作。保持导尿管通畅,避免受压、堵塞或扭曲,病情稳定后及时拔除导尿管。

(3)伤口及引流管护理:切口及时换药,保持敷料干燥清洁。妥善固定引流管,保持通畅,防止滑脱,严密观察引流物的颜色、性质、量以及气味。肾周围放置的引流物,一般于术后3～4d拔除;肾造瘘管一般于手术12天以后拔出,拔管前先夹管2～3d,患者无腰痛、发热等不良反应即可拔管;肾造瘘管长期放置者,应定时更换,第一次换管时间为术后3～4周,以后2～3周换管1次。

（十一）护理评价

(1)患者疼痛是否减轻。

(2)患者是否能维持充足的循环血量。

(3)是否发生感染,或感染发生后是否得到有效控制。

(4)患者恐惧/焦虑程度是否减轻。

(5)患者卧床期间生活需要是否得到满足。

（十二）健康指导

(1)教会长期带管患者自我护理。

(2)非手术治疗患者,绝对卧床休息,防止继发出血。

(3)患者出院后2～3个月不宜参加重体力劳动。

(4)一侧肾切除后,注意保护健存肾,尽量不用对肾有害的药物。

二、输尿管损伤

输尿管位置深、管径小,周围有丰富的脂肪保护,一般不易损伤。临床上以医源性因素所致的损伤多

见,近年来开展的输尿管镜取石术增加了输尿管损伤的机会。

（一）病因及分类

1.手术损伤

手术损伤多发生于后腹膜、盆腔手术,多为钳夹、结扎误伤。

2.器械损伤

器械损伤常因输尿管逆行造影或扩张时插入导管所致。

3.外伤性损伤

外伤性损伤多见于腹部贯通伤,输尿管挫伤或断裂。

4.放射性损伤

腹腔、盆腔放疗时,输尿管发生水肿、出血、坏死。

（二）病理生理

输尿管损伤的病理改变与病因有关。损伤方式不同,病理结果亦不同。切断、断裂、撕裂伤者,发生尿外渗或尿性腹膜炎,感染后可致败血症;挫伤、粘连、钳夹、结扎可致管腔狭窄或堵塞,发生肾、输尿管积水,不及时解除梗阻会导致肾萎缩、肾衰竭。

（三）临床表现

1.症状

尿外渗时的腹膜炎表现,输尿管狭窄或梗阻时尿量减少、无尿。

2.体征

腰、腹部压痛或腹膜刺激征,肾区包块。

（四）辅助检查

1.实验室检查

输尿管挫伤可有镜下血尿,严重者则有肉眼血尿。

2.影像学检查

B超可发现腹膜腔积液和梗阻所致的肾积水。

（五）诊断要点

1.症状与体征

症状与体征有腹膜炎、尿量减少、血尿、无尿或漏尿。

2.怀疑输尿管损伤者

怀疑输尿管损伤者依据尿常规、B超检查结果可协助诊断。

（六）诊疗要点

(1)输尿管挫伤或插管损伤不作特殊治疗。

(2)手术导致的输尿管损伤,应尽早发现,及时处理。酌情选择输尿管插管术、双J形输尿管支架引流、输尿管吻合修复术、输尿管膀胱吻合术等。

(3)输尿管损伤时间长的患者,行肾造瘘术,1～2个月后再行修复。

（七）护理评估

1.健康史

询问是否有腹腔或盆腔的手术史、外伤史,输尿管肾镜检查、插管史及取石、套石史等。

2.目前身体状况

(1)局部表现:有无尿性腹膜炎,有无血尿、尿量减少,有无腰、腹部压痛及腹膜刺激征。

(2)辅助检查:有无血尿及程度,B超检查结果。

3.心理和社会状况

输尿管损伤多为医源性损伤,给患者和家属造成的心理伤害较大,术中必须仔细操作,避免误伤,一旦发生,积极处理。

（八）常见的护理诊断/问题

1.腹痛

腹痛与尿外渗、尿性腹膜炎有关。

2.血尿

血尿与输尿管黏膜损伤有关。

3.潜在并发症

潜在并发症为感染。

（九）护理目标

（1）患者腹痛减轻或消失。

（2）患者尿化验正常。

（3）感染得到预防或控制。

（十）护理措施

（1）鼓励患者多饮水，预防性应用抗生素。

（2）保持引流通畅，双J形输尿管支架引流的患者，留管7～10d后，经膀胱镜拔除；输尿管吻合修复术的患者，留置输尿管支架3～4周；腹腔内放置的引流物，一般于术后3～5d拔除。

（3）诊断不明时，慎用止痛药。

（十一）护理评价

（1）患者腹痛是否减轻或消失。

（2）患者尿化验是否恢复正常。

（3）感染是否得到预防或控制。

（十二）健康指导

（1）教会长期带管患者自我护理。

（2）指导患者定期复查。

（3）说明保留各种引流管的意义及注意事项。

三、膀胱损伤

膀胱充盈时膀胱壁变薄，伸展到下腹部，受到暴力作用时，易发生膀胱损伤。

（一）病因及分类

1.开放性损伤

多为锐器所致，形成各种尿瘘。

2.闭合性损伤

膀胱充盈时受到暴力，如踢伤、击伤和跌伤导致的损伤，骨盆骨折断端也可刺破膀胱；难产时，胎头长久压迫致膀胱壁缺血坏死。

3.手术损伤

膀胱镜、尿道扩张等器械检查可造成膀胱损伤。盆腔、下腹部手术亦可误伤膀胱。

（二）病理及分类

1.膀胱挫伤

膀胱挫伤为损伤达膀胱的黏膜或肌层，出血或形成血肿，有血尿。

2.膀胱破裂

膀胱破裂分为腹膜内型与腹膜外型。腹膜内型是指发生于膀胱后壁、顶部，充盈时受暴力打击致内压剧增，膀胱壁与腹膜同时破裂。腹膜外型是指发生于膀胱的腹膜外部位，多为骨盆骨折的断端刺破，尿外渗可致感染。

（三）临床表现

1.全身表现

骨盆骨折合并大出血,常有休克。

2.局部表现

(1)膀胱挫伤:表现为下腹不适,小量终末血尿,短期内症状可逐渐消失。

(2)膀胱破裂:①腹膜内破裂:弥漫性腹膜刺激症状,如全腹压痛、肌紧张、移动性浊音等;②腹膜外破裂:下腹痛,血尿及排尿困难,不排尿,下腹膨胀、压痛及肌紧张。尿外渗和感染引起盆腔蜂窝组织炎时,患者可有全身中毒表现。

（四）辅助检查

1.实验室检查

骨盆骨折合并膀胱损伤时,血红蛋白、红细胞计数急剧下降。

2.其他检查

(1)导尿试验:如无尿道损伤,导尿管可顺利进入膀胱,若患者不能排尿,而导出尿液为血尿,应进一步了解是否有膀胱破裂。可保留导尿管进行导尿试验,抽出量比注入量明显减少或明显增多时,表示有膀胱破裂。

(2)膀胱造影:经导尿管注入碘化钠或空气,拍摄膀胱前后位及斜位 X 线片,确定膀胱有无破裂。

(3)膀胱镜检查:对膀胱瘘的诊断有帮助。但当膀胱内有活动性出血或不能容纳液体时,不可采用。

（五）诊断要点

1.临床表现

下腹部外伤、骨盆骨折后,出现腹痛、压痛、肌紧张等征象,除考虑腹内脏器损伤外,也应怀疑膀胱损伤。出现尿外渗、尿性腹膜炎或尿瘘时,诊断基本肯定。

2.辅助检查

导尿检查及试验、膀胱造影等有助于诊断。合并休克者,积极抗休克。破裂者早用抗生素。

（六）诊疗要点

1.膀胱挫伤

膀胱挫伤无须手术,适当休息、充分饮水、消炎、镇静等,短期内可痊愈。

2.腹膜外破裂

手术探查膀胱,修补缝合,并行耻骨上造瘘。

3.腹膜内破裂

手术修补破裂膀胱,引流膀胱前间隙。

（七）护理评估

1.健康史

评估下腹部外伤史,骨盆骨折史,盆腔、下腹部手术史,膀胱镜、尿道扩张检查史。

2.目前身体状况

(1)全身表现:是否合并骨盆骨折,有无休克。

(2)局部表现:膀胱损伤的病因、病理类型,有无腹膜炎,是否有血尿。

(3)辅助检查:导尿检查及试验结果,造影结果。

3.心理和社会支持状况

了解患者是否对伤情、手术风险产生恐惧或焦虑,家属的心理状态及对患者的支持程度,对术后的护理配合及有关康复知识的掌握程度。

（八）常见的护理诊断/问题

1.组织灌注量不足

组织灌注量不足与出血、休克有关。

2.血尿

血尿与膀胱损伤黏膜出血有关。

3.排尿异常

排尿异常与膀胱破裂、排尿功能受损有关。

4.有感染的危险

感染的危险与膀胱破裂、尿外渗及尿性腹膜炎有关。

（九）护理目标

（1）休克得到预防或纠正。

（2）患者的血尿减轻，直至消失。

（3）患者的排尿异常得到控制。

（4）感染得到预防或控制。

（十）护理措施

1.全身护理

合并骨盆骨折者，伤后2d内，严密观察生命体征，1～2h1次，发生休克者，积极抗休克治疗。

2.症状护理

（1）膀胱挫伤：休息、消炎、镇静等，短期内可痊愈。

（2）膀胱破裂。

观察腹部表现，判断有无再出血。

做好术前准备，向患者解释手术的重要性。

给予营养丰富易消化的食物，补液，保证抗生素输入，预防感染。

观察术后引流情况，记录24h尿液的颜色、性状、量，每天2次擦拭尿道口，导尿管在术后8～10d拔除，置管时间长者，拔管前夹管1～2d，以训练膀胱排尿功能。

（十一）护理评价

（1）休克是否得到预防或纠正。

（2）患者的血尿是否减轻或消失。

（3）患者的排尿异常是否得到控制。

（4）感染是否得到预防或控制。

（十二）健康指导

（1）多饮水，每日饮水量2 000～3 000 mL。

（2）解释留置导尿管及其他引流管的意义，指导患者配合护理操作。

（3）解释训练膀胱排尿功能的意义。

四、尿道损伤

尿道损伤在泌尿系损伤中最常见。几乎全部发生于男性，尤其是壶腹部和膜部。早期处理不当，可致狭窄、尿瘘。

（一）病因

1.开放性损伤

开放性损伤多为锐器所致，形成阴茎、阴囊、会阴的贯通。

2.闭合性损伤

壶腹部损伤多因骑跨式下跌，会阴部撞击硬物所致；膜部损伤常由骨盆骨折断端刺破或撕裂尿生殖膈所致。

（二）病理和分类

1.尿道挫伤

尿道黏膜损伤，出血和水肿。

2.尿道部分断裂

尿道壁部分发生断裂,尿道周围血肿和尿外渗。

3.尿道断裂

尿道全层完全断裂、分离,血肿和尿外渗显著,可发生尿潴留、尿道狭窄。

4.尿外渗

(1)壶腹部损伤:尿液、血液渗入会阴浅筋膜所包绕的会阴袋,会阴、阴茎、阴囊和下腹壁出现肿胀、淤血。

(2)膜部损伤:出血和尿液沿前列腺尖部外渗至耻骨后间隙和膀胱周围,如合并耻骨前列腺韧带撕裂,前列腺向后上方移位。

(三)临床表现

1.休克

合并骨盆骨折时,因损伤、出血而导致休克。

2.尿道流血

壶腹部损伤可见尿道外口流血,膜部损伤仅有少量血液流出,但可有血尿。

3.腹部、会阴部疼痛

壶腹部损伤时会阴部肿胀、疼痛,排尿时加重。膜部损伤时下腹部疼痛,可伴压痛、肌紧张。

4.排尿困难

尿道挫伤、部分断裂,由于疼痛、水肿可发生排尿困难。尿道完全断裂时不能排尿继发尿潴留。

(四)辅助检查

1.试插导尿管

严格无菌条件下试插导尿管,尿道仍然连续者,可顺利进入膀胱,否则插入困难。不可多次试插导尿管,以免加重损伤或导致不必要的感染。

2.X线检查

怀疑骨盆骨折者,行骨盆前后位摄片。

(五)诊断要点

1.临床表现

伤处疼痛、尿道流血、排尿困难、局部血肿、瘀斑及尿外渗,均应考虑尿道损伤。

2.辅助检查

试插导尿管及X线检查有助于进一步明确损伤的部位及程度。

(六)诊疗要点

1.紧急处理

骨盆骨折的患者应平卧,少搬动,合并休克时及时处理。暂不能手术者,可行耻骨上膀胱穿刺,引流尿液。

2.非手术治疗

尿道挫伤、轻度裂伤,排尿困难或不能排尿,试插导尿管成功者,留置尿管1周,并用抗生素预防感染,采取止血措施。

3.手术治疗

(1)壶腹部断裂治疗:行尿道修补或断端吻合术,术后留置尿管2~3周。病情严重暂时不可手术者,行耻骨上膀胱穿刺造瘘,3个月后再行尿道修补术。

(2)膜部断裂治疗:若病情允许,骨折稳定,可行尿道会师复位术,留置尿管3~4周;若合并休克,骨折不稳定,暂行耻骨上膀胱穿刺造瘘,3个月后,施行解除尿道狭窄的手术。

(3)并发症治疗:最常见并发症是尿道狭窄,多见于后尿道,应定期施行尿道扩张术;后期狭窄者,切除瘢痕组织,行尿道端吻合术,严重者行尿道成形术。

（七）护理评估

1.健康史

评估骑跨伤病史,骨盆外伤史,膀胱镜、尿道扩张检查及治疗史。

2.目前身体状况

（1）全身表现:是否合并骨盆骨折,有无休克。

（2）局部表现:尿道损伤的原因,有无尿道流血、会阴部剧烈疼痛以及血肿、尿外渗,有无排尿困难或尿潴留。

（3）辅助检查:试插导尿管是否成功,X线检查结果。

3.心理、社会状况

评估患者对病情、手术效果是否产生恐惧或焦虑心理,对疾病严重性的认知情况,对术后的护理配合及有关康复知识的掌握程度,了解家庭的支持程度。

（八）常见的护理诊断/问题

1.组织灌注量不足

组织灌注量不足与伤后出血有关。

2.有尿道出血的可能

尿道出血与尿道损伤有关。

3.排尿型态异常

排尿型态异常与尿道断裂、移位、狭窄有关。

4.疼痛

疼痛与损伤、血肿、尿外渗有关。

5.潜在并发症

有感染的危险、尿道狭窄等。

（九）护理目标

（1）患者组织灌注量恢复,休克得到预防或纠正。

（2）患者尿道流血减轻,直至消失。

（3）患者恢复正常排尿或尿液得到引流。

（4）患者的疼痛与不适减轻。

（5）感染得到预防或控制。

（十）护理措施

1.全身护理

合并骨盆骨折者,须卧硬板床,减少搬动,积极抗休克。

2.非手术治疗的护理

维持输液,保证抗生素、止血剂输入;加强营养,鼓励患者多饮水;镇静止痛,保证休息。

3.手术护理

（1）切口的护理:保持敷料干燥,渗出多时及时换药,防止大小便污染切口和敷料。

（2）留置导尿管及膀胱造瘘管的护理

记录24h尿量,观察引流液的颜色与性状。

保持各种引流管通畅,一旦阻塞,可用生理盐水冲洗。

留置尿管治疗的患者,选择合适时间进行尿道扩张。

耻骨上膀胱穿刺造瘘患者,术后2周左右夹管观察,排尿顺利者拔管,瘘口覆盖无菌敷料,5～7d自行愈合。长期留管者,采取适时夹管、间歇引流方式,训练膀胱功能,防止膀胱肌无力。

（3）预防感染的护理。

观察体温及白细胞变化。

膀胱穿刺造瘘者,每天冲洗膀胱1~2次。

观察尿外渗引流物的量、性状、颜色、气味,及时更换敷料。

(4)尿道扩张的护理:选择大小合适的尿道探子,定期扩张,严格无菌,动作轻柔。

(十一)护理评价

(1)患者组织灌注量是否恢复。

(2)患者尿道流血是否减轻,直至消失。

(3)患者是否恢复正常排尿。

(4)患者的疼痛与不适是否减轻。

(5)感染是否得到预防或控制。

(十二)健康指导

(1)解释留置尿管及膀胱造瘘的意义。

(2)解释尿道扩张的意义,指导患者配合。

(3)指导饮食,鼓励多饮水。

(付 敏)

第二节 泌尿系统肿瘤

泌尿系统肿瘤大多数为恶性。最常见的是膀胱癌,其次是肾癌。男性多于女性,多在40岁以后发生。是泌尿外科最常见的疾病之一。

一、肾肿瘤

肾肿瘤多为恶性:成人以肾癌多见,男比女为2∶1,高发年龄为:50~70岁。小儿以肾母细胞瘤最常见,占小儿恶性实体肿瘤的8%~24%,也是最常见的小儿腹部肿瘤。

(一)病因

肾肿瘤的病因至今不明。肾癌有一定的家族遗传倾向,与吸烟量及开始吸烟的年龄相关,研究认为男性吸烟相对危险性增加1.1~2.3倍。喝咖啡会增加女性肾癌的机会。

(二)病理生理

肾癌来自于肾小管上皮细胞,呈圆形,外有假包膜,切面黄色。有时呈多囊性,可有出血、坏死和钙化。肾癌局限时恶性程度低,穿破假包膜后经血液或淋巴转移。癌细胞可直接侵入肾静脉、腔静脉形成癌栓,也可转移到肺、脑、骨、肝等。

(三)临床表现

1.血尿

无明显原因的间歇性、无痛性肉眼血尿是常见症状,提示肿瘤已侵入肾盏、肾盂。肾盂癌早期出现血尿。肾母细胞瘤血尿不明显。

2.疼痛

腰部钝痛或隐痛,血块堵塞输尿管时发生绞痛。

3.肿块

肾癌常在腹部或腰部发现肿块,质地较硬,活动度较差。发生于体弱婴幼儿的腹部巨大肿块是肾母细胞瘤的特点。

4.肾外表现

常见的有低热、高血压、高血钙、血沉快、贫血、消瘦等。

（四）辅助检查

1.实验室检查

镜下或肉眼血尿,尿三杯试验有助于确定出血部位。

2.影像学检查

（1）X线:可见不规则增大的肾形。造影可见肾盏、肾盂呈不规则变形、狭窄。

（2）B超:可发现早期无症状癌性肿块,可鉴别占位病变的性质。

（3）CT、MRI、肾动脉造影:有助于早期诊断和鉴别诊断。

（五）诊断要点

1.临床表现

出现血尿、疼痛、肿块三大症状表明肾癌进入晚期,一旦出现无痛肉眼血尿就应想到肾癌。婴幼儿腹部进行性增大肿块应高度怀疑肾母细胞瘤。

2.辅助检查

对高度可疑患者,酌情选择影像学检查,如 X 线、B 超、CT、MRI 等以确定诊断。

（六）诊疗要点

1.手术治疗

肾癌行根治性肾切除,包括患侧肾、肾周围筋膜及脂肪和肾门淋巴结。肾盂癌切除患肾、患侧输尿管及输尿管开口部位的膀胱。肾母细胞瘤经腹部行患肾切除术。

2.术后辅助治疗

放疗和化疗对肾癌效果不佳,免疫疗法对肾转移癌有一定效果。肾母细胞瘤术后配合化疗和放疗可显著提高生存率。

（七）护理评估

1.健康史

评估年龄、性别与职业,有无长期吸烟史,有无家族遗传史。

2.目前的身体状况

（1）症状体征:有无间歇性无痛性全程肉眼血尿,有无腹部进行性增大的肿块,有无腰部疼痛。

（2）辅助检查:包括特殊检查结果及有关手术耐受性检查。

3.心理、社会状况

了解患者和家属对病情严重程度、对拟行手术方式的认知程度和心理承受能力。对预后的担心程度,家庭和社会对患者的心理和经济上的支持程度。

（八）常见的护理诊断/问题

1.恐惧/焦虑

恐惧/焦虑与对癌症的惧怕,对手术及并发症的担忧有关。

2.疼痛

疼痛与肾包膜张力增大、血块堵塞输尿管有关。

3.营养失调:低于机体需要量

营养失调与长期血尿、癌肿消耗、手术创伤有关。

4.有感染的危险

感染与手术切口、置管引流有关。

5.潜在并发症

潜在并发症为出血。

（九）护理目标

（1）患者恐惧/焦虑感减轻。

（2）患者的疼痛被有效控制。

(3)患者营养状况得到改善。

(4)患者感染的危险性下降或未感染。

(5)患者术后未出血。

(十)护理措施

1.术前护理

(1)病情观察:癌症晚期,卧床休息,观察记录排尿情况、血尿情况。观察疼痛性质,出现绞痛时,有效止痛处理。

(2)饮食护理:鼓励多饮水,以稀释尿液。给予高热量、高蛋白易消化饮食,纠正贫血。

(3)术前准备:常规术前准备,了解重要脏器功能。

(4)心理护理:肾癌一旦出现典型表现多已进入晚期,患者绝望、恐惧,对治疗失去信心。耐心解释,细心护理,精心疏导,消除不良心理或行为。

2.术后护理

(1)一般护理:取半卧位,卧床5～7d,防止过早活动导致出血。肛门排气后进食,鼓励多饮水,静脉营养。切口疼痛者酌情止痛。

(2)术后观察:观察血压、脉搏和呼吸。记录24h尿量、颜色。检测尿常规,了解健侧肾功能。

(3)预防感染:遵医嘱应用抗生素。保持敷料干燥,及时换药。定时翻身、叩背、雾化稀释痰液以利于咳痰,防止肺部感染。

(4)引流管护理:监测引流液的性质、颜色和量。常规引流管的护理,避免压迫、折叠。一般术后2～3d无引流物排出时拔除。

(十一)护理评价

(1)患者恐惧/焦虑是否减轻。

(2)患者的疼痛是否有效控制。

(3)患者营养状况是否得到改善。

(4)患者有无感染征象,切口有无感染。

(5)患者术后是否发生出血。

(十二)健康指导

(1)指导患者及时进行化疗、放疗,定期查血、尿常规,出现骨髓抑制,暂停治疗。

(2)指导患者定期复查肺、肝、肾等易转移脏器。

二、膀胱肿瘤

膀胱肿瘤是泌尿系最常见肿瘤,大多来自上皮组织,其中90%以上为移行上皮肿瘤。好发于50～70岁人群,男女比例约为4∶1。

(一)病因

1.环境和职业

研究表明生活接触染料、橡胶塑料、油漆等或从事此类工作的人群易诱发膀胱癌。

2.吸烟

吸烟是膀胱癌的重要病因。吸烟者尿中色氨酸的代谢增加50%。吸烟量越大,吸烟时间越长,发生膀胱肿瘤的危险性也越大。

3.代谢异常

色氨酸和烟酸异常代谢物影响细胞RNA和DNA合成,产生诱发膀胱癌变的物质。

4.其他

膀胱白斑、膀胱结石、尿潴留等也可能是膀胱癌的诱因。遗传和免疫与膀胱癌亦有一定关系。

（二）病理生理

1.组织类型

膀胱癌根据来源分为上皮性和非上皮性两类，前者占95％以上，以移行细胞癌最多见，后者少见，多为肉瘤。

2.分化程度

根据肿瘤细胞大小、形态、染色、分裂相等分为三级：Ⅰ级分化良好，低度恶性；Ⅲ级分化不良，高度恶性；Ⅱ级介于二者之间，中度恶性。

3.生长方式

分为原位癌、乳头状癌和浸润性癌。原位癌局限，不浸润。鳞癌和腺癌多有浸润。

4.浸润程度

浸润程度是膀胱癌临床（T）和病理（P）分期的依据，分别在T后标明1～4表示浸润深度，Tis表示原位癌。

（三）临床表现

1.血尿

多以反复发作的间歇性无痛性全程肉眼血尿、终末加重而就诊。出血量与肿瘤大小、数目、恶性程度不一致，可多可少，重时可有血块。

2.膀胱刺激症

癌灶浸入深层并发坏死、溃疡、感染时，出现尿频、尿急、尿痛，为预后不良征兆。

3.排尿困难

瘤体增大或靠近尿道内口堵塞膀胱出口时，出现排尿困难、尿潴留。

4.晚期表现

晚期可有肾积水、下腹部巨大肿块、下肢水肿、腰骶部疼痛等表现，亦可有恶心、呕吐、疲乏、消瘦、贫血、低热、纳差等恶病质表现。

（四）辅助检查

1.尿常规检查

尿中可见红细胞、血红蛋白等。

2.尿脱落细胞学检查

留取晨起第二次尿液，离心后找肿瘤细胞，阳性率可达70％～80％。

3.影像学检查

（1）B超：可探及直径0.5 cm以上的膀胱肿瘤。

（2）CT、MRI：了解肿瘤浸润深度及局部转移病灶。

4.膀胱镜检查

常为首选，在直视下观察肿瘤的位置、数目、大小、形态以及浸润范围等，并可取活检。

（五）诊断要点

1.症状体征

出现反复发作的无痛性全程肉眼血尿、终末加重的患者应高度怀疑膀胱占位性病变。

2.辅助检查

膀胱镜检查可明确诊断。

（六）诊疗要点

1.手术治疗

（1）保留膀胱手术：适应于表浅膀胱癌。最常应用经尿道切除，亦可选用膀胱开放术、膀胱内药物灌注治疗。

（2）膀胱切除术：适应于浸润性膀胱癌。根据浸润范围及深度选择膀胱部分切除术或全切除术。膀胱

全部切除手术后须行尿流改道手术。

2.其他治疗

浸润邻近器官的膀胱癌手术已无意义,放疗和化疗可延长生命、减轻痛苦。

(七)护理评估

1.健康史

了解患者的年龄、性别与职业,了解有无吸烟史,有无癌前期病变。

2.目前的身体状况

(1)症状体征:有无间歇性无痛性全程肉眼血尿、终末加重表现,是否合并膀胱刺激症及排尿困难。

(2)膀胱镜检查、影像学检查以及病理学检查结果有助于定位定性。

3.心理、社会状况

评估患者和家属对病情、手术方式及术后排尿型态改变的认知程度和心理承受能力,对术后护理配合及健康教育等知识的掌握程度。家人及社会的经济支持程度。

(八)常见的护理诊断/问题

1.恐惧

恐惧与对癌症的惧怕,对手术的担忧有关。

2.血尿

血尿与肿瘤坏死、溃疡、感染有关。

3.营养失调:低于机体需要量

营养失调与长期血尿、癌肿消耗、手术创伤有关。

4.排尿异常

排尿异常与肿瘤浸润膀胱、尿潴留有关。

5.有感染的危险

感染与手术切口、置管引流有关。

(九)护理目标

(1)患者的恐惧/焦虑减轻。

(2)患者尿液正常。

(3)患者营养状况得到改善。

(4)患者排尿正常。

(5)患者感染危险性下降或未感染。

(十)护理措施

1.术前护理

(1)病情观察:观察记录尿量、颜色、性状。观察有无腰部疼痛,有无下肢水肿、腹部肿块等晚期表现。

(2)饮食护理:多饮水以稀释尿液。补充营养,纠正贫血。

(3)术前准备:除常规术前准备外,膀胱全切回肠代膀胱术患者,术前3天无渣饮食,术前1天禁食,应用肠道抗生素,术日晨灌肠。

(4)心理护理:患者可出现对癌症的否认,对改变正常排尿生理的不理解,甚至对治疗失去信心,应安慰鼓励患者,消除不良心理或行为。

2.术后护理

(1)体位与饮食:膀胱肿瘤经尿道电切除术,术后平卧位,术后6h进食。膀胱癌全切术,术后卧床8~10d,肛门排气后进食,禁食期间给予静脉高营养。

(2)术后观察:密切观察生命体征,如出现休克征象,应及早处理。观察记录24h尿量、颜色与性状。观察记录各种引流管、造瘘管是否通畅及引流液的量和颜色。

(3)膀胱冲洗:膀胱造瘘术后每天冲洗。膀胱部分切除术后,根据血尿情况间断或持续膀胱冲洗。常

用冲洗液有 0.02％呋喃西林溶液、0.1％新霉素溶液等。冲洗时,抽吸不宜用力过猛,吸出液不得再注入膀胱。

(4)预防感染:遵医嘱应用抗生素。膀胱全切除回肠代膀胱术,术后留置胃管,常规口腔护理,每日2次,防止口腔感染。

(5)各种引流管护理。

贴标签注明各种引流管的性能。

妥善固定,保持引流通畅,一旦堵塞,及时挤压或冲洗。

保证尿道外口、造瘘口周围皮肤的清洁、干燥。

拔管:回肠代膀胱术后 10～12d 拔管,改为佩戴皮肤接尿器;可控性尿流改道术后 8～10d 拔除肾盂输尿管引流管,12～14d 拔除尿囊引流管,2～3 周拔除输出道引流管,训练自行排尿。

(十一)护理评价

(1)患者的恐惧/焦虑是否减轻。

(2)患者尿液是否正常。

(3)患者营养状况是否改善。

(4)患者排尿是否恢复正常。

(5)患者是否发生感染。

(十二)健康指导

(1)职业保护教育,指导戒烟。

(2)向患者说明尿路改道的意义,教会患者自行护理人造尿口和引流袋。

(3)膀胱癌保留膀胱手术后,定期膀胱镜复查。

(付　敏)

第十六章　骨科疾病护理

第一节　骨折概论

骨的完整性破坏或连续性中断称为骨折(fracture)。

一、护理评估

1.病因

(1)直接暴力：暴力直接作用的部位发生骨折。例如小腿被重物直接撞击后，胫腓骨骨干在被撞击的部位发生骨折。

(2)间接暴力：外力通过传导、杠杆、旋转作用使受力部位远处骨折，例如滑倒时手掌撑地，外力经传导而发生的桡骨远端骨折、肱骨髁上骨折。

(3)肌肉牵拉：肌肉突然强烈收缩，造成肌肉附着点撕脱性骨折。如运动员骤然屈膝，由于肌肉突然猛烈收缩，可发生髌骨骨折；上肢进行过猛的投掷动作可造成肱骨内上髁骨折。

(4)骨骼病变：在原有骨病的基础上，因轻微的外力，或在正常活动中发生的骨折，这种骨折称病理性骨折。如骨髓炎、骨肿瘤、骨结核、严重骨质疏松症等病变骨骼并发的骨折。

(5)积累劳损：长期、反复、轻微的直接或间接外力集中作用于骨骼的某一点上使之发生骨折，称为疲劳骨折。例如长距离行军或长跑运动后发生第2趾骨及腓骨干下1/3的疲劳性骨折。骨折无移位，但愈合慢。

2.骨折分类

(1)根据骨折是否与外界相通分类：①闭合性骨折：骨折处皮肤或黏膜完整，骨折端与外界不相通。②开放性骨折：骨折附近的皮肤或黏膜破损，骨折端与外界相通，如合并膀胱或尿道破裂的骨盆耻骨骨折，合并直肠破裂的尾骨骨折，胫骨骨折端刺破皮肤。

(2)根据骨折断裂的程度分类：①不完全骨折：骨的连续性或完整性仅有部分中断。裂纹骨折：骨折像瓷器上的裂纹，无位移，多见于颅骨、髂骨等处的骨折；青枝骨折：骨折与青嫩的树枝被折时的情形相似，多见于儿童，因儿童的骨质较柔韧，不易完全断裂；骨膜下骨折：多见于儿童，骨膜未破，位移不明显，愈合快。②完全性骨折：骨的连续性或完整性全部中断，管状骨多见。根据X线片骨折线的走向不同可分为以下几种类型：横断骨折、斜形骨折、螺旋骨折、粉碎骨折、嵌插骨折、骨骺分离、压缩骨折、凹陷骨折。

(3)根据骨折的稳定程度分类：①稳定骨折：复位固定后不易再移位的骨折，如横断骨折、有锯齿状的短斜骨折。②不稳定骨折：复位固定后骨折断端仍然容易再移位。如断面呈螺旋形、长斜形、粉碎形以及周围肌肉丰厚的股骨干骨折。

3.骨折段的移位

大多数骨折的骨折段均有不同程度的移位。常见有以下五种移位，并且常常几种移位同时存在(图16-1)。

(1)成角移位：两骨折段的纵轴线交叉成角，角顶的凸向即为成角方向，有向前、向后、向内或向外成角。

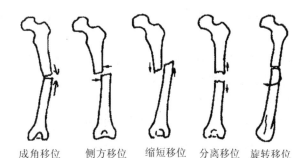

成角移位　　侧方移位　　缩短移位　　分离移位　　旋转移位

图 16-1　骨折移位方向

（2）侧方移位：一般以近侧骨折端为基准，以远侧骨折端的移位方向确定为向前、向后、向内或向外侧方移位。

（3）缩短移位：两骨折段互相重叠或嵌插，使其缩短。

（4）分离移位：两骨折段在同一纵轴上互相分离，形成间隙。

（5）旋转移位：远侧骨折段围绕骨的纵轴发生旋转。

4.身体状况

（1）全身表现：一般的骨折，无明显全身表现，但严重骨折及骨折合并重要器官损伤时，会导致全身病理改变，患者出现全身症状。①休克：常见于多发性骨折、股骨骨折、骨盆骨折、脊柱骨折和严重的开放性骨折，患者常因大量出血（出血量大者可达 2000mL）、剧烈疼痛或并发内脏损伤引起。②体温：一般骨折后体温正常，但有些骨折如骨盆骨折、股骨干骨折常伴有大量内出血，当血肿吸收时，体温可略升高，通常不超过 38℃。开放性骨折患者体温升高主要为感染所致。

（2）局部症状与体征：①骨折的特殊体征：a.畸形：由于外力作用、肌腱牵拉和地心吸引力作用可使骨折端发生各种畸形，如成角畸形、侧方错位畸形、重叠畸形、旋转畸形。b.反常活动：在肢体没有关节的部位，出现不正常的假关节样活动。c.骨擦音或骨擦感：骨折后，两骨折端相互摩擦时可产生骨擦音或骨擦感。此为完全骨折特征之一。但不应主动地确定此症的有无，以免增加患者疼痛和组织的损伤。以上三种体征只要发现其中之一，即可确诊。但未见此三种体征时，也可能有骨折，例如嵌插骨折、裂缝骨折。②骨折的一般症状与体征：a.疼痛与压痛：骨折处均感疼痛，在移动患肢时疼痛加剧。叩诊时，骨折处有局限性压痛。例如骨盆骨折时，用两手轻轻挤压两髂骨翼，可在骨折处引起疼痛。b.局部肿胀与淤斑：骨折时，骨髓、骨膜及周围软组织内的血管破裂出血。软组织亦因受伤而发生水肿，患肢显著肿胀，皮肤可发亮，出现张力性水疱。严重时可阻碍静脉回流，使骨筋膜压力增高，甚至可阻碍动脉血液循环。骨折位置浅表或出血较多时，血肿可透过撕裂的肌膜及深筋膜渗到皮下，使骨折周围皮肤出现青紫淤斑。c.功能障碍：骨折后由于肢体内部支架的断裂和疼痛，使肢体丧失部分或全部活动功能。但嵌插、裂缝骨折对活动功能影响较小，仍可有部分活动功能。以上三项可见于新鲜骨折，也可见于软组织损伤及炎症。但有些骨折仅有这些临床表现，初次检查患者时应常规进行 X 线拍片，以便确诊。

（3）骨折辅助检查：①X 线检查：骨折的诊断主要依靠病史及体征，但 X 线检查能进一步明确骨折端的形态及移位情况，对治疗及护理有重要的指导意义。X 线摄片检查还能够显示临床检查中难以发现的一些情况，如不完全骨折、体内深部骨折、脱位时伴有小骨片或撕脱性骨折等。X 线摄片检查时必须包括正、侧位片，并必须包括邻近关节，有时还要加摄特定位置或健侧相应部位的对比 X 线片。②CT 扫描：X 线摄片检查是骨折不可缺少的重要检查，但由于其局限性，有些部位的损伤普通 X 线片难以确诊，需要 CT 和 MRI 的检查才能明确骨折的具体情况。例如脊柱骨折通过 MRI 或 CT 检查可明确脊髓损伤、骨块移位情况；CT 检查可以明确髋臼骨折的骨折块移位情况。

5.疾病的心理社会反应

骨折多为意外伤害，突如其来的创伤会使患者情绪剧烈变化，表现为精神紧张或惊恐不安。由于长时间的治疗休养会使患者从盲目的乐观转为疑虑、烦躁、精神萎靡，甚至怨天尤人不配合治疗。当肢体发生

暂时性或永久性功能丧失时,患者易有悲观失望、孤独厌世,甚至轻生的心理变化。

6.骨折的并发症

(1)早期并发症及合并伤:①休克:多属于创伤性休克,是严重创伤、骨折引起的大出血或重要器官损伤所致。②血管损伤:肱骨髁上骨折可能伤及肱动脉,应检查伤肢桡动脉的搏动。胫骨平台骨折可能伤及腘动脉,应检查伤肢足背动脉搏动。③周围神经损伤:较多见的有上肢骨折,可能损伤桡神经、正中神经和尺神经。腓骨小头和股骨颈骨折时,跨越腓骨颈部的腓总神经常同时受损。④脊髓损伤:多发生在颈段和胸、腰段脊柱骨折和(或)脱位时,形成损伤平面以下的截瘫。⑤内脏损伤:肋骨骨折可并发肺实质损伤,引起血胸或血气胸;下胸部的肋骨骨折可并发肝脾破裂;骨盆骨折可并发后尿道损伤。⑥脂肪栓塞综合征:为骨折特有的并发症。这种骨折的并发症往往在损伤后24~48h内表现出来,大约发生于45%的多发性骨折病例,占死亡原因的11%以上。主要发生于成人,是由于骨折处髓腔内血肿张力过大,骨髓被破坏,脂肪滴进入破裂的静脉窦内,可引起肺、脑脂肪栓塞。⑦骨筋膜室综合征:即由骨、骨间膜、肌间隔和深筋膜形成的骨筋膜室内的肌肉和神经因急性缺血而产生的一系列早期症状和体征。最常发生于小腿和前臂掌侧,常有创伤骨折的血肿和组织水肿使其室内容物体积增加,或外包扎过紧、局部压迫使骨筋膜室容积减小而导致骨筋膜室内压力增高所致。发展很快,急剧恶化,直至坏疽。本综合征主要是指缺血的早期。

(2)晚期并发症:①坠积性肺炎:一般易发生于长期卧床患者,尤以股骨颈骨折的老年人更甚,可危及患者生命。应鼓励患者功能锻炼,尽早下床活动。②压疮:常发生于截瘫和严重外伤的患者,长期卧床,若护理不周,骨隆起处如骶骨部、股骨大粗隆部、足后跟等长期受压,局部软组织发生血液供应障碍,易形成溃疡。而且发生后难以愈合,常成为全身感染的来源。③下肢深静脉血栓形成:多见于骨盆骨折或下肢骨折。④感染:开放性骨折有发生化脓性感染和厌氧性感染的可能。细菌感染后一般18~24h即可观察到其生长繁殖。也有生长缓慢的细菌数日或数周后才生长繁殖。⑤创伤性关节炎:关节内骨折,关节面遭到破坏,又未能准确复位,骨愈合后使关节面不平整,长期磨损易引起创伤性关节炎,致使关节活动时出现疼痛。⑥缺血性骨坏死:骨折发生后,骨折段的血液供应被切断而致坏死时,称缺血性骨坏死。常见的骨折有股骨颈骨折、腕舟状骨骨折。⑦泌尿系感染、结石:脊柱骨折伴截瘫患者因尿潴留或导尿可引起泌尿系感染,患者长期卧床、尿路感染等均可诱发尿路结石。⑧缺血性肌挛缩:是骨折最严重的并发症之一,是骨筋膜室综合征处理不当的严重后果。它可由骨折和软组织损伤直接所致,更常见的是骨折处理不当所造成,特别是外固定过紧。提高对骨筋膜室综合征的认识并及时正确处理是防止缺血性肌挛缩发生的关键。一旦发生则难以治疗,效果极差,常致严重残废,典型的畸形是爪形手。⑨骨化性肌炎:关节附近的骨折,骨膜剥离后,形成骨膜下血肿。若处理不当、血肿较大,经机化、骨化后,在关节附近的软组织内可有广泛的骨化,影响关节活动功能。⑩关节僵硬:即指患肢长时间固定,静脉和淋巴回流不畅,关节周围组织中浆液纤维性渗出和纤维蛋白沉积,发生纤维粘连,并伴有关节囊和周围肌肉挛缩,致使关节活动障碍。这是骨折和关节损伤最为常见的并发症。及时拆除固定和积极进行功能锻炼是预防和治疗关节僵硬的有效方法。

7.骨折的愈合过程

(1)血肿机化演进期:骨折致髓腔、骨膜下及周围组织血管破裂出血,在骨折部位形成血肿,骨折端由于血液循环中断,逐渐发生几毫米的骨质坏死。伤后6~8h骨折断端的血肿开始凝结成血块,与局部坏死组织引起无菌性炎性反应。随着纤维蛋白渗出,毛细血管增生,成纤维细胞、吞噬细胞侵入,逐步清除机化的血肿,形成肉芽组织并进而演变转化为纤维结缔组织,使骨折两断端连接在一起,称为纤维连接,这一过程约在骨折后2~3周完成。同时,骨折断端附近骨外膜内层的成骨细胞增殖分化,形成与骨干平行的骨样组织,并逐渐向骨折处延伸。骨内膜也发生同样的变化,但出现较晚。

(2)原始骨痂形成期:内、外骨膜内层的成骨细胞开始增殖、分化,形成骨样组织,逐渐钙化形成新的网状骨(即膜内化骨),两者紧贴在断端骨皮质内、外面,逐渐向骨折处会合,形成两个梭形骨痂,将两断端的骨密质和其间由血肿机化来的纤维组织夹在中间,形成内骨痂和外骨痂。骨折端及髓腔内的纤维组织亦

逐渐转化为软骨组织并随着软骨细胞的增生、钙化而骨化,称为软骨内化骨,在骨折处形成环状骨痂和髓腔内骨痂。两部分骨痂会合后,不断钙化加强,当其能达到抵抗肌收缩力、剪力和旋转力时,则说明骨折已达到临床愈合。此阶段一般需4～8周。X线片上可见骨折周围有梭形骨痂阴影,骨折线仍隐约可见。

(3)骨痂改造塑形期:原始骨痂由排列不规则的骨小梁组成,尚欠牢固。随着肢体的活动和负重,在应力轴线上的骨痂不断得到加强和改造;在应力线以外的骨痂逐步被清除,使原始骨痂逐渐被改造成为永久骨痂。此为骨性愈合期,此期约需8～12周,但完成塑形需要相当长的时间。

8.骨折临床愈合标准

(1)局部无压痛及纵向叩击痛。

(2)局部无反常活动。

(3)X线片显示骨折线模糊,有连续骨痂通过骨折线。

(4)外固定解除后伤肢能满足以下要求:上肢能向前平举1kg重量达1min;下肢能不扶拐在平地连续步行3min,且不少于30步。

(5)连续观察两周骨折处不变形:从观察开始之日起倒算到最后一次复位的日期,其所历时间为临床愈合所需时间。(2)、(4)两项的测定必须慎重,可先练习数日,然后测定,以不损伤骨痂发生再骨折为原则。

9.影响骨折愈合因素

(1)全身因素:骨折愈合与年龄及健康状况有关。婴幼儿生长发育迅速,骨折愈合较成人快。如患营养不良、糖尿病、钙磷代谢紊乱、恶性肿瘤等疾病均可使骨折愈合延迟。

(2)局部因素:①骨折的类型和数量:螺旋形和斜形骨折,断端接触面大,愈合快。横形骨折断端接触面小,愈合较慢。多发骨折或一骨多段,愈合较慢。②骨折部的血液供应:这是决定骨折愈合快慢的重要因素。骨折部血供供应好,骨折愈合快,反之,则愈合慢,甚至不愈合。③软组织损伤:骨折断端周围的软组织损伤严重时,破坏了血液供应,骨折端的血供进一步减少,从而影响骨折的愈合。④感染:开放性骨折若发生感染,可导致化脓性骨髓炎,如有死骨形成及软组织坏死,则影响骨折愈合。⑤软组织嵌入:两骨折端之间若有肌、肌腱、骨膜等嵌入,则骨折难以愈合甚至不愈合。

(3)治疗方法不当:反复多次的手法复位、切开复位可损伤局部软组织和骨外膜,则影响骨折的愈合;过度牵引、固定不适当的功能锻炼可造成骨折段分离移位,干扰骨痂的生长,不利于骨折愈合;开放性骨折清创不当,若摘除过多的碎骨片,可导致骨缺损,影响骨折愈合。

10.骨折的急救处理

骨折急救的目的:用简单而有效的方法抢救生命、保护患肢,使患者能安全而迅速地运送至附近医院,以便获得妥善的治疗。

(1)抢救生命:凡可疑有骨折的患者,均应按骨折处理。一切动作要谨慎、轻柔、稳妥。首先抢救生命,如患者处于休克状态,应以抗休克治疗为首要任务,注意保暖,有条件时应立即输血、输液。对有颅脑复合伤而处于昏迷中的患者,应注意保持呼吸道通畅。

(2)创口包扎:开放性骨折创口多有出血,用绷带加压包扎后即可止血。如现场没有无菌敷料,可采用当场所能得到的最清洁的布类包扎。在有大血管出血时,可用止血带止血,应记录开始的时间。若骨折端已戳出创口,并已污染,但未压迫血管神经时,不应立即复位,以免将污物带进创口深处,可待清创术后,再行复位。若在包扎创口时骨折端已自行滑回创口内,则务必向负责医师说明。

(3)妥善固定:是骨折急救处理时的重要措施,急救固定的目的是避免在搬运时加重软组织、血管、神经或内脏等的损伤;避免骨折端活动,减轻患者痛苦;便于运送。

若备有特制的夹板,最为妥善。否则应就地取材,如树枝、木棍、木板等,都适于作外固定之用。若一无所有,也可将受伤的上肢绑在胸部,将下肢同健侧一起捆绑固定。

(4)迅速运送:四肢骨折经固定后,可用普通担架运送,脊柱骨折患者必须平卧于硬板上,运送时迅速、平稳。运送途中仍应注意全身情况及创口有无继续出血。如有上述情况,应及时处理。

11. 治疗与效果

骨折治疗的基本原则。

(1)复位:将移位的骨折端恢复正常或接近正常的解剖关系,重建骨骼的支架作用。复位是治疗骨折的首要步骤,也是骨折固定和功能锻炼的基础。早期正确的复位,是骨折愈合的必要条件。复位标准如下:①解剖复位:骨折端通过复位,恢复正常解剖关系,对位、对线完全良好称为解剖复位。解剖复位是骨折固定和功能锻炼的良好基础,可使骨折愈合获得满意的生理功能,但不可片面追求解剖复位。②功能复位:由于各种原因,未能达到解剖复位,但骨折愈合后对肢体功能无明显影响者称为功能复位。

(2)固定:由于大多数的骨折都伴有不同程度的移位,而复位后的骨折还有再移位的趋势,加之骨折的愈合需要较长时间,都要求骨折复位后必须进行合理的固定。良好的固定是骨折愈合的关键,骨折固定的种类可分为外固定和内固定两类。

(3)功能锻炼:功能锻炼是骨折治疗的重要组成部分,是促进骨折愈合防止并发症和及早恢复患肢功能的重要条件。在医务人员的指导下,充分发挥患者的积极性,遵循动静结合、整体和局部结合、主动和被动结合、阶段性和持续性结合的原则,尽早进行功能锻炼及其他康复治疗。

骨折早期:一般是伤后1～2周内。由于患肢常肿胀、疼痛,且骨折容易再移位,此期功能锻炼的目的是促进患肢血液循环,消除肿胀,防止肌萎缩。其主要形式是患肢肌作舒缩活动,骨折部上下关节暂不活动,而身体其他各关节均应进行功能锻炼。

骨折中期:一般指骨折2周以后,肿胀基本消退,局部疼痛缓解的一段时间。由于骨折端已纤维连接,日趋稳定,在医护人员的帮助下或借助于功能康复器逐步活动骨折处的上下关节。动作要缓慢轻柔,逐渐增加活动次数、运动幅度和力量。

骨折后期:骨折已达临床愈合标准,内外固定已拆除。功能锻炼的主要形式是加强患肢关节的主动活动,消除肢体肿胀和关节僵硬,并辅以各种物理和药物治疗,以尽快恢复各关节正常活动范围和肌力。

二、护理诊断及合作性问题

(1)入厕、卫生、进食自理障碍:与骨折、卧床有关。

(2)焦虑:与担心预后有关。

(3)疼痛:与骨折及软组织损伤有关。

(4)便秘:与卧床、不能活动有关。

(5)有皮肤完整性受损的危险:与石膏、夹板、固定带固定或长期卧床有关。

(6)潜在并发症:感染、关节僵硬、周围神经血管功能障碍等。

(7)有废用综合征的危险:与患肢制动有关。

(8)体液不足:与创伤后出血、创面大量渗血有关。

(9)知识缺乏:缺乏骨折后预防并发症和康复锻炼的相关知识。

三、护理目标

(1)入厕、卫生、进食能自理。

(2)患者情绪稳定,能正视疾病带来的各种不适。

(3)疼痛减轻或消失。

(4)无便秘现象。

(5)皮肤保持完好。

(6)无感染、关节僵硬、周围神经、血管功能障碍等并发症。

(7)患肢功能预期康复。

(8)患者水、电解质保持平衡,生命体征稳定。

(9)患者能复述骨折后预防并发症和康复锻炼的相关知识。

四、护理措施

1.提供心理社会支持

护士要多与患者沟通,了解患者的思想情绪活动,有的放矢地进行思想工作和心理护理。护士在患者面前要从容镇定、态度和蔼,护理操作要轻柔、认真、熟练,积极向患者报告成功的病例及病情好转的佳音,不谈有损患者情绪的话,使患者树立治疗疾病的信心和勇气。

2.疼痛的观察和护理

(1)除创伤、骨折引起患者疼痛以外,固定不满意、创口感染、组织受压缺血也会引起疼痛,由于疼痛的原因、性质不同,处理也不同,因此应加强临床观察,不要盲目地给予止痛剂。

(2)针对引起疼痛的不同原因对症处理。创伤、骨折伤员在现场急救时给予临时固定,以减轻转运途中的疼痛;发现感染时及时通知医生处理创口,开放引流,并应用有效抗生素;缺血性疼痛须及时解除压迫,松解外固定。如已发生压疮应及时行压疮护理;如发生骨筋膜室综合征需及时手术,彻底切开减压。

(3)对疼痛严重而诊断已明确者,在局部对症处理前可遵医嘱应用吗啡、杜冷丁、强痛定等镇痛药物,以减轻患者的痛苦;疼痛轻者可分散或转移患者的注意力,冷敷、按摩、热敷等也能起到镇痛的作用。

(4)在进行护理操作时动作要轻柔、准确,防止粗暴剧烈,如移动患者时,应先取得患者配合,在移动过程中,对损伤部位重点扶托保护,缓慢移至舒适体位,争取一次性完成以免引起和加重患者疼痛。

3.生活护理

多给予患者生活上的照顾,满足患者的基本生活需要,如帮助患者饮水、进食、排便、翻身、读书,直至能生活自理。

4.积极预防并发症

(1)对长期卧床的患者,定时给予翻身拍背,按摩骨隆突处,并鼓励患者咳嗽咳痰,防止压疮及坠积性肺炎的发生。

(2)适当抬高患肢,以利静脉回流,防止或减轻患肢肿胀。

(3)骨折或软组织损伤后伤肢局部发生反应性水肿、骨折局部内出血、感染、血循环障碍等也会造成伤肢不同程度的肿胀,应迅速查明引起肿胀的原因,及时对症处理。

(4)对于夹板、石膏等外固定物过紧,引起患肢肿胀伴有血液循环障碍,应及时松解,并观察有无神经损伤;严重肿胀时,要警惕骨筋膜室综合征发生,及时通知医生做相应处理。

5.满足营养需要

(1)建立规律的生活习惯,定时进餐,并根据患者的口味适当调整饮食,尽可能在患者喜欢的基础上调整营养结构,保证营养的供给。

(2)给予合理饮食,鼓励患者进食清淡、高蛋白、高热量、高维生素、含粗纤维多的食物,避免进食牛奶、糖等易产气的食物,注意多饮水,防止便秘。

6.功能锻炼

在病情许可的情况下,尽早鼓励患者进行伤肢的功能锻炼,锻炼应循序渐进,活动范围从小到大,次数由少到多,时间由短至长,强度由弱至强,以防止关节僵直,肌肉废用性萎缩。与患者共同制定锻炼计划,并在治疗过程中,根据患者的全身情况、骨折愈合程度、功能锻炼后的反应等不断地修改计划。

五、效果评价

(1)患者如厕、卫生、进食能否自理。

(2)患者的焦虑情绪是否缓解或消失。

(3)患者主诉疼痛有无缓解或减轻。

(4)患者有无便秘。

(5)患者皮肤是否完整,有无压疮发生。

（6）患者有无感染、关节僵硬、周围神经、血管功能障碍等并发症。

（7）患者能否正常活动。

（8）患者的水、电解质平衡状况，生命体征是否稳定。

（9）患者能否复述骨折后预防并发症和康复锻炼的相关知识。

六、健康教育

（1）营养指导，调整膳食结构，保证营养素的供给。

（2）功能锻炼，指导患者有计划和正确地进行功能锻炼。

（3）随访，遵医嘱定期复查，评估功能恢复情况。

（孟小利）

第二节　骨科常用护理技术

一、翻身

协助患者翻身是护士的基本功，因此，掌握正确的翻身方法至关重要。翻身总的原则是保证患者舒适、安全，被压迫的部位能得到减轻或改善，避免压疮的发生。如何在翻身时既可预防压疮发生又使患者感觉舒适、无痛或疼痛减轻，这是骨科护理的重点之一，也是最能体现人性化关怀的一面。

（一）翻身方法

（1）四肢骨折患者翻身：①协助患者翻身：一人站在患者翻身部位的对侧，一手扶住肩膀，一手扶住腰部，另一人站在床尾，抓住患肢稍作牵引，随着身体的翻转而同步转动患肢，并臀下垫软枕，每 1 次/2h。②指导患者翻身：指导患者如何利用肩膀、腹肌及健肢进行翻转身体和抬高臀部动作。首先，健肢屈曲，用力蹬床，一手扶住床栏，侧转身体。其次，指导其用两侧肩膀及健肢三点一线，辅以腹肌用力使腰背及臀部抬高，并用双手掌轻托髋部，手指平伸轻揉臀部及骶尾部，从而提高自护能力，避免臀部长期受压，促进血液循环。

（2）昏迷、瘫痪及各种原因不能起床的患者翻身：患者仰卧，一手放于腹部，另一手（侧卧方向的手）上臂平放外展与身体成 45°角，前臂屈曲放于枕旁，护士站立于床旁一侧，轻轻将患者推向对侧，使者背向护士。

（3）脊柱骨折患者的翻身方法：保持受伤的局部固定，不弯曲、不扭转。例如，给一个伤在胸腰椎的患者翻身时，要用手扶着患者的肩部和髋部同时翻动。如伤在颈椎，则须保持头部和肩部同时翻动，以保持颈部固定不动。患者自己翻身时，也要掌握这个原则，其方法是：挺直腰背部再翻动，以绷紧背肌，使形成天然的内固定夹板，不要上身和下身分别翻转。伤在颈椎的患者，也不可以随意低头、仰头或向左右扭转。对于脊柱骨折患者不可随便使用枕头。

（4）髋部人工假体置换术后翻身方法：患者术后 1～3d 最好采取两人翻身方法。护士分别站在患者患侧的床边，先将患者的双手放在胸前，让患者屈曲健侧膝关节。一人双手分别放至患者的肩和腰部，另一人将双手分别放至患者的臀部和患肢膝部，并让患者的健侧下肢配合用力，同时将身体抬起移向患侧床沿。然后让患者稍屈曲健侧膝关节，在两膝间放置 2～3 个枕头，高度以患者双侧髂前上棘之间距离再加5cm，操作者一人双手再分别放至患者的肩和腰部，另一人双手分别放至臀部和患肢膝部，同时将患者翻向健侧，将患肢置于两膝间的枕头上。保持患肢呈外展 15°～20°，屈髋 10°～20°，屈膝 45°，然后在患者的背部垫一软枕，胸前放一软枕置上肢，注意保持患者的舒适。

（二）护理注意事项

（1）心理护理：承认患者翻身的痛苦，耐心倾听，提出解决痛苦的方式。了解他们的心理动态，坦承翻

身的痛苦,拉近与患者间的距离,增加亲切感。其次,让患者了解不翻身的危害,并告知如何翻身可避免疼痛,让其接受帮助,并掌握方法,待其感到接受帮助后确实能有效的减轻疼痛时,便能对护士产生信任感,从而消除敌视及恐惧心理。

(2)鼓励患者尽量自主活动,调动患者的主观能动性和潜在能力,配合患者的文化需求,调动患者的参与意识,使患者积极配合疾病的治疗、护理,做一些力所能及的自护。

(3)下肢牵引的患者在翻身时不可放松牵引,石膏固定术的患者翻身后应注意将该肢体放于适宜功能位置,观察患肢的血运,避免石膏受压断裂。

(4)若患者身上带有多种导管,应先将各种导管安置妥当,翻身后注意检查各导管是否扭曲脱落,保持各引流管的通畅。

(5)若伤口敷料已脱落或已被分泌物浸湿,应先换药后再翻身。翻身时避免推、拉、拖等动作,以免皮肤受损。

(6)注意记录患者翻身前后各项生理指标的变化(血压、心率、呼吸次数、血氧饱和度等)及患者翻身过程中各项主观感觉指标的变化。

(7)在翻身工作中,正确应用人体力学原理,使患者身体各部分保持平衡,保证患者有舒适和稳定的卧位,预防拮抗的肌肉长期过度伸张或挛缩,提高患者的安全性。护士如能在工作中掌握身体平衡,使用最小的能量,发挥最大的效能,减轻疲劳,提高工作效率,则具有重大意义。

二、牵引术及牵引患者的护理

牵引(traction)是利用力学作用原理对组织或骨骼进行牵引,是治疗脱位的关节或错位的骨折及矫正畸形的医疗措施。牵引患者的护理工作是疾病得以治疗的重要手段。

(一)牵引的目的和作用

牵引在治疗骨与关节损伤中占有重要的地位,骨科临床应用广泛。牵引对脱位的关节或错位的骨折既有复位作用又有固定作用,可以稳定骨折断端,减轻关节面所承受的压力,缓解疼痛和促进骨折愈合,保持功能位,便于关节活动,防止肌肉萎缩,矫正畸形。

(二)牵引的种类

1. 皮肤牵引(skin traction)

借助胶布贴于伤肢皮肤上或用泡沫塑料布包压伤肢皮肤,利用肌肉在骨骼上的附着点,牵引力传递到骨骼,故又称间接牵引。

皮牵引的特点是操作简便,不需穿入骨组织,为无创性;缺点是不能承受过大拉力,重量一般不超过5kg,否则容易把胶布拉脱而不能达到治疗的目的;应用较局限,适用于少儿或老年患者;牵引时间不能过久,一般为2～4周。

(1)胶布牵引:多用于四肢牵引。贴胶布前,皮肤要用肥皂、清水洗净。皮脂要用乙醚擦拭,因皮肤上有皮脂、汗水或污垢者,都能影响胶布的黏着力。目前,国内对成年人,一般都剃毛。对于小儿患者,则一般不剃毛。胶布的宽度以患肢最细部位周径的1/2为宜。胶布粘贴范围以下肢为例,大腿牵引起自大腿中上1/3的内外侧,小腿牵引起自胫骨结节下缘的内外侧,胶布下界绕行并距离足底约10cm,在足远端胶布中央贴一块比远端肢体稍宽、且有中央孔的扩张板(距足底4～5cm),从中央孔穿一牵引绳备用;将近侧胶布纵向撕开长达2/3,粘贴时稍分开,使牵引力均匀分布于肢体。将胶布平行贴于肢体两侧,不可交叉缠绕,在骨隆突部位加纱布衬垫,以保护局部不受压迫。将胶布按压贴紧后,用绷带包扎肢体,以免胶布松脱,但缠绕时松紧必须合适,太松则绷带容易散开、脱落,太紧也会影响血循环。缠贴时,要从远心端开始向近心端,顺着静脉回流的方向进行。半小时后加牵引锤,进行牵引(图16-2)。

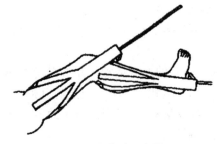

图 16-2　皮牵引示意图

(2)海绵带牵引:利用市售泡沫塑料布,包压于伤肢皮肤,远端也置有扩张板,从中央穿一牵引绳进行牵引。

2.兜带牵引

利用布带或海绵兜带托住身体突出部位施加牵引力。

(1)枕颌带牵引:用枕颌带托住下颌和枕骨粗隆部,向头顶方向牵引,牵引时使枕颌带两上端分开,保持比头稍宽的距离,重量 3~10kg。适用于颈椎骨折、脱位,颈椎间盘突出症和神经根型颈椎病等(图 16-3)。

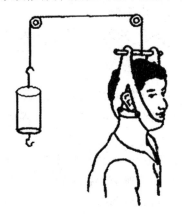

图 16-3　枕颌带牵引

(2)骨盆带牵引:用骨盆牵引带包托于骨盆,保证其宽度的 2/3 在髂嵴以上的腰部,两侧各一个牵引带,所牵重量相等,总重量为 10kg,床脚抬高 20~25cm,使人体重量作为对抗牵引(图 16-4)。适用于腰椎间盘突出症及腰神经根刺激症状者。

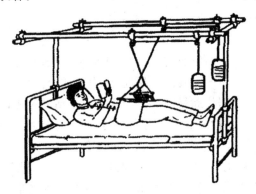

图 16-4　骨盆带牵引

(3)骨盆悬吊牵引:使用骨盆悬吊带通过滑轮及牵引支架进行牵引,同时可进行两下肢的皮肤或骨牵引。适用于骨盆骨折有明显分离移位或骨盆环骨折有向上移位和分离移位者。

3.骨牵引(skeletal traction)

骨牵引通过贯穿于骨端松质骨内的骨圆针或不锈钢针和牵引弓、牵引绳及滑轮装置,对骨折远侧端施

加重量直接牵引骨骼,又称直接牵引。

骨牵引常用部位:颅骨骨板、尺骨鹰嘴、股骨髁上、胫骨结节、跟骨等。

骨牵引特点是牵引力大,而且时间持久,且能有效的调节,效果确实。对青壮年人肌力强大处,以及不稳定骨折等,疗效很好。缺点是因需要在骨骼上穿针,对患者具有一定痛苦和感染机会。

(1)适应证:股骨颈囊内骨折手术前准备、肱骨粗隆间粉碎性骨折、股骨骨折、胫骨骨折及小腿开放性损伤、肱骨干骨折、肱骨髁上骨折伴有关节明显肿胀及肱骨髁部骨折、颈椎骨折脱位或伴有神经损伤症状的高位截瘫。

(2)操作方法:将穿刺部位的皮肤洗净、剃毛,消毒皮肤作局麻,然后由医生于穿刺部位在无菌条件下,用手术刀刺破皮肤,将骨针固定在手摇钻上,通过皮肤切口,沿与骨干垂直方向横穿骨端或骨隆起处,到达对侧皮下时,再用手术刀刺破该处皮肤,使骨针穿出。穿针的针眼用酒精消毒,用无菌纱布包盖骨针两端,可插上无菌小瓶,以免骨针刺伤健肢或他人,然后安装牵引弓,将牵引绳连接在牵引弓上,通过滑车,在牵引绳末端系挂重量,即可对骨直接牵引(图16-5)。

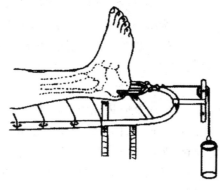

图16-5　跟骨牵弓

(三)牵引患者的护理

1.配合医生用物准备

(1)牵引器:牵引弓、马蹄铁、颅骨钳等。

(2)穿针用具:手摇钻或手钻、锤子等。

(3)牵引针:有克氏针和骨圆针两种。

(4)局麻、手术等用品。

2.患者准备

向患者及家属解释实施牵引的必要性、重要性及步骤,取得患者配合,并摆正体位,协助医生进行牵引。

3.牵引术后护理

(1)设置对抗牵引:一般将床头或床尾抬高15～30cm,利用体重形成与牵引方向相反的对抗牵引力。

(2)保持有效牵引:皮牵引时,应注意防止胶布或绷带松散、脱落;颅骨牵引时,注意定期拧紧牵引弓的螺母,防止脱落。保持牵引锤悬空、滑车灵活,适当垫高患者的床头、床尾或床的一侧,牵引绳与患肢长轴平行,明确告知患者及其亲属不能擅自改变体位,以达到有效牵引。牵引重量不可随意增减,重量过小可影响畸形的矫正和骨折的复位;过大可因过度牵引造成骨折不愈合。定期测量患肢长度,并与健侧对比,以便及时调整。

(3)维持患肢有效血液循环:加强指(趾)端血液循环的观察,重视患者的主诉。如有肢端皮肤颜色变深、温度下降,说明发生了血液循环障碍,应及时查明原因,如是否包扎过紧、牵引重量过大等,须及时予以对症处理。

(4)并发症的预防:①皮肤水疱、溃疡和压疮:牵引重量不宜过大;胶布过敏或因粘贴不当出现水泡者

应及时处理;胶布边缘溃疡,若面积大,须去除胶布暂停皮牵引,或改为骨牵引,嘱患者如有不适应及时报告而不能擅自撕下胶布,否则影响治疗效果。长期卧床者应在骨隆突部位,如肩背部、骶尾部、双侧髂嵴、膝踝关节、足后跟等处放置棉圈、气垫等,并定时按摩,每日温水擦浴,保持床单清洁、平整和干燥。②血管和神经损伤:骨牵引穿针时,如果进针部位定位不准、进针深浅、方向不合适及过度牵引均可导致相关血管、神经损伤,出现相应的临床征象。如颅骨牵引钻孔太深、钻透颅骨内板时,可损伤血管,甚至形成颅内血肿。故牵引期间应加强观察。③牵引针、弓滑落:四肢骨牵引针若仅通过骨前方密质,牵引后可撕脱骨密质;若颅骨牵引钻孔太浅,未钻通颅骨外板,螺母未拧紧可引起颅骨牵引弓脱落。故应每日检查并拧紧颅骨牵引弓螺母,防止其松脱。④牵引针眼感染:保持牵引针眼干燥、清洁,针眼处每日滴70%酒精2次,无菌敷料覆盖。针眼处有分泌物或结痂时,应用棉签拭去,以免发生痂下积脓。避免牵引针滑动移位,骨牵引针两端套上木塞或胶盖小瓶,以防伤及他人及挂钩被褥。加强定期观察,发现牵引针偏移时,局部经消毒后再调整至对称位或及时通知医生,切不可随手将牵引针推回。继发感染时,积极引流;严重者,须拔去钢针,换位牵引。⑤关节僵硬:患肢长期处于被动体位、缺乏功能锻炼,关节内浆液性渗出物和纤维蛋白沉积,易致纤维性粘连和软骨变性,同时由于关节囊和周围肌肉的挛缩,关节活动可有不同程度的障碍。故牵引期间应鼓励和协助患者进行主动和被动活动,包括肌肉等长收缩,关节活动和按摩等,以促进血液循环,维持肌肉和关节的正常功能。⑥足下垂:膝关节外侧腓骨小头下方有腓总神经通过,因位置较浅,容易受压。若患者出现足背伸无力时,应高度警惕腓总神经损伤的可能。故下肢水平牵引时应注意:在膝外侧垫棉垫,防止压迫腓总神经;应用足底托板,将足底垫起,置踝关节于功能位;加强足部的主动和被动活动;经常检查局部有无受压,认真听取主诉。应及时去除致病因素。⑦坠积性肺炎:长期卧床及抵抗力差的老年人,易发生此并发症。应鼓励患者利用牵引床上的拉手做抬臀运动;练习深呼吸,用力咳嗽;协助患者定期翻身,拍背促进痰液排出。⑧便秘:保证患者有足够的液体摄入量;鼓励多饮水,多摄入膳食纤维;按摩腹部,刺激肠蠕动;在不影响治疗的前提下,鼓励和协助患者变换体位。已发生便秘者,可遵医嘱口服润肠剂、缓泻剂、开塞露肛塞或肥皂水润肠等,以缓解症状,必要时协助排便。

三、石膏绷带固定术及患者的护理

随着科学的进步和工业的发展以及对骨关节损伤机制研究的进展,陆续出现了一些新的固定方法、固定器材,但传统的石膏绷带外固定,由于价格便宜,使用方便,应用甚广,是骨科医生必须熟悉掌握的一项外固定技术。其优点是可透气及吸收分泌物,对皮肤无不良反应,适用于骨关节损伤及骨关节手术后的外固定,易于达到符合三点固定的治疗原则,固定效果较好,护理方便,且适合于长途运送骨关节损伤患者;缺点是无弹性,不能随意调节松紧度,也不利于肢体功能锻炼。

(一)石膏特性

(1)医用石膏:是生石膏煅制、研磨制成的熟石膏粉。当熟石膏遇到水分时,可重新结晶而硬化。利用此特性可达到固定骨折、制动肢体的目的。

(2)石膏粉从浸湿到硬固定型,约需10~20min。石膏包扎后从初步硬固到完全干固需24~72h。水中加入少量食盐或提高水温,可缩短硬化时间。包扎后石膏中水分的蒸发时间与空气的潮湿度、气温以及空气流通程度有关。

(3)石膏粉应储存在密闭容器内,以防受潮吸水而硬化失效;也不能放在过热之处干烤以免石膏粉过分脱水,影响硬化效果。

(4)石膏的X线穿透性较差。

(二)常用的石膏固定类型

(1)固定躯干的石膏:石膏床、石膏背心、石膏围腰及石膏围领。

(2)固定肩部和髋部的肩人字石膏和髋人字石膏。

(3)上肢的长臂石膏管型及石膏托,短臂石膏管型及石膏托。

(4)固定下肢的长腿石膏管型及石膏托,短腿石膏管型及石膏托。

（三）石膏固定技术操作步骤

1.术前准备

（1）材料设备的准备：①预先将石膏绷带拣出放在托盘内，以便及时做石膏条带，供包制石膏用。②其他石膏用具，如石膏剪、石膏刀、剪刀、线织纱套、棉卷、绷带、纱布块及有色铅笔等准备齐全，在固定地方排放整齐，以便随用随拿，用后放回原处。

（2）局部准备：用肥皂水及水清洗石膏固定部位的皮肤，有伤口者应更换敷料，套上纱套，摆好肢体功能位或特殊位置，并由专人维持或置于石膏牵引架上。将拟行固定的肢体擦洗干净，如有伤口应更换敷料，胶布要纵形粘贴，便于日后石膏开窗时揭取和不影响血液循环。对骨隆突部位应加衬垫，衬垫物可用棉织套、棉纸或棉花，以免石膏绷带硬固后软组织受压。

2.石膏绷带包扎手法

用盆或桶盛40℃左右的温水，桶内水面要高过石膏绷带。待气泡停止表明绷带已被浸湿，取出后用手握其两端向中间轻轻挤压，挤出多余的水分后即可使用。助手将患肢保持在功能位或治疗需要的特殊位置。包扎管形石膏时，术者将石膏绷带始端平铺在肢体上，自近端向远端环绕肢体包扎。包扎时动作要敏捷，用力均匀，不能拉紧，每圈应重叠1/3，并随时用手将每层绷带安抚妥帖，才能使石膏绷带层层凝固成一个整体。助手托扶肢体时，不能在石膏绷带上留下手指压痕，以免干固后压迫肢体。包扎完毕应将边缘部分修齐并使表面光滑，用彩色笔在石膏表面作好包扎日期等标记。为了更换敷料方便，伤口的部位需在石膏未干固前开窗。处理完毕后，将肢体垫好软枕，10～20min内保持不动，以防止石膏绷带变形或折裂（图16-6）。

四肢石膏包扎时要暴露手指、足趾，以便观察肢体的血运、感觉及活动功能。不在固定范围内的关节要充分暴露，以免影响功能。

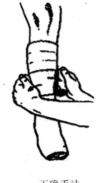

正确手法

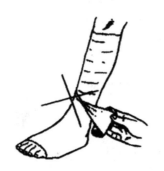

错误手法

图16-6　石膏绷带包扎手法

（四）石膏绷带包扎的护理

（1）对刚刚完成石膏固定的患者应进行床头交接班。

（2）未干石膏的护理：①促进石膏干燥：石膏固定完成以后，需用两日左右时间才能完全干固。石膏完全干固前容易发生断裂或受压引起凹陷变形。为了促进石膏迅速干固，夏天可暴露在空气中，不加覆盖，冬天可用电灯烘烤。②保持石膏完整：不要按压石膏或将用石膏固定的患肢放置在硬物上，防止产生凹陷压迫皮肤。抬高患肢时，应托住主要关节以防关节活动引起石膏断裂。③抬高患肢：石膏固定后应让患肢高于心脏水平，有利于静脉血及淋巴液回流，减轻肢体肿胀。④观察肢端循环及神经功能：若患者主诉固定肢端疼痛或跳痛、麻木，检查时发现肢端出现发绀、温度降低、肿胀，可能预示着血液循环障碍应及时检查，必要时做减压处理或拆除石膏。石膏内有局限性疼痛时也应该及时开窗观察。并应经常检查石膏边缘及骨突处防止压伤。

（3）已干石膏的护理：①防止石膏折断：石膏完全干固后，应按其凹凸的形状垫好枕头。②保持石膏清

洁:防止被水、尿、粪便浸渍和污染。③注意功能锻炼:没有被石膏完全固定的关节需加强活动。即使是包裹在石膏里的肢体也要遵照医嘱练习肌肉收缩运动。

四、骨科患者功能锻炼

功能锻炼是通过主动和被动活动,维持患肢的肌肉、关节活动功能,防止肌肉萎缩、关节僵直或因静脉回流缓慢而造成的肢体远端肿胀。功能锻炼应循序渐进,活动范围由小到大,次数由少渐多,时间由短至长,强度由弱至强。

(一)心理护理

功能锻炼是骨科护士的一项重要工作任务。为此,护士要善于观察患者的思想状态,做好患者的思想工作,还要指导、督促、检查患者能否进行正确、适量的功能锻炼以促进功能恢复。如患者有时怕痛或怕损坏了伤处而不敢活动,护士应以表扬、鼓励的形式调动患者的积极心理因素,提高情绪,主观能动地参与锻炼。通过指导患者的活动,促进康复。同时进一步掌握骨科患者的护理要点,提高护理水平。

(二)锻炼方式

(1)有助于主动锻炼的被动活动:①按摩:对损伤的部位以远的肢体进行按摩,为主动锻炼做准备。②关节的被动活动:如截瘫患者。③起动与加强:肌肉无力带动关节时,可在开始时给予被动力量作为起动,以弥补肌力不足。④挛缩肌腱的被动延长:主要是前臂的肌腱挛缩,既影响了该肌腱本身的作用,也限制了所支配关节的反向运动。通过逐渐增加不重复的、缓和的被动牵拉,可使之延长。⑤被动功能运动:CPM 器械的应用。

(2)主动活动:强调主动锻炼为主,被动锻炼为辅的原则。被动锻炼固然可以预防关节粘连僵硬,或使活动受限的关节增加其活动范围,但最终仍由神经支配下的肌肉群来运动关节的肢体。完全以被动代替主动锻炼的做法,必须禁止。强力牵拉时患者的拮抗肌更加紧张,反而达不到活动关节的效果。并非任何主动活动都是有利的,概括来说,凡是不增加或减弱骨折端压力的活动锻炼都是有利的,反之都是不利的。

(孙　峰)

第三节　常见骨折

一、锁骨骨折患者的护理

锁骨骨折好发于青少年,其次为壮年,多为间接暴力引起。

(一)护理评估

1.健康史

(1)病因及病理:常见的受伤机制是侧方摔倒,肩部着地,力传导至锁骨,发生斜形骨折。也可因手或肘部着地,暴力经肩部传导至锁骨,发生斜形或横形骨折。若移位明显,可引起臂丛神经及锁骨下血管损伤。

(2)部位:根据暴力作用的大小、方向等,骨折多发生于中 1/3 段,或中外 1/3 段交界处,即接近喙锁韧带的附着处。锁骨中段骨折后,由于胸锁乳突肌的牵拉,近折端可向上、后移位,远折端则由于上肢的重力作用及胸大肌的牵拉,使骨折远折端向前、下移位,并有重叠移位。

儿童锁骨骨折多为青枝骨折,成人多为斜形、粉碎性骨折。锁骨发生开放性骨折的机会较少。

2.身体状况

(1)症状与体征:锁骨位于皮下,位置表浅,骨折后,出现肿胀、淤斑。触诊可摸到移位骨折段,并有异

常活动,局限性压痛,有骨擦感。典型体征为患者头向患侧倾斜而下颏转向健侧,以松弛胸锁乳突肌而减少疼痛。患者常用健手托住肘部,减少肩部活动引起的骨折端移动所导致的疼痛。如遇幼儿锁骨骨折,则其不愿活动上肢,穿衣伸手入袖时啼哭。

(2)辅助检查:X线可明确骨折类型,对锁骨骨折做出正确诊断。

3.治疗与效果

以闭合复位、外固定、早期功能活动为主。

(1)手法复位:骨折复位后助手用棉垫置于两侧腋窝,用"8"字绷带或石膏固定,并用三角巾悬吊患肢。3~4周后拆除固定,逐渐增加功能运动,而在固定之日起即应练习手指、腕和肘关节运动,其他方向的肩关节悬垂运动亦应早期开始。复位后常用的外固定如下:①三角巾悬吊或"8"字绷带固定法:适用于幼儿的青枝骨折或不全骨折。悬吊固定1~2周,对有移位的骨折,可用"8"字绷带固定2~3周。②石膏绷带固定:适用于青壮年,移位严重,有畸形者。先用手法复位,然后用石膏绷带"8"字固定3~4周。

(2)切开复位、内固定术:对开放性锁骨骨折,有血管神经损伤合并有肩胛骨骨折、骨折移位明显、骨折端有穿破皮肤危险或骨折不愈合伴有明显疼痛者,应行手术治疗。

(二)护理诊断及合作性问题

(1)疼痛:与骨折创伤有关。

(2)有皮肤完整性受损的危险:与"8"字带包扎固定有关。

(3)知识缺乏:缺乏功能锻炼方面的知识。

(三)护理措施

(1)用"8"字带固定者,须注意既要保持有效固定,又不能压迫太紧,不要活动过多,尽量卧床休息。

(2)向患者说明保持正确卧位的重要性,以取得合作。

(3)疼痛时应先查明原因后方可给予处理。

(4)功能锻炼自局部固定后即可开始,作握拳、伸屈肘关节、两手叉腰、后伸肩等活动,以促进血液循环,消除肿胀,促使骨折愈合。

二、肱骨髁上骨折患者的护理

肱骨髁上骨折是指肱骨干与肱骨髁交界处发生的骨折。髁上骨折在肘部骨折中最常见。根据产生骨折外力的来源和方向的不同,可分为伸直型和屈曲型,以伸直型最常见,而屈曲型少见。前者尤见于儿童,后者则以成年人为多。

(一)护理评估

1.健康史

根据病因可分为以下两类。

(1)伸直型骨折:多因间接外力所致,如向前跌倒,如跌倒时肘关节半屈或伸直位,手掌着地,暴力经前臂向上传导而达肱骨下端,将肱骨髁推向上方,由上而下的重力将肱骨干推向前方,形成骨折。骨折线由肱骨下端的后上方斜形至前下方而止于接近关节处。可损伤邻近的血管神经,检查时注意桡动脉搏动情况。

(2)屈曲型骨折:多因外力直接作用于鹰嘴或尺骨上端后侧所致,如跌倒时肘关节屈曲,肘后着地,暴力由后下方向前上方撞击尺骨鹰嘴,使肱骨髁上发生骨折。骨折线由肱骨的前方斜行至后下方。骨折远端向前上方移位,近端则向后移位而位于肱三头肌腱的深部,较少见,周围软组织的损伤程度一般较伸直型为轻,且很少有血管神经的损伤。

2.身体状况

(1)症状与体征:儿童有手着地受伤史,肘部出现疼痛、肿胀、皮下淤斑,肘部向后突出并处于半屈位,应考虑到肱骨髁上骨折的可能。检查局部明显压痛,有骨摩擦音及假关节活动,肘前方可扪到骨折断端,肘后三角关系正常。在诊断中,应注意有无神经血管损伤。应特别注意观察前臂肿胀程度,腕部有无桡动

脉搏动,手的感觉及运动功能等。

(2)辅助检查:肘部正、侧位 X 线照片是必需的,不仅可以确定骨折的存在,更主要的是准确判断骨折移位情况,为选择治疗方法提供依据。

3.治疗与效果

(1)手法复位,石膏托固定:伸直型肱骨髁上骨折可在臂丛麻醉或局麻后进行手法复位。如果局部肿胀严重,不能进行手法复位时,可先作尺骨鹰嘴骨牵引,待肿胀基本消退后,再行手法复位并进行固定。

(2)手术治疗。

手术适应证:①手法复位失败,估计骨折难以愈合,或愈合后会产生严重畸形;②小的开放伤口,污染不重;③有神经血管损伤的骨折。

手术方法:在臂丛神经阻滞或硬膜外麻醉下手术。在肱骨内下方切口,骨折准确对位后用加压螺钉或交叉钢针作内固定。若有肱动脉、正中神经、尺神经或桡神经损伤,应仔细探查并进行修复手术。

(二)护理诊断及合作性问题

(1)疼痛:与骨折或手术切口有关。

(2)潜在并发症:神经血管功能障碍。

(3)有感染的危险:与尺骨鹰嘴骨牵引有关。

(4)不合作:与患儿年龄小缺乏对健康的正确认识有关。

(三)护理措施

(1)要关心爱护患儿,对患儿要和蔼亲切,给予生活上的照顾,满足患儿的需要。患儿不合作时要耐心,年龄较小的要耐心哄逗,年龄较大的要着重讲道理,切忌大声训斥及恐吓。

(2)患儿哭闹时,可询问患儿家长,并仔细检查患肢情况,细心查明原因,根据情况及时给予处理,必要时遵医嘱给予止痛剂。

(3)行尺骨鹰嘴骨牵引,重量1～2kg,牵引针眼处每日用70％酒精消毒一次,勿去除已形成的血痂,以防发生感染。

(4)密切观察患肢感觉、运动、皮温、血运、桡动脉搏动情况,肿胀时及时调整外固定的松紧,以防过紧造成肢体内压力增高,引起前臂骨筋膜室综合征。一旦发现立即通知医生,并作好切开减压的准备。

(5)向患儿家长说明功能锻炼的重要性,以取得家长的积极配合。教给患儿和家长功能锻炼的方法,使家长协助功能锻炼。

(6)伤后一周内开始练习握拳、伸指、腕关节屈伸及肩关节的各种活动。4～5周去除外固定后开始练习肘关节屈伸活动。

三、桡骨下端骨折患者的护理

桡骨下端骨折指桡骨下端4cm范围内的骨折,这个部位是松质骨与密质骨的交界处,为解剖薄弱处,一旦遭受外力容易骨折。

(一)护理评估

1.健康史

桡骨下端骨折多为间接暴力引起。跌倒时,手部着地,暴力向上传导,发生桡骨下端骨折。多发生于中、老年,与骨密度下降因素有关。根据受伤的机制不同,可发生伸直型骨折、屈曲型骨折。

(1)伸直型骨折:多为腕关节处于背伸位,手掌着地、前臂旋前时受伤,又称为 Colles 骨折。

(2)屈曲型骨折:跌倒时,腕关节屈曲、手背着地受伤引起,又称反 Colles 骨折或 Smith 骨折。也可因腕背部受到直接暴力打击发生,较伸直型骨折少见。

2.身体状况

(1)伸直型骨折:伤后局部疼痛、肿胀、功能障碍、可出现典型畸形姿势,即侧面看呈"餐叉"畸形,正面看呈"枪刺样"畸形。检查局部压痛明显,腕关节活动障碍。X线摄片可见骨折远端向桡、背侧移位,近端

向掌侧移位,因此表现出典型的畸形体征。

(2)屈曲型骨折:受伤后,腕部下垂,局部肿胀,腕背侧皮下淤斑,腕部活动受限。检查局部有明显压痛。X线摄片可发现典型移位,近折端向背侧移位,远折端向掌侧、桡侧移位,与伸直型骨折移位方向相反。

3.治疗与效果

(1)以手法复位外固定为主要治疗方法,在局部麻醉下行手法复位,用小夹板或石膏固定3~4周。

(2)切开复位内固定:适用于严重粉碎性骨折,桡骨下端关节面破坏。因手法复位失败,或复位成功,外固定不能维持复位以及嵌入骨折,导致尺、桡骨下端关节面显著不平衡。

(二)护理诊断及合作性问题

(1)焦虑:与担心预后有关。

(2)潜在并发症:周围神经血管功能障碍等。

(3)知识缺乏:缺乏功能锻炼的知识。

(三)护理措施

(1)护士应安慰患者,耐心解释病情,并向患者表现出十足信心,取得患者的信任,以最佳的心理状态接受治疗取得最佳疗效。

(2)嘱患者不可自行拆移外固定,注意患肢手部血液循环情况,如有肿胀、严重疼痛、麻木、皮肤颜色青紫、皮温减退等情况,立即通知医生及时处理。

(3)复位固定后即开始功能锻炼,指导患者用力握拳,充分伸屈五指,以练习手指关节和掌指关节活动及锻炼前臂肌肉的主动舒缩;指导患者练习肩关节前屈、后伸、内收、外展、内旋、外旋及环转活动和肘关节屈伸活动。

(4)两周后可进行腕关节的背伸和桡侧偏斜活动及前臂旋转活动的练习。3~4周解除固定后,可以两掌相对练习腕背伸,两手背相对练习掌屈。也可利用墙壁或桌面练习背伸和掌屈。

四、股骨颈骨折患者的护理

(一)护理评估

1.健康史

(1)病因:股骨颈骨折多由间接暴力损伤所致。在承受体重下,股骨上端受到瞬间扭转暴力的冲击损伤而发生骨折。直接暴力损伤极少见。多见于老年人,轻微的暴力可致骨折,多是在行走不慎跌倒时发生,间接暴力产生的扭转应力传导至股骨颈而导致骨折。

(2)分类

按骨折线的部位分为:①头下型骨折;②经颈型骨折;③基底型骨折。其中,头下型骨折由于旋股内、外侧动脉的分支受伤最重,血运严重破坏,易发生股骨头缺血性坏死。基底部骨折两骨折段血运影响不大,骨折较容易愈合。

按骨折线走行方向分型:主要反映骨折线的倾斜度,以判断骨折部承受的剪力大小。Pauwel所提出的以骨盆作为标志的测量法不可靠,已被Linton以股骨干纵轴的垂线为标志的测量法所取代。垂线与骨折线之间的夹角称为Linton角。角度愈大,骨折部承受的剪力愈大,骨折愈不稳定。

按骨折移位程度分(Garden分类):①不完全骨折(Garden Ⅰ型):股骨颈尚有部分骨质未折断;②完全骨折,但骨折无移位(Garden Ⅱ型);③部分移位的完全骨折(Garden Ⅲ型):有部分骨折端嵌插;④完全移位的完全骨折(Garden Ⅳ型):关节囊和滑膜破坏严重。Garden Ⅰ和Ⅱ型骨折为非移位骨折,骨折近段血液循环良好,骨折容易愈合。Garden Ⅲ和Ⅳ型骨折为移位骨折,骨折血液循环不良,或完全中断,骨折不易愈合。这种分类是对骨折近段血供的判断,临床应用意义较大。

2.身体状况

(1)症状与体征:伤后髋部疼痛,下肢活动受限,不能站立和行走。检查下肢呈轻度外旋畸形。因骨折

位于关节囊内,由于骨折远端失去了关节囊和髂股韧带的稳定作用,附着于大转子的臀中肌、臀小肌和臀大肌及附着于小转子的髂腰肌和内收肌群的共同牵拉,而发生外旋畸形。患肢功能不全或完全丧失,有纵轴叩击痛和腹股沟韧带中点下方压痛。测量患肢可发现有短缩畸形,Bryant 三角底边较健肢缩短。外展嵌插骨折,仅诉局部疼痛,尚可伸屈髋关节或步行,易被忽略,或被粗暴检查加大骨折移位。

(2)辅助检查:一般 X 线检查即可确定诊断,如有外伤史、髋痛症状,X 线检查显示不清楚时,则可能有嵌插骨折存在。骨折线隐匿,应作 CT 检查,不可轻易否定骨折存在。

3.治疗与效果

根据患者的年龄及骨折特点和类型,来选择不同的治疗方法。

(1)非手术治疗:对于无移位、外展或外展嵌插等稳定骨折及股骨颈基底骨折,年龄过大且全身情况差合并心、肺及肝肾功能障碍者,可保守治疗。将患肢置于轻度外展位上牵引制动,防止内收,穿"丁"字鞋控制伤肢外旋,同时嘱咐患者做到三不,即不盘腿、不侧卧、不下地。3 个月后待骨折基本愈合,可逐渐持腋杖不负重活动。6 个月骨折愈合时,可负重活动。长期卧床易发生一系列并发症,如呼吸功能不全,肺感染及泌尿系感染,下肢深静脉血栓,压疮等,这些常威胁着老年人的生命。此外,在治疗过程中,部分外展骨折可转变成内收骨折,影响骨折愈合。近来不少学者主张早期采用经皮穿针内固定治疗较为安全。

(2)手术治疗。

指征:①内收型骨折和移位骨折;②头下型骨折,股骨头缺血坏死率高,高龄患者不宜长期卧床者;③青壮年及儿童的股骨颈骨折要求达到解剖复位;④陈旧性股骨颈骨折及骨折不愈合,股骨头缺血坏死或并发髋关节骨关节炎。

手术方法:①骨折内固定术:内固定不仅能达到骨折稳定,促进愈合,而且方便早期优质护理,并可达到早期离床活动以减少并发症的目的。如三刃钉内固定、多钉固定、加压内固定等。②人工关节置换术:适用于老年新鲜移位和陈旧性股骨颈骨折(骨折 3 周以上),股骨头缺血坏死或合并髋关节骨关节炎。特别是 65 岁以上的老人,术后早期即能离床活动,对减少骨折并发症,提高生活质量,有积极意义。可行单纯人工股骨头置换或全髋关节置换术。③带血运的骨瓣植骨内固定术:适用于青壮年股骨颈新鲜移位和陈旧性股骨颈骨折,能提高骨折愈合率和降低股骨头缺血坏死率。植骨方法多采用带肌蒂骨瓣或带血管蒂骨瓣,如缝匠肌蒂髂骨瓣植骨术和带旋髂深血管髂骨瓣植骨术等。

(二)护理诊断及合作性问题

(1)入厕、卫生、进食自理障碍:与骨折、卧床有关。

(2)焦虑:与担心病后无人照顾有关。

(3)疼痛:与骨折或手术切口有关。

(4)清理呼吸道无效:与年老咳嗽无力、长期卧床有关。

(5)便秘:与长期卧床肠蠕动减慢、饮食结构有关。

(6)有皮肤完整性受损的危险:与长期卧床不能活动有关。

(三)护理措施

1.术前护理

(1)患肢抬高,患肢给予皮牵引,以减轻因骨折造成的疼痛。

(2)行皮牵引的患者,护理同"牵引的护理"。

(3)骨折断端没有移位及高龄多病患者,一般多采用患肢牵引(皮牵引或骨牵引)的非手术治疗,时间 8～12 周。

(4)合并内脏疾病的患者应注意观察生命体征,有无疾病发作的可能。

(5)皮肤准备,患肢膝关节以上,髂嵴以下(包括会阴部)备皮。

(6)护士应主动与患者谈心,安慰帮助患者,协助解决生活及各方面的困难,并作好家属的思想工作,以取得他们的合作,使患者心情舒畅地接受治疗。

2.术后护理

(1)体位:患肢抬高,保持患肢于外展中立位,防止外旋造成脱位。可用皮牵引保持其位置或穿"丁"字鞋防止患肢外旋。

(2)伤口和引流:伤口引流管接负压吸引,保持引流管通畅。注意观察伤口有无渗血。伤口渗血、引流量少,或伤口引流量过多(每小时>200mL),应及时处理。

(3)注意患肢感觉、运动:术后返病室,即观察患肢感觉运动情况,可让患者活动足趾以判定是否有神经损伤。

(4)疼痛护理:术后三日患者会感觉伤口疼痛,遵医嘱给予止痛剂,以便患者更好地休养。

(5)预防并发症:搬动患者时须将髋关节及患肢整个托起,减少关节脱位的可能性;并指导患者利用牵引架上拉手抬起臀部,防止压疮;活动或按摩下肢肌肉,促进血液循环,减少静脉血栓的发生;鼓励患者有效咳嗽、咳痰,必要时给予雾化吸入,预防坠积性肺炎。

(6)给予高蛋白、高营养、高热量、高维生素、粗纤维饮食,鼓励患者多饮水,防止便秘及泌尿系感染。

(7)功能锻炼:术后第2日开始指导患者股四头肌及臀肌的收缩,以及足跖屈、背伸等活动,加强髋部肌肉的力量,防止其他关节强直。应用骨水泥固定人工假体的患者,术后1周可坐床边练髋关节活动,术后2周可扶拐行走。在患肢不负重的情况下练习行走。

(四)健康教育

(1)教会患者使用牵引床上拉手,活动躯体及上肢。健侧肢体经常活动,患肢在不疼痛的情况下可做足背的跖屈和背伸运动。

(2)患肢保持外展中立位,脚尖朝上,防止患肢外旋和内收。

(3)术后为防止脱位,应告诉患者不要将两腿在膝部交叉放置,不要坐小矮凳,不要用蹲位,不要爬陡坡,以免髋关节过度内收或前屈而引起脱位。

五、股骨干骨折患者的护理

股骨干骨折指由转子下至股骨髁上这一段的骨干骨折。

(一)护理评估

1.健康史

股骨干骨折较多见,任何年龄均可发生。其中青壮年居多。骨折由强大的直接暴力或间接暴力所致。一般骨折后重叠移位大,骨膜撕裂多。骨折类型包括横形、斜形、螺旋形、带蝶形骨折片的粉碎骨折和多段骨折等。直接暴力,如交通事故,骨折多呈横形或粉碎性,软组织损伤较重。间接暴力,如坠落伤,骨折多呈斜形或螺旋形,软组织损伤较轻。

2.身体状况

(1)症状与体征:骨折后出血多,可出现休克。局部肿胀明显,肢体短缩和畸形,下肢远端外旋,膝、髋关节不敢活动,疼痛剧烈,功能丧失。

(2)辅助检查:X线检查即可确定骨折部位和类型。股骨干上1/3骨折有时合并髋关节脱位,X线检查要包括髋关节。

3.治疗与效果

股骨干骨折的治疗方法很多,选择哪种方法,应根据骨折类型、部位、以及技术设备条件和经验等。

(1)非手术治疗:①外固定法:适用于新生儿。由于产伤或其他原因造成的无移位或移位不多的股骨骨折,稍加手法复位,以竹帘、小夹板或硬纸板等固定2~3周即可。②悬垂皮肤牵引法:适用于3周岁以内的儿童完全骨折。用皮肤牵引将双下肢同时垂直向上悬吊,各足趾朝向头部。牵引重量以恰使臀部悬离床面为度。3~4周骨折愈合后即可去除牵引。牵引时要注意两侧肢端的血运情况和保暖,避免发生肢端坏死。③水平皮肤牵引法:适用于5~8岁的儿童。胶布粘贴于下肢内、外侧,再用绷带包扎,托马斯牵引架牵引。④骨牵引法适用于10岁以上和成人有移位的骨折。

（2）手术切开复位和内固定：手术指征：①非手术治疗失败者；②同一肢体或其他部位有多处骨折者；③合并神经血管损伤；④老年人的骨折，不宜长期卧床者；⑤陈旧性骨折不愈合或有功能障碍的畸形愈合者；⑥无污染或污染很轻的开放骨折。常用手术方法有髓内钉内固定和钢板内固定。

（二）护理诊断及合作性问题

（1）潜在并发症：失血性休克等。

（2）焦虑：与受伤、担心预后等有关。

（3）如厕、卫生、进食自理障碍：与骨折、卧床有关。

（4）疼痛：与骨折、软组织损伤或手术切口有关。

（5）有感染的危险：与骨牵引、骨折开放等有关。

（三）护理措施

1.预防并发症

（1）密切观察患者神志、血压、脉搏、呼吸、腹部症状和体征及贫血征象。

（2）创伤早期警惕有无颅脑、内脏损伤及休克发生，尽早开放静脉通路，建立特护记录，及时发现异常情况并立即通知医生处理。

（3）每日温水擦洗皮肤，骨牵引针眼处每日用70％酒精消毒一次，及时清理渗出物，预防感染。

2.保持患者的心理和生理舒适

（1）作好家属的思想工作，避免惊慌、哭闹，使之冷静，配合医护工作。

（2）护士要随时满足患者的基本生活需要，保持床单清洁，增加舒适感。

（3）主动关心体贴患者，介绍有关病情，使患者对自己的伤情有一个正确的评价，愉快地配合治疗。疼痛原因明确后方可给予处理。

3.保持患肢功能

（1）患肢置外展位，抬高患肢，牵引时应注意检查局部皮肤有无受压，腓骨小头处应垫棉垫保护，以免损伤腓总神经导致足背伸无力，出现垂足畸形。

（2）加强功能锻炼，疼痛减轻后，即可开始训练股四头肌的等长收缩，以促进血液循环，防止肌肉粘连。同时可练习伸直膝关节，但关节屈曲应遵医嘱执行。

六、胫腓骨干骨折患者的护理

胫腓骨干骨折指发生于胫骨平台以下至踝上部分的骨折。发生率相当高，占各部位骨折之首。其特点为损伤暴力大，骨折移位和粉碎骨折多，软组织损伤重，开放性骨折多，合并症多。

（一）护理评估

1.健康史

（1）病因：胫腓骨干骨折多由直接暴力损伤所致，如交通事故、坠落伤等，直接打击伤较少。骨折的部位以下 1/3 骨折和中 1/3 骨折较多见，上 1/3 骨折相对较少。

（2）分类：①胫腓骨干双骨折；②单纯胫骨干骨折；③单纯腓骨骨折。其中以胫腓骨干双骨折为最多见。

2.身体状况

（1）症状与体征：局部肿胀、疼痛、功能障碍，患肢短缩或成角畸形，异常活动，局部压痛，易触及骨折端，有骨擦感。开放性骨折有时常可见到刺破皮肤的骨折端。若并发胫动脉损伤，则足背动脉搏动消失，肢端苍白、冰凉。若继发骨筋膜室综合征，则患肢端除出现缺血表现外，还有小腿肿胀明显、张力增加、肢体感觉消失等。

（2）辅助检查：X线检查可了解骨折及移位情况。

3.治疗与效果

胫腓骨骨折处理的主要目的是恢复小腿长度，使之无成角或旋转畸形，膝、踝两关节维持平行，使胫骨

有良好的对线。因胫骨是下肢主要负重骨,故治疗重点在于胫骨。只要胫骨骨折能达到解剖复位,腓骨骨折也会有良好对位对线,但不一定强求解剖复位。

(1)非手术治疗:主要适合于稳定型骨折,手法复位后用长腿石膏外固定,能维持骨折的对位、对线。在骨折固定期间,如石膏松动要及时更换,并密切观察肢端血液循环,以防石膏固定过紧发生肢体血液循环障碍。早期鼓励足趾活动和股四头肌锻炼。

(2)手术治疗:对于骨折手法复位失败者,严重不稳定骨折或多段骨折者,以及污染不重并且受伤时间较短的开放性骨折,采用手术治疗固定骨折。常用的手术固定方法如下:①外固定器固定:适用于较为严重的开放性或粉碎性骨折。②钢板内固定:多适用于骨折端相对稳定及软组织损伤较轻的骨折。因骨折段上留有钢板,可影响骨折区软组织包绕骨折端。③带锁髓内针内固定:闭合或开放性胫腓骨干骨折,应用带锁髓内针内固定已被广泛接受,并有取代其他固定方法的趋向。优点:不影响骨折端软组织包绕,能保持骨的长度,控制旋转应力,骨折固定稳固,可早期活动踝、足及膝关节,关节功能恢复好。

(二)护理诊断及合作性问题

(1)入厕、卫生、进食自理障碍:与骨折、卧床有关。

(2)疼痛:与骨折、软组织损伤、固定不稳、包扎过紧、手术切口等有关。

(3)有感染的危险:与骨折开放、跟骨牵引等有关。

(4)知识缺乏:缺乏有关疾病康复、功能锻炼方面等的知识。

(三)护理措施

(1)及时给予生活上的照顾,及时解决患者的困难,多与患者沟通,了解患者的思想情况,因势利导,使患者树立战胜疾病的信心。

(2)密切观察病情,如肢体有持续性疼痛,进行性加重与创伤程度不成正比;局部感觉异常,过敏或迟钝;患侧足趾呈屈曲状、被动牵引引起剧痛。应及时通知医生处理,并做好切开减压的准备。

(3)随时调整外固定的松紧度,避免由于伤肢肿胀使外固定过紧,造成压迫。

(4)骨牵引针眼处每日换药,保持床单清洁。

(5)查明疼痛原因后可遵医嘱给予止痛剂,必要时可冷敷。

(6)伤后早期可进行髌骨的被动活动及跖趾关节和趾间关节活动;夹板固定期可练习膝踝关节活动,但禁止在膝关节伸直情况下旋转大腿,因此时旋转可传到小腿,影响骨折的稳定,导致骨不连接。外固定去除后,充分练习各关节活动,逐步下地行走。

七、脊柱骨折患者的护理

脊柱骨折为骨科常见创伤。其发生率在骨折中占 5%～6%,以胸腰段骨折发生率最高,其次为颈、腰椎,胸椎最少,常可并发脊髓或马尾神经损伤。

(一)护理评估

1.健康史

暴力是引起脊柱骨折的主要原因,其分类如下。

(1)依据损伤机制分类:①压缩骨折:可分为屈曲压缩和垂直压缩造成的两类骨折。其中以屈曲压缩骨折最为常见,如肩背部受重物砸伤,使椎体前方压缩,椎体楔形变。②屈曲分离骨折:此种损伤多见于汽车安全带损伤,当躯干为安全带固定,突然刹车,头颈及躯干上半身的向前屈曲发生颈椎或胸椎骨折脱位。③旋转骨折:旋转损伤一般伴有屈曲损伤或压缩损伤。④伸展分离骨折:脊柱呈过伸位承受外力,如向前跌倒,前额着地。

(2)依据骨折的稳定性分类:①稳定性骨折。②不稳定性骨折。

(3)依据骨折形态分类:①压缩骨折。②爆裂骨折。③撕脱骨折。④Chance 骨折。⑤骨折-脱位。

2.身体状况

(1)症状与体征:①患者有明显的外伤史,如车祸、高处坠落、躯干部挤压伤等。②检查脊柱畸形;脊柱

棘突骨折可见皮下淤血；伤处局部疼痛，棘突有明显浅压痛；脊背部肌痉挛，骨折部有压痛和叩击痛；脊柱活动明显受限，活动或在搬动时可引起明显局部疼痛。颈、胸椎骨折常可并发脊髓损伤，表现为四肢瘫、截瘫、大小便功能障碍等。

（2）辅助检查：凡疑有脊柱骨折者均应摄 X 线片，以了解骨折部位、损伤类型、骨折－脱位的严重程度。CT、MRI 可作进一步检查。

3.心理及社会状况

了解患者对功能失调的感性认识和对现况的承受能力。了解患者及家属对疾病治疗的态度。

4.治疗与效果

（1）有其他严重多发伤者，应优先治疗其他损伤，以抢救伤员生命为主。

（2）胸腰椎骨折的治疗。

单纯性压缩骨折的治疗：①椎体压缩不到 1/5 者，或年老体弱不能耐受复位固定者可仰卧于硬板床上，骨折部位垫厚枕，使脊柱过伸，3 日后开始腰背部肌锻炼，2 个月后骨折基本愈合，第 3 个月内可以下床稍许活动，但仍以卧床休息为主，3 个月后逐渐增加下地活动时间；②椎体压缩超过 1/5 的青少年及中年伤者，可用两桌法及双踝悬吊法行仰复位，复位后包过伸位石膏背心，石膏干透后鼓励起床活动，固定时间约 3 个月，在固定期间，坚持每天做背肌锻炼，并逐日增加锻炼时间。

爆裂骨折的治疗：①无神经症状经 CT 证实无骨块挤入椎管内者，采用双踝悬吊法复位。②有神经症状经 CT 证实有骨块挤入椎管内者，需手术治疗。

（3）颈椎骨折的治疗。

稳定性骨折：轻度压缩可采用颌枕带卧位牵引复位，牵引重量 3kg，复位后头颈胸石膏固定 3 个月。压缩明显的持续颅骨牵引，牵引重量 3～5kg，必要时可增加到 6～10kg。复位后于牵引 2～3 周后石膏固定。

爆裂骨折有神经症状者，原则上应早期行手术切除碎骨片、减压、植骨融合及内固定术，有严重并发伤者，需待情况稳定后手术。

（二）护理诊断及合作性问题

（1）焦虑/恐惧：与担心预后等有关。

（2）清理呼吸道无效：与长期卧床痰液引流不畅有关。

（3）躯体移动障碍：与骨折疼痛、合并脊髓损伤等有关。

（4）有皮肤完整性受损的危险：与长期卧床、四肢活动障碍等有关。

（三）护理措施

1.手术前护理

（1）根据患者脊髓受压情况，给予肢体功能位放置，防止肌肉萎缩，关节畸形。

（2）脊柱骨折一般由外伤造成，若伴有神经损伤，会使患者难以接受，往往表现出沮丧、自卑，对预后缺乏信心，甚至有自杀倾向。因此，针对以上情况，护理人员应给予耐心细致的照顾，与患者交流，了解其想法，为其讲解现代医学发展，对截瘫的康复在医学上也有一套行之有效的方法，教会患者功能锻炼和预防并发症的方法，帮助其树立自信心。

（3）对合并截瘫的患者，应每 2～3h 轴向翻身一次，防止压疮。

（4）皮肤准备：背部皮肤，左右过腋中线。

2.手术后护理

（1）神经功能的观察：在患者麻醉完全恢复后，应观察双下肢的感觉运动功能及尿道括约肌功能，可牵拉导尿管，询问患者的感觉，并与术前做对照。

（2）引流管的观察：由于手术创伤大，会有较多渗血，因此手术一般在伤口内放置引流管，并行负压吸引。引流期间应注意观察引流管是否通畅和引流量的变化，及伤口敷料有无渗血。引流量多的患者应密切注意全身情况和生命体征的变化，发现问题及时处理。引流管一般 2～3 日后拔除。

（3）预防压疮：按时给予患者轴向翻身。脊柱侧弯患者容易在侧弯部位发生压疮，因此需经常察看，并给予按摩。一般每2h轴向翻身一次。

（4）预防呼吸道并发症：鼓励深呼吸、用力咳嗽，促进肺膨胀和排痰，轻轻叩击胸背部，协助排痰；遵医嘱雾化吸入，稀释痰液；多翻身更换体位；高位颈椎损伤伴呼吸困难者，早期行气管切开等。

（5）预防泌尿系统并发症：做好留置尿管的护理。

（孙　峰）

第四节　关节脱位患者的护理

一、关节脱位概述

关节面失去正常的对合关系称为关节脱位。一般外伤性脱位多发于中年人，老年人与儿童少见。先天性脱位多为女性儿童。上肢关节比下肢关节脱位发生多。

（一）分类

1. 按脱位发生的原因分类

（1）创伤性脱位：因暴力作用于正常关节引起的脱位，这种脱位发生率最高。

（2）先天性脱位：因胚胎发育异常或胎儿在母体内受到外界因素影响引起的脱位。例如髋臼发育不良的先天性位脱位。

（3）病理性脱位：因关节结构遭受病变破坏引起的脱位。例如关节结核、化脓性关节炎、肿瘤等所致的脱位。

（4）习惯性脱位：由于创伤性关节脱位经复位后屡次脱位者，如肩关节习惯性脱位。此种脱位常因第一次脱位后治疗不当，去除固定过早，关节囊未完全修复好，使关节存在不稳定因素，这样可反复发生脱位，称为习惯性脱位。最多见于肩关节。

2. 按脱位后的时间分类

（1）新鲜脱位：脱位后时间未满3周者。

（2）陈旧性脱位：脱位后时间超过3周者。一般不能进行闭合复位，而需切开复位。

3. 按脱位程度分类

（1）完全脱位：脱位后两关节面完全失去正常对合关系。

（2）不完全脱位：或称半脱位，脱位后两关节面部分失去对合关系。

4. 按脱位后皮肤分类

（1）闭合性脱位：黏膜及皮肤完好。

（2）开放性脱位：关节软骨面与外界空气相通。

（二）临床表现

（1）有明显的外伤史。

（2）症状：损伤的关节疼痛、肿胀，关节功能障碍，1～2d后关节附近可见出血淤斑。

（3）体征：除局部压痛外，关节脱位有其特有体征。

畸形：移位的关节端可在异常位置摸到，肢体可变长或缩短，如髋关节前脱位则伸长，后脱位则缩短。

弹性固定：脱位后由于关节囊周围韧带及肌肉的牵拉，使患肢处于异常位置，被动活动时感到弹性阻力，如肩关节脱位后手肘不能同时贴近胸廓，称Dugas征阳性。

关节空虚：脱位后可在体表摸到关节所在的部分有空虚感。

（4）辅助检查：X线检查对确定脱位的方向、程度、有无合并骨折等有重要作用。

（三）治疗

治疗和骨折一样，包括复位、固定和功能锻炼。对早期损伤可用手法复位为主，时间越早，复位越容易，效果越好。

1.复位

（1）手法复位：复位的原则是使脱位的关节端，按原来脱出的途径倒退回原处，并要严格遵循各脱位关节的复位方法，严禁动作粗暴。复位成功的标志是被动活动正常，骨性标志复原，X线检查显示已复位。

（2）切开复位：指征是：①伴有骨折使手法复位失败者；②有软组织嵌入使手法复位失败者；③陈旧性脱位复位失败者；④脱位伴有骨折，复位后关节不稳定易再脱位者。

2.固定

复位后将关节固定于稳定位置3周，使损伤的关节囊、韧带、肌肉等软组织得以修复。固定时间太长易发生关节僵硬，太短则损伤的关节囊达不到修复，容易形成习惯性脱位。陈旧性脱位或伴有小片骨折者固定时间应适当延长。

3.功能锻炼

在固定期间手指和未固定的关节应充分活动加强肌肉收缩锻炼，以利增加血液循环消除肿胀，避免肌肉萎缩。固定解除后，主动逐步进行患关节功能锻炼，并加以理疗、中药熏洗等，促使关节功能早日恢复。切忌粗暴的被动活动，以免发生骨化性肌炎，老年易发生骨折。

二、常见关节脱位

（一）肩关节脱位

肩关节由肩胛骨和肱骨头构成。属杵臼关节，关节盂浅，肱骨头大，关节囊和韧带薄弱松弛，关节能作各个方向的活动。因关节的下部缺少韧带和肌肉，为最薄弱处，故发生前下脱位最为多见。肩关节脱位好发于20～50岁男性，发生率在全身大关节中居首位。

1.病因与病理

多由间接传递暴力所致。跌倒时，手掌着地，上肢呈外展、外旋位，躯干向一侧倾斜，肱骨大结节抵于肩峰成为杠杆的支点，迫使肱骨头向前下滑脱，撕破前方关节囊，而发生肩关节前脱位，先形成盂下脱位，若外力仍存在，肱骨头则继续滑移，相继形成喙突下脱位及锁骨下脱位。其中，喙突下脱位最常见。脱位时可合并肱骨大结节撕脱骨折、肩关节前下方软骨撕裂（约占85%）、肱骨头后外侧面塌陷骨折（占83%）。

2.临床表现

（1）症状与体征：外伤后肩痛、肿胀、功能丧失，呈"方肩畸形"，关节盂空虚感，上肢呈外展位弹性固定。患者常用健侧手托住患肢以减轻疼痛。肩前部常可扪及移位的肱骨头。搭肩试验（Dugas征）阳性，即患侧手掌搭于健侧肩部时，肘部不能紧贴胸壁。

（2）辅助检查：X线检查可明确诊断及脱位的类型、有无合并骨折。

3.治疗

（1）复位：新鲜的肩关节脱位以手法复位为主，一般在局麻下即可进行。复位的常用方法：①希氏法（Hippocrates法）；②柯氏法（Kocher法）。手法复位失败者、合并有严重并发症、陈旧性脱位（脱位时间超过3周）者等可考虑手术切开复位。

（2）固定：复位后复查X线片满意，将关节固定于内收、内旋位，屈肘90°，患侧腋下置一棉垫，整个上肢紧贴胸壁固定，前臂用三角巾悬吊固定3周。如合并有大结节撕脱骨折，应延长1～2周。一般2～3个月即可恢复正常活动。

（3）功能锻炼：固定期间鼓励手指和手腕活动，严禁上臂外展。3周后解除外固定后，鼓励患者逐步锻炼肩关节的活动。

（二）肘关节脱位

肘关节脱位多见于青少年，发生率仅次于肩关节脱位，多由间接暴力所致。患者跌倒时，肘关节位于

伸直位,手掌着地,暴力传递致尺、桡骨上端,尺骨鹰嘴突产生杠杆作用,使半月切迹移向后上方,肱骨髁则向前脱出、形成常见的后脱位。

1.临床表现

(1)症状与体征:肘关节肿胀、疼痛、活动消失,肘关节呈半屈曲状,尺骨鹰嘴向后突出,使肘关节的鹰嘴突尖与肱骨内外上髁在伸直时呈一直线,屈曲时成一等边三角形的"肘后三角"关系消失。

(2)辅助检查:X线检查可明确诊断及了解有无合并内外上髁骨折等。

2.治疗

(1)复位:新鲜的脱位,尽早采用手法复位。复位后肘关节伸屈肘活动良好,"肘后三角"关系恢复正常。对于手法复位失败者,可切开复位。

(2)固定:复位后肘关节放置在屈曲90°位,用长臂石膏托固定3周。

(3)功能锻炼:在固定期间即开始肌肉伸缩锻炼,并活动各手指与腕关节,解除固定后应尽早练习肘关节屈、伸和前臂旋转活动。强行屈伸关节不仅无法达到预期恢复功能的目的,反而可演变成骨化性肌炎,使关节丧失功能。

(三)髋关节脱位

髋关节是全身最大的杵臼关节,结构稳固,其周围有强大肌肉和韧带附着,只有在强大暴力下才能髋关节脱位,因此患者多为活动能力强的青壮年,常于劳动中受伤。按股骨头的位置可分为后脱位、前脱位和中心脱位,其中后脱位最为常见,约占85%～90%。

1.髋关节后脱位

(1)病因:多由传导暴力冲击所致。当髋关节屈曲和大腿内收、内旋位时,暴力从膝部向髋部冲击,使股骨头穿出后关节囊形成后脱位。常合并髋臼骨折、滋养动脉损伤等,对髋关节脱位的复位和后期功能锻炼均产生影响。

(2)临床表现:伤后出现髋痛,主动活动功能丧失,被动活动时引起剧烈疼痛。患髋关节呈屈曲、内收、内旋及下肢短缩畸形。臀部可触及向后上移位的股骨头。X线检查可见股骨头脱出髋臼,注意是否合并骨折。CT可明确显示髋臼后缘及关节内骨折片情况。

(3)治疗:①复位手法:应早期手法复位。常用Allis法(提拉法)复位,复位后患肢畸形消失,髋关节活动恢复。此法操作简单,安全可靠,较为常用。复位后患肢皮牵引2～3周,并行股四头肌收缩锻炼。4周后可持腋杖下地活功,3个月后可完全负重活动。对于闭合复位失败或合并有髋臼后缘或股骨头骨折者应采用切开复位及内固定。②功能锻炼:制动期间应鼓励进行患下肢肌肉等长收缩锻炼,以后开始患髋各方向锻炼。

2.髋关节前脱位

(1)病因:髋关节前脱位较为少见。当下肢强力外展、外旋时,大转子顶于髋臼缘上,形成杠杆的支点;如突然暴力致使下肢继续外展,可使股骨头向前滑出,穿破髋关节前侧关节囊发生髋关节前脱位。

(2)临床表现:患肢外展、外旋和轻度屈曲畸形,比健肢稍延长。髋关节疼痛,功能完全丧失。髋关节前下方可触及脱位的股骨头。X线检查可见股骨头脱出于髋臼的下方,与闭孔或耻骨坐骨重叠。

(3)治疗原则:应早期在麻醉下行手法复位,复位后的处理同髋关节后脱位。

3.髋关节中心脱位

(1)病因:髋关节中心脱位比较少见,暴力来自股骨大粗隆向股骨头方向撞击,或下肢呈外展屈曲姿势作用于膝部。暴力传达至股骨头,再作用于髋臼,并引起臼底骨折,股骨头与臼底骨折块一起突向盆腔。

(2)临床表现:有明显外伤史,如车撞伤或高处坠落。伤情严重,可出现创伤性休克、腹部内脏器官损伤的表现。髋部肿胀和剧烈疼痛,关节活动障碍。患肢短缩程度取决于股骨头突入盆腔程度。大转子部可见淤血,腰背部皮下淤血表示有腹膜后间隙血肿。X线检查可明确股骨头移位及髋臼骨折。同时应检查腹部内脏及盆腔血管损伤情况。CT可显示髋臼骨折程度及类型。

(3)治疗原则:应首先处理创伤性休克及腹部内脏器官和大血管损伤,抢救生命。①牵引治疗:对于股

骨头轻度内移,髋臼无明显凹陷粉碎骨折,可行短期皮牵引或股骨髁上骨牵引,卧床休息 10～12 周。一般骨牵引 4～6 周,3 个月后待骨折坚固愈合可负重活动。②手术治疗:对于髋臼骨折牵引复位不良或股骨头突入盆腔,牵引复位困难者。应手术切开复位。用螺丝钉或特制钢板固定髋臼骨折,必要时可行关节融合术或人工关节置换术。

三、关节脱位患者的护理

(一)护理评估

1.健康史

了解患者的受伤经过,有无关节反复脱位的病史,有无关节和骨端的病变,如肿瘤、炎症等。

2.身体状况

(1)全身:重点评估关节脱位所致的全身情况,如意识、体温、呼吸、尿量等,有无关节脱位所致的全身并发症。

(2)局部:检查患肢局部的体征和功能状况,如有无肿胀、疼痛、畸形、功能障碍等,评估患部感觉、运动、动脉搏动等。

(3)辅助检查:以 X 线检查为主,了解关节脱位的类型以及有无合并骨折。

3.心理和社会支持状况

了解患者及其家属对脱位的心理反应和对复位后康复知识的了解程度。

(二)护理诊断及合作性问题

(1)焦虑:与担心预后有关。

(2)身体移动障碍:与脱位后患肢功能丧失,不能活动有关。

(3)疼痛:与关节脱位,局部软组织受损有关。

(4)有废用综合征的危险:与患肢制动缺乏功能锻炼有关。

(5)潜在并发症:周围神经、血管功能障碍等。

(三)护理目标

(1)情绪稳定,能正视疾病带来的不适。

(2)患肢功能康复,生活能自理。

(3)疼痛减轻或消失。

(4)患肢功能预期康复。

(5)无周围神经、血管功能障碍。

(四)护理措施

(1)心理护理:给予患者生活上的照顾,及时解决困难,给予其精神安慰,转移注意力,减轻紧张心理,根据患者文化程度,解释预后情况。

(2)局部观察:观察关节周围血肿和软组织肿胀情况。协助医生及时复位,复位后局部关节脱位的专有体征是否消失,有无发生再脱位的危险。

(3)止痛:疼痛时可遵医嘱给予止痛剂,进行护理操作时动作要轻柔,避免造成患者不必要的痛苦;脱位当天,局部冷敷可达到消肿止痛的目的,伤后 24h 局部热敷可以减轻肌肉痉挛引起的疼痛,促进血肿吸收。

(4)固定:石膏固定或行牵引固定者,向患者讲述复位后固定的重要性,防止习惯性脱位。并密切观察患肢末梢血液循环情况,凡肢端肿胀、麻木、皮肤青紫、皮温降低及疼痛都说明有血液循环障碍,应及时报告医生进行处理。

(5)体位:抬高患肢,以利静脉回流,减轻肿胀。关节脱位经手法复位后,应注意保持患肢于关节功能位。如髋关节脱位复位后行持续皮牵引时,要保持患肢于外展位,防止髋关节屈曲、内收、内旋,防止发生再脱位。

（6）功能锻炼:固定期间可进行肌肉的舒缩活动以及固定范围以外关节的活动。拆除固定后,逐步进行肢体的主动功能锻炼,防止关节粘连和肌肉萎缩。

（五）护理评价

（1）患者焦虑或恐惧程度是否减轻。

（2）患肢功能康复状况,能否单独或在他人协助下移动患肢。

（3）疼痛是否减轻或消失。

（4）患肢进行功能锻炼后的效果。

（5）有无周围神经、血管功能障碍发生的迹象,若有,是否得到及时发现和处理。

（六）健康教育

（1）向患者讲述复位后固定、防治习惯性脱位的重要性,使其增加对复位后治疗的重视。

（2）向患者及家属讲解功能锻炼的重要性,指导患者进行正确的功能锻炼,防止关节强直和肌肉萎缩。

（孟小利）

第五节　骨与关节感染患者的护理

一、化脓性骨髓炎

化脓性骨髓炎是骨膜、骨密质、骨松质及骨髓受到化脓性细菌感染而引起的炎症。是一种常见病,好发于儿童,有急性和慢性之分。

（一）急性骨髓炎

急性骨髓炎是由化脓性致病菌引起的骨膜、骨、骨髓的急性化脓性感染,好发于儿童。最常见的致病菌是金黄色葡萄球菌,其次为乙型溶血性链球菌。其感染途径有:身体其他部位的化脓性病灶中的细菌经血液循环播散至骨骼,称急性血源性骨髓炎;开放性骨折伤口发生感染,致病菌直接侵入骨髓,称为外源性急性骨髓炎。以急性血源性骨髓炎最常见。

1.护理评估

（1）健康史。

1)病因:急性骨髓炎发病前大多有身体其他部位的原发性感染病灶,如痈、扁桃体炎、咽喉炎等。当原发性病灶处理不当或不及时,加上机体抵抗力下降,化脓性致病菌即可侵入血液循环引发本病。

2)病理:骨质破坏、坏死和骨修复反应同时并存是其特点。早期以骨质破坏和坏死为主,晚期以新生骨形成为主。长管状骨的干骺端是骨髓炎的好发部位,因此处血供丰富且血流缓慢,大量致病菌随血流侵入骨组织后首先滞留于此,生长繁殖产生毒素引起炎性反应导致骨组织发生坏死,进而形成局限性骨脓肿。脓肿形成后的张力可使脓液沿哈佛管蔓延进入骨膜下间隙将骨膜掀起形成骨膜下脓肿,致外层骨密质失去骨膜血供而缺血坏死,脓液穿破骨膜流向软组织筋膜间隙则形成深部脓肿。脓肿也可穿破皮肤排出体外,形成窦道。脓液尚可进入骨髓腔,破坏骨髓组织、骨松质及内层骨密质的血液供应,形成大片死骨。在死骨形成的同时,病灶周围的骨膜因炎性充血和脓液刺激而产生新骨,包围在骨干外周,成为"骨性包壳",将死骨、脓液和炎性肉芽组织包裹,形成感染的骨性死腔,此时病程转为慢性骨髓炎。

（2）身体状况。

1)症状:起病急骤,有寒战、高热,体温可达 39℃ 以上,脉搏加快,患肢有持续性、进行性加重的疼痛。儿童可表现为烦躁不安、呕吐与惊厥,重者可发生昏迷及感染性休克。

2)体征:患肢主动与被动活动受限。局部皮肤温度升高、发红、肿胀、干骺端有局限性深压痛。数天后若肿胀疼痛加剧,提示该处形成骨膜下脓肿。当脓肿穿破骨膜,形成软组织深部脓肿时,骨髓腔内压力减

低,疼痛反而减轻,但局部皮肤红、肿、热、压痛更为明显。当脓肿穿破皮肤脓液排出体外时,疼痛可进一步减轻或消失,体温亦逐渐下降,随后局部逐渐瘢痕愈合,或形成窦道经久不愈转为慢性骨髓炎。发病1~2周后,由于骨骼破坏,有发生病理性骨折的可能。

3)辅助检查:①实验室检查:白细胞计数和中性粒细胞比例增高;红细胞沉降率加快;血细菌培养可为阳性。②影像学检查:早期X射线无特殊表现。发病两周后,可见干骺区散在性虫蛀样破坏,并向髓腔扩散,可有死骨形成;CT检查可较早发现骨膜下脓肿;发病48h后,核素骨显像可有阳性结果;MRI检查对早期诊断有重要意义,可在病变早期发现小于1cm的骨骺内脓肿。③局部分层穿刺可抽得脓液,行涂片检查、细菌培养及药物过敏试验,有助于明确诊断。

(3)心理及社会状况:急性骨髓炎患者大多起病较急,病情重,患者和家属常有焦虑、恐惧等心理反应,缺乏有关疾病的知识和认知,故应了解他们的心理状况,评估患者对疾病、拟治疗方案和预后的认识,以及患者对医院环境的适应情况。

(4)治疗与效果:早期诊断,早期治疗对及时控制感染、防止死骨形成及转为慢性骨髓炎具有重要意义。可局部理疗热敷,全身性使用抗生素,必要时手术钻孔开窗减压。

2.护理诊断及合作性问题

(1)体温过高:与急性感染有关。

(2)疼痛:与局部炎症有关。

(3)自理缺陷:与肢体肿胀、疼痛及功能障碍有关。

(4)皮肤完整性受损:与脓肿穿透皮肤,形成窦道有关。

(5)营养失调:摄入量低于机体需要量与体温过高,能量消耗增加有关。

(6)有外伤的危险:与发生病理性骨折有关。

(7)焦虑:与起病突然、疼痛、担心功能障碍等有关。

3.护理目标

(1)维持体温正常。

(2)减轻疼痛。

(3)协助患者做好生活护理。

(4)保持引流通畅,促进窦道愈合。

(5)维持营养及体液平衡,满足机体需要量。

(6)避免病理性骨折发生。

(7)患者焦虑心情缓解或消失。

4.护理措施

(1)病情观察:①急性骨髓炎易出现脓毒症和感染性休克,对危重患者应密切注意神志、体温、心率、呼吸、脉搏、血压、尿量等生命体征变化。②注意病变局部炎症变化,明显加重或有骨膜下积脓时应及时钻孔或开窗引流。③注意临近关节有无红、肿、热、痛、积液或其他感染扩散的迹象出现。④大剂量联合应用抗生素时应注意药物的配伍禁忌,药物的浓度和静滴的速度,以及药物的毒副作用。

(2)对症护理:①患者应卧床休息,鼓励多饮水,给予高能量、高蛋白、高维生素的流质或半流饮食。②发热患者给予补液,维持水、电解质和酸碱平衡。③高热患者及时应用物理方法或药物降温。④疼痛患者遵医嘱给予药物止痛。⑤遵照医嘱合理使用抗生素。⑥给予心理支持,减轻患者焦虑心情。

(3)局部护理:①抬高患肢以利静脉回流,减轻肿胀和疼痛。②限制患肢活动,局部用石膏托或皮牵引妥善固定,以减轻疼痛和预防病理性骨折。③保护患肢,尽量减少物理刺激,搬运时动作要轻,以免诱发病理性骨折。

(4)术后护理:①密切观察生命体征变化。②做好引流管持续冲洗及负压引流,保持引流通畅。冲洗期间,密切观察并记录冲洗液的量,引流物的颜色、量及性状等。③及时更换敷料,促进切口或创面愈合。

④练习肌肉的等长收缩,预防肢体畸形。

5.效果评价

(1)体温是否维持在正常范围,疼痛是否减轻,感染是否得到控制。

(2)营养状况是否良好,水电解质及酸碱平衡是否正常。

(3)骨质是否完好,有无病理性骨折发生。

(4)引流是否通畅,手术切口或创面是否得到修复。

(5)患肢功能是否正常。

(6)基本生活需要是否得到满足。

(7)焦虑、恐惧程度是否减轻。

6.健康教育

(1)向患者及家属解释长期彻底治疗的必要性,并强调出院后继续服用抗生素的重要性,保证出院后的继续抗感染治疗。

(2)指导伤口的护理及饮食调节,注意高蛋白、高热量、高维生素、易消化食物的摄入,以增强机体免疫力,促进伤口愈合。

(3)指导患者有计划地进行功能锻炼,日常活动时注意预防意外伤害及病理性骨折的发生。

(二)慢性骨髓炎

1.护理评估

(1)健康史。

1)病因:慢性骨髓炎大多数因急性骨髓炎治疗不及时、不彻底发展而来,少数患者因致病菌毒性低,发病时即表现为慢性骨髓炎。

2)病理:急性骨髓炎感染期可因血运障碍有死骨形成,同时骨膜受炎症刺激又生成大量新骨,将死骨、脓液及坏死组织完全包围形成死腔,从而使感染局限和慢性化。死腔内的死骨、脓液和坏死组织可陆续经窦道排出。由于炎症的反复刺激,窦道周围的组织呈瘢痕增生,局部血液循环障碍,使窦道经久不愈。有时小块死骨自行吸收消散或经窦道排出后,窦道可暂时闭合;但若慢性炎症未彻底控制,当机体抵抗力下降或局部受伤时,急性炎症可再次发作,常有多次反复。窦道口周围皮肤长期受炎性分泌物的刺激可发生癌变。

(2)身体状况。

1)症状和体征:静止期可无症状。患肢局部增粗、变形。幼年发作者,由于骨骺破坏,生长发育受影响,肢体呈现短缩或内、外翻畸形。周围皮肤菲薄,色泽较暗,稍有损伤即易形成慢性溃疡。患处常可见到窦道,窦道口肉芽组织增生,常有少量臭味脓液断续流出,有时有死骨排出。死骨排净后,窦道可暂时闭合,周围皮肤有紫褐色样色素沉着或湿疹样皮炎。急性发作时,局部皮肤有红、肿、热及明显压痛,原已闭合的窦道口开放,排出大量脓液和死骨。全身可出现衰弱、贫血等慢性中毒表现。

2)辅助检查:①X线检查:可见骨骼失去正常形态,骨膜下有新生骨形成,骨质硬化,骨髓腔不规则,大小不等的死骨形成,周围有空隙。②CT及MRI检查:可显示出脓腔与小型死骨。③窦道造影:有窦道的患者可经窦道插管注入造影剂以显示脓腔。

(3)心理及社会状况:慢性骨髓炎患者因病程长,反复发作,加上疼痛,行动不便或遗留有残疾等而感到失望、悲观,故应评估患者及其家属对疾病的认识以及对患者的支持程度。

(4)治疗与效果:以手术治疗为主。原则是清除死骨、炎性肉芽组织和消灭死腔。手术方法较多,常用的术式是病灶清除术及死腔灭除术,可根据病情加以选择。急性发作期和手术前后可酌情使用抗生素。

2.护理诊断及合作性问题

(1)营养失调:摄入量低于机体需要量:与慢性消耗有关。

(2)体温过高:与炎症急性发作有关。

(3)皮肤完整性受损:与炎症、窦道、溃疡有关。

(4)有废用综合征的危险:与炎症反复发作,活动受限,患肢功能障碍有关。

(5)有外伤的危险:与骨质破坏、疏松容易发生病理性骨折有关。

(6)焦虑:与炎症迁延不愈,引起功能障碍有关。

(7)知识缺乏:对疾病的治疗、预后及自我康复的锻炼方法缺乏相应的知识。

3.护理目标

(1)支持疗法,纠正患者营养状况。

(2)维持正常体温。

(3)保持窦道以及周围皮肤清洁,促进创面愈合。

(4)协助患者活动,防止肌肉萎缩。

(5)避免患处产生应力,防止病理性骨折。

(6)心理安慰,消除患者焦虑。

(7)使患者了解疾病的有关知识,掌握自我康复锻炼的方法。

4.护理措施

(1)改善营养状况,鼓励患者进食高蛋白、高热量、高维生素饮食,如牛奶、鸡蛋、肉类等。

(2)合理应用抗生素,注意浓度和滴注速度,观察用药后的副作用和毒性反应,及时做窦道分泌物培养、血培养及药物过敏试验,选用有效的抗生素。

(3)患者应卧床休息,抬高患肢,肢体置于功能位,限制活动,以减轻疼痛,防止关节畸形及病理性骨折,必须移动患肢时,应给与协助,避免患处产生应力。

(4)术前护理:①解释病情,讲明手术的目的、方式及术后注意事项,使患者配合好手术治疗;②常规皮肤准备,窦道口周围皮肤要保持清洁,手术区备皮要彻底。

(5)术后护理:①患者采取患肢抬高的卧位。②术后注意伤口的护理,及时更换敷料。③做好伤口药物灌注、冲洗、负压引流,并注意观察引流液的量、颜色、性质等。④保持引流通畅,防止引流液逆流,这是保证手术成功的关键。多采取输液器滴入冲洗液和负压引流。术后24h内,渗血较多,应快速滴入冲洗液,以免血块堵塞冲洗管。冲洗液一般选用细菌敏感的抗生素配制而成,每日用量依病情而定。⑤伤口行药物灌注,持续冲洗时间根据死腔的大小而异,一般为2~4周。当体温正常,伤口无炎症现象,引流出的液体清晰时应考虑拔管。先拔除滴入管,引流管继续引流1~2d后再拔除。

5.效果评价

(1)患者营养状况是否良好。

(2)体温是否维持正常。

(3)局部皮肤创面、窦道及手术切口是否愈合良好。

(4)患肢功能是否得到完全恢复。

(5)有无病理性骨折发生。

(6)患者是否对慢性骨髓炎的有关知识有所了解。

(7)焦虑情绪是否消除。

6.健康教育

(1)加强患肢功能锻炼,最大限度恢复肢体功能。

(2)提醒患者加强自我保护意识,避免康复期意外伤害及病理性骨折。

(3)定期复查,病情变化时及时就诊。

二、化脓性关节炎

关节的化脓性感染称为化脓性关节炎。好发于髋关节和膝关节,常为单发。多见于小儿,尤其是营养不良的小儿更易发病。男性多于女性。

（一）护理评估

1.健康史

化脓性关节炎患者在发病前大多有身体其他部位的化脓性感染病史，或者有骨关节损伤史，尤其是开放性损伤，或者因某些治疗（如局部封闭疗法）进行关节穿刺时无菌操作不当而引发此病。

（1）病因：多由身体其他部位或临近关节部位化脓性病灶的细菌通过血液循环播散或直接蔓延至关节腔。此外，开放性关节损伤后继发感染也是致病因素之一。约85%的致病菌为金黄色葡萄球菌，其次分别为白色葡萄球菌、肺炎球菌及大肠埃希菌等。

（2）病理：根据病变的发展过程一般可分为三个阶段。

1）浆液性渗出期：滑膜呈炎性充血、水肿，关节腔有白细胞浸润及浆液渗出物，内含大量白细胞。此期关节软骨尚未被破坏，其病理改变呈可逆性，若能及时正确治疗，渗出物可完全消散吸收，关节功能可完全恢复正常。

2）浆液纤维素性渗出期：随炎症逐渐加重，渗出物增多、浑浊，内含大量白细胞及纤维蛋白。白细胞释放溶酶体类物质破坏软骨基质；纤维蛋白的沉积造成关节粘连和软骨破坏，此期治疗后关节功能不能完全恢复，可遗留不同程度的关节功能障碍。

3）脓性渗出期：关节腔内的渗出液转为脓性，炎症侵入软骨下骨质，滑膜和关节软骨被破坏。关节囊和关节周围组织发生蜂窝织炎，最终导致关节重度粘连和挛缩，甚至呈纤维化或骨性强直，即使治愈也将遗留重度关节功能障碍。

2.身体状况

（1）症状：起病急骤，全身不适，乏力，食欲不振，寒战高热，体温可达39℃以上。可出现谵妄与昏迷，小儿多见惊厥。病变关节处疼痛剧烈。

（2）体征：病变关节功能障碍。浅表关节可见红、肿、热、痛及关节积液表现。浮髌试验可为阳性。关节常自发处于半屈曲位，以松弛关节囊，增大关节腔的容量，缓解疼痛。深部关节，如髋关节，因周围肌肉、皮下组织较厚，局部红、肿、热不明显，关节常处于屈曲、外展、外旋位。患者可因疼痛拒绝对患肢进行检查。

（3）辅助检查

1）实验室检查：血白细胞计数和中性粒细胞计数比例增高。红细胞沉降率增快，关节腔穿刺可抽得渗出液，浆液性渗出较清亮，纤维蛋白性渗出较浑浊，黄白色的浑浊液体为脓液，镜下可见大量脓细胞。抽出液细菌培养可获阳性结果，寒战高热抽血培养亦可检出致病菌。

2）X线检查：早期可见关节周围软组织肿胀、关节间隙增宽，继之见骨质疏松，后期关节间隙变窄或消失，关节面毛糙，可见骨质破坏或增生，甚至出现关节挛缩畸形或骨性强直。

3.心理及社会状况

化脓性关节炎病情急重，有遗留残疾的可能，患者及家属往往感到焦虑、恐惧，故应了解患者及家属对本病治疗、护理，从预后的了解及认知程度评估其心理承受能力及对医院环境的适应情况。

4.治疗与效果

早期诊断、早期治疗，可避免遗留严重并发症。其治疗原则为：①早期、联合、足量、全身性应用抗生素，可结合关节腔内穿刺给药。②表浅关节如膝关节可穿刺置管冲洗引流。③关节腔内有脓性渗出时应适当牵引、固定及适度舒张运动，防止发生关节粘连或挛缩影响功能。④必要时手术治疗，常用术式为关节引流术和关节矫形术。

（二）护理诊断及合作性问题

（1）疼痛：与炎症有关。

（2）体温过高：与局部感染或有细菌、毒素进入血液有关。

（3）有关节功能丧失的危险：与关节粘连、骨性强直有关。

（4）自理缺陷：与关节肿胀、疼痛有关。

(5)焦虑:与疼痛、担心遗留关节功能障碍等有关。

(6)知识缺乏:缺乏对本病治疗、护理及预后的有关知识。

（三）护理目标

(1)疼痛与不适得到缓解。

(2)体温维持在正常范围。

(3)最大限度恢复肢体功能。

(4)根据自理缺陷程度,协助患者做好生活护理。

(5)心理支持,消除患者焦虑情绪。

(6)使患者获得对本病治疗、护理及预后的有关知识。

（四）护理措施

(1)卧床休息:急性期患者应适当抬高患肢,保持患肢于功能位,以减轻疼痛,并可预防关节畸形及病理性脱位。

(2)功能锻炼:为防止肌肉萎缩或减轻关节内的粘连,急性期患肢可做等长收缩和舒张运动,炎症消退后关节未明显破坏者,可进行关节伸屈功能锻炼。

(3)注意牵引或石膏固定患者的护理。

(4)关节内置管冲洗引流时,应记录每日的冲洗量、引流量,引流液的色泽及浑浊程度。

(5)遵医嘱合理使用抗生素。

(6)给予患者心理安慰,协助其做好生活护理,并向其宣教对本病治疗、护理及预后的有关知识。

（五）效果评价

(1)疼痛是否缓解。

(2)体温是否正常。

(3)关节功能是否恢复,有无关节畸形。

(4)基本生活需求是否得到满足。

(5)焦虑是否得到缓解或消除。

(6)患者是否获得了有关本病的相关知识。

（六）健康教育

(1)鼓励患者出院后坚持关节功能锻炼,最大限度恢复关节功能。

(2)指导患者合理进行关节功能锻炼,避免关节损伤及遗留功能障碍。

(3)康复期内提高自我保护意识,防止意外伤害。

三、骨与关节结核

骨与关节结核属于继发病变,绝大多数继发于呼吸系统结核,少数继发于其他系统的原发结核病灶。近年来发病率有上升趋势,男性稍多于女性,发病年龄以青壮年居多,30 岁以下患者占 80% 以上。

（一）护理评估

1.健康史

(1)病因:骨与关节结核是一种继发病变,发病前 90% 的患者有患肺结核的病史,其他少数患者患有消化道或淋巴结核。当患者抵抗力低下时,结核杆菌即可由原发病灶进入血流,经血液循环侵入骨质、骨膜而发生骨与关节结核。发病部位以脊柱最多见,约占发病率的 50%,以腰椎结核居多,其次是膝关节、髋关节、肘关节和肩关节。

(2)病理:骨关节结核有三种类型,即单纯骨结核、单纯关节结核和全关节结核。早期病灶多为单纯骨结核或单纯关节结核,经治疗后病灶可消失,关节功能可部分或全部得到恢复。全关节结核多由前二者未经治疗转变而来,此时局部症状及全身表现均较前明显,虽经治疗,亦常遗留关节纤维或骨性强直,丧失关节功能。骨关节结核的组织病理学变化可分为三期。①渗出期:渗出物中有巨噬细胞、纤维蛋白或多形核

白细胞。常以其中一种为主,亦可三者同时存在,巨噬细胞及多形核白细胞内常可找到结核杆菌。②增殖期:巨噬细胞吞噬结核杆菌后转变为上皮样细胞,再经增殖及相互融合成为郎罕细胞,最后形成外周有成纤维细胞包绕的结核结节。③干酪样变性期:组织发生干酪样坏死,原有细胞结构消失,呈现均匀一致无结构的片状坏死区。三期可移行交界存在,并无明确界限。

上述病理变化可有三种转归:①病灶经纤维化、钙化或骨化而愈;②纤维组织包围局限病灶,呈长期静止状态;③病灶发展扩大,形成寒性脓肿或播散至其他组织器官。

2.身体状况

(1)症状。

1)全身症状:一般不很明显,多有盗汗、低热、乏力、食欲减退、消瘦、贫血等慢性结核中毒症状,在病变活动期表现明显。

2)疼痛:早期病变部位有轻度疼痛,随病情发展逐渐加重,活动时疼痛更明显。脊柱结核多为钝痛,咳嗽、打喷嚏、持重物时疼痛加重。髋关节结核早期即有髋部疼痛,由于闭孔神经的反射作用,疼痛常放射到大腿上部及膝内侧。儿童常诉说同侧膝部疼痛。膝关节结核在全关节结核早期疼痛较明显,单纯滑膜和骨结核疼痛较轻。在儿童的髋关节和膝关节结核常有"夜哭",原因是患儿在夜间熟睡时,肌肉自然放松,关节失去控制,若稍有肢体活动,放松的关节即发生剧痛,患儿惊醒而哭喊。肩关节结核早期有酸痛感,以肩关节前侧为主,有时可放射到肘部及前臂。

(2)体征。

1)局部体征:①脊柱结核:脊柱生理弯曲改变,胸腰段椎体结核可明显后突成角畸形,呈"驼背"状。局部软组织可有压痛及叩击痛。②髋关节结核:早期患肢外展、外旋、屈曲、相对变长。后期由于关节面软骨破坏,患肢出现内旋、内收、屈曲畸形、相对变短。髋关节前后方有压痛,粗隆部有叩击痛,关节运动障碍。③膝关节结核:局部肿胀,由于膝关节上下肌肉因废用而萎缩,肿胀可呈梭形。晚期全关节结核时,膝关节处于屈曲位,当十字韧带被破坏时,发生膝关节脱位,小腿向后方移位,并出现膝外翻畸形。④肩关节结核:肩关节外展、外旋受限,三角肌萎缩,关节肿胀不明显。

2)寒性脓肿和窦道:脊柱结核脓肿可沿肌肉及筋膜间隙向远处流动形成椎旁软组织间隙脓肿,如颈椎结核的咽后壁脓肿,胸腰椎结核的腰大肌间隙脓肿等。髋关节结核脓肿多在股三角区或臀部。膝关节和肩关节结核脓肿形成后一般局限在病灶附近。寒性脓肿破溃后形成经久不愈的窦道,易并发混合性感染。

3)功能障碍:骨与关节结核由于病变部位疼痛及周围肌肉的保护性痉挛,常有活动受限或者姿势异常。如腰椎结核的患者,腰椎活动受限,当拾捡地上物品时,常需要屈膝下蹲,此征称为拾物实验阳性。髋关节结核早期就有跛行。当让患者平卧两下肢伸平时,见腰部生理性前屈加大,让患者全手抱紧健侧屈曲的膝下蹲时,骨盆平置,则患侧髋与膝关节呈屈曲状态,此为托马斯(Thomas)征阳性,说明患髋有屈曲畸形存在。另外,干酪样坏死物、死骨和坏死的椎间盘压迫脊髓时,可出现肢体感觉、运动及括约肌功能障碍,严重时甚至完全瘫痪。

(3)辅助检查。

1)X线检查:X线摄片是骨与关节结核诊断检查的主要手段。①脊柱结核:可见骨质破坏,椎间隙变窄,椎体楔状改变或有压缩性骨折,椎旁可有软组织脓肿影像。②髋关节结核:单纯滑膜结核时,可见关节囊肿胀,关节间隙增宽;单纯骨结核时有骨质破坏及死骨或空洞形成;全关节结核时,可见关节软骨破坏,病理性关节脱位或纤维性强直。③膝关节结核:早期可见关节囊及软组织肿胀,骨质疏松;中晚期则有死骨或空洞形成,关节间隙变窄或消失,严重者可有关节畸形。

2)CT、MRI检查:多用于比较隐蔽或难以诊断和定位的脊柱结核和髋关节结核,可以发现椎体、附件病变和腰大肌脓肿,明确椎管内或椎管外病变。也可早期发现髋关节内结核病灶的位置和破坏范围。

3.心理及社会状况

结核病病情多较缓慢,需要较长时间的持续治疗,病情严重者遗留功能障碍,故患者和家属常有不同程度的焦虑、恐惧、悲观等不良情绪及心态,影响疾病的治疗和康复。因此需了解患者及家属对疾病的认

知和态度。

4.治疗与效果

(1)非手术治疗:包括制动、固定、卧床休息,加强营养及应用抗结核药物。常用的抗结核药物有异烟肼、利福平、链霉素、对乙酰水杨酸钠、乙胺丁醇和阿米卡星,一般主张2~3种药物联合应用,持续两年。

(2)手术治疗:包括切开排脓、病灶清除术及矫形手术。术前服用抗结核药物至少两周,术后卧床休息3~6个月,继续服用抗结核药物直至治愈。

(二)护理诊断及合作性问题

(1)营养失调:摄入量低于机体需要量与结核病慢性消耗有关。

(2)疼痛:与局部病灶有关。

(3)有废用综合征的危险:与疼痛、骨与关节结构破坏及肢体功能障碍有关。

(4)皮肤完整性受损:与寒性脓肿破溃形成窦道有关。

(5)有受伤的危险:与病理性骨折及关节脱位有关。

(6)知识缺乏:对疾病的治疗、护理及康复缺乏应有的知识。

(7)焦虑:与病期较长,担心遗留后遗症等有关。

(三)护理目标

(1)改善营养状况。

(2)减少疼痛与不适。

(3)协助患者活动,防止肌肉萎缩。

(4)促进创面及窦道愈合,维持皮肤完整。

(5)无病理性骨折发生。

(6)使患者了解疾病治疗、护理的有关知识,掌握自我康复锻炼的方法。

(7)给予心理支持,减轻患者焦虑心理。

(四)护理措施

1.注重心理护理

结核的病程较长,尤其是青少年患者正处于学习或工作的年龄,常因病情致使肢体活动受限、畸形甚至残疾,故患者有不同程度的焦虑、悲观情绪,对生活失去信心。因此,对骨与关节结核的患者应重视心理护理。保持病室整洁、安静、舒适、空气流通、阳光充足。多与患者沟通交流,减轻患者的心理负担。

2.改善营养状态,提高抵抗力

给予高蛋白、高热量、高维生素易消化的饮食,保证充足的营养供给。

3.注意卧床休息,适当限制活动

一般采取石膏托或石膏管型及皮肤牵引作患肢制动,有利于缓解疼痛,预防病理性脱位或骨折。注意保持肢体的功能位,防止关节畸形。

4.活动时注意防跌倒

避免关节脱位或骨折等意外的发生。

5.按医嘱合理应用抗结核药物

注意药物毒性反应及副作用的发生。

6.生活护理

长期卧床的患者,加强皮肤护理及生活照顾。窦道换药时,应严格无菌操作,注意消毒隔离措施,避免混合感染的发生。

7.手术治疗的护理

(1)术前护理:除一般常规术前护理外,主要是纠正患者的营养状况,提高对手术的耐受力,调节患者的心理素质,解除患者对手术的顾虑。遵照医嘱,术前应用抗结核药物至少2周,有窦道合并感染者用广谱抗生素至少1周。

（2）术后护理：应了解手术的种类及预后，应根据不同的手术治疗采取相应的护理措施。①严密观察病情，按时监测生命体征，注意观察肢端的颜色、温度、感觉及毛细血管充盈反应等，发现异常及时报告医生并协助处理。②脊柱结核术后脊柱很不稳定，尤其脊柱融合术后，必须局部确切制动，避免继发损伤及植骨脱落等。合并截瘫的患者，按截瘫的护理常规护理。③关节结核行滑膜切除术的患者，术后多采取皮肤牵引，注意保证牵引有效。关节融合术后，多采用石膏固定，注意石膏固定的护理。④鼓励患者适当主动活动病变关节以外的关节，防止关节僵直。活动量应根据患者的病情而定，原则是循序渐进，持之以恒，以达到最大限度地恢复肢体的功能。⑤术后继续应用抗结核药物 3～6 个月。

（五）效果评价

（1）营养状况是否得到改善，能够满足机体需要。

（2）疼痛是否减轻或消失。

（3）肢体功能是否最大限度得到恢复。

（4）皮肤创面、窦道或手术切口是否愈合良好。

（5）有无病理性骨折或关节脱位发生。

（6）患者是否了解有关本病治疗、护理的知识及掌握自我康复锻炼的方法。

（六）健康教育

（1）预防骨与关节结核应积极有效地治疗原发结核病灶。

（2）介绍骨与关节结核的治疗原则及方法，使患者积极有效的配合治疗。

（3）结核病疗程长，易复发，告诉患者要坚持全程、足量、联合用药，以免复发。

（4）讲明抗结核药物使用的剂量和方法。告知患者注意药物的毒副作用，如出现耳鸣、听力异常应立即停药，同时注意肝、肾功能受损及多发性神经炎的发生。

（5）病情变化，及时复诊。

（孟小利）

第六节　腰椎管狭窄症

腰椎管狭窄是指由于先天或后天原因造成的椎管、神经根管和神经孔狭窄，使马尾神经或神经根受压而引起的一系列临床表现。临床上以退行性椎管狭窄多见。

一、病因与发病机制

因腰椎退变发生椎间盘膨出，黄韧带肥厚，椎体后外侧骨赘形成，关节突关节增生，使椎管容积缩小，马尾受压缺血。神经根受压或被增生组织摩擦充血水肿，炎性介质释放，发生炎性反应产生疼痛，引起马尾神经或神经根症状。

按病因分类为：①先天性椎管狭窄，由于先天软骨发育不良所致。②后天性椎管狭窄，由于退行性变或医源性所致。

按腰椎管狭窄发生的部位分为：①中央型椎管狭窄。②神经根管狭窄。③侧隐窝狭窄。

二、临床表现

由于退行性椎管狭窄多见，发患者群以中老年和重体力劳动者居多。

1. 腰腿痛

患者有下腰痛、一侧或两侧下肢痛或麻木感，站立、行走后疼痛加重。平卧、坐、蹲位疼痛自行缓解。

2.间歇性跛行

是腰椎管狭窄症诊断的重要依据,其特点是,活动行走数百米甚至数十米后,下肢出现疼痛、麻木、酸胀、乏力,休息、下蹲可缓解,继续行走症状重复出现。

3.体征

检查时表现为体征不如症状严重,仅有腰椎前凸减小,背伸受限。下肢肌或臀肌可萎缩,一般无感觉障碍,跟腱反射减弱或消失,直腿抬高试验阴性。

三、实验室及其他检查

1.X线检查

示腰椎退行性改变,如椎间隙狭窄、腰椎生理前凸减小或反常,X线平片上也可测腰椎管管径。

2.CT检查

腰椎CT可示腰椎间盘膨出,关节突关节增生、关节突内聚,黄韧带肥厚,椎管管径变小,马尾神经和神经根受压变形情况。可显示侧隐窝狭窄。

3.MRI检查

腰椎MRI可示多个椎间盘突出、多个椎间盘信号减低,可明确骨性椎管与硬膜囊、脊髓的关系,但不能显示侧隐窝狭窄。

四、诊断要点

依据临床症状和体征,再根据情况选择X线平片、CT及MRI影像学检查,即可确诊。

五、治疗要点

腰椎管狭窄轻症可行非手术治疗,患者卧床休息尽量减少活动,参见腰椎间盘突出症行腰椎管硬膜外封闭。经非手术治疗无效,症状严重,影像学检查示椎管狭窄严重,则行手术治疗,包括椎管减压和脊柱骨融合术,以减小椎管狭窄对神经根和马尾神经的压迫,保持脊柱的稳定性。

(孙　峰)

第十七章 妇产科疾病护理

第一节 外阴炎

外阴部炎症包括外阴炎和前庭大腺炎。外阴炎是外阴皮肤及黏膜的炎症,主要因外阴不洁及阴道炎性分泌物、粪便和尿液浸渍、刺激,以及会阴垫、化纤类内裤的刺激而引起。前庭大腺炎是病原菌侵入小阴唇内侧的前庭大腺管口引起的腺管炎症。如炎性渗出物阻塞腺管口,脓液不能引流则形成前庭大腺脓肿;急性炎症消退后,如腺管堵塞,分泌物不能排出,则形成前庭大腺囊肿。

一、流行病学特点和主要危险因素

本病常见于个人卫生习惯和外阴卫生差者,糖尿病患者和外阴局部营养不良者。在性交、分娩、月经期等情况下,更易污染外阴。主要的病原体有葡萄球菌、大肠埃希菌、肠球菌、链球菌等。

二、主要健康问题评估

1. 外阴炎

外阴皮肤瘙痒、疼痛或烧灼感,每于活动、性交、排尿、排便时加重。检查见外阴红肿,有抓痕,严重者形成溃疡或湿疹。慢性期外阴皮肤增厚、粗糙或皲裂。

2. 前庭大腺炎

急性期患者感觉患侧大阴唇下 1/3 处肿胀、疼痛、灼热感,行走不便,有时可致大小便困难;检查见局部皮肤红肿、发热、压痛明显。当脓肿形成时,可触及波动感,疼痛加重,并伴有发热等全身症状和腹股沟淋巴结肿大。脓肿可自行破溃,流出脓液。前庭大腺囊肿形成后,局部有坠胀感。

三、护理干预和健康教育

1. 护理诊断及合作性问题

①组织完整性受损:与炎症刺激、局部搔抓或用药不当有关。②不舒适:外阴瘙痒,与阴道分泌物增多、刺激外阴皮肤有关。③疼痛:外阴肿痛,与急性前庭大腺炎及局部形成脓肿、囊肿有关。

2. 护理干预

(1)嘱患者急性期卧床休息,取侧卧位,以减少摩擦。摄取富含营养的易消化饮食,忌辛辣刺激性食物。

(2)每日清洁外阴,更换内裤,保持外阴清洁干燥,局部应避免搔抓和勿用刺激性药物或肥皂擦洗。

(3)协助和指导患者用高锰酸钾溶液或其他外阴消毒洗液(如洁尔阴)坐浴,坐浴时会阴部应浸没于溶液中。配制的溶液浓度不能太浓,以免烧灼皮肤、黏膜。同时指导患者进行局部热敷。

(4)指导患者遵医嘱使用抗生素和止痒、止痛、抗过敏的药物。

(5)脓肿或囊肿切开引流后,社区护士应为术后患者换药,外阴用 1∶5 000 氯己定(洗必泰)棉球擦洗,每日 2 次,直至伤口愈合后改用 1∶5 000 高锰酸钾溶液坐浴,每次坐浴 20 min,每日 2 次。

3.健康教育

向社区妇女介绍防治外阴炎的基本知识,强调预防的重要性;指出夫妻双方都应保持会阴部的清洁卫生;教育妇女注意摄取营养,加强身体锻炼,注意个人卫生,每日更换内裤,不穿紧身化纤内裤,保持外阴清洁干燥,避免不洁的性生活;注意月经期、妊娠期、产褥期及流产后的卫生,尤其应注意防止感染。

(路伟莉)

第二节 阴道炎

一、滴虫性阴道炎

(一)病因及传染途径

病原体是阴道毛滴虫,不仅感染阴道,还要感染尿道旁腺、尿道及膀胱,甚至肾盂,以及男方的包皮皱褶、尿道或前列腺。

传播方式有两种:一是间接传播,为主要传播方式,经由公共浴池、浴盆、游泳池、坐便器、衣物、医疗器械及敷料等途径传播。二是性交直接传播,男女双方有一方泌尿生殖道带有滴虫均可传染给对方。

(二)临床表现

主要症状是稀薄的泡沫样白带增多及外阴瘙痒。间或有外阴灼热、疼痛或性交痛,如合并有尿道感染,可伴有尿频、尿急甚至血尿。检查发现阴道、宫颈黏膜充血,常有散在出血点或红色小丘疹。阴道内特别是后穹隆部可见到灰黄色、泡沫状、稀薄、腥臭味分泌物。有些妇女阴道内虽有滴虫存在,但无任何症状,检查时阴道黏膜亦可无异常,称带虫者。阴道毛滴虫能吞噬精子,阻碍乳酸生成,影响精子在阴道内存活,故可引起不孕。

(三)诊断

根据病史、临床表现及取阴道分泌物进行悬滴法查滴虫,即可确诊。必要时可进行滴虫培养。取阴道分泌物前 $24\sim48$ h 避免性交、阴道灌洗或局部用药。取分泌物前不做双合诊,窥器不涂润滑剂。

阴道分泌物悬滴法比较简便,阳性率可达 $80\%\sim90\%$。于玻片上滴 1 滴生理盐水,自阴道后穹隆取少许分泌物混于玻片盐水中,立即在低倍显微镜下寻找滴虫。若有滴虫可见其波状运动移位,其周围的白细胞被推移。如遇天冷或放置时间过长,滴虫失去活动难以辨认,故要注意保持一定温度和立即检查。

(四)治疗

1.全身用药

甲硝唑(灭滴灵)200 mg,口服,每日 3 次,7 日为 1 疗程;或单次 2 g 口服,可收到同样效果。口服吸收好,疗效高,毒性小,应用方便。性伴侣应同时治疗。服药后个别患者可出现食欲不振、恶心、呕吐等胃肠道反应,偶见出现头痛、皮疹、白细胞减少等反应,可对症处理或停药。甲硝唑能通过胎盘进入胎儿及经乳汁排泄,目前不能排除其对胎儿的致畸作用,因此妊娠早期和哺乳期妇女不宜口服,以局部治疗为主。

2.局部治疗

(1)清除阴道分泌物,改变阴道内环境,提高阴道防御功能。1%乳酸液或 0.1%~0.5%醋酸或 1:5 000高锰酸钾溶液,亦可于 500 mL 水中加食醋 1~2 汤匙灌洗阴道或坐浴,每日 1 次。

(2)阴道上药,在灌洗阴道或坐浴后,取甲硝唑 200 mg 放入阴道,每日 1 次,10 日为 1 疗程。

3.治疗中注意事项

治疗期间禁性生活;内裤及洗涤用毛巾应煮沸 5~10 min 并在阳光下晒干,以消灭病原体;服药期间应忌酒;未婚女性以口服甲硝唑治疗为主,如确需阴道上药应由医护人员放入;滴虫转阴后应于下次月经净后继续治疗一疗程,以巩固疗效。

4.治愈标准

治疗后检查滴虫阴性时,每次月经净后复查白带,连续 3 次检查滴虫均为阴性,方为治愈。

二、念珠菌性阴道炎

由白色念珠菌感染引起。念珠菌是条件致病菌,约 10％的非孕期和 30％的孕期妇女阴道中有此菌寄生,而不表现症状,当机体抵抗力降低、阴道内糖原增多、酸度增高时适宜其繁殖而引起炎症。故多见于孕妇、糖尿病和用大剂量雌激素治疗的患者。长期接受抗生素治疗的患者因阴道内微生物失去相互制约而导致念珠菌生长。其他如维生素缺乏、慢性消耗性疾病、穿紧身化纤内裤、肥胖可使会阴局部的温度及湿度增加等均易发病。

（一）传染方式

传播途径与滴虫性阴道炎相同。另外,人体口腔、肠道、阴道、均可有念珠菌存在,三个部位的念珠菌可自身传染。

（二）临床表现

突出的症状是外阴奇痒,严重时,患者坐卧不宁,影响工作和睡眠。若有浅表溃疡可伴有外阴灼痛、尿痛尿频或性交痛。白带增多,白带特点为白色豆渣样或凝乳块样。检查见外阴有抓痕,阴道黏膜充血、水肿,有白色片状膜物时,擦去白膜可见白膜下红肿黏膜,有时可见黏膜糜烂或形成浅表溃疡。

（三）诊断

根据典型的临床表现不难诊断。若在分泌物中找到白色念珠菌孢子和假菌丝,即可确诊。方法是加温 10％氢氧化钾或生理盐水 1 小滴于玻片上,取少许阴道分泌物混合其中,立即在光镜下寻找孢子和假菌线。必要时进行培养。或查尿糖、血糖及做糖耐量试验等,以便查找病因。

（四）治疗

1.消除诱因

如积极治疗糖尿病,停用广谱抗生素、雌激素、皮质类固醇等药物。

2.清洗

用 2％～4％的碳酸氢钠溶液冲洗外阴、阴道或坐浴,改变阴道酸碱度,以不利于念珠菌生存。

3.阴道上药

常用药物为制霉菌素栓或片,1 粒或 1 片放入阴道深处,每晚 1 次,连用 7～14 日。其他还有克霉唑、硝酸咪康唑（达克宁）等栓剂或片剂。

4.顽固病例的处理

久治不愈的患者应注意是否患有糖尿病或滴虫性阴道炎并存。必要时除局部治疗外,口服制霉菌素片以预防肠道念珠菌的交叉感染。亦可用伊曲康唑每次 200 mg,每日 1 次口服,连用 3～5 次;或氟康唑顿服,或服用酮康唑,每日 400 mg,顿服（与用餐同时）,5 日为 1 疗程,孕妇禁用,急慢性肝炎患者禁用。

注意:孕妇患念珠菌性阴道炎应积极局部治疗,预产期前 2 周停止阴道上药。

三、老年性阴道炎

（一）病因

老年性阴道炎常见于自然或手术绝经后妇女,由于卵巢功能衰退,体内缺乏雌激素,阴道黏膜失去雌激素支持而萎缩,细胞内糖原含量减少,阴道 pH 上升,局部抵抗力下降,细菌易于入侵而引起炎症。长期哺乳妇女亦可发生。

（二）临床表现

阴道分泌物增多,黄水样,严重者为血性或脓血性。伴外阴瘙痒、灼热或尿痛或坠胀感。检查见阴道黏膜萎缩菲薄,充血,有散在小出血点或小血斑,有时有浅表溃疡。严重者与对侧粘连,甚至造成阴道狭窄、闭锁。

（三）诊断

根据年龄、病史和临床表现一般可做出诊断,但需排除其他疾病,如滴虫阴道炎、念珠菌阴道炎、宫颈癌、子宫内膜癌、阴道癌等。必要时作宫颈刮片细胞学检查和宫颈及子宫内膜活检。

（四）治疗

治疗原则为增加阴道黏膜的抵抗力,抑制细菌的生长。

(1)选用1％乳酸或0.5％醋酸溶液冲洗外阴、阴道或坐浴,每日1次。

(2)甲硝唑或氧氟沙星100 mg放入阴道深部,每日1次,共7～10日。

(3)严重者,经冲洗或坐浴后给己烯雌酚(片剂或栓剂)0.125～0.25 mg,放入阴道,每晚1次,7日为1疗程。或用0.5％己烯雌酚软膏涂布。

全身用药可口服尼尔雌醇,首次4 mg,以后每2～4周服2 mg,持续2～3个月。

四、护理

（一）护理诊断

1.知识缺乏

缺乏预防、治疗阴道炎的知识。

2.舒适的改变

与外阴、阴道瘙痒、分泌物增多有关。

3.黏膜完整性受损

与阴道炎症有关。

4.有感染的危险

与局部分泌物增多、黏膜破溃有关。

（二）护理措施

(1)注意观察分泌物的量、性状。协助医生取分泌物检查,明确致病菌,对症治疗。

(2)嘱患者保持外阴部清洁干燥,勤换内裤(穿棉织品内衣),对外阴瘙痒者,嘱其勿使用刺激性药物或肥皂擦洗,不用开水烫,应按医嘱应用外用药物。

(3)进行知识宣教。耐心向患者解释致病原因及炎症的传染途径,增强自我保健意识,严格执行消毒隔离制度。①嘱患者在治疗期间应将所用盆具、浴巾、内裤等煮沸5～10 min或药物浸泡消毒,外阴用物应隔离,以避免交叉或重复感染。②指导患者正确用药,教会患者掌握药物配制浓度、阴道灌洗和坐浴方法。介绍阴道塞药具体方法及注意点。嘱患者治疗期间避免性交,经期停止坐浴、阴道灌洗及阴道上药。要坚持治疗达到规定的疗程。③指导患者注意性卫生,纠正不正当性行为。为患者严格保密,以解除其忧虑,积极接受检查和诊治。

(4)防治感染:①向患者讲解导致感染的诱因及预防措施,如发现有尿频、尿急、尿痛等征象应及时通知医生。②注意监测体温及感染倾向,遵医嘱应用抗生素。

（三）健康教育

(1)注意个人卫生,保持外阴清洁、干燥,尤其在经期、孕产期,每天清洗外阴,更换内裤。

(2)尽量避免搔抓外阴部致皮肤破溃。

(3)鼓励患者坚持用药,不随意中断疗程,讲明彻底治疗的必要性。

(4)告知患者取分泌物前24～48 h避免性交、阴道灌洗、局部用药。

(5)治疗后复查分泌物,滴虫性阴道炎在每次月经后复查白带,若连续3次检查均为阴性方为治愈。外阴阴道假丝酵母菌病容易在月经前复发,故治疗后应在月经前复查白带。

(6)已婚者应检查其配偶,如有感染需同时治疗。

（路伟莉）

第三节 宫颈炎

宫颈炎是生育期妇女的常见疾病。其病理改变分糜烂、腺囊肿、息肉、肥大4种,以宫颈糜烂最常见。治疗上以局部治疗为主,可采用药物治疗、物理治疗及手术治疗。物理治疗最常用,手术治疗已很少用。①物理治疗:必须先行宫颈刮片,排除宫颈癌后再进行治疗。适用于糜烂面积较大和炎症浸润较深者,常采用电熨、冷冻、激光、红外线凝结、微波治疗,时间选择在月经干净后3～7日内,有急性生殖器炎症者禁用。②药物治疗:适用于糜烂面积小和炎症浸润较浅者,常用奥平1粒于睡前塞入阴道深部,隔日1次,7次为1疗程;也可用中药宫颈粉敷撒于宫颈,或用宫颈栓塞于宫颈,于月经干净后上药,每周2次,4次为1疗程。

一、流行病学特点和主要危险因素

宫颈炎多见于体质较弱、个人卫生状况较差、经期卫生不良的妇女;多发生于分娩、流产或手术损伤宫颈后,致病菌入侵而引起。病原体主要为葡萄球菌、链球菌、大肠埃希菌及厌氧菌。不洁性生活、损伤、长期慢性炎症刺激、某些化学物质刺激等也可引起慢性宫颈炎。

二、主要健康问题评估

宫颈炎的主要症状为白带增多,呈乳白色黏液状,有时呈淡黄色脓性,如炎症严重或有息肉形成,可有血性白带或接触性出血。当炎症沿宫骶韧带扩散到盆腔时,可有下腹部及腰骶部疼痛,下坠感及痛经,部分患者可不孕。检查见宫颈不同程度糜烂、肥大,有时可见腺囊肿或息肉等。根据宫颈糜烂的面积大小,可分为3度。根据糜烂的深浅程度可分为单纯型、颗粒型和乳突型3型。宫颈糜烂与早期宫颈癌在外观上很难区分,治疗前需行常规宫颈刮片检查,必要时行活检以明确诊断。

三、护理干预和健康教育

1.护理诊断及合作性问题
①疼痛:下腹及腰骶部疼痛,与炎症沿宫骶韧带扩散到盆腔有关。②组织完整性受损:与宫颈损伤、分泌物刺激有关。

2.护理干预
(1)耐心倾听患者有关疼痛的诉说,向患者解释引起疼痛的原因及缓解方法。嘱其注意休息,避免劳累,保持大小便通畅。可采用热敷局部、理疗、听音乐、练气功等方法缓解疼痛。

(2)指导患者进食高蛋白、高热量、高维生素食物,以增加营养,改善机体状况,增强抵抗力。

(3)告诉患者各种物理治疗、手术后皆有阴道分泌物增多,呈黄水样,术后1～2周脱痂时可有少量出血,不必惊慌;当出血多时,应及时报告医生处理。指导患者术后应每日2次清洗外阴,保持外阴部清洁,禁盆浴、性生活和阴道冲洗2个月。

(4)在治疗后的第2次月经干净后3～7日,应到医院复查,如未治愈,可择期再做第2次治疗。

3.健康教育
向社区育龄妇女宣传慢性宫颈炎的危害及防治的必要性。指出宫颈损伤、炎症是诱发宫颈癌的因素之一,应积极防治;介绍月经期、分娩期、产褥期、人流后及性生活的保健知识,养成良好卫生习惯,锻炼身体、增强体质,预防宫颈炎的发生;指导育龄妇女定期接受体格检查,发现宫颈炎要及时、积极治疗。

(路伟莉)

第四节 盆腔炎

女性内生殖器及其周围的结缔组织、盆腔腹膜炎发生的炎症,称为盆腔炎。炎症可在一处或多处同时发生。根据病程和临床表现分为急性和慢性两种。

一、急性盆腔炎

(一)病因

分娩及一切宫腔内手术操作后感染,经期不注意卫生,生殖器官的邻近器官有炎症,慢性盆腔炎的急性发作及感染性传播疾病等均可引发急性盆腔炎。常见的致病菌多为需氧菌和厌氧菌的混合感染,常见的需氧菌有大肠杆菌、链球菌、葡萄球菌、淋病双球菌等,厌氧菌有脆弱类杆菌、消化链球菌、消化球菌等,沙眼衣原体、支原体等也是较为常见的病原体。

(二)临床表现

由于炎症累及的范围及轻重不同,可有不同的临床表现。患女性生殖系统炎症的诊治者常感下腹痛,伴发热,严重时寒战、高热、头痛,食欲不振。阴道分泌物增多呈脓性或伴臭味。月经期可有经量增多,经期延长。若有脓肿形成时,可出现局部压迫症状,如尿频、尿急、排尿困难及大便坠胀或里急后重感。有腹膜炎时可出现恶心、呕吐、腹胀等消化系统症状。患者呈急性病容,体温升高,心率加快,腹胀,下腹部肌紧张,有压痛及反跳痛。妇科检查见阴道及宫颈充血,有脓性分泌物或宫颈外口有脓液流出;直肠子宫陷凹有积脓时,后穹隆饱满、触痛、有波动感;子宫内膜炎或子宫肌炎时,子宫略大、软,有压痛;单纯输卵管炎时,输卵管增粗、压痛;有输卵管积脓或输卵管卵巢脓肿时,则可触及包块,压痛明显;宫旁结缔组织炎时,宫旁一侧或两侧可触及片状增厚,或两侧触及包块。

(三)诊断

根据病史、症状及体征可做出初步诊断。另外,需做血、尿常规化验。有条件者取宫颈管或后穹隆穿刺抽取液做涂片或培养及药物敏感试验,可明确病原体及协助选用抗生素。怀疑有包块,须做B超检查。急性盆腔炎应与急性阑尾炎、异位妊娠、卵巢肿瘤蒂扭转或破裂等相鉴别。

(四)治疗

1.支持疗法

加强营养,卧床休息,半卧位有利于脓液积聚在直肠子宫陷凹。补充液体,注意纠正水电解质紊乱及酸碱平衡失调,必要时少量多次输液。高热时给予物理降温。尽量避免不必要的妇科检查。

2.抗生素治疗

根据药物敏感试验选用抗生素较为合理。在无条件作细菌培养和药敏感试验结果未明之前,根据病史临床特点,来选择抗生素。应用要求达到足量,且要注意毒性反应。要配伍合理,药物种类要少,毒性要小,给药途径有静脉滴注、肌内注射和口服,以静脉滴注效果较好。

3.手术治疗

对已有脓肿形成,经药物治疗无效或脓肿破裂者应给予手术治疗。脓肿积聚于直肠子宫陷凹者可作后穹隆切开术,脓肿破裂、输卵管脓肿或输卵管卵巢脓肿者应行剖腹探查术或病灶切除术等。

4.中医中药治疗

原则为清热解毒,活血化瘀。如妇科千金片、银翘解毒汤、安宫牛黄丸等。

二、慢性盆腔炎

慢性盆腔炎多因急性盆腔炎治疗不及时、不彻底,或因患者体质差,病情迁延所致。亦有无急性病史者。

（一）临床表现

可有急性盆腔炎的经过。一般均有轻重不一的下腹及腰骶部疼痛或下腹坠胀感和牵拉感,每当月经前后、劳累或性交后加重;由于盆腔充血,可有月经失调及痛经;少数患者可伴有尿频、排尿困难或肛门坠胀感;因输卵管粘连、积水或扭曲,可致不孕;由于病程长,患者思想负担重,易感疲劳,并可出现神经衰弱及胃肠道症状。查体见子宫常呈后位后屈,活动受限或固定;若为输卵管炎,子宫一侧或双侧呈条索状增粗,压痛;输卵管积水和输卵管卵巢囊肿时,可在子宫的一侧或双侧触及囊性包块,活动受限;盆腔结缔组织炎时,子宫一侧或双侧有片状增厚、压痛,累及宫骶韧带则宫骶韧带增粗、变硬、有压痛。

（二）诊断和鉴别诊断

典型病例根据病史、症状及体征不难做出诊断。但对症状较多且无急性盆腔炎病史和缺乏阳性体征时,诊断要慎重,以免增加患者思想负担。慢性盆腔炎须与盆腔瘀血症、子宫内膜异位症、陈旧性宫外孕、输卵管卵巢肿瘤、盆腔结核、腰骶部软组织劳损等相鉴别。诊断有困难时,可借助B型超声波、腹腔镜等辅助检查进行鉴别,必要时剖腹探查。

（三）治疗

1.一般治疗

消除患者思想顾虑,正确对待疾病,增强信心,注意营养,加强体格锻炼,劳逸结合,提高机体的抵抗力。

2.抗生素与其他药物治疗

疼痛明显或急性或亚急性发作患者,应选用抗生素治疗。在使用抗生素的同时,可配合使用肾上腺皮质激素,如地塞米松 0.75 mg,口服,每日 3 次;停药时注意逐渐减量。还可同时加用 α-糜蛋白酶 5 mg 或透明质酸酶 1 500 U 或胎盘组织液 2 mL 肌内注射,隔日 1 次,5～10 次为 1 个疗程,有利松解粘连和炎症的吸收。

3.物理疗法

常用短波、超短波、离子透入,频谱仪、激光等温热刺激促进盆腔血液循环,利于炎症的吸收和消退。

4.中医中药治疗

慢性盆腔炎以湿热型为多见,治则以清热利湿活血化瘀为主。妇科千金片为常选用的中成药物。

5.手术治疗

输卵管积水、输卵管卵巢囊肿及反复发作的感染病灶经上述治疗无效者,可行手术治疗。手术要彻底,避免遗留病灶再次复发。

三、护理措施

（1）卧床休息,取半坐卧位,以利脓液聚积于子宫直肠陷凹而使炎症局限。加强巡视,及时发现和满足患者需要。

（2）观察疼痛有无加重。如突然腹痛加重,下腹部拒按,应立即通知医师,以确定是否脓肿破裂。

（3）测体温、脉搏、呼吸,每4h一次,体温超过38.5 ℃时,给予物理降温,如酒精擦浴、温水擦浴或冰袋外敷等;遵医嘱应用退热药,降温后半小时复测体温并记录于体温单上。

（4）鼓励患者多饮水,每天1 500～2 000 mL,给予清淡、易消化的高热量、高蛋白、富含维生素的饮食。

（5）保持室内空气新鲜,保持室温在18 ℃～22 ℃,湿度在50%～70%。患者出汗后及时更换衣服,避免受凉。

（6）协助医师做好血和子宫颈管分泌物的培养和药敏试验。密切观察病情变化,注意有无感染性休克的症状。

（路伟莉）

第五节　围绝经期综合征

月经完全停止达 1 年以上称绝经。从绝经过渡时期，至绝经后 1 年称围绝经期。围绝经期综合征是指妇女在绝经前后因卵巢功能衰退、性激素减少而出现的以自主神经功能紊乱为主的症状与体征。一般从 40 岁开始持续数年至 20 年不等。对围绝经期综合征患者应综合采用心理和药物治疗方法，在性激素替代治疗中关键是补充雌激素。

一、流行病学特点和主要危险因素

本病多见于 45～55 岁的妇女。也可见于手术切除双侧卵巢、放射治疗及其他原因使卵巢严重受损者。

二、主要健康问题评估

本病主要表现有：①月经紊乱：常表现为周期紊乱、经期长短不一，经量多少不等。②潮热、出汗：最常见的症状，先有面部、颈部皮肤阵阵发红、发热，继之出汗，持续约 30 秒到 5 min 不等，症状轻者每日发作数次，重者十余次或更多，夜间或应激状态易促发。③情绪不稳定：易激动、焦虑不安或情绪低落、抑郁寡欢、不能自我控制。④盆底松弛，生殖器官萎缩，尿道缩短，括约肌松弛，常有尿频、尿急或尿失禁。⑤乳房萎缩、变软、下垂。⑥血胆固醇水平升高，动脉粥样硬化、心肌缺血、高血压和脑卒中。⑦骨质疏松，易骨折。⑧妇科肿瘤。

三、护理干预和健康教育

(一)护理诊断及合作性问题焦虑

与卵巢功能衰退引起自主神经功能紊乱表现、担心疾病性质及预后有关。

(二)护理干预

(1)向患者解释绝经是人生发展的必然生理过程，性腺功能减退虽对性生活的兴趣和反应有所影响，但完全可以用培养新兴趣来代替，放下思想包袱，保持开朗、乐观、豁达的心态，坚持锻炼身体，增强日晒时间，摄取高蛋白、高钙饮食，并补充钙剂。

(2)对精神紧张、情绪不稳定或失眠者，可遵医嘱口服谷维素 20 mg，每日 3 次，夜晚服艾司唑仑 2.5 mg。

(3)对因雌激素缺乏，反复发生的老年性阴道炎、泌尿道感染和潮热、出汗，或为预防发生心血管疾病、骨质疏松者，可遵医嘱服用尼尔雌醇，每 15 日 1～2 mg，或每月 2～5 mg，服药 3～6 个月后每日加用甲羟孕酮 8 mg，连用 5～8 日。或雌、孕激素周期联合应用，即于月经周期第 1～25 日服用雌激素，于周期第 16～25 日服用孕激素，用毕停药 4～6 日。

(三)健康教育

健康教育指导围绝经期妇女合理安排生活，保持心情舒畅；进行有关性知识的宣传教育，预防性功能衰退。鼓励她们学习和认识围绝经期是生命过程中自然生理过渡阶段，做好自身心理调节，适应所面临的各种生理、心理变化及一些生活事件。告知她们加强营养，多食富含钙、维生素 D 和蛋白质的食物可预防骨质疏松，加强体育锻炼，增强身体素质，提高自身抗病能力。注意个人卫生，围绝经期生殖器官萎缩和组织松弛，宫颈黏液及阴道上皮分泌减少，易发生阴道炎、子宫脱垂和尿失禁等，故应保持外阴清洁，防止感染。告知围绝经期妇女的家庭成员，当她们多疑、急躁及情绪不稳时，应富于同情心，从生理、心理、精神及生活等多方面给予关心、体贴、爱护，使其能顺利渡过围绝经期。建议和鼓励妇女每半年或 1 年进行 1 次体检，包括做宫颈黏液涂片细胞学检查，以及早发现生殖器官肿瘤。针对个人具体情况选择性地进行其他项目的检查，如心电图、B 超、血糖化验等，做到疾病的早期发现和早期治疗。指出药物治疗应在医生指导下进行，以避免用药不当产生不良后果。

（路伟莉）

第六节 女性生殖器肿瘤

一、子宫肌瘤

子宫肌瘤是女性生殖器官最常见良性肿瘤,多见于 30～50 岁妇女。本病确切的发病因素尚不清楚,一般认为其发生和生长与雌激素长期刺激有关。

子宫肌瘤按肌瘤所在部位分为子宫体部肌瘤和子宫颈部肌瘤。前者最为常见,约占 95%。根据肌瘤生长过程中与子宫肌壁的关系,可分为以下三类:①肌壁间肌瘤:肌瘤位于子宫肌层内,周围均为肌层包围,此外最常见的类型,占总数的 60%～70%。②浆膜下肌瘤。③黏膜下肌瘤。

(一)临床表现

子宫肌瘤典型的临床表现为月经量过多,继发性贫血。症状的出现与肌瘤的生长部位、大小、数目及有无,发症有关,其中以肌瘤与子宫壁的关系更为重要。浆膜下肌瘤及肌壁间小肌瘤常无明显月经改变;大的肌壁间肌瘤可致子宫腔增大、内膜面积增加、子宫收缩不良或内膜增长时间过长等,以致月经周期缩短、经期延长、经量增多、不规则流血。黏膜下肌瘤常表现为月经量过多,经期延长等。

(二)处理原则

根据患者年龄、临床症状、肌瘤大小、数目、生长部位,以及对生育功能的要求等情况进行全面分析后选择处理方案。

1. 保守治疗

(1)肌瘤小,症状不明显或已近绝经期的妇女,可每 3～6 个月复查 1 次,加强定期随访,必要时再考虑进一步治疗。

(2)肌瘤小于 2 个月妊娠子宫大小,症状不明显或较轻者,尤其近绝经期或全身情况不能胜任手术者,在排除子宫内膜癌的情况下,可采用药物治疗。常用雄激素以对抗雌激素,促使子宫内膜萎缩,直接作用于平滑肌,使其收缩而减少出血,如甲睾酮(甲基睾丸素)5 mg。舌下含服,每天 2 次,每月用药 20 日;或丙酸睾酮注射液 25 mg 肌内注射,每 5 日 1 次,每月总量不宜超过300 mg,以免男性化。也可用抗雌激素制剂三苯氧胺治疗月经明显增多者,每次 10 mg,每日口服 2 次,连服 3～6 个月,用药后月经量明显减少,肌瘤也能缩小,但停药后又可逐渐增大。三苯氧胺的不良反应为出现潮热、急躁、出汗、阴道干燥等更年期综合征症状。

2. 手术治疗

(1)年轻又希望生育的患者,术前排除子宫及宫颈的癌前病变后可考虑经腹切除肌瘤,保留子宫。

(2)肌瘤大于 2.5 个月妊娠子宫大小,或临床症状明显者,或经保守治疗效果不佳,又无须保留生育功能的患者可行子宫切除术,年龄 50 岁以下,卵巢外观正常者可考虑保留。

(三)护理

1. 提供信息,增强信心

详细评估护理对象所具备的有关子宫肌瘤的相关知识及错误概念,通过连续性护理活动与患者建立良好的护患关系,讲解有关疾病知识,纠正其错误认识。为护理对象提供表达内心情感和期望的机会,减轻其无助感。消除其不必要的顾虑,增强康复的信心。

2. 加强护理,促进康复

出血多需住院治疗者,应严密观察并记录其生命体征的变化情况。除协助医师完成血常规及凝血功能检查外,需测血型、交叉配血以备急用。注意收集会阴垫,评估实际出血量。按医嘱给予止血药和子宫收缩剂,必要时输血、补液、抗感染或采用刮宫术止血,维持患者的正常血压并纠正其贫血状态。巨大肌瘤患者出现局部压迫,致使尿、便不畅时,应予导尿或用缓泻剂软化大便,或番泻叶 2～4 g 冲饮。需接受手

术治疗者,按腹部及阴道手术护理。肌瘤脱出阴道内者,应保持局部清洁,防止感染。合并妊娠者多能自然分娩,不必急于干预但要预防产后出血;若肌瘤阻碍胎先露下降,或致产程异常发生难产时按医嘱做好剖宫产术准备及术后护理。

3.鼓励患者参与决策过程

根据患者的能力,提供相关疾病的治疗信息,允许并鼓励患者参与决定自己的治疗和护理方案,帮助患者接受现实的健康状况,充分利用既往解决问题的有效方法,由患者评价自己的行为,认识自己的能力。

4.做好随访及出院指导工作

护士要努力使接受保守治疗方案者明确随访的时间、目的及联系方式,按时接受随访指导,根据病情需要修正治疗方案。向接受药物治疗者讲明药物名称、用药剂量、用药方法、可能出现的不良反应及应对措施。选用雄激素治疗者,每月总剂量应控制在 300 mg 以内。应该使术后患者了解,术后 1 个月返院检查的内容、具体时间、地点及联系人等。患者的性生活、日常活动的恢复均需通过术后复查全面评估身心状况后确定。要使患者了解:任何时候出现不适或异常症状,均需及时就诊。

二、子宫颈癌

子宫颈癌是女性生殖器官最常见的恶性肿瘤之一。子宫颈的病因尚不清楚。国内外大量临床和流行病学资料表明,早婚、早育、多产、宫颈慢性炎症以及有性乱史者,宫颈癌的发病率明显增高。此外,宫颈癌的发病率还与经济状况、种族和地理因素等有关。近年来还发现,通过性交而传播的某些病毒如人类乳头瘤病毒、人类巨细胞病毒等也可能与宫颈癌的发病有关。

(一)临床表现

1.症状

早期患者一般无自觉症状,多是在普查中发现异常的子宫颈刮片报告。接触性出血及白带增多常为宫颈癌的最早症状。随病程进展逐渐出现典型的临床表现:①点滴样出血或因性交、阴道灌洗、妇科检查而引起接触性出血,出血量多或出血时间久可致贫血。②恶臭的阴道排液使患者难以忍受。③晚期患者出现消瘦、发热等全身衰竭状况。

2.体征

早期可见宫颈上皮瘤样病变和早期浸润癌,宫颈外观可正常,或类似一般宫颈糜烂,触之易出血。随着病程的发展,宫颈浸润常表现为 4 种类型。

(1)外生型:又称菜花型,是最常见的一种。

(2)内生型:癌组织向宫颈深部组织浸润,宫颈肥大,质硬,宫颈表面光滑或仅有表浅溃疡。

(3)溃疡型:无论外生型或内生型病变进一步发展时,癌组织坏死脱落,可形成凹陷性溃疡。严重者宫颈为空洞所代替,形如火山口。

(4)颈管型:癌灶发生在子宫颈外口内,隐蔽于宫颈管,侵入宫颈及子宫下段供血层,并转移到盆壁的淋巴结。

(二)护理

一般认为,子宫颈癌在发生浸润之前几乎都可以全部治愈,因此在全面评估基础上,力争早期发现、早期诊断、早期治疗是提高患者 5 年存活率的关键。护理措施:①协助护理对象接受各诊治方案。②鼓励摄入足够的营养。③指导患者保持个人卫生。④以最佳身心状态接受手术治疗。⑤促进术后康复。⑥提供预防保健知识。

三、子宫内膜癌

子宫内膜癌发生于子宫体的内膜层,以腺癌为主,又称子宫体癌。该病是女性生殖器官常见的三大恶性肿瘤之一,多见于老年妇女。随着妇女寿命的延长,在欧美某些国家,子宫内膜癌的发生率已跃居女性生殖器官恶性肿瘤的第一位,近年来在我国该病例的发生率也呈明显上升趋势。

（一）常见病因

子宫内膜癌的确切病因仍不清楚。可能与子宫内膜增生时间过长有关,尤其是缺乏孕激素对抗而长期接受雌激素刺激的情况下,可导致子宫内膜癌的发生。实验研究及临床观察结果提示,未婚、少育、未育或家族中有癌症史的妇女,绝经延迟、肥胖、患高血压、糖尿病及其他心血管疾病的妇女发生子宫内膜癌的机会增多。

（二）临床表现

早期无明显症状。不规则阴道流血则为最常见的症状,量不多,常断续不止,其中绝经后阴道出血为最典型的症状。少数患者在病变早期有水样或血性白带增多,晚期合并感染时则出现恶臭脓性或脓血性排液。晚期患者因癌组织扩散侵犯周围组织或压迫神经出现下腹及腰骶部疼痛,并向下肢及足部放射。当宫颈管被癌组织堵塞致宫腔积脓时,可表现为下腹部胀痛及痉挛性子宫收缩痛。

（三）处理原则

目前多主张尽早手术切除病灶,尤其是早期病例。按具体情况在手术前或手术后进行放疗,以提高疗效。凡不耐受手术或晚期转移病例无法手术切除,或癌症复发者,则选用单纯放疗、激素治疗或三者配合治疗的方案;也可采用抗肿瘤化学药物治疗,如单药应用、联合化疗或与孕激素等合用的方案。

（四）护理

子宫内膜癌是一种生长缓慢、发生转移也较晚的恶性肿瘤。其中期病变局限于子宫内膜,由于肿瘤生长缓慢,有时1～2年内病变仍局限于子宫腔内。早期病例的疗效好。护士在全面评估的基础上,有责任加强对高危人群的指导管理,力争及早发现,增加患者的生存机会护理措施。

1.普及防癌知识

积极宣传定期进行防癌检查的重要性,中年妇女每年接受一次妇科检查,加强子宫内膜癌高危因素人群的管理。例如,严格掌握雌激素的用药指征,加强用药人群的监护和随访制度,重视更年期月经紊乱及绝经后出现不规则阴道流血者的诊治。

2.提供疾病相关知识

评估患者对疾病及有关诊治过程的认知程度,鼓励患者及其家属说出有关疾病及治疗的疑虑。采用有效形式,向护理对象介绍住院环境、诊断性检查、治疗过程、可能出现的不适等,有助于缓解护理对象的焦虑状态。注意为患者提供安静、舒适的睡眠环境,减少夜间不必要的治疗程序;指导患者应用放松等技巧促进睡眠;必要时按医嘱使用镇静剂,以保证患者夜间连续睡眠7～8 h。努力使护理对象确信子宫内膜癌的病程发展缓慢,是女性生殖器官恶性肿瘤中预后较好的一种,鼓励她主动配合治疗过程,增强治病信心。

3.帮助患者配合治疗

需要手术治疗者,严格按腹部及阴道手术护理进行术前准备,并为其提供高质量的术后护理。术后6～7日阴道残端羊肠线吸收或发生感染时可致残端出血,需密切观察并记录出血情况,此期间患者应减少活动。常用各种人工合成的孕激素制剂（醋酸甲孕酮、己酸孕酮、安宫黄体酮等）配合治疗,通常用药剂量大,至少10～12周才能评价疗效,因此患者需要具备配合治疗的耐心。药的不良反应为水钠潴留、药物性肝炎等,但停药后即好转。三苯氧胺（TMX）或称他莫昔芬,是一种非甾体类抗雌激素药物,用以治疗内膜癌。用药后的不良反应为类似更年期综合征的表现,轻度的白细胞、血小板计数下降骨髓抑制表现,还可有头晕、恶心、呕吐、不规则少量阴道流血、闭经等。晚期病例及考虑化疗者,按化疗患者护理内容提供护理活动。接受盆腔内放疗者,事先灌肠并留置导尿管,以保证直肠、膀胱空虚状态,避免放射性损伤。在腔内置入放射源期间,需保证患者绝对卧床,但应学会在床上运动肢体的方法,以免出现长期卧床的并发症。取出放射源后,鼓励渐进性下床活动及进行生活自理项目,具体内容见放疗患者的护理。

4.做好出院指导

患者出院2个月后,需返院鉴定恢复性生活及体力活动的程度;术后半年再度随访,注意有无复发病

灶,并根据患者康复情况调整随访间期。子宫根治术后、药物或放疗后,患者可能出现阴道分泌物减少、性交痛等症状,提供局部水溶性润滑剂可促进性活动的舒适度。

四、卵巢肿瘤

卵巢肿瘤是妇科常见的肿瘤,可发生于任何年龄。卵巢肿瘤可以有各种不同的性质和形态,单一型或混合型、一侧或双侧性、囊性或实质性、良性或恶性。近40年来,卵巢恶性肿瘤的发病率增加了2～3倍,并有逐渐上升趋势,是女性生殖器官三大恶性肿瘤之一。由于卵巢位于盆腔内,无法直接窥视,而且早期无明显症状,又缺乏完善的早期发现和诊断方法,晚期病例疗效又不佳,故其死亡率高居妇科恶性肿瘤之首。随着子宫颈癌和子宫内膜癌诊断和治疗的进展,卵巢癌已成为当前妇科肿瘤中对生命威胁最大的疾病。

(一)卵巢肿瘤类型

1.卵巢上皮性肿瘤

(1)浆液性囊腺瘤:约占卵巢良性肿瘤的25%。多为单侧,圆球形,大小不等,表面光滑,囊内充满淡黄清澈浆液。分为单纯性及乳头状两类,前者囊壁光滑,多为单房;后者有乳头状物向囊内突起,常为多房性,偶尔向囊壁上生长。

(2)浆液性囊腺癌:是最常见的卵巢恶性肿瘤,占40%～50%。多为双侧,体积较大,半实质性,囊壁有乳头生长,囊液混浊,有时呈血性。肿瘤生长速度快,预后差,5年存活率仅20%～30%。

(3)黏液性囊腺瘤:约占卵巢良性肿瘤的20%,是人体中生长最大的一种肿瘤。多为单侧多房性,肿瘤表面光滑,灰白色,囊液呈胶胨样。瘤壁破裂,黏液性上皮种植在腹膜上继续生长并分泌黏液,可形成腹膜黏液瘤,外观极像卵巢癌转移。

(4)黏液性囊腺癌:约占卵巢恶性肿瘤的10%,多为单侧。瘤体较大,囊壁可见乳头或实质区,囊液混浊或为血性。预后较浆液性囊腺癌好,5年存活率为40%～50%。

2.卵巢生殖细胞肿瘤

好发于儿童及青少年。生殖细胞肿瘤中仅成熟畸胎瘤为良性,其他类型均属恶性。

(1)畸胎瘤:由多胚层组织构成,偶见含一个胚层成分。肿瘤组织多数成熟,少数不成熟。肿瘤的恶性程度取决于组织分化程度。①成熟畸胎瘤:又称皮样囊肿,是最常见的卵巢良性肿瘤。多为单侧、单房、中等大小,表面光滑,壁厚,腔内充满油脂和毛发,有时可见牙齿或骨质。任何一种组织成分均可恶变形成各种恶性肿瘤,成熟囊性畸胎瘤恶变率为2%～4%,多发生于绝经后妇女。②未成熟畸胎瘤:属于恶性肿瘤。常为单侧实性瘤,多发生于青少年,体积较大,其转移及复发率均高,5年活率约20%。

(2)无性细胞瘤:属中等恶性的实性肿瘤,主要发生在青春期及生育期妇女。多为单侧,右侧多于左侧,中等大小,包膜光滑。此肿瘤对放疗特别敏感,5年存活率可达90%。

(3)内胚窦瘤:属高度恶性肿瘤,多见于儿童及青年。多数为单侧,体积较大,易发生破裂。瘤细胞产生甲胎蛋白(AFP),故测定患者血清中的AFP浓度,可作为诊断和治疗监护时的重要指标。内胚窦瘤生长迅速,易早期转移。既往平均生存时间仅12～18个月,现经手术及联合化疗,预后有所改善。

3.卵巢性索间质肿瘤

(1)颗粒细胞瘤:是最常见的功能性卵巢肿瘤,属于低度恶性肿瘤。肿瘤表面光滑,圆形或卵圆形,多为单侧性,大小不一。肿瘤能分泌雌激素,故有女性化作用,青春期前的患者可出现假性早熟,生育年龄的患者可引起月经紊乱,老年妇女可发生绝经后阴道流血。一般预后良好,5年存活率达80%左右。

(2)卵泡膜细胞瘤:属良性肿瘤,多为单侧,大小不一,质硬,表面光滑。由于可分泌雌激素,故有女性化作用,常与颗粒细胞瘤合并存在。恶性卵泡膜细胞瘤较少见,可直接浸润邻近组织,并发生远处转移,但预后较一般卵巢癌为佳。

(3)纤维瘤:为常见的卵巢良性肿瘤,多见于中年妇女。肿瘤多为单侧性,中等大小,表面光滑或结节状,切面灰白色、实性、坚硬。偶见纤维瘤患者伴有腹水和胸水,称梅格斯综合征。术切除肿瘤后,胸腹水

自行消失。

（4）支持细胞—间质细胞瘤：也称睾丸母细胞瘤，多发生于40岁以下妇女，罕见，多为良性。肿瘤具有男性化作用，10％～30％呈恶性，5年存活率为70％～90％。

4. 卵巢转移性肿瘤

卵巢是恶性瘤常见的转移部位，约10％的卵巢肿瘤是由身体其他部位的肿瘤转移而来。转移癌常侵犯双侧卵巢，仅10％侵犯单侧卵巢。库肯勃瘤是种特殊类型的转移性腺癌，其原发部位是胃肠道。肿瘤为双侧性、中等大小，一般保持卵巢原状，恶性程度高，预后极差。

（二）临床表现

卵巢良性肿瘤发展缓慢，初期肿瘤较小，多无症状，腹部无法扪及，较少影响月经，当肿瘤增至中等大小时，常感腹胀，或扪及肿块。较大的肿瘤可以占满盆腔并出现压迫症状，如尿频、便秘、气急、心悸等。

卵巢恶性肿瘤患者早期多无自觉症状，出现症状时往往病情已属晚期，由于肿瘤生长迅速，短期内可有腹胀，腹部出现肿块及腹水。患者症状的轻重取决于肿瘤的大小、位置、侵犯邻近的器官程度、有无并发症及其组织学类型。若肿瘤向周围组织浸润，或压迫神经，则可引起腹痛、腰痛或下腹疼痛；或压迫盆腔静脉，可出现浮肿，晚期患者呈明显消瘦、贫血等恶病质现象。

卵巢肿瘤常见的并发症有蒂扭转、破裂、感染等。

1. 蒂扭转

为妇科常见的急腹症。蒂扭转好发于瘤蒂长、活动度大、中等大小、重心偏于一侧的肿瘤，如皮样囊肿，患者体位突然改变或向同一方向连续转动。或因妊娠期或产褥期子宫位置的改变均易促发蒂扭转，卵巢肿瘤的蒂由骨盆漏斗韧带、卵巢固有韧带和输卵管组成。急性扭转的典型症状为突然发生一侧下腹剧痛，常伴恶心，呕吐甚至休克。盆腔检查可触及张力较大的肿块，压痛以瘤蒂处最甚，并有肌紧张。一经确诊，应立即手术。

2. 破裂

有外伤性和自发性破裂两种。外伤性破裂可以由于挤压、性交、穿刺、盆腔检查等所致。自发生性破裂则因肿瘤生长过速所致，多数为恶性肿瘤浸润性生长穿破囊壁引起，症状的轻重取决于囊肿的性质及流入腹腔的囊液量，轻者仅感轻度腹痛，重者有剧烈腹痛、恶心、呕吐，以及休克和腹膜炎等症状，凡疑有肿块破裂，应立即剖腹探查，切除肿瘤，并彻底清洗腹腔。

3. 感染

较少见，多因肿瘤扭转或破裂后与肠管粘连引起，也可来源于邻近器官感染的扩散，临床表现为急性腹膜炎征象，可触及有压痛的肿块。患者宜适当控制感染后手术切除肿瘤。短期内不能控制感染者，宜即刻手术。

（三）处理原则

怀疑卵巢瘤样病变者，如囊肿直径小于5 cm，可进行随访观察，原则上卵巢肿瘤一经确定，应及早手术治疗，术中需区分卵巢肿瘤的良、恶性，必要时做冷冻切片组织学检查，以确定手术范围。恶性肿瘤还需辅以化疗、放疗等综合治疗方案，卵巢肿瘤并发症属急腹症，一旦确诊应立即手术。

（四）护理措施

1. 提供支持，协助患者应对压力

为护理对象提供表达的机会和环境。经常巡视患者，花费时间（至少10 min）陪伴患者，详细了解患者的疑虑和需要。评估患者焦虑的程度以及应对压力的惯用技巧，耐心讲解病情并解答患者的提问。安排访问已康复的病友，分享感受，增强治病信心。鼓励患者尽可能参与护理活动，接受患者破坏性的应对压力方式，以维持其独立性和生活自控能力，鼓励家属参与照顾患者的活动，为他们提供单独相处的时间及场所，增进家庭成员间互动作用。

2.协助患者完成各种检查和治疗

向护理对象介绍将经历的手术经过、可能施行的各种检查,以取得主动配合。协助医师完成各种诊断性检查。如为需放腹水者,备好腹腔穿刺用物,协助医师完成操作过程。在放腹水过程中严密观察患者的反应、生命体征变化及腹水性质,并记录。一次放腹水3000 mL左右,不宜过多,以免腹压骤降发生虚脱,放腹水速度宜缓慢,抽毕后用腹带包扎腹部。如发现不良反应,及时报告医师。努力使患者理解手术是治疗卵巢瘤最主要的方法,解除其对手术的种种顾虑。认真按腹部手术护理内容做好术前准备和术后护理,包括与病理科联系快速切片组织学检查事项,以助术中识别肿瘤的性质,确定手术范围;术前准备还应包括必要时扩大手术范围的需要。巨大肿瘤患者,需准备沙袋,术后加压腹部,以防腹压骤然下降出现休克。为需化疗、放疗者,提供相应的帮助。

3.做好随访工作

卵巢非赘生性肿瘤直径<5 cm者,应督促其定期(3~6个月)接受复查,并详细记录相关资料。手术后患者,根据病理报告结果,做好随访,良性者术后1个月常规复查;恶性肿瘤患者术后常需辅以化疗,但尚无统一的化疗方案,多按组织类型定不同化疗方案,疗程的长短因个案情况而异,晚期病例需用药10~12个疗程。护士需督促、协助患者克服实际困难,努力完成治疗计划,以提高疗效。

4.加强预防保健指导

大力宣传卵巢癌的高危因素,鼓励摄取高蛋白、富含维生素A的饮食,避免高胆固醇饮食,高危妇女口服避孕药有利于预防卵巢癌的发生。30岁以上妇女,每年进行一次妇科检查。高危人群不论年龄大小最好每半年接受一次检查,以排除卵巢肿瘤;如能配合应用辅助检查方法将提高阳性检出率。卵巢实性肿瘤或肿瘤直径>5 cm者,应及时手术切除。诊断不清或治疗无效的盆腔肿块者,宜及早行腹腔镜检查或剖腹探查。凡乳腺癌、子宫内膜癌、胃肠癌等患者,术后随访常规接受妇科检查。

(路伟莉)

第七节　子宫内膜异位症

一、疾病概要

子宫内膜异位症指具有正常生长功能的子宫膜组织出现在子宫腔黏膜以外的其他部位。小片子宫异位症通常称为子宫内膜样损害、子宫内膜异位种植或子宫内膜异位病灶。此病多见于25~45岁生育年龄的妇女。发病率近年来有明显增高趋势。

子宫内膜异位症病因不明,有子宫内膜种植学说、体腔上皮化生学说、静脉及淋巴播散学说、经血逆流学说、免疫学说等。

子宫内膜异位症为良性病变,异位病灶会引起局部慢性炎症反应。肉眼观为大小不等的紫蓝色结节;较小时表现为紫褐色斑点或小泡;若发生在卵巢形成卵巢巧克力囊肿。

子宫内膜异位症主要临床表现有:继发性进行性加重的痛经、性交痛、月经失调、不孕等。

子宫内膜异位症一般采取性激素治疗,常用短效避孕药、假孕疗法、达那唑、孕三烯酮、促性腺激素释放激素激动剂等。若药物治疗症状不缓解,局部病变加剧,可考虑手术。年轻有生育要求者行保守生育功能手术,保留生育功能;年龄45岁以下无生育要求者行保留卵巢功能手术,手术保留至少一侧卵巢或部分卵巢维持患者的卵巢功能;年龄45岁以上可行根治性手术,切除子宫和卵巢。

二、护理评估

（一）病史

询问患者家族史、月经史、生育史、有无剖宫产史、避孕措施以及是否存在生殖道发育异常;了解既往

疾病有无治疗,若有治疗采用何种方式,效果如何等。

（二）身心状况

1.继发性进行性加重的痛经

是子宫内膜异位症的典型症状。一般在经前1～2日开始,经期第1日最重,以后逐渐减轻,至月经干净时消失。疼痛部位多在下腹部及腰骶部,可放射至阴道、肛门,引起性交疼痛或肛门处坠痛。要注意评估疼痛的部位、程度、是否存在放射痛和放射部位的情况。

2.月经失调

询问月经的量、出血时间,月经周期,评估月经失调的类型。

3.不孕

了解有无不孕现象。

4.妇科检查

三合诊检查子宫内膜异位症患者子宫后倾固定;在子宫的一侧或两侧可触及与子宫相连的不活动囊性包块,有轻压痛;直肠子宫陷凹或宫骶韧带等部位可触及痛性结节。阴道窥器检查发现宫颈蓝色结节或阴道壁呈黑色。

5.心理状况

该病需要较长的治疗时间,药物费用高及不良反应易给患者造成困扰;疾病导致性交痛、不孕也加重患者的心理负担。护士要充分了解患者的感受及社会家庭对诊疗方式的支持程度。要了解患者疾病的相关知识,了解患者的压力水平和应对技巧。

（三）检查

1.B超检查

是影像学检查中的首选方法,可确定卵巢巧克力囊肿的位置、大小和形状。

2.腹腔镜检查

是诊断子宫内膜异位症的最佳方法。腹腔镜下看到典型病灶可以确诊,对可疑病变必须进行活检。

三、护理诊断

（一）知识缺乏

与缺乏疾病知识有关。

（二）焦虑或恐惧

与担心疾病的预后有关。

（三）疼痛

与子宫膜种植有关。

（四）性功能障碍

与性交痛有关。

（五）自尊紊乱

与不孕有关。

四、护理目标

（1）患者获得疾病的相关治疗、护理、预后的知识。

（2）患者情绪稳定,焦虑或恐惧消失。

（3）患者疼痛有所减轻或消失。

（4）患者性生活得到改善。

（5）患者自尊水平提高。

五、护理措施

(一)心理护理

鼓励患者表达对不孕、性交痛及月经失调等问题的困扰,积极面对病情,同时提供情感支持,必要时请患者丈夫及家人参与讨论,使患者获得丈夫和家人的同情,减轻焦虑,提高自尊水平。

(二)疼痛的护理

注意了解患者对疼痛的耐受力,并向患者介绍减轻疼痛的方法,如热敷下腹部,了解患者的使用情况及满意程度。

(三)用药护理

告诉患者用过药过程中可能出现低热、恶心、呕吐、体重增加、闭经或男性化等不良反应,告知患者出现上述反应不必担心,及时报告。必要时,帮助患者选择其他适宜方案。

(四)手术护理

按医嘱做好相关的术前准备和术后护理。

六、健康教育

(1)防止经血逆流:严重子宫后倾、阴道闭锁、宫颈狭窄的患者应及时手术治疗,以免经血逆流入腹腔。经期避免剧烈运动、性生活及盆腔检查,避免重力挤压子宫。

(2)选择合适的手术时间:宫内节育器的放置和取出、输卵管通液、宫颈糜烂的物理治疗或其他宫颈及阴道手术应在月经干净后 3～7 日进行。

(3)生育指导:达那唑停药 4～6 周月经恢复,月经恢复正常 2～3 次后才可考虑受孕。对保守性手术治疗的年轻患者,术后半年方可受孕。

(4)无生育要求的妇女,可推荐使用避孕药。

(路伟莉)

第八节　子宫脱垂

一、疾病概要

子宫脱垂指子宫从正常位置沿阴道下降,宫颈外口达坐骨棘水平以下,甚至子宫全部脱出于阴道口外。常伴有阴道前后壁膨出。

子宫脱垂最常见的病因是分娩损伤,其次是长时间腹压增加、盆底组织发育不良或退行性变。

临床上将子宫脱垂一般分为三度。Ⅰ度:轻型,宫颈外口距离处女膜缘小于 4 cm;重型,宫颈外口已达处女膜边缘,阴道口见到宫颈。Ⅱ度:轻型,宫颈已脱出阴道口外,宫体仍在阴道内;重型,宫颈或部分宫体已脱出阴道口外。Ⅲ度:宫颈和宫体全部脱出阴道口外。

子宫脱垂的临床主要表现为阴道脱出肿物,同时伴有大小便异常。患者常感下坠感及腰背酸痛。

子宫脱垂的治疗因人而异,轻度脱垂不需治疗,若有不适可行保守治疗,如提肛运动,口服中药益气汤;必要时使用子宫托,适用于产褥期、妊娠期及不适合手术或拒绝手术的患者;病情严重无生育要求者行手术治疗。常用的手术方法有,阴道纵隔成形术;经阴道全子宫切除术及阴道前后壁修补术;阴道前后壁修补等。

二、护理评估

(一)病史

询问有无分娩损伤史及妊娠次数;了解产后有无过早体力劳动史、有无长期蹲位、慢性咳嗽或便秘等导致腹压增加病史。

(二)身心状况

1.阴道脱出肿物

了解肿物脱出的初始时间、程度、有无诱因;肿物脱出时休息后能否自动还纳;肿物脱出在阴道口外是否影响行走。

2.下坠感及腰背酸痛

了解是否在蹲位、活动及重体力劳动后加重。

3.排便异常

了解有无排尿困难、尿潴留或张力性尿失禁、便秘及排便困难。

4.妇科检查

检查阴道壁及宫颈有无溃疡和感染,子宫脱垂及膀胱、直肠膨出的程度。

5.心理状况

因疾病导致行动不便、排便异常及性生活,受到影响,易造成患者焦虑烦恼的心态。护士应了解患者的感受及其社会家庭等对诊疗的支持程度。

(三)检查

子宫脱垂根据症状、体征、妇科检查诊断明确,无须进行辅助检查。

三、护理诊断

(一)知识缺乏

与患者不了解术前、术后、住院治疗过程及恢复和预后。

(二)焦虑

与长期疾病及不确定治疗结果等有关。

(三)疼痛

与疾病本身及继发溃疡、感染和手术有关。

(四)性功能障碍

与子宫脱垂有关。

(五)自我形象紊乱

与子宫脱垂或子宫切除有关。

四、护理目标

(1)患者了解子宫脱垂的病因、加重因素及疾病的治疗和护理方法。

(2)患者的焦虑情绪缓解。

(3)患者疼痛减轻或消失。

(4)患者获得满意的性生活。

(5)患者能保持积极的自我意识。

五、护理措施

(一)心理护理

(1)积极和患者进行思想交流,必要时请家人配合,改善患者的焦虑情绪,提高患者的自我意识。

（2）向患者介绍疾病的相关治疗和护理常识，取得患者的理解和配合。

（二）缓解疼痛

（1）保持外阴清洁，多卧床休息，勿长期站立。

（2）教会患者做盆底肌肉的运动锻炼，每日3次，每次5～10分钟。

（三）指导患者正确使用子宫托

（1）指导患者选择合适大小的子宫托，以放置后不脱出又无不适感为佳。

（2）每日晨起置入，每晚睡前取出，清洗后备用。

（3）勿久置不取，取放子宫托时应观察阴道壁有无感染、溃疡等病变发生。

（4）放托后应每3～6个月复查1次。

（四）手术前后的护理

需要手术者，向患者提供必要的信息，如手术过程、效果，尤其是性能力和生育功能恢复的效果；遵医嘱做好相关的术后护理。

六、护理教育

（1）加强营养，适当锻炼以增强体质，教会患者缩肛运动。

（2）避免产后过早进行重体力劳动及长时间蹲位和站立。

（3）积极治疗慢性咳嗽、便秘。

（路伟莉）

第九节　不孕症

凡婚后未避孕、有正常性生活、同居2年而未曾妊娠者，称不孕症(infertility)。婚后未避孕从未妊娠者称原发性不孕，曾有过妊娠而后未避孕连续2年不孕者，称为继发性不孕。

一、病因与发病机制

受孕是一个复杂的生理过程。卵巢要排出正常卵子；精液正常并有正常形态和数量的精子；精子和卵子要能够在输卵管内相遇结合成为受精卵，而后在宫腔着床发育。导致不孕的原因也很复杂。

（一）女性不孕的因素

约占60%，以输卵管及卵巢因素为多。

1.排卵障碍

常由于下丘脑-垂体-卵巢轴功能紊乱、全身性疾病、卵巢病变等导致无排卵。

2.输卵管因素

是不孕症最常见的原因，如输卵管炎症、输卵管发育异常等。

3.子宫因素

子宫发育不良、黏膜下肌瘤、特异性或非特异性子宫内膜炎症、宫腔粘连及内膜分泌反应不良等，可致孕卵不能着床或着床后早期流产。

4.宫颈因素

体内雌激素水平低下或宫颈炎症时，子宫颈黏液的性质和量发生改变，影响精子的活力和进入宫腔的数量，宫颈息肉、宫颈口狭窄等均可导致精子穿过障碍而不孕。

5.阴道因素

先天性无阴道、阴道横膈、处女膜闭锁、各种原因引起的阴道狭窄都可能影响精子进入，严重阴道炎症

可缩短精子生存时间而致不孕。

6.免疫因素

不孕妇女的宫颈黏液内产生抗精子抗体或血清中存在透明带自身抗体,都阻碍精子和卵子的正常结合。

(二)男性不孕因素

约占40%,主要为生精障碍与输精障碍。

1.精液异常

指无精子或精数过少,活动力减弱,形态异常。常见的原因有先天性发育异常、全身慢性消耗性疾病等。

2.精子运送受阻

多因炎症致使输精管阻塞,阻碍精子通过。阳痿或早泄患者往往不能使精子进入阴道。

3.免疫因素

男性体内产生对抗自身精子的抗体,或射出的精子产生自身凝集而不能穿过宫颈黏液。

4.内分泌功能障碍

如甲亢、肾上腺皮质功能亢进、垂体功能减退等。

二、治疗原则

注意增强体质以增进健康,纠正贫血和营养不良状态,积极治疗各种内科疾病,针对检查结果做相应治疗。

(一)排卵功能异常的治疗

如确定不孕的原因是无排卵,则需找出原因对症下药,如以甲状腺素治疗甲状腺功能低下,以性腺激素释放因子治疗性腺功能不足,以性腺激素释放因子的拮抗剂治疗男性激素分泌过多症,以刺激排卵的药物诱发排卵。

(二)子宫、输卵管及盆腔因素的治疗

有些子宫解剖结构异常可用手术矫治,持续性子宫内膜炎可给予抗生素治疗,子宫内膜异常增生可用子宫扩张及刮除术去除异常增生的组织。子宫内膜异位症可以手术、药物或两者并用的方式治疗,输卵管阻塞可以输卵管通气试验治疗或显微手术矫治。子宫颈黏液分泌不佳可以小剂量雌激素改善分泌情形。

(三)其他

根据具体检查结果及治疗情况分别采用人工授精、体外受精及胚泡植入、配子输卵管内移植及宫腔配子移植技术。

三、护理

(一)护理目标

(1)夫妇双方能陈述不孕的主要原因,并能配合进行各项检查。

(2)患者能以积极的态度配合并坚持治疗。

(3)绝对不孕者能面对现实,以坦然乐观的心态处之。

(二)护理措施

1.提供相关知识

首先应详尽评估夫妇双方目前具有的不孕相关知识及错误观念,鼓励他们毫无保留地表达自己内心的看法、认识及顾虑,教会他们预测排卵的方法,让他们掌握性交的适当时期。指导夫妇双方注意生活规律,避免精神紧张等情绪改变,保持健康心态,用深入浅出的讲解使他们对生育与不孕有正确了解,纠正错误观念,正确而客观地认识生育与不孕,指出绝大部分不孕因素可以治疗,使他们满怀信心,配合检查。

2.协助医师实行治疗方案

配合医师根据检查结果确定治疗方案,并向患者提供信心,鼓励他们坚持治疗,对绝对不孕者帮助他们度过悲伤期,面对现实,根据自身条件接受相应的治疗方案,如人工授精、体外受精胚泡植入等。

3.提供心理支持

由于封建意识的影响,不孕夫妇承受着来自家庭及社会的巨大压力甚至家庭破裂的痛苦,常表现出自卑、无助或对生活的绝望。因此,要耐心听取他们的倾诉,取得她们的信任,给予心理疏导和支持,使她们能正确对待生活、生育,解除紧张情绪,以提高生活质量,或使大脑皮层功能紊乱所致的排卵异常得到纠正而受孕。

(路伟莉)

第十节　异位妊娠

凡受精卵在子宫腔以外着床发育称异位妊娠,习惯称为宫外孕,包括输卵管妊娠、卵巢妊娠、腹腔妊娠及宫颈妊娠等。输卵管妊娠最多见,占95％～98％,是妇产科常见急腹症,起病急、病情重、引起腹腔内严重出血,如诊断抢救不及时,可危及生命。

一、病因和病理

(一)病因

慢性输卵管炎是输卵管妊娠最常见的原因,淋菌性输卵管炎更易引起输卵管妊娠,结核性输卵管炎也较常见;其次输卵管发育或功能异常,如过长、黏膜纤毛缺如、蠕动减慢等;输卵管手术后,如结扎、粘堵等;盆腔子宫内膜异位输卵管粘连;肿瘤压迫;内分泌失调等。

(二)病理

受精卵在输卵管内着床后,由于输卵管腔狭窄,管壁肌肉薄,不能适应胚胎的生长发育,当输卵管膨大到一定程度,可能发生的后果是:

1.输卵管妊娠流产

这多发生在壶腹部或伞部。若胚囊与管壁完全分离落入管腔,经输卵管逆蠕动排至腹腔,形成输卵管完全流产,腹腔内出血不多;若胚囊剥离不完整,则为输卵管不全流产,反复出血,可形成盆腔血肿。

2.输卵管妊娠破裂

其是胚囊生长时绒毛向输卵管壁侵蚀,最终将肌层、浆膜层穿破,由于肌层血管丰富,常发生大出血,严重者发生休克,若抢救不及时危及生命。

3.继发性腹腔妊娠

其是极少数输卵管妊娠破裂或流产后,胚囊进入腹腔,绒毛组织仍附着于原来着床处或重新种植于附近脏器(如肠系膜、大网膜等)继续发育,形成继发性腹腔妊娠。

4.陈旧性宫外孕

胚胎已死亡,内出血渐停止,盆腔积血由于时间长形成机化变硬的包块与周围器官粘连,称陈旧性宫外孕。

此外,子宫受内分泌激素的影响,内膜呈蜕膜样变,若子宫内膜呈现过度分泌反应,称A－S反应,对诊断有一定意义。当胚胎死亡时,子宫蜕膜发生退行性变,有时于碎片状剥脱,而致阴道流血;有时整块剥离排出,形似三角形蜕膜管型。如将排出的蜕膜置于清水中,肉眼见不到漂浮的绒毛,镜检也无滋养细胞,可与流产鉴别。

二、临床表现

输卵管妊娠流产或破裂前,症状和体征均不明显,除短期停经及妊娠表现外,有时可出现下腹胀痛。当输卵管妊娠破裂或流产时,可出现下列临床表现:

（一）停经

一般停经6～8周,少数可无明显停经史。间质部妊娠停经时间较长。

（二）不规则阴道流血

胚胎死亡后,常有不规则阴道流血,色深褐,量少,可淋漓不断,可随阴道流血排出蜕膜管型或碎片,需待病灶清除后,流血方能完全停止。

（三）腹痛

腹痛为患者就诊时最主要的症状。腹痛系因输卵管膨大、破裂及血液刺激腹膜等多因素所致。破裂时患者突然下腹一侧撕裂样疼痛,常伴恶心呕吐,出血多时刺激腹膜可致全腹剧痛,血液积聚直肠子宫陷凹,出现肛门坠胀感。

（四）晕厥与休克

其主要由于腹腔急性内出血,血容量减少及剧烈腹痛,患者出现面色苍白、出冷汗、四肢冰冷、血压下降等。其严重程度与腹腔内出血速度及出血量呈正比。

（五）腹部检查

下腹部有明显压痛、反跳痛,尤以患侧为甚。出血多时叩诊有移动性浊音。若病程较长形成血凝块,下腹部可触及软性包块并有触痛。

（六）妇科检查

阴道后穹隆饱满、触痛;宫颈呈紫蓝色,抬举痛明显;子宫稍大而软,内出血多时,子宫有漂浮感,患侧附件压痛明显,有时可在子宫一侧或后方触及边界不清的肿块。

三、诊断与鉴别诊断

（一）诊断

典型病例根据病史、临床表现,诊断并不困难,但未破裂前或症状不典型者不易确诊,应作下列辅助检查。

1.阴道后穹隆穿刺

这适用于疑有腹腔内出血患者。抽出暗红色不凝固血液,便可确诊为腹腔内出血。若穿刺时误入静脉,则血色鲜红,滴在纱布上有一圈红晕,放置10min凝结。出血多时,也可行腹腔穿刺。

2.妊娠试验

由于HCG测定技术的改进,目前已成为早期诊断异位妊娠的重要方法。选择血β－HCG放免法测定,灵敏度高,阳性率达99%,故可用以早期诊断宫外孕,若β－HCG阴性可排除异位妊娠。

3.超声检查

早期输卵管妊娠时,B型超声显像可见子宫增大,但宫腔空虚,宫旁有一低回声区。若妊娠囊和胎心搏动位于宫外,则可确诊宫外妊娠,但需到停经7周时B型超声方能显示胎心搏动。

4.腹腔镜检查

其适用于期未破裂病例或诊断有困难者。

5.子宫内膜病理检查

诊断性刮宫仅适用于阴道流血较多的患者,目的是排除宫内妊娠流产。

（二）鉴别诊断

输卵管妊娠需与流产、黄体破裂、急性阑尾炎、急性盆腔及卵巢囊肿蒂扭转鉴别(表17-1)。

表 17-1 输卵管妊娠的鉴别诊断表

	输卵管妊娠	流产	黄体破裂	急性阑尾炎	急性盆腔炎	卵巢囊肿蒂扭转
停经史	多有	有	多无	无	无	无
腹痛	突然撕裂样剧痛,下腹一侧至全腹	下腹阵发性坠痛	下腹一侧突发性疼痛	持续痛,转移性左下腹痛	两下腹持续性钝痛	突然一侧下腹绞痛
阴道流血	量少,暗红色,可见蜕膜管型	量由少到多,鲜红,有血块或绒毛	无或少量	无	无	无
休克	程度与外出血量不成正比	程度与外出血量呈正比	无或有轻度休克	无	无	无
体温	正常,有时稍高	正常	正常	升高	升高	升高
腹部检查	轻度腹肌紧张,深压痛及反跳痛	无异常	一侧压痛	腹肌紧张,麦氏点压痛及反跳痛	腹肌紧张,下腹两侧压痛、反跳痛	患侧触及包块、压痛
妇科检查	后穹隆饱满触痛、宫颈举痛,宫旁包块压痛	宫口稍开,子宫增大变软	一侧附件压痛,无肿块	子宫及附件正常,右侧压痛部位较高	双侧附件增厚、压痛	宫旁角及包块蒂部触痛明显
阴道后穹隆穿刺	可抽出陈旧不凝血液	无	可抽出血液	无	可抽出渗液或脓液	无
妊娠试验	多阳性	阳性或阴性	阴性	阴性	阴性	阴性
血象	红细胞和血红蛋白进行性下降	正常	正常	白细胞增多	白细胞增多	白细胞增多

四、治疗

输卵管妊娠的治疗原则是以手术为主,酌情应用保守治疗。

(一)手术治疗

如有休克,应在积极抢救休克的同时进行急症手术。休克患者,应取平卧位,及时输液、输血、吸氧、保暖等急救措施,做好手术前准备工作。开腹后迅速夹住出血部位止血,行患侧输卵管切除术。若腹腔内出血多、破裂不超过 24 小时、停经少于 12 周、胎膜未破且无感染者,可行自体输血。方法:每回收 100 mL 血液加 3.8% 枸橼酸钠 10 mL 抗凝,最好经 6～8 层纱布过滤,立即输回体内。若为间质部妊娠可行患侧子宫角切除术或子宫次全切除术。腹腔镜治疗输卵管妊娠,适用于输卵管壶腹部妊娠尚未破裂者。

(二)药物治疗

药物治疗适用于年轻患者要求保留生育能力、无内出血、输卵管妊娠直径小于 3 cm,血 β-HCG < 3 000 U/L。常用甲氨蝶呤 20 mg,连用 5 天,肌注。

五、护理

(一)护理诊断

1. 潜在并发症

潜在并发症如出血性休克、切口感染等。

2. 恐惧

其与担心生命安危有关。

3. 疼痛

疼痛与疾病本身或手术创伤有关。

4.自尊紊乱

这与担心未来受孕能力有关。

(二)护理措施

(1)做好心理护理及入院宣教。主动热情服务于患者,允许家属陪伴,提供心理安慰。

(2)对尚未确诊的患者,应配合做阴道后穹隆穿刺、尿妊娠试验及 B 超检查,以协助诊断。

(3)保守治疗:①嘱患者绝对卧床休息,避免腹部压力增大,从而减少异位妊娠破裂的机会。协助患者完成日常生活护理,减少其活动。②密切观察患者的生命体征和一般情况,并重视患者的主诉,若腹痛突然加重,或出现面色苍白、脉搏加快等变化应立即通知医生,做好抢救准备。③指导患者摄取足够的营养物质,尤其是富含铁蛋白的食物,如动物肝脏、豆类、绿色蔬菜等,增强患者的抵抗力。④协助医生正确留取血标本,以监测治疗效果。

(4)急性内出血患者的护理:①严密观察生命体征,每 10～15 min 测量 1 次血压、脉搏、呼吸并记录。②配血,做好输血准备。③保持静脉通畅,按医嘱输液、输血、补充血容量。④吸氧。⑤按医嘱准确及时给药。⑥注意记录尿量,以协助判断组织灌注量。⑦复查血常规,观察血红蛋白及红细胞计数,判断贫血有无改善。⑧一旦决定手术,应在短时间内完成常规术前准备工作,如备皮、皮试、合血、留置尿管、更换病员服等。

(5)手术后护理:①体位:患者返回病室后,硬膜外麻醉者应去枕平卧 6～8 h,头偏向一侧,防止唾液及呕吐物吸入气管造成吸入性肺炎或窒息,术后第二天可采取半卧位。②生命体征的观察:手术后 24 h 内病情变化快,也极易出现紧急情况,护理人员要密切观察生命体征的变化,及时测量生命体征并准确记录。若 24 h 内血压持续下降、脉搏快、患者躁动等情况出现,考虑为有内出血的可能,及时通知医生处理。每日测体温 4 次,直至正常后 3 天。③尿管的观察:保持尿管通畅,勿折、勿压,注意观察尿色及尿量。④饮食护理:未排气前禁食奶制品及甜食,排气后进半流食,排便后进普食(增加蛋白质和维生素的摄入)。⑤伤口敷料的观察:保持伤口敷料干燥、整洁,有渗血、渗液及时更换。⑥疼痛:术后 24 h 内疼痛最为明显,48 h 后疼痛逐渐缓解,根据具体情况遵医嘱适当应用止痛药,间隔 4～6 h 可重复使用。

(三)应急措施

急性大量内出血及剧烈腹痛可引起患者晕厥和休克,患者表现为面色苍白、痛苦面容、出汗、脉细数、血压降低或测不到,伴恶心、呕吐和肛门坠胀。护士应立即将患者取去枕平卧位,保暖、吸氧;迅速建立有效的静脉通道(快速静点乳酸林格液),补充血容量,纠正休克;交叉配血,做好输血准备;快速做好术前准备、心理护理,严密观察病情,做到"迅速、准确、及时、严密、严格",这是取得成功抢救的关键所在。

(四)健康教育

(1)注意休息,可从事日常活动,注意劳逸结合,适当锻炼。

(2)加强营养,尤其是富含铁蛋白的食物,如动物肝脏、豆类、绿色蔬菜、木耳等,积极纠正贫血,提高机体抵抗力。忌食辛辣煎炸之品。

(3)注意保持外阴清洁,勤换清洁内衣裤,注意个人卫生。术后禁止性生活 1 个月,以免引起盆腔炎。

(4)生育过的患者,应采取避孕措施,防止再次发生宫外孕。

(5)未生育过的患者,避孕 6 个月,同时保持乐观情绪,不背思想包袱,有利于再次受孕。

(6)再次妊娠后,孕早期及时到医院检查,判断妊娠正常与否。

(路伟莉)

第十一节　早期妊娠孕妇的护理

一、概述

根据妊娠不同时期特点,临床上将妊娠全过程分为 3 个时期,妊娠 12 周末以前称早期妊娠;妊娠第 13～27 周末称中期妊娠;妊娠 28 周及以后称晚期妊娠。

二、护理评估

(一)健康史

询问孕妇年龄、月经史及孕产史,注意月经周期是否规律,末次人工流产时间、末次分娩时间以及有无异常,采用何种避孕措施;询问有无服药、"感冒"史,是否接触射线、毒物等;询问有无其他内科疾病,有无遗传病家族史。

(二)身体评估

1.停经

是妊娠最早、最重要的症状。月经周期正常且有性生活史的生育年龄妇女,一旦月经过期10 d或以上,应首先考虑妊娠。如停经达 8 周,妊娠的可能性更大。详细评估末次月经情况及停经时间。停经不一定都是妊娠,应与精神、环境因素等引起的闭经相鉴别。哺乳期妇女月经虽未来潮,亦有可能再次妊娠。

2.早孕反应

约半数孕妇出现晨起恶心、呕吐、乏力、嗜睡、食欲减退和偏食等现象,称早孕反应。停经 6 周左右出现,多于妊娠 12 周左右自然消失。评估孕妇是否有早孕反应及其出现时间、程度等。

3.尿频

因增大的子宫压迫膀胱引起。约在妊娠 12 周左右,增大的子宫升入腹腔,不再压迫膀胱,尿频症状消失。了解孕妇是否出现尿频症状及严重程度。

4.乳房变化

了解孕妇有无自觉乳房轻度胀痛及乳头刺痛等症状。评估乳房情况,了解有无乳房增大,乳头及乳晕着色现象,乳晕周围是否出现深褐色蒙氏结节。

5.妇科检查

评估生殖系统的变化。妊娠6～8周阴道黏膜及子宫颈充血,呈紫蓝色。子宫增大、变软,子宫峡极软,双合诊检查感觉子宫体与子宫颈似不相连,称黑加征(Hegar sign)。妊娠 12 周时,在耻骨联合上方可触及子宫底。

(三)心理社会资料

大部分早期妊娠妇女感到惊喜、震惊,并开始专注于自己的身体,以自我为中心。但部分妇女因计划外妊娠,则出现矛盾心理。因出现早孕反应,或早孕反应过重,部分妇女感到焦虑、不安,担心影响胎儿发育。

(四)辅助检查

1.妊娠试验

孕卵着床后滋养细胞分泌人绒毛膜促性腺激素(HCG),进入母血、尿中。妊娠7～9 d可用放射免疫法测定孕妇血 β-HCG 诊断早期妊娠。临床多用早早孕诊断试纸法检测孕妇尿液,若为阳性,在白色显示区上下呈现两条红色线,表明受检者尿中含 HCG,可协助诊断早期妊娠。阴性结果应在 1 周后复测。

2.超声检查

(1)B 型超声检查:是诊断早期妊娠快速而准确的方法。妊娠 5 周后可见增大的子宫轮廓,其中有圆

形妊娠环;妊娠 8 周在妊娠环内可见有节律的胎心搏动。

（2）超声多普勒仪检查:能听到有节律、单一高调的胎心音,胎心率多在 150～160 次/min,可确诊为早期妊娠、活胎。最早出现在妊娠 7 周时。

（3）宫颈黏液检查:宫颈黏液黏稠、量少,涂片干燥后光镜下可见排列成行的椭圆体,无羊齿植物叶状结晶,早期妊娠的可能性较大。

（4）黄体酮试验:利用孕激素在体内突然撤退能引起子宫出血的原理,对疑为早期妊娠的妇女,每日肌内注射黄体酮 20 mg,连用 3 d。如停药后 2～7 d 内出现阴道流血,可排除早期妊娠。如停药后超过 7 d 仍未出现阴道流血,可能为妊娠。

（5）基础体温测定:每日清晨醒来后(夜班工作者于休息 6～8 h 后),未进行任何活动之前,测量体温 5 min(口腔体温),并记录于基础体温单上,按日连成曲线。具有双相型体温的妇女,停经后高温相持续 18 天不见下降者,可能为早期妊娠;高温相持续 3 周以上,早期妊娠的可能性更大。

三、护理诊断/合作性问题

1.知识缺乏

缺乏妊娠期保健知识,与知识来源有关。

2.营养失调

低于机体需要,与早孕反应有关。

3.焦虑、紧张

与担心自己和胎儿的健康,如何做好父母有关。

四、护理目标

（1）能说出早期妊娠的自我保健知识。

（2）能进食,早孕反应减轻或消失。

（3）对妊娠充满信心,愉快、顺利地度过早期妊娠阶段。

五、护理措施

(一)一般护理

1.活动与休息

居住环境应舒适安静,卧室空气新鲜,室内清洁。坚持户外散步,妊娠早期活动量不要太大,避免劳累,以免引起流产。保证每晚 8 h 睡眠,中午 1～2 h 午休。

2.饮食与营养

早期妊娠妇女大多数会出现恶心、呕吐、食欲不振等,这些都属于正常生理现象,但应避免过饱或空腹,避免进食难以消化的食物。应少量多餐,饮食清淡、多样化,注意增加营养,摄取易消化吸收的蛋白质、维生素、矿物质和微量元素,以确保胎儿生长发育的需要。若恶心、呕吐较严重者及时到医院就诊,防止水电解质紊乱及酸中毒。

3.尿频、尿急

因膀胱受压引起的尿频、尿急现象在孕 12 周后逐渐消失,不需要特殊处理。指导孕妇不必限制液体摄入量来缓解症状,有尿意时应及时排空,以免诱发感染。临睡前可适当减少饮水量。

4.清洁和舒适

孕期新陈代谢旺盛,出汗多,应注意个人卫生,勤洗澡、勤换衣,避免盆浴。白带增多是妊娠期正常的生理变化,但应排除滴虫、假丝酵母菌、淋菌、衣原体等感染。嘱孕妇保持外阴部清洁干燥,每日清洗外阴,以避免分泌物刺激,严禁作阴道冲洗。穿透气性好的全棉内裤,并经常更换。

（二）心理护理

向孕妇及家属解释妊娠是一个正常的生理过程，减轻他们焦虑、不安的情绪。告之孕妇，母体是胎儿生活的小环境，孕妇的生理、心理活动可通过循环系统和内分泌调节的改变而对胎儿产生影响。例如，孕妇经常心境不佳、焦虑、恐惧、紧张或悲伤等，会影响胎儿脑部发育，甚至造成胎儿大脑发育畸形，也易引起妊娠期和分娩期并发症。因此，孕妇应正确对待妊娠，保持心情愉快，轻松、顺利地渡过妊娠阶段。

（三）健康教育

1. 指导妊娠妇女做到"三早"

即早期发现、早期检查、早期确诊。告诉有生育要求的育龄妇女，在停经 40 d 后，到医疗单位进行早期妊娠检查。确诊早期妊娠后即到有关部门进行登记，建立围生保健卡。

2. 避免影响优生的不良因素

妊娠早期是胚胎组织分化、发育的关键时期，严重的急性感染可直接造成流产、死胎，宫内病毒感染、放射线、药物等诸多影响优生的不良因素可致胎儿畸形、流产、死胎等。因此，应注意以下几点。

（1）早期妊娠妇女应尽量不去公共场所，尤其是在疾病流行季节，避免感染。

（2）不宜养猫、狗，防止弓形虫及病毒感染。

（3）避免接触有害物质如铅、汞、有机磷农药、放射线，禁用有毒化妆品。

（4）禁忌吸毒、吸烟、饮酒，同时要避免被动吸烟。

（5）孕妇用药应慎重，最好不用，必须用药时，应在医生指导下进行，以免导致胎儿畸形。

（6）原则上禁止性生活，以防流产及感染。

六、护理评价

（1）孕妇掌握早期妊娠的相关保健知识，能科学应对早孕反应症状。

（2）母儿平安，胎儿发育正常，无并发症出现。

（路伟莉）

第十二节　中晚期妊娠孕妇的护理

一、概述

根据有早期妊娠的经过，子宫逐渐增大，自觉胎动、扪到胎体、听到胎心等可诊断为中晚期妊娠。此时，还应对胎儿的发育、胎位等做出判断。

二、护理评估

（一）健康史

询问孕妇早期妊娠过程及胎动出现时间、胎动情况，了解有无阴道流血、腹痛、头痛、眼花、胸闷、心悸、气短、阴道流液等征象。

（二）身体评估

1. 子宫增大

随妊娠进展，子宫逐渐增大。通过手测或尺测宫底高度（图 17-1，表 17-2），可评估子宫增大情况，初步判断妊娠周数与胎儿大小。

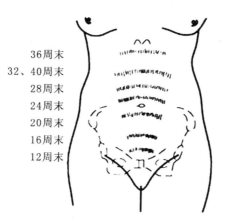

图 17-1 不同妊娠周数的子宫底高度

表 17-2 不同妊娠周数的宫底高度

妊娠周数	手测宫底高度	尺测宫底高度(cm)
12 周末	耻骨联合上 2～3 横指	
16 周末	脐耻之间	
20 周末	脐下 1 横指	18(15.3～21.4)
24 周末	脐上 1 横指	24(22.0～25.1)
28 周末	脐上 3 横指	26(22.4～29.0)
32 周末	脐与剑突之间	29(25.3～32.0)
36 周末	剑突下 2 横指	32(29.8～34.5)
40 周末	脐与剑突之间或略高	33(30.0～35.3)

2.胎动

胎儿在子宫内的活动称胎动。妊娠 16～20 周时孕妇开始自觉有胎动,每小时 3～5 次。妊娠周数越多,胎动越活跃,但妊娠末期胎动逐渐减少。妊娠晚期 12 h 胎动计数不少于 10 次。详细了解孕妇胎动出现时间、次数等。

3.胎心音

于妊娠 18～20 周,用听筒在孕妇腹壁上可以听到胎心音,呈双音,第一音和第二音相接近,似钟表的"滴答"声,速度较快,每分钟 120～160 次。监测胎心音变化并判断是否正常。

4.胎体

妊娠 20 周以后,腹部检查可触及子宫内的胎体;妊娠 24 周以后,用四步触诊法可以区分胎头、胎背、胎臀和胎儿四肢的位置,从而判断胎产式、胎先露、胎方位。

(1)胎产式:胎体纵轴与母体纵轴的关系。两纵轴平行者称纵产式,占妊娠足月分娩总数的99.75%。两纵轴垂直者称横产式,仅占妊娠足月分娩总数的 0.25%。两纵轴交叉称斜产式,属于暂时现象。在分娩过程中大多数转为纵产式,极少数转为横产式(图 17-2)。

(2)胎先露:最先进入骨盆入口的胎儿部分。纵产式有头先露和臀先露,横产式为肩先露。头先露可因胎头伸屈程度不同分为枕先露、前囟先露、额先露和面先露(图 17-3)。臀先露可因入盆的先露部分不同分为混合臀先露、单臀先露、膝先露和足先露(图 17-4)。偶可见头先露或臀先露与胎手或胎足同时入盆,称复合先露(图 17-5)。

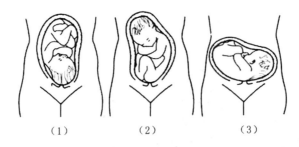

（1）纵产式（头先露）；（2）纵产式（臀先露）；（3）横产式（肩先露）

图 17-2　胎产式

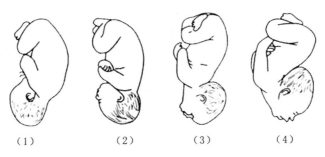

（1）枕先露；（2）前囟先露；（3）额先露；（4）面先露

图 17-3　头先露的种类

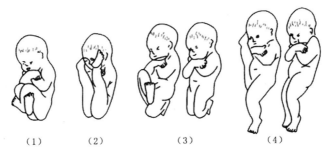

（1）混合臀先露；（2）单臀先露；（3）膝先露；（4）足先露

图 17-4　臀先露的种类

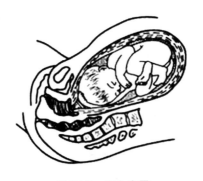

图 17-5　复合先露

（3）胎方位：胎儿先露部的指示点与母体骨盆的关系，简称胎位。枕先露以枕骨，面先露以颏骨，臀先露以骶骨，肩先露以肩胛骨为指示点。根据指示点与母体骨盆前、后、左、右、横的关系而有不同的胎位（表 17-3）。例如枕前位时，胎头枕骨位于母体骨盆的左前方，为枕左前位，余依此类推（图 17-6）。在各种胎方位中，枕前位（枕左前、枕右前）为正常胎方位，其余均为异常胎方位。

（三）心理社会资料

胎动出现之后，孕妇真实感受到胎儿的存在，开始怜爱胎儿，希望能得到家庭及社会支持。孕妇常因缺乏妊娠期保健知识或因接近预产期，担心不能顺产而感焦虑或恐惧。

表 17-3　胎产式、胎先露和胎方位的关系及种类

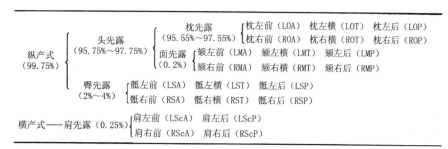

横产式——肩先露（0.25%）

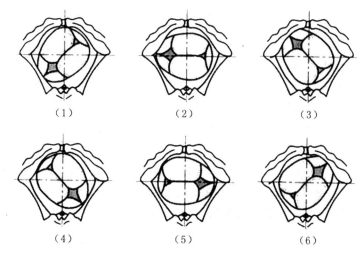

（1）　　　　　（2）　　　　　（3）

（4）　　　　　（5）　　　　　（6）

（1）枕左前；（2）枕左横；（3）枕左后；（4）枕右前；（5）枕右横；（6）枕右后

图 17-6　枕先露的胎方位

（四）辅助检查

1.超声检查

（1）B 型超声检查：可显示胎儿数目、胎儿发育情况、胎位、胎心搏动、羊水量、胎盘位置，可测定胎头双顶径、股骨长度、腹围等以判断胎儿发育情况，并可观察胎儿有无畸形。

（2）超声多普勒仪检查：可探测胎心音、胎动音、脐带血流音及胎盘血流音。

2.胎儿心电图检查

目前国内常用间接法检测胎儿心电图，常于妊娠 12 周以后显示较规律的图形，妊娠 20 周后的成功率更高。

三、护理诊断/合作性问题

1.知识缺乏

缺乏妊娠中晚期保健知识。

2.焦虑、恐惧

与妊娠、惧怕分娩有关。

3.便秘

与妊娠引起肠蠕动减弱有关。

4.体液过多、水肿

与妊娠子宫压迫下腔静脉或水钠潴留有关。

5.睡眠型态紊乱

与胎动频繁、子宫增大有关。

四、护理目标

(1)孕妇及其家属可说出妊娠中晚期保健知识。

(2)孕妇情绪稳定,对分娩充满信心。

(3)孕妇大便通畅。

(4)孕妇体液过多减轻或消失。

(5)孕妇能安静入睡。

五、护理措施

(一)一般护理

1.活动与休息

一般孕妇可正常工作到28周。妊娠28周后应适当减少工作量,避免夜班及重体力劳动、长期站立或过于紧张的工作。每日应有8 h睡眠,中午1～2 h午休。妊娠中期后的最佳睡姿为左侧卧位,左侧卧可改善子宫右旋状态,有利于子宫胎盘血液循环,同时减轻增大子宫对下腔静脉的压迫,防止仰卧位低血压综合征。根据孕妇情况,适当开展孕期运动,如散步、做孕妇保健操。

2.合理营养

由于胎儿生长发育需要,妊娠期应提供高于平时的热量、优质蛋白质、钙、铁、各种维生素和微量元素。妊娠晚期增加含钙、铁、叶酸的食物,如牛奶、水果、豆类、果仁、动物肝、鱼及虾皮等。避免刺激性食物,如油炸及油脂高的食物。不饮酒,不饮含有咖啡的饮料。

(二)症状护理

1.贫血

增加含铁食物的摄入,如蛋黄、动物肝脏、瘦肉、豆类等。如病情需要补充铁剂时,最好用水果汁或温水送服,以促进铁的吸收。应在餐后20 min服用,以减轻对胃肠的刺激。向孕妇解释,服用铁剂后大便可能会变黑,或可能导致便秘或轻度腹泻,不必担心。

2.失眠

坚持户外活动,如散步。睡前用温水洗脚,梳子梳头,喝热牛奶等,可帮助入睡。

3.便秘

嘱孕妇养成每日定时排便的习惯,多吃蔬菜、水果等含纤维素多的食物,增加每日饮水量,注意适当的活动。未经医生允许不可随便使用大便轻泻剂或软化剂。

4.体液过多

妊娠后期出现轻度水肿,经休息后水肿减轻或消失者,属于正常情况,不需要处理。可嘱孕妇左侧卧位,下肢稍抬高,避免长时间地站或坐,以免加重水肿的发生。如需要长时间站立,则两侧下肢轮流休息,以利血液回流。适当限制盐的摄入,但不必限制水分。如有下肢明显凹陷性水肿或经休息后不消退者,应及时诊治,警惕发生妊娠期高血压疾病。

5.下肢痉挛

多因缺钙所致。指导孕妇饮食中增加钙的摄入,避免腿部受凉或疲劳,伸腿时避免脚趾尖伸向前方,走路时脚跟先着地。如发生下肢肌肉痉挛,可采取局部按摩或热敷,直至痉挛消失。必要时按医嘱口服钙剂。

6.腰背痛

孕中、晚期坐姿应保持上身直立靠背,不要长时间弯腰,应经常按摩、轻柔腰背部。疼痛严重者,必须卧床休息(硬床垫),局部热敷。产后6~8周,腰背痛可自然消失。

7.下肢、外阴静脉曲张及痔疮

应避免长时间的站立、下蹲,穿弹力裤或袜,睡觉时取左侧卧位,下肢稍抬高,以促进血液回流。

8.仰卧位低血压综合征

左侧卧位后症状可以自然消失,关键在于避免仰卧位。

9.尿频、尿急

妊娠晚期因为胎先露压迫膀胱所致。嘱孕妇有尿意时及时排空尿液。

(三)心理护理

告诉孕妇妊娠中晚期可能出现的情况,如子宫逐渐增大,体型随之改变,属于生理现象,产后可逐渐恢复。帮助孕妇消除因体型改变、身体不适而产生的不良情绪。鼓励孕妇说出内心的忧虑,针对其需要解决问题,告诉孕妇一些分娩的先兆症状及分娩知识,使孕妇树立信心,解除焦虑、恐惧心理,愉快地渡过妊娠期。

(四)健康教育

1.异常症状的判断

告知孕妇如出现下列异常表现应立即到医院就诊,如阴道出血、腹痛、头痛、眼花、胸闷、气急、心悸、胎动计数突然减少、阴道突然流液等。

2.衣着

宜宽松、柔软、舒适、保暖,乳房和腰、腹部不可束紧,以免影响乳房发育、母体血液循环及胎儿活动导致胎位异常。宜穿轻便舒适的平跟鞋,避免穿高跟鞋,以免引起身体失平衡及腰背痛。

3.乳房准备

孕24周开始,每日用手轻轻揉捏乳头数分钟,每日用温开水擦洗乳头(不宜用肥皂)直至分娩,以免产后哺乳时发生皲裂。妊娠28周后应每天进行数次乳房按摩,有利于产后哺乳(图17-7)。如乳头过于平坦或内陷,应进行以下的准备:①乳头伸展练习:将两拇指平行地放在乳头两侧,慢慢地由乳头向两侧外方拉开,牵拉乳晕皮肤及皮下组织,使乳头向外突出。随后将两拇指分别放在乳头上、下侧,由乳头向上、下纵行拉开。此练习重复多次做满5 min,每日2次。②乳头牵拉练习:用一手托乳房,另一手的拇指和中、示指抓住乳头向外牵拉,重复10~20次,每日2次。③吸引乳头:使用吸乳器或用空针筒抽吸,利用负压吸引作用使乳头突出。④吸吮顺序:哺乳时先吸吮凹陷的一侧,因为此时婴儿的吸吮力强,易吸住乳头和大部分乳晕。⑤配置乳头罩:从妊娠7个月起佩戴,对乳头周围组织起稳定作用。孕妇宜佩戴合适的胸罩,既可防止乳房下垂,又有利于乳房血液循环。向孕妇及家属宣传母乳喂养的重要性。

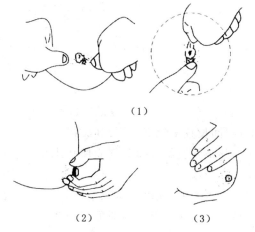

(1)平坦乳头纠正法;(2)内陷乳头纠正法;(3)乳房按摩

图 17-7　乳房准备

4.性生活指导

妊娠32周后,原则上禁止性生活,以防胎膜早破、早产及感染。

5.孕期自我监护

胎心音计数和胎动计数是孕妇自我监护胎儿子宫内情况的一种重要手段。

(1)听胎心音:教会孕妇及家庭成员于妊娠20周后,用木制听筒或听诊器在孕妇腹壁听胎心音并作记录,可了解胎儿宫内情况,协调孕妇与家庭成员之间的亲情关系。听前孕妇先排尿,仰卧,每次听诊1 min。正常胎心每分钟120～160次。每次计数均做好记录。若每分钟少于120次或多于160次,或不规则,表示胎儿宫内缺氧,应及时就诊。

(2)数胎动:指导孕妇从妊娠28周开始至临产,每日早、中、晚各数1 h胎动,3次相加总和乘4即为12 h胎动数。正常胎动3～5次/h,或胎动＞10次/12 h。若胎动≥30次/12 h,说明胎儿状况良好。凡胎动＜10次/12 h,提示子宫胎盘功能不足,表示胎儿有缺氧,应及时就诊。

6.胎教

是有计划、有目的地为胎儿的生长发育实施最佳保健措施。现代研究发现,胎儿具有感知觉、记忆力等精神、神经活动能力,如胎儿的眼睛能随送入的光亮而活动,触及其手、足可产生收缩反应;孕24周后胎儿有听觉,外界音响可传入胎儿听觉器官,并能引起心率的改变。另外现代研究还发现,母亲与胎儿之间依赖一定的神经内分泌通路进行情感交流。因此通过胎教,给胎儿提供优良的刺激,可促进胎儿发育,有利于出生后的健康成长。主要有以下两种胎教方法。

(1)音响胎教:包括语言胎教和音乐胎教。①语言胎教:妊娠24周后孕妇或其丈夫可定时贴近孕妇腹部,大声对着胎儿讲话,或给胎儿取个乳名,经常叫喊,让胎儿常听父母的语言,促进胎儿大脑对语言的适应性,使其将来聪明而又情绪稳定。②音乐胎教:妊娠24周后对胎儿进行轻松、愉快的音乐训练,有利智力的发展和性格的活泼。

(2)运动胎教:包括触摸和动觉刺激。①触摸:妊娠16周后即自觉胎动后,对胎儿进行抚摸训练。训练时孕妇全身放松,然后用手指在腹部常有胎动的地方,轻轻按下、抬起、按下、抬起,每天轻按数次,可促进胎儿脑的发育和机体的灵敏。②动觉刺激:一是妊娠24周后,每天轻轻推动胎儿的头和背,同时播放轻快的音乐;二是做孕妇操,带动胎儿运动,锻炼胎儿肢体肌肉力量,有利于胎儿身体发育。

7.产前准备

指导缺乏抚养孩子知识和技能、缺乏社会支持系统的准父母,准备好新生儿及产妇用物。新生儿皮肤柔嫩,易受损伤而引起感染,因此新生儿衣物宜宽大,便于穿脱,衣缝应在外面(不摩擦新生儿皮肤)。衣服、尿布宜选用质地柔软,吸水、透气性好的纯棉织品。备睡袋、毛巾被、小毛巾、婴儿浴液、爽身粉、面盆、澡盆等。产妇应备卫生巾、卫生纸、合适的衣服、毛巾,必要时准备好吸奶器等。还可采用上课、看录像等形式,宣传母乳喂养的好处。示教如何给新生儿洗澡、换尿布,如何进行新生儿抚触等。

8.先兆临产的判断

在分娩发动前,往往出现一些预示孕妇不久将要临产的症状,称为先兆临产。

(1)胎儿下降感:临产前2周,由于胎先露进入骨盆入口,使子宫底下降,初产妇多感觉上腹轻松,进食增多,呼吸较轻快。

(2)假临产:分娩发动之前,孕妇常出现不规律子宫收缩,其特点是子宫收缩持续时间短(常少于30 s)且不恒定,强度也不逐渐增加;间歇时间长且不规律。子宫收缩时仅下腹部轻微胀痛,常于夜间出现,而清晨消失。子宫颈管不消失,宫口无明显扩张。给予镇静剂能抑制此不规律子宫收缩。

(3)见红:又称血性分泌物,是指在分娩开始前24～48 h,由于子宫颈内口附近的胎膜与该处的子宫壁分离,毛细血管破裂而经阴道排出少量血液,又因子宫颈管开始扩张,子宫颈管内原有的黏液栓与少量血液相混而排出,这是分娩即将开始的一个比较可靠的征象。

指导临近预产期的孕妇识别分娩先兆,如出现阴道血性分泌物或阵发性腹痛即规律子宫收缩(间歇5～6 min,持续30 s左右),应尽快到医院就诊。如阴道突然大量液体流出,则为破膜,孕妇应立即平卧,

由家属送往医院,以防脐带脱垂而危及胎儿生命。

六、护理评价

(1)孕妇掌握中晚期妊娠的相关保健知识,心情愉快,对妊娠、分娩充满信心。

(2)母儿平安,胎儿发育正常,无并发症出现。

（路伟莉）

第十三节　腹腔镜下广泛全子宫切除术护理

一、手术适应证与禁忌证

（一）手术适应证

手术适应证包括所患疾病是否有手术指征、患者是否具备适合于该手术的生理状态,以及术者有没有腹腔镜下子宫广泛切除术的能力。

(1)Ⅰa2期:子宫颈鳞状上皮癌伴脉管浸润、癌灶融合、多发或细胞分化不良者。年轻患者可保留单侧或双侧卵巢功能。

(2)Ⅰb～Ⅱa期:年轻患者可保留单侧或双侧卵巢功能。

(3)Ⅱb期:自愿要求手术者,宜在术前行辅助化疗或放疗后手术。假如放疗有利于患者,应说服患者选择放疗。

(4)患者无严重的内、外科合并症,需根据全身情况能否耐受手术而定,肥胖患者根据术者经验及麻醉条件而定。

(5)术者具有腹腔镜下子宫广泛切除的技巧经验。

（二）手术禁忌证

手术禁忌证是指所患疾病已失去手术时机或手术指征,以及患者不具备适合于该种手术的生理状态。因此并非所有的Ⅰb～Ⅱa子宫颈癌患者都适宜做腹腔镜下广泛全子宫切除术。

1.手术主要禁忌证

(1)子宫颈癌Ⅱb期以上。

(2)严重的心、肺系统疾病及其他内科疾病。

(3)不能胜任麻醉者。

(4)年龄＞75岁伴有体质虚弱者。

(5)合并急性弥漫性腹膜炎。

(6)术者无腹腔镜下广泛全子宫切除的经验。

2.手术相对禁忌证

(1)既往腹部反复手术史或感染性肠道疾病或腹壁穿刺点部位有肠曲粘连,术时肠损伤的危险性增加。

(2)过度肥胖或消瘦者,易发生穿刺性脏器损伤。

(3)合并腹腔内巨大肿块。

(4)器官移位或扩大。如肾脏、脾脏增大及胃下垂者,易发生穿刺性脏器损伤。

二、术前准备

腹腔镜下子宫广泛切除是比较大的手术,其切除范围广、涉及的器官多、手术时间长、并发症风险高。

因此,无论患者、家属,或手术组,都必须做好术前的充分准备,保证手术成功、安全。

(一)患者的准备

1.患者及家属心理准备

目前依然是谈癌色变,患者及家属都觉得只要能手术,生命就有希望。由于期望值非常高,除了把腹腔镜手术的优点告知外,更重要的是把临床诊断、手术方式、手术范围、估计出现的并发症及手术预后都必须详细告知患者及家属,特别要说明术中损伤输尿管、大血管、神经等重要脏器的可能性,让患者及家属充分了解,并做好记录,同时让家属在手术志愿书上签上"我已清楚医生告知并熟读上述事项,明白手术风险,同意进行腹腔镜下子宫广泛切除术"。如果患者及家属对手术犹豫,应该再次详细解析清楚,直到明白,如果再次解析依然犹豫不决,千万不要急于手术。

2.患者身体的准备

应该严格进行全身体格检查、妇科检查及实验室各种常规检查,凡有异常都必须先处理或请相关科室会诊,绝不应该等到术后才处理。哪怕有轻微的肝肾功能异常、贫血、阴道感染等,都必须先治疗,再安排手术,并向患者及家属汇报,同时详细写好病情记录。如果患者及家属不愿意做术前处理,坚决要求手术,必须签上"拒绝术前治疗,坚决要求手术,愿意承担术中及术后的一切风险"。如此做不是医生推卸责任,而是避免医疗纠纷。

3.病情估计

可以考虑 MRI 或 CT 扫描,有条件者建议做 Pe-CT 检查,以了解宫颈病灶的大小、浸润深度、盆腹腔淋巴结有否增大等,利于术前综合分析、判断。

(二)术前准备

1.备皮

常规对腹部、外阴皮肤备皮,特别注意脐部的消毒。由于需要阴道内操作,因此术前要对阴道 3 天消毒。术前一天禁饮食并常规清洁灌肠。

2.治疗合并症

合并贫血者,先纠正贫血,最好能使血红蛋白≥100g/L 再考虑手术。有炎症者应治愈后再手术。一般术前不常规采用预防性抗生素,但对有潜在感染危险者应于术前静脉应用抗生素。

3.口服安眠药

一般患者术前都较为紧张,为了保证其休息,睡前可以口服适量安眠药,促进睡眠。

(三)手术组准备

1.术者与患者及家属沟通

术者应该亲自向患者及家属交代病情,说明目前诊断的依据、手术的必要性,以及手术可能会出现的并发症。也明确告知目前应用腹腔镜手术的安全性,医生会认真、小心做好这次手术,使患者及家属既明白这次手术的风险性,更明白这次手术的安全性。

2.术前讨论

腹腔镜下子宫广泛切除术是目前镜下操作难度最大的手术之一,由于手术范围广,并发症相对较多,手术组必须认真进行术前讨论,除了讨论该病的诊断期别,更重要的是制订出合适的手术方案、术中出现并发症的处理预案,以保证手术顺利进行。同时,把各级医师术前讨论的内容详细记录。

3.手术人员的准备

腹腔镜下子宫广泛切除术一般由主刀、第一、第二助手及子宫操纵者组成。术者必须悉盆腔脏器的解剖、特别是宫颈周围的相关解剖,以及各种腹腔镜下操作器械的工作原理及操作方法。同时必须具有Ⅳ类腹腔镜手术的操作技巧及经验,最好具备腹式子宫广泛切除的经验。主刀、助手术前都必须重温手术的各个步骤。术组人员(包括器械护士、麻醉师)相对固定更好,因为配合默契,才能保证手术成功。

（四）手术室的准备

1.手术室基本配套

腹腔镜下子宫广泛切除手术对设备要求相对比较高,最好配有电动调节的臀高、头低位及具有膀胱截石位功能的手术台,由于手术相对比较长,应该配有呼吸末 CO_2 监测的麻醉装置。

2.特殊器械准备

腹腔镜下子宫广泛切除手术由于切除范围大、手术时间长,最好配备高清摄像头、自动气腹机、特别需要配备超声刀、双极钳。同时备用直角钳和举宫杯两种器械。直角钳用于打开输尿管隧道,举宫杯用于摆动宫体。直角钳有 5mm 和 10mm 两种,临床上主张使用 5mm 直角钳,因为在子宫颈癌根治性手术时进境孔采用 10mm,其余的操作孔都是 5mm,如果采用 10mm 直角钳,其中的一个操作孔将变为 10mm,尽管也是很少,但毕竟增加了患者的创伤。

三、腹腔镜下子宫广泛切除手术范围

根治性(广泛)子宫切除是子宫颈癌手术治疗的主要步骤之一,所谓的子宫广泛切除其实就是切除 ≥30mm 的子宫主韧带、子宫骶骨韧带及阴道上段,关键是分离宫颈管周围组织。正常情况下,宫颈管长约 40mm、宽约 25~30mm,在这狭小的组织里,埋藏了人体内最重要的器官,前面附有膀胱,后面粘有直肠,都与腹膜反折相连;宫颈管通过横韧带(子宫主韧带)将子宫固定于盆腔中央;宫颈管外 20mm、横韧带的上方有输尿管穿过,输尿管上方有子宫血管经过,宫颈管外下方有阴道静脉。要想手术达到广泛切除范围,又不损伤上述脏器,就必须按步分离膀胱宫颈间隙及直肠阴道间隙、处理子宫血管、游离壁段输尿管;就必须显露膀胱侧窝、膀胱宫窝、直肠侧窝及直肠旁窝,才能使子宫主韧带、子宫骶骨韧带及阴道上段充分游离,并根据病变范围切除 ≥30mm 的子宫主韧带、子宫骶骨韧带,阴道必须切除上 1/3~1/2(癌灶外 30mm)。腹腔镜下子宫广泛切除的手术范围已经定型,但操作顺序和技巧每位手术者都有自己的体会和感受。

四、手术方法与步骤

（一）麻醉与体位

1.麻醉选择

由于手术范围广、时间长,建议气管插管全身麻醉。由于需要 CO_2 做气腹,建议采用具有呼吸末 CO_2 检测功能的自动麻醉机,利于术中监测呼吸末 CO_2,保证手术顺利。

2.体位选择

腹腔镜下子宫广泛切除术需要通过阴道上举宫器,用于摆动子宫,原则上采用头低臀高的膀胱截石位,臀部离开手术床沿约 10~15mm,头低位一般约 15°~30°,上肩托,防止体位变动。

（二）填塞阴道及上举子宫体

目的是扩张阴道穹隆。子宫广泛切除时,因为要切除阴道上段,所以必须要分离膀胱阴道间隙及直肠阴道间隙,只有充分上推子宫体及扩张阴道穹隆,才能顺利分离膀胱宫颈间隙、膀胱阴道间隙及直肠阴道间隙,才能推开膀胱与直肠,暴露阴道上段。可以选择填塞纱布或安放举宫杯两种方法。

1.纱布填塞法

消毒手术野、铺无菌巾、留置导尿管后,窥开阴道,再次消毒阴道,用宫颈钳钳夹宫颈前唇,探查宫腔深度,根据探查结果上简易举宫器,以摆动子宫。同时,用消毒的绷带纱布卷从后穹隆部开始顺时针方向逐层填塞阴道,使阴道各穹隆充填、饱满,镜下切开阴道前壁时,也不致于 CO_2 气体外泄。

2.安放举宫杯技巧

举宫杯的种类繁多,有进口的、国产的、复杂的、简易的。笔者设计了一种双桶状的举宫杯,由直径不同的两个杯子、一条导引杆、一条操纵杆组成。小举宫杯主要作用是固定并摆动子宫体,大举宫杯主要作用是填塞阴道穹隆,使阴道前、后穹隆充填、饱满,切开阴道前壁时,也不至于 CO_2 气体外泄。举宫棒上有

一些小槽,小举宫杯套在导引杆的时候会自动滑入小槽内起到固定作用。由于双桶举宫杯的特殊结构,其摆动幅度大、上举宫体力度强,而且阴道密封性能好,更适用于子宫广泛切除术。操作时,扩开阴道,先探查宫腔的深度,将小举宫杯套在导引杆上宫腔深度的位置并将其插入宫腔内,小举宫杯紧贴宫颈,然后套上大举宫杯并将其送进阴道穹隆顶端,套住小举宫杯,再连接操纵杆并上紧螺旋予以固定。

(三)建立气腹

1. 切口选择

腹腔镜下子宫广泛切除术一般多选用五个穿刺孔,多选择脐孔为主穿刺孔(进境孔),用 10mm 套管穿刺,用于插入腹腔境,其余四个孔分别位于左、右下腹相当于麦氏点及耻骨联合上 20mm 旁开 20mm(相当于脐侧韧带的外侧)的位置直视下各穿刺 5mm 套管。

2. 人工气腹

重新消毒脐孔后,用皮钳钳起脐缘两侧的皮肤,然后用尖刀在脐孔正中切 10mm 的小切口,去除皮钳,改用巾钳钳夹脐孔两侧皮肤,提起巾钳,增加腹内空间,使腹壁远离网膜及肠管。术者用右手持Veress针放入切口内,右手腕关节最好接触上腹部皮肤作为支撑点,然后缓慢将 Veress 针穿刺入腹腔,当有一种落空感时,将针尾连接含生理盐水的小针筒,由于腹腔内负压,则针筒内的生理盐水自动徐徐进入腹腔,然后在 Veress 针末端接上 CO_2 导管接头。充气前,应设定气腹机内的各种参数,一般设定腹内压(12~13mmHg)。开始充气时,气流量设定 0.5~1L/mm,使 CO_2 缓慢进入腹腔,防止腹压急骤升高,影响心肺功能。当腹内压力达到 3mmHg 时,可以改用 3~5L/mm 的流速,直至维持 13mmHg。

(四)腹腔镜下探查

穿刺成功后,分别插入操作钳。通过摆动子宫体,腹腔镜下详细检查盆、腹腔,明确子宫、双侧附件的情况,子宫骶骨韧带有无缩短、盆腔有无充血、粘连,再探查横膈、肝、胃、肠管、大网膜等,如有粘连应先分离,如有可疑转移之处,镜下活检送冷冻切片检查。

(五)处理附件

1. 保留附件

子宫颈鳞状上皮癌患者年龄<45 岁、Ⅰ期和高分化的ⅠB1 期可以保留单侧或双侧卵巢。过去保留附件时,基本都把输卵管切除,只留卵巢。其实,子宫动脉分出的输卵管支和卵巢支,与卵巢动脉分支相互吻合。卵巢的血供可分为两部分,一部分来源于卵巢动脉,另一部分来源于子宫动脉的分支—卵巢支,两部分动脉在输卵管下方的阔韧带两层间构成吻合弓,从血管弓发出许多小支分布于卵巢、输卵管及子宫壁。因此,如果保留卵巢,最好同时保留输卵管,利于卵巢血液供应。子宫颈癌都需要进行盆腔淋巴结清除,为了保证术后卵巢的正常功能,不要同时剪开阔韧带前、后叶,避免术中对卵巢血管的损伤,减少术后由于组织粘连影响卵巢血液供应。最好采用只剪开阔韧带前叶,保留阔韧带后叶完整的方法。

操作时,通过举宫杯将子宫摆向盆腔左前方,左手钳夹右侧卵巢门组织并向左上方牵拉,伸展右侧骨盆漏斗韧带,助手钳夹并提起右侧腰大肌前腹膜,用超声刀剪开右侧阔韧带前叶,延长腹膜切口至腹主动脉前,显露右侧输尿管。剪开侧腹膜至右侧圆韧带下方,暴露右侧腹股沟下方脂肪组织。靠近骨盆钳夹、提起右侧圆韧带,沿着右侧圆韧带的下方剪开输卵管系膜层,直到靠近宫角。切断输卵管峡部及卵巢固有韧带可以在盆腔淋巴结清扫结束前,也可以在盆腔淋巴结清扫后。

2. 切除附件

年龄≥45 岁、低分化或子宫颈腺癌,建议同时双侧附件切除(术前必须要患者及家属同时签名"要求切除附件")。一般都是高位切断骨盆漏斗韧带。按前述方法剪开阔韧带前、后叶,内则至子宫骶骨韧带外侧缘,剪开后腹膜至髂总动脉水平上 30mm,充分游离卵巢血管。过去,切断漏斗韧带采用镜下结扎血管、或用钛夹钳夹血管后再用超声刀、PK 刀或剪刀切断,采用镜下结扎血管费时,钛夹钳夹后留下遗物反应,这两种方法都不太理想,建议采用双极钳电凝后切断。操作时,把卵巢血管完全游离,看清输尿管解剖位置,把输尿管从血管旁分离,用无损伤钳(或弯分离钳)靠近髂总血管水平钳夹卵巢血管(防止电凝时热传导损伤输尿管),在钳的上方双极钳电凝后切断,也可以用闭合器直接离断卵巢血管。

（六）剪开膀胱腹膜反折

可以在盆腔淋巴结清除结束前或结束后进行。如果术者站在患者左侧,则先从切断左侧圆韧带开始。助手通过举宫杯将子宫体往前上推并摆向右侧,显露左侧圆韧带,靠近左侧盆壁用超声刀或血管闭合器将其切断,并沿着左侧圆韧带断端边缘,向前逐步剪开膀胱腹膜反折。而助手则通过举宫杯将子宫体慢慢摆向左侧,术者用分离钳钳夹并提起腹膜反折,靠近膀胱剪开腹膜反折直至对侧圆韧带边缘,同时靠近右侧盆壁切断右侧圆韧带。如果患者年轻,需要同时进行阴道延长者,最好靠近腹膜与子宫体连接处剪开腹膜反折,圆韧带也不能切除过多,利于施行阴道延长术。

（七）分离膀胱宫颈间隙

目的是推开膀胱,暴露膀胱宫颈韧带。正常情况下,膀胱宫颈间隙比较疏松,容易分离。助手用分离钳钳夹并提起已分离的膀胱腹膜反折,术者一手握双极电凝钳,一手握超声刀或吸管,钝、锐性分离膀胱与宫颈间的疏松组织,直达子宫颈外口水平下 40mm,完全显露膀胱宫颈间隙及膀胱阴道间隙。再向两侧阴道旁分离时就进入阴道旁间隙,此处分布着阴道旁静脉丛,但必须分离阴道旁间隙,才能切除阴道旁组织。分离阴道旁间隙时极容易损伤该处静脉丛引起出血,而静脉丛的下方就是输尿管,止血时如果操作不当,就会导致输尿管热损伤。操作时,当遇到阴道旁静脉丛损伤出血时,切不可用止血钳盲目用力压迫出血点电凝止血,因为这种止血方法极容易引起输尿管热损伤。如果是左侧阴道旁间隙出血,建议助手向上推子宫体并摆向右侧,术者可以用左手握吸引管吸出血液,看清出血点,右手用双极钳定点、快速电凝止血。同样,如果是右侧阴道旁间隙出血,建议助手向上推子宫体并摆向左侧,再按上述方法止血。此种操作方法,当可避免输尿管热损伤。

（八）离断子宫血管

目的是游离宫旁段输尿管。这是子宫广泛切除术重要的步骤之一,也是最容易损伤输尿管的部位。子宫动脉由髂内动脉发出,有不同的类型,大多数子宫动脉发出后与髂内动脉伴行约 20～30mm,然后沿盆底侧壁向内下方行走,进入阔韧带,跨过输尿管的前方,接近子宫颈处发出阴道支至阴道,其本干沿子宫侧缘上行至子宫底,与卵巢动脉吻合。子宫静脉是髂内静脉的脏支,其位置稍低于子宫动脉,变异较多,大多并非与子宫动脉伴行,有时与子宫动脉紧贴在一起,有时跨过输尿管,有时穿过输尿管并分成三条属支与阴道静脉相吻合,组成子宫阴道静脉丛,与直肠丛、阴道丛、膀胱丛等互相联络,是比较容易出血的地方。腹腔镜下离断子宫动脉时,如果静脉伴行,离断时一并结扎,几乎无出血,如相距较远,极易损伤静脉,引起出血。当子宫静脉穿行于输尿管下方而又不能游离结扎时,容易损伤该静脉,在利用电凝止血时就容易导致输尿管热损伤。腹腔镜下处理子宫血管时可以从子宫动脉的起始部用超声刀剥离其周围的结缔组织,游离子宫动脉,用电凝、切断的方法离断子宫动脉,再分离宫旁的结缔组织,暴露并结扎子宫静脉,如此,出血极少,视野清晰,就可以避免损伤输尿管。以往,我们都把"桥下流水"称为隧道,分离子宫血管称为打隧道。其实,在腹腔镜下子宫广泛切除时,没有必要进行打血管隧道,而是直接从子宫动脉的起始部离断,子宫动脉离断后,钳起断端,分离输尿管上方结缔组织,暴露膀胱宫颈韧带输尿管入口（输尿管韧带隧道）,这种处理方法快捷、简单,对减少出血、预防输尿管损伤更为安全。

1.处理左侧子宫血管

提起左侧髂内动脉末端,寻找左侧输尿管与子宫动脉的解剖关系,清除血管周围的组织,拨开子宫动脉下方输尿管,显露并提起左侧子宫动脉,双极钳电凝后切断。提起左侧子宫动脉断端,分离左侧输尿管旁组织,切断左侧输尿管上方及旁侧的组织,将左侧输尿管从子宫动脉上分离,显露左侧输尿管"隧道"入口。

2.处理右侧子宫血管

提起右侧髂内动脉末端,分离、清除右侧宫旁组织,显露右侧子宫血管,钳夹、提起右侧子宫动脉,靠近髂内动脉电凝后切断。提起血管断端并拉向宫体方向,显露并游离右侧子宫动脉旁、输尿管上方的分支,电凝后切断,并将右侧输尿管从子宫动脉上分离,显露右侧输尿管"隧道"入口。

（九）分离膀胱宫颈韧带前叶

目的是游离壁段输尿管。这是腹腔镜下子宫广泛切除术的关键步骤，也是最容易损伤输尿管部位。壁段输尿管长 15～20mm，是输尿管进入膀胱前的最末一段，周围有一层比较厚的纤维组织包绕，是从盆筋膜腱弓前伸向膀胱后外侧壁的结缔组织束，有固定膀胱基底部的作用，其实就是膀胱宫颈韧带，该段输尿管就包埋于宫颈膀胱韧带浅（前）层和深（后）层组织内的间隙，其前、后壁均有阴道静脉丛穿行。输尿管在越过髂血管后贴附盆侧壁下行，经子宫骶骨韧带外、后侧缘，距子宫颈 15～20mm 进入几乎全由大部分静脉丛围成的血管"隧道"内。其上方有子宫动脉和静脉掩盖，前方紧贴膀胱，形成隧道，下方有子宫深静脉和阴道静脉，外侧是子宫浅静脉的吻合支，内侧为子宫阴道静脉丛，内侧构成膀胱阴道间隙的侧界，韧带、血管与输尿管外鞘面也隔以疏松结缔组织，输尿管穿过静脉隧道后，随即进入膀胱宫颈韧带，即韧带"隧道"，是输尿管进入膀胱前的最后一段。

输尿管的血供来自肾动脉、卵巢血管、腹主动脉、髂总动脉、髂内动脉、子宫动脉、膀胱上动脉与膀胱下动脉等动脉的多条分支。进入输尿管的分支主要是从其内侧与外侧进入，前、后方进入少。这些小分支血管到达输尿管后有长支与短支两种，分支再分为上行支与下行支，并与近端、远端输尿管动脉分支相吻合呈数条管状纵行或蔓状、丛状分布于输尿管鞘膜中。手术损伤其任何部位的鞘膜，都有可能破坏纵行血供，而发生局部缺血、坏死致输尿管瘘。故分离输尿管时，应特别注意保护输尿管鞘膜上的血管。腹腔镜下子宫广泛切除游离壁段输尿管时，首先要分离输尿管进入膀胱宫颈韧带前的结缔组织，暴露输尿管"隧道"入口，先用两把弯分离钳分别钳夹输尿管两侧的结缔组织，直角钳在输尿管鞘膜前逐一分离膀胱宫颈韧带前的结缔组织，贯通分离膀胱宫颈韧带，用双极电凝膀胱宫颈韧带前叶后再切断，游离壁段输尿管，将膀胱游离于宫颈外口≥40mm，才能暴露膀胱旁窝，显露膀胱侧韧带。尽管该部位操作技术比较高，也是最容易损伤输尿管的部位，但只要注重操作细节、尽量减少血管损伤、保护输尿管鞘膜的完整性，就完全可以避免损伤输尿管。

1.打开左侧膀胱宫颈韧带前叶

助手通过举宫杯将子宫体举向右上侧，利用腹腔镜的放大作用，看清输尿管穿过膀胱子宫颈韧带入口的解剖位置，用吸管清除入口周围的脂肪组织，完全显露左侧膀胱宫颈韧带输尿管入口，术者左手用分离钳钳夹、提起"隧道"入口靠近膀胱的组织，助手则钳夹、提起"隧道"入口靠近宫颈管的组织，术者右手用直角钳尖插入"隧道"入口，通过一张一合向内上方向逐步贯穿分离膀胱宫颈韧带前叶，再用分离钳钳夹已贯穿分离的、输尿管上方两侧的膀胱宫颈韧带前叶，退出直角钳，插入 5mm 的血管快速闭合器，电凝后切断。离断膀胱宫颈韧带前叶后，偶尔看见其下方有一条没破损的小静脉，这大概是打"隧道"时没有出血的原因。还是用吸管逐一清除小静脉下方、输尿管前方的组织，游离小静脉后用血管闭合器切断。分离膀胱宫颈韧带前叶后，完全游离左侧壁段输尿管。

2.打开右侧膀胱宫颈韧带前叶

将子宫举向左上侧，暴露左侧膀胱宫颈韧带输尿管入口，按上述方法分离右侧膀胱宫颈韧带前叶，完全游离右侧壁段输尿管。

目的是进一步游离膀胱、显露主韧带。膀胱侧韧带位于膀胱外侧腹膜下、膀胱侧窝内侧、膀胱旁窝外侧、输尿管下方，起源于膀胱侧顶部，由一束增厚的结缔组织组成，延伸到主韧带，称膀胱侧韧带，有固定膀胱正常解剖位置的作用，左、右各一。只有切断膀胱侧韧带，才能彻底推离膀胱，才能完全显露子宫主韧带。处理膀胱侧韧带都是在分离膀胱宫颈韧带后进行，将膀胱从阴道上段推开，于膀胱侧顶部、阴道旁有一疏松组织，用分离钳将该疏松组织分离，就能找到膀胱旁窝。处理膀胱侧韧带的过程中，只要解剖清晰，损伤输尿管及膀胱的几率非常少。

（1）切断左侧膀胱侧韧带：将子宫摆向右侧，术者左手用弯分离钳钳夹脐侧韧带，助手钳夹圆韧带下方的浆肌层，最好用吸管钝性分离脐侧韧带外侧、膀胱内侧的疏松组织，充分显露左侧膀胱侧窝。分离膀胱左侧顶部、输尿管下方的疏松组织，把输尿管拨向内上方，暴露膀胱旁窝，在左侧膀胱侧窝内侧、膀胱旁窝外侧切断左侧膀胱侧韧带。由于膀胱侧韧带内含有血管，最好用双极钳电凝后再用超声刀切断，也可以直

接用血管闭合器切断。

（2）切断右侧膀胱侧韧带：将子宫摆向左侧，按上述方法分离右侧膀胱侧窝及膀胱旁窝，直接用血管闭合器在右侧膀胱侧窝内上方、膀胱旁窝外侧切断右侧膀胱侧韧带。

（十）分离直肠阴道反折

目的是把直肠推离阴道上段，利于切除 30mm 的阴道上段。助手通过举宫杯把子宫体推向前上方，充分暴露子宫直肠反折腹膜。用 5mm 弯头超声刀从左侧子宫骶骨韧带内则、直肠旁剪开腹膜，一直延伸到宫颈后下方，并沿着直肠阴道反折剪开腹膜，直到右侧子宫骶骨韧带内则、直肠旁腹膜。助手钳夹、提起剪开的直肠反折腹膜，术者最好用吸管钝性分离直肠阴道间隙，把直肠从阴道后壁推开，游离阴道后壁上段约 40mm，同时显露双侧直肠侧韧带的内侧缘。由于直肠阴道反折内有阴道直肠静脉丛，分离时容易出血，术者应该一手握吸引管、另一手握双极电凝钳，吸净创面出血，看清出血点，定点电凝止血，保持术野清晰。

（十一）切断直肠侧韧带

目的是进一步把直肠从盆侧壁分离。直肠侧韧带位于直肠阴道间隙外侧、直肠旁窝内上方，在直肠外则由一束增厚的结缔组织组成，延伸到子宫骶骨韧带上方，有固定直肠作用，左、右各一。只有切断直肠侧韧带，才能推开直肠，完全显露子宫骶骨韧带内侧面。

1. 切断左侧直肠侧韧带

分离直肠阴道间隙、推开直肠后，剪开左侧直肠外侧腹膜，分离子宫骶骨韧带内侧、直肠外侧旁的疏松组织，打开左侧直肠旁间隙，在直肠阴道间隙左下方侧与左侧直肠旁窝上方之间显露左侧直肠侧韧带，用超声刀靠近阴道左后侧壁切断左侧直肠侧韧带。

2. 切断右侧直肠侧韧带

按上述方法打开右侧直肠旁窝，显露右侧直肠侧韧带，用超声刀在直肠阴道间隙右下方与右侧直肠旁窝上方之间，靠近子宫骶骨韧带内下方切断右侧直肠侧韧带。

（十二）切断子宫骶骨韧带

子宫骶骨韧带起自子宫颈的后上方，经过直肠外侧到达第 2、3 骶椎前面的筋膜，固定于骶骨前面，长 40～50mm，位于直肠侧窝与直肠旁窝之间，由一束致密的结缔组织组成，被后腹膜覆盖，左、右各一。子宫骶骨韧带的内上侧有输尿管穿过，内下侧是直肠旁窝，外侧是直肠侧窝，两侧子宫骶骨韧带的后下方是直肠腹膜反折。腹腔镜下切除≥30mm 的子宫骶骨韧带时，必须先剪开阴道直肠腹膜反折，推开直肠，用弯分离钳插入直肠外侧，向内、外分离就直肠旁窝，同时分离直肠侧窝，靠近骶骨就可以切除≥30mm 的子宫骶骨韧带。

1. 切断左侧子宫骶骨韧带

将子宫体上推并摆向右侧，用无损伤钳将直肠向内侧拨开，助手可将输尿管向外侧推开，充分显露左侧子宫骶骨韧带，用超声刀在骶骨前方切断左侧子宫骶骨韧带。

2. 切断右侧子宫骶骨韧带

将子宫体上推并摆向左侧，用无损伤钳拨开直肠及将输尿管，充分显露右侧子宫骶骨韧带，用超声刀在骶骨前方切断右侧子宫骶骨韧带。

（十三）处理子宫主韧带

子宫主韧带又称宫颈横韧带，位于膀胱侧窝与直肠侧窝之间，左、右各一，位于阔韧带深部，横行于子宫颈两侧和骨盆侧壁之间，止于骨盆侧壁，由连接于盆筋膜腱弓、子宫颈与阴道上端之间的结缔组织构成，是防止子宫下垂的主要结构。子宫主韧带内有子宫动脉、阴道动脉、阴道静脉丛及其神经等组织，输尿管在其前方 20mm 通过。处理子宫主韧带，关键是分离膀胱侧窝及直肠侧窝。腹腔镜下分离膀胱侧窝时，从闭锁的髂内动脉（脐侧韧带）内侧，用弯分离钳向主韧带方向插入，即可进入膀胱侧窝。同时用弯分离钳插入子宫骶骨韧带外侧，向内、外分离就可以暴露直肠侧窝，把输尿管拨向内侧，靠近盆壁就可以切断≥30mm的子宫主韧带。

1.切断左侧子宫主韧带

左侧子宫主韧带位于左侧膀胱侧窝内侧、直肠侧窝外侧。助手将子宫体上推并摆向右前方,拨开左侧输尿管,显露左侧主韧带,用超声刀贴近盆壁切断左侧主韧带。

2.切断右侧子宫主韧带

右侧子宫主韧带位于右侧膀胱侧窝内侧、直肠侧窝外侧。助手将子宫体上推并摆向左前方,拨开右侧输尿管,显露右侧主韧带,用超声刀贴近盆壁切断右侧主韧带。

(十四)处理阴道旁组织

离断子宫主韧带、子宫骶骨韧带后,阴道上 1/3 已完全游离,但阴道两旁仍有增厚的组织,必须离断这些增厚组织后再切断阴道上段,就能减少术中出血。

1.切断左侧阴道旁组织

助手将子宫体上推并摆向右前方,用无损伤钳拨开左侧输尿管,完全显露左侧阴道旁组织,用超声刀紧靠阴道将子宫颈外口以下约 35mm 之左侧阴道旁组织切断。

2.切断右侧阴道旁组织

助手将子宫体上推并摆向左前方,用无损伤钳拨开右侧输尿管,完全显露右侧阴道旁组织,用超声刀紧靠阴道将子宫颈外口以下约 35mm 之右侧阴道旁组织切断。

(十五)切除阴道上段及取出子宫

离断子宫骶骨韧带、子宫主韧带及阴道旁等组织后,阴道上段及子宫体已完全游离。腹腔镜下离断阴道上段非常容易,但我们不主张在腹腔镜下操作,因为子宫颈癌的手术指征大部分都是Ⅰb~Ⅱa,而且以外生型为主,如果在腹腔镜下离断阴道上段后再取出子宫体及附属物,有可能会将癌瘤组织遗留盆腔,建议从阴式离断阴道上段。操作时,排空腹腔内气体,退出举宫杯,扩开阴道,钳夹宫颈并将其拉出阴道外口,冲洗宫颈外口组织,用消毒的量尺测量阴道长度,以保证切除足够的阴道上段。离断前可以考虑用纱布包裹宫颈病灶,避免切除时污染创面。距离宫颈外口 30mm 用柳叶刀环形切开阴道黏膜层,切断阴道,取出宫体及阴道上段。如果清除盆腔淋巴结后再广泛切除子宫,则用卵圆钳伸入盆腔,同时钳夹已清除的淋巴结并轻轻拉出。生理盐水彻底冲洗阴道创面后,残端用 1 号可吸收线连续锁扣式缝合,中间留 10mm 的小孔,放入直径 5mm 引流胶管,外接负压引流管。腹腔内再充气,用大量生理盐水冲洗盆腔,将引流胶管分别置于盆腔两侧的闭孔窝,确信无渗、出血后,退镜并拔出套管针。剖开切除的子宫,肉眼判断病灶的范围及浸润的深度,并做好记录。

五、术后护理

1.术后生命体征的监护

用多功能监护仪连续监测患者的脉搏、血压、呼吸、氧饱和度、心电监护,直到手术后患者完全清醒,上述各项稳定。术后第二天复查血液生化、血液常规,如有异常及时纠正。

2.吸氧

术后是否常规吸氧,意见不一。笔者曾对 30 例子宫颈癌患者术前、后进行血气分析,结果无明显差异。但是腹腔镜子宫广泛切除术由于手术时间相对较长,CO_2 在腹腔内停留时间久,容易弥散进体内造成高碳酸血症,诱发心律失常。因此,建议术后应吸氧至少 2 小时,最好能用氧饱和度监测仪监护,密切注意氧饱和度变化。

3.观察尿量及尿管的管理

术后留置导尿管,每日消毒导尿管与尿道口接触部 2 次,每日或隔日更换持续导尿接管及引流袋,7 天后改为 4 小时开放一次,10~14 天后可拔除导尿管,如残余尿＞100mL,应再留置导尿管。拔除导尿管前常规做尿常规检查。

4.盆腔引流管的管理及注意阴道出血

保持引流管通畅。经阴道放置腹膜外引流者,应注意引流液体的数量及颜色,术后 24 小时将引流管

拔出约 20～30mm,如果引流液明显减少,术后第 48 小时拔除。拔除盆腔引流管后千万要密切注意阴道引流液的量,尽早发现膀胱瘘或输尿管瘘。

5.应用抗生素预防感染

腹腔镜子宫广泛切除术范围大、而且有阴道操作,因此,术后应该使用抗生素预防感染,密切观察术后感染的发生,除注意体温变化外,观测腹部伤口及阴道残端情况,以及防止肺部感染等并发症。

6.鼓励早下床活动及随访

术后 24～48 小时可带尿管下床活动,减少或避免术后下肢静脉炎(栓塞)发生。如果术后 2 周内拔除尿管能恢复排尿功能,可以出院。出院后定期回院复查,一般半年内每月复查一次,3 年内每 3 个月到半年复查一次,以后每年复查一次。

(张　雁)

第十四节　剖宫产手术的护理配合

一、概述

剖宫产术是指妊娠≥28 周,经切开腹壁及子宫取出胎儿及其附属物的手术,是处理高危妊娠和异常分娩的重要手段。主要术式有 3 种。

1.子宫下段剖宫产术

妊娠晚期(≥34 周)或临产后,经腹,切开子宫下段取出胎儿及附属物的手术。该术式切口愈合良好,术后并发症少,临床广泛使用。

2.子宫体部剖宫产术

适用于剖宫产同时需行子宫切除术;前置胎盘附着于子宫下段及遮盖宫口者;前次剖宫产,子宫切口与膀胱和腹膜粘连,致使此次妊娠子宫下段形成不好者。该术式出血多,切口容易和周围组织粘连,再次妊娠易发生子宫破裂。

3.腹膜外剖宫产术

国外已摒弃此术式,国内仍在进行,主要适用于宫内感染或潜在感染的;多次腹腔手术,严重粘连者。该术式可明显减少剖宫产术后腹腔感染的危险,因不进腹腔,术后肠蠕动恢复快,产妇术前不需禁食。

二、适应证

(1)骨盆狭窄,头盆不称(巨大儿,过期妊娠儿)。

(2)胎位异常,臀位、横位、面先露、额先露。

(3)胎儿宫内窘迫、脐带脱垂、FGR(胎儿宫内发育受限),羊水过少。

(4)宫颈瘢痕,宫颈严重水肿。

(5)外阴、阴道静脉曲张。

(6)软产道阻塞,子宫严重畸形,阴道纵隔,双子宫,妇科肿瘤阻塞产道。

(7)中央型、部分型前置胎盘。

(8)妊娠并发症 ICP(妊娠合并胆汁淤积)、子痫前期重度或子痫。

(9)妊娠合并内外科疾病 妊娠合并心脏病等。

(10)妊娠高危因素 多年不孕、珍贵儿、阴道助产失败。

三、禁忌证

(1)妊娠合并严重的内外科疾病,如严重的心衰、肺水肿、糖尿病昏迷、尿毒症、肝性脑病、水电解质紊

乱等。

（2）胎儿异常：死胎、胎儿畸形、胎龄过小。

（3）宫腔、腹壁严重感染、子宫下段严重粘连。

（4）不能保持剖宫产体位者。

四、护理配合

（1）患者准备。

建立静脉通路；完善实验室检查；备血；用液状石蜡清洁脐孔；用脱毛霜或无损伤剃刀进行手术区域的备皮；皮肤清洁（上起剑突下，下至两大腿上 1/3 包括外阴部，两侧至腋中线），用温水洗净、擦干，以治疗消毒巾包裹手术野；更换清洁衣服；戴好帽子进入手术室，以防止更换体位后头发散乱，防止呕吐物污染头发。

（2）护士准备：①素质要求。②核对医嘱。③评估：胎心、生命体征、孕妇一般情况、有无药物敏感试验、有无首饰和义齿；告知剖宫产术的有关注意事项，取得配合。④洗手、戴口罩。

（3）用物准备。

剖宫产包 1 个内有：25cm 不锈钢盆 1 个、弯盘 1 个、卵圆钳 6 把、刀柄 1 号和 7 号各 1 把、解剖镊 2 把、小无齿镊 2 把、大无齿镊 1 把、18cm 弯血管钳 2 把、12cm 弯血管钳 10 把、14cm 直血管钳 1 把、鼠齿钳 10 把、巾钳 4 把、持针器 3 把、剪刀 4 把（组织剪刀、绷带剪刀、断脐剪刀、剪线剪刀）、皮肤拉钩 1 个、膀胱拉钩 1 个、大 S 拉钩 1 个、刀片 2 个、快薇乔肠线 3 根；另需准备有洞单 1 块、中单 2 块、治疗巾 10 块、手术衣 4 件、大纱布 8 块、小纱布 10 块、手套 4 副；缩宫素 20U、2mL 针筒以及新生儿急救药品。

（4）检查无菌物品外观、名称、有效期，核对患者姓名、腕带、住院号、手术名称、手术时间，麻醉置管后予以留置导尿管。

（5）外科手术刷手，穿手术衣，戴手套，手术部位消毒，配合手术医生铺巾上台。

（6）碘伏方纱再次消毒切口部位后，递进腹常规用物（干方纱、大手术刀、组织剪、有齿短镊、皮肤拉勾、巾钳），弃碘伏方纱。

（7）递大方纱、协助医生铺巾，弃干方纱、换湿方纱，收大手术刀及有齿短镊。

（8）进腹后弃小方纱，递大方纱及大 S 拉钩于助手，协助医生暴露子宫下段；递组织剪及无齿长镊于主刀医生分离并剪开下段腹膜，推开膀胱，放置膀胱拉钩。

（9）组织剪换小手术刀，切开子宫后配合医生吸羊水，收手术区域内所有器械，协助医生胎儿娩出。

（10）胎儿娩出后完成断脐，递鼠齿钳于医生并完成催产素的注射。

（11）递直止血钳于助手，小弯血管钳于主刀协助胎盘娩出，并递纱棒于主刀清除宫腔遗留物。

（12）递 1～0 肠线及有齿长镊于主刀，递大 S 拉钩于助手，完成子宫切口第一层的缝合。

（13）收有齿长镊换无齿长镊，配合医生完成子宫切口第二层的缝合。

（14）配合医生清理腹腔，检查子宫切口缝合情况及双附件。

（15）递小弯血管钳、2～0 肠线、无齿镊配合医生关腹，同时与巡回护士清点手术用物、记录。

（16）术后巡回护士擦净患者身体上的血渍和污渍，更换干净的衣裤，使之保持干燥、无血渍和污渍。

五、护理要点

（1）做好新生儿保暖和抢救工作，及时提升复苏台的温度，打开吸引器和氧气。当切开子宫、刺破胎膜进入宫腔时，注意观察产妇面部表情有无变化、有无咳嗽、呼吸困难等症状，监测羊水栓塞的发生。

（2）密切观察并记录产妇的生命体征及尿管留置的情况。如因胎头入盆太深取胎头困难，助手应在台下戴消毒手套自阴道向上推胎头，以利胎头顺利娩出。

（3）取出胎盘后，测量脐带的长度，检查胎盘、胎膜是否完整、胎盘大小、有无梗死灶等，并告知医生。

（4）器械护士注意力集中，根据手术的进程和解剖层次传递手术器械。在娩出胎儿前，清理手术部分

区域的器械,防止损伤新生儿。

(5)严格执行核对制度。①术前与麻醉医师、手术医师一起认真核对孕妇姓名、住院号、手术名称和部位;手术器械护士与巡回护士认真清点手术台上所有的器械、纱布和物品。②术中缝合腹膜前,清点手术台上及用后置于台下的所有器械、纱布和物品,确认无误后告知手术医师。③关闭腹膜后、手术结束后,分别再次双人核对所有器械、纱布和物品,确认无误后,记录并签名。

(张　雁)

第十五节　阴道无张力尿道中段悬吊带术的护理配合

一、概述

不同吊带材料、经不同途径有不同的手术名称:耻骨后路径阴道无张力尿道中段悬吊术(TVT)、湿必克悬吊术(SPARC)、经闭孔路径阴道无张力尿道中段悬吊带术(TVT-O)、(TVT-S)、微小吊带术。

二、适应证

(1)解剖型压力性尿失禁。
(2)尿道内括约肌障碍型压力性尿失禁。
(3)合并有急迫性尿失禁的混合性尿失禁。
(4)多次尿失禁手术失败。

三、禁忌证

(1)未完成发育的患者。
(2)妊娠患者。
(3)计划要怀孕的患者。

四、麻醉方法

静脉全麻加局麻。

五、手术体位

膀胱截石位。

六、特殊用物

引导杆,推针器,膀胱镜器械,TVT-O吊带1根,2-0、3-0可吸收缝线。

七、手术配合

(1)按阴式手术方法消毒会阴、铺单。
(2)消毒尿道口,用金属导尿管及一弯盘给患者导尿。
(3)设计尿道口上方2cm水平,在大腿皱褶内2cm处为经闭孔膀胱颈悬吊术(TOT)出点。尿道下方1cm处黏膜下打生理盐水形成"水垫"。
(4)行2cm的纵切口切开阴道黏膜层,向上45°分离左右阴道黏膜与其下方的组织间隙至双耻骨降支。

(5)TOT 针从阴道的切口处穿入,向上 45°紧贴闭孔内缘穿出,皮下潜行至设计出点穿出。同法操作对侧。

(6)按常规调整吊带,拔除吊带的塑料外套。调整吊带的松紧度并剪除多余的 TOT 带。修剪前壁黏膜后 1-0 可吸收线连续缝合阴道黏膜。肛查(一)。

(7)保留尿管一根,尿清。油纱卷一个置阴道。

八、护理评估

1.病史

评估患者的饮食习惯,了解患者的月经史,孕产史及产后是否过早重体力劳动等情况。了解其有无慢性病,如便秘、慢性咳嗽、盆腹腔巨大包块等。

2.身心状况

了解患者压力性尿失禁的程度,评估患者的心理状态以及对手术的耐受程度、期望值以及对疾病的了解程度等。

九、护理问题

1.焦虑

与疾病造成的生活质量下降有关。

2.有感染的危险

与长期尿失禁及手术有关。

3.有皮肤完整性受损的危险

与尿失禁刺激皮肤有关。

4.社交孤独

与长期尿失禁,不愿与人交往有关。

5.知识缺乏

与缺乏疾病及术后相关知识有关。

十、护理措施

1.心理护理

护士应热情接待患者,主动关心患者,了解患者的心理感受,不能因异常的气味而疏远患者,认真倾听患者的主诉,用亲切的言语使患者体会到关爱。向患者讲解疾病的知识及手术前后注意事项,让患者了解手术方法和效果,增加其治疗疾病的信心,使其主动配合治疗和护理。

2.术前护理

按常规妇科阴式手术准备,同全盆底重建术。

3.术后护理

(1)术后每小时巡视患者,观察患者病情变化,根据需要监测生命体征。

(2)严密观察阴道出血量、色、性质,观察穿刺点有无渗血、渗液、血肿等。

(3)饮食的护理:无特殊医嘱要求,术后 6 小时可进食普食。

(4)活动:术后第 1 日下床活动,第一次下床活动身边必须有人陪伴,注意有无头晕、眼花、出虚汗等情况,如有类似情况,暂时卧床休息,待症状缓解后再下床活动。

(5)尿管的护理:保持尿管通畅,避免打折、弯曲,防止脱出;引流袋应低于出口,以防止逆行感染;注意勿过度牵拉引流袋,防止脱出;观察尿液的量、色、性质变化,有问题及时通知医师。

(6)排尿护理:术后第 1 日晨拔除尿管。拔除尿管后,嘱患者多饮水、尽早排尿。

(7)残余尿的测定:拔除尿管后当日下午 2 时、同时排尿 3 次后行 B 超残余尿的测定,以了解膀胱功能

恢复的情况,残余尿测定＞100mL 即为不合格,及时通知医生。

(8)残余尿不合格的处理。

＞300mL:导尿并保留尿管长期开放 72 小时后拔除,拔出尿管当日下午 2 时、排尿 3 次后 B 超复测残余尿。

100～300mL:肌注新斯的明 1mg,30 分钟后 B 超复测残余尿。复测结果仍为 100～300mL 者,继续观察,如有不适对症处理,并于第二日下午复测;如复测结果＞ 300mL,导尿并保留尿管长期开放。

(9)预防感染:监测体温,给予会阴冲洗(外阴有缝线者每日会阴冲洗 2 次,并更换敷料,拆线后改为每日会阴冲洗 1 次至出院日,外阴无缝线者每日冲洗 1 次,冲洗 3 日)。

(10)腿痛、臀部或会阴部疼痛:疼痛多不严重,不需止痛治疗,术后可自行缓解。严密观察患者疼痛的部位、程度、持续的时间,及时通知医生,必要时遵医嘱给予止痛药物、理疗等。

(11)预防网片侵蚀:术后遵医嘱使用雌激素软膏,避免网片侵蚀,教会患者置入软膏的方法及使用的注意事项,如应在睡前置入,放置后不再活动,以避免药物脱出。

（张　雁）

第十八章 儿科疾病护理

第一节 儿童脑积水

儿童脑脊液产生过程和形成量与成人相同,平均每小时 20 mL,儿童脑积水多为先天性和炎症所致,国外资料报告,先天性脑积水的发病率在 4~10/10 万,是最常见的先天神经系统畸形疾病之一,所有先天性脑积水几乎都是由于脑脊液通路阻塞所致,尤其是中脑导水管和第四脑室出口部位的阻塞,因脑脊液的产生增加和吸收减少而常伴有颅内压增高。先天性脑积水还可伴有其他神经系统畸形,以脊柱裂多见,在有家族性脑积水的儿童中,男女之间均同样高的发病率。

一、护理评估

(一)病因分析

宫内病毒、弓形虫、螺旋体及细菌感染,引起先天异常如中脑导水管闭塞、脑池发育不良,室间孔闭锁等;蛛网膜研究证明,胎儿宫内脑积水的病因有异质性,约 75% 的宫内脑积水的胎儿出生后死亡,只有 7.5% 的宫内脑积水的胎儿出生后可正常生长发育。如是先天性导水管狭窄畸形:除发育畸形外,先天性病毒感染也有影响;先天性第四脑室形成大囊,枕部突出及小脑畸形称之为 Dandy-Walker;Galen 大静脉畸形,压迫导水管引起脑积水;Arnold-Chiari 综合征:小脑扁桃体下蚓部疝入椎管内,脑桥和延髓扭曲延长,并且部分延髓向椎管内移位;在先天性脑积水中,有些发生在儿童期或以后出现导水管狭窄性脑积水多为散发性,病因不清。散发性导水管狭窄也可在儿童期或青春期出现进行性脑积水。

(二)临床观察

儿童脑积水的临床表现是根据患者的发病年龄而变化的。婴幼儿期以头围不正常的速度增长,颅缝裂开,前囟饱满,头皮变薄,头皮静脉清晰可见并有怒张,用强光照射时有头颅透光现象,叩诊头顶呈实性鼓音。病儿易激惹,表情淡漠,饮食差,出现持续高调短促的哭泣。头颅与面不相称,头大而面小,双眼球呈下视状态,亦称"落日征",2 周岁以内儿童出现弱视。儿童期由于骨缝闭合,脑积水与婴幼儿不同,主要表现为颅压高症状,双侧颈部疼痛,恶心、呕吐。部分有暂时或持久性视力降低及智力发育障碍,精神运动发育迟缓,轻度痉挛及瘫痪。

(三)辅助检查

颅透光试验阳性,颅脑超声或 CT 观察脑室大小。

(四)治疗

1. 药物治疗

只适用于轻度脑积水,一般用于分流术前暂时控制脑积水的发展。

2. 脑室分流术

儿童脑积水目前主要以手术治疗为主,临床通常首选脑室－腹腔分流术。另外不能行腹腔分流的患者可采用脑室－心房分流;脊髓－蛛网膜下隙－脑室分流术只适用于交通性脑积水。

3. 非分流手术

切除侧脑室脉络丛和第三脑室造瘘,效果不好,很少用。

二、常见护理问题

1.颅压增高

在婴幼儿期颅压增高主要表现为骨缝裂开、前囟饱满、严重者头皮变薄和头皮静脉清晰可见,并有怒张;儿童期由于骨缝闭合,颅压高症状同颅内占位。

2.神经系统发育障碍

脑积水严重者可引起神经系统功能损害,如:智力低下、语言障碍和发育异常。

3.营养低于机体需要量

脑积水引起颅内压增高后,食欲缺乏、恶心、呕吐。

4.自理能力缺陷

与年龄和疾病有关。

5.家庭应对能力改变

与脑积水可能威胁生命,信息不足难以照顾会使家属产生罪恶感。

三、护理目标

(1)发现颅压高的症状及时抢救。

(2)提供合理营养膳食。

(3)保证患者生活需要得到满足。

(4)让家长了解脑积水对儿童生长发育的损害,提高应对能力。

四、护理措施

1.观察疾病进展情况

(1)定时测量和记录头围(枕额径:沿眉毛上方、耳朵顶端到枕骨隆凸处)。

(2)观察及记录前囟门的大小及膨胀程度。

(3)观察颅压增高的症状(有无、恶心、呕吐、前囟门张力、意识、瞳孔和生命体征改变)。

(4)外观改变:头大小、额是否突出、落日眼、角弓反张姿势。

2.及时处理颅压高情况

(1)通知医师,备好抢救物品。

(2)抬高头部30°。

(3)保持呼吸道通畅,防止误吸、窒息。头偏向一侧。

(4)开放静脉,按医嘱给药,控制输液速度。

(5)给予心电监护,监测生命体征、瞳孔变化。

(6)保持病室安静,减少环境对患儿的不良刺激。

3.给予适当营养

(1)少量多餐喂患儿,喂食前后减少活动,减少呕吐,若频繁呕吐应配合医师监测体液不足及电解质变化。

(2)抱着患儿成半坐位姿势,如患儿头很重,护士手臂应放在椅子把手上以支托头部,卧位时应抬高床头侧卧或头偏向一侧。

(3)喂食后抬高床头,防止呕吐后发生吸入性肺炎,给予充裕时间排气。

(4)记录出入量。

4.保持皮肤完整性及功能位

(1)患儿置于柔软平整的床上,有条件可用气垫床。

(2)保持头皮和全身皮肤清洁干燥。

(3)定时翻身、翻身时注意头部与身体轴向旋转,保持良肢位。

(4)眼睑闭合不良的患儿,要保持眼睛潮湿,预防角膜溃疡及感染。

5.给予患儿父母情感支持,促进应对能力

(1)提供正确的知识和相关解释。

(2)纠正错误观念减轻家属的焦虑与自责。

(3)评估若发现有严重的适应不良,由专业医师给予解答咨询与辅导。

6.术后护理

(1)保持伤口完整性,防止患儿用手抓伤口,枕上应垫无菌巾,配合医师换药。患儿哭闹、护理人员或家长要耐心护理,禁止使用镇静剂。

(2)术后有饮食差、加之呕吐频繁的患儿要及时补充各种营养,防止水电解质紊乱。

(3)观察患儿头部、腹部伤口有无渗出、感染。记录引流量、颜色和尿量尿色及尿比重。观察患儿腹部有无不耐管体征,如:腹痛、腹泻、呕吐等。观察感染指正:体温变化、伤口脓性分泌物、分流管路周围红肿及压痛、血象变化。

(4)观察有无颅内压增高症状:如情绪激动、囟门膨胀、嗜睡、呕吐和血压变化等。

(5)患儿应卧于健侧,避免头部伤口骨骼及硬脑膜受压,耳部应放棉垫保护。

(6)脑脊液分流术后,应观察记录囟门膨出或紧绷的情况,作为调整患儿姿势的依据。

(7)促进患儿形成正向的身体心像,较大患儿很在意术前剃发,术后头皮下导管,护士应与患儿沟通,让他们表达自己的害怕和担忧,建立自尊,鼓起面对现实的勇气。

（王秀梅）

第二节 小儿急性上呼吸道感染

急性上呼吸道感染是小儿最常见的疾病,主要侵犯鼻、鼻咽和咽部,常诊断为"急性鼻咽炎(普通感冒)""急性咽炎""急性扁桃体炎"等,也可统称为上呼吸道感染,或简称"上感"。

一、病因

各种病毒和细菌都可引起上呼吸道感染,尤以病毒为多见,约占"上感"发病病原体的60%甚至90%以上,常见有鼻病毒、腺病毒、副流感病毒、流感病毒、呼吸道合胞病毒等,其他病毒如冠状病毒、肠道病毒、单纯疱疹病毒、EB病毒等也可引起。细菌感染常继发于病毒感染之后,其中溶血性链球菌占重要地位,其次为肺炎链球菌、葡萄球菌、嗜血流感杆菌,偶尔也有革兰阴性杆菌。亦有报告肺炎支原体菌亦可引起上呼吸道感染。

二、病理改变

病变部位早期表现为毛细血管和淋巴管扩张,黏膜充血水肿、腺体及杯状细胞分泌增加及单核细胞和吞噬细胞浸润、以后转为中性粒细胞浸润,上皮细胞和纤毛上细胞坏死脱落。恢复期上皮细胞新生、黏膜修复、恢复正常。

三、临床表现

本病多为散发,偶然亦见流行。婴幼儿患病症状较重,年长儿较轻。婴幼儿患病时可有或无流涕、鼻塞、喷嚏等呼吸道症状,常突发高热、呕吐、腹泻、甚至因高热而引起惊厥。年长儿患者常有流涕、鼻塞、喷嚏、咽部不适、发热等症状,可伴有轻度咳嗽与声嘶。部分患儿发病早期可出现脐周围阵痛、咽炎、咽痛等

症状,咽黏膜充血,若咽侧索也受累,则在咽两外侧壁上各见一纵行条索状肿块突出。疱疹性咽峡炎,在咽弓、软腭、悬雍垂黏膜上可见数个或数十个灰白色小疱疹,直径 1~3 mm,周围有红晕,1~2 d 破溃成溃疡。咽结合膜热患者,临床特点为发热 39 ℃左右,咽炎及结合膜炎同时存在,而有别于其他类型的上呼吸道感染。急性扁桃体炎除了发热咽痛外,扁桃体可见明显红肿,表面有黄白色脓点,可融合成假膜状。

四、实验室检查

病毒感染时白细胞计数多偏低或正常,粒细胞不增高。病因诊断除病毒分离与血清反应外,近年来广泛利用免疫荧光、酶联免疫等方法开展病毒学的早期诊断,对初步鉴别诊断有一定帮助。细菌感染时白细胞计数及中性粒细胞可增高;由链球菌引起者血清抗链球菌溶血素"O"滴度增高,咽拭子培养可有致病菌生长。

五、诊断

急性上呼吸道感染具有典型症状,如发热、鼻塞、咽痛、扁桃体肿大等全身和局部症状,结合季节、流行病学特点等,临床诊断并不困难,但对病原学的诊断则需依靠病毒学和细菌学检查。

六、鉴别诊断

(1)症状中以高热惊厥和腹痛严重者,须与中枢神经系统感染和急腹症等疾病相鉴别。

(2)很多急性传染病早期,也有上呼吸道感染的症状,虽然现在预防接种比较普遍及传染病发病率明显下降,但在传染病流行季节要仔细询问麻疹、猩红热、腮腺炎、百日咳、流感以及脊髓灰质炎的流行接触史。当夏季时尤要注意和中毒性疾病的早期相鉴别。

(3)如有高热、流涎、拒食、咽后壁及扁桃体周围有小疱疹及小溃疡者,可诊断为疱疹性咽峡炎;如高热、咽红伴眼结膜充血,可诊为咽结膜热;扁桃体红肿且有渗出者为急性扁桃体炎或化脓性扁桃体炎;如有明显流行史、高热、四肢酸痛、头痛等全身症状而较鼻咽部症状更重时,要考虑为流行性感冒。

七、治疗

(一)一般治疗

充分休息,多饮水,注意隔离,预防并发症。WHO 在急性呼吸道感染的防治纲要中指出,关于感冒的治疗主要是家庭护理和对症处理。

(二)对症治疗

1.高热

高热时口服阿司匹林类,剂量为 10 mg/(kg·次),持续高热可每 4 h 口服 1 次;亦可用扑热息痛,剂量为5~10 mg/(kg·次),市场上多为糖浆剂,便于小儿服用。高热时还可用赖氨匹林或安痛定等肌注,同时亦可用冷敷、温湿敷、酒精擦浴等物理方法降温。

2.高热惊厥

出现高热惊厥可针刺人中、十宣等穴位或肌注苯巴比妥钠 4~6 mg/(kg·次),有高热惊厥史的小儿可在服退热剂同时服用苯巴比妥等镇静剂。

3.鼻塞

乳儿鼻塞妨碍喂奶时,可在喂奶前用 0.5% 麻黄碱 1~2 滴滴鼻,年长儿亦可加用扑尔敏等脱敏剂。

4.咽痛

疱疹性咽峡炎时可用冰硼酸、锡类散、金霉素鱼肝油或碘甘油涂抹口腔内疱疹或溃疡处;年长儿可口含碘喉片及其他中药利咽喉片,如华素片、度美芬、四季润喉片、草珊瑚、西瓜霜润喉片等。

(三)病因治疗

如诊断为病毒感染,目前常用 1% 病毒唑滴鼻,每 2~3 h 双鼻孔各滴 2~3 滴,或口服三氮唑核苷口服

液(威乐星),或用三氮唑核苷口含片。亦有用口服金刚烷胺、病毒灵(吗啉双呱片),但疗效不肯定。如明确腺病毒或单纯性溃疡病毒感染亦有用疱疹净(碘苷)、阿糖胞苷。近年来有报道用干扰素治疗重症病毒性感染取得较好疗效。如诊断为细菌感染,大多合并有中耳炎、鼻窦炎、化脓性扁桃体炎、淋巴结炎以及下呼吸道炎症时,可选用复方新诺明、氨苄西林、羟氨苄青霉素或其他抗生素。但多数上呼吸道感染病例不应滥用抗生素。

(四)风热两型

风热两型治法以清热解表为主,常用中成药有银翘解毒片、桑菊感冒片、感冒退热冲剂、板蓝根冲剂以及双黄连口服液等。

八、预防

减少上呼吸道感染的根本办法在于预防。平时要多户外活动,增强体质,要避免交叉感染,特别是在感冒流行季节要少去公共场所或串门;注意气候骤变,及时添减衣服;对体弱儿及反复呼吸道感染儿可服玉屏风散或左旋咪唑,0.25～3 mg/(kg·d),每周服 2 d 停 5 d,3 个月为一疗程,亦可口服卡慢舒。这些治疗目的多是增强机体抵抗力,预防呼吸道感染复发。

九、并发症

正常 5 岁以下小儿平均每年患急性呼吸道感染 4～6 次。但有的患儿患呼吸道感染的次数过于频繁,可称为反复呼吸道感染,简称复感儿。

(一)影响因素

由于小儿正处在生长发育之中,身体的免疫系统还未发育完善,缺乏抵御微生物侵入的能力,故很容易患急性呼吸道感染,但有的患儿由于环境或机体本身条件比一般小儿更易患急性呼吸道感染,影响因素有以下几点。

1.机体条件

如患儿长期营养不良,婴儿母乳不足又未及时添加辅食,体内缺乏必需的蛋白质、脂肪及热量不足,影响器官组织的正常发育致抵抗力低下;也有的家庭经济条件并不差,但父母缺乏科学育儿知识,偏食或喂养不合理,特别是只喝牛奶、巧克力,缺乏多种维生素和微量元素如铁、锌等,也会对免疫系统造成损害,抗病能力下降而易患病。

2.环境因素

环境因素特别是大气污染或被动吸烟。如冬天屋内生炉子,空气中大量烟雾、粉尘以及有害物质进入小儿呼吸道;同样被动吸烟也是。这些有害物质不但损伤呼吸道正常黏膜,而且还可降低抵抗力,诱发呼吸道感染。有报道在吸烟家庭中生长的婴儿比无吸烟家庭的小儿患急性呼吸道感染的机会大数倍至近10 倍。

3.先天因素

小儿患有先天的免疫缺陷病或暂时性免疫低下也可造成反复呼吸道感染。

(二)诊断

根据 1987 年全国小儿呼吸道疾病学术会议讨论标准做出诊断(表 18-1)。

表 18-1　小儿反复呼吸道疾病诊断标准

年龄(岁)	上呼吸道感染(次/年)	下呼吸道感染(次/年)
0～2	7	3
3～5	5	2
6～12	5	2

（三）治疗

急性感染可参照上述方法外,还要针对引起反复上感的原因,如增加营养、改善环境因素。应该指出患先天性免疫缺陷的小儿是极少数,大部分还是护理问题,因此,增强患儿体质是治疗及预防之根本。加强体育锻炼及注意户外活动,使患儿增强适应外界环境及气候变化的能力;同时注意对反复呼吸道感染患儿的生活护理,随气候变化增减衣服,切忌过捂过饱,这些都是治疗反复呼吸道感染的关键。

十、护理评估

（一）健康史

询问发病情况,注意有无受凉史,或当地有无类似疾病的流行,患儿发热开始时间、程度,伴随症状及用药情况;了解患儿有无营养不良、贫血等病史。

（二）身体状况

观察患儿精神状态,注意有无鼻塞、呼吸困难,测量体温,检查咽部有无充血和疱疹,扁桃体及颈部淋巴结是否肿大,结合咽喉膜有无充血,皮肤有无皮疹,腹痛及支气管、肺受累的表现。了解血常规等实验室检查结果。

（三）心理社会状况

了解患儿及家长的心理状态和对该病因、预防及护理知识的认识程度;评估患儿家庭环境及经济情况,注意疾病流行趋势。

十一、常见护理诊断与合作性问题

（一）体温过高

体温过高与上呼吸道感染有关。

（二）潜在并发症（惊厥）

其与高热有关。

（三）有外伤的危险

发生外伤与发生高热惊厥时抽搐有关。

（四）有窒息的危险

窒息与发生高热惊厥时胃内容物反流或痰液阻塞有关。

（五）有体液不足的危险

其与高热大汗及摄入减少有关。

（六）低效性呼吸形态

这与呼吸道炎症有关。

（七）舒适的改变

此与咽痛、鼻塞等有关。

十二、护理目标

（1）患儿体温降至正常范围（36 ℃～37.5 ℃）。

（2）患儿不发生惊厥或惊厥时能被及时发现。

（3）患儿维持于舒适状态无自伤及外伤发生。

（4）患儿呼吸道通畅无误吸及窒息发生。

（5）患儿体温正常,能接受该年龄组的液体入量。

（6）患儿呼吸在正常范围,呼吸道通畅。

（7）患儿感到舒适,不再哭闹。

十三、护理措施

(1)保持室内空气新鲜,每日通风换气 2～4 次,保持室温 18 ℃～22 ℃,湿度 50％～60％,空气每日用过氧乙酸或含氯制剂喷雾消毒 2 次。有患儿居住的房间最好用空气消毒机,消毒净化空气。

(2)密切观察体温变化,体温超过 38.5 ℃时给予物理降温,如头部冷敷、腋下及腹股沟处置冰袋,温水或乙醇擦浴。冷盐水灌肠,必要时给予药物降温:扑热息痛、安乃近、柴胡、肌内注射安痛定。

(3)发热者卧床休息直到退热 1 d 以上可适当活动,做好心理护理,提供玩具、画册等有利于减轻焦虑,不安情绪。

(4)防止发生交叉感染,患儿与正常小儿分开,接触者戴口罩,防止继发细菌感染。

(5)保持口腔清洁,每天用生理盐水漱口 1～2 次,婴幼儿可经常喂少量温开水以清洗口腔,防止口腔炎的发生。

(6)保持鼻咽部通畅,鼻腔分泌物和干痂及时清除,鼻孔周围应保持清洁,避免增加鼻腔压力,使炎症经咽管向中耳发展引起中耳炎。鼻腔严重时于清洁鼻腔分泌部后用 0.5％麻黄碱液滴鼻,每次 1～2 滴;对鼻塞而妨碍吸吮的婴幼儿,宜在哺乳前 10～15 min 滴鼻,使鼻腔通畅,保持吸吮。

(7)多饮温开水,以加速毒物排泄和降低体温,患儿衣着、被子不宜过多,出汗后及时给患儿用温水擦干汗液,更换衣服。

(8)每 4h 测体温 1 次,体温骤升或骤降时要随时测量并记录,如患儿病情加重,体温持续不退,应考虑并发症的可能,需要及时报告医生并及时处理,如病程中出现皮疹,应区别是否为某种传染病的早期征象,以便及时采取措施。

(9)注意观察咽部充血、水肿等情况,咽部不适时给予润喉含片或雾化吸入(雾化吸入药物可用病毒唑、糜蛋白酶、地塞米松加 20～40 mL 注射用水 2 次/d)。

(10)室内安静减少刺激,发生高热惊厥时按惊厥护理常规。

(11)给予易消化和富含维生素的清淡饮食,必要时静脉补充营养和水分。

(12)病儿安置在有氧气、吸痰器的病室内。

(13)平卧、头偏向一侧,注意防止舌咬伤。防止呕吐物误吸,防止舌后倒引起窒息,应托起病儿下颌同时解开衣物及松开腰带,以减轻呼吸道阻力。

(14)密切观察病情变化,防止发生意外,如坠床或摔伤等。

(15)抽搐时上、下牙之间放牙垫,防止舌及口唇咬伤,病儿持续发作时,可按照医嘱给予对症处理。

(16)按医嘱用止惊药物,如地西泮、苯巴比妥等,观察患儿用药后的反应,并记录。

(17)治疗、护理等集中进行,保持安静,减少刺激。

(18)保持呼吸道通畅,及时吸痰,发绀者给予吸氧,窒息者给人工呼吸,注射呼吸兴奋剂。

(19)高热者给予物理降温或退热剂降温,在严重感染并伴有循环衰竭、抽搐、高热者,可行冬眠疗法,冬眠期间不能搬动病儿或突然竖起,防止直立性休克。

(20)详细记录发作时间,抽动的姿势、次数及特点,因有的病儿抽搐时间相当短暂,虽有几秒钟,抽搐姿势也不同,有的像眨眼一样,有的口角微动,有的肢体像无意乱动一样等,因此需仔细注视才能发现。

(21)密切观察血压、呼吸、脉搏、瞳孔的变化,并做好记录。

十四、健康教育

(1)指导家庭护理。因上呼吸道感染患儿多不住院,要帮助患儿家长掌握上呼吸道感染的护理要点:让患儿多饮水,促进代谢及体内毒素的排泄;饮食要清淡,少食多餐,给高蛋白、高热量、高维生素的流质或半流质饮食;要注意休息,避免剧烈活动,防止咳嗽加重。患儿鼻塞时呼吸不畅可在哺乳及临睡前用0.5％的麻黄碱溶液滴鼻,每次 1～2 滴,可使鼻腔通畅。但不能用药过频,以免引起心悸等表现。

(2)指导预防并发症的方法,以免引起中耳炎、鼻窦炎,介绍如何观察并发症的早期表现,如高热持续

不退而复升,淋巴结肿大,耳痛或外耳道流脓,咳嗽加重、呼吸困难等,应及时与医护人员联系并及时处理。

（3）介绍上呼吸道感染的预防重点,增加营养和体格锻炼,避免受凉;在上呼吸道感染流行季节避免到人多的公共场所;有流行趋势时给易感儿服用板蓝根、金银花、连翘等中药汤剂预防,对反复发生上呼吸道感染的小儿应积极治疗原发病,改善机体健康状况。鼓励母乳喂养,积极防治各种慢性病,如维生素 D 缺乏性佝偻病、营养不良及贫血等,在集体儿童机构中,有如上感流行趋势,应早期隔离患儿,室内用食醋熏蒸法消毒。

（4）用药指导。指导患儿家长不要给患儿滥服感冒药,如成人速效伤风胶囊以及其他市场流行各种感冒药、消炎药、抗病毒药,必须在医生指导下服药,服药时不要与奶粉、糖水同服,两种药物必须间隔半小时以上再服用。

（王秀梅）

第三节　小儿心律失常

正常心律起源于窦房结,心激动按一定的频率、速度及顺序传导到结间传导束、房室束、左右束支及普肯耶纤维网而达心室肌。如心激动的频率、起搏点或传导不正常都可造成心律失常(cardiac arrhythmia)。

一、期前收缩

期前收缩是由心脏异位兴奋灶发放的冲动所引起,为小儿时期最常见的心律失常。异位起搏点可位于心房、房室交界或心室组织,分别引起房性、交界性及室性期前收缩,其中室性期前收缩为多见。

（一）病因

其常见于无器质性心脏病的小儿。可由疲劳、精神紧张、自主神经功能不稳定引起,但也可发生于病毒性心肌炎、先天性心脏病或风湿性心脏病。另外,拟交感胺类洋地黄、奎尼丁、锑剂中毒及缺氧、酸碱平衡失调、电解质紊乱(低血钾等)、心导管检查、心脏手术等均可引起期前收缩。健康学龄儿童约1%～2%有期前收缩。

（二）症状

年长儿可诉述心悸、胸闷、不适。听诊可发现心律不齐,心搏提前,其后常有一定时间的代偿间歇,心音强弱也不一致。期前收缩常使脉律不齐,若期前收缩发生过早,可使脉搏短绌,期前收缩次数因人而异,且同一患儿在不同时期亦可有较大出入。某些患儿于运动后心率增快时期前收缩减少,但也有些反而增多,前者常提示无器质性心脏病,后者则可能同时有器质性心脏病存在。为了明确诊断,了解期前收缩的性质,必须作心电图检查。根据心电图上有无 P 波、P 波形态、P－R 的长短以及 QRS 波的形态,来判断期前收缩属于何型。

1.房性期前收缩的心电图特征

（1）P 波提前,可与前一心动的 T 波重叠,形态与窦性 P 波稍有差异,但方向一致。

（2）P－R>0.10 s。

（3）期前收缩后的代偿间歇往往不完全。

（4）一般 P 波、QRS－T 正常,若不继以 QRS－T 波,称为阻滞性期前收缩;若继以畸形的 QRS－T 波,为心室差异传导所致。

2.交界性期前收缩的心电图特征

（1）QRS－T 波提前,形态、时限与正常窦性基本相同。

（2）期前收缩所产生的 QRS 波前或后有逆行 P 波,P－R<0.10 s,R－P<0.20 s,有时 P 波可与 QRS 波重叠,辨认不清。

(3)代偿间歇往往不完全。

3.室性期前收缩的心电图特征

(1)QRS 波提前,形态异常、宽大、QRS 波>0.10 s,T 波与主波方向相反。

(2)QRS 波前多无 P 波。

(3)代偿间歇完全。

(4)有时在同一导联出现形态不一、配对时间不等的室性期前收缩,称为多源性期前收缩。

（三）治疗

必须针对基本病因治疗原发病。一般认为若期前收缩次数不多、无自觉症状者可不必用药。若期前收缩次数>10 次/min,有自觉症状,或在心电图上呈多源性者,则应予以治疗。可选用普罗帕酮(心律平)口服,每次 5～7 mg/kg,每 6～8 h 1 次。亦可服用 β 受体阻滞剂普萘洛尔(心得安)每日 1 mg/kg,分 2～3 次;房性期前收缩若用之无效可改用洋地黄类。室性期前收缩必要时可每日应用苯妥英钠 5～10 mg/kg,分 3 次口服;胺碘酮 5～10 mg/kg,分 3 次口服;普鲁卡因胺 50 mg/kg,分 4 次口服;或奎尼丁 30 mg/kg,分 4～5 次口服。后者可引起心室内传导阻滞,需心电图随访,在住院观察下应用为妥。对洋地黄过量或低血钾引起者,除停用洋地黄外,应给予氯化钾口服或静滴。

（四）预后

其预后取决于原发疾病。有些无器质性心脏病的患儿期前收缩可持续多年,不少患儿最后终于消失,个别患儿可发展为更严重的心律失常,如室性心动过速等。

二、阵发性心动过速

阵发性心动过速是异位心动过速的一种,按其发源部位分室上性(房性或房室结性)和室性两种,绝大多数病例属于室上性心动过速。

（一）室上性阵发性心动过速

室上性阵发性心动过速是由心房或房室交界处异位兴奋灶快速释放冲动所产生的一种心律失常。本病虽非常见,但属于对药物反应良好、可以完全治愈的儿科急症之一,若不及时治疗易致心力衰竭。本病可发生于任何年龄,容易反复发作,但初次发病以婴儿时期为多见,个别可发生于胎儿末期(由胎儿心电图证实)。

1.病因

其可在先天性心脏病、预激综合征、心肌炎、心内膜弹力纤维增生症等疾病基础上发生,但多数患儿无器质性心脏疾患。感染为常见的诱因,也可由疲劳、精神紧张、过度换气、心脏手术时和手术后、心导管检查等诱发。

2.临床表现

临床表现小儿常突然烦躁不安,面色青灰或灰白、皮肤湿冷、呼吸增快、脉搏细弱,常伴有干咳,有时呕吐,年长儿还可自诉心悸、心前区不适、头晕等。发作时心率突然增快,为 160～300 次/min,多数 >200 次/min,一次发作可持续数秒钟至数日。发作停止时心率突然减慢,恢复正常。此外,听诊时第一心音强度完全一致,发作时心率较固定而规则等均为本病的特征。发作持续超过24 h者,容易发生心力衰竭。若同时有感染存在,则可有发热、周围血象白细胞增高等表现。

3.X 线检查

X 线检查取决于原来有无心脏器质性病变和心力衰竭,透视下见心脏搏动减弱。

4.心电图检查

心电图检查中 P 波形态异常,往往较正常时小,常与前一心动的 T 波重叠,以致无法辨认。如能见到 P 波,则 P−R 间期常为 0.08～0.13 s。虽然根据 P 波和 P−R 间期长短可以区分房性或交界性,但临床上常有困难。QRS 波形态同窦性,发作时间持久者,可有暂时 ST 段及 T 波改变。部分患儿在发作间歇期可有预激综合征。

5.诊断

发作的突然起止提示这是心律失常,以往的发作史对诊断很有帮助。体格检查:心律绝对规律、匀齐,心音强度一致,心率往往超出一般窦性范围,再结合上述心电图特征,诊断不太困难,但需与窦性心动过速及室性心动过速鉴别。

6.治疗

其可先采用物理方法以提高迷走神经张力,如无效或当时有效但很快复发时,需用药物治疗。

(1)物理方法:①冰水毛巾敷面法对新生儿和小婴儿效果较好。用毛巾在 4 ℃～5 ℃水中浸湿后,敷在患儿面部,可强烈兴奋迷走神经,每次 10～15 s。如 1 次无效,可隔 3～5 min 再用,一般不超过 3 次。②压迫颈动脉窦法在甲状软骨水平扪得右侧颈动脉搏动后,用大拇指向颈椎方向压迫,以按摩为主,每次时间不超过 5～10 s,一旦转律,便停止压迫,如无效,可用同法再试压左侧,但禁忌两侧同时压迫。③以压舌板或手指刺激患儿咽部使之产生恶心、呕吐。

(2)药物治疗:①洋地黄类药物:对病情较重,发作持续 24 h 以上,有心衰表现者,宜首选洋地黄类药物。此药能增强迷走神经张力,减慢房室交界处传导,使室上性阵发性心动过速转为窦性心律,并能增强心肌收缩力,控制心力衰竭,室性心动过速或洋地黄引起室上性心动过速禁用此药。低钾、心肌炎、室上性阵发性心动过速伴房室传导阻滞或肾功能减退者慎用,常用制剂有地高辛口服、静注或毛花-毛花甙丙静注,一般采用快速饱和法。②β受体阻滞剂:可试用普萘洛尔,小儿静注剂量为每次 0.05～0.15 mg/kg,以 5％葡萄糖溶液稀释后缓慢推注,不少于 5～10 min,必要时每 6～8 h 重复 1 次。重度房室传导阻滞,伴有哮喘症及心力衰竭者禁用。③维拉帕米(异搏定):即戊胺安(verapamil)。此药为选择性钙离子拮抗剂,抑制 Ca^{2+} 进入细胞内,疗效显著。不良反应为血压下降,并能加重房室传导阻滞。剂量:每次 0.1 mg/kg,静滴或缓注,每分钟不超过 1mg。④普罗帕酮:有明显延长传导作用,能抑制旁路传导。剂量为每次1～3 mg/kg,溶于 10 mL 葡萄糖液中,静脉缓注 10～15 min;无效者可于 20 min 后重复 1～2 次;有效时可改为口服维持,剂量同治疗期前收缩。⑤奎尼丁或普鲁卡因胺:此两药能延长心房肌的不应期和降低异位起搏点的自律性,恢复窦性节律。奎尼丁口服剂量开始为每日 30 mg/kg,分 4～5 次,每 2～3 h 口服1次,转律后改用维持量;普鲁卡因胺口服剂量为每日 50 mg/kg,分 4～6 次服;肌注用量每次 6 mg/kg,每6h 1次,至心动过速停止或出现中毒反应为止。

(3)其他:对个别药物疗效不佳者可考虑用直流电同步电击转复心律,或经静脉插入起搏导管至右心房行超速抑制治疗。近年来对发作频繁、药物难以满意控制的室上性阵发性心动过速采用射频消融治疗取得成功。

7.预防

发作终止后可口服地高辛维持量 1 个月,如有复发,则于发作控制后再服 1 个月。奎尼丁对预激综合征患者预防复发的效果较好,可持续用半年至 1 年,也可用普萘洛尔口服。

(二)室性心动过速

凡有连续 3 次或 3 次以上的室性期前收缩发生时,临床上称为室性心动过速,小儿时期较少见。

1.病因

室性心动过速可由心脏手术、心导管检查、严重心肌炎、先天性心脏病、感染、缺氧、电解质紊乱等原因引起,但不少病例的病因不易确定。

2.临床表现

临床表现与室上性阵发性心动过速相似,唯症状较严重。小儿烦躁不安、苍白、呼吸急促;年长儿可诉心悸、心前区痛,严重病例可有晕厥、休克、充血性心力衰竭等。发作短暂者血流动力学的改变较轻,发作持续24 h以上者则可发生显著的血流动力学改变,且很少有自动恢复的可能。体检发现心率增快,常>150 次/min,节律整齐,心音可有强弱不等现象。

3.心电图检查

心电图中心室率常在 150～250 次/min 之间。R－R 间期可略有变异,QRS 波畸形,时限增宽

(0.10 s),P 波与 QRS 波之间无固定关系,心房率较心室率缓慢,有时可见到室性融合波或心室夺获现象。

4.诊断

心电图是诊断室性心动过速的重要手段,但有时与室上性心动过速伴心室差异传导的鉴别比较困难,必须结合病史、体检、心电图特点、对治疗的反应等仔细加以区别。

5.治疗

药物治疗可应用利多卡因 0.5～1.0 mg/kg 静滴或缓慢推注,必要时可每 10～30 min 重复,总量不超过 5 mg/kg。此药能控制心动过速,但作用时间很短,剂量过大能引起惊厥、传导阻滞等毒性反应,少数患者对此药有过敏现象。普鲁卡因胺静脉滴也有效,剂量 1.4 mg/kg,以 5％葡萄糖稀释成 1％溶液,在心电图监测下以每分钟 0.5～1 mg/kg 速度滴入,如出现心率明显改变或 QRS 波增宽,应停药;此药不良反应较利多卡因大,可引起低血压,抑制心肌收缩力。美西律(mexiletine)口服,每次 100～150 mg,每 8 h1 次,对某些利多卡因无效者可能有效;若无心力衰竭存在禁用洋地黄类药物。对病情危重、药物治疗无效者,可应用直流电同步电击转复心律。个别患者采用射频消融治疗获得痊愈。

6.预后

本病的预后比室上性阵发性心动过速严重。同时有心脏病存在者病死率可达 50％以上,原无心脏病者也可发展为心室颤动,甚至死亡,所以必须及时诊断,予以适当处理。

三、房室传导阻滞

心脏的传导系统包括窦房结、结间束(前、中、后束)、房室结、房室束、左右束支以及普肯耶纤维。心脏的传导阻滞可发生在传导系统的任何部位,当阻滞发生于窦房结与房室结之间,便称为房室传导阻滞。阻滞可以是部分性的(第一度或第二度),也可能为完全性的(第三度)。

(一)第一度房室传导阻滞

其在小儿中比较常见。大都由急性风湿性心肌炎引起,但也可发生于发热、心肌炎、肾炎、先天性心脏病以及个别正常小儿,在应用洋地黄时也能延长 P－R 间期。由希氏束心电图证实阻滞可发生于心房、房室交界或希氏束,其中以房室交界阻滞者最常见。第一度房室传导阻滞本身对血流动力学并无不良影响,临床听诊除第一心音较低钝外,无其他特殊体征,诊断主要通过心电图检查,心电图表现为 P－R 间期延长,但小儿 P－R 间期正常值随年龄、心率不同而不同,必须加以注意。部分正常小儿静卧后在 P－R 间期延长,直立或运动后可使 P－R 间期缩短至正常,此种情况说明 P－R 间期延长与迷走神经的张力过高有关。第一度房室传导阻滞应着重病因治疗,其本身无须治疗,预后较好,部分可发展为更严重的房室传导阻滞。

(二)第二度房室传导阻滞

第二度房室传导阻滞时窦房结的冲动不能全部传到心室,因而造成不同程度的漏搏。

1.病因

产生原因有风湿性心脏病,各种原因引起的心肌炎、严重缺氧、心脏手术后及先天性心脏病(尤其是大动脉错位)等。

2.临床表现及分型

临床表现取决于基本心脏病变以及由传导阻滞而引起的血流动力学改变。当心室率过缓时可引起胸闷、心悸,甚至产生眩晕和昏厥。听诊时除原有心脏疾患所产生的改变外,尚可发现心律不齐、脱漏搏动。心电图改变可分为两种类型:①第Ⅰ型(文氏型):R－R 间期逐步延长,终于 P 波后不出现 QRS 波;在 P－R间期延长的同时,R－R 间期往往逐步缩短,而且脱落的前、后两个 P 波的距离,小于最短的 P－R 间期的两倍。②第Ⅱ型(莫氏Ⅱ型):此型 P－R 间期固定不变,但心室搏动呈规律地脱漏,而且常伴有 QRS波增宽。近年来,通过希氏束心电图的研究发现第Ⅰ型比第Ⅱ型为常见,但第Ⅱ型的预后比较严重,容易发展为完全性房室传导阻滞,导致阿—斯综合征。

3.治疗

第二度房室传导阻滞的治疗应针对原发疾病。当心室律过缓,心脏搏出量减少时可用阿托品、异丙肾上腺素治疗。病情轻者可以口服,后者舌下含用,情况严重时则以静脉输药为宜,有时甚至需要安装起搏器。

4.预后

预后与心脏的基本病变有关。由心肌炎引起者最后多完全恢复;当阻滞位于房室束远端,有 QRS 波增宽者预后较严重,可能发展为完全性房室传导阻滞。

(三)第三度房室传导阻滞

这又称完全性房室传导阻滞,小儿较少见。完全性房室传导阻滞时心房与心室各自独立活动,彼此无关,此时心室率比心房率慢。

1.病因

病因可分为获得性和先天性两种。获得性者以心脏手术后引起的最为常见,尤其是发生于大型室间隔缺损,法洛四联症、主动脉瓣狭窄等心脏病的手术后;其次则为心肌炎,如病毒性或白喉引起的心肌炎;此外,新生儿低血钙与酸中毒也可引起暂时性第三度房室传导阻滞。先天性房室传导阻滞中约有 50% 患儿的心脏无形态学改变,部分患儿合并先天性心脏病或心内膜弹力纤维增生症等。

2.临床表现

临床表现不一,部分小儿并无主诉,获得性者和伴有先天性心脏病者病情较重。患儿因心搏出量减少而自觉乏力、眩晕、活动时气短。最严重的表现为阿—斯综合征发作,小儿检查时脉率缓慢而规则,婴儿<80 次/min,儿童<60 次/min,运动后仅有轻度或中度增加;脉搏多有力,颈静脉可有显著搏动,此搏动与心室收缩无关;第一心音强弱不一,有时可闻及第三心音或第四心音;绝大多数患儿心底部可听到Ⅰ～Ⅱ级喷射性杂音,为心脏每次搏出量增加引起的半月瓣相对狭窄所致。由于经过房室瓣的血量也增加,所以可闻及舒张中期杂音。可有心力衰竭及其他先天性、获得性心脏病的体征。在不伴有其他心脏疾患的第三度房室传导阻滞患儿中,X 线检查可发现 60% 有心脏增大。

3.诊断

心电图是重要的诊断方法。由于心房与心室都以其本身的节律活动,所以 P 波与 QRS 波之间彼此无关。心房率较心室率快,R—R 间期基本规则。心室波形有两种形式:①QRS 波的形态、时限正常,表示阻滞在房室束之上,以先天性者居多数。②QRS 波有切迹,时限延长,说明起搏点在心室内或者伴有束支传导阻滞,常为外科手术所引起。

4.治疗

凡有低心排血量症状或阿—斯综合征表现者需进行治疗。少数患者无症状,心室率又不太缓慢,可以不必治疗,但需随访观察。纠正缺氧与酸中毒可改善传导功能。由心肌炎或手术暂时性损伤引起者,肾上腺皮质激素可消除局部水肿,恢复传导功能。起搏点位于希氏束近端者,应用阿托品可使心率增快。人工心脏起搏器是一种有效的治疗方法,可分为临时性与永久性两种。对急性获得性第三度房室传导阻滞者临时性起搏效果很好;对第三度房室传导阻滞持续存在,并有阿-斯综合征发作者需应用埋藏式永久性心脏起搏器。有心力衰竭者,尤其是应用人工心脏起搏器后尚有心力衰竭者,需继续应用洋地黄制剂。

5.预后

非手术引起的获得性者,可能完全恢复,手术引起者预后较差。先天性第三度房室传导阻滞,尤其是不伴有其他先天性心脏病者,则预后较好。

四、护理相关知识

(一)护理评估

1.健康史

(1)了解既往史,对患者情绪、心慌气急、头晕等表现进行评估。

(2)应注意评估可能存在的诱发心律失常的因素:如情绪激动、紧张、疲劳、消化不良、饱餐、用力过猛、洋地黄、奎尼丁、普鲁卡因胺、麻醉药等毒性作用及低血钾、心脏手术或心导管检查。

2.身体状况

(1)主要表现:①窦性心律失常。窦性心动过速患者可无症状或有心悸感;窦性心动过缓,心率过慢时可引起头晕、乏力、胸痛等。②期前收缩。患者可无症状,亦可有心悸或心跳暂停感,尤其频发室早可致心悸不适、胸闷、乏力、头晕,甚至晕厥,室早持续时间过长,可因此诱发或加重心绞痛、心力衰竭。③异位性心动过速。室上性阵发性心动过速在器质性心脏病的患者,大多有心悸、胸闷、乏力,而心脏病患者发作时可出现头晕、黑蒙、晕厥、血压下降、心力衰竭。室性阵发性心动过速发作时多有晕厥、呼吸困难、低血压,甚至晕厥、抽搐、心绞痛等。④心房颤动。多有心悸、胸闷、乏力,严重者发生心力衰竭、休克、晕厥及心绞痛发作。⑤心室颤动。室颤一旦发生,患者立即出现阿-斯综合征,表现为意识丧失、抽搐、心跳呼吸停止。

(2)症状、体征:护士应重点检查脉搏频率及节律是否正常,结合心脏听诊可发现:①期前收缩时心律不规则,期前收缩后有较长的代偿间歇,第一心音增强,第二心音减弱,桡动脉触诊有脉搏缺如。②室上性阵发性心动过速心律规则,第一心音强度一致;室性阵发性心动过速心律可略不规则,第一心音强度不一致。③心房颤动时心音强弱不等、心律绝对不规则、脉搏短绌、脉率<心率。④心室颤动患者神志丧失、大动脉摸不到搏动,继以呼吸停止、瞳孔散大、发绀。⑤第一度房室传导阻滞,听诊时第一心音减弱;第二度Ⅰ型者听诊有心搏脱漏,第二度Ⅱ听诊心律可慢而整齐或不齐;第三度房室传导阻滞时,听诊心律慢而不规则,第一心音强弱不等,收缩压增高,脉压增宽。

3.社会、心理因素

患者可由于心律失常引起的胸闷、乏力、心悸等而紧张不安。期前收缩患者易过于注意自己脉搏,思虑过度;房颤患者可因血栓脱落导致栓塞,使患者致残而忧伤、焦虑;心动过速发作时病情重,患者有恐惧感;严重房室传导阻滞患者不能自理生活,需使用人工起搏器者对手术及自我护理缺乏认识,因而情绪低落、信心不足。

(二)护理诊断与合作性问题

1.心排出量减少

患者出现心慌、呼吸困难、血压下降,这与严重心律失常有关。

2.焦虑

患者因发生心绞痛、晕厥、抽搐而产生情绪紧张、恐惧感,其与严重心律失常致心跳不规则、与停跳感有关。

3.活动无耐力

此与心律失常导致心排血量减少有关。

4.并发症

并发症有晕厥、心绞痛,与严重心律失常导致心排出量降低,脑和心肌血供减少有关。

5.潜在并发症

其包括心搏骤停,与心室颤动、缓慢心律失常或心室停搏、持续性室性心动过速使心脏射血功能突然中止有关。

(三)预期目标

(1)血压稳定,呼吸平稳,心慌、乏力减轻或消失。

(2)忧虑恐惧情绪减轻或消除。

(3)保健意识增强,病情稳定。

(四)护理措施

1.减轻心脏负荷,缓解不适

(1)对功能性心律失常患者,应鼓励其正常生活,注意劳逸结合。频发期前收缩、室性阵发性心动过速或第二度Ⅱ型及第三度房室传导阻滞患者,应绝对卧床休息,为患者创造良好的安静休息环境,协助做好

生活护理,关心患者,减少和避免任何不良刺激,促进身心休息。

(2)遵医嘱给予抗心律失常药物治疗。

(3)患者心悸、呼吸困难、血压下降、发生晕厥时,及时做好对症护理。

(4)终止室上性阵发性心动过速发作者,尚可试用兴奋迷走神经的方法:①用压舌板刺激悬雍垂,诱发恶心呕吐。②深吸气后屏气,再用力作呼气动作。③颈动脉窦按摩,患者取仰卧位,先按摩右侧约5~10 s,如无效再按摩左侧,不可两侧同时进行,按摩同时听诊心率,当心率减慢,立即停止。④压迫眼球,患者平卧,闭眼并眼球向下,用拇指在一侧眼眶下压迫眼球,每次10 s,青光眼或高度近视者禁忌。

(5)嘱患者当心律失常发作导致胸闷、心悸、头晕等不适时采取高枕卧位、半卧位或其他舒适体位,尽量避免左侧卧位,因左侧卧位时患者常能感受到心脏的搏动而使不适感加重。

(6)伴有气促、发绀等缺氧指征时,给予氧气持续吸入。

(7)评估患者活动受限的原因和体力活动类型,与患者及家属共同制定活动计划,告诉患者限制最大活动量的指征。对无器质性心脏病的良好心律失常患者,鼓励其正常工作和生活,建立健康的生活方式,避免过度劳累。

(8)保持环境安静、限制探视,保证患者充分的休息睡眠。给予高蛋白、高维生素、低钠饮食,多吃新鲜蔬菜和水果,少量多餐,避免刺激性食物。

(9)监测生命体征,皮肤颜色及温度、尿量有无改变;监测心律、心率、心电图,判断心律失常的类型;评估患者有无头晕、晕厥、气急、疲劳、胸痛、烦躁不安等表现;严密心电监护,发现频发、多源性、第二度Ⅱ型房室传导阻滞,尤其是室性阵发性心动过速、第三度房室传导阻滞等,应立即报告医师,协助采取积极的处理措施;监测血气分析结果、电解质及酸碱平衡情况;密切观察患者的意识状态、脉率及心率,血压等。一旦发生如意识突然丧失、抽搐、大动脉搏动消失、呼吸停止等猝死表现,立即进行抢救,如心脏按压、人工呼吸、非同步直流电复律或配合临时起搏等。

2.调整情绪

患者焦虑、烦躁和恐惧情绪不仅加重心脏负荷,更易诱发心律失常,故须给予必要的解释和安慰。说明心律失常的可治性,稳定的情绪和平静的心态对心律失常的治疗是必不可少的,以消除思想顾虑和悲观情绪,使其乐于接受和配合各种治疗。了解患者思想动态和生活上的困难,进一步给予帮助,增加患者的安全感。

3.协助完成各项检查及治疗

(1)心电监护:对严重心律失常患者必须进行心电监护,护理人员应熟悉监护仪的性能、使用方法和观察结果。特别要密切注意有无引起猝死的危险征兆:①潜藏着引起猝死危险的心律失常,如频发性、多源性、成联律的室性期前收缩,室上性阵发性心动过速,心房颤动,第二度Ⅱ型房室传导阻滞。②随时有猝死危险的严重心律失常,如室性阵发性心动过速、心室颤动、第三度房室传导阻滞等。一旦发现应立即报告医生,紧急处理。

(2)特殊检查护理:心律失常的心脏电学检查除常规心电图、动态心电图记录外,其他如经食管心脏调搏术、记录心室晚电位等。护士应了解这些检查具有无创性、安全可靠、易操作、有实用性。向患者解释其作用目的和注意事项,鼓励患者消除顾虑配合检查。

(3)特殊治疗的护理配合:电复律为利用适当强度的高压直流电刺激,使全部心肌纤维瞬间同时除极,消除异位心律,转变为窦性心律,与抗心律失常药物联合应用,效果更为满意。人工心脏起搏器已广泛应用于临床,它能按一定的频率发放脉冲电流刺激心脏,引起心脏兴奋和收缩;安置起搏器后可能发生感染、出血、皮肤压迫坏死等不良反应,护士应熟悉起搏器性能并做好相应护理。介入性导管消融术是使用高频电磁波的射频电流直接作用于病灶区,治疗快速心律失常,不需开胸及全麻;安全有效,可告知患者大致过程、需要配合的事项及疗效,避免患者因精神紧张而影响配合。术前准备除一般基本要求外,需注意检查患者足背动脉搏动情况,以便与术中、术后搏动情况相对照;术中、术后加强心电监护和仔细观察患者有无心慌、气急、恶心、胸痛等症状,及时发现心脏穿孔和心包填塞等严重并发症的早期征象;术后注意预防股

动脉穿刺处出血,局部压迫止血 20 min,再以压力绷带包扎,观察 15 min,然后用沙袋压迫 12 h,术侧肢体伸直制动,并观察足背动脉和足温情况,利于早期发现栓塞症状并及时作溶栓处理,常规应用抗生素和清洁伤口,预防感染,卧床 24 h 后如无并发症可下地活动。

五、健康教育

(1)积极防治原发疾病,避免各种诱发因素如发热、疼痛、寒冷、饮食不当、睡眠不足等。应用某些药物后产生不良反应及时就医。

(2)适当休息与活动。无器质性心脏病者应积极参加体育锻炼,调整自主神经功能;器质性心脏病者可根据心功能情况适当活动,注意劳逸结合。

(3)教会患者及家属检查脉搏和听心律的方法,每天至少 1 次,每次 1 min 以上。向患者及家属讲解心律失常的常见病因、诱因及防治知识。

(4)指导患者正确选择食谱。饱食、刺激性饮料均可诱发心律失常,应选择低脂、易消化、清淡、富营养、少量多餐饮食。合并心力衰竭及使用利尿剂时应限制钠盐摄入及多进含钾的食物,嘱患者多食纤维素丰富的食物,保持大便通畅,心动过缓患者避免排便时屏气,以免兴奋迷走神经而加重心动过缓,以减轻心脏负荷和防止低钾血症诱发心律失常,保持大便通畅。嘱患者注意劳逸结合、生活规律;保持乐观、稳定的情绪。

(5)让患者认识服药的重要性,按医嘱继续服用抗心律失常药物,不可自行减量或撤换药物,如有不良反应及时就医。

(6)教给患者自测脉搏的方法,以利于自我病情监测;教会家属心肺复苏术以备急用;定期随访,经常复查心电图,及早发现病情变化。

(王秀梅)

第四节　小儿肺炎

肺炎系指不同病原体或其他因素所致的肺部炎症,以发热、咳嗽、气促、呼吸困难和肺部固定湿啰音为共同临床表现,该病是儿科常见疾病中能威胁生命的疾病之一。据联合国儿童基金会统计,全世界每年约有 350 万左右<5 岁儿童死于肺炎,占<5 岁儿童总死亡率的 28%;我国每年<5 岁儿童因肺炎死亡者约 35 万,占全世界儿童肺炎死亡数的 10%。因此积极采取措施,降低小儿肺炎的死亡率,是 21 世纪世界儿童生存、保护和发展纲要规定的重要任务。

目前,小儿肺炎的分类尚未统一,常用方法有四种,各种肺炎可单独存在,也可两种同时存在。①病理分类:可分为支气管肺炎、大叶性肺炎、间质性肺炎等。②病因分类:感染性肺炎,如病毒性肺炎、细菌性肺炎、支原体肺炎、衣原体肺炎、真菌性肺炎、原虫性肺炎;非感染性肺炎,如吸入性肺炎、坠积性肺炎等。③病程分类:急性肺炎(病程<1 个月),迁延性肺炎(病程 1~3 个月),慢性肺炎(病程>3 个月)。④病情分类:轻症肺炎(主要为呼吸系统表现)、重症肺炎(除呼吸系统受累外,其他系统也受累,且全身中毒症状明显)。

临床上若病因明确,则按病因分类,否则按病理分类。

一、病因与发病机制

引起肺炎的主要病原体为病毒和细菌,病毒中最常见的为呼吸道合胞病毒,其次为腺病毒、流感病毒等;细菌中以肺炎链球菌多见,其他有葡萄球菌、链球菌、革兰阴性杆菌等。低出生体重、营养不良、维生素D 缺乏性佝偻病、先天性心脏病等患儿易患本病,且病情严重,容易迁延不愈,病死率也较高。

病原体多由呼吸道入侵,也可经血行入肺,引起支气管、肺泡、肺间质炎症,支气管因黏膜水肿而管腔变窄,肺泡壁因充血水肿而增厚,肺泡腔内充满炎症渗出物,影响了通气和气体交换;同时由于小儿呼吸系统的特点,当炎症进一步加重时,可使支气管管腔更加狭窄、甚至阻塞,造成通气和换气功能障碍,导致低氧血症及高碳酸血症。为代偿缺氧,患儿呼吸与心率加快,出现鼻翼扇动和三凹征,严重时可产生呼吸衰竭。由于病原体作用,重症常伴有毒血症,引起不同程度的感染中毒症状。缺氧、二氧化碳潴留及毒血症可导致循环系统、消化系统、神经系统的一系列症状以及水、电解质和酸碱平衡紊乱。

(一)循环系统

缺氧使肺小动脉反射性收缩,肺循环压力增高,形成肺动脉高压;同时病原体和毒素侵袭心肌,引起中毒性心肌炎。肺动脉高压和中毒性心肌炎均可诱发心力衰竭。重症患儿常出现微循环障碍、休克甚至弥散性血管内凝血。

(二)中枢神经系统

缺氧和高碳酸血症使脑血管扩张、血流减慢,血管通透性增加,致使颅内压增高。严重缺氧和脑供氧不足使脑细胞无氧代谢增加,造成乳酸堆积、ATP 生成减少和 Na－K 离子泵转运功能障碍,引起脑细胞内水、钠潴留,形成脑水肿。病原体毒素作用亦可引起脑水肿。

(三)消化系统

低氧血症和毒血症可引起胃黏膜糜烂、出血、上皮细胞坏死脱落等应激性反应,导致黏膜屏障功能破坏,使胃肠功能紊乱,严重者可引起中毒性肠麻痹和消化道出血。

(四)水、电解质和酸碱平衡紊乱

重症肺炎可出现混合性酸中毒,因为严重缺氧时体内需氧代谢障碍、酸性代谢产物增加,常可引起代谢性酸中毒;而 CO_2 潴留、H_2CO_3 增加又可导致呼吸性酸中毒。缺氧和 CO_2 潴留还可导致。肾小动脉痉挛而引起水钠潴留,重症者可造成稀释性低钠血症。

二、临床表现

(一)支气管肺炎

支气管肺炎为小儿最常见的肺炎。多见于 3 岁以下婴幼儿。

1.轻症

以呼吸系统症状为主,大多起病较急。主要表现为发热、咳嗽和气促。

(1)发热:热型不定,多为不规则热,新生儿或重度营养不良儿可不发热,甚至体温不升。

(2)咳嗽:较频,早期为刺激性干咳,以后有痰,新生儿则表现为口吐白沫。

(3)气促:多发生在发热、咳嗽之后,呼吸频率加快,每分钟可达 40~80 次,可有鼻翼扇动、点头呼吸、三凹征、唇周发绀。肺部可听到较固定的中、细湿啰音,病灶较大者可出现肺实变体征。

2.重症

重症肺炎常有全身中毒症状及循环、神经、消化系统受累的临床表现。

(1)循环系统:常见心肌炎、心力衰竭及微循环障碍。心肌炎表现为面色苍白、心动过速、心音低钝、心律不齐,心电图显示 ST 段下移和 T 波低平、倒置;心力衰竭表现为呼吸突然加快,>60 次/min;极度烦躁不安,明显发绀,面色发灰;心率增快,>180 次/min,心音低钝有奔马率;颈静脉怒张,肝脏迅速增大,尿少或无尿,颜面或下肢水肿等。

(2)神经系统:表现为烦躁或嗜睡,脑水肿时出现意识障碍、反复惊厥、前囟膨隆、脑膜刺激征等。

(3)消化系统:常有纳差、腹胀、呕吐、腹泻等;重症可引起中毒性肠麻痹和消化道出血,表现为严重腹胀、肠鸣音消失、便血等。

若延误诊断或病原体致病力强,可引起脓胸、脓气胸、肺大泡等并发症,多表现为体温持续不退,或退而复升,中毒症状或呼吸困难突然加重。

（二）几种不同病原体所致肺炎的特点

1.呼吸道合胞病毒性肺炎

其由呼吸道合胞病毒感染所致,多见于 2 岁以内婴幼儿,尤以 2～6 个月婴儿多见。常于上呼吸道感染后 2～3d 出现干咳、低～中度发热,喘憋为突出表现,2～3d 后病情逐渐加重,出现呼吸困难和缺氧症状。肺部听诊可闻及多量哮鸣音、呼气性喘鸣,肺基底部可听到细湿啰音。喘憋严重时可合并心力衰竭、呼吸衰竭。

临床上有两种类型:

（1）毛细支气管炎:有上述临床表现,但中毒症状不严重,当毛细支气管接近完全阻塞时,呼吸音可明显减低,胸部 X 线常显示不同程度的梗阻性肺气肿和支气管周围炎,有时可见小点片状阴影或肺不张。

（2）间质性肺炎:全身中毒症状较重,呼吸困难明显,肺部体征出现较早,胸部 X 线呈线条状或单条状阴影增深,或互相交叉成网状阴影,多伴有小点状致密阴影。

2.腺病毒性肺炎

此为腺病毒引起,在我国以 3、7 两型为主,11、12 型次之。本病多见 6 个月～2 岁的婴幼儿。起病急骤,呈稽留高热,全身中毒症状明显,咳嗽较剧,可出现喘憋、呼吸困难、发绀等。肺部体征出现较晚,常在发热 4～5d 后出现湿啰音,以后病变融合而呈现肺实变体征,少数患儿可并发渗出性胸膜炎。胸部 X 线改变的出现较肺部体征为早,可见大小不等的片状阴影或融合成大病灶,并多见肺气肿,病灶吸收较缓慢,需数周至数月。

3.葡萄球菌肺炎

这主要包括金黄色葡萄球菌及白色葡萄球菌所致的肺炎,多见于新生儿及婴幼儿。临床起病急,病情重,进展迅速;多呈弛张高热,婴儿可呈稽留热;中毒症状明显,面色苍白、咳嗽、呻吟、呼吸困难,皮肤常见一过性猩红热样或荨麻疹样皮疹,有时可找到化脓灶,如疖肿等。肺部体征出现较早,双肺可闻及中、细湿啰音,易并发脓胸、脓气胸等,可合并循环、神经及胃肠功能障碍。胸部 X 线常见浸润阴影,易变性是其特征。

4.流感嗜血杆菌肺炎

此类肺炎由流感嗜血杆菌引起。近年来,由于广泛使用广谱抗生素和免疫抑制剂,加上院内感染等因素,流感嗜血杆菌感染有上升趋势,多见于<4 岁的小儿,常并发于流感病毒或葡萄球菌感染者。临床起病较缓,病情较重,全身中毒症状明显,有发热、痉挛性咳嗽、呼吸困难、鼻翼扇动、三凹征、发绀等。体检肺部有湿啰音或肺实变体征,易并发脓胸、脑膜炎、败血症、心包炎、中耳炎等。胸部 X 线表现多种多样。

5.肺炎支原体肺炎

本型肺炎由肺炎支原体引起,多见于年长儿,婴幼儿发病率也较高。以刺激性咳嗽为突出表现,有的酷似百日咳样咳嗽,咯出黏稠痰,甚至带血丝;常有发热,热程 1～3 周。年长儿可伴有咽痛、胸闷、胸痛等症状,肺部体征不明显,常仅有呼吸音粗糙,少数闻及干湿啰音。婴幼儿起病急,呼吸困难、喘憋和双肺哮鸣音较突出。部分患儿出现全身多系统的临床表现,如心肌炎、心包炎、溶血性贫血、脑膜炎等。胸部 X 线检查可分为 4 种改变:①肺门阴影增浓。②支气管肺炎改变。③间质性肺炎改变。④均一的实变影。

6.衣原体肺炎

沙眼衣原体肺炎多见于 6 个月以下的婴儿,可于产时或产后感染,起病缓,先有鼻塞、流涕,后出现气促、频繁咳嗽,有的酷似百日咳样阵咳,但无回声,偶有呼吸暂停或呼气喘鸣,一般无发热。可同时患有结合膜炎或有结合膜炎病史。胸部 X 线呈弥漫性间质性改变和过度充气。肺炎衣原体肺炎多见于 5 岁以上小儿,发病隐匿,体温不高,咳嗽逐渐加重,两肺可闻及干湿啰音。X 线显示单侧肺下叶浸润,少数呈广泛单侧或双侧浸润。

三、治疗要点

采取综合措施,积极控制感染,改善肺的通气功能,防止并发症。

（一）控制感染

根据不同病原体选用敏感抗生素积极控制感染，使用原则为：早期、联合、足量、足疗程，重症宜静脉给药。

WHO 推荐的 4 种第 1 线抗生素为：复方磺胺甲基异恶唑、青霉素、氨苄西林、阿莫西林，其中青霉素为首选药，复方磺胺甲基异恶唑不能用于新生儿。怀疑有金葡菌肺炎者，推荐用氨苄西林、氯霉素、苯唑西林或氯唑西林和庆大霉素。我国卫生部对轻症肺炎推荐使用头孢氨苄（先锋霉素Ⅳ）。大环内酯类抗生素如红霉素、交沙霉素、罗红霉、阿奇霉素素等对支原体肺炎、衣原体肺炎等均有效；除阿奇霉素外，用药时间应持续至体温正常后 5～7d，临床症状基本消失后 3d。支原体肺炎至少用药 2～3W。应用阿奇霉素 3～5d 一疗程，根据病情可再重复一疗程，以免复发。葡萄球菌肺炎比较顽固，疗程宜长，一般于体温正常后继续用药 2 周，总疗程 6 周。

病毒感染尚无特效药物，可用利巴韦林、干扰素、聚肌胞、乳清液等，中药治疗有一定疗效。

（二）对症治疗

止咳、止喘、保持呼吸道通畅；纠正低氧血症、水电解质与酸碱平衡紊乱；对于中毒性肠麻痹者，应禁食、胃肠减压，皮下注射新斯的明。对有心力衰竭、感染性休克、脑水肿、呼吸衰竭者，采取相应的治疗措施。

（三）肾上腺皮质激素的应用

若中毒症状明显，或严重喘憋，或伴有脑水肿、中毒性脑病、感染性休克、呼吸衰竭等以及胸膜有渗出者，可应用肾上腺皮质激素，常用地塞米松，每日 2～3 次，每次 2～5 mg，疗程 3～5 d。

（四）防治并发症

对并发脓胸、脓气胸者及时抽脓、抽气；对年龄小、中毒症状明显、脓液黏稠经反复穿刺抽脓不畅者，以及有张力气胸者进行胸腔闭式引流。

四、护理措施

（一）改善呼吸功能

（1）保持病室环境舒适，空气流通，温湿度适宜，尽量使患儿安静，以减少氧的消耗。不同病原体肺炎患儿应分室居住，以防交叉感染。

（2）置患儿于有利于肺扩张的体位并经常更换，或抱起患儿，以减少肺部淤血和防止肺不张。

（3）给氧。凡有低氧血症，有呼吸困难、喘憋、口唇发绀、面色灰白等情况立即给氧；婴幼儿可用面罩法给氧，年长儿可用鼻导管法；若出现呼吸衰竭，则使用人工呼吸器。

（4）正确留取标本，以指导临床用药；遵医嘱使用抗生素治疗，以消除肺部炎症，促进气体交换；注意观察治疗效果。

（二）保持呼吸道通畅

（1）及时清除患儿口鼻分泌物，经常协助患儿转换体位，同时轻拍背部，边拍边鼓励患儿咳嗽，以促使肺泡及呼吸道的分泌物借助重力和震动易于排出；病情许可的情况下可进行体位引流。

（2）给予超声雾化吸入，以稀释痰液，利于咳出，必要时予以吸痰。

（3）遵医嘱给予祛痰剂，如复方甘草合剂等；对严重喘憋者，遵医嘱给予支气管解痉剂。

（4）给予易消化、营养丰富的流质、半流质饮食，少食多餐，避免过饱影响呼吸；哺喂时应耐心，防止呛咳引起窒息；重症不能进食者，给予静脉营养。保证液体的摄入量，以湿润呼吸道黏膜，防止分泌物干结，利于痰液排出；同时可以防止发热导致的脱水。

（三）加强体温监测

观察体温变化并警惕高热惊厥的发生，对高热者给予降温措施，保持口腔及皮肤清洁。

（四）密切观察病情

（1）如患儿出现烦躁不安、面色苍白、气喘加剧、心率加速（＞160～180 次/min）、肝脏在短时间内急剧

增大等心力衰竭的表现,及时报告医生,给予氧气吸入并减慢输液速度,遵医嘱给予强心、利尿药物,以增强心肌收缩力,减慢心率,增加心搏出量,减轻体内水钠潴留,从而减轻心脏负荷。

(2)若患儿出现烦躁或嗜睡、惊厥、昏迷、呼吸不规则等,提示颅内压增高,立即报告医生并共同抢救。

(3)患儿腹胀明显伴低钾血症时,及时补钾;若有中毒性肠麻痹,应禁食、予以胃肠减压,遵医嘱皮下注射新斯的明,以促进肠蠕动,消除腹胀,缓解呼吸困难。

(4)如患儿病情突然加重,出现剧烈咳嗽、烦躁不安、呼吸困难、胸痛、面色发绀、患侧呼吸运动受限等,提示并发脓胸或脓气胸,应及时配合进行胸穿或胸腔闭式引流。

(五)健康教育

向患儿家长讲解疾病的有关知识和护理要点,指导家长合理喂养,加强体格锻炼,以改善小儿呼吸功能;对易患呼吸道感染的患儿,在寒冷季节或气候骤变外出时,应注意保暖,避免着凉;定期健康检查,按时预防接种;对年长儿说明住院和注射等对疾病痊愈的重要性,鼓励患儿克服暂时的痛苦,与医护人员合作;教育患儿咳嗽时用手帕或纸捂嘴,不随地吐痰,防止病原菌污染空气而传染给他人。

(王秀梅)

第五节　小儿胸外科疾病的护理

一、小儿胸外科疾病基本护理理论概述

新生儿及婴儿期因呼吸为腹式呼吸,当病儿发生腹胀、腹痛、腹部切口包扎太紧时,会严重影响呼吸功能。新生儿的呼吸频率为40次/分左右,对缺氧的耐受力较强,但缺氧严重时,不能增加呼吸深度而加速呼吸频率,呼吸可达60~80次/分。新生儿潮气量小,仅15~20 mL,当呼吸功能受影响时,肺泡有效换气量即显著减少,形成缺氧和二氧化碳积蓄。由于纵隔所占的比例较成人大,肺野较小。当病儿出现腹胀、膈疝、肺部并发症妨碍呼吸运动时,极易出现急性呼吸窘迫综合征。由于纵隔周围组织松软,富有弹性,胸腔积液或气胸时易引起纵隔移位。2岁以后胸腔横径逐渐增大及呼吸肌不断发育,呼吸功能的生理数值按体表面积计算接近成人常数,7岁左右耐受缺氧的能力增高。新生儿气管粘膜柔嫩,但血管丰富,发生感染、炎症时,鼻粘膜容易充血、肿胀造成鼻塞,常在吸吮时出现张口呼吸。声带及粘膜炎症充血、水肿时,易发生声音嘶哑及呼吸困难。小儿气管腔小,粘膜充血、水肿或分泌物较多时,极易引起肺不张或肺气肿,因此,在术前、术中、术后要保持呼吸道通畅,加强温、湿化,及时吸出分泌物及呕吐物。小儿气管粘膜常因粘液腺分泌不足而干燥,要保持室内湿度在65%左右。由于小儿右侧支气管由气管直接延伸,病儿最好取左侧卧位,防止分泌物误入右侧支气管。新生儿肺的顺应性远较成人低,同样的压力下肺不易膨胀,当有肺不张、肺淤血时,肺的顺应性更低下,更难膨胀。小儿肺张力根据年龄只有成人的1/3~1/2,因此手术后胸腔负压引流应用5~8 cmH$_2$O,即可帮助肺叶膨胀。

二、小儿胸外科疾病的分类护理

(一)先天性食管闭锁病儿的护理

1.疾病概要

本病的病因不十分明确,目前认为是由于心脏或异常血管的压迫,在气管食管的分离期,气管的形成优先而形成食管的内胚层变少时,发生食管闭锁,气管食管分离不全而产生气管-食管瘘。本病按Gross分型分为:A型:食管完全分离,形成近远两断端为盲端;B型:食管远端为盲端,近端食管与气管形成瘘;C型:食管近端闭锁成盲端,远端食管与气管形成瘘;D型:食管分离,近远两断端分别与气管形成瘘;E型:为不伴有食管闭锁的气管-食管瘘。本病中以C型为最多见,约占90%。

本病在出生后出现的唯一症状,是口腔内存留有大量泡沫样唾液,需要多次口腔吸引,若不吸出,泡沫样唾液被吸入到气管内产生肺部并发症。经口进食糖水或母乳时病儿有呕吐或呛咳,是由于食管闭锁水和母乳不能进入所致,一部分进入气管产生误吸而引起肺部并发症。

对于下部食管与气管之间有交通的 C 型和 D 型病例,气体通过气管-食管瘘进入消化道,使得消化道内有气体存在。在有下部食管气管瘘的病例,由于胃内容物流入气管内,可造成气管粘膜的纤毛上皮损伤,是产生肺部并发症的原因之一。

确诊本病重要的是确定上部食管盲端的位置,可直接经鼻插入喂养导管,导管在近端食管盲端打折返回的部位,就是近端食管的盲端部,通过 X 线拍片可确定。

本病多合并心脏和大血管畸形,这些畸形有些是在新生儿早期,应需手术治疗。因此在治疗前应加以明确,还可合并其他中枢神经、泌尿、生殖系、染色体异常等畸形。

出生时体重是预后的重要因素,对体重仅有 1500 g 以下的极小未成熟儿的治疗,极为困难。

应尽早作出本病的诊断,对于有羊水过多的母亲出生的新生儿应试行插管,可以大大提高早期诊断率。

本病的唯一治疗方法是手术。治疗原则是封闭气管-食管瘘,进行食管吻合。

2.临床护理

(1)术前护理:①保温:将病儿置于保温箱内保暖,应用面罩法给予高浓度氧气吸入,氧气流量在 2~4 L/min。②口腔吸引以及保持呼吸道通畅,因唾液不能下咽,反流到气管易引起吸入性肺炎。③有效的抗生素预防和控制感染。④静脉补液,纠正酸中毒及维持水、电解质平衡。输血浆或全血,条件允许时应给予静脉高营养,并补充维生素 K 和维生素 C。⑤做好术前各项准备和各种检验结果,将患儿交予手术室接送人员。

(2)术后护理:①将病儿置于保温箱内保温,以预防发生硬肿症。②保持呼吸道通畅,预防肺部并发症,超声雾化吸入,以利于稀释分泌物,便于吸出和咳出。对明显呼吸困难的病儿,要给予高浓度氧气吸入。③保持胸腔引流管通畅。④禁饮食,经静脉补充液体,以维持病儿水、电解质平衡,并补充血浆、全血或清蛋白以及维生素等物质。补液的速度不宜过快,以免发生肺水肿。⑤对已行食管吻合的病儿,进食时间不宜过早,可在术后第 5~7 日拔除胃管后给予糖水试饮,逐渐增量。⑥对行胃或空肠造瘘的病儿,要注意造瘘口周围皮肤的护理,可涂氧化锌软膏以保护皮肤,防止因胃液或肠液从造瘘口周围溢出,刺激皮肤引起湿疹或糜烂。

(3)术后并发症的观察与护理:①肺炎:应按儿科肺炎的护理进行。②食管吻合口瘘:多发生在术后 3~5 日,可通过碘剂造影确定。确定食管吻合口瘘后应禁食,保持胸腔引流管通畅,行胃或空肠造瘘给予营养,等待瘘口的愈合。③食管吻合口狭窄:哺乳时呛咳、吐奶。可通过造影确定,应给予食管扩张,以观察效果。

3.康复护理

注意哺乳喂养,观察病儿发育及体重变化。有胃或空肠造瘘的病儿,注入饮食后要用清水冲洗管道,以防堵塞。若出现哺乳时吞咽困难或吐奶,要及时到医院就诊,排除是否有吻合口狭窄。

(二)脓气胸病儿的护理

1.疾病概要

胸腔内有气体存留的状态称为气胸。小儿气胸与成人相比发病率很低,新生儿肺疾病行正压呼吸,或对于生后窒息行复苏术而采用人工呼吸,使气道内压增高而致气胸,有时发展成为张力性气胸。气胸的症状是呼吸困难、发绀,张力性气胸严重的病儿,可在极短的时间内死亡。患侧听不到呼吸音,X 线片上见到胸腔内透亮像,并且纵隔向健侧移位。需行胸腔穿刺或插管引流排气进行治疗,若肺病变严重,在自然呼吸状态下难以保持正常的血气分析,只得采用正压呼吸,多是由于气体排出部位不能自然闭合,难以控制呼吸,预后不良,必须开胸行肺破裂修补术。

小儿脓胸大多数是在葡萄球菌性肺炎的基础上发病,葡萄球菌性肺炎使肺实质坏死,产生脓疡,脓疡

破溃到胸腔内而引起脓气胸。小儿表现有发热、呼吸困难、呼吸急促等。听诊患侧呼吸者减弱或消失，X 线胸片显示伴有气胸的肺野呈弥漫性阴影，心脏阴影多被推向健侧。对于小儿脓气胸的治疗，应给予强有力的抗生素控制感染。早期插入引流管排出脓液和气体，应选择在适当的时机行胸膜剥脱术。

2.临床护理

（1）术前护理：①病儿入院后按小儿常规处理。②对有呼吸道感染的病儿，应按医嘱给予抗生素。要保持呼吸道畅通，并给予氧气吸入。③积极做好术前准备，核对病儿后交手术室接送人员。

（2）术后护理：①病儿术后回病房，进入监护室，按小儿术后常规处理。②保持静脉通道通畅，并根据尿量情况调整输液速度。将胸腔引流管与闭式引流瓶连接紧密，保持其通畅。③全麻清醒后 6～8 小时可将病儿的体位改为半卧位，以便于改善呼吸和引流液的排出。注意保持呼吸道通畅，为使肺充分膨胀，可让病儿吹气球。若肺膨胀良好、呼吸音清晰、胸腔引流瓶的负压波动消失，则可拔除胸腔引流管。术后7 日拆除创口缝线。④全麻清醒 6 小时后无恶心、呕吐，可给予哺乳或饮食。

（3）术后并发症的观察与护理：①肺部感染。②包裹性气液胸：术后引流不通畅，可形成包裹性气液胸。小的可自行吸收，较大的包裹性气液胸，需在 B 超引导下进行穿刺抽气液或安置引流管进行引流。

3.康复护理

注意加强营养，增强机体抵抗力，预防感冒，防止上呼吸道感染。让病儿经常吹气球，逐渐增加肺活量，促使肺功能尽早恢复。每 3～6 个月定期复查，了解肺功能恢复情况。

（三）漏斗胸与鸡胸病儿的护理

1.疾病概要

前胸壁向内凹陷称为漏斗胸。小儿漏斗胸的凹陷多位于前胸壁中央部，一般凹陷最深处是剑突部。男病儿多于女病儿，肋软骨过度生长是本病的主要原因。由于前胸壁凹陷使心脏向左方移位，胸部 X 线拍片可见心阴影左移，由于肋软骨过度生长，肋骨的长度较正常为长，观察肋骨的走向，可见背部肋骨外侧比内侧高，前胸壁的肋骨急转弯，胸椎有侧弯，侧位胸片上胸椎的生理后突消失。CT 检查可显示前胸壁凹陷，心电图显示不完全右束支传导阻滞，这是由于心脏表面受到压迫而使得传导延迟所致。轻的漏斗胸病儿可无症状，一般症状是易感冒，易引起支气管炎、喘息样发作等。漏斗胸的程度分为四度：Ⅰ度：非常轻的凹陷；Ⅱ度：凹陷比较明显；Ⅲ度：凹陷明显，心脏向左方移位；Ⅳ度：凹陷非常明显，凹陷的胸骨与脊柱相近。手术目的除改善以上症状之外，还要考虑到美容的要求，预防脊柱侧弯和对心脏的压迫。3～4 岁后即可矫治。Ⅲ度和Ⅳ度需手术治疗，Ⅱ度病例则需观察。手术治疗方法有胸骨反转术和胸骨上抬术。

胸部正中的突出尤其是胸骨前突所产生的畸形，称为鸡胸。鸡胸除了外观上的影响外，生理上没有多少影响。一部分较为严重的外观畸形，可对病儿造成心理上的影响而产生自卑感，因此应手术治疗。

2.临床护理

（1）术前护理：①病儿入院按小儿常规处理。②此病儿由于外观畸形，常常产生心理上的自卑感，对较大的病儿要做好思想工作，使其知道本病经治疗后能够消除胸廓畸形，和正常儿童一样学习和生活。③对于有呼吸道感染的病儿，应遵医嘱给予有效的抗生素控制感染。④积极做好术前准备，核对病儿后交予手术室接送人员。

（2）术后护理：由于术后胸壁软化，所以应给予胸带妥善固定，其他同小儿脓气胸的术后护理。

3.康复护理

为保护好胸壁、防止受伤，需用胸带固定 6～8 周左右，待胸壁骨性愈合后，可进行胸廓肌肉锻炼，增加肺活量，防止感冒及上呼吸道感染。

此病多由于缺钙和发育异常所致，要告诉家长多给病儿选择富含钙的食品，如鱼、虾皮、鸡蛋、牛奶等。加强户外活动，适当多晒太阳，促进钙的吸收。嘱家长每 3～6 个月复查 1 次，了解手术效果及病儿的发育情况。

（唐新花）

第六节　小儿泌尿外科疾病的护理

一、小儿泌尿外科疾病基本护理理论概述

（一）小儿泌尿系统解剖与生理特点

1.肾脏的作用

①代谢终末产物的排泄口；②细胞外液质和量的调节作用及调节酸碱平衡作用；③代谢作用、维持机体恒常性的作用。新生儿、乳儿的肾脏这三种作用都不能成熟，由于疾病、药物负荷等影响，其功能受到抑制或损害。新生儿肾脏在形态尤其是重量上与成人相比，所占的体重比很大，但肾单位在组织学上明显不成熟，即新生儿肾脏内除见到在胚胎期肾小球 Bowman 囊的内层有柱状细胞之外，肾小球本身也很小，血管的发育也不充分。可是这样的构造发育比较快，在生后 6 个月最迟到 2 岁左右，Bowman 囊的内层细胞与成人相同，成为扁平细胞，肾小球增大，毛细血管网也发达。

2.肾功能

新生儿、乳幼儿的肾小球滤过率（GFR）与年长儿和成人相比，无论是在体重、肾单位、体表面积、总体液量、总细胞外液量方面虽能进行调整，但其功能仍显不足，例如在体表面积上，仅是成人值的 30％～50％，至生后 1～2 年才达到成人值。

3.肾血浆流量（RPF）

与 GFR 一样，新生儿和成人相差很远，生后 1～2 年以后才逐渐增加。GFR/RPF 是滤过分数 FF，新生儿为 0.3～0.4，与成人的 0.2 相比较高，说明在新生儿肾小管功能的发育比肾小球功能的发育缓慢。肾小管最大排泄量（TM）也和 GRF、RFP 一样，在新生儿期很低，只达到成人值的 20％～40％，生后 1 年逐渐增加，2 岁时达到成人值。

4.尿素廓清率（CU）

因受尿基和肾小球滤过速度的影响，与成人相比非常低。新生儿氯化钠廓清率是成人的 20％～30％，这是由于肾小球滤过率低、肾小球与肾小管发育不均衡所致。酸碱调节能力：从新生儿和血清磷酸盐值与成人相比显示高值中明确认识到，新生儿肾小管对磷酸盐的再吸收能力旺盛，因此，在磷酸缓冲系统，由于碱的回收减少、碱性物质通过尿大量排泄，引起体内碱储备减少，易于发生代谢性酸中毒。

5.浓缩能力

新生儿的肾浓缩能力与成人相比极差，在脱水状态下，成人能将尿浓缩到 1400 mol/L，而新生儿特别是未成熟儿是 400～700 mol/L，其原因是新生儿的抗利尿激素血中浓度低，肾小管对抗利尿激素的反应不充分所致。

6.稀释能力

新生儿能较好地保持稀释能力，几乎和成人相同，能稀释到 30～50 mol/L。但新生儿尤其是未成熟儿由于 GFR 低，即使多给水分，尿量也增加不多，因此由于蓄积而易产生水肿。

7.尿量

新生儿初期尿量极少，并且含有大量尿酸盐。一般各个时期的尿量大致如下：新生儿期 50～300 mL/d，乳儿期 300～700 mL/d，幼儿期 600～800 mL/d，学龄期 800～1200 mL/d，青春期 1000～1500 mL/d。

8.排尿次数

一般较多，新生儿每日 15～20 次，幼儿期每日 10 次左右，学龄期每日 6～7 次。

9.尿比重

新生儿生后 3～4 日内是 1.015，其后随着摄取水分的增加急剧下降，在生后 1～2 周左右是 1.005，其后由于浓缩功能的提高，到了乳儿期尿比重是 1.010 左右，到了学龄期是 1.012～1.015 左右，并根据水的

摄入量而波动。

(二)各种引流管与支架管的固定与护理

小儿泌尿系手术后经常需要使用各种引流管与支架管,如肾造瘘管、输尿管支架管、膀胱造瘘及导尿管。通过这些管道可防止吻合口瘘,解除尿道梗阻,预防尿路感染和吻合口狭窄,观察尿液性质,并通过引流管进行给药或冲洗等治疗。小儿泌尿系手术后,尤其是病儿害怕或疼痛不适时躁动,随时可能将引流管拔出,需要牢固固定、加强护理,并要适当束缚病儿四肢。

引流管的护理首先应保持各条引流管通畅,仔细观察、准确记录引流液的性质及量,当发现引流管被血块或脓性絮状物堵塞时,应拇、示指向下挤压管壁,迫使絮状物流出。

二、小儿泌尿外科疾病的分类护理

(一)膀胱外翻病儿的护理

1.疾病概要

膀胱外翻是由于胚胎时泄殖腔膜发育不正常,阻碍泄殖腔膜内、外胚层之间的间充质组织移行,影响下腹壁的发育。泄殖腔膜破溃的位置和时间异常决定了膀胱外翻尿道上裂的各种类型,如膀胱外翻、泄殖腔外翻和尿道上裂等。膀胱外翻尤其是男病儿,常合并腹股沟斜疝。膀胱后壁外翻,在分离的耻骨联合上方呈一粉红色肿物突出,可见到有尿喷出的两侧输尿管口。长期暴露的粘膜可鳞状上皮化生、炎性水肿、炎性息肉。膀胱过小、严重纤维化、无弹性时,就难于行功能性修复。生殖系统异常在男病儿为尿道裂,女病儿尿道、阴道短,阴道口前移并常有狭窄。肛门直肠异常表现为会阴短平、肛门前移,可伴有肛门狭窄、直肠会阴瘘或直肠阴道瘘。如有肛肌、坐骨直肠肌以及外括约肌异常,可引起不同程度的肛门失禁或脱肛。手术方式一类为功能性膀胱修复,另一类为膀胱切除、尿流改道。

2.临床护理

(1)术前护理:①保护外翻的膀胱粘膜,做好局部清洁卫生,并用无菌纱布覆盖。②准备行功能性膀胱修复术的病儿手术较为复杂,应准备充足的血液。③术前静脉肾盂造影(IVP)检查,以了解有无上尿路病变和畸形。④应与家长讲明手术目的、术后可能发生的并发症及手术效果,使其能理解,以取得协助和配合。⑤为防止术后腹胀,术前应灌肠1次。

(2)术后护理:①连接好膀胱造瘘管和输尿管支架管,注意保护,防止早期脱管。保持其通畅,观察并分别记录管道的引流量和性质。②禁饮食,清醒后根据肠蠕动恢复的情况,进流质饮食,再改无渣饮食,以防过早排便。③对于髂骨截骨、术后石膏固定的病儿,要做好石膏护理。④保持静脉通道通畅,按医嘱补充液体、电解质和抗生素,并给予血浆和清蛋白制剂。

(3)术后并发症的观察与护理:①切口裂开和感染:由于下腹壁缺损、缝合后张力过大,易发生切口裂开;膀胱手术为有菌手术,易感染造成组织坏死。应及时更换敷料,保持切口清洁、干燥,适当应用镇静药物,防止剧烈哭闹。②漏尿:由于膀胱粘膜水肿和肌层发育不良、尿道成型术后狭窄等原因,膀胱修复术后易于发生漏尿,要保护患处皮肤,涂敷氧化锌软膏,并及时更换敷料,保持局部清洁、干燥,一般漏尿多能自行愈合。③尿路感染:因尿流不畅或反流、引流不畅等因素易发生尿路感染,如发现病儿体温升高、尿液浑浊,应行尿常规检查和尿培养,调整抗生素控制感染;行膀胱冲洗,保持膀胱造瘘引流通畅。

3.康复护理

加强营养,多饮水,提高泌尿系的自洁功能。定期来院复查,以了解膀胱排尿功能的恢复情况。注意排尿功能的训练,若有尿流变小、尿线变细时,要注意可能有尿道成型术后狭窄,应告诉病儿家长定期来院行尿道扩张。

(二)肾积水病儿的护理

1.疾病概要

肾积水是由于输尿管肾盂连接部梗阻致尿液排出受阻,如先天性发育异常、外部血管压迫及结石等原因引起的完全性或部分性梗阻,造成肾盂和肾盂内压力升高、肾盂和肾盏逐渐扩大,可使肾实质逐渐变薄、

尿液反流,可产生反流性肾脏炎,影响肾脏的功能。一般多发生在单侧,也有因下尿路梗阻性病变而发生双侧肾积水。后者除肾积水外还有输尿管迂曲扩张,由于双侧肾积水双肾功能受到影响,易发生慢性肾衰竭。临床表现为上腹部钝痛或胀痛,伴有恶心、呕吐等,并可有血尿、尿路感染等。查体可发现病变侧肾区饱满,上腹部囊性肿物。对部分单侧肾积水病例,患者可述说随着排尿量的增加,上腹部肿物明显缩小。可用 B 超、静脉肾盂造影、CT、MRI(磁共振)等方法确定诊断。本病的治疗应用肾盂成型术,即切除扩张的肾盂,将输尿管与成型的肾盂最低位进行吻合,是本病最有效的手术方法。

2. 临床护理

(1)术前护理:除按小儿外科常规护理外,还需:①对较大的肾积水病儿应嘱其卧床休息,勿做剧烈活动或碰撞,防止肾积水突然破裂。②通过各项检查了解肾功能,查血中尿素氮、肌酐。了解有无尿路感染,应作尿常规检查。③对有尿路感染的病儿,应做尿培养加药敏试验,根据培养结果,术前按医嘱应用对肾脏影响小而效果好的抗生素,控制感染。④手术前安置胃管,灌肠 1 次,防止术后腹胀。

(2)术后护理:除按小儿外科常规护理外,还需:①连接肾造瘘管、输尿管支架管、持续导尿管和肾床引流管,需要分别注明各管的名称,仔细交接班。一般肾床引流管在术后第 3 日拔除,输尿管支架管可在术后第 10 日拔除,肾造瘘管在术后 2 周时,向造瘘管注射美蓝溶液后试行夹管,若排出蓝色尿液,证实吻合口通畅,夹管 24 小时后若无不适,则可拔除。②保持静脉输液通畅,按医嘱补充液体和抗生素。③清醒后 6 小时可改为半卧位,以利于呼吸和引流。④胃肠减压管可在肠蠕动恢复后拔除,可经口进流质饮食,逐渐改为半流质、普通饮食。恢复进食后应嘱病儿应多饮水,以增强尿路的自洁功能。

(3)术后并发症的观察与护理:①漏尿:肾造瘘管引流不畅时,可造成漏尿。在肾周围形成尿液积聚,应冲洗肾造瘘管和调整肾床引流管,使其保持通畅,并及时更换湿透敷料,预防感染。一般漏尿可在 1 周内自行停止。②血尿:因吻合口或支架管损伤肾盂浅表小血管所引起。及时应用止血药物、输液、利尿,防止产生血凝块堵塞支架引流管,而造成吻合口裂开。③切口感染:一般在术后 5~7 日,已经正常的体温又升高、切口部疼痛,应及时查看切口,如果切口部位红肿、有积液或积脓,应及时引流,加强换药。取渗液做细菌培养加药敏试验,调整抗生素,控制感染,以利于切口早日愈合。④吻合口狭窄:手术切除过多输尿管后造成吻合口张力过大,或因术后并发感染造成吻合口瘢痕,均可导致吻合口狭窄。表现为肾造瘘管在术后 2 周注入美蓝时,无蓝染的尿液自尿道排出。经肾造瘘管造影,可发现造影剂不能通过吻合口进入输尿管流入膀胱。

3. 康复护理

指导病儿注意加强营养,平时多饮水,以利于排尿,保证尿路自洁功能。每隔 3~6 个月来院复查,行 B 超检查,并行血肌酐、尿素氮和尿常规检查,以观察肾功能的恢复情况。对有吻合口狭窄而不能拔除肾造瘘管的病儿,嘱家长要注意保持瘘管周围清洁卫生,保持造瘘管通畅,每个月更换造瘘管,并进行造瘘管冲洗。如果 6 个月吻合口还不能恢复通畅,应再次手术。

(三)尿路结石病儿的护理

1. 疾病概要

小儿尿路结石的形成与外界环境和一些内在因素有关,如营养不良、地理环境、饮食习惯、代谢和局部解剖病变等为重要因素,如甲状旁腺功能亢进、尿路梗阻、泌尿系感染、异物等与尿路结石形成的关系已经肯定。结石在肾、输尿管、膀胱、尿道等处均可发生,但结石主要是在肾和膀胱,输尿管和尿道结石几乎均在其上部器官形成后,因局部管腔狭窄而停留在其中。结石多数是混合性,但以一种盐类为主。结石可以是单个也可以是多个,尤其是肾结石。90% 的尿路结石是在 X 线上不显影的结石,B 超或 CT 检查可以发现结石的存在和部位。尿路结石造成的病理损害是尿路梗阻和感染,而且对泌尿系统的损害较为严重,由于梗阻因素的存在,肾的感染易发展为肾积脓。结石可以造成粘膜的直接损伤。肾、输尿管结石的典型临床症状是病变侧肾绞痛和血尿,而膀胱结石的临床症状是排尿痛、尿频、终末血尿和排尿困难。结石嵌顿在膀胱颈部或后尿道时,可造成急性尿潴留。对小儿尿路结石的治疗仍以手术切开取石为主,体外碎石只能作为一种补充疗法。

2.临床护理

(1)术前护理:除按小儿外科常规处理外,还需:①有泌尿系感染的病儿应进行尿培养和药物敏感试验,根据结果按医嘱应用有效的抗生素,控制感染。为了解肾功能,应进行血肌酐、尿素氮测定。②做好术前准备,核对病儿。对肾切开取石的病儿,为防止术后腹胀应安置胃管。将病儿交予手术室接送人员。

(2)术后护理:按小儿外科常规处理。

(3)术后并发症的观察与护理:①出血:由于肾切开取石,自肾的创口出血,可见到肾床引流管有血液引出,量不太多时可应用止血药。量较多时需要输血和应用止血药,无明显效果时需紧急手术进行止血。②尿外渗及尿瘘:若引流管引流不畅或拔除引流管过早,以及引流管远处有狭窄和梗阻时,可产生尿外渗和尿瘘。如果引流管不通畅,应遵医嘱及时用含有抗生素的液体冲洗引流管使其通畅,不要过早拔除引流管。若远端有狭窄和梗阻时,应在解除狭窄和梗阻后才能防止尿外渗和尿瘘的发生。③尿路感染。

3.康复护理

出院时告诉家长,鼓励病儿多饮水或饮用软化水,以减少矿物质的摄入,预防结石。鼓励病儿适当多活动,减少尿液潴留,注意会阴部卫生,预防尿路感染,一旦发生感染应及时诊治,向家长交代注意观察有无结石再形成的征象,3～6个月复查1次,一旦发现及时到医院治疗。

(四)尿道下裂病儿的护理

1.疾病概要

尿道下裂是由于胚胎期生殖结节长大时其腹侧有一纵形长沟,随着胎儿成长,尿道沟由后向前闭合,发育成为正常尿道,如发育受阻,尿道沟未能闭合,部分海绵体变成纤维带,尿道外口位置异常,则形成不同程度的尿道下裂。根据尿道口的位置分为阴茎头型、阴茎体型、阴茎阴囊型或会阴型。当合并双侧隐睾时,需要通过染色体检查、尿酮类固醇排泄量测定或剖腹探查及性腺活检,鉴别其性别。因病儿阴茎下弯及尿道口异常,不能站立排尿,成年后影响生育,必须手术治疗,手术分期进行,Ⅰ期为阴茎下曲矫直,Ⅱ期为尿道成形术。

2.临床护理

(1)术前护理:①对家长及病儿的各种不正常情绪或心理障碍作耐心的疏导与科学的解释,对解决畸形的程度和手术的成功率要有充分的思想准备,特别尿道成形术后有发生尿瘘的可能,术前必须向家长交待清楚。②术前连续2日清洗包皮及阴囊皱襞处,更换清洁内裤。配制1∶1000新洁尔灭温水浸泡阴茎,每日1次。术日前吃易消化食物,术晨灌肠1次,协助病儿练习床上仰卧排便。

(2)术后护理:①术后第1日给予半流质饮食,无腹部不适后改为富有营养、易消化的普通饭。鼓励病儿多饮水、多排尿,以利于膀胱自洁,防止泌尿系感染。多食含粗纤维的蔬菜和水果,刺激肠蠕动增加,有利于排便。首次排便前给予开塞露肛门注入,软化大便,防止排便时用力、腹压增大,尿液自成形尿道内漏出,引起感染、发生尿瘘。避免蹲或坐位,以免切口处张力过大并出血。②尿管及耻骨上膀胱造瘘管要妥善固定,并适当约束上肢。当病儿有尿潴留或频繁尿急、尿意感时,观察尿管、造瘘管通畅,可能为膀胱痉挛所致,按医嘱给予解痉止痛剂。③因各条引流管保留时间较长,应每2～3日更换尿袋1次,尿袋放置应低于体位,以免尿液倒流引起逆行感染。术后2～3日首次更换敷料时动作宜轻柔,以防止切口再出血。术后4～5日可去除敷料,暴露切口,每日用75%酒精棉球消毒切口2次,用60 W灯泡距切口35～40 cm持续照射1小时,每日2次,可保持切口皮肤清洁、干燥,促进局部血液循环。每日用生理盐水棉球由尿道近端向远端轻柔挤压,迫使尿道分泌物排出尿道口,擦洗尿道口保持局部清洁。10岁左右的年长儿,术后1周内按医嘱口服乙烯雌酚0.5～1毫克/(次·日),防止阴茎勃起而致切口疼痛并影响愈合。

(3)并发症的观察与护理:术后尿道瘘、尿道狭窄为常见的并发症。尿道成形术后7～10日拆线排出尿管,暂停膀胱造瘘管引流,鼓励病儿大胆排尿。初次排尿时要有医护人员在场,以便于观察排尿过程中有无尿流过细、分叉、漏尿、排尿费力等,发现异常采取必要的措施。发生尿道狭窄时,需定期行尿道扩张。尿瘘时见尿流由成形尿道某处滴尿,此时如瘘口小只是滴尿,可开放膀胱造瘘管继续引流尿液,停止尿道排尿,每日用温盐水泡洗阴茎,漏尿部位尚有自愈的希望。拔除膀胱造瘘管2～3日内造瘘口处有尿液流

出,需用无菌凡士林油纱布堵压瘘口处,一般 2～3 日后均可自愈。

3.康复护理

病儿已发生尿瘘需再次修补时,应向家长讲明行尿瘘修补手术的时间要在出院后半年,待切口处瘢痕软化、局部血压改善后,以利于手术修复。发现尿流由粗逐日变细时,应及时到医院检查;若发生尿道狭窄,则定期到医院行尿道扩张。活动时避免阴茎与硬物撞击,造成愈合的尿道裂开。使家长或病儿了解单纯的尿道下裂只是外生殖器畸形,积极配合手术治疗就能像正常男孩一样站立排尿,成年后不会影响结婚、生育,从而消除他们的自卑心理。

(唐新花)

第七节　小儿骨科疾病的护理

一、先天性肌性斜颈

先天性肌性斜颈(congenital musculartorticollis)是小儿斜颈最常见的原因,由于一侧胸锁乳突肌的挛缩牵拉使颈部歪斜,头部偏向患侧,下颌转向健侧,形成特殊的姿势畸形。

(一)临床特点

(1)颈部肿块出生后 7～10 天左右颈部出现无痛性肿块,质硬,肿块位于胸锁乳突肌中下 1/3 处,2～3 个月后肿块逐渐缩小,6 个月后全部消失。胸锁乳突肌缩短明显,可呈条索状挛缩。

(2)颈部向患侧旋转活动有不同程度受限。头明显偏向患侧,下颌向健侧偏斜。

(3)脸部可出现不对称畸形,患侧之耳、眼、眉、嘴角低下,前额狭窄等。

(4)辅助检查:颈部 B 超示患侧胸锁乳突肌纤维性肿块,弥散性纤维化,增粗。

(二)护理评估

(1)健康史:了解患儿出生是否有难产及臀位产史,评估患儿有否合并其他先天畸形。了解患儿是否接受过手法矫正。

(2)症状、体征:头明显偏向患侧,下颌向健侧偏斜。胸锁乳突肌中下 1/3 处可触及质硬、呈圆形或椭圆形的肿块,无红肿,无压痛。

(3)社会、心理:评估家庭经济状况、支持系统、家长文化程度。评估患儿和家长对疾病和手术的认知和心理反应。

(4)辅助检查:了解 B 超结果。

(三)常见护理问题

(1)恐惧:与手术、环境陌生有关。

(2)自我形象紊乱:与头歪向一侧有关。

(3)疼痛:与手术创伤有关。

(4)知识缺乏:缺乏疾病康复知识。

(5)合作性问题:出血、感染。

(四)护理措施

1.术前

(1)监测患儿体温,预防上呼吸道感染。

(2)完善术前检查,配合医生做好术前准备。注意剃净患儿的头发,确保手术区域干净及便于手术后头部的清洁。

2.术后

(1)体位:麻醉未清醒期间,平卧位,头侧向一边;清醒后取仰卧位,用沙袋将头固定于头偏向健侧、下颌转向患侧的位置。

(2)病情观察:密切观察生命体征的变化,保持呼吸道通畅。

(3)饮食:麻醉未清醒期间予禁食,清醒4~6小时后予少量饮水后无不适,给正常饮食。

(4)切口的护理:评估切口出血情况,保持伤口敷料清洁干燥,观察伤口有无红肿、分泌物,局部疼痛有无加剧。

(5)疼痛的护理:评估患儿疼痛的程度,根据儿童疼痛脸谱分级;指导家长多安抚患儿,讲故事、唱儿歌以分散患儿注意力;咳嗽、深呼吸时用手轻压伤口,遵医嘱准确使用止痛药并观察止痛效果。

3.健康教育

(1)患儿及家长对手术易产生恐惧,并担心手术预后,护理人员应热情接待患儿,耐心讲解疾病的治疗过程及术后功能锻炼的重要性,以减轻患儿及家长的顾虑。

(2)在术前准备阶段,认真向患儿及家长讲解术前准备的内容如备皮、皮试、禁食、禁水的时间,术前用药的目的、注意事项,以取得患儿和家长的配合。

(3)术后康复过程中,护理人员应始终将各项术后护理的目的、方法向患儿和家长说明,共同实施护理措施,并开始实施康复训练,以取得满意的康复效果。

(五)出院指导

1.饮食

加强营养,给予富含维生素、蛋白质的食物,注意饮食卫生、合理喂养。

2.活动

用颈椎固定器使头部处于正常位,固定时间一般为6周,固定期间允许脱下,进行皮肤护理或功能锻炼。

3.功能锻炼

术后2周,开始正规康复锻炼:患儿仰卧使头部置于床边,协助治疗者固定患儿双肩,治疗者双手固定患儿下颏及双乳突,将患儿头部轻轻缓慢后仰,充分拉长胸锁乳突肌,再缓慢转向健侧,保持15秒,重复15~20次,要求每日3~5次。

4.伤口护理

保持伤口的清洁干燥,忌用手抓,以防伤口破损、发炎。

5.复查

出院后半年来院复查。

二、发育性髋关节脱位

发育性髋关节脱位(developmental dislocation of the hip,DDH)是小儿最常见的四肢畸形之一,是因为髋臼发育不良,髋臼很浅,髋后上缘几乎完全不发育,致使股骨头不能正常地容纳在髋臼内,造成股骨半脱位或全脱位。单侧比双侧多,单侧中左侧比右侧多。病因尚不清楚。

(一)临床特点

1.新生儿期

(1)大腿及臀部皮纹不对称,肢体不等长。

(2)患侧下肢活动较健侧差,患侧股动脉搏动减弱。

(3)Allis征或Galeazzi征阳性:新生儿平卧,屈膝85°~90°或两足平放床上,内踝靠拢可见两膝高低不等。

(4)Ortolani征或外展试验阳性:让新生儿平卧,屈膝、屈髋各90°,检查者面对小儿臀部,两手握住小儿双膝同时外展、外旋,正常膝外侧面可触及床面,当外展一定程度受限,而膝外侧面不能触及床面,称为

外展试验阳性。当外展至一定程度突然弹跳,则外展至 90°,称为 Ortolani 征阳性。

(5)X 线检查骨盆正位片,内侧间隙增大,上方间隙减少。

2.较大儿童

(1)步态:单侧脱位时跛行,双侧脱位呈"鸭步",易疲劳,有疼痛、酸胀感。臀部明显后突。

(2)肢体短缩:臀部变宽,呈扁平,大转子显著突出,骨盆前倾,腰段脊柱明显前凸。

(3)Allis 征及外展试验阳性。

(4)套叠试验阳性:让小儿平卧,屈髋、屈膝各 90°,一手握住膝关节,另一手抵住骨盆两侧髂前上棘,将膝关节向下压可感到股骨头向后脱位;膝关节向上提可感到股骨头进入髋臼。

(5)股骨大粗隆在尼来登(Nelaton)线之上。髂前上棘至坐骨结节之连线正常通过大粗隆顶点称作尼来登线。

(6)川德伦堡(Trendelenburg)试验阳性:嘱小孩单腿站立,另一腿尽量屈髋、屈膝,使足离地。正常站立时对侧骨盆上升;脱位后股骨头不能抵住髋臼,臀中肌乏力使骨盆下垂,从背后观察尤为清楚。

3.X 线骨盆平片检查

(1)股骨头及髋臼发育不良。

(2)股骨头位于泼金(Perkin)方格外下或外上方。泼金象限:将两侧髋臼中心连一直线称作 H 线,再从两侧髋臼外缘向 H 线作垂直线,将左右各划分成四格。股骨头骨化中心在内下格为正常。

(3)髋臼指数>25°。自髋臼外缘至髋臼中心作连线,此线与 H 线相交成锐角,作髋臼指数。正常约为 20°～25°。

(4)兴登线(shenton)不连贯。正常闭孔上缘之弧线与股骨颈内侧之弧度相连在一个抛物线上称作兴登线,脱位时此线中断消失。

(5)中心边缘角(CE 角)<15°。取股骨头股骺中心为一点,髋臼外缘为另一点作连线,再作髋臼外缘垂直投线,两线相交所呈之角称 CE 角(正常约 25°)。

(二)护理评估

1.健康史

了解母亲妊娠史,是否臀位产;评估较大儿童是否有治疗史。

2.症状、体征

体检患儿双下肢是否等长、有无跛形步态或"鸭步",是否有易疲劳、疼痛、酸胀感。臀部是否明显后突。

3.社会、心理

评估患儿是否因步态异常影响学习、活动而情绪紧张或低落。评估家长是否因本病的治疗过程长、费用高、肢体功能恢复难以预测而有心理上高度焦虑和恐惧。

4.辅助检查

了解 X 线检查的结果。

(三)常见护理问题

(1)焦虑:与身体形象改变、环境陌生、担心预后和学习有关。

(2)皮肤完整性受损:与长期卧床、躯体不能活动有关。

(3)躯体移动障碍:与牵引约束、石膏固定有关。

(4)疼痛:与手术创伤有关。

(5)有便秘的危险:与排便体位改变、限制活动有关。

(6)知识缺乏:家长缺乏手术、康复知识。

(7)合作性问题:感染、股骨头无菌性坏死。

（四）护理措施

1.非手术治疗的护理

6个月以下婴儿用 Pavlik 支具;6个月～3岁婴幼儿应用聚氨酯绷带石膏裤固定。

（1）体位:保持 Von－Rosen 铅板或 Pavlik 吊带使患儿髋关节固定在外展、屈曲、外旋位。

（2）皮肤护理:会阴部及大腿内侧定时清洗,保持干燥。

（3）绷带裤护理:①皮肤护理,预防皮肤损伤,及时将聚氨酯绷带边缘用胶布花瓣粘贴,勤翻身,局部皮肤按摩,保持绷带完整。②观察趾端血液循环,如色泽、肤温、痛觉、肿胀、活动度等。予抬高患肢,改善血液循环,绷带裤内禁用异物填塞及搔抓。

2.手术治疗的护理

（1）术前:①指导患儿术前注意保暖,勿着凉,以免影响手术。②训练床上大小便及做被固定肢体的静态舒缩运动,以利术后康复。③教会患儿及家长绷带裤护理注意事项及观察要点,防止并发症。④认真做好牵引的护理。

（2）术后:①体位:麻醉清醒前平卧位,头侧向一边,保持呼吸道通畅。髋部"人"字石膏固定时,可略为抬高患肢,改为患肢直腿牵引后,要保持肢体外展位。②密切观察生命体征及血压的变化,观察伤口渗血情况,观察患侧肢体末梢血液循环状况,如发现足趾发紫、皮温高、肿胀等异常情况,应即刻与医生取得联系。③饮食护理:应给富含营养、易消化的食物,鼓励患儿多饮水,多食含纤维素丰富的食物和水果,培养定时排便的习惯。④维持皮肤的完整性:保持床单位干燥、平整、无渣屑。协助患儿2～4小时翻身一次,按摩受压部位,以保持皮肤的完整性。⑤疼痛的护理:评估患儿疼痛的程度,婴幼儿可根据儿童疼痛脸谱评估;指导家长多安抚患儿,讲故事、唱儿歌以分散患儿注意力;咳嗽、深呼吸时用手轻压伤口。遵医嘱准确使用止痛剂后需观察止痛药的效果。⑥石膏的护理:保持石膏不被排泄物污染,在搬动患儿时,注意肢体位置,防止髋关节外旋和外伸,以免股骨头脱出。协助患儿翻身时,应以健腿作轴翻转,如为双侧石膏固定,则将患儿抬起悬空翻转。⑦功能锻炼:石膏拆除后,在保护下做肢体功能锻炼,先练习股四头肌,使患肢股四头肌紧绷,然后慢慢升起,屈髋。患儿起初怕疼痛常不敢活动,要循序渐进,逐渐增加活动量,防止关节僵硬、肌张力下降等并发症。要预防外伤以避免植骨块塌陷和股骨干骨折。术后3、6个月分别摄X线片,了解复位情况,并注意有无股骨头无菌性坏死等并发症。

3.健康教育

（1）入院时热情接待家长和患儿,耐心讲解疾病的治疗过程。

（2）术前准备阶段,认真向家长讲解牵引的目的和意义,做到有效牵引,讲解石膏护理的要点。

（3）向家长重点说明术后各项护理的目的、方法,指导家长正确定时翻身,同时监测皮肤有无受损现象,讲解功能锻炼的目的和意义并予以指导、示范。

（五）出院指导

（1）饮食:要加强营养,多食营养丰富的食物。

（2）循序渐进地做好肢体功能锻炼,防止关节僵硬和肌肉萎缩。拆除石膏复查X线检查后,在家长的保护下可开始功能锻炼:屈髋、内收、外展髋关节。

（3）绷带裤的护理:指导家长做好皮肤护理,防止大小便的污染。绷带裤内禁用异物填塞及搔抓。指导家长观察肢体血液循环,如肿胀、色泽改变等需及时来院检查。

（4）定期复查:蛙式绷带裤固定者需间隔3个月来院更换绷带2次,截骨矫形术后半年需来院拆除钢板。

三、先天性马蹄内翻足

先天性马蹄内翻足（congenital talipes equinovarus）是一种常见的先天性畸形,指婴儿出生后即出现一侧或双侧足呈马蹄内翻、内收。双侧多见,单侧较少。真正病因尚不清楚,很可能由遗传因素、机械压力、神经肌肉异常等多种因素所致。

（一）临床特点

（1）出生后即发现一足或两足畸形。

（2）踝关节跖屈，跟腱紧张，足尖低于足跟（马蹄畸形）。

（3）足跟内翻，足内缘高于外侧缘（内翻畸形）。

（4）前足内收，胫骨呈内旋姿势。

（5）一般将畸形分为松软型与僵硬型两大类：①松软型：表现为畸形程度较轻，足小，皮肤及肌腱不紧，可用手法矫正。②僵硬型：表现为畸形严重，趾面可见一条深的横形皮肤皱折，跟骨小，跟腱细而紧，呈现严重马蹄内翻，内收畸形，多为双侧，手法矫正困难。

（6）辅助检查：X线足正侧位片可确定内翻及马蹄畸形的程度。

（二）护理评估

1.健康史

了解有无家族史，询问母亲妊娠史，有无宫内胎位不正和压力过高；有无合并其他畸形；评估出生后畸形进展情况及有无治疗史。

2.症状、体征

评估患儿足畸形的程度、分型，行走的步态。

3.社会、心理

评估较大患儿是否因步行困难而情绪紧张或低落，是否有自卑心理。评估家长对疾病和治疗的认识程度，是否因多次更换石膏而有心理上的恐惧和经济上的负担。

4.辅助检查

了解X线足正侧位片的结果。

（三）常见护理问题

（1）疼痛：与手术创伤有关。

（2）有外周组织改变的危险：与石膏固定有关。

（3）有皮肤完整性受损的危险：与石膏固定有关。

（4）知识缺乏：缺乏手术与家庭护理知识。

（四）护理措施

1.术前

（1）监测患儿体温，指导家长及时增减衣服，预防呼吸道感染，注意饮食卫生，合理喂养，防止腹泻。

（2）皮肤准备术前晚温水泡足20分钟。泡后洗净足部及小腿并修剪指趾甲。

2.术后

（1）体位：麻醉未清醒期间，平卧位，头侧向一边，保持呼吸道通畅。

（2）病情观察：观察生命体征、伤口渗血情况，渗血多时开窗换药，并注意血压变化。

（3）饮食：麻醉未清醒期间予禁食，醒后4～6小时予少量饮水后无不适，给正常饮食。

（4）疼痛的护理：评估患儿哭闹的原因及疼痛的程度。指导家长多安抚患儿，给小婴儿予安抚奶嘴，幼儿期可讲故事、唱儿歌以分散患儿注意力。

（5）石膏固定护理：①在石膏未干固前应避免搬动，尽量减少压迫石膏，如须搬动，应有1～2人协助，用手掌托起，向着同一方向用力，用力要均匀，忌手指用力形成一个压迫点。②石膏未干前，可用电烤灯烤干，应距灯一尺（30～40 cm）左右距离，避免烫伤。③清醒后抬高石膏固定的肢体，促进静脉回流，预防肿胀出血。下肢可用枕垫垫起，使患肢高于心脏位。④严密观察足趾的血液循环、趾端的色泽、温度、痛觉、肿胀、活动度情况；如发现感觉减退、肤色苍白、皮温降低、趾端动脉搏动减弱、趾端活动伴有疼痛等应及时报告医生并配合处理。⑤石膏边缘要用棉质软布保护，防止压迫性溃疡发生，要注意检查石膏边缘的皮肤及石膏破损情况，如有皮肤红肿、破损应及时诊治。⑥注意保护石膏的清洁、干燥，避免大小便污染，不要在石膏空隙塞入玩具、食物等。以避免不必要的麻烦。⑦如上石膏部位皮肤瘙痒，可以轻敲石膏外壳。

3.健康教育

(1)入院时热情接待家长和患儿,耐心讲解疾病的治疗过程及术后三次更换石膏的意义。

(2)在术前准备阶段,认真向患儿及家长讲解术前准备的内容,备皮的重要性,禁食、禁水、术前用药的目的及注意事项,以取得家长、患儿的配合。

(3)向家长重点说明术后各项护理的目的、方法,共同实施护理措施,以取得满意的康复效果。

(五)出院指导

1.饮食

合理喂养,及时添加辅食,注意饮食卫生。

2.活动

带石膏期间不能下地行走,可在床上活动。

3.石膏的护理

(1)要观察肢体末端的颜色,经常抬高石膏固定的肢体,如发现局部肿胀、青紫、皮肤温度低、麻木、趾活动差或痛觉消失等需及时来医院就诊。要经常检查石膏边缘的皮肤及有无破损。

(2)注意保护石膏完整,发现主要关节部位的石膏断裂要及时就诊。

(3)注意保护石膏的清洁、干燥,避免大小便污染。

4.功能锻炼

每次拆除石膏后可给予手法矫正:一手握住踝部,另一手推前半足外展以矫正内收,其次进行外翻,最后以手掌托住足底行背伸矫正马蹄,每日进行2~3次,每次20分钟。

5.复查

六周后来院复诊,第三次拆石膏后应在半年后来院复查。

四、肱骨髁上骨折

肱骨髁上骨折(supracondylor fracture of humeras)是小儿最常见的骨折之一,多见于4~10岁的儿童。按承受暴力和骨折后移位的不同,分为伸直形和屈曲形,前者发生率为95%。骨折后易发生血管、神经的损伤及肘内翻等后遗症。

(一)临床特点

(1)骨折的症状与伤势的轻重和就诊的迟早有关。损伤早期,骨折无移位或轻度移位,肘部常无明显的肿胀。晚期或严重移位骨折常致重度肿胀,出现瘀斑或水疱,肘前窝饱满向前突出,肘上后突畸形。

(2)剧烈疼痛,肘关节功能丧失。

(3)有异常活动,可有骨擦音,上臂短缩,肘后三角消失。

(4)如出现桡动脉搏动减弱或消失,伤肢温度降低,血液循环或感觉障碍,为血管损伤的症状。

(5)辅助检查:X线肘关节正侧位检查,可明确骨折类型与移位情况。伸直形的骨折线从前下方斜向后上方,远折端向后上方移位。屈曲形的骨折线从后下斜向前上方,远折端向前上方移位。

(二)护理评估

1.健康史

评估患儿受伤时间和受伤时的情况,有否其他脏器的合并伤。

2.症状、体征

了解患儿骨折有无移位、肿胀的程度、指端血液循环和手指活动度,评估有无血管、神经损伤。评估疼痛的程度及生命体征的变化。

3.社会、心理

评估患儿是否因意外伤害造成疼痛、活动受限影响入学而极度的恐惧。家长是否因孩子受到伤害而有自责的心理。

4.辅助检查

了解 X 线检查结果。

(三)常见护理问题

(1)疼痛:与骨折断端移位对软组织或神经的刺激、患肢出血、肿胀对软组织的压迫有关。

(2)有外周组织灌注改变的危险:与局部组织出血、肿胀、石膏固定或牵引有关。

(3)有皮肤完整性受损的危险:与石膏固定、制动、牵引有关。

(4)焦虑(家长和孩子):与环境陌生、担心肢体伤残及外伤现场的刺激有关。

(5)知识缺乏:缺乏康复知识。

(6)合作性问题:周围神经血管功能障碍、肘内翻。

(四)护理措施

1.非手术治疗的护理

(1)体位:卧床休息,抬高患肢并制动,有利静脉回流,减轻局部肿胀和疼痛。如骨折部位无伤口者,伤后 24 小时内可用湿毛巾冷敷减少渗出,伤后 24 小时后改为热敷,促进渗出液的吸收,减轻局部肿胀。

(2)饮食护理:鼓励患儿多吃水果、蔬菜,多饮水及优质蛋白,保证营养均衡。

(3)病情观察:①密切观察生命体征变化:每 2～4 小时评估骨折远端脉搏的搏动,观察肢端血液循环、感觉、活动和皮肤颜色、温度,有无缺血性疼痛,发现异常及时报告医生。②观察有无神经损伤症状:如拇指对掌活动、外展、内收功能障碍为正中神经损伤所致。如有明显垂腕症状,则桡神经损伤所致。

(4)疼痛的护理:评估患儿疼痛的程度,疼痛明显者可遵医嘱给予止痛药物,并观察止痛效果。指导家长给患儿讲故事、唱儿歌以分散注意力。

(5)维持皮肤的完整性:对石膏托固定的患儿,要及时用胶布沿绷带边缘粘贴,并经常检查石膏托边缘处皮肤有无损伤。

(6)鼓励患儿定时做上肢肌肉收缩运动,如伸指握拳活动。

2.手术治疗的护理

(1)术前:同保守治疗,密切观察生命体征,观察肢端血液循环、感觉、活动和皮肤颜色、温度,有无缺血性疼痛。观察有无神经损伤症状。术前禁食 6～8 小时。

(2)术后:①卧位,麻醉未清醒时,取平卧位,头侧向一边,保持呼吸道通畅。清醒可取坐位,抬高患肢。②病情观察,观察肢端血液循环、感觉、活动和皮肤颜色、温度,肢体肿胀程度。③伤口护理,评估伤口出血情况,保持伤口清洁干燥,观察伤口有无红肿、分泌物,疼痛有无加剧。

3.健康教育

(1)主动关心患儿和家长,鼓励他们说出内心的问题,讲解该疾病的治疗方案及预期效果,同时给予安慰和鼓励,解除因精神因素造成的恐惧、焦虑心理。

(2)讲解骨折的愈合过程及所需时间,石膏护理的注意事项。

(3)在术后康复过程中,讲解骨折恢复期功能锻炼的重要性,并进行示范、指导。

(五)出院指导

1.饮食护理

适当增加营养,指导家长注意饮食卫生。

2.石膏托的护理

经常检查石膏托边缘处皮肤有无损伤。观察肢端血液循环、感觉、活动和皮肤颜色、温度,肢体肿胀程度。

3.功能锻炼

鼓励患儿定时做上肢肌肉收缩运动,如伸指握拳活动。

4.复查时间

半个月后来院复查。

五、股骨干骨折

股骨干骨折(fracture of shaft of femur)是儿童常见的骨折,骨折多系强大暴力所致。骨折后断端移位随骨折部位、暴力方向、肌肉牵力以及肢体重力作用的不同而异。根据骨折部位分为股骨上 1/3 骨折,中 1/3 骨折和下 1/3 骨折。

(一)临床特点

(1)大腿局部肿胀严重,有剧烈疼痛和压痛。

(2)肢体短缩、成角畸形,髋膝关节活动障碍,有骨擦音及异常活动。

(3)X 线检查:①股骨全长正侧位片,一般间接暴力常致斜形或螺旋型骨折;直接暴力引起横形或粉碎性骨折。②上 1/3 骨折,骨折近端呈屈曲、外旋、外展移位,远端向上、向内移位。③中 1/3 骨折,多数呈重叠向外成角畸形。④下 1/3 骨折,骨折近端向前向内移位,远端向后移位。

(二)护理评估

1. 健康史

评估患儿受伤时间、受伤时的情况和治疗过程,检查有否其他脏器的合并伤。

2. 症状、体征

评估患儿意识状态、血压、呼吸、脉搏。评估患肢活动受限和疼痛的程度、肢端血液循环。骨折部位有无异常活动及骨擦音。

3. 社会、心理

评估患儿是否因意外伤害造成疼痛、活动受限而极度的恐惧、哭闹。家长是否因孩子受到伤害担心预后而有自责、焦虑的心理。

4. 辅助检查

了解股骨全长正侧位 X 线摄片的结果。

(三)常见护理问题

(1)疼痛:与骨折断端移位对软组织或神经的刺激有关。

(2)有外周组织灌注改变的危险:与局部组织出血、肿胀、石膏固定或牵引有关。

(3)有皮肤完整性受损的危险:与局部组织出血、肿胀、石膏固定或牵引及制动有关。

(4)焦虑:与环境陌生、担心肢体伤残及外伤现场的刺激有关。

(5)知识缺乏:缺乏康复知识。

(6)合作性问题:周围神经血管功能障碍。

(四)护理措施

小儿股骨干骨折临床上多采用非手术治疗的方法,常可取得良好的效果。

1. 保持正确体位,确保牵引效果。患儿平卧位、睡硬板床。

(1)婴儿~2 岁:悬吊牵引(Brycnt 法),做好皮肤牵引的护理。闭合复位予石膏固定。

(2)2~6 岁:托马斯架皮肤牵引,牵引重量一般开始为 2~3 公斤。做好皮牵引的护理。

(3)6 岁以上:股骨远端骨牵引,做好骨牵引的护理。

2. 病情观察

密切观察生命体征的变化,每 2~4 小时评估足背动脉的搏动情况,观察末梢血循环、感觉及肢体活动和皮肤颜色、温度,有无缺血性疼痛,发现异常及时报告医生。

3. 饮食

鼓励患儿进食高蛋白、富营养食物,多食蔬菜、水果。

4. 皮肤护理

保持皮肤干燥、无刺激;婴幼儿会阴部垫一次性尿布,并定时按摩受压部位以减轻受压和增加局部血液循环。每班检查患儿皮肤有无潮红、受压征象。对于皮肤牵引的患儿还需注意观察有无胶布过敏和水

疱产生,如有应及时通知医生。

5. 疼痛的护理

评估疼痛的部位、性质,根据儿童疼痛脸谱分级评估疼痛的程度,鼓励家长给孩子讲故事、听音乐分散注意力,必要时遵医嘱用止痛剂,并观察止痛的效果。

6. 功能锻炼

在病情允许情况下,指导患儿加强下肢功能锻炼,定时做足的背伸和跖屈活动。

7. 保持排便通畅

给患儿多吃蔬菜、水果,多饮水,教会患儿做腹部舒缩动作,每日 3 次,每次 10~20 分钟,饭后半小时做排便动作,至少保持每 2 天大便一次。

8. 健康教育

(1)护理人员应热情接待患儿,耐心讲解骨折的治疗过程及配合功能锻炼的重要性,以减轻患儿及家长的顾虑。

(2)认真地向患儿和家长讲解牵引的目的和意义,以取得家长或患儿密切的配合。

(3)在康复期护理人员要认真地讲解功能锻炼的重要性,并进行示范、指导,使功能锻炼取得最佳效果。

(五)出院指导

1. 饮食指导

鼓励患儿进食高蛋白、富营养食物,多食蔬菜、水果及含钙丰富的食物。

2. 石膏固定患儿的护理

(1)经常观察肢体末端的颜色,抬高石膏固定的肢体,如发现局部肿胀、青紫、皮肤温度降低、麻木、趾活动差或痛觉消失等需及时来医院就诊。要经常检查石膏边缘的皮肤及有无破损。

(2)注意保持石膏完整,发现关节部位的石膏断裂要及时就诊。

(3)注意保护石膏的清洁、干燥,避免大小便污染。

3. 活动

带石膏固定出院的患儿需卧床休息,做好功能锻炼,防止关节僵硬和肌肉萎缩。通常 4~6 周即有足够的骨痂形成,宜在 8 周以后开始做负重活动。

4. 复查时间

出院后 1 个半月来院复查。

六、寰枢椎旋转性移位

寰枢椎旋转性移位(subluxation of the cervical spine)是齿突前方与寰枢前弓之间以及 1、2 颈椎两个侧块之间的滑膜关节相对旋转引起颈椎活动受限,表现为斜颈畸形。寰枢椎的稳定性有赖于环椎侧块间的横韧带和齿状突的翼状韧带,当上呼吸道感染如急性扁桃体炎、颈深部感染或颈部外伤时,可致这些韧带松弛或断裂,造成寰枢关节不稳定,发生旋转性移位,严重者可因延髓受压而危及生命。

(一)临床特点

(1)颈部不适、疼痛,突发性斜颈。

(2)颈部活动受限,活动时疼痛加重,局部触诊有肌痉挛,颈部僵硬。

(3)辅助检查:①X 线颈椎正侧位和张口位片:寰枢前弓与齿突间距即 A—O 间距>3 mm,齿状突偏于一侧。②CT 显示椎管与骨结构的断面图像,可明确诊断。

(二)护理评估

1. 健康史

了解颈部不适发生的时间,有无诱发原因;评估是否有上呼吸道感染或颈部的炎症、头颈部外伤史。

2. 症状、体征

评估患儿头颈部活动受限的程度,头是否偏向一侧,有无合并神经系统症状,有无肢体麻木及不全性

瘫痪。

3.社会、心理

评估患儿是否因疼痛、活动受限而有紧张、恐惧的情绪。评估家长是否担心疾病的愈后。

4.辅助检查

了解颈椎 X 线摄片和 CT 检查结果。

（三）常见护理问题

（1）恐惧：与疾病、环境陌生有关。

（2）舒适的改变：与颈部不适、牵引制动有关。

（3）知识缺乏：缺乏疾病康复知识。

（4）合作性问题：呼吸困难、四肢活动障碍。

（四）护理措施

1.体位

予平卧位去枕或肩部垫高,保持颈部伸直或稍后伸,有利于颈椎复位。颈部制动,防止颈部突然转动,枕颌牵引时予头高脚低位。

2.病情观察

密切观察生命体征的变化,注意呼吸的频率、节律、深度,保持呼吸道通畅;观察四肢肌力,活动能力。

3.饮食

鼓励患儿多吃水果、蔬菜,多饮水,供给营养均衡的富含维生素、蛋白质、脂肪的高营养膳食,保证大小便通畅。

4.枕颌牵引的护理

（1）睡较硬床铺,睡牵引床更佳。

（2）保持反牵引力,予头高脚低位。牵引绳应与颈椎纵轴在一直线上,布托（四头带）兜住下颌和枕部,注意使吊带环分开,以免压迫气管和血管。

（3）牵引重量一般为 0.5～1 kg,或根据病情从轻到重逐渐加大,加大重量后,观察患儿有无感觉不适,如头痛、头晕、恶心呕吐、腹痛、下肢麻木等,并及时通知医生。

（4）加强巡视,观察呼吸和肢体活动情况。每班检查牵引力和牵引方向是否适宜,防止过度牵引,牵引时头部保持中立位,不要将布托沿颈部下移,防止压迫气管、颈部大血管引起窒息、脑缺氧。

（5）防止下颌、耳廓、枕部皮肤损伤:要求四头带柔软、清洁、干燥;给患儿进食、饮水后擦净下颌,经常检查和按摩耳廓及后枕部受压皮肤。

5.健康教育

（1）耐心讲解疾病的治疗过程、牵引的注意事项和重要性,以减轻患儿及家长的恐惧和顾虑。鼓励患儿定时做肢体肌肉收缩运动,如上肢伸指、握拳,下肢作足的背伸和屈趾活动。

（2）居家继续牵引或颈椎固定的患儿详细告知家长牵引的方法及注意事项及牵引不适的表现。

（五）出院指导

1.饮食

加强营养,给予富含维生素、蛋白质的食物,注意饮食卫生。

2.活动

继续牵引或颈椎固定 2～4 周,注意颈部制动,防止颈部突然转动。观察患儿有无感觉不适,如头痛、头晕、恶心呕吐、腹痛、下肢麻木等,如有异常及时来院就诊。

3.复查

出院 2～4 周后来院复查。

（唐新花）

第八节 小儿腹部外科疾病的护理

一、小儿腹部外科疾病基本护理理论概述

(一)小儿消化系统解剖与生理特点

新生儿、乳儿的胃底部发育小,呈圆柱状,并且贲门的功能不健全,常常见到生理性溢乳,到了 6 个月以上此现象逐渐消失,胃容积在新生儿很小,只有 50~60 mL,1 个月时为 100~120 mL,到了 1 岁时可达 120~300 mL。

成熟新生儿小肠的长度一般是 200~250 cm,几乎是身长的 4~6 倍,经口进入的食物通过整个肠道约需 20 小时,在这期间进行消化吸收。母乳喂养儿肠道内细菌以双歧杆菌为主,主要起到发酵作用。人工喂养儿肠道内以大肠杆菌为主,其作用不仅是发酵还具有分解蛋白的功能。

乳儿的肠粘膜特别是小肠粘膜的通透性高于成人,并且病理性刺激易于使肠蠕动增强。因此在消化不良时容易出现中毒症状。

(二)小儿消化道 X 线检查准备与检查后处理

①腹部平片:小儿腹部平片比造影更常用。特别是新生儿期,如消化道闭锁、穿孔、肛门闭锁等需急症手术的疾患,平片上可呈现特殊的 X 线征象,因此应首选腹部平片作为检查方法。②胃肠道造影:上消化道造影前禁食、禁乳的时间,一般是 4~6 小时。若胃内有潴留液应尽量抽吸净,有呕吐者应注意病儿的体位,防止造影剂误吸,造影剂硫酸钡乳幼儿用 50%(W/V)浓度,年长儿用 100%~120%浓度。对于疑有消化道狭窄、闭锁、消化道气管瘘以及消化道穿孔的病儿,可用水溶性碘剂,如泛影葡胺等替代。检查完成后,可由胃管洗胃抽出钡剂;结肠造影检查(钡灌肠检查),先天性小肠或结肠闭锁、肠旋转不良、肠套叠、直肠肛门畸形、先天性巨结肠等都是其适应证。新生儿、乳儿除严重便秘者外原则上不用泻药,检查前需禁乳 3~4 小时。幼儿检查前日中午开始进流质饮食,多饮水,同时可用缓泻药,如番泻叶 10~15 g 代茶饮。检查当日尽可能不喝水,检查前用 100~200 mL 生理盐水灌肠。年长儿检查前日中午开始进流质饮食,晚上多喝水并服番泻叶,检查当日早晨禁饮食,并用生理盐水灌肠,钡灌肠检查完成后应让其将钡剂排出,若不能自行排出,可洗肠将钡剂排出。③CT 检查:对于肝胆系统疾病及腹部肿瘤的诊断极有价值。MRI 检查(磁共振)对于部分消化道病变和腹部肿瘤的诊断有价值。ECT 检查对于肝胆阻塞性疾病和梅克尔憩室的诊断极具价值。

二、小儿腹部外科疾病的分类护理

(一)先天性消化道畸形病儿的护理

1.疾病概要

小儿先天性消化道畸形可以发生在食管到肛门的任何部位,按发病的频率排列,以肛门直肠畸形为最高,依次是小肠闭锁(空肠或回肠)、肠旋转不良、胎粪性腹膜炎、梅克尔憩室、肠重复畸形等。

(1)直肠肛门畸形:直肠下部和肛门与泌尿系的分离是在胚胎 5~8 周。胚胎初期泌尿系的原基与后肠的末端形成一个腔,称为泄殖腔。随后,由上部中胚层中隔的下降将泄殖腔分为两个腔。前部的腔形成尿道,后部的腔形成直肠。在胚胎 7 周左右闭锁。由于泄殖腔膜的形成而将中隔分为尿隔膜与直肠隔膜,在胚胎 7 周左右时尿隔膜与外界相通,在胚胎 8 周左右时直肠隔膜破裂所形成的直肠与由外部陷窝所形成的肛门相通。如果在这个过程的某一时期发生异常,就产生直肠肛门畸形。直肠肛门畸形的分类按 Gross 法分为 1 型(肛门狭窄)、2 型(膜样闭锁)、3 型(肛门闭锁)、4 型(直肠闭锁)。另一方面,在治疗上逐渐明确与排便功能有关的肛提肌群的作用。直肠肛门畸形根治术时,直肠是否通过由肛提肌群肌束所形成的祥,是影响效果的重要因素。1970 年澳大利亚的 Stephens 和 Smith 发表了直肠肛门畸形的国际分

类方案,补充了 Gross 分类法的不足之处。将其方案进行简化,介绍直肠肛门畸形的病理分类。

低位畸形:①男儿会阴部有瘘孔;②女儿从会阴部到阴道前庭有瘘孔;③肛门闭锁,但直肠盲端与皮肤很近(男女);④膜样闭锁(男女);⑤肛门狭窄(男女)等。

高位闭锁:①没有瘘,但直肠盲端与皮肤相离较远(男女);②有膀胱及尿道瘘(限于男);③有阴道瘘(限于女);④总泄殖腔畸形(女穴肛)。

中间位:直肠盲端通过耻骨直肠肌环(肛提肌群肌束所形成的袢),与肛门皮肤有一定的距离。

对于没有瘘的畸形,可在病儿出生后 24 小时,在肛门痕迹处放一金属标记物,拍倒立侧位 X 片,了解直肠盲端与肛门皮肤的距离,确定是高位、低位还是中间位。对于有瘘口的病例,可以经瘘口造影确定位置的高低。对于高位肛门闭锁,应先行结肠造瘘,在病儿 6~12 个月时再行根治手术,对于中间位的病例,可行经骶会阴根治术,对于低位的病例,可行经会阴肛门成型术。

(2)先天性小肠闭锁:主要原因是肠管发育障碍和肠管血运障碍。内胚叶性肠管在胚胎 30 日时可以见到内腔,其后由于肠管上皮增殖填满内腔,使内腔消失,在胚胎 2 个月时内腔产生空泡化,随着空泡的逐渐融合再次形成内腔。在此过程中发生障碍时,就产生肠闭锁。根据血运障碍的范围,产生膜样闭锁和伴有肠系膜缺损的离断型闭锁。其主要症状是呕吐、腹胀和排便异常。与之相伴出现脱水、电解质失衡和体重降低等。根据闭锁产生的部位、有无合并畸形、是否存在并发症等因素,其临床症状也有所不同。胃幽门闭锁和十二指肠近端闭锁,腹胀较轻,并只局限在上腹部,而回肠和结肠闭锁则整个腹部有明显腹胀。闭锁的部位越高,呕吐出现的越早,次数多,但量较少,没有粪臭味等是其特点。根据闭锁的部位是在十二指肠乳头近侧还是远侧,决定呕吐物是否含有胆汁。由于多合并有其他畸形而掩盖肠闭锁的临床症状,应加以注意。合并有消化道穿孔时,即使是较高位的闭锁,整个腹部亦膨胀明显。合并有腹膜炎时,可出现发热、腹壁发亮和外阴部肿胀等。本病多发生在母亲妊娠期羊水过多的新生儿,因此对有羊水过多的母亲所产的新生儿,应高度怀疑有无消化道闭锁。X 线检查胃幽门闭锁出现"单泡征",十二指肠闭锁出现"双泡征",在屈氏韧带以远 10 cm 以内的上部空肠闭锁出现"三泡征",而闭锁部位越低,气液平越多,出现"多泡征"。单纯 X 线所见难以区分是低位小肠闭锁还是结肠闭锁,可通过结肠造影来鉴别。肠闭锁的病例从闭锁部位远端的肠管,在结肠造影时,小肠闭锁病例出现整个细小结肠,而在结肠闭锁病例出现闭锁部以远的细小结肠。结肠造影还可检查有无肠旋转不良的情况,例如在单纯 X 线平片上出现的"双泡征",除了肠闭锁之外还应考虑环状胰腺和肠旋转不良。要排除肠旋转不良,结肠造影是不可缺少的检查。此外,肛诊检查也是非常重要的。肠闭锁唯一的治疗方法是手术,切除闭锁近端部分膨大的盲端,行近端肠管与远端肠管的吻合。

(3)肠旋转不良:胚胎 4 周时肠管呈直线状存在于腹腔的正中,其后随着肠管的发育向脐带内脱出,在胚胎 10 周时开始向腹腔内返回。以肠系膜上动脉为轴心,向反时针方向旋转 270°,反转回到腹腔内,完成正常的旋转过程。使小肠系膜根部从屈氏韧带到右髂窝固定在后腹膜,由于固定了肠管而不发生轴扭转。如果这个旋转过程不正常,就产生肠旋转不良。肠旋转不良各种各样,最多见的是停留在 180° 时,即回盲部、阑尾位于腹部的正中线上。这时从盲部、升结肠到十二指肠和壁层腹膜间形成一条异常的腹膜索带,这条索带从腹部向背部压迫十二指肠第 2 部,造成十二指肠梗阻。由于旋转不良,小肠系膜根部的固定长度变短,易发生肠管的轴扭转,造成对肠系膜上动脉的压迫,使其所供血运的肠管(中肠)发生大范围坏死。胆汁性呕吐、腹胀是其临床表现。由于肠旋转不良造成的十二指肠梗阻是不完全梗阻,即使有中肠轴扭转也可有排气和排便。有血便时,应考虑到有中肠轴扭转。腹部单纯 X 线立位平片,可见到由于十二指肠梗阻所出现的"双泡征",小肠内气体较少,即使结肠内有气体也偏向左侧。这些所见是伴有十二指肠梗阻的肠旋转不良的 X 线表现。但中肠轴扭转并无特殊的表现。结肠造影可以根据回盲部和阑尾位置的异常,而作出肠旋转不良的诊断,结肠造影对于肠旋转不良是不可缺少的诊断手段。本病采取手术治疗方法,首先逆时针方向整复系膜轴扭转,随后解除压迫十二指肠的侧腹壁纤维索带,恢复肠道通畅,伸直十二指肠,将回盲部松解,肠扭转行肠管复位,并切除阑尾。如肠管有坏死,则切除坏死段。

2.临床护理

(1)术前护理:①病儿入院后测体重、体温、呼吸、脉搏和血压。禁饮食,安放胃肠减压管。②保持静脉通道通畅。③做好术前准备,将病儿核对后交予手术室接送人员。

(2)术后护理:①病儿术后回病房,应安排在监护室。测定病儿的体温、脉搏、呼吸,注意保温。病儿未清醒前应取仰卧位,肩部垫高,头后仰,并偏向一侧,给予氧气吸入。接好胃肠减压管,观察记录胃肠减压物的性质及量。②保持静脉通道通畅。并根据病儿的尿量、心率、前囟门饱满程度,调整输液速度。③病儿清醒6～8小时后,可改变体位为斜坡位或半卧位。术后48～72小时,病儿腹部不胀、肠蠕动恢复、有肛门排气排便、胃肠减压量很少且色清时,拔除胃肠减压管。逐渐经口进糖水、母乳等饮食。④对于肛门闭锁术后的病儿,应及时行肛门护理,并给予肛门扩张。

(3)术后并发症的观察与护理:①腹胀:是由于肠蠕动未恢复、胃肠减压不通畅所致,可调整胃肠减压管使其通畅,还可根据情况给肛门置管洗肠、排气,促使肠蠕动尽早恢复。②肠瘘:肠瘘时病儿腹胀明显,体温升高。对于小肠瘘,可通过静脉营养以减少消化液的分泌,并加强引流,一般都可自行愈合。对于结肠瘘,应及时行结肠瘘近侧段人工结肠造瘘,人工造瘘的病儿要加强瘘口及周围皮肤的护理。③肠粘连:轻者有腹痛,重者产生粘连性肠梗阻。应尽可能协助病儿术后早期活动,并配合物理疗法防止肠粘连的发生。出现粘连性肠梗阻时,应采用禁饮食、胃肠减压、补液等措施,若梗阻不缓解,则应再次手术治疗。

3.康复护理

注意饮食卫生,加强母乳喂养。对肛门闭锁术后的病儿应告诉家长不要嫌麻烦,一定要坚持扩肛3～6个月。有条件者进行腹部物理疗法。

(二)先天性巨结肠病儿的护理

1.疾病概要

先天性巨结肠是结肠远端与直肠缺乏神经节细胞,导致该肠段痉挛性狭窄的先天性肠道发育畸形。多数病儿生后2～3日不排便,出现腹胀、呕吐等低位肠梗阻表现,病变肠段范围愈广,症状、体征愈重。病儿严重腹胀时,可见腹壁皮肤发亮、静脉怒张。由于长期大量积粪以及毒素吸收,病儿消瘦、营养不良。新生儿巨结肠可扩肛、灌肠或肛注开塞露促使粪便排出,生后6个月行手术治疗。对全身营养状况极差或并发小肠结肠炎的病儿,只能行结肠造口术,使粪便排出通畅,待全身营养得到改善后再行巨结肠根治手术,手术切除缺乏神经节细胞的肠段和明显扩张肥厚的近端结肠,将正常结肠与肛管、直肠吻合。巨结肠的基本手术方式有:①直肠后结肠拖出术(Duhamel 手术);②经腹腔结肠直肠切除吻合术(Rehbein 手术);③直肠粘膜剥除,结肠鞘内拖出术(Soave 手术);④拖出直肠、乙状结肠切除术(Swenson 手术)。

2.临床护理

(1)术前护理:首先清洁灌肠,清除肠道内长期积存的粪便,消除腹胀,增加病儿饮食,改善营养状况。①肠道准备:结肠灌洗每日1次,持续灌洗1～2周。术日晚、术晨清洁灌肠,至灌洗液内无粪渣。灌肠期间给予高热量、高蛋白、高维生素少渣饮食,术前2日改为流质饮食,便于肠道灌洗。灌肠前在钡灌肠照片上了解病变范围,以便确定肛管插入深度和方向。选择软硬粗细适宜的肛管,润滑肛管后轻柔地按肠曲方向缓慢插入,当肛管通过痉挛的肠段到达扩张肠段时(肛管插入深度约15 cm以上),先将肠内气体、粪便排出后,再灌入生理盐水进行反复多次灌洗。每次灌入的液体暂不排出,操作者在病儿腹部轻揉片刻,使粪便与液体混匀,然后用右手顺时针按摩腹部,左手转动或上下推拉肛管使粪便排出,如肠腔内有大块状粪石时,可在灌洗后将1∶2∶3灌肠液(50%硫酸镁 30 mL、甘油 60 mL、水 90 mL)保留灌肠,软化粪块,以利于下次灌洗。每次灌洗时必须注意插入肛管遇到阻力时将肛管退回,或改变病儿体位以及插管方向后再向前插,动作不能粗暴,当发现肛管内液体只进不出、病儿自述腹痛剧烈时,应警惕肠穿孔,应为病儿作腹部X线摄片,如腹腔内出现游离气体时,应立即急症手术。防止发生水、盐中毒,使用灌肠液为生理盐水。每次灌洗的排出量与灌入量要基本相符。②术前2～3日口服肠道灭菌药,降低手术后感染率。口服新霉素 50～100 mg/(kg·d),分4次服,灭滴灵 30 mg/(kg·d),分3次口服,对口服药物后呕吐严重的病儿,可将灭滴灵改为2%灭滴灵液保留灌肠,避免胃肠道反应。③术前要检查血生化,维持水、电解质

平衡,对有贫血或低蛋白血症的病儿,术前可少量多次输入新鲜血液,改善全身状况,提高手术的耐受能力。术晨置胃管及导尿管。

(2)术后护理:①保持胃肠减压通畅,观察胃液性质并准确记录引流量,如吸出的胃液为咖啡色时,应考虑可能发生了应激性胃溃疡,遵医嘱胃管内注入甲氰咪胍保护胃粘膜。禁饮食48~72小时,肠蠕动恢复拔除胃管后给予少量流质饮食,逐日增加流质量,若无腹胀不适、排便通畅可改为半流质。②直肠后结肠拖出术后病儿应取仰卧位,必要时用约束带固定下肢使两大腿分开略外展,可暴露会阴部、臀部。DuhamL手术钳夹下应放置棉垫。每次便后及时清洁肛周粪便,防止切口感染,保持局部清洁。每日注意钳夹松紧度,一般钳夹病例6~7日会自行脱落。③新生儿肠造口术后应裸体放入保暖箱内,以利于肠造口的观察及护理,观察肠造口粘膜的色泽,当粘膜呈暗紫色时立即通知医师,以免血运不良造成肠管坏死。造口周围皮肤涂氧化锌或鱼肝油软膏,保护皮肤避免粪便刺激而发生糜烂。

(3)术后并发症的观察与护理:①盆腔感染:吻合口瘘是盆腔感染的主要原因。术后5~7日当病儿出现高热、腹痛、腹胀、便秘或排出脓血便、腹部压痛、直肠指检触及吻合口有裂隙、腹腔穿刺抽出脓液时,立即做好术前准备,去手术室行近端肠造口及盆腔引流术。②小肠结肠炎:当病儿高热、腹泻、排出奇臭水样便并伴腹胀时,应考虑发生小肠结肠炎,可用温生理盐水灌肠后给予2%灭滴灵液保留灌肠。③菌群失调:因术前肠道抗生素使用时间太长而引起。当病儿术后高热、腹胀、呕吐、排出典型的淡绿色或"蛋花汤"水样便时,粪便内粘液样物涂片,若见有大量革兰阳性球菌、很少有其他杆菌和革兰阴性杆菌时,可诊为菌群失调。立即停用抗生素,静脉补足液体量。④闸门综合征:是直肠后结肠拖出术后,大便滞留于直肠盲袋内形成粪石,堵塞在直肠内使大便排出不畅,病儿出现腹胀、排便困难,肛诊时能触及粪石。病儿手术2周后坚持扩肛、灌肠,必要时可再入院,医师根据病儿的情况给予处理。

3.康复护理

①肠造口术后需要家长在家中护理半年以上,注意饮食卫生及营养,保护肠造口周围皮肤,保持清洁、干燥。避免病儿用力哭喊、便秘等引起腹压增高,而使肠管脱出。如发生肠管脱出时,要及时到医院诊治。②对术后便秘复发的病儿,指导家长插肛管排气或间歇性结肠灌洗及扩肛治疗方法。坚持有效扩肛3~6个月,是预防吻合口狭窄的方法之一。一般术后2周开始扩肛,每日1次,扩肛前先用温水坐浴10~15分钟,使肛门括约肌松弛,减轻扩肛时疼痛。扩肛方法:开始先从小手指扩起,逐渐增粗至示指,手指插入深度要超过吻合口并停留15~20分钟,坚持扩肛1个月后改为隔日1次,再坚持半年。

(三)肠套叠病儿的护理

1.疾病概要

肠管的一部分伴随肠粘膜嵌入相连接的肠管内,称为肠套叠,80%~90%在小儿发病,并且多发生在2岁以下乳幼儿。一般套叠由近端向远端套入,其发生部位几乎都在回盲部。乳幼儿肠套叠分为有器质性原因的(如梅克尔憩室、息肉、肿瘤、重复肠管、过敏性紫癜所产生的血肿、异位胰腺组织、淋巴滤泡增殖等)肠套叠和没有器质性原因的特发性肠套叠,特发性肠套叠占全部肠套叠的80%~90%。肠套叠的三大典型症状是腹痛、血便和腹部肿块。肠套叠的症状特征为:精神很好的乳幼儿突然发生原因不明的啼哭、腹痛、呕吐和血便。腹痛为间歇性疼痛,如绞痛发作持续半分钟到1分钟而自行缓解,进入浅睡眠状态,间隔15~30分钟再次发作。呕吐分为早期反射性呕吐,呕吐物为胃液、奶,后期的呕吐物混有胆汁并有粪臭味。血便混有粘液,为果酱样粘液血便,一般在肠套叠发病后2~10小时出现。随着病情的进展,病儿出现发热、腹胀、脱水等临床症状,进一步发展就陷入休克。在病儿腹痛缓解时,腹部检查可在右侧腹部触到腊肠样肿块,且回盲部空虚。肛门指诊检查有果酱样粘液血便,或灌肠后出现粘液血便。血细胞检查白细胞增高,钡灌肠检查可确定诊断。诊断确定后,首先采用空气灌肠整复法。一般发病24小时之内的病例,90%可通过此法整复成功。对于整复失败或发病超过48小时并且病情严重的病儿,需采用手术方法进行整复。

2.临床护理

(1)术前护理:行手术治疗时术前禁饮食,安放胃肠减压管,减少呕吐和减轻腹胀,约束四肢,防止胃管

拔出。血便量多时要注意病儿的心率变化,以防发生休克。保持静脉通道通畅,及时补充液体和电解质。并给予抗生素预防和控制感染,减轻中毒症状。

(2)术后护理:执行小儿外科术后护理及麻醉后护理常规。病儿清醒后改半卧位,3 岁以下病儿 2～3 小时翻身 1 次,协助病儿早期活动,促使胃肠功能恢复。单纯肠套叠整复术后,肠蠕动恢复、肛门排气排便后可开始饮水,逐渐增加哺乳。肠切除术后的病儿应禁饮食,持续胃肠减压。禁食期应静脉补充液体和应用抗生素、血浆和清蛋白制剂,增强机体抵抗力,促进伤口愈合。

(3)术后并发症的观察与护理:①腹部刀口裂开:由于腹胀、腹部张力过高、病儿营养状态欠佳等原因,可造成腹部刀口裂开,如观察腹部敷料有较多的血性渗出,打开敷料后可见刀口部分或全部裂开,有时可见肠管自刀口裂开处突出腹外,应立即用腹带包扎腹部,紧急手术缝合裂开的刀口。②吻合口瘘:吻合处缝合不严密或肠管血运不良等,可造成吻合口瘘。此时病儿有发热、腹痛、腹胀,自刀口处有肠内容物流出,经肠外营养等治疗后多可自行愈合。③腹部刀口感染:多发生在术后 3～5 日,可拆除部分缝线将脓液引出。局部或全身应抗生素,并加强创口换药。

3.康复护理

加强营养,注意饮食卫生。有发生肠粘连的可能时,鼓励病儿多活动,可以增加肠蠕动,预防肠粘连,若有粘液血便、阵发性哭闹、腹痛等表现,有肠套叠复发的可能性,应及时到医院就诊。

空气灌肠整复法及护理:整复前 30 分钟,按医嘱肌内注射硫酸阿托品 0.01 mg/kg 和复方冬眠灵 1 mg/kg。气囊导管置入肛门、气囊充气后,将注气管与肠套叠复位器的注气口相连接,将复位器指示旋钮置于诊断档,按充气开关,注气后诊断指示灯闪亮,就可作出诊断。然后逐渐调高空气压力档,最高不超过 100 mmHg(13.3 kPa),注气后持续 5 分钟,保持肠腔内有一定的压力,观察复位指示器。若复位成功,则指示器的显示灯自高位迅速下降至低位,并且全部指示灯熄灭,用排气开关排出肠腔内气体,观察病儿安静、腹部包块消失,说明复位成功。休息 5～10 分钟后再次调到诊断档,注气作诊断,如果诊断档灯不亮,则证明复位成功。

复位成功后可给病儿口服活性炭 1 g,一般 6～8 小时后炭末可经肛门排出。病儿安静入睡,腹部柔软,不再拒按,粘液血便逐渐消失,代之以稀黄便。复位成功 6～8 小时后方可进食,观察有无不适。若经空气灌肠复位后,病儿发生呼吸困难、心跳加快、面色苍白、腹胀明显时,可能发生肠穿孔,应立即通知医师,进行急症手术。

(四)先天性胆管扩张症病儿的护理

1.疾病概要

本病亦被称为先天性胆总管囊肿。本病的病因曾提出是胚胎期胆管上皮增殖不平衡学说,现在认为胰胆管合流异常是产生本病的主要原因。腹痛、黄疸、右上腹包块是本病的三大主要症状,还可伴有发热、呕吐、食欲不振等。应用腹部 B 超、肝胆核素造影、ERCP、PTC、CT、MRI 检查,可以了解到扩张胆管的形态、部位以及有无胰胆管合流异常。由于本病引起反复的胆管系统感染,以至发展到肝硬化,还可发生恶变,所以本病经确诊必须手术治疗,切除肝外扩张的胆管,行肝总管空肠 Roux-Y 吻合术作为基本的手术方法,手术效果好。

2.临床护理

(1)术前护理:①病儿入院后测体温、脉搏、呼吸、血压和体重,核对各项化验检查单,对有肝功和凝血功能障碍的病儿,术前应给予保肝治疗,并注意补充维生素 K。此类病儿由于反复的胆系感染,对肝功能损害比较严重,消化吸收功能差,应给高糖、高蛋白、低脂饮食。②做好术前常规准备,术前 6～8 小时禁饮食。③安放胃肠减压管,术前 30 分钟按医嘱注射术前用药。核对病儿,交给手术室接送人员。

(2)术后护理:①回到病房监护室专人进行护理,测定病儿生命体征,直至平稳,病儿取仰卧位。保持胃肠减压、腹腔引流管通畅,持续导尿管接尿袋。②保持静脉输液通道通畅,根据医嘱将每日的液体入量均匀输入,并根据病儿尿量调整输液的速度。③一般正常情况下,病儿手术清醒后 24 小时可改半卧位,48～72 小时后肠蠕动逐渐恢复,随着胃肠减压引流量逐渐减少且有肛门排气或排便后,可排除胃管,经口

逐步给予饮水、流质、半流质至正常饮食。若有胆管引流管,需在术后2周左右先试行夹管24~48小时,观察病儿无腹痛、黄疸、发热,即可拔除胆管引流管。④术后可选用头孢和氨基苷类抗生素,至体温正常3~4日后可停药。

(3)术后并发症的观察与护理:①术后出血:应激性溃疡是手术创伤后应激性反应的表现,观察胃肠减压管内有较多咖啡样或血性引流液,可静脉或胃管内注入甲氰咪胍,以保护胃粘膜。胆管与肠吻合口或囊壁剥离面渗血:少量渗血可应用止血药物,较严重的渗血应用止血药物效果不明显,或病儿出现脉搏加快、血压低等休克征象时,应及时手术。②肝功能恶化:手术创伤、出血、输血,均可加重肝细胞的损害。术后病儿出现反复发热、腹痛、黄疸、肝功能检查有严重损害时,要注意保肝治疗,并观察有无肝性脑病的前期症状,尽量减少应用对肝脏有损害的药物。③近期胆管感染:术后观察病儿有高热不退、腹痛、腹胀、黄疸加重。主要是由于术前感染控制不满意,手术使感染扩散所致。术前应加强准备,积极控制感染。④远期胆管反复感染:多因吻合口狭窄使胆汁引流不畅、胆汁潴留、反流使肠内容物及细菌进入胆管,引起胆管反复感染。有时产生胆源性休克,甚至危及生命,应积极寻找原因,尽早再次手术,针对原因进行扩大吻合口、加强防反流的措施。⑤吻合口瘘:局部吻合口有张力或肝总管剥离过多血运不良,术后发生局部坏死,病儿出现发热、腹痛、腹胀、引流管有大量胆汁流出,量200~400 mL/d,此时应禁食、应用抗生素、保持引流管通畅及支持疗法,可采用静脉高营养疗法,吻合口瘘多数可在术后1个月左右愈合。⑥腹腔内残余感染或脓肿形成:病儿术后出现高热不退、腹部有压痛等症状,B超检查可确定脓腔的部位和大小,应用大剂量有效的抗生素治疗,若仍不能控制应开腹引流。⑦慢性胰腺炎:术后长期上腹疼痛、食欲不振、偶有腹泻、尿淀粉酶在正常水平以上,应考虑有慢性复发性胰腺炎的可能,需进一步检查确诊。

3.康复护理

应指导家长选择适合病儿口味的高糖、高蛋白、低脂肪、易消化的饮食,多吃蔬菜和水果,注意增加营养,增强机体抵抗力。注意保护肝脏。每3~6个月去医院复查1次,出现异常及时处理。

(五)肝脏肿瘤病儿的护理

1.疾病概要

小儿肝脏肿瘤大致分为恶性肿瘤、良性实体瘤、脉管性肿瘤和肝囊肿等,其中80%的恶性肿瘤是原发性肝癌。在小儿恶性实体瘤中仅次于神经母细胞瘤和肾母细胞瘤,占第三位。原发性肝癌肉眼分为块状型、弥漫型和结节型,组织学分为肝母细胞瘤、成人型肝癌、胆管细胞癌和其他特殊型。小儿肝恶性肿瘤,初期表现为上腹部肿块、上腹部饱满或肝肿大,为唯一症状。还可伴有腹痛、发热、食欲不振、呕吐等。晚期出现贫血、消瘦、黄疸等症状。甲胎蛋白测定显示高值。B超检查:可显示肿瘤内比较细微的均等分布的不规则回声。选择性腹腔动脉造影:一般是多血管影像,以确定肝切除的适应证和决定切除的范围。CT检查:是很有价值的检查。与成人肝癌相比很少有远处转移,也极少有肝硬化,所以应积极切除肿瘤。对于不能手术的应用放疗或化疗,但预后不好。应用放疗或化疗后可使肿瘤明显缩小,仍有希望切除肝肿瘤。

2.临床护理

(1)术前护理:①一般情况观察,饮食以高热量、高蛋白、富含维生素为主,注意增加营养。②了解病儿的血液生化指标、肝功能检查结果、血糖、凝血酶原时间、血浆蛋白等实验室检查,若有异常应给以纠正。③术前应进行肝糖原的储备,静脉输注含有葡萄糖、胰岛素、氯化钾的液体。若有低蛋白血症,应输血浆、清蛋白。静脉注射或肌内注射维生素K_1。④应准备足够的血源。⑤术前2日口服庆大霉素等药物抑制肠道内革兰阴性杆菌,并全身应用抗生素预防感染。⑥核对病儿,将病儿交予手术室接送人员。

(2)术后护理:①病儿术后回病房应安排在监护室,由专人护理。病儿未清醒前应取仰卧位,肩部垫高,头后仰,并偏向一侧,以防呕吐物呛入气管,给予氧气吸入。接好胃肠减压管和腹腔引流管。②保持静脉通道通畅,按医嘱将术后所需的液体和药物配制好,均匀输入。并应根据病儿的尿量,调整输液速度。③病儿清醒后6~8小时可适当改变体位为斜坡位或半卧位,以利于引流。术后48~72小时病儿肛门排气排便,可拔除胃肠减压管。逐渐经口进入糖水或流质,如无不适逐渐改为半流质,直至正常饮食。腹腔

引流管如引流量很少,可在术后48～72小时拔除。④术后3日给予创口换药,观察创口情况,注意有无感染和积液,更换敷料。术后7日,若创口愈合良好,则可拆除缝线。

(3)术后并发症的观察与护理:①腹腔出血:由于结扎线脱落或保留过多无血供的肝组织,感染、坏死继发性出血。出血量不多凝血药物即可控制,若观察到引流管流出大量鲜血、伴有休克症状,应再次开腹止血。②消化道出血:半肝切除后,余下的肝体积缩小,门静脉的血流仅能通过一侧的门静脉支,可引起暂时性继发性门静脉高压,导致胃肠道淤血。术后亦可能发生应激性溃疡而导致消化道出血,因此术后可以应用药物保护胃粘膜,预防发生应激性溃疡。③肝功能衰竭:表现为术后黄疸加深、胆红素升高、A/G倒置、凝血酶原时间延长等。对合并肝硬化的病儿切肝的量要恰当,并减少术中出血量,充分供氧,术后积极保护肝脏,补充蛋白,选择对肝脏损害小的抗生素等。④膈下感染:是由膈下积血、积液引流不畅所致。术后出现高热、白血细胞计数增高、肋间隙水肿有压痛等膈下感染体征时,一旦脓肿形成,则可在B超引导下穿刺引流或手术切开引流。⑤胆汁瘘:术后一般有少量胆汁自引流管流出,系肝断面渗出。若胆汁量漏出较多,应保持引流管通畅,加强支持疗法,一般术后1～2个月胆汁瘘会愈合。

3.康复护理

加强营养,多吃高糖、高蛋白饮食,以利于肝脏的再生。对术中出现肝硬化的病儿,出院后继续服用保肝药物。术后定期复查,每隔3～6个月进行1次,查血常规、肝功和甲胎蛋白等,了解肝功能恢复情况和有无复发。需要化疗的病儿,出院时应告诉家长化疗的必要性和注意事项,定期到肿瘤化疗科进行化疗。

(王秀梅)

第九节 先天性巨结肠同源病手术护理配合

一、一般护理

(一)家长陪同至等待室

因患儿年龄小需家长陪同至手术室的等待房间,既可减轻患儿对陌生环境的恐惧感又便于核对患儿信息,保证患儿安全。

(二)手术间准备

手术间空气提前消毒,调节手术间灯光,准备好各种仪器、物品(包括术中常用到的针状电刀、剥离子、引流片等),调节房间温度为24℃～25℃,湿度为50%～60%。

(三)术前核对

巡回护士与麻醉师共同在等待室认真落实三查七对。仔细核对患儿姓名、年龄、住院号、体重、手术时间、手术名称、手术方法等。详细询问手术前禁食禁饮的落实情况;协助麻醉师听诊患儿肺部呼吸音,了解有无肺部感染症状;确定无异常方可接患儿进手术室。如患儿哭闹不配合可考虑由麻醉师为患儿注射镇静药后,再推至手术间。

(四)心理护理

可与清醒患儿聊天,围绕患儿情况提问,以创造温馨气氛,降低患儿恐惧感并再次核对患儿信息。

(五)身体防护

做好压疮预防工作,为患儿调整舒适体位,避免局部皮肤因长时间受压形成压疮;固定好四肢防止坠床。

(六)妥善固定静脉通道

定时观察静脉通道是否通畅,暴露穿刺部位于易观察的位置。

二、腹腔镜手术护理人员专业知识的准备

腔镜护士应全面了解腹腔镜手术的麻醉方法、手术过程、术中可能出现的意外情况及小儿的生理特点,尤其注重术前准备、术中配合及术后并发症的观察,做好如下几点。

(一)仪器的保管

由于腹腔镜仪器精密昂贵,加强腹腔镜仪器设备的保管,防止损坏,是保证腹腔镜手术成功的关键。手术前后要做好设备的清洁保养,置于专柜、专室,减少搬动。手术配合护士要熟悉仪器的性能及使用方法。套管针、气腹针等管腔器械在手术中暂时不用者应放于盆内浸泡,避免放置时间过长、血液凝固而至清洗困难。手术完毕后,卸下器械各部件的螺丝并冲洗干净,吹干器械,上油,原位安装,清点,避免丢失。所有器械均应轻取轻放,保护各器械的尖部,以防碰撞变钝,影响使用。

(二)用品准备

术前备好气腹机、冷光源、摄像转换机、录像机、高清晰度监视器、超声刀或高频电刀、吸引器、腹腔镜操作器械和普通常规手术器械。检查 CO_2 充气管、电刀线、腹腔镜器械等仪器设备是否处于完好状态,尤其是 CO_2 钢瓶内贮气是否确保用量。正确连接每一根导线,连接过程中重点注意防止摄像头碰撞受损。

(三)仪器消毒方法的选择

选择合适的器械消毒方法是手术成功的保证,各种器械为达到严格的灭菌目的均采用过氧化氢低温等离子灭菌法,且该灭菌方法对器械损伤较小,可延长仪器使用寿命。

三、腹腔镜辅助下手术术中配合

(一)用物准备

手术安排在小儿专科手术间进行,设置室温 24℃～25℃,湿度 50%～60%。腔镜器械包括 5mm trocar 3 个,5mm 30°腔镜镜头,监视器、冷光源机、转换器、超声刀、高频电刀(针状电刀头),另备小儿胃肠道手术器械。

由于手术对象年龄偏小,手术在非直视下进行,镜下视野小,操作难度大,手术医生对术中护理要求比较高。术前巡回护士和手术护士必须熟悉手术操作的每个步骤,认真掌握术中护理配合要点。按照年龄选择不同规格的腹腔镜操作设备和镜头,仔细检查设备功能是否完好,严格做好设备及镜头的消毒,熟练掌握设备安装与使用。手术选择改良截石体位,建立上肢外周静脉通道。术中配合麻醉师密切观察患儿生命体征及肢体远端的血运和末梢循环情况,同时注意术中患儿的保暖。只有这样才能满足手术医生的需求,缩短手术时间,为患儿术中安全提供保障,保证手术顺利进行。

(二)术中配合

1.巡回护士配合

(1)严格执行查对制度,稳定患儿情绪,建立静脉通路,协助麻醉医生进行气管插管。

(2)建立静脉通道:术中气腹建立后会影响下肢静脉回流,故不宜选用下肢进行穿刺;而巨结肠患儿年龄小,静脉细小,特别是手部静脉穿刺困难且不易固定,所以术前常常行颈外静脉穿刺,易固定且便于观察。另行颈内静脉穿刺测量中心静脉压。

(3)中心静脉压监测下输液、输血。术中输液、输血时均使用 100mL 分装液体,精确计算患儿输液量,根据生理需要加禁食、禁水后丢失量加手术需要量为补液总量。

(4)体位:置患儿于仰卧位,患儿双上肢外展不大于 45°,前臂上举。先在平卧位下行腹腔镜手术,行会阴部吻合手术时取截石位,应去除手术床腿板部分,便于手术者操作。

(5)协助医生按先腹部再外阴的常规消毒铺巾(消毒前贴负极板)。

(6)腹腔充气时、手术过程中密切观察患儿的生命体征变化。

(7)严格执行无菌操作,限制人员走动并准备好开腹的物品。

(8)观察尿量及颜色:术前留置尿管,在分离肠系膜至输尿管附近时观察有无血尿并及时反馈与手术

者,以免损伤输尿管。

(9)注意保暖:小儿的体温调节中枢发育尚不完善,体表面积比成人大,皮下脂肪少。术中注意患儿四肢及胸部保暖,调节室温 24℃～25℃。行会阴部吻合时,腹部用无菌干棉垫覆盖;术中需要冲洗时,保持盐水温度在 37℃。

2.器械护士配合

(1)协助手术者进行铺巾,患儿双足用无菌巾包裹,并用绷带加固。递 6 号或 8 号导尿管并用液状石蜡油润滑,尿管插入后,给予 1～3mL 盐水注入气囊固定尿管,连接一次性引流袋。

(2)常规连接腹腔镜光源、气腹管、电凝线等,并正确安装超声刀,妥善固定。

(3)制作简易储物袋,将无菌枕套固定于患儿左侧,便于放手术器械,防止器械掉落。

(4)递 15 号乳突刀、弯蚊式钳 4 把给术者做脐下弧形切口 1.2cm,钝性分离,于脐下开放式置入 5mm trocar,接好气腹管后建立气腹;形成二氧化碳气腹,压力 6～10mmHg,流量 1.0～1.8L/min。置入腹腔后环视整个腹腔情况。

(5)再递刀于脐两侧缘做弧形切口 0.5cm,徒手提起腹壁置入 5mm trocar,递术者腹腔镜无损伤抓钳和血管钳,进行腹腔探查。镜下辨认肠管的正常端移行部,递无损伤抓钳抓住乙状结肠移行段的近端,然后递超声刀紧贴肠管游离结肠系膜,边分离边保留边缘血管。对有张力的血管递 5mm 钛夹进行夹闭后离断。辨认双侧输尿管、卵巢或精索血管,避免损伤,用超声刀沿直肠游离直肠系膜,着重分离直肠后间隙,达齿状线上 0.5～1.0cm 水平即可。

(6)递吸引器吸尽腹腔内积血积液,撤出腹腔内的器械,排出腹腔内的二氧化碳,递无菌棉垫将腹部暂时覆盖保暖。

(7)预先备好经肛门切除结肠所需器械(如蚊氏钳、肠钳等),并与经腹手术器械分开放置,备液体石蜡给术者进行扩肛。

(8)将患儿双下肢外展向上贴近腹部,暴露会阴部。稀释活力碘小纱块消毒肛门,并进行扩肛。心形吻合术:腹腔镜辅助下将游离的结肠从直肠内翻至肛门外,暂时停止腹腔内操作及向腹腔内注气。递电刀切开肠壁外鞘,将近段结肠拖出至肛门外,找到标记位置,切除病变部肠管,用 3-0 线行肛管直肠背侧鸡心领斜形吻合。肛门内放置肛管,以观察直肠排气情况。Soave 术:手术者转至肛管部,递 6＊17 小圆针,2-0 丝线 4 针绕肛周皮肤间断缝合 4 针以牵引,显露直肠黏膜,黏膜下环周注射肾上腺素生理盐水,递针状电刀于齿状线上前高后低 0.5～1cm 处环行切开直肠黏膜,递 6＊17 小圆针 3-0 丝线在近端直肠黏膜缝合数针向下牵引,同时向上分离黏膜与肌鞘,直达腹内腹膜返折处,直肠肌鞘环形切断,直肠完全游离,拖出病变直肠和结肠,递电刀切除。吻合前检查拖出结肠无扭转,无张力,结肠浆肌层与直肠黏膜下组织缝合 8 针,防止结肠回缩。近端正常结肠与齿状线上直肠黏膜端端吻合。

(9)建立气腹,递腹腔镜头,腹腔镜下观察结肠的血供,有无系膜和盆腔内出血,有无扭转等。撤出腹腔镜、trocar 等。

(张　雁)

第十节　新生儿气管插管的护理配合

一、概述

新生儿气管插管的目的是解除呼吸道梗阻,保持呼吸道通畅,抽吸下呼吸道分泌物及进行辅助通气。

二、适应证

(1)羊水胎粪污染、新生儿无活力时,通过气管导管吸引胎粪。

（2）气囊面罩正压人工呼吸数分钟不能改善通气或气囊面罩正压人工呼吸无效者。

（3）有利于人工呼吸和胸外按压更好的配合。

（4）静脉途径未建立前，通过气管导管给肾上腺素。

（5）特使指征：极不成熟的早产儿、气管导管注入肺泡表面活性物质、怀疑膈疝。

三、护理配合

1. 护士准备

①素质要求；②评估：是否存在气管插管的指证。③洗手、戴口罩。

2. 用物准备

喉镜、镜片（足月儿选择 1 号，早产儿选择 0 号，超低体重儿选择 00 号）根据不同体重和孕周选择气管导管型号（<1000g 选择内径 2.5mm 的导管，1000～2000g 选择内径 3.0mm 导管，2000～3000g 选择内径 3.5mm 的导管，>3000g 选择内径 3.5～4mm 的导管）金属导管芯、吸引器、胶布卷、剪刀、口腔气道、胎粪吸引管、听诊器、复苏面罩、氧气管。

3. 器械准备

检查喉镜光源，调节吸引器负压到 100mmHg，连接 10F 吸引管和导管，用于吸引口鼻内分泌物，若需经导管吸引则准备较小号的吸引管。

4. 吸氧

准备复苏装置和面罩，氧气管连接氧源，提供 100% 常压氧连接复苏气囊，氧流量应调节 5～10L/分钟。准备听诊器、胶布或气管导管固定器。

5. 固定

剪一条胶布把导管固定在新生儿面部，或准备 1 个气管导管支架或托。

6. 摆正患儿头部

取一扁枕或一卷纱布垫于肩部，使颈部略过伸。护理人员位于儿科医生对侧，用双手掌固定头部，双前臂压住新生儿肩关节部。

7. 清除咽喉部阻塞

吸尽口鼻腔内、咽喉部黏液及羊水，使喉头尽量暴露。

8. 插管时配合

护理人员手持复苏气囊靠近新生儿口鼻部供氧，并严密观察患儿面色、心率、呼吸等生命体征。插管者暴露声门后，护理人员立即将气管导管递给操作者。如声带紧闭，护理人员可用手指在胸骨下 1/3 处向下按压深 2cm，即产生有力的人工呼吸，使声带张开。

四、护理要点

（1）因一旦在复苏进行中，时间十分有限，所以若为高危妊娠分娩应在此之前就准备好复苏器械。

（2）在开始气管插管和重复插管之间，用气囊面罩给新生儿适当输氧。

（3）当医生在清洁气道和尝试看清气道解剖标志时，将 100% 常氧送到新生儿面部。

（4）若 20 秒内气管插管不成功，护理人员应通知医生暂停操作，并予面罩加压给氧 2 分钟后再次尝试。

（5）插管成功后，护理人员接复苏气囊加压给氧，观察两侧胸廓是否对称，需要时用蝶形胶布或固定器固定气管导管。

（张　雁）

第十一节　小儿围手术期护理常规

一、术前护理常规

(一)择期手术/限期手术术前护理常规

择期手术指允许有充足的时间进行术前准备,选择合适的时机实施手术。限期手术也称亚急诊手术,指某些疾病虽不立即危及生命,但延迟手术过久可能会对机体造成难以逆转的危害,严重影响其生存质量。例如胆管闭锁,护士在安排入院时应优先考虑限期手术患儿。

1.热情接待患儿及家长

介绍病房环境,规章制度及医护人员。按整体护理程序收集患儿资料,评估患儿病情,做出护理诊断,拟订护理计划,实施护理措施。入院后常规测体重、剪指(趾)甲,5岁及5岁以上患儿量血压。以后每周测体重、血压一次。

2.协助完善各项检查

(1)常规化验:①血常规;②出、凝血时间;③输血前全套。

(2)合血。

(3)根据需要做心电图、胸部 X 线检查、肝功能、肾功能或 B 型超声检查、CT、MRI 等。

3.指导

指导患儿练习床上大、小便,练习深呼吸、吹气球等,以预防术后并发症。

4.告知

告知家长术前及术后注意事项,取得家长及患儿配合。

5.皮肤准备

术前 1 天淋浴,术前半小时以切口为中心,剃除周围 10~15 cm 毛发,小儿皮肤娇嫩,体毛不丰富,备皮时应注意使用一次性备皮刀,动作轻柔,防止刮伤皮肤。3 岁以下小儿通常不备皮。

(1)头部手术全部剃光头发。

(2)腹部或背部手术,备腹部及背部全部皮肤。

(3)胸或腹部一侧手术,备皮区应越过中线,包括对侧 3~6 cm。

(4)年长患儿,腹会阴部手术剃净阴毛,臂丛麻醉者应洗净腋窝部并剃毛。

(5)四肢手术如长骨手术,包括该关节上下两端之关节。

(6)关节手术包括该关节上下两节肢体的 2/3。

6.胃肠道准备

(1)胃肠减压:胃肠道及胆管手术、经腹的腹膜后手术、肝脾手术等,术前应放置胃肠减压管。幽门梗阻患儿术前应洗胃。

(2)灌肠:腹腔镜、肾脏、胆管手术等开腹但非肠道手术前 1 日晚上灌肠一次。结肠、直肠及肛门手术患儿,于术前 1 日及术晨进行清洁灌肠。

7.饮食

遵医嘱给予膳食,病情允许者给予易消化、高热量、高蛋白、高纤维素饮食。婴幼儿术前禁食 4~6 h,小儿术前禁食 6~8 h。肠道手术患儿术前 3 日进软食,术前 1 日进流质饮食。

8.术前用药

术前 1 日遵医嘱行抗生素皮试,术前 30 min 遵医嘱输入抗生素。

9.手术当日常规准备

(1)建立静脉通道。

（2）准备好需要带入手术室的药品，X线片及病历等。

（3）入手术室前患儿应排空大小便，更换清洁衣裤，婴幼儿应更换纸尿裤。

（4）测生命体征并记录，与手术室人员一起核对药物，并送入手术室准备间。

（5）更换床单，备好麻醉床。

（6）根据麻醉方式及手术大小准备抢救、监护仪、吸氧、吸痰装置等。

（二）急诊手术术前护理常规

直接威胁患儿生命的疾病，或延缓手术会导致患儿机体或器官功能丧失甚至残废的情况均需急诊手术，如开放性骨折、肝脾破裂等。

（1）按整体护理程序收集患儿资料，评估患儿病情，做出护理诊断，拟订护理计划，实施护理措施。

（2）建立静脉通道，遵医嘱给患儿输入抗生素。

（3）采集患儿血液标本。

（4）询问患儿最后一次进食、进水时间，并通知医生，指导患儿禁食禁饮，必要时遵医嘱安置胃管，缩短术前等待时间。

（5）腹部疾病原因不明前禁用止痛剂。

（6）向家长及患儿讲解急诊手术必要性及护理配合注意事项，消除其心理负担和精神压力，减轻其对手术的恐惧。

二、小儿常用麻醉方式及护理

麻醉是使用药物或某种方法使患儿意识暂时丧失，或即使意识存在但对疼痛无知觉，以保证手术、诊断及治疗操作能够安全、顺利进行。在治疗结束后患儿意识和个人感觉及生理反射能够及时、平稳的恢复正常。

（一）麻醉前用药

麻醉前用药目的是术前镇静、安定，减少患儿焦虑；抑制呼吸道黏膜分泌；阻断迷走神经反射；减少全麻药需要量。小儿新陈代谢旺盛，术前用药按公斤体重计算。常用药物有以下几种。

（1）1岁以下小儿，术前用药可仅用阿托品 0.01～0.02 mg/kg。

（2）1岁以上小儿，目前常以咪达唑仑 0.05 mg/kg、阿托品 0.02 mg/kg 及氯胺酮 3～4 mg/kg 混合后肌内注射作为小儿术前用药，可获得满意镇静效果。咪达唑仑 0.05～0.1 mg/kg 单独肌内注射 1 min 即起效，10～15 min 作用达高峰，可产生良好的镇静及抗焦虑作用。

（二）麻醉前护理

1.测量患儿体重

准确测量患儿体重并做好记录。术前计算用药量、浓度及剂量，计算术中失血、失液量，补充和计算都是以患儿的体重作为参考依据。因此，测量体重是小儿麻醉前的常规工作。

2.术前护理评估

术前评估的重点是患儿年龄、身高、营养状况、水电解质平衡、重要脏器功能及有无感染等，应了解患儿用药情况及药敏结果，了解手术、麻醉的禁忌证。

3.禁食、禁饮

为避免术中反流和误吸，不论手术大小，术前都必须严格禁食、禁饮。由于小儿代谢旺盛，体液消耗快，长时间的禁食、禁饮易造成患儿脱水和代谢性酸中毒，故婴幼儿通常术前禁食 4～6 h，小儿术前禁食 6～8 h。

4.麻醉前用药

麻醉前用药遵医嘱。

（三）常见麻醉方式及用药

1.吸入麻醉

（1）利用某些药物使患儿进入类似睡眠（但非麻醉）的状态，称为基础麻醉。

（2）主要用于不合作小儿，为全麻、局麻或神经阻滞麻醉建立良好的基础。

（3）常用药物有氟烷、异氟烷、七氟烷等。

2.静脉麻醉

（1）对于一些非俯卧位小浅表手术、灼伤换药、诊断性检查等可在不进行气管插管的静脉麻醉下进行。

（2）常见药物有氯胺酮。氯胺酮对各器官毒性作用小，可重复用药，广泛应用于小儿麻醉。静脉注射 2 mg/kg，注射后 60～90 S 后入睡，维持 10～15 min，肌内注射 5～6 mg/kg，2～8 min 入睡，维持 20 min。

3.气管插管全身麻醉

全身麻醉是小儿麻醉最常用的方法，便于控制呼吸道，利于呼吸管理及肌松剂的应用。尤其是心胸手术，头、颈、口腔手术，腹部大手术，危重患儿手术，侧卧位、俯卧位手术等。

4.部位麻醉

1）蛛网膜下隙阻滞。

（1）适用于 5 岁以上，一般情况良好的患儿。常用于下腹部及下肢手术。

（2）常用药物：丁哌卡因、利多卡因、丁卡因。

2）骶管麻醉。

（1）适用于一般情况良好的年长儿会阴部手术，学龄前期、婴幼儿下腹部及下肢手术。

（2）常用药物：利多卡因、丁哌卡因、罗哌卡因等。

3）硬膜外麻醉。

（1）适用于上腹部至下肢手术且一般情况良好的患儿，可不受年龄限制。

（2）小儿硬膜外阻滞常用药物是 0.7%～1.5% 利多卡因，8～10 mg/kg，0.1%～0.2% 丁哌卡因，1.5～2 mg/kg，计算总量后先注入总量的 1/4，作为试验剂量。5 min 后无蛛网膜下隙阻滞征象后再注入剩余量。

4）臂丛麻醉。上肢手术可应用腋路及肌间沟阻滞法，适用于 5 岁以上小儿。

（四）麻醉后护理

1.做好交接工作

患儿进入病房后麻醉，手术医生应向护士详细交代患儿麻醉、手术情况。了解患儿输液情况，观察受压部位皮肤及病情变化。

2.体位

患儿复苏期取平卧位，使患儿头偏向一侧，肩部垫一薄枕使头适度后仰，或取侧卧位，以保持患儿呼吸道通畅，防止误吸呕吐物。

3.监护

密切监测心电图、体温、脉搏、呼吸、血氧饱和度、血压变化，患儿麻醉苏醒前每 15～30 min 观察并记录 1 次。

4.确保患儿安全

患儿术后出现躁动、哭闹不止、烦躁不安时需适当约束。防止发生坠床及各种引流管脱出等。应分析患儿躁动原因，如疼痛、膀胱高度充盈、麻醉药（如氯胺酮）致反应性精神症状等。根据原因予以处理，酌情应用镇静药和镇痛药。

5.病情观察

1）呼吸道并发症的护理。

呼吸系统并发症是患儿麻醉后最常见的亦是最危险的并发症，常因缺氧而致低氧血症，甚至死亡。

（1）舌后坠和分泌物：如发现患儿鼻翼煽动、胸骨切迹下陷、胸廓活动受限、有异常呼吸音时应立即给予处理。首先让患儿头后仰或侧卧位，托起患儿下颌或放置口咽或鼻咽通气管可解除梗阻。

（2）喉痉挛、支气管痉挛：常有哮鸣音，应予简易呼吸器和加压面罩给氧及静脉注射激素、解痉药等。若经一般处理后患儿呼吸状态仍无明显好转，可考虑行气管插管。麻醉清醒后鼓励患儿进行有效咳嗽排

痰,做深呼吸。呼吸抑制可因残余的全麻药物或肌松剂引起,应针对原因处理。

2)观察。

(1)观察患儿的意识情况、皮肤黏膜颜色、皮肤温度、四肢血液循环及肌张力情况,出现异常及时处理。

(2)观察患儿有无谵妄、躁动、寒战、尿潴留、头痛及神经系统并发症,如有发生以上症状需及时处理。

(3)患儿一旦苏醒,需观察其定向力、判断力、四肢活动情况及有无恶心、呕吐等。

6.维持患儿正常体温

患儿体表面积大,易散热,易受周围环境温度的影响。术后容易发生低体温或高体温,低体温可致患儿全麻苏醒延迟、心律失常、发生寒战及肺部并发症,护理时需注意。

(1)术后及时测量体温,对不合作患儿可采用电子体温计测量。

(2)控制室温在24℃～26℃,相对湿度为50%～60%。非空调房间冬季用电热毯或热水瓶(袋)保温,热水袋温度不应超过50℃,以免烫伤患儿。

(3)用输液恒温器对输入液体进行加温,以维持患儿正常体温。

(4)对高热患儿,尽可能减少衣服,患儿体温超过38.5℃时,先行物理降温,必要时行药物降温。

(张　雁)

第十九章　眼科疾病护理

第一节　眼球的解剖生理

眼球近似球形,成年人平均前后径约 24mm,垂直约 23mm,水平约 23.5mm,赤道部眼周长约 74.7mm。眼球位于眼眶的前部,借眶筋膜与眶壁联系,周围有眶脂肪垫衬。前有眼睑、后有眶骨壁保护。正常眼球平视时,突出于外侧眶缘 12~14mm。眼球分为眼球壁和眼球内容物两部分。

一、眼球壁

(一)外层(纤维膜)

前部中央为透明角膜,其余为瓷白色不透明的巩膜,两者移行处为角巩膜缘。该层保持眼球一定形状并保护眼内组织。

1.角膜

质地透明,位于眼球前极中央,略呈椭圆形,横径为 11.5~12mm,垂直径 10.5~11mm;角膜中央厚 0.5~0.57mm,周边部厚 1.0mm;角膜前表面曲率半径水平方向为 7.8mm,垂直方向为 7.7mm,后表面曲率半径为 6.22~6.8mm;角膜前表面的屈光力为 +48.8D,后表面为 -5.8D,实际总屈光力为 +43D,占眼球屈光力的 70%,是主要的眼屈光递质。

角膜组织结构分五层:①上皮细胞层,由 5~6 层鳞状上皮细胞组成,从表层到底层依次为表层细胞、翼状细胞和基底细胞。上皮细胞层厚 50~100μm,易与前弹力层分离;其再生能力强,损伤后可较快修复且不留痕迹;若累及上皮细胞基底膜则愈合时间大大延长。②前弹力层,为一层均质无细胞成分的透明膜,厚 8~14μm,为实质层特殊分化而成,损伤后不能再生。③基质层,占全角膜厚度的 90%,由 200~250 个排列规则的胶原纤维束薄板组成。该层损伤后组织修复形成的胶原纤维失去原来的交联结构而造成瘢痕。④后弹力层,为较坚韧的透明均质膜,由内皮细胞分泌形成,中央厚 5~7μm,周边为 8~10μm;此膜富于弹性,抵抗力强,在角膜溃疡近穿孔时后弹力膜膨出,损伤后可迅速再生。⑤内皮细胞层,为单层六角形扁平细胞构成,高 5μm,宽 19~20μm。出生时约 100 万个,随年龄增长而减少。细胞间形成紧密连接阻止房水进入细胞外间隙,具有角膜-房水屏障以及主动泵出水分的功能,以维持角膜相对脱水状态。损伤后一般不能再生,主要依靠临近细胞扩张、移形来填补缺损区;若损伤较多则造成角膜水肿和大泡性角膜病变(图 19-1)。

角膜本身无血管,其营养主要来自房水和角膜缘血管网,通过血管网的扩散作用将营养和抗体输送到角膜组织。角膜的神经来自三叉神经的眼支,由四周进入基质层,穿过前弹力层密布于上皮细胞间,所以角膜知觉特别敏感。角膜的透明性主要取决于本身无血管、弹力纤维排列整齐、含水和屈折率恒定,同时还有赖于上皮细胞及内皮细胞的结构完整和功能健全。角膜与巩膜构成眼球外壁,保持眼球一定形状并保护眼内组织,它是屈光间质的重要组成部分,也是屈光手术的重要组织。

2.巩膜

巩膜与角膜相连,质地坚韧,不透明,呈瓷白色,主要由致密且纵横交错呈斜行排列的胶原纤维束组成。组织学上巩膜可分为:表层巩膜、巩膜实质层及棕黑板层。巩膜厚度各处不一,直肌附着点处较薄约 0.3mm,视神经周围最厚约 1.0mm,赤道部为 0.4~0.6mm;与视神经交接处巩膜外 2/3 厚度移行于视神经鞘膜,内 1/3 被视神经纤维贯穿成多孔的筛状板称巩膜筛板,此处最薄,抵抗力弱,易受眼内压及颅内压

的影响。巩膜表面被眼球筋膜(Tenon囊)包裹,前面又被球结膜覆盖,于角巩膜缘处角膜、巩膜和结膜三者结合。其内面与脉络膜上腔相邻,内有色素细胞的分布,儿童的巩膜薄,可透出内面的葡萄膜颜色而呈蓝色。

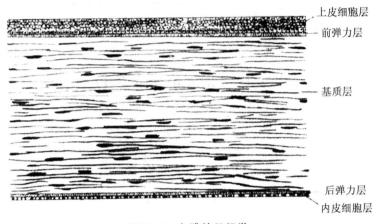

图 19-1　角膜的组织学

巩膜本身血管很少,但有许多血管和神经从中穿过:在眼球后部视神经周围有睫状后长和睫状后短动脉及睫状神经穿入眼内,直肌附着点以后巩膜血液由睫状后短和睫状后长动脉的分支供应;距角巩膜缘2~4mm处的眼球前节有睫状前动、静脉穿入、穿出眼球,在直肌附着点以前巩膜血液由睫状前动脉供应;在眼球赤道部后4~6mm处有4~6条涡状静脉穿出眼球。表层巩膜富有血管,但深层血管、神经都较少,代谢缓慢,炎症时的反应不剧烈而病程较长。巩膜前部的静脉血管网丰富,经表层静脉汇入睫状前静脉,有部分小管直接连接表层静脉,称之为房水静脉,裂隙灯下可见有房水流动。

3.角膜缘

角膜缘又称角巩膜缘,是角膜与巩膜的移行区,角膜镶嵌在巩膜而逐渐过渡到巩膜。角膜缘的范围在眼球表面看不到一个明确的界限,尤其是后界更是模糊不清,通常将透明角膜与不透明巩膜之间的半透明移行区称为角膜缘。一般认为包括前部角膜缘和后部角膜缘两部分,前部角膜缘的前界为角膜前弹力层止端,后界为角膜后弹力层止端(即 Schwalbe 线),也就1mm的半透明区;后部角膜缘区的范围为前起后弹力层止端,后至巩膜外沟和内沟的连线,即半透明区外侧0.5~0.75mm的白色巩膜区,其内面的巩膜内沟是小梁网及 Schlemm 管的所在地。角膜缘是前房角和房水引流系统的所在部位,临床上又是许多内眼手术切口的标志部位,组织学还是角膜缘干细胞所在之处,因此十分重要。

4.前房角

前房角是角巩膜缘后面和虹膜根部前面构成的隐窝,为房水排出的主要通道。在房角内可见到如下结构:Schwalbe 线、小梁网和 Schlemm 管、巩膜突、睫状体带和虹膜根部组织(图 19-2)。

角膜后弹力层止端为 Schwalbe 线。角巩膜缘内面有一凹陷称巩膜内沟,沟内有小梁网及 Schlemm 管,沟的后内侧巩膜突出部分为巩膜突。

小梁网为很多薄层带孔重叠的结缔组织排列而成,形成富有间隙的海绵状结构,约宽0.5mm。小梁网可分成三个特征性区域:葡萄膜小梁、角巩膜小梁和邻管区。葡萄膜小梁在最内层与前房相接,房角镜下为吞噬色素颗粒的内皮细胞形成的浅棕色带;角巩膜小梁在葡萄膜小梁的外侧,占小梁网的大部分,其小梁细胞内有较多的吞饮小泡;邻管区只是紧连 Schlemm 管内皮细胞的薄层结构。Schlemm 管又称巩膜静脉窦,是围绕前房角一周的房水输出管道,由若干小腔隙相互吻合而成,管腔直径为 0.36~0.50mm。内壁由一层内皮细胞与小梁网相隔,外侧壁有 25~35 条集液管与巩膜内静脉(房水静脉)沟通。Schlemm 管与淋巴管相似,由单层内皮细胞通过紧密连接构成(图 19-3)。

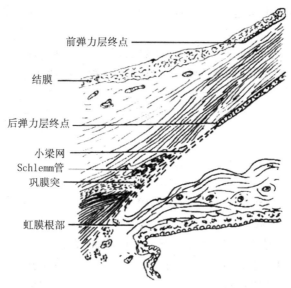

图 19-2　前房角

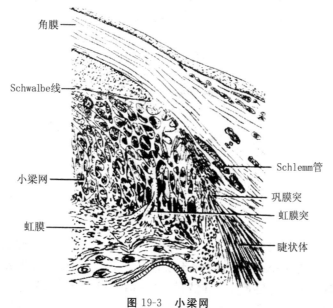

图 19-3　小梁网

（二）中层［葡萄膜（uvea）］

葡萄膜又称血管膜、色素膜；是位于视网膜和巩膜之间的富含色素血管性结构，在巩膜突、涡静脉出口和视乳头周围部位与巩膜牢固附着，其余为潜在腔隙称睫状体脉络膜上腔，其主要功能是营养眼球。葡萄膜由前向后分为三部分：虹膜、睫状体和脉络膜。

1.虹膜

虹膜在组织学上有前向后可分为：前表面层、基质与瞳孔括约肌层、前色素上皮与瞳孔开大肌层和后色素上皮层四层。基质层，由疏松的结缔组织和虹膜色素细胞所组成的框架网，神经、血管走行其间。瞳孔括约肌呈环形分布于瞳孔缘部的虹膜基质内，受副交感神经支配，司缩瞳作用；基质内色素细胞含量多少决定虹膜颜色；色素上皮层，分前后两层，两层细胞内均含致密黑色素。在前层，扁平细胞前面分化出肌纤维形成瞳孔开大肌，受交感神经支配，司散瞳作用；后层的色素上皮在瞳孔缘向前翻转呈窄的环形黑色花边称瞳孔领。

虹膜的 70% 富含血管，为眼前段提供营养物质，周边虹膜的血管从瞳孔向外放射状排列。虹膜大环由睫状后血管和来自眼外直肌的睫状前血管构成，除外直肌只有一个分支外，所有直肌都有两条分支。虹

膜大环发出的放射状分支在虹膜卷缩轮处形成虹膜小环,血管壁相对较厚,通透性差,适应虹膜的伸缩功能。

瞳孔可因射入光线的强弱而缩小或散大从而调节光线的进入,也可以随注视目标的移近而缩小称调节反射,亦称近反射,以保证物像在视网膜的清晰度。此外,正常瞳孔的大小与年龄、屈光、生理状态及外界环境有关:1岁内婴幼儿最小,儿童、青少年期最大,以后渐小;近视眼大于远视眼;交感神经兴奋时较大、副交感神经兴奋(深呼吸、脑力劳动)往往较小,睡眠时由于大脑皮质失去了对皮下缩瞳中枢的控制,瞳孔亦缩小。

2.睫状体

睫状体(ciliary body)为位于虹膜根部与脉络膜之间宽6~7mm的环形组织,切面呈三角形。顶端向后指向锯齿缘,基底指向虹膜,近基底有纤维附着于巩膜突。组织学上从内向外将睫状体分为无色素睫状上皮、色素睫状上皮、基质、睫状肌和睫状体上腔五个部分。通常将睫状体分为两部分,前1/3肥厚部称睫状冠,其内侧表面有70~80纵行放射状皱褶,称睫状突。睫状突长约2mm,在虹膜根部的后面向后突起,其与虹膜根部之间的空隙为睫状沟。睫状突间隙有晶状体悬韧带附着至晶状体赤道部与晶状体联系;后2/3薄而平,称睫状体平部,与脉络膜连接处呈锯齿状,称锯齿缘,为睫状体后界(图19-4)。睫状体的解剖定位对眼球后部手术很重要,睫状体的冷冻术和激光光凝术的部位主要对准角巩膜缘后2~3mm的睫状冠,而玻璃体手术的切口一般在角巩膜缘后3.5~6mm的睫状体平部,以避免损伤晶状体和视网膜。

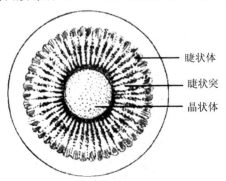

图19-4 睫状体后面观

睫状肌由外侧的纵行、中间的放射状和内侧的环形三组肌纤维构成,位于睫状突和巩膜之间。纵形肌纤维含量最大,向前分布部分可达小梁网;放射状纤维起自睫状体的中部,而环形肌纤维在更内层。睫状肌似平滑肌,受来自动眼神经的副交感神经纤维支配,收缩时使晶状体悬韧带松弛,晶状体靠其本身的弹性回缩而变厚,从而屈光力加强,产生眼的调节作用;睫状上皮细胞层由外层的色素上皮和内层的无色素上皮两层细胞组成,主要分布在睫状突的表面。睫状突为血管性结缔组织,睫状上皮细胞分泌和睫状突超滤过形成房水,一旦破坏,可导致眼球萎缩。

睫状体的血液供应与虹膜相似,睫状前动脉和睫状后长动脉构成睫状体主要的血管系统。虹膜大环发出的前动脉支和后动脉支形成毛细血管丛,前动脉支的毛细血管数量最多,管径大,整个血管网可依不同的功能需要选择分流,血液最终由脉络膜静脉流入涡静脉系统。

3.脉络膜

脉络膜前起锯齿缘与睫状体平部相接,后止于视乳头周围,介于视网膜与巩膜之间,为一厚约0.25mm色素丰富的血管性结构。组织学上外向内分为:脉络膜上腔、大血管层和中血管层、毛细血管层及Bruch膜4层。脉络膜血管层外侧为大血管层即Hallar层,中间的为中血管层即Sattler层,内层为毛细血管层,借玻璃膜与视网膜色素上皮相连。Sattler和Hallar层互相交织,且没有脉络膜毛细血管的窗样结构。睫状后长动脉、睫状后短动脉、睫状神经均经脉络膜上腔通过。血管神经穿过巩膜处,脉络膜与巩膜黏着紧密。因含有丰富血管(血容量约占眼球总血液量的65%)和色素细胞,脉络膜营养视网膜外六层并起到眼球散热、遮光和暗房作用,保证成像清晰,黄斑中心凹的血液供应只来自脉络膜的毛细血管。

　　脉络膜主要由睫状后短动脉供血,赤道前部由睫状后长动脉供血,涡静脉回流,其动脉不与静脉伴行。睫状后长动脉在离视神经 4mm 处斜穿巩膜行于脉络膜上腔,在锯齿缘附近发出分支,大约有四条分支返回脉络膜前部;两支睫状后长动脉供应 50％ 的眼前段,该血管损伤可致脉络膜上腔出血。15～20 支睫状后短动脉在视神经周围进入巩膜,也行于脉络膜上腔并很快分支进入毛细血管小叶,供应赤道后的脉络膜。睫状前动脉也有 8～12 支分支通过睫状体进入前部脉络膜。

　　脉络膜毛细血管通透性高,小分子荧光素易于渗漏而大分子的吲哚青绿造影剂不易渗漏,能较好地显示脉络膜血管影像。

　　脉络膜神经支配来自约 20 支睫状后短神经,无感觉神经纤维,故无疼痛。

　　(三)内层[视网膜(retina)]

　　视网膜为一层透明膜,前起锯齿缘,后止视乳头,外侧为脉络膜,内侧为玻璃体。

　　视网膜后极部无血管区内中央有一直径约为 2mm 的浅漏斗状小凹区,称为黄斑,其中央有一小凹又称黄斑中心凹,是视网膜视觉最敏锐的部位。眼底镜检查中心凹处可见反光点称中心凹反射。黄斑区病变时视力明显下降。在黄斑鼻侧约 3mm 处有一直径约 1.5mm 境界清楚、淡红色的圆盘状结构,称视乳头,又称视盘,是视网膜的神经纤维汇集成视神经穿出眼球的部位。其中央呈漏斗状凹陷,称视杯或生理凹陷。视乳头上有视网膜中央动静脉通过并分支分布于视网膜上。视乳头没有视细胞,故无视功能,在视野中表现为生理盲点。

　　视网膜由神经外胚叶发育而成,当视泡凹陷形成视杯时,其外层发育成视网膜色素上皮层(RPE),内层分化成视网膜的内 9 层,又称为神经感觉层。两层之间除在视神经乳头和锯齿缘处有紧密连接外,其余部分仅有色素上皮细胞的凸起及黏多糖物质松弛地连在一起,因此存在一个潜在性间隙,临床上视网膜脱离即由此处分离。而视网膜神经上皮层本身的层间裂开,称为视网膜劈裂。

　　组织学上视网膜由外向内分为 10 层。

　　1. 色素上皮层

　　视网膜色素上皮层位于玻璃膜内侧,由排列整齐的单层六角形色素上皮细胞构成。色素上皮细胞胞核位于细胞中央底部,胞质丰富,顶部伸出绒毛;细胞间有紧密连接,又称闭锁小带,可阻止脉络膜血管正常漏出液中大分子物质进入视网膜,即血-视网膜外屏障(视网膜-脉络膜屏障)作用。

　　2. 视锥视杆层

　　由视锥、视杆细胞的内、外节组成,不包括感光细胞的核部,该层是视网膜真正的感光部分。

　　3. 外界膜(OLM)

　　薄网状膜,由临近光感受器和 Müller 细胞的接合处形成。

　　4. 外核层(ONL)

　　又称外颗粒层,由光感受器细胞的胞核构成。

　　5. 外丛状层(OPL)

　　由光感受器细胞的轴突与双极细胞树突及水平细胞突起组成,它们之间的接触称突触,该层呈疏松网状结构,其中还有 Müller 纤维。

　　6. 内核层(INL)

　　又称内颗粒层,由双极细胞、水平细胞、无长突细胞、网间细胞及 Müller 细胞的细胞核组成。

　　7. 内丛状层(IPL)

　　主要由双极细胞轴突和神经节细胞的树突组成并以突触形式相接触。此外还有无长突细胞的胞突、Müller 纤维和视网膜血管分支。

　　8. 神经节细胞层(GCL)

　　主要为神经节细胞的胞体构成,此外还有 Müller 纤维、神经胶质细胞和血管。

　　9. 神经纤维层(NFL)

　　主要为神经节细胞的轴突,还有 Müller 纤维及血管。

10. 内界膜(ILM)

介于视网膜和玻璃体间的一层薄膜,由 Müller 纤维终止于玻璃体后界膜所致(图 19-5)。

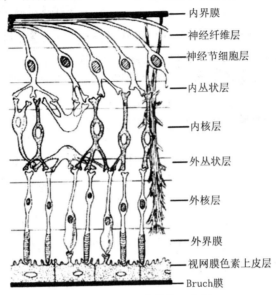

内界膜
神经纤维层
神经节细胞层
内丛状层
内核层
外丛状层
外核层
外界膜
视网膜色素上皮层
Bruch膜

图 19-5　视网膜结构示意图

视网膜对视觉信息的处理及传递由三级神经元完成,即光感受器细胞－双极细胞－神经节细胞,神经节细胞轴突将视觉信息沿视路传递到中枢形成视觉。第一级神经元为光感受器细胞,由视锥细胞和视杆细胞组成,其组织结构包括外节、连接纤毛、内体、体部和突触;每个外节由约 700 个扁平的膜盘堆叠而成。视杆细胞的外节为圆柱形,膜盘与浆膜分离;视锥细胞的外节为圆锥形,膜盘与浆膜连续。外节膜盘不断脱落更新,脱离的膜盘被色素上皮细胞吞噬。视锥细胞约有 700 万个,主要集中在黄斑区,中心凹只有视锥细胞且神经元的传递呈单线连接,是视网膜上视觉最敏锐的部位;视锥细胞含视紫蓝质、视紫质和视青质,感强光,司明视觉和色觉。视杆细胞距黄斑中心凹 0.13mm 处开始出现并渐增多,5mm 处最多而再向周边减少。视杆细胞感弱光,司暗视觉,视杆细胞外节含视紫红质,是由顺－视黄醛和视蛋白结合而成,在光的作用下视紫红质褪色,分解为全反－视黄醛和视蛋白,全反－视黄醛在视黄醛还原酶 I 的作用下又还原为无活性的全反－维生素 A,经血入肝转变为顺－维生素 A;顺－维生素 A 经血流到眼内,在视黄醛还原酶 I 的作用下转变为活性的顺－视黄醛。维生素 A 缺乏会影响视紫红质再合成的过程,导致夜盲。第二级神经元为双极细胞,起联络光感受器细胞和神经节细胞的作用。第三级神经元为神经节细胞,其树突伸入内丛状层,轴突则形成神经纤维层。神经节细胞的神经纤维向视盘汇聚;盘斑束以水平缝为界,呈上下弧形排列到达视盘颞侧;颞侧周边部纤维分成上下部分;分别在盘斑束的上下方进入视盘,鼻侧上下部的纤维直接向视盘汇集。

二、眼球内容物

包括房水、晶状体和玻璃体三种透明物质,是光线进入眼内到达视网膜的通路,与角膜一并称为眼的屈光介质。

(一)房水

房水是透明液体,充满前房和后房。前房指角膜后面与虹膜、瞳孔区和晶状体之间的眼球内腔,容积约 0.2 mL。前房中央部深 2.5～3 mm,周边部渐浅;后房为虹膜、睫状体内侧、晶状体悬韧带前面和晶状体前侧面的环行间隙,容积约 0.06 mL。房水总量约占眼内容积的 4%,处于动态循环中,其主要功能是维持眼内压,营养角膜、晶状体、玻璃体及小梁,保持眼部结构的完整性和透明性。

房水由睫状突无色素上皮细胞产生,共有四种机制参与这一过程:扩散、分泌、超滤过和碳酸酐酶活性。房水流出的途径:房水由睫状突产生后先进入后房,经瞳孔入前房,在经过前房角、小梁网、Schlemm

管后,再经集合管和房水静脉进入睫状前静脉而入血液循环。其外流为压力依赖性。另有 $10\%\sim20\%$ 房水经非压力依赖性途径经葡萄膜巩膜途径或虹膜表面隐窝吸收。如果这种正常通路受阻,就会引起眼压增高导致青光眼发生。

（二）晶状体

位于虹膜、瞳孔之后,玻璃状体碟状凹内,借晶状体悬韧带与睫状体联系以固定其位置。

晶状体为富有弹性的透明体,形如双凸透镜,前面凸度大（曲率半径约 10 mm）,后面突度小（曲率半径约 6 mm）,前后面交接处为赤道部,前后面中央分别称前极、后极,直径 $9\sim10$ mm,厚 $4\sim5$ mm。在青年晶状体与玻璃体间有一环形区相连称玻璃体晶状体囊膜韧带,虽有一潜在腔隙（Berger 间隙）,由于环形致密粘连,30 岁以下不宜囊内摘除,病理情况下晶体厚度可达 7 mm（老年膨胀期）或 2.5 mm（过熟期）。晶状体由晶状体囊、晶状体上皮、晶状体纤维和晶状体悬韧带四部分组成。

1. 晶状体囊

晶状体囊是一层包绕整个晶状体,透明而具有高度弹性的囊状基膜,由为数众多的板层相叠而成。有晶状体上皮细胞分泌形成。前囊及赤道部囊膜较厚,近赤道部最厚（可达 $23\mu m$）,后囊膜较薄。晶状体囊的弹性可影响晶状体的调节力,其完整性又是维护晶状体透明的重要保证。晶状体囊一旦受伤破损,水分可进入晶状体内导致晶状体浑浊形成白内障。

2. 晶状体上皮

位于前囊与赤道部囊下,为单层立方上皮细胞,后囊下上皮阙如。上皮细胞间以紧密连接、缝隙连接或桥粒连接等结构相连,阻止大分子物质在细胞间隙的进出。晶状体上皮细胞是晶状体纤维的前体细胞,白内障手术后晶状体囊下上皮细胞残留增殖可致后发性白内障。

3. 晶状体纤维

晶状体实质由致密排列的晶状体纤维组成,成人的晶状体实质由核及皮质组成,前者约占晶状体实质的 84%,后者约占 16%（平均年龄为 61 岁时）,但在组织学并不能将两者完全分开。晶状体纤维由赤道部上皮细胞增生所致,一生中晶状体纤维不断增生,形成晶状体皮质层,旧的纤维被挤向中心,形成晶状体核,随年龄增长,核呈黄色甚至棕黄色。

4. 晶状体悬韧带

晶状体悬韧带是连接晶状体赤道部和睫状体的组织,由透明坚韧缺少弹性的原纤维组成。晶状体悬韧带从睫状上皮细胞出发,到达晶状体赤道部以及距赤道部 $1\sim2$mm 的区域,包埋入晶状体囊内 $1\sim2$ μm。起于锯齿缘的悬韧带纤维与玻璃体前界膜接触,止于晶状体赤道部后囊。起于睫状体平坦部的悬韧带纤维为最粗、最坚固的韧带纤维,附着于晶状体赤道部前囊。起于睫状突的悬韧带纤维数量最多,止于晶状体赤道部前囊。晶状体悬韧带的主要功能之一是保持晶状体的正常位置。因先天发育异常或外伤等原因所致的晶状体悬韧带断裂,可引起晶状体脱位。

晶状体是屈光系统的重要组成部分,其屈光指数为 1.4,屈光力为 19.11D。和睫状体共同完成调节功能,即睫状肌收缩,晶状体悬韧带松弛,晶状体因自身的弹性回弹,屈光力增加。随年龄增长,晶状体逐渐硬化而失去弹性,调节功能下降,出现老视。晶状体营养主要来自房水,本身无血管。当晶状体囊受损时,房水直接进入晶状体皮质或房水的代谢发生变化时,晶状体将变浑浊而形成白内障。

（三）玻璃体

玻璃体（vitreous）为透明胶质体,位于晶状体后面的玻璃体腔内,成人约为 4.5 mL。其前面有一凹面称碟状凹,与晶状体相连,其他部分与视网膜和睫状体相贴。玻璃体的主要成分为水,约占 99%,其余 1% 为透明质酸和胶原细纤维,另外还有非胶原蛋白、糖蛋白、无机盐离子、维生素 C、氨基酸、脂类等物质。玻璃体组织可分为玻璃体界膜、玻璃体皮质、中央玻璃体、中央管及玻璃体细胞。

1. 玻璃体界膜

为致密的浓缩玻璃体,并非真正的玻璃体界膜,除玻璃体基底部的前方和透明管的后端外,其余部分均由界膜存在。依部位不同玻璃体界膜可分为前界膜和后界膜。玻璃体前表面与晶状体之间有一直径约

9 mm 的圆环形粘连,称为玻璃体囊膜韧带,又称 Wieger 韧带。青年时粘连较紧密,老年时变疏松,因此老年人的晶状体易与玻璃体分离。

2.玻璃体皮质

玻璃体皮质是玻璃体外周与睫状体及视网膜相贴的部分,较致密。以锯齿缘为界可将玻璃体皮质划分为玻璃体前皮质和玻璃体后皮质。位于锯齿缘前 2 mm 及后 4 mm 这一区域是玻璃体与眼球壁结合最紧密的部位,即使受病理或外伤的影响也不致使之脱离,该处的玻璃体称为玻璃体基底部。

3.中央玻璃体

为玻璃体的中央部分,其结构类似皮质。

4.中央管

在玻璃体胚胎发育过程中,退化的原始玻璃体变成一条狭窄的管腔称中央管(cloquet 管),两端分别与晶状体和视乳头相连。胚胎期间管内有玻璃样动脉通过,出生前完全消失。

5.玻璃体细胞

见于玻璃体皮质,尤其是近视网膜及视乳头处的皮质,有玻璃体细胞和玻璃体纤维两类。

玻璃体无血管,主要营养来自脉络膜、睫状体和房水,本身代谢作用极低,无再生能力。因外伤或手术造成玻璃体丢失时,其空间由房水补充。

玻璃体是眼屈光介质组成部分,对晶状体、视网膜等周围组织有支撑、减震和代谢作用。使眼球保持一定的内压,得以维持正常形状,如果玻璃体脱失、液化或机化萎缩,则易导致视网膜脱离等。随年龄增长,可出现玻璃体液化。

(李 倩)

第二节 眼科护理概述

一、眼科患者的护理评估

眼科患者的护理评估是有计划、系统地收集资料,并对资料的价值进行判断,以了解患者健康状况的过程,是确定护理问题和制订护理计划的依据,并为护理科研积累资料。在评估时,护士不但要了解患者的身体状况,还要关心患者的心理、社会、文化、经济等状况,不但要评估眼部状况,还要了解全身状况,才能做出全面的评估。

(一)健康史

1.既往病史

许多全身性疾病都可能在眼部表现出症状和体征,因此要认真询问患者的既往病史。高血压可引起高血压性视网膜病变;糖尿病可引起糖尿病性白内障、糖尿病性视网膜病变等;颅内占位性病变可引起视神经盘水肿和视神经萎缩;甲状腺功能亢进可引起眼球向前突出;重症肌无力可引起上睑下垂、复视、眼外肌运动障碍等症状。另外某些眼部疾病可引起或加重另一种相关性眼病,如虹膜睫状体炎可继发青光眼,也可引起并发性白内障和眼球萎缩;高度近视眼可并发视网膜脱离;眼球穿通伤或内眼手术后,健眼有发生交感性眼炎的可能。

2.药物史

许多药物可引起眼部疾病,如长期应用糖皮质激素可引起慢性开角型青光眼和白内障,诱发或加重单纯疱疹病毒性角膜炎;长期服用氯丙嗪可发生晶状体和角膜的改变;少数患者服用洋地黄后可引起视物模糊及视物变色。

3.家族遗传史

与遗传有关的眼病在临床上也较常见,如先天性色觉异常是一种性连锁隐性遗传病;视网膜色素变性是较常见的遗传性致盲眼病之一。

4.职业与工作环境

了解患者的工作环境对诊断某些眼病有重要帮助。接触紫外线可发生电光性眼炎;长期接触三硝基甲苯、X线、γ射线等可导致白内障。

5.诱因

许多因素可引起眼病的发作,如情绪激动、过度疲劳、暗室停留时间过长、局部或全身应用抗胆碱药物等可诱发急性闭角型青光眼的发作;剧烈咳嗽、便秘可诱发球结膜下出血。

(二)身体状况

1.常见症状

(1)视力障碍:是眼科患者最敏感和最重视的症状,包括视力下降、视物模糊、眼前黑影飘动、视物变形、视野缩小、复视等。可见于眼部多种疾病如视网膜脱离、白内障、青光眼、视神经炎、视网膜中央动脉或静脉阻塞、玻璃体积血、眼外伤、角膜炎、虹膜睫状体炎等。视力障碍易引起患者恐惧、紧张等心理问题;视力下降到一定程度会严重影响患者的自理能力,从而影响患者的自尊和价值感,易引起悲观、抑郁等严重心理问题。

(2)眼部感觉异常:包括眼干、眼痒、眼痛、异物感、畏光流泪等。多见于急性结膜炎或角膜炎,结膜、角膜异物,青光眼,急性虹膜睫状体炎等。

(3)眼外观异常:包括眼红、眼部分泌物增多,眼睑肿胀、水肿、肿块、突眼、瞳孔发白或发黄等。可见于各种炎症或变态反应、先天性白内障、视网膜母细胞瘤等,也可为全身性疾病的眼部表现。

2.常见体征

(1)眼部充血:可分为结膜充血、睫状体充血和混合充血三种类型(表19-1)。

表 19-1　结膜充血与睫状体充血的鉴别

项目	结膜充血	睫状体充血
血管来源	结膜后动静脉	睫状前动静脉
位置	浅	深
充血部位	近穹隆部充血显著	近角膜缘充血显著
颜色	鲜红色	紫红色
形态	血管呈网状,树枝状	血管呈放射状或轮廓不清
移动性	推动球结膜时,血管随之移动	血管不移动
充血原因	结膜疾病	角膜炎、虹膜睫状体炎及青光眼

(2)视力下降:一般指中心视力而言。借助视力表可检查患者的视力情况,正常视力一般在1.0以上。一过性视力下降视力可在1 h内(通常不超过24 h)恢复正常。常见原因有视盘水肿、体位性低血压、视网膜中央动脉痉挛等。视力突然下降,不伴有眼痛见于视网膜动脉或静脉阻塞、缺血性视神经病变、玻璃体积血、视网膜脱离等疾病。视力突然下降伴有眼痛见于急性闭角型青光眼、虹膜睫状体炎、角膜炎等;视力逐渐下降不伴有眼痛见于白内障、屈光不正、原发性开角型青光眼等;视力下降而眼底正常见于球后视神经炎、弱视等疾病。

(3)眼压升高:可通过指压或眼压计测量来确定,眼压升高常见于青光眼患者。

(4)眼球突出:是指眼球突出度超出正常范围,可用眼球突出计测量。可因眶内肿瘤、鼻窦炎症或肿瘤、眶内血管异常、甲状腺功能亢进等因素引起。

其他常见的体征还包括角膜上皮脱落、角膜浑浊、前房变浅、晶状体浑浊、玻璃体积血、视网膜脱离、杯/盘比异常等。

（三）辅助检查

视功能检查包括视力、对比敏感度、暗适应、色觉、立体视觉、视野和视觉电生理检查等。影像学检查包括眼超声检查、CT 检查、磁共振检查和眼科计算机图像分析等。辅助检查可进一步明确患者的疾病和阳性体征。

（四）心理—社会状况

视觉的敏锐与否对工作、学习和生活有很大的影响，因此眼病患者的恐惧、焦虑、紧张等心理问题较明显，相同疾病的不同患者，以及同一患者在疾病的不同发展阶段心理问题都会有所不同，因此护士应及时、准确评估患者的心理状态，给予相应的护理。

二、眼科患者常见的护理诊断

护理诊断是关于个人、家庭或社区对现存的或潜在的健康问题或生命过程所产生的反应的一种临床判断，护理诊断提供了选择护理干预的基础，以达到护士职责范围的预期结果。眼科患者常见的护理诊断有以下几点。

（1）感知：紊乱视力障碍与眼部病变有关。

（2）焦虑：与视功能障碍及担心预后不良等因素有关。

（3）自理缺陷：与视功能障碍或术后双眼遮盖等因素有关。

（4）有受伤的危险：与视功能障碍有关。

（5）知识缺乏：缺乏眼病的相关知识。

（6）急性疼痛：与眼压升高、急性炎症反应等因素有关。

（7）慢性疼痛：与眼压升高、炎症反应或缝线刺激等因素有关。

（8）组织完整性受损：由眼外伤所致。

（9）有感染的危险：与机体抵抗力低下或局部创口预防感染措施不当等因素有关。

（10）便秘：与长期卧床、活动减少、精神紧张或生活习惯改变等因素有关。

三、眼科手术患者的常规护理

（一）眼部手术前常规护理

（1）根据病情及拟行的手术向患者或家属讲明手术前后应注意的问题，积极做好患者的心理护理，使患者消除恐惧，密切合作。

（2）了解患者的全身情况，高血压、糖尿病患者应采取必要的治疗及护理措施；如有发热、咳嗽、月经来潮、颜面部疖肿及全身感染等情况要及时通知医生，以便进行必要的治疗和考虑延期手术。

（3）术前 3 d 开始滴抗生素眼药水，以清洁结膜囊。角膜、巩膜、虹膜、晶状体、玻璃体和视网膜等内眼手术需在术前日（急症手术例外）剪去术眼睫毛，并用生理盐水冲洗结膜囊。

（4）训练患者能按要求向各方向转动眼球，以利于术中或术后观察和治疗。指导患者如何抑制咳嗽和打喷嚏，即用舌尖顶压上腭或用手指压人中穴，以免术中及术后因突然震动，引起前房出血或切口裂开。

（5）给予易消化的饮食，保持大便通畅，防止术后并发症。术前一餐，不要过饱，以免术中呕吐。全麻患者术前 6 h 禁食禁水。

（6）协助患者做好个人清洁卫生，如洗头、洗澡、换好干净内衣、内裤，长发要梳成辫子。取下角膜接触镜和所有首饰。

（7）术晨测量生命体征，按医嘱用术前药。

（8）去手术室前嘱患者排空大、小便。

（9）患者去手术室后，护士整理床铺，准备好术后护理用品，等待患者回病房。

（二）眼部手术后常规护理

（1）嘱患者安静卧床休息，头部放松，全麻患者未醒期间去枕平卧，头偏向一侧，防止呕吐物误吸入气

管引起窒息。

(2)术眼加盖保护眼罩,防止碰撞。注意观察局部伤口的渗血情况,眼垫、绷带有无松脱。嘱患者在术后2周内不要做摇头、挤眼等动作。

(3)遵医嘱局部或全身用药。术后数小时内患者如有疼痛、呕吐等,可按医嘱给予镇痛、止吐药。

(4)为避免感染,术后换药时所用的抗生素眼药水、散瞳剂等应为新开封的。敷料每日更换,注意观察敷料有无松脱、移位及渗血,绷带的松紧情况;眼部包扎期间,嘱患者勿随意解开眼带,以免感染。

(5)继续给予易消化饮食,多进食蔬菜和水果,保持大便通畅,有便秘者常规给缓泻剂。

(6)门诊手术患者和住院患者出院前嘱其按医嘱用药、换药和复查。

四、眼科常用护理技术操作

(一)滴眼药法

1.目的

用于预防、治疗眼部疾病、散瞳、缩瞳及表面麻醉等。

2.用物准备

治疗盘内放置滴眼液、消毒棉签。

3.操作步骤

操作前洗手,并核对患者的姓名、性别、药物的名称、浓度,水制剂应观察有无变色和沉淀。患者取坐位或仰卧位,头稍向后仰并向患侧倾斜,用棉签擦去患眼分泌物,用左手示指或棉签拉开患者下睑,右手持滴管或眼药水瓶将药液滴入下穹隆的结膜囊内。用手指将上睑轻轻提起,使药液在结膜囊内弥散。用棉签擦去流出的药液,嘱患者闭眼1~2 min。

4.注意事项

滴药时,滴管口或瓶口距离眼部2~3 cm,勿触及睑缘、睫毛和手指,以免污染;滴药时勿压迫眼球,尤其是有角膜溃疡和角膜有伤口的患者;滴入阿托品类药品时,应压迫泪囊部2~3 min,以免鼻腔黏膜吸收引起中毒。特别注意散瞳剂与缩瞳剂、腐蚀性药物,切忌滴错,以免造成严重后果。同时滴数种药液时,先滴刺激性弱的药物,再滴刺激性强的药物。眼药水与眼药膏同时用时先滴眼药水后涂眼膏。重复滴药的最短间隔时间应为5 min。

(二)涂眼药膏法

1.目的

用于治疗眼睑闭合不全、绷带加压包扎前需保护角膜者以及需做睑球分离的患者。

2.用物准备

眼药膏、消毒圆头玻璃棒、消毒棉签。

3.操作步骤

涂眼药膏前洗手,并核对患者的姓名、眼别、药物的名称和浓度。患者取仰卧位或坐位,头稍向后仰,用左手示指或棉签拉开患者下睑,嘱患者向上方注视,右手将眼药膏先挤去一小段,将眼膏挤入下穹隆,或用玻璃棒蘸眼膏少许,将玻璃棒连同眼膏平放于穹隆部,嘱患者闭眼,同时转动玻璃棒,依水平方向抽出,按摩眼睑使眼膏均匀分布于结膜囊内,不要将睫毛连同玻璃棒一同卷入结膜囊内。必要时给患者加戴眼带。

4.注意事项

涂眼膏前检查玻璃棒有无破损,如有破损应弃去;玻璃棒用后及时消毒以备用。

(三)剪眼睫毛法

1.目的

内眼手术前一天剪去术眼睫毛,使术野清洁,便于手术操作,并可防止手术中睫毛落入眼内。

2.用物准备

剪刀、眼药膏或凡士林、无菌棉签、消毒棉球和眼垫。

3.操作步骤

操作前洗手,并核对患者的姓名和眼别。患者取坐位,先在剪刀的两叶涂上眼药膏或凡士林,以便黏住剪下的睫毛。嘱患者向下看,用手指压住上睑皮肤,使睑缘稍外翻,剪去上睑睫毛;嘱患者向上看,手指压下睑皮肤,使下睑轻度外翻,剪去下睑睫毛,将剪下的睫毛不断用眼垫擦拭干净,以防落入结膜囊内。剪刀用后消毒备用。

4.注意事项

剪睫毛时,嘱患者安静,头部固定不动;动作要轻柔,防止伤及角膜和睑缘皮肤;如有睫毛落入结膜囊内,应立即用湿棉签拭出或用生理盐水冲洗干净。

(四)结膜囊冲洗法

1.目的

清除结膜囊内的异物、酸碱化学物质和脓性分泌物以及手术前清洁结膜囊。

2.用物准备

玻璃洗眼壶或冲洗用吊瓶、受水器、消毒棉球、洗眼液。

3.操作步骤

患者取坐位或仰卧位,头偏向一侧。受水器紧贴患眼侧颊部或颞侧。擦净眼分泌物及眼膏。分开上下睑,冲洗液先冲洗眼睑皮肤,然后再冲洗结膜囊。冲洗上穹窿部时翻转眼睑,嘱患者向下看,冲洗下穹窿部时嘱患者向上看,同时眼球向各个方向转动,轻轻推动眼睑,充分冲洗结膜各部,用棉球拭净眼睑及颊部水滴。将受水器内的污水倒出,消毒后备用。

4.注意事项

冲洗时,洗眼壶距眼 3～5 cm,不可接触眼睑及眼球;冲洗液不可直接冲在角膜上,也不可进入健眼;冬天冲洗液适当加温,冷热适中。化学伤冲洗应充分暴露上下穹窿部,反复多次冲洗,防化学物质残留。如有大块异物不易冲去,可用消毒棉签擦去,冲洗液要足够,冲洗时间不少于15 min。有眼球穿通伤及较深的角膜溃疡者禁忌冲洗。

(五)泪道冲洗法

1.目的

用于泪道疾病的诊断、治疗及内眼手术前清洁泪道。

2.用物准备

注射器、泪道冲洗针头、泪点扩张器、地卡因、消毒棉签和冲洗用液体,必要时准备泪道探针。

3.操作步骤

操作前洗手,并核对患者的姓名和眼别。患者取坐位或仰卧位。压迫泪囊将其中的分泌物挤出,然后将地卡因棉签置于上下泪点之间,闭眼 3 min。用泪点扩张器扩张泪小点,左手轻轻牵拉下睑,嘱患者向上方注视,右手持注射器将针头垂直插入泪小点 1～1.5 min,再水平方向向鼻侧插入泪囊至骨壁。坐位,嘱患者低头;仰卧位,嘱患者头偏向患侧,将针稍向后退,注入药液。通畅者,注入液体自鼻孔流出或患者自诉有水流入口中。如注入液体通而不畅,有液体从鼻腔滴出,提示有鼻泪管狭窄。如进针时阻力大,冲洗液体由原泪点或上泪点溢出,说明泪总管阻塞;如针头可触及骨壁,但冲洗液体逆流,鼻腔内无水,提示鼻泪管阻塞;冲洗后,泪小点有脓性分泌物溢出,为慢性泪囊炎;冲洗时如发现下睑肿胀,说明发生假道,必须停止注水。滴抗生素眼药水并记录冲洗情况,包括从何处进针,有无阻力,冲洗液的流通情况及是否有分泌物等。

4.注意事项

如进针遇有阻力,不可强行推进;若下泪点闭锁,可由上泪点冲洗;勿反复冲洗,避免黏膜损伤或粘连引起泪小管阻塞;急性炎症和泪囊有大量分泌物时不宜进行泪道冲洗。

(六)球旁注射法

1.目的

提高局部组织内的药物浓度,起到消炎、抗感染的作用。

2.用物准备

注射器、5％针头、注射药物、消毒液、消毒棉签。

3.操作步骤

操作前洗手,并核对患者的姓名、眼别、药物的名称及剂量。患者取坐位或仰卧位,坐位头略后仰。常规消毒眼睑周围皮肤。嘱患者向内上方注视,左手持棉签在眶下缘中、外 1/3 交界处定位进针点,右手持注射器经皮肤刺入眶内,紧靠眶下壁垂直刺入 1 cm 左右,固定好针头,轻轻抽吸见无回血后,将药液缓慢推入。左手固定好针旁皮肤,缓慢拔针,用消毒棉签压住针眼至无出血为止。也可在颞上方、或颞下方经球结膜进针。

4.注意事项

如遇到阻力,不可强行进针,可稍稍拔出针头,略改变方向再进针;不宜用一次性注射针头。针头的斜面应向上,防止损伤眼球,切忌针头在眶内上下左右捣动,以免损伤血管和神经;注射过程中要观察眼部情况,如有眼睑肿胀、眼球突出,提示有出血症状,应立即拔针,给予加压包扎或用数块大纱布或眼垫用手按压至止血为止,必要时全身应用止血药。

（七）球后注射法

1.目的

通过眼睑皮肤或下穹窿,经眼球下方进入眼眶的给药方式,用于眼底部给药及内眼手术前麻醉。

2.用物准备

注射器、球后针头、注射药物、2％碘酊、75％酒精、消毒棉签、纱布眼垫、胶布和绷带。

3.操作步骤

注射前洗手,并核对患者的姓名、眼别、药物的名称及剂量。患者取坐位或仰卧位,常规消毒眼睑周围皮肤。嘱患者向鼻上方注视,在眶下缘中、外 1/3 交界处将注射器针头垂直刺入皮肤1～2 cm,沿眶壁走行,向内上方倾斜30°针头在外直肌与视神经之间向眶尖方向推进,进针3～3.5 cm,抽吸无回血,缓慢注入药液。拔针后,嘱患者闭眼并压迫针眼 1 min。轻轻按摩眼球,涂抗生素眼膏,包扎。如出现暂时的复视现象,是药物麻痹眼外肌或运动神经所致,一般 2 h 后症状即可缓解。

4.注意事项

进针时如有阻力或碰及骨壁不可强行进针;注射后如出现眼球突出、运动受限为球后出血,应加压包扎;眼前部有化脓性感染的患者禁忌球后注射。

（八）球结膜下注射法

1.目的

将抗生素、皮质类固醇、散瞳剂等药物注射到结膜下,提高药物在眼局部的浓度,延长药物的作用时间,同时刺激局部血管扩张,渗透性增加,有利于新陈代谢和炎症吸收。常用于治疗眼前部疾病。

2.用物准备

注射器、针头、注射的药物、0.5％～1％地卡因溶液、消毒棉签、纱布眼垫、胶布、抗生素眼膏。

3.操作步骤

注射前洗手,并核对患者的姓名、眼别、药物的名称及剂量。患者取坐位或仰卧位。用0.5％～1％地卡因表面麻醉 2 次,间隔 3～5 min。左手分开眼睑,不合作者可用开睑器开睑,右手持注射器,颞下方注射时嘱患者向上方注视,颞上方注射嘱患者向下方注视,针头与角膜切线方向平行避开血管刺入结膜下,缓慢注入药液,注射后涂抗生素眼膏,戴眼带。

4.注意事项

注射时针头勿指向角膜;多次注射应更换注射部位;为角膜溃疡患者注射时勿加压于眼球;如注射散瞳类药物应注意观察患者的全身状况,并在注射后 20 min 观察瞳孔是否散大。

（九）眼部加压包扎法

1.目的

(1)使包扎敷料固定牢固。

(2)局部加压,起到止血作用。

(3)对于术后浅前房者,局部加压包扎,促进前房形成。

(4)预防角膜溃疡穿孔。

(5)部分眼部手术以后,减少术眼活动,减轻局部反应。

2.用物准备

20 cm纱条1根(双眼加压包扎不必)、眼垫、眼膏、胶布、绷带。

3.操作步骤

操作前洗手,并核对患者的姓名和眼别。患者取坐位,患眼涂眼膏,盖眼垫。单眼包扎者,在健眼眉中心位置一条长约20 cm绷带纱条。绷带头端向健眼,经耳上方由枕骨粗隆下方绕向前额,绕头2周后再经患眼由上而下斜向患侧耳下,绕过枕骨至额部。再如上述绕眼数圈,最后将绷带绕头1～2周后用胶布固定,结扎眉中心部的绷带纱条。

如为双眼包扎,则绷带按"8"字形包扎双眼。起端如以右侧为起点(左侧也可),耳上部绕1～2周后,经前额向下包左眼,由左耳下方向后经枕骨粗隆绕至右耳上方,经前额至左耳上方,向后经枕骨粗隆下方至右耳下方,向上包右眼,呈"8"字形状。如此连续缠绕数周后再绕头2圈,用两根胶布上下平行固定。

4.注意事项

包扎时不可过紧或过松,切勿压迫耳郭及鼻孔;固定点必须在前额部,避免患者仰卧或侧卧时引起头部不适或摩擦造成绷带松脱。

（十）结膜囊细菌培养法

1.目的

查出结膜囊内的细菌,便于诊断和治疗。

2.用物准备

无菌棉签的培养管、酒精灯、无菌棉签。

3.操作步骤

操作前洗手,并核对患者的姓名和眼别。患者取卧位或坐位,左手持棉签牵拉患者下睑皮肤,右手用无菌试管内的无菌棉签在患者的下穹窿部擦拭,然后将试管口在酒精灯火焰上消毒,将棉签放回试管内,送检。

4.注意事项

严格执行无菌操作技术;采集的标本及时送检。

（李　倩）

第三节　视神经炎

一、概述

视神经炎泛指视神经的炎性脱髓鞘、感染、非特异性炎症等疾病,能够阻碍视神经传导功能,引起视功能一系列改变的视神经病变。

临床上常分为视神经乳头炎和球后视神经炎。

球后视神经炎一般可分为急性和慢性,后者为多见。

病因：①局部炎症；②病毒感染；③全身感染；④营养和代谢性疾病；⑤中毒；⑥特发性：多发性硬化、糖尿病、甲状腺功能障碍与本病关系密切。

病理：早期白细胞渗出，慢性期以淋巴细胞和浆细胞为主。中等度损伤形成少量瘢痕，而严重损伤则神经纤维被神经胶质细胞增生代替，引起视神经萎缩。

二、诊断思路

（一）病史要点

视神经乳头炎症常突然发病，视力障碍严重，多累及双眼，多见儿童或青壮年，经治疗一般预后较好，我国40岁以下者约占80%。临床表现：视力急剧下降，<0.1。眼痛：早期前额部疼痛，眼球转动痛。

球后视神经炎突然发病，视力突然减退，甚至无光感。多单眼发病，眶深部痛或眼球转动痛。因球后视神经受累部位不同有以下几种类型：①轴性球后视神经炎，病变主要侵犯乳头黄斑束纤维，表现为视力下降严重，视野改变为中心暗点。②球后视神经周围炎，病变主要侵犯球后视神经鞘膜。梅毒多见，表现为视野向心性缩小。③横断性视神经炎，病变累及整个视神经横断面，表现为无光感（黑矇）。

（二）查体要点

1.视神经乳头炎

瞳孔不同程度散大，直接对光反应迟钝或消失，间接对光发射存在，单眼患者出现相对性传入性瞳孔障碍，称Marcus-Gunn瞳孔。眼底：视盘潮红，乳头表面毛细血管扩张，边缘不清，轻度隆起（<2～3D），筛板模糊，生理凹陷消失，可出现少量出血点。视盘周围视网膜水肿呈放射状条纹，乳头表面或边缘有小出血，静脉怒张弯曲或有白鞘。

2.球后视神经炎

瞳孔中等大或极度散大。直接对光反应消失，间接对光反应存在。眼底：早期无变化，3～4周时视神经色泽改变，颜色变淡。"两不见"症状：患者看不见，医生早期检查无异常。

（三）辅助检查

1.必做检查

（1）视野检查：视神经乳头炎表现为巨大而浓密的中心暗点、重者有周边视野缩小，色觉改变（红绿色觉异常）。球后视神经炎表现为中心、旁中心暗点或哑铃状暗点。

（2）头颅眼眶CT：排除颅内病变。

（3）FFA：动脉期见视盘表层辐射状毛细血管扩张，同时见很多微动脉瘤，早期荧光素渗漏，视盘成强荧光染色。

2.选做检查

视觉电生理检查，了解视神经功能。VEP可表现为不同程度的振幅降低，潜伏期延长。病变侵犯视盘黄斑束纤维，主要表现为振幅降低；病变侵犯球后视神经鞘膜，主要表现为潜伏期延长。

（四）诊断步骤

诊断步骤（图19-6）。

（五）鉴别诊断

视神经乳头炎需与以下疾病鉴别。

1.视盘水肿

常双眼，视盘肿胀明显，隆起高达6～9D，但视功能多正常，或有阵发性黑矇史。视野早期生理盲点扩大而周边视野正常。常伴有其他全身症状，如头痛呕吐等。

2.缺血性视神经病变

发病年龄多在50岁以上，突然发生无痛性、非进行性视力减退，早期视盘轻度肿胀，后期局限性苍白。视野检查：弓形暗点或扇形暗点与生理盲点相连。FFA示视盘早期低荧光或充盈缺损，晚期视盘强荧光。

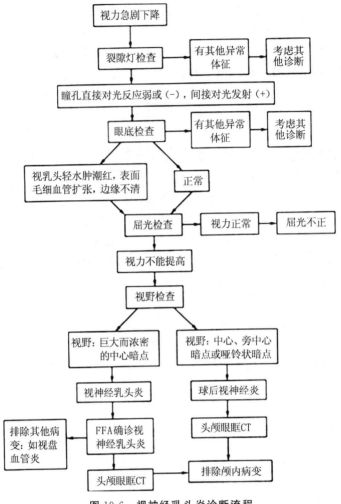

图 19-6　视神经乳头炎诊断流程

3.视盘血管炎

多见于年轻女性,视力轻度减退,视盘充血潮红,轻度隆起(<2~3D),乳头表面或边缘有小出血。视野可为生理盲点扩大。FFA 显示乳头表面毛细血管扩张渗漏明显。激素治疗效果好。

4.假性视乳头炎

常双侧,乳头边界不清,色稍红,隆起轻,多不超过 1~2 屈光度,无出血渗出,终身不变。视力正常,视野正常。FFA 正常。

球后视神经炎需与头颅或邻近组织肿瘤鉴别,其症状与体征均与球后视神经炎相似,头颅 CT 或 MRI 提示颅内占位。

三、治疗与护理措施

(一)经典治疗

(1)积极寻找病因,针对病因治疗。

(2)大剂量糖皮质激素冲击治疗:视神经炎本身是一种自限性疾病,糖皮质激素治疗在短期内能促进视力的恢复,并延缓多发性硬化的发生,采用静脉大剂量、短期疗程。但在长期效果上没有明显的疗效,对最终的视力没有帮助。因此适用于重型病例。

(3)配合抗生素。

(4)血管扩张药:局部及全身应用。

(5)改善微循环及神经营养药:B 族维生素、ATP、辅酶 A、肌苷等。

（6）中医中药。

（二）新型治疗

球后视神经炎，由于视神经肿胀，长时间可导致神经变性坏死，考虑开放视神经管治疗。如为蝶窦、筛窦炎症导致球后视神经炎，视力下降严重可考虑蝶窦筛窦手术。神经内科治疗，如多发性硬化，脱髓鞘性疾病等。

（三）治疗流程

治疗流程（图 19-7）。

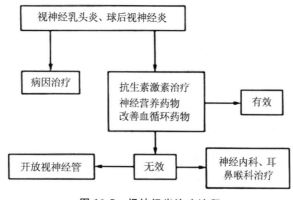

图 19-7 视神经炎治疗流程

四、预后评价

大多数视神经乳头炎病例经过积极治疗都可恢复正常，而且病程较短，预后良好，视盘颜色变淡或苍白。少数重症患者治疗效果缓慢或无效，病程较久，炎症消退后视盘苍白萎缩，视力障碍，预后欠佳。

家族性球后视神经炎病例预后较差，家族性者，多发生于青春期后男性，女性则多为遗传基因携带者。

五、最新进展和展望

视神经炎的基础研究取得了很大的成绩，如研究表明 HLA-DRB1 * 15 基因可能是部分视神经炎患者的遗传易感基因。

很多家族性视神经炎都有特异性基因位点改变，因此基因治疗是目前研究的热点，基因治疗技术已开始应用到视神经炎的动物实验模型中。基因治疗可能会为那些严重的进行性视神经脱髓鞘的患者带来益处。

随着脂肪抑制和 DTI 等磁共振成像新技术的应用，以及钆喷替酸葡甲胺（Gd-DTPA）增强检查等，能更好地显示活体组织内的细微结构，是显示视神经炎的较好检查技术。功能性成像已开始用于评价视神经炎累及的视神经功能及追踪视神经恢复的情况。

（李 倩）

第四节 视交叉病变

一、概述

视交叉位于鞍隔上方，其后缘为第三脑室，漏斗隐窝下方为垂体，位于颅底的蝶鞍内。

病因：蝶鞍部占位性病变为多见原因。①垂体瘤、颅咽管瘤、鞍结节脑膜瘤、大脑前动脉血管瘤、颈内

动脉瘤等;②个别病例由第三脑室肿瘤、视交叉部蛛网膜炎、神经胶质瘤、脑积水等引起。

二、诊断思路

(一)病史要点

常见症状有以下几点。

(1)视力渐进性减退,而早期眼底无异常,易误诊为球后视神经炎。

(2)视野缺损,如双颞侧偏盲为重要体征。

(3)可伴有全身症状或全身疾病病史。

(二)查体要点

1.眼部检查

多为正常,有时可见视神经萎缩或视盘水肿。

2.瞳孔改变

如双侧偏盲性瞳孔强直。

3.垂体肿瘤

常伴有肥胖,性功能减退,男性无须,女性月经失调等。

4.后部损害

多为第三脑室疾病所致;下部损害,多为垂体肿瘤和颅咽管瘤所致;前面损害,蝶窦后壁病变如骨瘤或脑膜瘤所致;上部损害,多为 Willis 血管环或大脑前动脉血管瘤所致;外侧面损害,少见颈内动脉瘤、颈内动脉硬化所致;视交叉本身损害,少见,外伤或视交叉神经胶质瘤所致。

(三)辅助检查

1.必做检查

(1)视野检查:鞍上肿瘤视野改变不规整。垂体肿瘤可见双颞侧偏盲(图 19-8)。

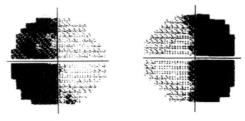

图 19-8　脑垂体瘤病例视野

双颞侧偏盲

(2)CT、MRI 检查:显示局部肿瘤、局部骨质破坏,颅咽管瘤常显示钙化斑。

2.选做检查

(1)DSA 可发现脑血管病变。

(2)垂体内分泌功能检查。

(四)诊断步骤

诊断步骤(图 19-9)。

三、治疗与护理措施

(一)经典治疗

尽早发现和手术摘除肿瘤。视神经萎缩发生后视功能恢复较难。

(二)治疗流程

治疗流程(图 19-10)。

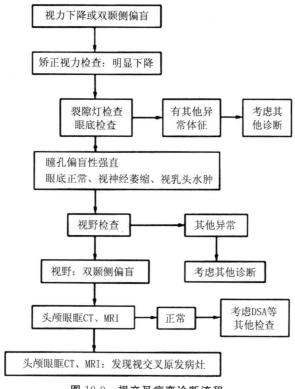

图 19-9　视交叉病变诊断流程

四、预后评价

视神经萎缩发生后视功能恢复较难。

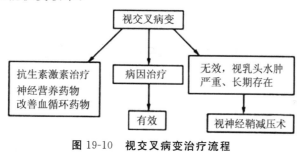

图 19-10　视交叉病变治疗流程

（李　倩）

第五节　视盘水肿

一、概述

视盘水肿指视盘被动水肿，无原发性炎症，早期无视功能障碍。多是其他全身病的眼部表现。

（一）病因

引起视盘水肿的疾病很多。①颅内原因有颅内肿瘤、炎症、外伤、先天畸形等；②全身原因有恶性高血压、肾炎、肺心病等；③眶内原因有眼眶占位、眶内肿瘤、血肿、眶蜂窝织炎等；④眼球疾病有眼球外伤或手术使眼压急剧下降等。

（二）发病机制

视神经的轴质流的运输受到阻滞。

二、诊断思路

(一)病史要点

1.症状

①常双眼,视力多无影响,视功能可长期保持正常的特点是视盘水肿的一个最大特征。少数患者有阵发性黑矇,晚期视神经继发性萎缩引起视力下降。②可伴有头痛、复视、恶心、呕吐等颅内高压症状,或其他全身症状。

2.病史

可有高血压、肾炎、肺心病等其他全身病病史。

(二)查体要点

1.早期型

视盘充血,上、下方边界不清,生理凹陷消失,视网膜中央静脉变粗,视网膜中央静脉搏动消失,视盘周围视网膜成青灰色,视盘旁线状小出血。

2.中期进展型

视盘肿胀明显,隆起 3～4D,呈绒毛状或蘑菇形,外观松散,边界模糊,视网膜静脉怒张、迂曲,盘周火焰状出血和渗出,视盘周围视网膜同心性弧形线。

3.晚期萎缩型

继发性视神经萎缩,视盘色灰白,边界模糊,视网膜血管变细。

(三)辅助检查

1.必做检查

(1)视野:①早期生理盲点扩大(图 19-11);②视神经萎缩时中心视力丧失,周边视野缩窄。

(2)头颅眼眶 CT,排除颅内病变。

2.选做检查

(1)视觉电生理:了解视神经功能。VEP 表现为大致正常。

(2)FFA:动脉期见视盘表层辐射状毛细血管扩张,很快荧光素渗漏,视盘成强荧光染色。

(四)诊断步骤

诊断步骤(图 19-12)。

(五)鉴别诊断

1.视神经乳头炎

突然发病,视力障碍严重,多累及双眼,多见儿童或青壮年,经激素治疗预后较好。伴眼痛。眼底:视盘充血潮红,边缘不清,轻度隆起,表面或边缘有小出血,静脉怒张迂曲或有白鞘。视野检查为中心暗点,色觉改变(红绿色觉异常)。

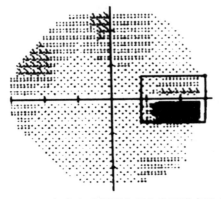

图 19-11 视盘水肿视野表现为生理盲点扩大

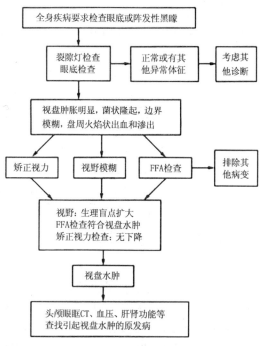

图 19-12 视盘水肿诊断流程

2.缺血性视神经病变

发病年龄多在 50 岁以上,突然发生无痛性、非进行性视力减退,早期视盘轻度肿胀,后期局限性苍白。视野检查:弓形暗点或扇形暗点与生理盲点相连。FFA 示视盘早期低荧光或充盈缺损,晚期视盘强荧光。

3.视盘血管炎

多见于年轻女性,视力轻度减退,视盘充血潮红,轻度隆起,乳头表面或边缘有小出血。视野可为生理盲点扩大。FFA 显示乳头表面毛细血管扩张渗漏明显。激素治疗效果好。

4.假性视乳头炎

常双侧,视盘边界不清,色稍红,隆起轻,多不超过1～2屈光度,无出血渗出,终身不变。视力正常,视野正常。FFA 正常。

5.高血压性视网膜病变

视力下降,视盘水肿稍轻,隆起度不太高,眼底出血及棉绒斑较多,遍布眼底各处,有动脉硬化征象,血压较高,无神经系统体征。

6.视网膜中央静脉阻塞

视力下降严重,发病年龄较大。视盘水肿轻微,静脉充盈、怒张迂曲严重,出血多,散布视网膜各处,多单侧发生。

三、治疗与护理措施

(一)经典治疗

1.寻找病因及时治疗

在早期和中期进展时治疗时能提高视力。

2.药物治疗

高渗脱水剂降低颅内压,如口服甘油、静脉注射甘露醇。辅助用能量合剂(ATP、辅酶 A、肌苷等)、B族维生素类药物。

3.长期视盘水肿患者

经常检查视力及视野。

（二）新型治疗

不能去除病因,药物无效,在观察过程中发现视力开始减退、频繁的阵发性黑矇发生,必须及时行视神经鞘减压术。

（三）治疗流程

治疗流程(图 19-13)。

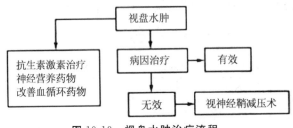

图 19-13 视盘水肿治疗流程

四、预后评价

视盘水肿可逐渐加重,视力障碍发生较晚。病因及早去除,视盘水肿可于 1～2 个月内消失,预后良好。然而,长期严重的视盘水肿的预后很差。视盘水肿长期高于 5 屈光度以上对视功能威胁很大;视网膜静脉明显怒张、迂曲,视网膜上广泛大片出血以及棉绒斑的早期出现常表示视功能濒临危险关头,视网膜动脉明显狭窄变细表示视神经已经发生严重变化;视盘颜色变白表示视神经已经发生萎缩。

（李　倩）

第六节　视路病变

一、概述

视交叉后视路病变不很常见,包括视束病变、外侧膝状体病、视放射病变、枕叶皮质病变。瞳孔反射纤维在视束中伴行,外侧膝状体之前离开视路进入 E-W 缩瞳核。

二、诊断思路

（一）病史要点

双眼同时视力下降,双眼同侧视野缺损,伴有颅内各种症状。

（二）查体要点

眼部检查正常,视束、外侧膝状体病变者病程长时可见视神经萎缩。

瞳孔改变表示病变位于视束,表现为 Wernicke 偏盲性瞳孔强直。外侧膝状体以上的视路损害瞳孔反应正常。表现为同侧偏盲(图 19-14)。

1.视束病变

同侧偏盲和下行性视神经萎缩。视束前 2/3 病变可导致瞳孔改变。视束前部分病变多由于垂体疾病所引起,常伴有垂体疾病的各种症状。后部分病变则可见锥体束损害的症状,如对侧偏瘫和不全麻痹。视束下方有第Ⅲ、Ⅳ、Ⅴ、Ⅵ等脑神经,故有时可能伴有这些神经的损害。病因多为附近组织疾病的影响,如炎症、肿瘤、脱髓鞘性疾病。

2.外侧膝状体及其以上损害

共同特征为:同侧偏盲、瞳孔反应正常、眼底无视神经萎缩。伴有脑部症状。

（1）外侧膝状体病:视野改变特征:一致性同侧偏盲或同侧象限盲,常伴有黄斑回避。但视野缺损无定位诊断依据。

（2）视放射病变：放射神经纤维病变多发生于内囊部。由血管病变或肿瘤引起，视野改变特征：一致性同侧偏盲，可有黄斑回避，可出现颞侧月牙形视野缺损（图 19-15 及图 19-16）。

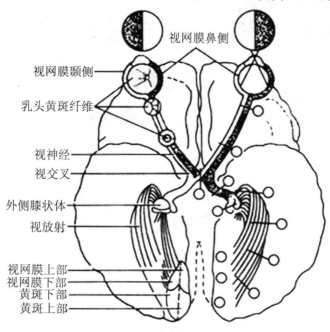

病变部位—视野缺损

视神经损害-单眼盲

视放射内部-轻度不对称下象限盲

视神经接近交叉部-患眼盲对侧颞侧偏盲

视放射中部-轻度不对称同侧限盲

视交叉正中部-双眼颞侧偏盲

视放射后部-两眼一致性同侧偏盲 有黄斑回避

视束损害-双眼同侧偏盲

距状裂皮质前部-对侧眼颞侧新月形缺损

外膝状体附近视束及视放射前部-切线状同侧偏盲

距状裂皮质中部-双眼一致同侧偏盲 有黄斑回避双眼半月形视野存在

视放射前部-不对称上象限盲

枕中极部-对称偏盲性中心暗点

图 19-14 视路病变视野改变

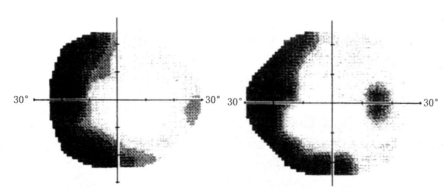

图 19-15 视放射后部损伤视野
双颞侧月牙形视野缺损

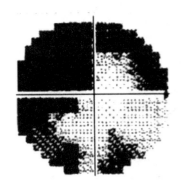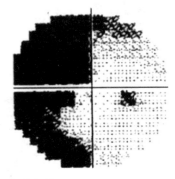

图 19-16　视放射损伤视野
双眼同侧偏盲

①内囊病变:表现为同侧偏盲。②颞叶病变:病变累及视放射下部纤维,可引起病灶对侧的视野的双眼上象限同侧偏盲。一般由于颞叶后部病变。③顶叶病变:病变累及视放射上部纤维,可引起病灶对侧的视野的双眼下象限同侧偏盲。

3.枕叶皮质病变

视中枢位于两侧大脑枕叶皮质的纹状区。最常见的病因为血管性疾病,其次为肿瘤和外伤。视野表现为同侧偏盲并伴有黄斑回避。

(1)距状裂前部受损:病变对侧眼的颞侧月牙形视野缺损。

(2)距状裂中部受损:同侧偏盲伴有黄斑回避,还有病变对侧眼的颞侧月牙形视野缺损。

(3)距状裂后部受损:同侧偏盲性中心暗点。

(4)皮质盲:是由枕叶(距状裂皮质)广泛受损引起,表现为双眼全盲,但瞳孔对光反射依然存在,视盘无异常。常见病因为血管性障碍,其次有炎症、外伤等。

(5)黄斑回避:一般发生在外侧膝状体以上的视路损害。在同侧偏盲的患者中其视野内的中央注视区可保留有 1°～3°的视觉功能区。发生机制不清。

(三)辅助检查

1.必做检查

(1)视野:损害的对侧的双眼同侧偏盲,外侧膝状体以上的视路损害可见黄斑回避。

(2)头颅眼眶 CT、MRI:检查显示局部肿瘤、出血或血管改变。

2.选做检查

DSA:可发现脑血管病变。

(四)诊断步骤

诊断步骤(图 19-17)。

三、治疗措施

原发病治疗,尽早发现和手术摘除肿瘤。视神经萎缩发生后视功能恢复较难。

四、预后评价

视神经萎缩发生后视功能恢复较难。

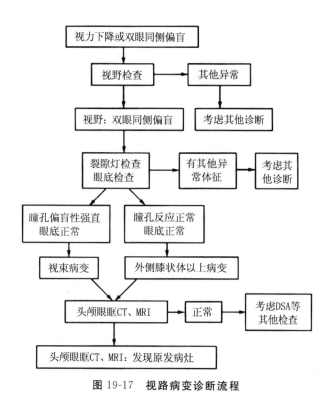

图 19-17 视路病变诊断流程

（李 倩）

第七节 视神经萎缩

一、概述

视神经萎缩是指任何疾病引起视神经发生退行性变性，导致视盘颜色变淡，视力下降。视神经萎缩不是一种单独的疾病，它是多种眼部病变的一种结局，可严重影响以至丧失视功能。

（一）病因

原因很多，但有时临床上很难查出病因。常见病因有：①视盘水肿。②蝶鞍、额叶等颅内占位性病变、脑膜炎、脑炎等。③视神经炎症、视神经缺血、视神经肿瘤、多发性硬化等。④药物中毒、重金属中毒及外伤等。⑤遗传性 Leber 视神经病变等。⑥脉络膜炎症、视网膜炎症、变性。⑦营养障碍，如恶性贫血，严重营养不良等。

（二）病理

①视神经纤维变性、坏死、髓鞘脱失而导致视神经传导功能丧失。②视盘苍白系视盘部位胶质细胞增生、毛细血管减少或消失所致。

原发性视神经萎缩由筛板后的视神经交叉，视束及外侧膝状体以前的视路损害，继发性视神经萎缩由于长期视盘水肿或视神经盘炎而引起，其萎缩过程是上行性。

二、诊断思路

（一）病史要点

临床表现：严重视力减退，甚至失明。视野明显改变，色觉障碍。可有一些特殊病史如中毒外伤史、家族遗传性病变史。

（二）查体要点

1.瞳孔

瞳孔不同程度散大,直接对光反应迟钝或消失,间接对光发射存在。患眼视力严重下降但未失明者Marcus Gunn 征阳性。

2.眼底检查

视盘变苍白为主要特征。原发性者视盘苍白,边界清晰,筛板可见,视网膜血管变细。继发性者视盘灰白污秽,边界模糊,因炎症导致大量神经胶质细胞覆盖,筛板不可见,视盘附近网膜血管变细有白鞘。可查出颅内病变、视神经视网膜原发性疾病等。

（三）辅助检查

1.必做检查

（1）视野检查:不同类型、不同程度的缺损,如中心暗点、偏盲、向心性缩窄。

（2）头颅眼眶 CT:排除颅内病变。

（3）电生理检查:了解视神经功能。VEP 可表现为不同程度的振幅降低,潜伏期延长。

2.选做检查

FFA:视盘一直呈弱荧光,晚期轻着染(图 19-18)。

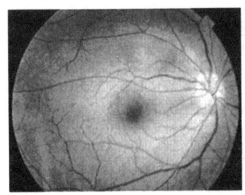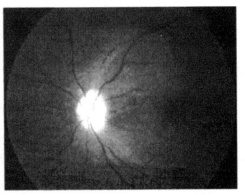

图 19-18　视神经萎缩 FFA
表现视盘早期呈弱荧光,晚期轻着染

（四）诊断步骤

诊断步骤(图 19-19)。

三、治疗措施

（一）经典治疗

积极病因治疗。试用药物:①糖皮质激素。②神经营养药:B 族维生素、ATP、辅酶 A、肌苷、烟酸。③活血化瘀扩张血管。

（二）新型治疗

预后较差,无特殊治疗。

（三）治疗流程(图 19-20)

四、预后评价

视神经萎缩为视神经严重损害的最终结局,一般视力预后很差。患者最后多失明。但垂体肿瘤压迫导致的下行性视神经萎缩,绝大多数手术切除肿瘤后视力可有很大恢复。

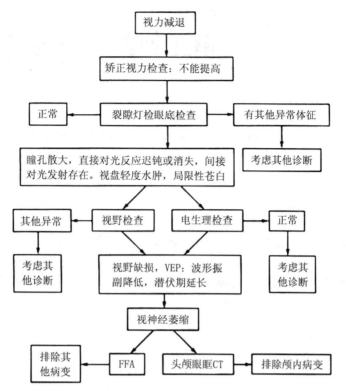

图 19-19 视神经萎缩诊断流程

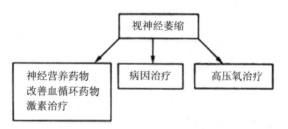

图 19-20 视神经萎缩治疗流程

（李　倩）

第二十章　耳鼻咽喉科疾病护理

第一节　耳鼻咽喉科的护理概述

一、耳鼻咽喉科患者护理病史的采集

耳鼻咽喉科患者的护理病史采集包括患者的一般资料和健康史的采集。

（一）一般资料

包括患者的姓名、性别、年龄、床号、住院号、入院时间、入院方式、平诊还是急诊、疾病诊断等。性别和年龄与许多耳鼻喉科疾病的发生、发展有关。

（二）健康史

1.现病史和主诉

现病史和主诉包括询问患者的主要症状、发病的时间、地点、部位、起病缓急、有无诱因和前驱症状、持续时间、诊断和治疗过程。可以根据 Gordon 的功能健康形态作为评估患者疾病状况的理论依据。如评估患者听觉的主观感受时可以询问患者："您自己觉得听力有问题吗？""您和他人交谈有困难吗？""您平时戴助听器吗？""您喜欢看电视或听收音机时开很大声音吗？""您有耳痛或耳流脓吗？""您有眩晕或耳鸣吗？""您最近有感冒过吗？""您看过医生吗？""您上次检查听力在什么时候？""在噪声环境下您注意采取保护听力的措施吗？"等问题。也可以通过与患者交谈时观察患者听的姿势和回答的是否切题判断患者的听力情况。

2.过去的健康状况

询问患者有无相关的全身系统性疾病如高血压、动脉硬化、心脏病、糖尿病、血液病、营养不良、全身感染、艾滋病、梅毒等疾病，女性患者有无怀孕史等。

询问患者有无外伤史、手术史、过敏史，受伤的过程、手术的名称、过敏的时间、过敏物质、过敏表现、如何缓解等。

有无特殊用药史，如使用抗组胺药、糖皮质激素、肾上腺素类药物、抗肿瘤药、氨基糖苷类等耳毒性药物等。如果患者有使用特殊药物的病史，应详细询问药物的名称、剂量、使用方法等。

一些耳鼻喉科疾病如喉癌、声带息肉、耳聋、外耳道炎、耵聍栓塞、外耳道异物等与不良的生活习惯如吸烟、饮酒、高声喊叫以及卫生习惯和饮食习惯有关，应询问患者饮食习惯、卫生习惯等，了解有无不当卫生习惯和饮食习惯。询问两便情况、睡眠状况等。

3.家族史

询问患者有无过敏性疾病、肿瘤、耳聋等家族史，是直系亲属还是旁系亲属，其性别、发病年龄等。

二、耳鼻咽喉科患者的身体状况

身体状况的评估侧重于耳、鼻、面部、咽、喉、口腔、头颈部位结构和功能有无异常表现，包括主观症状和客观体征，同时也要重视全身健康状况的评估。

（一）耳部常见症状和体征

1.耳部常见的临床症状

（1）耳郭形状异常：多见于先天性耳郭畸形、外伤或耳郭疾病如耳郭化脓性软骨膜炎等。患者因形象

有异常可能会产生自卑心理。

(2)耳痛:约95%为耳病所致,5%为牵涉性痛。耳痛的性质有钝痛、刺痛、抽痛等。常见的原因有耳周及耳的各部分发生炎症、耳部外伤、耳部肿瘤等。耳痛会引起患者烦躁不安,无法正常学习和生活。小儿会哭吵不安、摇头、用手扯耳等。

(3)耳漏:指经外耳道流出或在外耳道积聚异常分泌物。黏液性或脓性耳漏多见于急慢性化脓性中耳炎,水样耳漏要警惕脑脊液耳漏。耳道长期流脓且伴有臭味的患者可能不愿与人接触,自尊降低。

(4)耳聋:临床上将不同程度的听力下降称为耳聋,根据病变部位分为传导性聋、感音神经性聋和混合性聋。传导性聋即病变部位发生在外耳和中耳的传音结构,感音神经性聋即病变发生在耳蜗和耳蜗以后的各部位,混合性聋为兼有传导性聋和感音神经性聋。听觉是人们语言正常发展和与人交往的重要基础,失去听觉会导致小儿言语功能发育障碍、社交困难、日常工作和生活严重受影响,患者易产生焦虑、孤独、恐惧、自卑等各种心理问题。

(5)耳鸣:是听觉功能紊乱所致的常见症状,患者主观感到耳内有鸣声,而周围环境并无相应的声源。传导性耳聋患者的耳鸣为低音调如机器轰鸣,感音神经性聋的耳鸣多为高音调如蝉鸣。耳鸣常会使患者感到烦躁、失眠、头晕、情绪易激动等,而心理障碍又可加重耳鸣,形成恶性循环。

(6)眩晕:是自身与周围物体的位置关系发生改变的主观上的错觉,大多由外周前庭病变引起,表现为睁眼时周围物体旋转,闭眼时自身旋转,多伴有恶心、呕吐、出冷汗等自主神经功能紊乱现象。

2.耳部常见体征

(1)鼓膜充血:多见于大疱性鼓膜炎、急性化脓性中耳炎早期、急性乳突炎等。

(2)鼓膜穿孔:常见于鼓膜外伤、急性化脓性中耳炎未及时控制、慢性化脓性中耳炎等。

(3)鼓室积液:多见于分泌性中耳炎。

(二)鼻部常见症状和体征

1.鼻部常见症状

(1)鼻塞:常见于鼻及鼻窦疾病,如鼻炎、鼻窦炎、肿瘤、鼻中隔偏曲等。由于引起鼻塞的原因和病变程度不同,可表现为单侧或双侧鼻塞,持续性、间歇性或交替性鼻塞。

(2)鼻漏:是指鼻内分泌物外溢。由于原因不同,分泌物性状各异,水样鼻漏多见于急性鼻炎早期和变应性鼻炎发作期;脑脊液鼻漏多发生于外伤或手术后,可疑者测定其葡萄糖含量及蛋白定量可确诊;黏液性鼻漏见于慢性单纯性鼻炎;黏脓性鼻漏见于急性鼻炎恢复期、慢性鼻炎和鼻窦炎等;脓性鼻漏见于较重的鼻窦炎,有时伴有臭味;血性鼻漏即鼻分泌物中带有血液,见于鼻腔、鼻窦、鼻咽部肿瘤或鼻腔异物等。

(3)鼻出血:鼻部常见症状。可由鼻外伤、鼻黏膜干燥、挖鼻、鼻部手术、鼻咽癌、鼻中隔偏曲等局部原因引起,也可由全身疾病如高血压、动脉硬化、血液病、高热等引起。少量出血对患者无明显影响,大量出血会致命,可引起患者和家属恐惧和高度紧张。

(4)嗅觉障碍:按原因可分为3种类型:①呼吸性嗅觉减退和失嗅,如鼻腔阻塞、全喉或气管切开术后,呼吸气流不经鼻腔。②感觉性嗅觉减退和失嗅,因嗅黏膜、嗅神经病变而不能感到嗅素存在。③嗅觉官能症,因嗅中枢及嗅球受刺激或变性所致,患者可能会产生嗅觉过敏,嗅觉倒错,幻嗅等,多见于癔症、神经衰弱、精神病等患者。嗅觉障碍会引起患者食欲下降、精神不振等心理症状。

2.鼻部常见体征

(1)鼻黏膜充血、肿胀,鼻甲充血、肿大:常见于急慢性鼻炎、鼻窦炎、变应性鼻炎。

(2)鼻黏膜干燥,鼻甲缩小:见于萎缩性鼻炎。

(3)鼻窦面部投射点红肿和压痛:见于炎症较重的急性鼻窦炎患者。

(三)咽部常见症状和体征

1.咽部常见症状

(1)咽痛:为咽部最常见的症状。由咽部急慢性炎症、溃疡、手术、异物或咽部邻近器官疾病引起,也可以是全身疾病的伴随症状。患者常因咽痛而不愿进食。

（2）咽部感觉异常：患者自觉咽部有异物感、堵塞、贴附、瘙痒、干燥等异常感觉，常用力"吭"以清除。常见的原因有咽部及其周围组织的器质性病变，如慢性咽炎、咽角化症、扁桃体肥大等，也可为神经官能症的一种表现，多与恐惧、焦虑等精神因素有关。

（3）吞咽困难大致可分为 3 种。①功能障碍性：凡导致咽喉疼痛的疾病均可引起吞咽困难。②梗阻性：因咽部肿瘤、食管狭窄、肿瘤、扁桃体过度肥大，妨碍食物下行。③麻痹性：因中枢性病变或周围性神经炎引起咽肌麻痹。吞咽困难严重的患者常处于营养不良、饥饿消瘦状态。

（4）打鼾：睡眠时因软腭、悬雍垂、舌根等处软组织随呼吸气流颤动而产生节律性声音。各种病变造成的上呼吸道狭窄如肥胖等均可引起打鼾。鼾症患者常有注意力不集中、记忆力减退、工作效率低，且因鼾声影响他人而影响人际交往。

2.咽部常见体征

（1）咽部黏膜充血肿胀：咽后壁淋巴滤泡增生，见于急慢性咽炎、急慢性扁桃体炎、扁桃体周围脓肿、咽后脓肿等。

（2）腭扁桃体肥大：见于急慢性扁桃体炎、扁桃体生理性肥大、扁桃体肿瘤等。临床上常将腭扁桃体肥大分为三度：一度肥大扁桃体仍限于扁桃体窝内；二度肥大扁桃体超出扁桃体窝，但距中线尚有一定距离；三度肥大扁桃体肥大如核桃，达到或接近中线，甚至两侧扁桃体能相互触碰。

（3）腺样体肿大：见于急性腺样体炎、腺样体肥大等。

（4）鼻咽部隆起或新生物：见于鼻咽纤维血管瘤、鼻咽癌等。

（四）喉部常见症状和体征

1.喉部常见症状

（1）声音嘶哑：是喉部疾病最常见的症状，表示病变累及声带。常见原因主要是声带病变如炎症、息肉、肿瘤以及支配声带运动的神经受损等。

（2）喉痛：多见于喉部急性炎症如急性喉炎、急性会厌炎、喉软骨膜炎，也可因喉关节病变和喉部恶性肿瘤晚期引起。喉痛常在吞咽时加重，使患者不敢吞咽，造成吞咽困难。

（3）咯血：喉部病变引起的咯血多为少量，表现为痰中带血。常见于喉癌晚期、喉结核、喉血管瘤、喉异物等。

2.喉部常见体征

（1）吸气性呼吸困难：常见于喉部阻塞性病变者，主要表现为吸气时间延长，吸气时空气不易进入肺内，此时胸腔内负压增加，出现胸骨上窝、锁骨上窝、剑突下以及肋间隙软组织凹陷，临床上称之为"四凹征"。

（2）喉喘鸣：是由于喉或气管发生阻塞，患者用力呼吸，气流通过喉或气管狭窄处发出的特殊声音。

（五）全身情况的评估

除上述耳鼻咽喉部的异常表现外，还应注意评估患者的全身情况，包括对患者意识状态的判断、生命体征的测量，有无头痛、发热、精神委靡等全身症状。通过全身其他部位的体格检查了解有无其他异常体征。评估患者目前的不适状况是否引起饮食、营养、排泄、睡眠、自理、活动等方面的改变，改变的程度如何等。

三、耳鼻咽喉科患者的检查

（一）一般检查

1.耳部检查

（1）耳郭、外耳道口及耳周检查。

1）视诊：观察耳郭的形状、大小及位置，有无畸形、红肿、局限性隆起、破损等，耳周有无红、肿、瘘口、瘢痕、赘生物及皮肤损害等。

2）触诊：触诊乳突区、鼓窦区有无压痛，耳周淋巴结是否肿大。如耳后肿胀，注意有无波动感。遇有瘘

口,应以探针探查其方向及瘘管走向。

3)嗅诊:有助于鉴别诊断。如胆脂瘤有特殊的腐臭,中耳癌常有恶臭。

(2)外耳道及鼓膜检查。

徒手检查:由于外耳道呈弯曲状,应用单手亦可用双手将耳郭向后、上、外方轻轻牵拉,使外耳道变直;同时将耳屏向前推压。婴幼儿外耳道呈裂隙状,检查时应向下牵拉耳郭。当耳道狭小或炎症肿胀时,可用漏斗状的窥耳器撑开狭窄弯曲的耳道,以利检查。

观察外耳道内有无耵聍栓塞、异物、疖肿、新生物、瘘口、狭窄、骨段后上壁塌陷等。有脓液时,观察其性状和气味,可做细菌培养及药敏试验,并将脓液清除,以便窥清鼓膜。当耵聍堆积成团后经常为褐色硬块,需用3%苏打水软化后再清理。外耳道黑色污状物或黄白色点片状分布的污物常为外耳道真菌的表现。外耳道皮肤无黏液腺,当拭出黏液或黏脓时,应考虑为中耳疾病并发鼓膜穿孔。

观察鼓膜时,先找到光锥,再相继观察锤骨柄、短突及前后襞,区分鼓膜松弛部和紧张部。注意鼓膜的色泽、活动度、有无穿孔等。若有穿孔,注意穿孔的位置和大小,鼓室黏膜是否充血、水肿,鼓室内有无肉芽、息肉或胆脂瘤等。急性炎症时,鼓膜充血、肿胀;鼓室内有积液时,鼓膜色泽呈黄、琥珀、灰蓝色,可见气泡;鼓室硬化症时鼓膜增厚或萎缩变薄,出现钙斑;胆固醇肉芽肿或颈静脉球高位、颈静脉球体瘤表现为蓝鼓膜。

电耳镜检查:电耳镜是自带光源和放大镜的窥耳器。操作方便,无需其他光源,可发现肉眼不能觉察的细微病变。

鼓气耳镜检查:鼓气耳镜是在漏斗型耳镜后端安装一个放大镜,在耳镜的一侧通过细橡皮管与橡皮球连接。检查时,将鼓气耳镜与外耳道皮肤紧贴,通过反复挤压、放松橡皮球,使外耳道交替产生正、负压,同时观察鼓膜内、外向的活动度。鼓室积液或鼓膜穿孔时鼓膜活动度降低或消失,咽鼓管异常开放和鼓膜菲薄时鼓膜活动度明显增强。鼓气耳镜检查可发现细小的穿孔,通过负压吸引作用使不易窥见的脓液从小穿孔向外流出。鼓气耳镜还能行瘘管试验,详见前庭功能检查法。

光导纤维耳窥镜或电子耳窥镜检查:有硬管镜和软管镜两种。可精确观察鼓膜和中耳的结构,并将结果通过监视器显示或照相打印。

耳镜检查时,前端勿超过软骨部,以免引起疼痛。

2.鼻部检查

(1)外鼻。

视诊:观察外鼻的形态(如有无外鼻畸形,前鼻孔是否狭窄)、颜色(如早期酒渣鼻时皮肤潮红)、活动(如面神经瘫痪时鼻翼塌陷及鼻唇沟变浅)。

触诊:如鼻骨骨折时鼻骨的下陷、移位等及鼻窦炎时的压痛点、鼻窦囊肿时的乒乓球样弹性感。

听诊:受检者有无开放性或闭塞性鼻音等。

(2)鼻腔。

徒手检查:以拇指将鼻尖捏起并左右活动,利用反射的光线观察鼻前庭的情况。

前鼻镜检查如下。

目的:观察鼻前庭及鼻腔的情况。

用物准备:前鼻镜、卷棉子、1%麻黄碱生理盐水或其他鼻用减充血剂。

检查方法:先将前鼻镜两叶合拢,与鼻腔底平行伸入鼻前庭,勿超过鼻阈,然后将前鼻镜的两叶轻轻上下张开,拾起鼻翼,扩大前鼻孔,按下述三种头位顺序检查。第一头位:患者头面部呈垂直位或头部稍低,观察鼻腔底、下鼻甲、下鼻道、鼻中隔前下部分及总鼻道的下段。第二头位:患者头稍后仰,与鼻底成30°,检查鼻中隔的中段以及中鼻甲、中鼻道和嗅裂的一部分。第三头位:头部继续后仰30°,检查鼻中隔的上部、中鼻甲前端、鼻丘、嗅裂和中鼻道的前下部。注意观察鼻甲有无充血、水肿、肥大、干燥及萎缩,中鼻甲有无息肉样变,各鼻道及鼻底是否积聚分泌物及分泌物的性状,鼻中隔病变(偏曲、骨嵴、骨棘、穿孔、出血、血管曲张、溃疡糜烂或黏膜肥厚),鼻腔内有无异物、息肉或肿瘤等。检查完毕,取出前鼻镜。

注意事项：①前鼻镜伸入鼻前庭时，不可超越鼻阈，以免引起疼痛或损伤鼻中隔黏膜。②如鼻甲肿胀或肥大，可用1％麻黄碱生理盐水或其他鼻用减充血剂收缩鼻黏膜后再进行检查。③张开镜叶取出前鼻镜，以免夹住鼻毛。

后鼻镜（间接鼻咽镜）检查如下。

目的：弥补前鼻镜检查的不足。

用物准备：间接鼻咽镜、压舌板、1％丁卡因喷雾剂。

操作步骤：受检者端坐，头微前倾，用鼻呼吸以使软腭松弛。检查者右手持镜，左手持压舌板下压舌前2/3，右手以握笔姿势将加温而不烫的后鼻镜从左侧口角送到软腭与咽后壁之间，调整镜面分别观察软腭背面、鼻中隔后缘、后鼻孔、各鼻道及鼻甲后端、咽鼓管咽口、咽隐窝、圆枕、鼻咽顶部及腺样体等结构。观察有无黏膜充血、粗糙、出血、溃疡、增生肥厚，有无新生物等。

注意事项：①压舌板勿太深入，鼻咽镜勿接触咽后壁或舌根，以免引起恶心。②咽隐窝饱满常是鼻咽癌早期特征之一。③咽反射敏感致检查不配合者，可用1％丁卡因作表面麻醉，数分钟后再行检查。

（3）鼻窦。

视诊：观察与鼻窦相应面颊部及前额部有无红肿、下塌或隆起，眼球有无移位、运动异常，上颌齿龈有无肿胀、溃疡、牙齿松动等。

触诊：与鼻窦对应部位有无波动感、乒乓球感，有无压痛等。

前鼻镜检查：观察鼻腔的中鼻道或是嗅裂处有无脓液引流出来，若中鼻道有脓液流出，说明前组鼻窦有炎症，嗅裂有脓液说明后组鼻窦有炎症。观察阻塞引流的病变，如中鼻甲黏膜有无肿胀或息肉样变性，中鼻道内有无钩突或筛泡肥大，有无息肉或新生物。

体位引流如下。

目的：疑有鼻窦炎而前鼻镜检查未见到脓液者，可行体位引流。

用物准备：1％麻黄碱生理盐水棉片、前鼻镜、后鼻镜。

引流方法：用1％麻黄碱棉片置入鼻腔，收缩下鼻甲及中鼻道和嗅裂处黏膜，使窦口通畅便于引流。疑上颌窦积脓，侧卧低头位，患侧在上；疑额窦或筛窦积脓，取正坐位，约10～15 min后取出棉片，行鼻镜检查。

3.咽部检查

（1）口咽检查。

视诊：受检者端坐，张口，压舌板轻压舌前2/3处，观察口腔黏膜有无充血、溃疡或新生物；软腭有无下塌或裂开，双侧运动是否对称；悬雍垂有无水肿、过长；腭咽弓和腭舌弓有无充血、瘢痕和粘连；扁桃体是否肿大或萎缩，有无脓液或豆腐渣样物阻塞，有无溃疡、角化物或新生物；咽后壁有无淋巴滤泡增生、肿胀和隆起。

触诊：受检者端坐，检查者用手指沿右侧口角伸入咽部，对扁桃体窝，舌根及咽侧壁进行触诊，有助于诊断这些部位的肿瘤。

（2）鼻咽检查。

间接鼻咽镜检查。

鼻咽指诊：有一定不适感，一般不常做，但需要判别鼻咽部肿物大小、质地及原发部位时，可行此项检查。方法是检查者右手示指戴橡皮指套或手套，将示指经口腔伸入鼻咽部，触诊相关部位。因易诱发恶心、呕吐，故检查时间要短。在成人，可用1％丁卡因麻醉口腔黏膜。在小儿，行此检查时应戴可弯曲的金属护指，以防咬伤。

颈部扪诊：颈部淋巴结肿大常提示某些咽部疾病，故应注意，具体手法见颈部检查。

4.喉部检查

视诊：观察喉的外部大小、形状及位置是否正常，两侧是否对称。

触诊：用手指触诊甲状软骨和环状软骨的前部，注意喉部有无肿胀、触痛、畸形以及颈部有无肿大的淋

巴结或皮下气肿等。用拇指、示指按住喉体,向两侧推移,可扪及甲状软骨板后缘与颈椎的摩擦感,如喉癌发展至喉内关节,这种摩擦感往往消失。行气管切开术时,可以环状软骨弓、甲状软骨切迹等为标志,找到和其下缘连接的气管。

5.颈部检查

受检者取坐位或卧位,头颈部完全暴露在良好的光线下依次进行以下检查。

(1)视诊:观察颈部位置,两侧是否对称,有无斜颈、强直,活动受限,有无静脉充盈、血管的异常搏动;观察皮肤有无充血、肿胀、瘘管、溃疡等;注意喉结的位置及外形,有无局部隆起;观察颈部肿块的部位、形状、大小及有无搏动,其表面皮肤的色泽及有无血管扩张等情况;注意腮腺、颌下腺、甲状腺有无肿大。

(2)触诊:按一定顺序对颈部每个区域进行系统触诊。①先行颏下区及下颌下区检查,滑行至下颌角。注意此区内淋巴结及颌下腺有无肿大。②颈深上下淋巴结区。③颈后三角:注意枕后淋巴结、副神经淋巴结有无肿大。④锁骨上区。⑤甲状腺触诊。检查者站于受检者身后,一手示指、中指施压于一侧甲状软骨,将气管推向对侧,另一手拇指在对侧胸锁乳突肌后缘向前推挤甲状腺。或检查者站在患者对面,用一手拇指将甲状软骨推向检查侧,另一只手示指、中指在检查侧的胸锁乳突肌后缘推挤甲状腺,拇指在胸锁乳突肌前缘触诊。嘱受检者吞咽,重复检查。

(3)听诊:甲亢患者因腺体内血流增加,可在甲状腺区闻及一持续性静脉"嗡鸣"声。颈动脉瘤、颈动脉体瘤、主动脉瘤、锁骨下动脉瘤等,可听到收缩期杂音。血管丰富的肿瘤及紧贴于颈部大血管的肿瘤有时也可以听到血管杂音。咽和颈段食管憩室时,吞咽时可在颈部相应部位听到气过水声。喉阻塞时可听到喉鸣音。

(二)辅助检查

1.咽鼓管功能检查

(1)鼓膜完整者可采用以下方法。

吞咽试验法:①听诊法:将听诊器前端换为橄榄头,置于受试者外耳道口,嘱其作吞咽动作。咽鼓管功能正常时,检查者经听诊管可听到"嘘嘘"声。②鼓膜观察法:请受试者作吞咽动作,此时观察鼓膜,若鼓膜随吞咽动作而向外运动,示功能正常。

咽鼓管吹张法:①瓦尔萨尔法(Valsalva method):又称捏鼻闭口呼吸法。受试者以手指将两鼻翼向内压紧,紧闭双唇,同时用力呼气。咽鼓管通畅者,检查者可从听诊管内听到鼓膜的振动声,或可看到鼓膜向外膨出。②波利策法(Politzer bag):适用于小儿。嘱受试者含水一口,检查者将波氏球前端的橄榄头塞于受试者一侧前鼻孔,另侧前鼻孔以手指紧压之。告受试者将水吞下,于吞咽之际,检查者迅速紧压橡皮球。咽鼓管功能正常者,在此软腭上举、鼻咽腔关闭,同时咽鼓管开放的瞬间,从球内压入鼻腔的空气即可逸入鼓室,检查者从听诊管里可听到鼓膜振动声。

导管吹张法:通过一根插入咽鼓管咽口的咽鼓管导管,向咽鼓管吹气,同时借助连接于受试者耳和检查者耳的听诊管,听诊空气通过咽鼓管时的吹风声,以判断其通畅度。常用的有圆枕法和鼻中隔法。禁忌证:急性上呼吸道感染;鼻腔或鼻咽部有脓性分泌物未清除者;鼻腔或鼻咽部有肿瘤、异物或溃疡等;鼻出血患者。操作时应注意动作轻柔,吹气时用力适当,鼻腔或鼻咽部有脓液痂皮时,吹张前应去除之。

声导抗仪检查法:可以用声导抗的气泵压力系统检测吞咽对外耳道压力的影响;也可以比较捏鼻鼓气法前后的鼓室导抗图,若峰压点有明显的移动或鼓室压力发生变化,说明咽鼓管功能正常,否则为功能不良。

(2)鼓膜穿孔者可采用以下方法。

鼓室滴药法:通过向鼓室内滴入有味、有色或荧光素类药液,观察咽鼓管咽口有无药液流出,以检查咽鼓管是否通畅。

咽鼓管造影术:将碘油造影剂滴入外耳道,经鼓膜穿孔流入鼓室,同时摄 X 线片,了解咽鼓管有无狭窄或梗阻及排液功能。

鼓室内镜检查法。

声导抗仪检查法:用声导抗的气泵压力系统检测咽鼓管平衡正负压的功能。如果不能达到或维持监测压力,或吞咽后压力减小,说明咽鼓管通畅。

2.听力检查

分为主观测听和客观测听法两大类。主观测听因受受检者主观意识及行为配合的影响,故在某些情况下,其结果不能正确反应受检者的实际听功能水平。本节将介绍几种常用的听力检查方法。

(1)音叉试验。

目的:初步鉴别耳聋为传导性或感音神经性聋。

Rinne 试验:采用 512 Hz 音叉,敲响后将叉柄置于耳后乳突鼓窦区,问受检者能否听到声音,此为骨导。将音叉头端置外耳道口外 1 cm 处,使叉头与外耳道口平行,问能否听到,此为气导。一般正常人耳气导时间比骨导时间长两倍,即气导>骨导,为林内试验阳性。如气导<骨导,则称林内试验阴性,此现象见于传导性耳聋或重度感音神经性耳聋。正常人耳骨导受气导抑制或受环境噪音掩蔽,故气导>骨导。如外耳、中耳病变使空气传导发生障碍,则气导缩短而骨导相对延长。

Weber 试验:取 256 Hz 或 512 Hz 音叉,敲响后将叉柄置颅骨中线如头顶、额、颏或下颌处,问受检者声音有无偏向。如两耳正常则无偏向。否则,感音性聋者偏于健侧,传音性聋者偏于患侧,有岛状听力和精神异常者则偏向不定。

Schwabach 试验:取 256 Hz 音叉,敲响后将音叉柄先置检查者自身耳后鼓窦区(检查者本人听力必须正常)。当听不到声音时速将叉柄置受检者鼓窦区,问能否听到声音,如能听到提示受检者骨导较正常人延长。反之,亦可同法先试受检者后试自己。骨导延长表示患传音性聋,缩短则示感音神经性聋。

注意:以上音叉试验,应该结合考虑才能得出正确结果。

(2)纯音测听。

目的:通过音频振荡发生不同频率和强度的纯音,测试听觉范围内不同频率的听敏度,对听力损失的类型和病变部位作出初步诊断。

检查过程:被检者在耳机中会听到不同大小的声音,听到声音后举手或者按钮,以示听到声音,声音为短暂的纯音,有时候会在被检耳的对侧耳加噪音,被检者只要注意检测的短暂纯音。

检测报告解读:①传导性听力损失:骨导正常,气导下降,骨气导的间距通常大于 20 dB。气导下降不超过 60~65 dB。②感音神经性听力损失:气导和骨导同步下降,两者间距小于 20 dB。③混合性听力损失:气导和骨导均有下降,以气导下降为主,两者间距大于 20 dB。

注意事项:纯音测听需要患者的配合,检查前需要详细告知检查的过程和如何配合。婴幼儿以及年幼的儿童一般无法完成,重度耳聋患者和老年患者等结果不一定可靠。有些纠纷案件的当事人,可能伪装成没有听力。

在测试前,应完成相应的外耳道和鼓膜的检查,并提供完整的病史,以便听力师了解必要的情况。

检查前,听力师要向被检者告知检查中如何配合,如何示意听了声音,对掩蔽音的认识。

(3)声导抗测试。

目的:通过测量中耳传音机构的声阻抗(或称声导纳)来客观评估中耳功能。

检查过程:被检者的双耳中会被放置能发出声音刺激的耳塞,其中一个带加压和测压装置,通过加减耳道压力和声音刺激,观察耳道压力和容积的变化。

检测报告解读:①鼓室功能曲线:了解中耳功能情况。鼓室压图常见的有 A 型、B 型和 C 型等;A 型曲线表示中耳功能正常,B 型曲线表示鼓室积液,C 型曲线表示咽鼓管功能障碍。②静态声顺值:代表中耳传音系统的活动度,正常值为 0.30~1.67 mL。③镫骨肌声反射:强声刺激(听阈上 70~100 dB)可引起镫骨肌反射性收缩,使鼓膜、听骨链劲度增加,减少声音向内耳传导。一侧声刺激可导致双侧镫骨肌反射性收缩。

注意事项:声阻抗检查不需要患者的配合,可以检查更小的儿童,只要患儿不哭闹,一般可完成检查,

对于年龄较小的儿童,可以通过转移其注意力的方式,完成检查。

检查前,应当检查外耳道,如果有耵聍栓塞,则无法进行检查。

在检查过程中,一般不能做吞咽动作,不要说话和做头颈部的运动。

(4)耳声发射检测。

目的:反映耳蜗尤其是外毛细胞的功能状态,包括自发性耳声发射和诱发性耳声发射。

适应证:可用于蜗性损害的早期定量诊断;鉴别耳蜗性聋及蜗后性聋;进行新生儿听力筛查等。

检查过程:受测耳中会放置耳塞,通过声音刺激,接收鼓膜发射的声波。检查过程短,一般不需特殊配合,可用于婴幼儿。

报告解读:耳声发射图是以不同频率的声反射阈连线组成。声反射阈大于背景噪音 10 dB 为正常,小于背景基线为无反应。听力正常者瞬时性耳声发射的出现率为 90%～100%。纯音听阈>30 dBnHL 时,诱发性耳声发射消失。畸变产物耳声发射主要反映 4 kHz 以上频率外毛细胞的功能。

注意事项:①检查前要注意患者的耳道是否通畅清洁,是否有耵聍栓塞和中耳炎症。②对于婴幼儿,由于难于清理耳道,如果一次未通过,可以待清理耳道内耵聍后复查。

(5)听性脑干诱发电位。

目的:客观检测听觉系统与脑干功能。用于评估婴幼儿、极重度耳聋患者的听力,对听力进行鉴定。

检查过程:患者平卧,全身放松,没有肌肉运动,在头部粘贴电极,通过耳机给短声刺激,检测电位的产生。

检测报告解读:分析指标中Ⅰ、Ⅲ及Ⅴ波最重要。评判标准包括Ⅴ波反应阈(正常为 30 dBnHL)及潜伏期。Ⅰ波潜伏期 1.5～2.0 毫秒,中枢传导时间<4.6 毫秒,双耳Ⅴ波潜伏期差值<0.4 毫秒。

注意事项:①检查前患者要口服镇静药物,以保证检查中没有肌电的干扰。②有些患儿不易入睡,应该在预约时,告诉家长注意在检查前要让患儿少睡,如晚睡早起。③镇静药物可能会影响呼吸中枢,所以,要注意镇静药物的使用量。常用药物为 10%水合氯醛糖浆,小儿的使用量为每千克体重 50 mg,不超过 1 g。

(6)多频稳态诱发电位。

基本原理:调频和调幅处理后的不同频率声波刺激耳蜗基膜上的感受器,致相应听神经发出冲动,传至听觉中枢,引起头皮表面电位变化,这种电位变化由计算机记录下来并进行处理,系统自动判断有无反应出现。

目的:用于新生儿听力筛查、婴幼儿听力检测、人工耳蜗术前评估等。

检查过程和注意事项与听觉脑干诱发电位相同。

检测报告解读:电脑根据采集的信号,自动判读结果,得到客观听力图、相位图、频域图和详细的原始数据。

3.前庭功能检查

目的:了解前庭功能状况,并为定位诊断提供依据。主要分为平衡及协调功能检查、眼动检查三个方面。

(1)平衡功能检查。

闭目直立检查法:正常者无倾倒,迷路或小脑病变者出现自发性倾倒。

过指试验:正常者双手均能接触目标,迷路或小脑病变者出现过指现象。

行走试验:偏差角度大于 90°示双侧前庭功能有显著差异,中枢性病变者常有特殊的蹒跚步。

姿势描记法:包括静态和动态姿势描记两种。

(2)协调功能检查。

协调功能检查包括指鼻试验、轮替运动、对指运动等,用于检测小脑功能。

(3)眼动检查。

基本原理:通过观察眼球震颤来检测前庭眼动反射径路、视眼动反射径路和视前庭联系功能状

态。前庭性眼震由交替出现的慢相和快相组成。慢相为眼球转向某一方向的缓慢运动,由前庭刺激所引起;快相为眼球的快速回位运动,为中枢矫正性运动。眼球运动的慢相朝向前庭兴奋性较低的一侧,快相朝向前庭兴奋性较高的一侧,通常将快相所指方向作为眼震方向。眼震包括自发性眼震和激发性眼震两种。

眼震观察方式:包括眼震电图描记仪、视频眼震描记法。前者采用电极粘贴于被检者的外眦和前额,记录视网膜和角膜的电位差,后者采用红外线摄像仪记录眼球的运动情况。

眼动检测方法:①自发性眼震检查法:一般在暗室睁眼,没有任何外来刺激,检测眼球的自发运动,可初步鉴别眼震属周围性、中枢性或眼性。②视眼动系统检查法:检测视眼动反射及视前庭联系功能状态。包括扫视试验、平稳跟踪试验、视动性眼震检查法及凝视试验。在暗室中,让患者注视前方的光靶,光靶在计算机控制下移动,观察患者的眼动情况。③前庭眼动系统检查法:主要指半规管功能检查。包括冷热试验和旋转试验。冷热试验采用冷热空气或者水灌注外耳道,观察不同温度刺激引起的眼震方向、数量和速度等。冷热试验有时会引起患者的不适,严重的会眩晕和呕吐。旋转试验是让患者坐在计算机控制的转椅上,以不同的加速度刺激患者,观察眼动的情况。

(4)注意事项。

为了消除患者的紧张情绪,向患者讲解测试的名称、目的、测试的简单过程和预期的结果。如果患者对检查的过程有初步的了解,可以缩短测试的时间。

测试当天,患者应穿宽松舒适的衣服,女性最好穿裤子,不要穿礼服和裙子。女性患者不要涂化妆品,不要在皮肤上涂抹油脂。因为有些实验会导致眩晕和恶心,所以在测试前 4 小时不进食或少量进食。不要喝含咖啡因的饮料,否则会影响检查结果。

对测试前的药物使用应该注意,心脏疾病的药物、降压药、降糖药和癫痫预防药不要停用,但镇静剂、止痛药、前庭抑制剂和酒在检查前的 48 小时不能服用。如果确实要用,应当在测试报告中说明。

4. 面神经电图

(1)目的:面神经电图是面神经诱发肌电图,使用最大刺激电流兴奋面神经干,引起全部面肌收缩,比较面部两侧表情肌的复合动作电位,估计面神经的受损程度。

(2)适应证:各种类型的面瘫评估。

(3)测量方法:测试设备为带有直流电刺激器的肌电图仪或诱发电位仪。刺激电极的正极置于耳屏前,负极放置在近茎乳孔处。用直径 10 mm 的表面电极记录,负极置于鼻翼旁,正极置于鼻唇沟上。正负极间距 20 mm,局部皮肤用丙酮脱脂使电极与皮肤间电阻小于 5 KΩ。接地电极放置在额部。理想刺激强度是出现最大振幅时电流强度再增加 10%。

(4)结果判读:正常人两侧间的差小于 20%。差值的计算方法是:(健侧振幅－患侧振幅)/健侧振幅的百分比。临床上一般以 90% 作为判断预后的临界值,90% 以上预后差,小于 90% 多可恢复。在发病一周后和三周内检查较有意义。

(5)注意事项:注意患者的皮肤清洁和电极的放置位置准确,告知患者检查过程中面肌会收缩甚至疼痛,不要恐惧。面神经电图应每隔 2～3 天复查以观察神经变性的趋势。面神经电图检查不能解决早期诊断的问题,在面瘫恢复期存在滞后现象。

5. 嗅觉功能检查

(1)嗅瓶试验:将 5 种不同嗅剂分装于同样小瓶中,嘱受检者以一侧鼻孔嗅之并判断气味的性质,只辨出 2 种以下者称嗅觉减退。

(2)嗅域检查:以多数人可嗅到的最低嗅剂浓度为一个嗅觉单位,将该嗅剂按 1～10 嗅觉单位配成 10 瓶,选出 7 种嗅剂,配成 70 个一样的小瓶。让受检者依次嗅出,测出其最低辨别阈。

(3)嗅觉诱发电位:由气味剂或电脉冲刺激嗅黏膜,在头皮特定部位记录到特异性脑电位。可用于诊断嗅觉障碍,嗅觉系统临近区域手术监测及评价,辅助诊断某些嗅觉系统疾病。

(4)注意事项:①检查时如果被检者鼻涕较多,应先嘱其擤掉鼻涕。②如果鼻腔不通气,可喷药后再检

查。③有些年轻被检者,虽然嗅觉正常,可能因缺乏生活经验,不知道常见化学物如酒精或醋的气味,而不能正确回答气味类型,应加以鉴别。

6.鼻内镜检查

(1)目的:①进一步检查鼻腔、鼻咽各个部分。②通过鼻内镜的引导取活检。③发现鼻出血部位即时行电凝固或激光止血。

(2)适应证:①部位不详的鼻出血和直视下出血部位电凝术。②确定脓性分泌物的来源。③鼻腔和鼻咽肿瘤的定位和活检。④颅底骨折的定位。⑤脑脊液鼻漏的瘘孔定位。⑥鼻黏膜表面形态与功能的研究。

(3)器械介绍:鼻内镜包括 $0°$ 和倾斜 $30°$、$70°$、$90°$、$110°$、$120°$ 等多种视角镜,镜长 18 cm,外径 4 mm,一般常配备有照相、显示和录像装置。

(4)检查步骤。

用 1‰ 麻黄碱生理盐水棉片收缩鼻黏膜,再以 1‰ 丁卡因行黏膜表面麻醉。

先将镜面用热水加温,以防鼻内镜进入鼻腔因温差镜面有雾形成。

持 $0°$ 或 $30°$ 角镜沿鼻底进入,越过鼻中隔后缘,转动镜面观察鼻咽各壁情况。然后逐渐退出指向鼻腔要检查的部位。当镜端到中鼻甲后端时镜面外转,观察蝶窦隐窝、蝶窦开口和后组鼻窦开口的形态、有无分泌物等。

检查同时拍照片,对阳性表现需详细记录。

(5)注意事项。

观察上颌窦口需用 $70°$ 镜,鼻腔顶部检查以 $90°$ 镜为宜。注意观察鼻腔黏膜形态、分泌物性质、有否糜烂、血管扩张。中鼻道内各结构的形态,如钩突的大小、额窦、前组筛窦和上颌窦的开口。各处有无黏膜息肉或真菌团块;有无新生物,其表面形态如何等。

经下鼻道钻孔的上颌窦内镜检查需经下鼻道上颌窦环钻术将 $0°$、$70°$、$110°$ 鼻内镜依次经套管引入上颌窦内进行不同角度的观察。

受检者觉不适诉打喷嚏时,迅速撤出内镜,以防损伤。

7.多导睡眠监测

(1)目的:了解患者的睡眠质量,确定是否存在中枢或者阻塞性睡眠呼吸障碍,并进行量化评估。多导睡眠图(poly somno gram,PSG)是诊断阻塞性睡眠呼吸暂停低通气综合征(OSAHS)的金标准。

(2)监测指标:受检者身上佩戴监测感受器和电极,记录以下指标。

口鼻气流:监测呼吸状态,有无呼吸暂停及低通气。

血氧饱和度(SaO_2):监测与呼吸暂停相关的血氧饱和度变化,是睡眠监测的重要指标。

胸腹呼吸运动:监测呼吸暂停时有无呼吸运动存在,据此辨别中枢性或阻塞性呼吸暂停。

脑电图、眼动电图和颏下肌群肌电图:判定患者睡眠状态、睡眠结构并计算睡眠有效率,即总睡眠时间与总监测记录时间的比值。

体位:测定患者睡眠时的体位及体位与呼吸暂停的关系。

胫前肌肌电图:用于鉴别不宁腿综合征,该综合征夜间反复发作的腿动可引起多次睡眠觉醒,导致日间嗜睡。

(3)监测结果分析:PSG 显示每夜 7 小时睡眠过程中呼吸暂停及低通气反复发作 30 次以上,或睡眠呼吸暂停和低通气指数≥5,则提示该患者有 OSAHS。

(4)注意事项。

检查当天中午开始勿饮用含咖啡因的饮料(茶、咖啡、巧克力及可乐等)。

检查前勿饮酒、勿使用睡眠药物(除非这些已成为自己每日的习惯)。长期进行某种药物治疗者可事先向自己的医师咨询哪些药物不能停服。如果检查前饮用了酒精饮料,应向技术员说明。

检查当天不要小睡,除非这已是自己的习惯。

自带一件宽松的睡衣及睡裤,睡衣必须是可以前面解开的样式,以便于检查。

检查前请在家中冲浴,但请勿使用全身洗浴液,冲浴后勿使用美发、护发用品。

男性患者检查前应剃须(有胸毛者,请一并剃净)。

8.间接喉镜检查

(1)目的:初步观察喉部情况。

(2)检查过程。

受检者正坐,上身稍前倾,头稍后仰,张口,将舌伸出。

对光,使焦点正对悬雍垂。用纱布包裹舌前部1/3并拉至前下方。用右手持间接喉镜,稍稍加热镜面,在手背上试温,再放入咽部,镜面朝向前下方,镜背紧贴悬雍垂前面,将软腭推向上方。将间接喉镜置于口咽部,观察镜中喉的影像。

可根据需要调整镜面的角度和位置。首先检查舌根、舌扁桃体、会厌谷、咽喉后壁、咽喉侧壁、会厌舌面及游离缘、杓状软骨及两侧梨状窝等处。然后嘱受检者发"衣",使会厌上举,此时可看到会厌喉面、杓会厌襞、杓间区、室带与声带及其闭合情况。

(3)注意事项。

若咽反射过于敏感,可喷1%丁卡因,数分钟后再进行检查。

加热镜面后须在手背上试温,以防烫伤。

避免接触咽后壁,以免引起恶心。

9.直接喉镜检查

(1)目的:进一步观察喉腔内各部的情况,并根据情况作一定治疗。

(2)适应证:①喉腔检查:用于间接喉镜不能查明的局部病变,比如声门下区、梨状窝、环后隙等处病变;或因解剖原因不易上举;或在小儿不合作者。②某些喉腔手术。③导入支气管镜:作小儿支气管镜时,先用直接喉镜暴露声门,再插入支气管镜。④气管内插管:抢救喉阻塞患者和作麻醉插管用。⑤做气管内吸引:用于窒息的新生儿,通过直接喉镜清除呼吸道积液并给氧。

(3)禁忌证:无绝对禁忌证。严重的颈椎病变者不宜,严重的心血管病变患者而必须作检查时,应和内科医生共同做好术前准备。

(4)检查基本过程。

麻醉:一般用1%丁卡因作表面麻醉。年幼不合作儿童可用全麻。婴儿在无麻下进行。

受检者仰卧,头颈部置于手术台外,肩部靠近手术台边缘。助手坐于手术台右侧前端。右足踏在梯形木箱上,左手固定受检者的头顶,使头部后仰,右手托住受检者枕部,并使头部高于手术台10～15 cm。

检查者以纱布保护受检者上列牙齿及上唇后,右手持直接喉镜沿舌背正中或右侧导入咽部。看见会厌后,即将喉镜稍向咽后壁方向倾斜,再深入1 cm左右,进入会厌面之下,用力抬起喉镜,即可暴露喉腔。切不可以上切牙为支点将喉镜向上翘起,以免牙齿脱落。

检查范围包括舌根、会厌谷、会厌、杓会厌襞、杓状软骨、室带、声带、声门下区、气管上段、两侧梨状窝、喉咽后壁和环后隙等处。检查时应注意黏膜色泽、形态、声带运动及有无新生物、异物等。

(5)注意事项。

检查前4～6小时禁饮食,向受检者详细说明,解除顾虑。

麻醉不充分,手术操作不细致或受检者情绪紧张均可能导致喉痉挛,一旦发生应立即停止手术,使受检者坐起,做深呼吸,多能逐渐缓解。

操作仔细,勿损伤喉咽黏膜以免引起血肿。同时注意保护受检者的牙齿。

术后禁食2小时,以免食物呛入气管。

术后注意观察呼吸情况及喉部分泌物情况。

嘱患者术后少说话。

观察患者颈部活动情况,有无颈部活动受限等颈椎脱位表现。

10.纤维喉镜检查

(1)适应证:①间接喉镜检查有困难者,如咽部极度敏感、舌体过高等。②直接喉镜检查不能承受者,如牙关紧闭、颈项强直、短颈等。③较小、隐蔽的病变,观察声带活动更清晰。④进行活检或较小的声带小结或息肉的手术治疗。

(2)检查基本过程:①术前准备:术前禁食 4 小时,术前 30 min 肌注鲁米钠 0.1 g,阿托品 0.5 mg。②麻醉:1/5丁卡因表面麻醉鼻腔、咽喉部 3～4 次,用蘸有表麻药的喉卷棉子置于双侧梨状窝 3～4 min,用弯滴管向声带表面滴 1～2 次丁卡因,总量不超过 60 mg。③体位:坐位或仰卧位。④方法:术者左手持镜体,拇指控制方向钮,直视下从口腔或鼻腔插入镜体,镜体末端向下弯曲,可见会厌或声门的远景,继续推进镜体可达声门区及声门下区,仔细观察有无喉腔黏膜病变、新生物及声带活动情况等。

(3)注意事项:①术后禁食 2 小时,少说话。②常见并发症有麻醉药过敏和呼吸困难,故谨慎控制麻醉药剂量。

11.电子喉镜检查

电子喉镜是近年来新发展起来的一种软性内镜,其外形和纤维喉镜相似,但图像质量明显优于纤维喉镜。电子喉镜和纤维喉镜相比其优点是:①图像清晰。②可锁定瞬间图像。③方便同电脑连接,根据需要随时调阅,或通过彩色打印将图像打印在报告上。

12.显微喉镜检查

(1)适应证。

喉良性增生性病变:声带息肉、小结、囊肿、肥厚增生、任克层水肿。

喉结构异常:声带沟、喉狭窄、喉蹼、杓状软骨切除术。

喉良性肿瘤及癌前病变:血管瘤、喉乳头状瘤、角化症及白斑。

早期恶性肿瘤等。

(2)禁忌证。

严重的颈椎病,严重的心血管病变患者。

(3)检查基本过程。

全麻,气管内插管,按直接喉镜检查方法暴露喉腔,插入喉镜,连接支撑器或悬吊架,手术显微镜的视轴与喉镜管长轴在同一条直线上。

调节焦距,观察病变。若前联合暴露不佳,可由助手轻压颈前甲状软骨或换用特制的前联合镜。

13.嗓音测试

(1)目的:对声音信号进行客观分析。

(2)检测方法。

声图分析:是将声音信号作频率、响度、强度的声学分析。若被分析的信号为语言,称为语图(sonograph)。用以分析各种嗓音的特征,研究嗓音的音质,显示对喉部基音共振及构音作用的影响,客观记录语言缺陷、言语矫治及言语重建的特征。表示方式分为两种:①时间—频率—强度的三维图形:横轴代表时间,纵轴代表频率,图形的明暗代表强度。②在某一时间断面上频率—强度的二维图形。

声谱分析:用电声学方法分析声音的物理学特性,对各种声信号进行客观分析,为声带疾病的诊断和疗效评估提供依据。目前主要嗓音学评估为:基频、微扰值、信噪比、谐噪比、噪声谱等。①基频:女性为 150～350 Hz,男性为 80～200 Hz,儿童为 200～500 Hz。歌手范围增宽。②振幅:反映声带振动的强度,正常约为 75～80 dB。③微扰:反映声带振动的稳定性,包括基频微扰、振幅微扰以及噪声谱。

嗓音声学特征的主观评价:普遍应用的标准为日本言语矫正与语言学会提出的声音嘶哑的 GRBAS 评估标准:G(grade)总评分;R(roughness)粗糙声;B(breathiness)气息声;A(asthenic)弱音;S(strained)紧张型音质。每个参数又分为四个等级:0 正常;1 轻度;2 中度;3 重度。最后总评分记为:GnRnB nAnSn。另一判定方法为患者的满意度。另外,声音残疾指数可定量分析声音主观感知,利于评

估专业声音。

气流动力学测量：①准肺功能实验：轻度阻塞性或限制性肺功能障碍可能为患者发声疲劳或发声困难的基础。②声门下压力。③最长发声时间：患者以最舒适的音调发"a"音一次呼吸发声长度。④平均气流率（气流量/发声时间）：低流量的流速提示喉部功能亢进、阻塞或原发性肺部疾病，测量值增高则提示声门闭合异常，有气体漏出。⑤电声门图：通过测定声带接触时间及接触面积的变化，评价声门闭合程度。

14. 食管镜检查

目的：对食管内病变进行检查和治疗。

（1）硬质食管镜检查法适应证。

用于诊断：明确食管异物的诊断；了解食管狭窄的部位、范围及程度；查明食管肿瘤的病变范围，并取组织送病理检查；查找吞咽困难和吞咽疼痛的原因。

用于治疗：取出食管异物；施行食管瘢痕性狭窄扩张术或放置金属支架；食管静脉曲张的出血填塞或硬化剂注射治疗；食管憩室切除术前的灌洗；食管溃疡药物涂布或出血面上次碳酸铋粉的喷撒；食管带蒂良性肿瘤的切除。

（2）硬质食管镜检查法禁忌证。

严重食管腐蚀伤的急性期。

食管静脉曲张较重者。

主动脉动脉瘤。

严重的全身性疾病。

严重的颈椎病变者。

吞钡 X 线透视检查后不宜立即行食管镜检查，因钡剂常掩盖食管黏膜，有碍观察，一般宜待 24 小时后再行检查。

（3）硬质食管镜检查法检查基本过程。

麻醉：局麻或全麻，成年人多采用黏膜表面麻醉。先以 1‰丁卡因喷布口咽及喉咽部，再以喉咽部麻醉交叉钳将丁卡因棉花置于双侧梨状隐窝处，以麻醉喉上神经喉内支。全麻：用于儿童和局麻检查不成功的成人。大型、不规则、尖锐的食管异物亦应采用全麻，以更好松弛食管壁减少手术损伤。对于婴幼儿可考虑无麻下手术。

体位：检查食管上段时，体位与支气管镜检查时同；当进入中段时，应将头位逐渐放低；检查下段时，头位常低于手术台 2～5 cm。总之，调整头位的目的均为了保证食管镜与食管的纵轴走向一致。

导入食管镜：有两种方法。①经梨状窝导入法：左手持食管镜柄，右手扶住镜管之前段沿右侧舌根进入喉咽部。看见会厌及右侧杓状软骨后，则转向右侧梨状窝。然后将食管镜之远端逐渐移向中线，此时如向上提起食管镜，可见呈放射状收缩的食管入口。吞咽或恶心时，环咽肌松弛，食管入口张开并清晰可见时，顺势导入食管镜。②中线导入法：将食管镜从口腔正中置入，从镜中看清悬雍垂和咽后壁，压伏舌背、会厌，看清两侧小角结节后，注意保持食管镜与鼻尖、喉结中点与胸骨上切迹中点的连线同在一条直线上，不经梨状窝而直接从杓状软骨后方送下，并以左手拇指向前抬起镜管，将环状软骨板推压向前，稍稍送下食管镜，远端即可到达食管入口。

观察黏膜有无充血、肿胀、溃疡、狭窄、新生物等情况。观察食管黏膜皱襞及管腔的形态，发现病变后记录其距上切牙的距离、病变的位置及范围。一般成人的食管入口约位于距上切牙 16 cm 处，距之23 cm 处可见主动脉搏动，距之 40 cm 处可见呈放射状的贲门腔隙。疑为食管静脉曲张或血管瘤时，勿进行活检。

（4）硬质食管镜检查法注意事项。

术前禁食 4～6 小时，取出活动义齿。

检查时必须看到食管入口张开后，方可插入食管镜。

动作轻柔，注意受检者全身情况。

全麻检查应采用气管插管,局麻时如发生呼吸困难,应及时退出食管镜。

检查后嘱患者将口中分泌物吐出,观察分泌物是否带血。

检查后禁食 2～3 小时,食管异物患者应在食管钡透后确定无异物方可进食。

(5)纤维食管镜检查适应证。

病因不明的吞咽困难或吞咽梗阻感。

顽固性的胸骨后疼痛。

反复少量的上消化道出血。

不明原因的咽喉部异物感长期存在。

食管癌术后复查。

硬质食管镜检查困难者。

(6)纤维食管镜检查禁忌证。

尖锐或大型的食管异物。

严重的心血管疾病及体质过度虚弱者。

食管静脉曲张近两周内有大出血者。

主动脉瘤压迫血管有破裂危险者。

(7)纤维食管镜检查检查基本过程。

麻醉:黏膜表面麻醉。1‰丁卡因喷入口咽及下咽部 3～4 次,每次间隔 3～5 min,最后一次喷入后嘱受检者将表麻药与唾液一同咽下即可开始检查。

体位:取左侧卧位,头部垫枕,双腿弯曲,上肢放于胸前,口含牙垫,下面放置一弯盘。

操作步骤:经口腔插入镜管,随吞咽动作调节镜管前端,利用可以弯曲的特点经咽喉梨状窝至环后区,待食管入口张开时进入食管,逐渐向下深入探查,镜下所见同硬管食管镜。

15. 支气管镜检查

(1)目的。

检查气管内有无异物,气管壁有无肿瘤、溃疡等病变。

支气管异物取出,气管病变活检。

气管内分泌物或其他液体吸除。

(2)硬质支气管镜适应证。

原因不明的长期咯血、咳嗽,久治不愈的肺炎,支气管扩张,肺不张,肺脓肿,气管食管瘘,下呼吸道阻塞性呼吸困难等病变。

喉以上无异常的新生儿呼吸困难。

肺结核患者出现下述情况时:有支气管阻塞体征需确定阻塞部位者,临床及 X 线检查证实肺部病变痊愈但痰液中常查见结核菌者,长期咯血或痰中带菌双侧肺结核患者需确定排菌及出血部位者。

需正确导入药液的支气管造影术。

气管切开术后呼吸困难未改善或拔管困难。

明确气管、支气管或肺部病变范围,并取组织作病理检查。

采集下呼吸道内分泌物作细菌培养和细胞学等检查。

(3)硬质支气管镜禁忌证。

严重的心脏病和高血压,主动脉动脉瘤,过于衰弱的患者。

近期严重的咯血,喉结核,活动性肺结核,上呼吸道急性炎症。

颈椎疾病及张口困难。

紧急情况下,除颈椎疾病外,其他无绝对禁忌证。

(4)硬质支气管镜检查基本过程。

麻醉:局麻适合于成人及能合作的儿童,分为表面麻醉法和喉上神经麻醉法,总药量不超过 60 mg;全

麻适用于儿童或病情复杂者,呼吸道内活动性异物且呼吸困难严重者,应慎用全麻。

体位:取仰卧位,肩部与手术台前缘平齐,助手固定受检者头部,将头后仰并高出手术台面约15 cm,使口、咽、喉基本在同一直线上。

支气管镜导入:有两种方法。①直接导入法:适于成人。左手持支气管镜柄,右手扶住镜管前段,沿舌面正中导入支气管镜,经悬雍垂至舌根部,向下暴露会厌,挑起会厌,见杓状软骨后沿会厌喉面继续深入,窥见室带、声带时,顺势将支气管镜通过声门,进入气管。②间接导入法:适于儿童。先以直接喉镜暴露声门,再插入支气管镜。支气管镜通过声门时,宜将之向右转90°,使其前端镜口之斜面朝向左侧声带,然后导入。

观察:于气管末端见一自前向后的纵行间隔,称隆嵴,为左右主支气管的分界。检查右侧时,将受检者头略转向左侧,以使支气管镜可经隆嵴右边进入右侧主支气管,继续伸入可观察右肺上叶、中叶、下叶支气管开口。右侧完毕后,将镜退至隆嵴处,使受检者头转向右侧,进入左主支气管,继续伸入可观察左肺上叶及下叶支气管开口。

(5)硬质支气管镜注意事项。

术前禁食4～6小时。

选用合适的支气管镜,过粗或手术时间过长均易诱发喉水肿。

保持呼吸道通畅,充分准备抢救物品,以防意外。

保护牙齿,尤其是上切牙,以免受损或脱落。

动作轻巧,退出钳子受阻时,避免用力牵拉,以免损伤管壁。

术后注意观察呼吸。

术后禁食2～3小时。

(6)纤维支气管镜适应证。

原因不明的长期咳嗽、咯血或痰中带血,怀疑喉以下部位病变应常规行纤维支气管镜检查。

明确气管、支气管或肺部肿瘤的病变部位和范围,取可疑组织或分泌物行病理检查。

了解气管、支气管狭窄或推移的程度和原因。

用于气管、支气管或肺部手术后的复查。

明视下吸除或钳取阻塞支气管的分泌物或痂皮。

摘除气管、支气管内小的良性肿瘤或肉芽组织等。

硬质支气管镜取出困难的小异物。

有颈椎病变或下颌关节病变者。

替代纤维鼻咽喉镜。

(7)纤维支气管镜禁忌证。

婴幼儿。

严重呼吸困难及支气管哮喘的发作期。

严重的心脏病、高血压或身体极度虚弱者。

呼吸道急性炎症期或近期有大咯血病史者。

(8)纤维支气管镜检查基本过程。

术前禁食4～6小时,术前半小时皮下注射阿托品0.5 mg,必要时肌内注射安定10 mg。

麻醉:常选用黏膜表面麻醉。视插入途径(鼻腔、口咽、气管切口)不同,采用不同部位的麻醉,当支气管镜进入引起剧烈咳嗽时,可分次通过喉钳插入口再滴入1%丁卡因或2%利多卡因,但应控制总剂量,防止麻醉药中毒。

体位:卧位或坐位,视情况而定。

导入支气管镜:通过口腔或鼻腔,经喉进入气管、支气管。其余基本同硬质支气管镜。

(9)纤维支气管镜注意事项。

密切注意受检者全身状况。

随时吸除气管、支气管内的分泌物和血液。

保持镜体末端清洁。

操作轻巧,以免折断镜体内导光纤维。夹取较大异物时,宜用硬质支气管镜。

术后禁食 2～3 小时。

四、耳鼻咽喉科患者心理社会状况的评估

耳鼻咽喉科疾病均发生在头面部,疾病本身以及其治疗方式可能会引起头面部明显的结构和功能的改变,如上颌骨截除使面部严重塌陷,语音不清,全喉截除使患者失去发声功能,且颈部留下终身性造口,耳聋给患者的生活和工作带来严重障碍等,这些改变都会严重影响患者的心理社会健康,需要患者重新调整和适应生活的改变,如果适应不良,会导致严重的心理和社会疾病如自我形象紊乱、自尊降低、抑郁、易激惹、家庭关系受损、社会退缩,生活质量严重下降,有些患者还会导致自杀倾向。有些耳鼻喉科疾病如耳鸣、癔症性耳聋、癔症性失音、鼻出血、急性会厌炎等与患者压力过大、过度疲劳、过度紧张和焦虑有关。所以应重视评估患者的自我观念、认知能力、情绪和情感、角色适应状态、压力水平和压力应对方式、家庭结构、家庭功能、家庭关系、教育水平、生活方式、社会关系等,通过对患者心理和社会状况的评估,可以发现和确定患者存在或可能发生的心理和社会问题,并根据每个患者的不同特点提供有针对性的护理措施。

有些耳鼻喉科疾病与患者的年龄、性别有关,如鼻出血、喉癌多发生于男性,老年性聋多发生于老年患者,耳硬化症好发于女性等,因此,注意评估患者的年龄、性别对疾病的影响,有助于制定护理措施。

也有些耳鼻咽喉科疾病的发生和发展与环境因素有密切关系,如长期工作在有害物质或噪声过高的环境中,可以直接或间接导致耳鼻咽喉等器官的病变。环境中的有害因素大致分三类,即物理因素,如高温、低温,高压、低气压,噪声等;化学因素包括有毒粉尘或气体;生物因素包括病毒、真菌、细菌等。职业用嗓者如教师、演员等如发声方法不当,用声过度,会引起职业性声带疾病。患者的生活习惯如长期吸烟、喝酒等与喉部疾病的发生和发展有密切关系。所以,护士评估患者时要注意评估患者的职业,工作和生活环境,生活习惯,特殊嗜好,自我保健知识水平等,以提供相关的预防疾病发生和发展的有关知识和技能。

（潘小鸽）

第二节　耳鼻咽喉科手术的护理

一、耳科患者术前护理常规

耳科手术主要包括耳前瘘管摘除术、乳突手术、鼓膜修补术、鼓室成形术、人工镫骨植入术、电子耳蜗植入术、颞骨切除术等,护理常规如下。

1.心理护理

了解患者的心理状态,有针对性地向患者介绍手术的目的和意义,说明术中可能出现的情况,如何配合,术后的注意事项,使患者有充分的思想准备。

2.耳部准备

（1）对于慢性化脓性中耳炎耳内有脓的患者,入院后根据医嘱给予 3％双氧水溶液清洗外耳道脓液,并滴入抗生素滴耳液,每日 3～4 次,初步清洁耳道。

（2）术前一天剃除患侧耳郭周围头发,一般为距发际 5～6 cm（颞骨切除术患者需剃除 10 cm,男患者建议剃光头）,清洁耳郭及周围皮肤,术晨将女患者头发梳理整齐,术侧头发结成贴发三股辫,如为短发,可用凡士林将其粘于旁边,或用皮筋扎起,以免污染术野。需植皮取脂肪者,应备皮,备皮部位多为腹部或大腿。

3.使用抗生素

术前按医嘱予以全身使用抗生素,预防术后感染。

4.一般准备

(1)术前检查各项检验报告是否正常,包括血尿常规、出凝血试验、肝肾功能、胸片、心电图等,了解患者是否有糖尿病、高血压、心脏病或其他全身疾病,有无手术禁忌证,以保证手术安全。

(2)局部各项检查要齐全,包括电测听、前庭功能、耳部 CT、面神经功能等。

(3)根据需要完成药物皮肤敏感试验。

(4)预计术中可能输血者,应做好定血型和交叉配血试验。

(5)术前一日沐浴、剪指(趾)甲,做好个人卫生工作。

(6)术前晚可服镇静剂,以便安静休息。

(7)术晨更衣,局部麻醉者不穿高领内衣,全身麻醉者病服贴身穿。取下所有贵重物品和首饰交于家属保管。活动性义齿要取下。不涂口红和指甲油。不戴角膜接触镜。

(8)按医嘱予术前用药,并做好宣教工作。

(9)局麻患者术晨可进少量干食。全麻者术前 6 小时开始禁食、禁水。

(10)术前有上呼吸道感染者、女患者月经来潮者,暂缓手术。

(11)术前禁烟酒及刺激性食物。

二、耳科患者术后护理常规

(1)全麻患者按全麻术后护理常规护理至患者清醒。

(2)全麻清醒后,可选择平卧或健侧卧位或半卧位,如无发热、头痛、眩晕等症状,次日可起床轻微活动。人工镫骨手术需绝对卧床 48 小时。

(3)观察敷料的渗透情况及是否松脱,如渗血较多,及时通知医生,可更换外面敷料重新加压包扎。

(4)饮食护理:如术后无恶心、呕吐,全麻清醒 3 小时后可进流质或半流质饮食,3～5 天后视病情逐步改为普食,以高蛋白、高热量、高维生素的清淡饮食为宜。

(5)注意观察有无面瘫、恶心、呕吐、眩晕、平衡失调等并发症,进颅手术注意患者有无高热、嗜睡、神志不清、瞳孔异常变化等颅内并发症发生。

(6)嘱患者防止感冒,教会其正确擤鼻方法,即单侧轻轻擤,勿用力擤,以免影响移植片,并利于中耳乳突腔愈合,按需要应用呋麻滴鼻液,保持咽鼓管通畅。

(7)根据医嘱使用抗生素,预防感染,促进伤口愈合。

(8)耳部手术患者因听力都有不同程度的损害,所以护士要注意与患者沟通的方式,如面对患者、大声说话、语速减慢,必要时用图片、写字或用简单的手语。避免患者烦躁不安,情绪不稳。

(9)术后 6～7 天拆线,2 周内逐渐抽出耳内纱条,拆线后外耳道内应放置挤干的酒精棉球,保持耳内清洁并吸收耳内渗出液。嘱患者洗头洗澡时污水勿进入外耳道。

(10)出院指导:①防止感冒,保持鼻腔通畅。②保持大便通畅,勿用力屏气;3 周内勿剧烈咳嗽;3 周内不用吸管喝饮料。③掌握正确的擤鼻方法,即按住一侧鼻孔,将另一侧鼻腔内鼻涕轻轻擤出,然后交替,或者将鼻涕从后鼻孔吸入口中吐出。④洗头时,用清洁的干棉球塞住外耳道,防止污水进入;短期内不要进行水上运动;不用手或棉签挖耳。⑤出院后 1 个月内,每日用挤干的酒精棉球塞住外耳道,及时更换。⑥定期门诊随访,按医嘱继续用药。一般术后 3 个月有少量渗液为正常现象,但如有耳痛、再次流脓或渗液异味,应立即就诊。⑦术后 3 个月内,尽量避免乘飞机,以免影响鼓膜正常愈合。

三、鼻科患者术前护理常规

鼻科手术包括鼻内镜手术、上颌窦根治术、额窦根治术、鼻中隔矫正术、鼻侧切开术、上颌骨截除术等。虽不同手术护理措施有所不同,但鼻科基本护理常规相似。

1.心理护理

向患者介绍手术的目的和意义,说明术中可能出现的情况,如何配合,术后的注意事项,使患者有充分的思想准备,减轻焦虑。

2.鼻部准备

(1)剪去术侧鼻毛,男患者需理发,剃净胡须。如果息肉或肿块过大,已长至鼻前庭,则不宜再剪鼻毛。

(2)检查患者有无感冒、鼻黏膜肿胀等急性炎症,如有应待其消失后手术。

3.一般准备

准备好鼻部 CT 或 X 线片,余同"耳科患者术前一般准备"。

四、鼻科患者术后护理常规

(1)局麻患者术后给予半卧位,利于鼻腔分泌物渗出物引流,同时减轻头部充血。

(2)全麻按全麻护理常规至患者清醒后,改为半卧位。

(3)按医嘱及时使用抗生素,预防感染。注意保暖,防止感冒。

(4)注意观察鼻腔渗血情况,嘱患者如后鼻孔有血液流下,一定要吐出,以便观察出血量,并防止血液进入胃内,刺激胃黏膜引起恶心呕吐。24 小时内可用冰袋冷敷鼻部和额部。如出血较多,及时通知医生处理,必要时按医嘱使用止血药,床旁备好鼻止血包和插灯。

(5)叮嘱患者不要用力咳嗽或打喷嚏,以免鼻腔内纱条松动或脱出而引起出血。教会患者如果想打喷嚏,可用手指按人中、作深呼吸或用舌尖抵住硬腭以制止。

(6)局麻患者术后 2 小时、全麻患者术后 3 小时可进温、凉的流质或半流质饮食,可少量多餐,保证营养,避免辛辣刺激性食物。

(7)因鼻腔内有填塞物,患者会感觉非常不舒适,如鼻部疼痛、头痛、头胀、流泪、咽痛、咽干等,向患者解释不舒适的原因、可能持续的时间、适当吸氧、雾花吸入等方法减轻不舒适症状。

(8)鼻腔填塞纱条者,第二天开始滴液状石蜡以润滑纱条,便于抽取。纱条抽尽后改用呋麻滴鼻液,防止出血并利于通气。

(9)因鼻腔不能通气,患者需张口呼吸,口唇易干裂,所以要做好口腔护理,保持口腔清洁无异味,防止口腔感染,促进食欲。

(10)测量体温时采用测量腋温。

(11)注意保护鼻部勿受外力碰撞,尤其是鼻部整形手术患者,防止出血和影响鼻部手术效果。

(12)出院指导:①教会患者正确的滴鼻药、冲洗鼻腔和擤鼻方法。②告知患者尽量克制打喷嚏,如果克制不住,打喷嚏时一定把嘴张大。③告知患者不用手挖鼻,防止损伤鼻黏膜。④防止感冒,避免与患感冒的人接触。冬春季外出时应戴口罩,减少花粉、冷空气对鼻黏膜的刺激。⑤保持大便通畅,勿用力排便。⑥1 个月内勿参加剧烈的体育锻炼和需要屏气的运动,避免游泳。⑦饮食要清淡易消化,禁烟酒,禁辛辣刺激性食物。⑧定期门诊随访鼻腔黏膜情况,清理痂皮。

五、咽科患者术前护理常规

咽科手术包括腺样体刮除术、鼻咽纤维血管瘤摘除术、扁桃体摘除术、腭裂修补术、各种治疗鼾症的手术等,护理常规如下。

1.心理护理

向患者介绍手术的目的和意义,说明术中可能出现的不适,如何配合,术后的注意事项,使患者有充分的思想准备。对小患者应向其家属说明各有关注意事项。

2.局部准备

(1)术前做好口腔护理:可用 1∶5000 的呋喃西林漱口液漱口,防止口腔感染,影响术后伤口愈合。

(2)局麻者术晨可进少量干食。

(3)咽喉部或口腔有炎症者,应先控制炎症,再行手术。

3.一般准备

局部检查包括咽部 CT、MRI、X 线片等,余同"耳科患者术前一般准备"。

六、咽科患者术后护理常规

(1)全麻患者按全麻常规监测生命体征至清醒。

(2)患者清醒前采用侧俯卧位,以利口中分泌物流出,防止渗血咽下,清醒后半卧位。

(3)观察切口渗血情况,一则通过观察切口敷料渗透,二则嘱患者口中分泌物吐出,以便观察。如果发现患者有明显的持续出血情况,及时通知医生,立即处理。

(4)观察呼吸情况,有无剧烈咳嗽。嘱患者及时将咽喉部分泌物吐出,必要时护士应予经鼻或经口吸出,保持呼吸道通畅。

(5)局麻或表麻手术患者,术后 2 小时可进温冷流质或半流质,防止食物温度过高引起局部充血。全麻患者术后 3 小时开始进流质。禁烟酒,避免辛辣刺激性食物。

(6)做好口腔护理,防止感染。

(7)术后疼痛较为明显,可按医嘱适当使用止痛剂,冰袋冷敷颈部,禁用阿司匹林。

(8)出院指导:①宜继续按医嘱用药,教会患者和家属药物使用方法。②注意口腔卫生,进食后用漱口液漱口。③注意饮食以柔软、易消化、无刺激、温度适中、易于吞咽、营养丰富为原则。④定期门诊随访,如有任何异常如出血、疼痛加重、呼吸不畅等应立即就诊。

七、喉科患者术前护理常规

喉科手术包括各种喉镜检查术、声带手术、气管切开术、喉全切除术、部分喉切除术、食管镜和支气管镜检查及异物取出术等。护理常规如下。

1.心理护理

向患者介绍手术的目的和意义,手术的大致过程,说明术中可能出现的情况,如何配合,简单介绍术后的注意事项,使患者有充分的思想准备。对于肿瘤患者、术后语言交流功能受影响的患者,要特别加强术前解释工作,使患者在充分理解和愿意接受手术的心理状态下进行手术。

2.局部准备

(1)局麻者术前至少禁食 6 小时。

(2)咽喉部或口腔有炎症者,应先控制炎症,再行手术。

3.一般准备

局部检查包括喉部 CT、MRI、X 线片等,余同"耳科患者术前一般准备"。

八、喉科患者术后护理常规

(1)全麻患者按全麻常规监测生命体征至清醒。

(2)观察切口渗血情况,一则通过观察切口敷料渗透,二则嘱患者口中分泌物吐出,以便观察;有负压引流者还可通过观察负压引流量判断切口渗血情况。

(3)观察呼吸情况,有无剧烈咳嗽。嘱患者及时将咽喉部分泌物吐出,必要时护士应予经鼻或经口吸出,保持呼吸道通畅。

(4)局麻或表麻手术患者,术后 2 小时可进温冷流质或半流质,防止食物温度过高引起局部充血。全麻患者术后 3 小时开始进流质。

(5)对于气管切开或喉切除的患者,保持气管筒通畅。因存在语言交流障碍,更应做好心理护理,加强与患者的非语言交流和沟通,及时满足患者需要,保持情绪稳定。

(6)做好口腔护理,防止感染。

(7)各种喉镜术后嘱患者少讲话,注意声带休息。

(8)禁烟酒,避免辛辣刺激性食物。

(9)出院指导根据患者疾病和治疗方法的不同予患者详细的出院指导。

(罗傲熠)

第三节 鼻息肉的护理

鼻息肉是鼻、鼻窦黏膜的慢性炎性疾病,以极度水肿的鼻黏膜在中鼻道形成息肉为临床特征。

一、病因

尚未完全清楚。由鼻部黏膜长期水肿所致,以变态反应和慢性炎症为主要原因。

二、护理评估

(一)健康史

评估患者以往健康状况,是否有过敏性鼻炎、慢性鼻炎、哮喘史。有无慢性炎症刺激及诱发因素。

(二)身体状况

(1)进行性鼻塞,逐渐转为持续性鼻塞、流涕。有鼻塞性鼻音。

(2)嗅觉障碍及头痛。

(3)外鼻可形成"蛙鼻"。

(4)前鼻镜检查可见鼻腔内有一个或多个表面光滑呈灰白色或淡红色、半透明的新生物,触之柔软,可移动,不易出血,不感疼痛。

(三)辅助检查

(1)鼻内镜检查。

(2)X线鼻窦摄片,明确病变的部位和范围。

(3)病理学检查。

(四)心理社会评估

评估患者的年龄、性别、对疾病的认知程度、文化层次、生活习惯、饮食习惯等。观察患者对疾病的情绪反应。

(五)治疗原则

现多主张以手术为主的综合治疗,使用糖皮质激素及功能性鼻内镜手术。

三、主要护理诊断及医护合作性问题

1.焦虑

与疾病容易复发和担心预后有关。

2.舒适改变

与持续性鼻塞、流涕、头痛等有关。

3.知识缺乏

缺乏有关疾病预防、保健、治疗及配合等方面的知识。

4.急性疼痛

与术后切口出血、肿胀及鼻腔填塞有关。

四、主要护理措施

1. 和患者及家属沟通

向患者及家属介绍疾病的特点,治疗方法和一般预后情况,如何预防复发等,使患者增加对疾病的认识,树立战胜疾病的信心。

2. 鼓励患者多喝水

口唇干燥时涂以润唇膏。根据医嘱使用糖皮质激素,减轻鼻塞症状,缓解不适。

3. 健康指导

(1)保持良好的心理状态,避免情绪激动,适当参加锻炼。

(2)选择含有丰富维生素、蛋白质的饮食增强机体抵抗力,促进疾病康复。

(3)避免挤压、挖鼻、大力擤鼻等不良习惯。

(4)冬春季外出时可戴口罩,减少花粉、冷空气对鼻黏膜的刺激。

(5)遵医嘱按时正确做鼻腔冲洗,定时服药、滴鼻。

(6)尽量避免上呼吸道感染,减少对鼻腔的强烈刺激。

(7)术后定期进行窥镜检查。

(8)2个月内避免游泳。

(罗傲熠)

第四节 鼻外伤的护理

一、鼻骨骨折

鼻骨骨折是人体最为常见的骨折。

(一)病因

常见原因有鼻部遭受拳击、运动外伤、个人意外和交通事故。交通事故常伴有其他颅面或者颅底骨折。

(二)护理评估

1. 健康史

评估患者鼻部受伤的时间、部位、严重程度,当时有无鼻出血和其他伴随症状。

2. 身体状况

鼻梁歪斜、鼻背塌陷、鼻腔出血或血肿。鼻中隔偏曲或血肿形成,可造成一侧或双侧鼻塞。擤鼻时气体经撕裂的鼻腔黏膜进入眼及颊部皮下组织,出现皮下气肿。

3. 辅助检查

X 线鼻骨侧位片可显示骨折线,CT 检查可显示骨折部位。

4. 心理社会评估

评估患者的年龄、性别、文化程度、心理状况等。

5. 治疗原则

矫正鼻部畸形和恢复鼻腔的通气功能。

(1)非手术治疗:单纯鼻骨骨折无移位,鼻外形无明显改变者,无需手术复位。

(2)鼻骨骨折复位术:对于刚刚发生的闭合性骨折,伴有明显鼻畸形,在充分检查和评估后,即刻行鼻骨复位术。若鼻部明显肿胀,应在肿胀消退后手术,不宜超过 2 周。若有脑脊液鼻漏时,一般不宜填压纱

条,仅在前鼻孔放一无菌棉球,同时全身给予大量抗生素,以防发生颅内感染。

（三）主要护理诊断及医护合作性问题

1.急性疼痛

与骨折创伤有关。

2.焦虑

与担心外观改变和手术预后有关。

3.知识缺乏

缺乏术前准备、术后饮食活动等相关知识。

（四）主要护理措施

(1)向患者解释疼痛的原因、处理的方法和可能持续的时间。对保守治疗的患者要叮嘱其注意不要压迫或推揉鼻部,如在洗脸时、穿脱衣服时,尽量不穿套头衫;平常戴较重眼镜者,最好暂停戴2～3周。

(2)行鼻骨复位术者,按照鼻骨复位术操作进行。

二、鼻窦骨折

前组鼻窦骨折多与颌面部创伤同时发生。后组鼻窦骨折多与颅底外伤同时存在。

（一）病因

由于外伤引起。依外力作用的部位、方向和大小,可发生单一鼻窦骨折或者同时发生两个或两个以上鼻窦的骨折,可同时伴有眼眶、颅底或脑的损伤。手术不当也可造成筛窦损伤。

（二）护理评估

1.健康史

评估患者受伤的原因、发生的时间、部位、程度,患者鼻部有无出血,眼眶、眼球、结膜、视力有无改变,有无脑脊液耳漏或鼻漏的发生,发生外伤时有无神志不清。

2.身体状况

(1)额窦骨折表现为鼻出血,额部肿胀或凹陷,眶上缘后移,眼球向下移位,结膜下出血,泪液外溢,视力障碍。

(2)筛窦骨折表现为眼部或鼻根部肿胀,鼻出血,内眦距增宽或塌陷畸形,视力障碍,患侧瞳孔散大,对光反射消失,但间接反射存在。

(3)上颌窦骨折表现为局部肿胀、塌陷畸形、左右两侧颌面部不对称等。

(4)蝶窦骨折可出现视力减退、脑脊液耳漏或鼻漏等。

3.辅助检查

鼻额部X线、视神经管位摄片等,鼻窦CT可明确诊断。

4.心理社会评估

评估患者的年龄、性别、文化程度、情绪状况、家庭成员、家庭功能、经济状况等。

5.治疗原则

整复骨折、恢复外形和功能,避免并发症。

（三）主要护理诊断及医护合作性问题

1.急性疼痛

与机械性创伤有关。

2.潜在并发症

出血性休克、颅内感染等。

3.自我形象紊乱

与骨折引起鼻部和面部畸形有关。

4.焦虑

与担心外观改变和手术预后有关。

5.有感染的危险

与损伤面积大、易被污染、机体抵抗力下降有关。

6.知识缺乏

缺乏手术和自我保健的相关知识。

（四）主要护理措施

（1）患者如有大量鼻出血,应立即配合医生进行抢救和止血。密切观察患者的病情变化,及时与医生共同处理。

（2）观察鼻腔分泌物的颜色、性质、量,判断有无脑脊液鼻漏。保持呼吸道通畅,留置鼻导管的患者要定时吸引分泌物。

（3）嘱患者尽量让分泌物流出,不可堵塞鼻孔,避免打喷嚏、用力擤鼻。

（4）有脑脊液鼻漏者按脑脊液鼻漏术后护理措施进行护理。

（5）开放性外伤者,应及时配合医生清创伤口,遵医嘱予足量抗生素。

（6）饮食以清淡、温凉、柔软、易消化、营养丰富为原则。

（7）向患者解释面部的改变经治疗后可能恢复的程度,使患者有正常的期望值,对于面部畸形经治疗后仍较明显者,可建议其到权威整形医院进一步接受整形治疗。

三、脑脊液鼻漏

脑脊液自破裂或缺损的蛛网膜、硬脑膜和颅骨流入鼻腔或鼻窦,再自前、后鼻孔或鼻咽部流出,称为脑脊液鼻漏。

（一）病因

可分为创伤性和非创伤性两类原因。创伤性脑脊液鼻漏可以是外伤,亦可以是颅底和鼻窦手术创伤。非创伤性原因中由于颅内肿瘤或脑水肿所致颅内压高占多数,少数为先天性缺损所致。

（二）护理评估

1.健康史

评估患者有无受伤史,有无近期颅底和鼻腔手术史,有无颅内肿瘤史。

2.身体状况

从一侧鼻孔流出清亮水样液体或伤后血性液体变为清亮液体。当颅内压增高时流出液增多,如低头、压迫双侧颈内静脉。可伴有嗅觉丧失、听力减退、感觉障碍等,长期不愈可引起细菌性脑膜炎。

3.辅助检查

（1）鼻流出液葡萄糖定量检查,其含量超过 1.65 mmol/L（30 mg/dL）为阳性。

（2）鼻窦内镜检查、椎管内注入荧光染料或有色染料以及同位素法和 CT 脑池造影等方法均可用于漏孔的定位。

4.心理社会评估

评估患者（家属）对疾病的认知程度,患者的个性特征和情绪反应。评估患者的教育背景、经济收入等。

5.治疗原则

（1）保守治疗:降低颅压,预防感染,多可自愈,4～6 周未见好转,应行手术治疗。

（2）手术治疗:分为颅内法和颅外法。颅内法多用鼻内镜技术找到漏孔后,将其修补。

（三）主要护理诊断及医护合作性问题

1.焦虑

与担心疾病预后有关。

2.知识缺乏

缺乏保守治疗相关的配合知识以及手术治疗的相关配合知识。

3.潜在并发症

细菌性脑膜炎、颅内压增高等。

(四)主要护理措施

(1)向患者和家属详细解释本病可能的原因、治疗方法和预后,帮助患者建立信心。

(2)对需采取保守治疗的患者向其和家属详细解释预防感染和避免颅内压增高的知识,包括半坐位卧床,限制水、盐摄入量,预防咳嗽、打喷嚏、便秘,教会其正确擤鼻方法,按医嘱使用脱水剂降颅压等。

(3)严密监测患者体温变化,观察神志、瞳孔大小及对光反射是否存在,有无脑膜刺激征。

(4)对行手术治疗的患者按照鼻部手术护理常规。对于皮肤准备除剪鼻毛,剃胡须外,根据手术方式准备耳后颞部皮肤或去剃头发。

(5)术后应严密观察患者的意识状态,注意有无剧烈头痛、颈抵抗、喷射性呕吐、瞳孔大小、对光反射及视力等情况,如发现异常及时向医生汇报,进行处理。

(6)严密观察患者鼻腔渗出物的情况,包括鼻腔渗出物的量、颜色及性质与时间体位的关系等,若发现有淡黄色液体从鼻腔流出或咽部有带咸味的液体咽下应及时向医生汇报,进行处理。

(7)术后床头抬高30°,半卧位卧床1~2周,进低盐饮食,并限制饮水量,避免用力咳嗽,打喷嚏,擤鼻,过度低头等增加颅压的动作,预防便秘。

(8)遵医嘱给予能通过血脑屏障的广谱抗生素,使用时间要适当延长。

(9)健康指导:①保持良好的心态,避免紧张激动的情绪。②增加营养,选择含丰富维生素、蛋白质及富含粗纤维的饮食,防止便秘。③出院半年内应尽量避免重体力劳动和过度弯腰低头动作,避免增加颅压的动作。④注意平卧时有无咸性液体流经口咽或鼻部清水样液体流出,如有立刻到医院复诊。

四、鼻腔及鼻窦异物

鼻腔及鼻窦异物可分为内源性和外源性两大类。前者有死骨、凝血块、鼻石、痂皮等;后者又可分为生物性和非生物性。非生物类如包糖纸、塑料玩具、纽扣、项链珠、玻璃珠、石块、泥土等。生物性异物包括:植物类如豆类、花生、果核等;动物类如昆虫、蛔虫、蛆虫、水蛭等。

(一)病因

外源性异物通过前后鼻孔或外伤进入鼻腔,内源性异物可为先天性异常或鼻腔疾病、外伤所致。

(二)护理评估

1.健康史

评估患者有无异物进入鼻腔史,异物性质、形状、进入的时间等。

2.身体状况

根据异物大小、形状、性质、所在部位及停留时间等表现不一,异物在鼻腔长期存留引起鼻黏膜炎症性肿胀、局部溃烂,有时形成鼻石。表现有头痛、鼻出血、一侧流血性或黏脓性鼻涕且有恶臭等。

3.辅助检查

(1)借助探针检查以确定。

(2)不透X线异物可行X线检查,较大、较深的异物必要时可行CT检查。

4.心理社会评估

评估患者的年龄、性别,患者和家属对疾病的认知程度,对疾病恢复的期望。

5.治疗原则

根据异物大小、形状、性质、所在部位及停留时间等,采取相应的方法直视下尽快取出。一般除不规则扁平片状异物,如纸片、棉片可用镊子夹出外,对坚硬、圆滑异物切忌用镊子随意夹取,以免将异物推向深处,或掉入鼻咽部,误吸入气管内。异物取出后,若鼻腔有炎症应予以适当处理。

（三）主要护理诊断及医护合作性问题

1.舒适改变

与异物引起鼻腔阻塞、脓涕、头痛等有关。

2.有窒息的危险

与圆形异物易滑落到后鼻孔被误吸有关。

3.有感染的危险

与异物刺激性强或滞留时间过长有关。

4.知识缺乏

缺乏预防和应对异物进入鼻腔、鼻窦的知识。

5.焦虑

与担心异物造成身体损伤和担心预后有关。

（四）主要护理措施

（1）安慰患者，告知患者异物取出术的简单过程及术中配合的方法。

（2）嘱患者不要挖鼻、揉鼻，防止植物和生物性异物造成的损伤进一步加重，动物性异物进入鼻腔或鼻窦深入。

（3）协助医生及时为患者取出异物。取异物的过程要根据患者异物的形状、性质准备合适的器械，并指导患者正确配合医生，防止异物吸入气管。

（4）局麻术后嘱患者休息 30~60 min，观察患者无异常后方可离去。

（5）健康指导：①嘱患者术后 2 小时可进温凉普食，避免辛辣、刺激和过热的食物。②嘱患者不要用力擤鼻、挖鼻，让鼻腔分泌物自然流出；预防上呼吸道感染。③鼻部有感染的患者，遵医嘱服用抗生素。④教会患者（小儿家属）预防鼻腔、鼻窦异物的方法。嘱小儿家属勿将小件物品单独让小孩玩，做好对小孩的监护，纠正小孩往鼻腔、耳朵、口腔内塞物体的不良习惯。

（罗傲熠）

第五节　鼻腔炎性疾病的护理

一、急性鼻炎

急性鼻炎是由病毒感染引起的鼻黏膜急性炎症性疾病，俗称"伤风""感冒"。

（一）病因

主要为病毒感染，继之合并细菌感染。最常见的是鼻病毒，其次是流感和副流感病毒、腺病毒等。病毒主要经飞沫传播，其次是通过被污染的物体或食物进入鼻腔或咽部而传播。病毒常于人体处在某种不利的因素下侵犯鼻黏膜：①全身因素：受凉、过劳、烟酒过度、维生素缺乏、内分泌失调或其他全身性慢性疾病等。②局部因素：鼻中隔偏曲、慢性鼻炎等鼻腔慢性疾病，邻近的感染灶如慢性化脓性鼻窦炎、慢性扁桃体炎以及小儿腺样体肥大或腺样体炎等。

（二）护理评估

1.健康史

（1）评估患者有无与感冒患者密切接触史。

（2）了解患者最近有无受凉、过劳、烟酒过度等诱因。

（3）了解患者有无全身慢性病或鼻咽部慢性疾病。

2.身体状况

(1)发病初期鼻内有灼热感、喷嚏,接着出现鼻塞、水样鼻涕、嗅觉减退及闭塞性鼻音。

(2)继发细菌感染后鼻涕变为黏液性、黏脓性,进而脓性。

(3)大多有全身不适、倦怠、发热(37 ℃~38 ℃)和头痛等。小儿全身症状较成人重,多有高热(39 ℃以上),甚至惊厥,常出现消化道症状,如呕吐、腹泻等。

(4)鼻腔检查可见鼻黏膜充血、肿胀、总鼻道或鼻底有较多分泌物。

3.辅助检查

实验室检查可见合并细菌感染者可出现白细胞升高。

4.心理社会评估

评估患者(家属)对疾病的认知程度、文化层次、卫生习惯、饮食习惯、有无不良嗜好、情绪反应等。

5.治疗原则

以支持和对症治疗为主,同时注意预防并发症。全身应用抗生素和抗病毒药物,局部使用血管收缩剂滴鼻。

(三)主要护理诊断及医护合作性问题

1.知识缺乏

缺乏疾病预防和保健的有关知识。

2.舒适改变

与头痛、倦怠、乏力、鼻塞需张口呼吸有关。

3.体温过高

与急性炎症引起的全身反应有关。

(四)主要护理措施

(1)嘱患者多饮水,清淡饮食,疏通大便,注意休息。可用生姜、红糖、葱白煎水热服。

(2)指导患者正确使用解热镇痛药、抗生素和抗病毒药物。

(3)指导患者正确滴鼻,改善不适,也可按摩迎香、鼻通穴,减轻鼻塞。告知患者注意血管收缩剂的连续使用不宜超过 7~10 天。

(4)告知患者急性鼻炎易传播给他人,指导其咳嗽、打喷嚏时用纸巾遮住口鼻,急性炎症期间食具与家人分开,室内经常通风换气,不与他人共用毛巾,不到人多的公共场合,与他人接触时尽量戴口罩等,防止传播给他人。

(5)嘱患者平时养成良好的生活习惯,注意保暖,不过度熬夜和烟酒,不挑食,保证营养均衡,适当锻炼身体,讲卫生,积极治疗局部和全身其他疾病,提高机体抵抗力。

(6)指导患者锻炼对寒冷的适应能力,提倡冷水洗脸,冬季增加户外活动。

二、慢性鼻炎

慢性鼻炎是发生在鼻腔黏膜和黏膜下层的慢性炎症。可分为慢性单纯性鼻炎和慢性肥厚性鼻炎。

(一)病因

尚未明确,可能与下列因素有关。

1.局部因素

急性鼻炎反复发作或未获彻底治愈;鼻腔解剖变异及鼻窦慢性疾病;邻近感染病灶如慢性扁桃体炎、腺样体肥大或腺样体炎;鼻腔用药不当或过久等。

2.职业及环境因素

长期或反复吸入粉尘(如水泥、石灰、煤尘、面粉等)或有害化学气体,生活或生产环境中温度和湿度的急剧等。

3. 全身因素

全身因素包括全身慢性疾病如贫血、糖尿病、风湿病、慢性便秘等,营养不良如维生素 A、C 缺乏,内分泌疾病或失调等。

4. 其他因素

烟酒嗜好、长期过度疲劳、先天或后天性免疫功能障碍。

(二)护理评估

1. 健康史

(1)评估患者有无鼻咽部的慢性炎症性疾病,有无鼻部长期不当用药等。

(2)了解患者有无贫血、风湿病、慢性便秘等慢性疾病。

(3)评估患者有无长期过劳等诱因。

2. 身体状况

(1)慢性单纯性鼻炎表现为间歇性或交替性鼻塞,较多黏液性鼻涕,继发性感染时有脓涕。鼻黏膜充血、下鼻甲肿胀,表面光滑、柔软而富有弹性,探针轻压可现凹陷,但移开探针则凹陷很快复原,对血管收缩剂敏感。

(2)慢性肥厚性鼻炎呈单侧或双侧持续性鼻塞,通常无交替性。鼻涕呈黏液性或黏脓性,不易擤出。有闭塞性鼻音、耳鸣和耳堵塞感,并伴有头痛、头昏沉、咽干、咽痛。少数患者可能有嗅觉减退。下鼻甲黏膜肥厚、充血,严重者黏膜呈紫红色,黏膜表面不平,探针轻压凹陷不明显,触之有硬实感。对血管收缩剂不敏感。

3. 辅助检查

一般无。

4. 心理社会评估

评估患者的性别、年龄、文化程度、对疾病的认知程度,患者的心理状况、职业、工作环境及生活习惯等。

5. 治疗原则

根除病因,合理应用鼻腔减充血剂,恢复鼻腔通气功能。慢性肥厚性鼻炎可行下鼻甲激光、射频消融术或部分切除术。

(三)主要护理诊断及医护合作性问题

1. 舒适改变

与鼻塞、多脓涕有关。

2. 知识缺乏

缺乏有关疾病预防、保健、治疗等方面的知识。

(四)主要护理措施

(1)指导患者正确用药,改善鼻塞、头痛等不适。

(2)嘱患者及时治疗原发病,如全身慢性疾病、鼻窦炎、邻近感染病灶和鼻中隔偏曲等。

(3)增加营养、补充维生素,禁烟、酒,锻炼身体,增强机体的抵抗力。

(4)注意休息,勿过度劳累,远离粉尘或有害化学气体。

三、萎缩性鼻炎

萎缩性鼻炎是一种以鼻黏膜萎缩或退行性变为其病理特征的慢性炎症。发展缓慢,病程长。

(一)病因

学说甚多,可归纳为两类。

1. 原发性

认为是全身慢性疾病的鼻部表现,如内分泌紊乱、自主神经功能失调、缺乏脂类及脂溶性维生素、遗传

因素或与营养障碍、微量元素缺乏或不平衡等。

2.继发性

可继发于:①慢性鼻炎、鼻窦炎脓性分泌物的长期刺激。②高浓度有害粉尘或气体的长期刺激。③多次或不适当手术所致的鼻黏膜广泛损伤。④鼻特殊传染病如结核、麻风、梅毒对鼻黏膜的损害。

（二）护理评估

1.健康史

(1)评估患者有无鼻部慢性疾病,有无鼻腔多次手术史。

(2)评估患者以往健康状况,有无慢性全身性疾病和免疫功能障碍。

2.身体状况

(1)鼻腔及鼻咽部干燥感。

(2)鼻塞。

(3)鼻分泌物呈块状、管筒状脓痂,不易擤出,易出血。

(4)嗅觉障碍。

(5)呼气恶臭,称臭鼻症。

(6)头痛、头昏。

(7)检查可见鼻梁宽平(鞍鼻),鼻腔宽大,鼻甲缩小,鼻黏膜充血,鼻腔大量灰绿色脓痂充填并有恶臭。

3.辅助检查

一般无。

4.心理社会评估

评估患者年龄、性别,文化层次,对疾病的认知程度、心理活动特点、工作环境、社交情况、家庭支持程度等。

5.治疗原则

清洁鼻腔、排除脓痂,湿润黏膜,禁用血管收缩剂,并加强全身治疗。

（三）主要护理诊断及医护合作性问题

1.舒适改变

与鼻腔干燥、痂皮阻塞有关。

2.感知改变:嗅觉减退或消失

与鼻腔脓痂阻塞、鼻黏膜神经末梢变性有关。

3.知识缺乏

缺乏有关疾病预防、保健、治疗等方面的知识。

4.社交孤立

与脓痂中蛋白腐败分解引起的臭鼻症有关。

（四）主要护理措施

(1)嘱积极治疗原发疾病,以减少对鼻黏膜的刺激和损害。

(2)加强营养,改善环境及个人卫生。补充维生素 A、B、C、D、E,特别是维生素 B_2、C、E 以保护黏膜上皮,增强结缔组织抗感染力、促进组织细胞代谢、扩张血管和改善鼻黏膜血液循环。

(3)指导患者正确冲洗鼻腔和滴用润滑性滴鼻剂及抗生素药液。

(4)做好患者的心理护理,并告诉家属多理解、支持和帮助患者。

(5)注意休息,勿过度劳累,远离粉尘和有害气体的长期刺激。

四、变应性鼻炎

变应性鼻炎是易感个体接触致敏变应原后导致的包含 IgE 介导的鼻黏膜慢性炎症反应性疾病。

（一）病因

1.变应原

变应原是诱发本病的直接原因,包括吸入性变应原(如花粉、尘螨、真菌、动物皮毛、羽毛、昆虫等)、食物性变应原(如鱼虾、鸡蛋、牛奶、大豆、芝麻、水果、药品等)和职业性变应原(如乳胶和其他低分量复合物等)。

2.遗传因素

本病具有一定的遗传易感性。

3.环境因素

现代社会生活方式的改变和环境的污染与变应性鼻炎有密切关系。晚育、抗生素的广泛应用、接触工业原料和汽车废气的增加等因素都可能改变人群的免疫状态。

（二）护理评估

1.健康史

(1)了解患者过去健康状况及有无家族史。

(2)了解患者有无明确的致敏源如花粉、食物、尘螨等。特别是变应性疾病,找寻有关病因,评估患者鼻塞、流涕、喷嚏以及嗅觉障碍的程度。

2.身体状况

(1)典型症状为鼻痒、阵发性喷嚏连续发作、大量水样鼻涕和鼻塞。

(2)季节性鼻炎以眼痒较为明显。

(3)嗅觉障碍。

(4)前鼻镜检查可见鼻黏膜苍白、水肿,大量清水样分泌物。

3.辅助检查

(1)鼻腔分泌物涂片检查可见嗜酸性粒细胞增多。

(2)变应性激发试验可协助诊断。变应原诊断明确后可用其进行脱敏治疗。

4.心理社会评估

评估患者的年龄、性别、文化层次、对疾病的认知程度、饮食习惯、卫生习惯、工作环境、情绪反应等。

5.治疗原则

尽可能避免过敏原,正确使用抗组胺药和糖皮质激素,适当使用减充血剂。有条件者可行特异性免疫治疗。

（三）主要护理诊断及医护合作性问题

1.舒适改变

与鼻痒、眼痒、喷嚏、流涕有关。

2.感知改变:嗅觉减退或消失

与鼻黏膜水肿有关。

3.知识缺乏

缺乏有关疾病预防、保健、治疗等方面的知识。

（四）主要护理措施

(1)疾病发作期间,指导患者根据医嘱正确用药,包括滴鼻、喷鼻及口服药的正确使用方法,缓解不适症状。

(2)适当使用减充血剂滴鼻,缓解鼻黏膜水肿。

(3)如果有明确的过敏原,嘱患者尽量避免与之接触,如花粉过敏,则在此季节减少外出或戴好口罩,尘螨过敏者室内应经常通风,被褥等经常晾晒,预防发作。

(4)平时注意均衡营养,锻炼身体,饮食起居有规律,不熬夜,提高机体抵抗力;同时禁烟酒刺激,改善环境,注重个人卫生和饮食卫生。

(5)稳定期根据医嘱使用糖皮质激素,以减少和预防疾病发作。

（罗傲熠）

第二十一章 口腔科疾病护理

口腔颌面部是由口腔和颜面中及下三分之一组成。具有嗅、呼吸、摄食、咀嚼、吞咽、语言、表情等重要功能,组成口腔的器官有牙齿、颌骨、唇、颊、腭、舌、口底、涎腺等。

一、急性化脓性腮腺炎

急性化脓性腮腺炎多因慢性腮腺炎急性发作或邻近组织急性炎症的扩散引起。

(一)常见病因

病原菌是葡萄球菌,最多者为金黄色葡萄球菌,其次为链球菌、这些细菌通常存在于口腔内,当机体抵抗力低下时,因高热、脱水.进食及咀嚼运动减少。唾液分泌也相应减少,机械性冲洗作用降低,口腔内病菌经导管口逆行侵入腮腺,腮腺区损伤及邻近组织急性炎症的扩散也可引起急性腮腺炎。

(二)临床表现

单侧受累者常见,炎症早期症状轻微或不明显,腮腺区轻微疼痛、肿大、压痛、导管口轻度红肿、疼痛;若未及时控制,可使腺组织化脓、坏死。此时疼痛加剧,呈持续性疼痛或跳痛,腮腺区以耳垂为中心肿胀明显,耳垂被上抬。

(三)护理

1.护理要点

(1)作好患者的心理护理,关心体贴患者,鼓励患者树立战胜疾病的信心。

(2)高热患者鼓励患者多饮水,并给物理降温或药物降温。

(3)鼓励患者多饮用酸性饮料或维生素 C 片,亦可口服 1% 毛果芸香碱 3~5 滴(2~3 mg),以增加唾液分泌。

2.护理措施

(1)作好患者的心理护理,鼓励患者树立战胜疾病的信心和决心。

(2)对症护理,对高热者给予物理降温,对有局部有明显的凹陷性水肿,局部有跳痛并有局限性压痛点者可行切开引流。

(3)保持口腔清洁,每日餐后可用漱口液漱口。

(4)局部护理,炎症早期可用热敷、理疗、外敷如金黄散,服用酸性食物及饮料或口含维生素 C 片等,可增加唾液分泌。

3.用药及注意事项

(1)口服酸性饮料或维生素 C 片或口服 1% 毛果芸香碱 3~5 滴(2~3 mg),每日 2~3 次,可增加唾液分泌,温热的硼酸、碳酸氢钠溶液等消毒漱口剂也有助于炎症的控制。

(2)应用抗生素时应从腮腺导管口取脓性分泌物做细菌培养及药敏实验,选用最敏感的抗生素。

4.健康指导

平时多饮水,对接受腹部大手术疾患严重全身性疾病的患者,应加强护理,保持体液平衡.加强营养及抗感染能力,养成良好的卫生习惯,食后漱口、刷牙。

二、多形性腺瘤

多形性腺瘤又名腮腺混合瘤,其生物特性不同于一般良性肿瘤。包膜常不完整,在包膜中有瘤细胞,甚至包膜以外的腺体组织也可有瘤。细胞存在,如果用剜除术或手术中肿瘤破裂,极易造成种植性复发,部分可产生恶变。

（一）临床表现

最常见于腮腺，其次为颌下腺，舌下腺极少见。发生于小涎腺者，以腭部为最常见。任何年龄均可发生，但以 30～50 岁为多见，女性多于男性。肿瘤生长缓慢，常无自觉症状。肿瘤界限清楚，质地中等，扪诊呈结节状，一般可活动。

（二）护理

1. 护理要点

治疗方式以手术为主，因此做好手术前后护理尤其重要。

（1）作好患者的心理护理，该种疾病极易造成种植复发，因此患者往往对治疗该病无信心。

（2）术前应注意保持口腔清洁，每日三餐后用漱口液漱口，以免造成感染。

（3）术后让患者取平卧位或半卧位，头偏向一侧，应用抗生素。

（4）保持呼吸道通畅，及时清除口腔内分泌物，注意观察舌及口底水肿情况。

（5）每日漱口 2～3 次，给于漱口水含漱。

2. 护理措施

（1）关心体贴患者，耐心解释该病手术的重要性，鼓励患者树立战胜疾病的信心。

（2）术前用漱口液漱口，每日 3～4 次，做好各项检查，利于手术的顺利进行。

（3）保持呼吸道通畅，口腔有分泌物及时清除，告之患者不易咽下以免引起恶心等。

（4）每日三餐后应用漱口液漱口，对不方便漱口者，应做口腔护理每日 2 次。

（5）术后 3～5 天限制患者讲话，以减少口腔运动。

3. 用药及注意事项

用漱口液时应注意漱口液的浓度和时间，并告之患者切勿咽下，以免引起其他不适及意外。

4. 健康指导

注意口腔卫生，养成良好的卫生习惯，每日三餐后漱口，每日早晚刷牙。加强体育锻炼，增强抗病能力。如发现不适，立即就医。

三、颌面部血管瘤

（一）类型及其表现

血管瘤多见于三种类型。

1. 毛细血管性血管瘤

毛细血管性血管瘤多发于颜面部皮肤。口腔黏膜较少，呈鲜红或紫红色，与皮肤面平，边界清楚。以手指压迫肿瘤，表面颜色褪去；解除压力后，血液即刻充满肿瘤，恢复原来的大小及色泽。

2. 海绵状血管瘤

海绵状血管瘤是衬有内皮细胞的无数血窦所组成。海绵状血管瘤好发于面颊、颈、眼睑、唇、舌及口底部位置深浅不一，如果位置较深，则皮肤及颜色正常；表浅肿瘤则呈蓝色或紫色。肿瘤边界不太清楚。扪之柔软，可以被压缩，有时可扪到静脉石。

3. 蔓状血管瘤

蔓状血管瘤又称为葡萄状血管瘤，是一种迂回弯曲，极不规则而有搏动性的血管瘤。

（二）护理

1. 护理要点

血管瘤的治疗可根据瘤体的类型、位置及患者年龄来决定是进行手术、放疗、激光还是注射硬化剂。一般采用综合治疗。

（1）做好患者的心理护理，关心体贴患者，因为血管瘤的预后可能与患者的容貌有一定的关系，往往有些患者对治疗效果没有信心。

（2）做好各种检查，为手术及其他治疗做准备。

(3)借疗后预防局部感染,以免留下瘢痕,影响容貌美观。

2.护理措施

(1)关心患者,告之手术及其他治疗的必要性,以及治疗的效果肯定、预后情况,鼓励患者树立战胜疾病的信心。

(2)常规准备,术前做好输血、备皮的准备;如手术切除面积过大时应准备好供皮区。

(3)术后应注意观察出血情况植皮区的血运情况。

(4)术后给予高热量、易消化的饮食,并全身应用抗生素,预防感染。

3.用药及注意事项

(1)应用硬化剂是应注意把握好瘤体的位置,注射在瘤体根部,以免损伤正常组织。

(2)应用抗生素时应正确遵守抗生素的使用原则。

4.健康指导

定期复诊,对影响美容者可行2期手术。

四、龋病

龋病是牙齿在机体内外环境因素影响下,使牙齿硬组织逐渐破坏、缺损的一种疾病。

(一)常见病因

1.牙齿的结构缺陷、形态和位置

发育和钙化不良,牙齿组织疏松抗龋力低,位置不正,相互重叠排列,拥挤错位,易存留食物残渣,致使龋病的发生。

2.病原刺激物的作用

一般细菌依赖菌斑附着于牙面,长期侵蚀牙齿形成龋。

3.其他

营养物质的缺乏、唾液缺乏,睡前吃糖等因素亦是造成龋齿的诱发因素。

(二)临床表现

病变过程由浅入深,一般根据损害程度可分为浅、中、深龋。

1.浅龋

病变只限于牙釉质面脱钙,牙表面呈白垩斑纹或有黄褐色着色,缺乏光泽,无自觉症状。

2.中龋

病变达牙本质深层,有时见褐色的小洞,患牙对冷、热、甜、咸刺激较敏感,无自发疼痛。

3.深龋

病变达牙本质深层,洞底接近髓腔,对冷、热、酸、甜等发生疼痛,无自发疼痛。

(三)护理

1.护理要点

(1)注意营养、合理饮食,增强牙齿的抗龋能力;儿童养成良好的饮食习惯,不偏食,少吃零食,每天早晚刷牙。

(2)龋齿以预防为主,因此控制发酵性物质的摄取与滞留。

(3)应用防龋材料进行窝沟封闭。

(4)定期复查,早发现、早治疗。

2.护理措施

(1)注意营养,合理饮食,增强牙齿的抗龋能力;儿童养成良好的饮食习惯,不偏食少吃零食,每天早晚刷牙。

(2)口腔护理:每日早晚刷牙,每餐后漱口。

(3)治疗操作护理:协助医生进行充填治疗、洁牙、开髓等,根据操作的要,备好器械、药物等,操作中应

积极配合保持术野清晰,术后交代注意事项及预约下次复诊的时间。

3.用药及注意事项

(1)使用银汞时应勿使唾液、手汗及水分污染,以免影响汞合金的性能。

(2)调好的汞合金、多余的汞不要随地挤,以免引起污染。

(3)汞充填后嘱患者漱口,以免将汞合金吞入吸收。

4.健康指导

因龋病以预防为主,所以做好患者或社区的卫生宣教极其重要。

(1)合理饮食:对龋病患者适当限制糖的摄入,并在食糖后刷牙、漱口;在睡前不宜食用糖及其含糖较多的食品。

(2)注意口腔卫生:养成餐后漱口的习惯,早晚各刷牙一次,刷牙能消除牙垢物、食物残渣、消除口臭,又能按摩牙龈,增强组织抗病能力,刷牙用保缝牙刷,用含氟牙膏;方法是上下颤动刷牙方法,刷牙时应注意以下几点:①刷牙次数,每日早晚各一次。②刷牙用水要清洁、温度适宜。③牙膏的选择:2～3 种牙膏轮换使用,并且不宜放置过久。④注意保持牙刷的清洁,牙刷应 3～6 个月更换一次。

(3)保护牙齿:避免咬过硬的食物,以防损害牙齿。

五、牙髓炎

牙髓炎是细菌进入牙髓引起牙髓的炎症反应。

(一)常见病因

(1)细菌感染,大多由龋病继发而引起。

(2)化学刺激、某些药物、充填物在深洞底可刺激牙髓。

(二)临床表现

(1)自发性阵发性剧痛,无任何诱因的情况下发生疼痛是间歇发作。

(2)疼痛常在夜间发生,白天站立时常能减轻。

(3)冷热刺激常可使疼痛加剧。

(4)患者常常不能正确指出患牙,牙髓炎疼痛发作时放射到同侧上下,牙齿及头面部,所以患者分辨不出患牙的位置。

(三)护理

1.护理要点

(1)止痛:首先应解除疼痛的折磨,方法有药物止痛、开髓减压止痛、针刺止痛等。

(2)牙髓治疗、常用的方法有活髓保存、活髓切断、干髓术、封失活剂干髓等方法。

(3)如无保留价值可行拔除患牙手术。

2.护理措施

(1)治疗护理:开髓减压,根管充填时要帮助患者取舒适坐位或仰卧位。使用干髓术用的失活剂、开髓剂、充填材料等,一定交待注意事项。

(2)指导用药:遵医嘱给予止痛剂、消炎药物,并注意用后的不良反应。

(3)口腔卫生:保持口腔清洁,每餐后应漱口、早晚刷牙等。

3.用药及注意事项

(1)活髓保存术时,用氧化锌丁香油糊剂暂封,观察 3～4 周无症状,方可做永久充填。

(2)活髓切断术时,用氧化锌丁香油糊剂暂封时,压力不宜过大、观察 3～4 周无症状再作永久充填。

(3)干髓剂有一定的毒性,使用后必须按时复诊,以免引起不良效果。

4.健康指导

(1)注意口腔卫生、漱口:每餐后漱口,治疗性含漱,一般用 0.05%～0.1%氯己定溶液或 0.1%～0.2%氯化锌溶液含漱。

（2）剔牙：对于牙间隙的食物残渣，可用尼龙线、丝线、涤纶线作为牙线材料，每日剔牙两次，每餐后剔牙最佳。

（3）向患者讲述牙病的治疗方法及保护好牙齿的重要性，做到护齿从我做起、从儿童做起。

六、牙周病

牙周病是发生在牙齿支持组织如牙龈、牙周膜、牙骨质、牙槽骨的进行性破坏、萎缩吸收等慢性进行性疾病。

（一）常见病因

1. 局部原因

牙石、牙垢等对牙龈刺激而引起的慢性炎症、牙菌斑和细菌也是造成牙周病的致病原因。此外，不良的牙齿关系同样是引起牙周病的原因。

2. 全身因素

如营养和代谢障碍、维生素 C 的吸收不足、维生素 D 及蛋白质缺乏等。

（二）临床表现及并发症

1. 牙周袋

正常牙龈沟不超过 2 mm，若超过 2 mm 时则形成牙周袋。

2. 牙龈症

牙龈症表现为充血、水肿、出血等，常有口臭、刷牙时常有出血。

3. 牙齿松动

一个或多个牙齿出现病理性松动。

4. 牙槽骨被吸收

X 线可帮助诊断。

5. 并发症

若不及时治疗，常可引起头痛、疲劳、头晕、腰酸、消化功能紊乱。

（三）护理

1. 护理要点

（1）牙齿洁治术，因为极易出血，洁治术后用 3% 双氧水漱口、清洗等，牙龈沟处涂碘甘油。

（2）牙齿洁治后，告知患者正确刷牙的方法，保持口腔卫生。

（3）拔除确实不能保留的牙齿。

（4）消除口腔内创伤，固定松动牙齿。

2. 护理措施

（1）指导用药：遵医嘱使用消炎药及漱口剂，并观察药物的不良反应。

（2）口腔护理：每日用 1%～3% 过氧化氢和生理盐水清拭口腔 2～3 次，并嘱患者漱口，保持口腔清洁。

（3）做好患者的心理护理：一般患者因牙齿松动，可引起思想焦虑，应关心体贴患者，鼓励患者树立战胜疾病的信心和决心。

3. 用药及注意事项

（1）对龈下结石等刮治法，因为患者牙龈易出血，让患者漱口、冲洗牙周袋、刮治毕冲洗牙周袋，避免有异物存留，涂碘甘油、外敷塞治剂，防止出血及感染，24～48 h 去除。

（2）拔牙时应遵守拔牙适应证，观察出血情况，拔牙后 20 min 不宜漱口，2 h 后可进温凉饮食，嘱患者勿用舌舔吮伤口。

4. 健康指导

（1）注意口腔卫生，养成餐后漱口，早晚刷牙的习惯。

（2）卫生饮食，不偏食，多食新鲜蔬菜等，适当限制糖的摄入。

（3）保护牙齿，不要咬过硬的食物如山核桃、杏核等。

七、复发性口腔溃疡

口腔黏膜反复出现散在、孤立、圆形或椭圆形小溃疡，有剧烈自的自发性痛，病程有自限性，7～10天自然愈合。

（一）常见病因

病因尚未明确，但与自身免疫性疾病有关。

1.中枢神经系统紊乱

如神经衰弱、失眠、精神过度紧张等。

2.内分泌及消化功能紊乱

如妇女经期前后，消化不良等。

3.局部的机械化学刺激

如不合适的义齿等。

（二）临床表现

局部症状明显，有的伴有全身症状，但口腔黏膜的症状有三个阶段。

1.黏膜充血水肿

黏膜出现红斑、患者患处烧灼感，数小时后疱疹破裂形成溃疡。

2.溃疡期

溃疡形成椭圆形，直径 2～3 mm 大小不等，表现凹陷，呈灰白色，周围有红晕，患处有剧烈的烧灼感，冷、热、酸、甜等刺激均使疼痛加剧，饮食、语言困难，一般可持续 4～5 天。

3.愈合期

溃疡面有肉芽组织修复，溃疡平坦，面积缩小，炎症消退，疼痛减轻，6～7 天愈合。

有的患者口腔黏膜溃疡在发作过程中由少到多，反复发作，可持续数年或数十年，有个别患者并发眼、口、生殖器溃疡三联症。

（三）护理

1.护理要点

（1）局部处理：消炎止痛、溃疡表面涂保护剂、避免刺激；局部烧灼，用 10％硝酸银涂溃疡面；亦可用 3％双氧水棉球轻拭溃疡面后，贴敷药膜。

（2）全身治疗：给予 $VitB_1$、$VitB_{12}$ 等应用，也可适当应用清热去燥类中药。

（3）做好患者的心理护理：长期发病，并且影响进食与语言，患者往往有思想压力，因此，疏导患者的思想，让患者有一个良好的心理状态和规律的生活，有利于疾病的恢复。

2.护理措施

（1）休息与饮食：患者适当休息，并给予补充营养，禁食刺激性强的食品，疼痛剧烈时可用0.5％～1％普鲁卡因液含漱。

（2）局部用药：局部涂撒药物时，应避免引起恶心并注意观察药物的不良反应。

（3）口腔护理：可用漱口液含漱，或用 3％双氧水棉签擦拭后，再涂黏膜保护剂。

（4）做好患者心理疏导：鼓励患者树立战胜疾病的信心，愉快的心情，接受治疗。

3.用药及注意事项

用 10％ 硝酸银烧灼溃疡面时，用药时应注意隔离唾液，拭干创面，药物只烧灼溃疡面，勿损伤健康组织，一般只在溃疡期使用。

4.健康指导

（1）注意口腔卫生：注意进食后漱口，每日早、晚刷牙，去除机械或化学因素的刺激。

(2)合理饮食:多食富含维生素的新鲜蔬菜和水果,并加强体育锻炼。

(3)改善睡眠:注意休息,去除精神紧张,保证足够的睡眠。

(4)其他:告知患者及家属防治黏膜病的常识。

八、智齿冠周炎

下颌第三磨牙(俗称智齿)萌出位置不足时出现阻生,牙冠与龈瓣间形成较深的盲袋,易积有食物残渣,利于细菌繁殖,当寒冷、饥饿、疲劳、感冒等机体抵抗力低时,覆盖于牙冠周围的软组织发炎,即为智齿冠周炎。

(一)常见病因

由于智齿萌出困难,其牙冠常向前倒或仅能部分萌出。另外,咀嚼食物的机械压力,使牙龈处于缺血状态,局部抵抗力降低,细菌易侵入。

(二)临床表现

(1)发病较急,初期只是牙龈疼痛、红肿,全身症状不明显,如果细菌被控制,症状可消失。否则出现牙龈红肿、开口困难、吞咽疼痛,颌下可触到肿大淋巴结,可出现发烧、食欲减退、口臭等全身症状。

(2)发病2～3天仍不能控制,可出现咀嚼肌间隙感染,近而可出现扁桃体周围脓肿、咽旁间隙感染等,并发症引起应急性细菌性心内膜炎、肾炎、关节炎,还可引起脓毒败血症等。

(三)护理

1.护理要点

(1)保持口腔清洁,可用温盐水或1:5 000高锰酸钾含漱。

(2)对形成的盲袋进行冲洗,彻底清除食物残渣、细菌及分泌物,清除后涂以碘甘油等消炎止痛。

(3)脓肿形成时,可在局麻下行脓肿切开,暴露牙冠,引出脓液。

(4)需要拔除患牙时应备好器械及X线片,密切注意病情变化,术后注意全身应用抗生素,术后当天不漱口,不刷牙。

2.护理措施

(1)休息与饮食:急性期适当休息,进易消化、高热量、富含维生素的食物。对张口受限者,进流质饮食。

(2)注意观察病情:局部红肿是否减轻,生命体征的变化,有无颅内及全身感染征象,尤其呼吸变化。

(3)口腔护理:嘱患者漱口,重症患者可用1%～3%过氧化氢擦拭口腔1～2次,保持口腔清洁卫生。

(4)心理护理:因患者疼痛,张口困难,影响进食及语言,往往出现焦虑、恐惧,护理人员应安慰、体贴患者,鼓励患者树立战胜疾病的信。

3.用药及注意事项

(1)使用消炎、止痛、降温药物时,正确使用给药途径,并注意严密观察药物的不良作用。

(2)盲袋冲洗上药时一般用1:5000高锰酸钾或3%双氧水冲洗龈袋,消除食物残渣、细菌及分泌物,然后擦干患部,盲袋内置2%碘酊及碘甘油,消炎止痛。

4.健康指导

(1)加强锻炼,增强抗病能力。

(2)合理饮食,饮食多样化,多食新鲜水果和蔬菜,并多饮水促进毒素的排出。

(3)炎症早期及时控制细菌感染,使其局限好转。

(4)保持口腔清洁,每天早晚刷牙,饭后用温盐水或开水漱口。

(5)化脓阶段应及时切开排脓,对常发生冠周炎的智齿尽早拔除。

九、颌面部间隙感染

系指颜面及颌骨周围的蜂窝组织的炎症疾患,如皮下、筋膜及肌肉的疏松结缔组织的急性化脓性

炎症。

（一）常见病因

1.牙源性

如牙槽脓肿、牙周脓肿,智齿冠周炎、颌骨骨髓炎的扩散。

2.腺源性

如颌面部淋巴结炎等。

3.血源性

如麻疹、猩红热、伤寒等传染病之后,细菌随血液循环而散。

4.损伤性

拔牙或外伤感染所引起。

（二）临床表现

发病初期有牙痛病史、病情发展迅速,患区红肿、发硬、热、压痛（或跳痛）,以及全身中毒症状,高热39％～40％,寒战、白细胞升高显著,血沉加快,常有便秘、食欲不振,严重者可引起电解质紊乱等。重的并发症有心内膜炎、肾炎、脓毒血症等。

（三）护理

1.护理要点

（1）颌面部间隙感染应综合治疗,全身支持疗法和对症治疗,局部可切开引流,切口内放置引流条。

（2）炎症消除后可拔除病源牙齿,保持口腔清洁,做好口腔护理。

（3）做好患者的心理护理,适当休息,严密观察生命体征变化及局部肿胀情况,炎症是否向邻近组织扩散、有无呼吸困难等。

（4）全身支持疗法,给高热量、易消化的半流或全流饮食,补充营养水及电解质、各种维生素等。

2.护理措施

（1）休息与饮食:适当休息给予高热量,易消化的半流质或流质饮食,补充必要的维生素、水及电解质。

（2）做好患者的心理护理:做到关心、细心、爱心,让患者信任医护人员,鼓励患者安心养病,争取早日康复。

（3）口腔护理:一般患者可用漱口液漱口,对儿童及重症患者应用1％～3％过氧化氢、生理盐水擦拭口腔1～2次,保持口腔清洁卫生,减少并发症的发生。

（4）全身应用抗生素治疗:做好细菌培养＋药敏。

3.用药及注意事项

（1）选用消炎、止痛、降温等药物时,要正确使用给药途径、给药时间、浓度、确保最佳疗效,减少不良反应的发生。

（2）选用抗生素时,应在条件允许的情况下,做好细菌培养＋药敏感试验。

（3）重症患者应用激素时应密切观察激素的不良反应。

4.健康指导

（1）加强锻炼,增强体质,合理饮食习惯,多食新鲜水果和蔬菜,患病期间多饮水、以利于毒素的排出。

（2）注意口腔卫生,注意进食后漱口,早晚刷牙,去除局部刺激因素,拔除残牙、残冠、义齿边缘要光滑。

（3）对无保留价值的阻生牙,根尖炎等病灶,待急性炎症消退后,应及时拔除,根除患者的隐患。

十、舌癌

舌癌是常见的口腔癌,男性多于女性。舌癌约85％以上发生在舌体。

（一）临床表现

舌癌早期可表现为溃疡、外生与浸润三种类型。舌痛有时可放射至颞部或耳部。外生性可来自于乳

头状瘤恶变;浸润性表面可无突起或溃疡,易延误病情。舌癌常表现为溃疡与浸润同时存在,并伴有自发性疼痛和程度不同的舌运动障碍。

舌癌进入晚期可直接超越中线或侵犯口底,以及浸润下颌骨膜,骨板或骨质。此时舌运动受限、固定,并有流涎,进食、吞咽、言语均感困难、疼痛剧烈,可反射至半侧头部。

(二)护理

1.护理要点

舌癌的治疗包括原发灶和转移灶化疗、手术、放疗等方法。

(1)舌癌术前护理:做好患者的心理护理、关心体贴患者、鼓励患者树立战胜疾病的信心和勇气。口腔清洁护理以免引起术后感染。准备好输血、备皮等,需要邻近组织皮瓣转移或游离组织瓣整复者,做好供皮处的清洁处理。

(2)舌癌术后护理:严密观察生命体征的变化,保持呼吸道通畅,及时清除口腔分泌物。注意观察刀口有无渗血及面部血运情况。饮食与休息,给予高热量高营养的饮食,以增强抗病能力。做好口腔护理,保持口腔清洁,防止伤口感染。

2.护理措施

(1)术前护理:心理护理应针对患者对疾病和手术的恐惧心理,耐心做好患者的心理护理,鼓励患者,使其消除恐惧感,以最佳的心理状态接受手术治疗。保持口腔清洁,做好口腔护理,术前做好牙周清洁,及时治疗口腔和鼻腔炎症。需要做皮瓣转移者,可用肥皂及热水清洁供皮区。然后用75%酒精消毒后包扎备用。

(2)术后护理:密切观察呼吸情况,保持呼吸道通畅,术后患者易引起舌后坠,发生呼吸道阻塞,应及时消除口腔分泌物,防止呕吐物或血液吸入气管引起呼吸障碍或窒息。观察刀口溢血情况,保持负压引流管通畅,并严密观察引流量及性质。饮食方面以高热量、高营养的饮食,如混合奶、要素饮食等经鼻饲管喂同时静脉补液,以维持和增强机体的抗病能力。注意保持清洁卫生,每日1~2次行口腔护理,以减轻口臭,防止伤口感染。

3.用药及注意事项

用漱口液漱口时,注意用药的量及浓度,术后用1%~1.5%过氧化氢液消除口内分泌物及血痂,再用生理盐水冲净。

4.健康指导

积极锻炼身体,增强机体的抗病能力。对于口腔溃疡等口腔疾病积极治疗,保持口腔清洁卫生。

(马秋丽)

第二十二章　急诊护理

第一节　急诊概述

近年来随着医学科学的进展,急诊医学已被越来越多的医学界同行和专家们认可是一门新的独立学科,其重要性越来越受到人们的重视。它之所以成为一个医学专科是医学发展和社会需要这两个重要因素促成的。且由于急诊和急救质量体现了医院的综合水平及文明程度,且往往是医院形象的"窗口",所以急诊科的发展模式和建设备受医院管理者的关注。然而,急诊医学毕竟是一门年轻的医学学科,虽历经三十余年发展,其运作机制、专业内涵和发展模式尚未统一。

急诊医学具有多学科的特点,它不是某一专科所能概括的,而是涉及内、外、妇、儿等各专科疾病中的急性病、危重病,并且需要这些专业参与救助。其含义主要是对涉及到各专业急性疾病的诊治需要专科救助;对急诊专业医师而言,也需要这些专业范畴的专业知识;对患有多种疾病的患者的诊治抢救,同样需要多个专业参与共同完成。其次,急诊医学是一个边缘学科和交叉学科。急诊所面对的患者可有多种疾病共同存在,并以某种疾病作为矛盾的重点而突出表现。这里常涉及到内分泌、神内、心内、呼吸和肾内等多个专业,但仅凭某一专业知识或某一专科均不能解决该患者的问题。这样不管从疾病本身,还是医师、科室均面临多专业相互交织的问题,即边缘学科和交叉学科的问题。另外,随着人们生活水平的提高对医疗保健提出了更高的要求;大城市社区医疗服务网的不断完善,常见病、多发病均在社区内处理,而急、危重病则需要急救中心和医院急诊科进行救治;交通事故等灾害医学也需要一支训练有素的急救医疗队伍以应付突发事件。这些因素均使急诊医学的发展处于上升态势,故被认为是发展前景广阔的一门新兴学科。

一、急诊医学概述

(一)急诊医学是一个时间维度的概念

由于急诊医学是一个新兴的综合学科,正确理解其基本概念,对于急诊医学发展十分重要。急诊医学所涵盖的范围在它的名字中已有充分的体现。在英文中急诊医学为 Emergency Medicine,直译的概念是与紧急情况有关的医学,也就是说需要紧急看医生的情况都是急诊医学的范畴。日文中与"急诊"相对应的词为"救急救命",似乎突出了"急""危""重"的特点。中文中的"急诊医学"和过去曾用过的"急救医学",很可能是"紧急诊断治疗"和"紧急救治"的简化形式,用于英文名词的翻译,并不能完全体现其内涵。实际上,急诊医学是相对于其他分类方法(年龄划分:老年医学,小儿医学;系统划分:呼吸病学,心血管病学等;功能划分:康复医学,整形医学等),以"时间维度"为标准("急"与"缓")的一种医学体系,它只是强调"急"的特性。只要是具备"急"特征的医学现象都是急诊医学的范畴。因此理解急诊医学应多从时间维度去探讨。还要认识到"急"不一定与病情相平行,"急"可以是很轻的病,甚至是"无病"。只要患者有紧急看医生的需要,就应是急诊的范畴。所以急诊医学不但是危重病,还应包括慢性病和疑难病等其他方面的所有急诊问题。

因此,加强相关专业领域急诊问题的研究必将丰富急诊医学的内涵。

(二)急诊医学是社会发展的产物

急诊医学是随着社会的发展和科学的进步而诞生的一个年轻学科,在其发展过程中必然带有浓重的社会进步色彩。从急诊相关名词中就可见到社会发展的烙印。

在急诊医学诞生之前,在医院里的急诊部门常常通称为急诊室(emergency room,ER),表面含义是与

急诊有关的"工作室"或"诊室",强调的是一个"房间"(room)。它的功能只是为病房的专科医师提供一个紧急诊断和处置的场所。故急诊室一般无专业医师,只有一些专科医师临时派来应诊,并有较多的护理人员协助专科医师的工作。目前在一些经济欠发达地区和规模较小的医疗机构,急诊室的模式和功能仍较常见。

随着经济发展和急诊医学的壮大,医院里急诊部门的功能也发生了改变,它由提供诊治场所的单一功能,转变为急诊患者早期诊断和治疗的基地。它一般由院前急救、急诊抢救和急诊重症监护病房三部分组成。这样无论从功能、概念和规模上都有了很大的改变,所以改称为急诊科(emergency department)。

近十几年来,随着社会的发展和经济的进步,急诊医学与其他医学专业一样,也有向专业化和大型化的发展趋势。故近来在国内外一些经济发达的地区相继出现一些以急诊医学为主要专业领域的大型急诊中心(emergency center),为社会提供专业化和快速的急救服务。

因此,急诊医学的发展必须与社会经济发展相平行。

(三)相对专业化是急诊医学的发展方向

现代医学进展使专业分化越来越细,许多专科医生理论知识和临床技能日益专一化,有的仅是某病的专家,而患者是一个整体,且随着寿命延长,老年人常有多种慢性病同时存在,某种慢性病急性发作或在许多慢性病的基础上又得了新的急性病,这时各个系统的疾病相互交叉发生在一个病体上,绝非单一专科医生所能解决,这就需要有专门的医生对患者的病理生理状态进行综合评价和分析,以期对患者进行有针对性的治疗。而这正是急诊科医生应该并有能力完成的。

但是,急诊医学虽然是一个综合学科,是对医学以时间维度为标准划分的产物,其涵盖面非常广,非专业化很难提高医疗水平。所以急诊医学本身的专业化,即进一步分科化是其发展方向。故在目前阶段,一些较大规模医院的急诊科应设立急诊内科和急诊外科专业组,并且每个医师都应该有自己相对较强的专业方向。这样使急诊医师的知识结构合理化,做到博中有专,争取在某些方面较专科医师有一定的优势。其次,还应拓宽急诊专业领域,如近来出现的胸痛中心,中毒中心,创伤救治中心等。这些领域的拓展,使急诊医学这一综合学科向纵深方向发展,专业化水平会进一步提高,同时也必将促进急诊医学的整体进步。

总之,急诊医学专业化有两层含义,一层是急诊医学相对于其他学科的专业化,此方面已成共识。另一层是急诊医学本身的专业化,即进一步分科化。综合学科的相对专业化必将会给急诊医学的发展注入新的活力。

(四)快速诊断是急诊医学的关键

由于急诊科具有接受任务的随机性、突发性及执行任务时的应急性、机动性、协作性和社会性等特点,要求医生在有限时间内迅速确诊,采取措施,所以说快速诊断是急诊医学的精髓。急诊医学中"急诊"二字的表面含义"快速诊断"似明确了急诊医学的宗旨。在急诊工作中,正确诊断是正确治疗的前提,是抢救成功的基础。

(五)低流行率和高病死率是急诊人群的特点

急诊患者多病情危重,常伴有生命危险或有并发脏器功能衰竭和肢体伤残的可能性,存活与死亡之间的时间宽限度狭小,极易失去抢救时机。来诊患者还具有突发性、艰巨性和不可预见性特点,故急诊患者有较高的病死率。而仅靠复苏措施,难以挽救这些伤病患者的生命,需从根本上阻断威胁生命支持系统的病理生理过程。这就要求急诊工作人员不仅要全面掌握高超的医术,同时需具备健壮的体魄及较好的应变能力,以适应急诊工作的需要。急诊抢救也不能只停留在实施心肺复苏等一般性抢救措施水平上,应承担并完成各种创伤、休克、出血、各种急、危、重症的救治以及多个脏器功能衰竭的早期诊断和救治。近来的研究表明,在中国占急诊死亡前三位的疾病是:心脑血管疾病、创伤和呼吸系统疾病。因此急诊医学的工作重点应放在危重病的急救、多发伤的救治、心肺脑复苏、急性中毒救治、多脏器功能不全和休克的救治。

其次,随着人们生活水平提高,对健康保健的需求不但要求质量高、服务好,更要求快捷有效的服务。

且社区医疗制度日趋完善,很多慢性病、常见病、多发病在社区医疗机构能得到有效诊治,而危重病、复杂疑难病必须送到大中医院就诊,急诊科是当然的一线服务者。近来交通事故伤和急性心脑血管病发病率也明显升高,中毒自杀等事件亦呈渐增趋势,以及地震、水火灾、建筑物倒塌、飞机失事等意外灾害事故,都是不可避免的需紧急救助的医疗重任。所以急诊人群的疾病谱非常广泛,低流行率是其特点。这就要求急诊人员在诊治患者过程中要有扎实的基本功和广阔的思路。在急诊医学教育中,也应拓宽知识面,尤其对一些少见病和疑难病的诊治应有所涉猎。

总之,随着社会的进步,急诊医学的概念和模式也在不断的完善。了解这些新的理念对提高急诊管理水平和改善急诊服务质量有一定的指导意义。

二、急诊医疗体系

现代医学要求在患者发病之初或受伤之际就能给予恰如其分的诊治,并将其安全转送到医院,立即接受急诊医师有效的初步诊断和治疗,然后根据病情,安排他们的转归。多数接受治疗后可以回家继续服药、休息和治疗。少数危重病患者可以经适当处理或手术,然后转到重症监护病房(intensive care unit,ICU),或冠心病监护室(coronary care unit,CCU),或专科病房。这是目前比较合理的救治急性病、伤人员的组织系统,也就是当今国际上很多国家在努力组建的新颖的急诊医疗系统,称为"急诊医疗体系"(emergency medical service system,EMSS)。因此,急诊医疗体系是院前急救中心(站)、医院急诊室和ICU或CCU或专科病房,有机联系起来的一个完整的现代化医疗机构。

(一)院前急救中心(站)

可以是独立的一个机构,也可以依托在一个综合医院内,但它的任务是院前急救,安全输送患者和组建急救医疗网。组建这样一个机构应具备下列诸要素。

1. 人员

急救专业人员和管理人员都需经过特殊训练,包括通讯、管理、急救、运输和指挥。从实际出发,院前急救的主要人员应该是"急救医士"。他们的培训可以在各地卫生学校或护士学校,增设专门训练班,培训时间可以为1.5~2年。从事院前急救工作的人员,即使是通讯人员,也应接受短期基本生命救护训练。

2. 体制

急救中心(站)的组织体制是使它的工作正常运行的基本保证。大、中城市的组织形式可以根据当地具体情况决定,但基本任务不应改变,那就是负责全城急诊的通讯、协调、指挥、现场抢救和安全运输。它可以独立成一系统,在急诊、急救工作中,它是全城最高指挥者和组织者,把全城有条件的医院组织成网,分区负责,这样可以缩短抢救半径。可以根据本城面积和人口密集分布情况,划区分段设分中心或分站。它也可以依托在一个有条件的综合医院,特别适用于中等城市。其优点为:①利于患者分流(patient flow)。②利于抢救复杂的患者。但是这个依托于综合医院的急救中心(站)应有相对的独立性,那就是它主要还是全城急诊工作的通讯、协调和指挥场所,还要负担现场抢救和安全运输的任务,且所依托的医院不得干预。

3. 装备

急救中心(站)的主要装备为先进的通讯设备,可进行继续治疗和监护的救护车和其他运输工具,以及必要的抢救器械。

(1)通讯设备:急救中心(站)应装备专用的通讯设备,如有线电话、网络系统、GPS系统等。无线电—电话联络系统(radio—telephone switch system,RTSS)可以快速联系患者所在地的急救中心(站)和医院急诊室。经过该系统迅速的分诊和调度,一个恰当的现场急救、安全运输和接收医院急诊室之间的联系可迅速建立,各部分能在最短时间内分别行动和准备妥当。遇有特大灾难时,这个系统更能显示出它的优越性。全城乃至全国应有统一呼救电话号码,现在我国已规定为"120"。美国纽约市自1984年实行这一通讯系统以来,已能做到接到"911"(美国全国统一呼救电话号码)后,派车到现场进行必要抢救,然后安全输送患者到指定的接收医院,总共花费时间平均为9分钟。

(2)交通工具:用于输送患者的交通工具应有国家统一标准。交通工具主要是陆路的救护车,在特殊情况下,也可使用直升机和医用小飞机。输送患者的交通工具应具备以下基本设施和条件:①行驶平稳。②车内有除颤器、临时起搏器、呼吸机、氧气供应装备、心电及呼吸监护机、固定受伤部位的夹板或抽气担架、抗休克设备(抗休克裤)、小缝合包、输液装置和必要的抢救药品及液体(包括冻干血浆)。③车内应保持恒温。④无线电通讯设备。⑤司机也必须接受过基本生命抢救训练。

(3)器械装备:急救中心(站)应配备可在现场进行抢救工作的各种器械,并应有抢救使用记录。

(4)资料储存:有关本市各接收医院的床位、手术室、监护室、专业人员实力、各类设备等的资料均应储入资料库,并每日检查变动情况。患者的资料,特别是高危患者的资料均应预先存入资料库,以便随时查询。同时,资料库还应储存国内外有关急诊医学的进展和各处发生的重大灾害事件资料。

4.管理

急救网络是保证急诊医疗体系能顺利运转和提高抢救效率的重要步骤。按我国的传统情况,可在原有三级医疗网的基础上组织、加强、改进。

急救中心(站)需要与本城的公安、消防、公共活动场所等处的服务人员建立联系,并对相关人员进行必要的抢救知识培训,使之达到基本标准。与此同时,还应对全体市民进行宣传教育,使老百姓了解"自救"的基本知识。

应变能力也是对急救中心(站)能力的考验。平时应注重培训,并加强急救网的组织和联系。这样才能在遇到突发事件时快速作出有效的反应,并有条不紊地组织救险人员迅速投入抢救。

(二)医院急诊室

这是与院前急救联系最密切的部分,是医院急诊工作的前哨。随着急诊医学成为独立的专科,它的组织和任务也有了新的含义和形式。

1.组织结构

急诊医学是一个跨学科专业,急诊室是进行急诊医学实践的场所。急诊室内均需要各专科轮流派来的医师值班工作,同时,急诊专业的医师也需要轮流到其他科室工作,特别是内科的心血管组、呼吸组,外科的普外组,以及麻醉科。急诊专业医师尤其要重视到 ICU 或 CCU 的轮转学习。从行政管理来看,急诊科应与其他临床科室有同样的编制。在急诊科的功能分区内,还应注意护理人员的培养和相对的专业分工,以提高急诊护理的整体水平。

2.任务特点

急诊室每天接待的急症患者,虽然多数(95%以上)是一般急症,需急救或需组织专业人员急救的属少数。但如忽视或轻视对多数急症患者的处理,其中有一部分就有可能演变成重症甚至危重症患者。因此对每一例来急诊室就诊的患者都应认真对待,这是急诊护理工作的要点之一。

3.科研和教学

急诊医学是一门很年轻的专科,但社会对急诊医疗服务的需求量是非常大的,因此培训大量专业医护人员是当务之急。在急诊护理的科研和教学方面,虽然它与医疗系列有许多相似之处,且联系紧密,但还需强调其护理特点,避免研究与急诊医疗相关的课题。

由于急诊护理学是跨学科专业,所以其科研工作与其他临床科室可能重叠。但是随着医学的进展,与急诊医学有关的科研工作也越来越专业化。例如复苏学的研究、休克的研究、复合伤的研究、循环衰竭或(和)呼吸衰竭的研究等等都进展得很快,而且越来越多地由急诊医学专业医护人员去研究。

(三)收治危重病的重症监护病房

急诊重症监护病房(emergency intensive care unit,EICU)实际上是急诊医疗体系的组成部分。其中专科监护病房在各医院已有很多设置,如呼吸重症监护病房(respiratory intensive care unit,RICU)、神经科重症监护病房(neurological intensive care unit,NICU)、胃肠道外加强营养与代谢监护病房(total parenteral nutritional and metabolismin—tensivecare unit,TRN)、儿科重症监护病房(pediatricintensivecare unit,PICU)等。这些专科 ICU 与急诊 ICU 是一种相互补充、相互依存的关系,可根据医院的具体情况进

行设置。

EICU病房应设立于急诊抢救区附近,收治范围主要是患有严重生理功能衰竭的患者。他们除了需要依赖药物及支持生命的仪器外,更需要有高素质的人员向患者及家属提供高质量的医疗护理服务。

总之,完整的急诊医疗体系(EMSS)包括:①完善的通讯指挥系统。②现场急救。③有监测和急救装置的运输工具。④高水平急诊服务。⑤强化治疗(加强监护病房ICU)。这一体系的建立和健全,对急救工作的提高起了很大作用,特别在灾害性事件中,急诊医疗体系更能体现出它的价值。院前急救、医院急诊室与强化监护医疗病房密切联系,组成一个完善的急诊医疗体系,为急症和危重症患者提供良好的医疗服务,并可以在发生意外灾难时提供紧急救援。

三、急诊科

急诊科的工作主要负责接诊,抢救急、危重病患者;对即刻危及生命的患者进行抢救;对危重病生命体征,不稳定者稳定生命体征;对一般急诊就诊患者,识别潜在威胁生命的危险因素;还应培养训练一支急救专业队伍,以适应突发事件的紧急医疗救援。

(一)服务范畴

(1)诊治各个专科急性疾病或慢性病急性发作。

(2)对急诊症状进行诊断和鉴别诊断,如胸痛、腹痛、昏迷等。

(3)对院前急救(急救中心、急救站等)护送来的急危重患者进一步诊治。

(4)对即刻威胁生命的疾病,如心搏骤停、窒息、急性中毒、休克、多发伤、多器官功能障碍综合征及各种大出血患者进行抢救。

(二)急诊就诊分区

1.抢救区

对即刻有生命危险的急危重患者,不经挂号、分诊,即刻送到抢救室展开抢救。抢救室配有吸氧装置、呼吸机、监护仪、吸痰器、除颤仪、洗胃机和床旁X光机等抢救仪器设备。外科抢救室应配有无影灯和手术床,便于即刻急救手术。

2.危重病就诊区

主要适用于不易搬动的危重病患者就诊。患者躺在可移动的检查床上,边做各种检查边做治疗,一直到明确诊断并住院,整个过程均在该床上。X线检查、急诊化验、急诊CT与急诊导管室均与该区在同一水平面上,方便患者检查诊断。

3.一般患者就诊区

主要适用于各种常见病多发病患者就诊。

三区相互联系,相对独立,既分工又合作。即对有生命威胁患者在抢救室通过积极救治,解除威胁生命的因素,但生命体征不稳定或相对稳定,需要进一步明确诊断,这类患者即可转入急诊ICU。在急诊ICU进一步明确诊断、救治,患者生命体征稳定,脱离生命危险且诊断明确,即可转入专科病房。而留观的一般患者,如果病情恶化,生命体征不稳定,可转入ICU,如威胁到生命即转入抢救室。

(三)急诊工作方法

急诊患者一般分为3种类型:A类——濒死,即患者随时有生命危险。B类——危重病,生命体征不稳定或相对稳定,但如不仔细检查可能会威胁到生命。C类——一般的急诊患者。

根据以上分类方法确定的急诊工作方法为:对于A类患者要实行先抢救后诊断的原则,即在A区立即利用一切急救手段抢救患者的生命,如室颤者进行电除颤,窒息者吸痰、气管插管,过敏性休克者抗休克。首要是把患者从死亡线上抢回来,待其生命体征稳定后,再向其家属亲友询问患者患病的原因、经过,并做必要的检查、诊断。对B类患者或A类患者经抢救暂时转为B类阶段的患者,坚持维持生命体征与明确诊断检查并重的原则。一方面,通过各种手段、措施维持生命体征的稳定。在此过程中根据治疗反应积极做各项检查,包括详细询问病史、查体、化验及X线等特殊检查以了解不稳定因素。一旦明确诊断,

即可转入专科病房救治。C类患者一时难以明确诊断，采取留观处理。首先是区分该类患者是否有威胁生命的潜在因素存在。有时，疾病的发展由隐匿到表面化需要时间，这就需要细致观察，对症处理。

四、急诊护理学

（一）概念

护理学是自然科学和社会科学相互渗透的一门综合性的应用学科。护理学以基础医学、临床医学、预防医学、康复医学以及与护理相关的社会、人文科学理论为基础，形成其独特的理论体系、应用技术和护理艺术，为人们生老病死这一生命现象的全过程提供全面的、系统的、整体的服务。

急诊护理学是与急诊医学同步成长的一门新学科，也是护理学专业化的产物，主要研究各种急性疾病、急性创伤、慢性病急性发作，及急、危重患者的抢救护理等。随着急诊医学的发展和仪器设备的不断更新，急诊护理学的研究范畴也在日益扩大，内容也更加丰富。

（二）发展历史

现代急诊护理学起源于19世纪南丁格尔（Florence Nightingale，1820—1910年）年代。南丁格尔出身于贵族之家，受过良好的高等教育，懂德、法、意大利等国语言，富有同情心，性格坚毅，具有开拓精神。1851年，她不顾家人阻挠，有目的地学习护理、卫生及伦理学课程，并毅然决定献身于护理事业。1854—1856年，英、俄、土耳其等国在克里米亚交战，英军伤亡惨重。英政府选定南丁格尔，由她率领38名训练不足的"护士"奔赴战地医院，负责救护工作。她克服重重困难，以忘我的工作精神、精湛的护理技术和科学的工作方法，经过半年的艰苦努力，使伤员的死亡率由原来的50％降至2.2％。

20世纪50年代初，世界上最早出现了用于监护呼吸衰竭患者的监护病房。60年代起，急诊护理技术进入了有抢救设备配合的阶段。70年代起形成了急救医疗体系，重视现场急救、急诊护理教育，并建立了网络系统。

在80年代以后，国内外一些城市相继成立急诊中心，同时还开展了急诊护理培训班。许多大、中城市的综合医院和某些专科医院都设置了急诊科或急诊室，并配备医师、护士等专业医务人员，器械设备得到更新，并向专业化、系列化和标准化的方向发展。尤其是进入21世纪以来，由于SARS流行的经验，突发公共卫生事件的应急护理也成为急诊护理的重要内容。

急诊专科护士是最近十几年才出现的。WHO在1997年的《世界护理实践报告》中指出，当今护理的发展，较为迅速的两个方面，一是护理教育水平的迅速提高，另一方面专科护理逐渐发展。为了提高护理质量，护士应对不同专科进行深入学习。在某一专科领域具备较高水平和专长，能独立解决该专科护理工作中的疑难问题，并可指导其他护士的工作，就成为专科护士。美国在20世纪90年代，首先从麻醉科中开始培养专科护士，以后又有ICU护士、糖尿病护士、造口护士等。专科护士在发达国家发展越来越快，层次也越来越高。在美国，许多专科护士都放在硕士层面上来培养，这对护理学科的发展和护士队伍的建设是非常重要的。有的护士专门从事社区护理及预防保健服务，成为社区护士和公共卫生护士。在美国，很多有专长的护士自己开业，成为独立进行护理的开业者。美国也是急诊护理专科发展最快的国家之一，1980年7月举行的首次注册急诊护士（Certified Emergency Nurse，CEN）考试，正式确定了急诊专科护士的地位。1983年第一版《急诊护理实践标准》一书的问世标志着急诊护理开始进入专业发展阶段。

2005年，在《中国护理事业发展规划纲要（2005—2010年）》中提到"护理在急危重症、疑难症患者的救治方面发挥着重要作用。"在"2005年至2010年内，分步骤在重点临床专科护理领域，包括：重症监护、急诊急救、器官移植、手术室护理、肿瘤患者护理等专科护理领域开展专业护士培训，培养一批临床专业化护理骨干，建立和完善以岗位需求为导向的护理人才培养模式，提高护士队伍专业技术水平。"这将成为我国急诊专科护理建设与发展阶段的重要标志，说明了急诊护理在急诊医疗服务体系中所显示出的重要地位和作用。

（三）主要任务

1.协助完善急诊网络

成立急救点、抢救小组，各成员配合专门的呼叫系统，设立对内对外的通讯联系设施及一定规模的救

护装备,统筹安排现场急救与伤员运送,及时联系院内急救成员及设备到位待命。

2.协助开放绿色通道,建立复苏抢救室

凡有生命危险的患者应进入绿色通道,各种抢救项目均应贴上显著的相应标志,一切手续由专职人员办理,实行一条龙服务。设立专门复苏室,所有抢救用品时刻处于应急状态,全部抢救仪器必须通上电源,只要打开总电源,便能正常运转,按省时、方便原则妥善定位放置。

3.抢救时的定位与抢救程序

分工明确,定位管理,其标准为:A.气道管理与辅助通气;B.心脏按压除颤,系统性全身检查;C.建立静脉通道,心电监护,血压、血氧饱和度监测;D.留置导尿,静脉给药,抢救记录;E.作为急救工作的协调者,应注意各种抢救措施的规范操作与执行。

4.组织人员培训

组织安排业务学习,定期进行现场模拟急救培训,不定期抽查考核。

5.药品器械的配备与管理

抢救药品专人管理、定位放置、定量贮存,随时检查补充。各种仪器定期检查维修,专人管理,处于完好待用状态。

6.急诊考核与评审

制定专门的急诊护理质量考核标准,每年进行气管插管、除颤、呼吸机应用和故障处理、心肺复苏、多发伤和心律失常处置的现场模拟考核。

总之,急诊护理的服务理念应为"一切以患者为中心,以质量为核心",以真诚的爱心提供高素质、高效率的服务,发扬团队协作精神,树立良好的窗口形象,改变以往服务理念,进行开放式服务,随着医学科学的进步,急诊护理必然也会迅速发展。

(付　静)

第二节　急诊分诊

急诊护士对每一位来诊患者进行简单迅速的评估,了解其医疗需求,判断就诊的紧急程度,使其在恰当的时机、恰当的治疗区域获得恰当的治疗与护理的过程,称为分诊(triage)。急诊分诊是急救医疗服务体系中的重要环节,是抢救危急重症患者的关键。急诊患者往往具有数量多、病种繁杂、病情危重、变化迅速而多样的特点,有时甚至难以预料结果。作为一名急诊护士,能否对急诊患者的病情做出准确判断与及时有效的处理,对于争取时间,挽救每一位患者生命,具有十分重要的意义。

一、分诊区的设置

(一)分诊区的位置和环境

分诊区需设置在急诊科区域明显的位置,一般在急诊科入口,有明显标志,患者进入急诊科时应立刻看到分诊区,分诊护士也能够首先清楚地看到每位前来就诊的急诊患者,即刻就能够按需提供主动的服务。分诊区应与挂号处相邻或共用,面向候诊区,连接治疗区,患者经过分诊后可以就近进入相应的治疗区域。分诊区最好空间宽敞,光线充足,设有屏风,在护理体检时使患者隐蔽、舒适,便于交谈。

(二)分诊处的备品

1.基本评估用物

如体温计、血压计、听诊器、体重计、手电筒、压舌板等。

2.简单急救用物

如无菌敷料、止血带、口咽通气导管等。

3.患者转运工具

轮椅、平车。

4.办公用物

如计算机、电话、病历、常用检查表格、记录表格、笔等。

5.宣教资料

如就诊流程图、科室设置介绍、相关疾病健康教育信息等。

6.其他

有条件医院还可设置电子显示屏,显示正在就诊和准备就诊患者的情况,分配的诊室以及一些收费信息,方便患者了解就诊情况。亦有必要配备一些纸杯、手纸等简单便民物品。

（三）人员设置

分诊区是急诊科迎接急诊患者的第一个窗口,服务质量直接涉及到患者生命的安危,疾病就治的急缓以及患者对医院服务水准的评价。因此,要合理的配备分诊区人员。①分诊区至少应设置分诊护士1名（3年以上的工作经验）,负责收集医疗护理相关信息,如患者的就诊原因、主诉、血压、脉搏、呼吸、体温、体重、既往史、过敏史、病情危重程度判断等级等。②如设置挂号员可负责收集患者的自然情况,保险情况,或挂号收费等,并负责将相关信息录入到计算机内,提供急诊就诊病历。③护理辅助人员若干名,负责护送患者进入治疗区,陪同患者检查,入院等。④保安人员若干名,协助维持急诊科的正常工作秩序。分诊区工作人员数量是以急诊科日平均患者流量为参考而设置的,因此急诊患者流量大的医院,可以适当增加分诊工作人员的数量。

二、分诊的作用

1.患者登记

登记的内容包括医疗信息和挂号两方面。

2.治疗作用

这里提到的"治疗"指的是两种情况:一是指分诊护士对患者评估后,发现患者病情危重,危及生命,而采取的必要的初步急救措施,如患者心跳呼吸骤停时,行心肺复苏术;患者呼吸道阻塞时,立即开放气道。二是指患者病情暂无生命危险但对随后的治疗有帮助的简单处置,如外伤出血部位给予无菌纱布覆盖,压迫止血等。诸如此类治疗工作,分诊护士可根据院内规定或分诊预案为患者提供。

3.建立公共关系

分诊护士通过准确、快速、有效的分诊,判断患者病情的严重程度,决定患者就诊的优先次序,合理的安排医疗资源,缩短患者就诊的时间,使危重患者尽快得到救治,增加患者对急诊工作的满意度,为下一步的急诊救治过程建立和谐的护患关系奠定基础。分诊护士亦有责任对急诊以外的患者提供力所能及的帮助,通过文明的语言和行为,向社会展示急诊科乃至医院的良好社会形象。

4.统计数据和分析

应用计算机对患者登记时录入的信息进行数据的整理、统计和分析,可全面掌握急诊科工作的运转情况。按要求上报日、月统计报告,如就诊患者总人数、各科系就诊人数、就诊患者平均年龄、各病情危重等级患者就诊人数,入院、出院、留观人数、新生、死亡人数等。根据要求,还可排列急诊就诊的主要病种和所占比例,就诊高峰时间,急诊平均停留时间等,为急诊科管理、科研和教学提供数据和决策证据。

三、分诊程序

可应用护理程序进行分诊,即 SOAPIE 程序进行分诊,其中 S(subjective data)为评估主观信息,收集患者或陪诊人员叙述的病因、诱因、主诉等有关资料;O(objective data)为患者客观信息的评估;A(analysis)是对收集的主观、客观信息进行整理分析,判断患者病情的严重程度,决定患者就诊的优先等级;P(planning)和 I(implementation)是计划与实施必要的检查与护理措施;E(evaluation)为分诊准确性的

评价。

(一)护理评估

护理评估是收集患者主观与客观信息的过程。其目的是帮助护士对下列事宜做出迅速的判断:①病情急重危程度。②患者就诊的顺序。③恰当的治疗区。④即刻需要实施的护理措施。⑤根据分诊标准规定(protocols)需要开始的诊断性检查项目。⑥合适的治疗者。⑦患者可选择的其他医疗服务部门。

护理评估包括初步评估(primary survey)与进一步评估(secondary survey)两个步骤。

1.初步评估(ABCs程序)

A.气道情况(air way):分诊护士可采用询问的方式与患者对话,如患者答话清楚,可以判定气道畅通。昏迷患者可因舌后坠阻塞气道,急性过敏的患者易引发喉头水肿阻塞气道,分诊护士应加以注意。

B.呼吸情况(breathing):观察呼吸的频率、节律、深度、形态等,决定是否存在呼吸异常,例如:呼吸困难、呼吸窘迫、呼吸急促及呼吸节律异常。

C.循环情况(circulation):评估内容主要包括:血液循环和组织灌注量是否充足,有无需要即刻心肺复苏的指征;有无明显的活动性大出血;有无休克的早期表现;有无危及生命的胸痛症状等。

分诊护士在初步评估中发现任何ABCs方面的问题,均说明病情可能比较危急,应立即送入抢救区,迅速通知负责医生与护士,及时采取相应抢救措施,其他资料随后再收集补充。

D.神经系统状况-意识水平(disability):意识水平的评估可应用Glasgow评分对眼球运动、语言、肢体运动项目的快速评价或应用AVPU法的简单描述来实现。

E.暴露和环境控制(environment control):皮肤黏膜色泽,创伤的部位及程度,中毒后是否迅速脱离原环境等。

2.进一步评估

护士进行初步评估后,如果没有即刻危及生命的情况存在时,则需要进行进一步评估。进一步评估主要包括从头到足收集患者的主观与客观信息。

(1)创伤评估顺序:在初步处理后进行进一步评估。①询问病史和损伤机制。②头面部评估:有无出血、挫伤、颅内高压。③颈部评估:有无压痛、畸形等,必要时予以颈托固定、制动。④胸部评估:呼吸运动是否对称,有无压痛、畸形等。⑤腹部评估:有无压痛、反跳痛、肌紧张等。⑥骨盆评估:有无压痛,要注意骨盆骨折可伴有多量的失血,单处骨折可失血500 mL以上。⑦四肢评估:有无畸形肿胀、骨擦感。

(2)非创伤评估顺序:①接诊。②护理体检,即用护理观察方法(看、问、闻、触)来分析患者的主诉与现病史,评估其症状和体征,如了解疼痛或不适的性质、部位与范围、程度、病程、持续时间、相关症状和体征等,并注意鉴别。

创伤和非创伤患者的进一步评估内容一般均应包括:①患者自然情况,如姓名、年龄、地址、保险等情况。②血压、脉搏、呼吸、体温等生命体征信息。

以上评估应在1~2 min内完成,如有生命危险,应立即停止,先行抢救。

3.评估过程中的技巧

在某些专项评估中可借助一些技巧使评估简单、完整、迅速,充分体现分诊工作的专业性。例如:可使用TRTS评分评估患者呼吸、血压和意识,PQRST公式进行疼痛患者的评估,使用AVPU方法描述意识状态,使用CRAMS评分法进行创伤评估记录等。

(1)TRTS评分。主要指标为①呼吸频率:10~30次/分钟:4分;>30次/分钟:3分;6~9次/分钟:2分;1~5次/分钟:1分。②收缩压:>90 mmHg:4分;76~90 mmHg:3分;50~75 mmHg:2分;<50 mmHg:1分。③Glasgow评分:13~15:4分;9~12:3分;6~8:2分;4~5:1分;3:0分。

(2)PQRST公式。①P(provokes,诱因):描述疼痛的诱因。②Q(quality,性质):描述疼痛的性质,如剧痛、钝痛等。③R(radiation,放射):描述疼痛有无放射及放射部位。④S(severity,程度):把疼痛的程度由无疼痛到疼痛不能忍受按照1~10的数字排列,让患者说出对应于自己疼痛的程度的那个数字。⑤T(time,时间):描述疼痛的起止时间,持续时间。

(3)AVPU 描述法。A. 警觉(alert);V. 对声音的反应(responds vocal stimuli);P. 对疼痛的反应(responds only painful stimuli);U. 无反应(unresponsive)。

(4)Glasgow 计分标准。①睁眼反应:自动睁眼 4 分,呼唤睁眼 3 分,刺激睁眼 2 分,不睁眼 1 分。②语言反应:回答正确 5 分,答非所问 4 分,胡言乱语 3 分,只能发音 2 分,不能发音 1 分。③运动反应:按吩咐运动 6 分,刺痛能定位 5 分,刺痛能躲避 4 分,刺痛肢体屈曲反应 3 分,刺痛肢体过伸反应 2 分,不能运动 1 分。总分 13～15 分为轻型颅脑损伤,9～12 分为中型,3～8 分为重型。计分越低,预后越差。

(5)CRAMS 评分法。包括循环(circulation)、呼吸(respiration)、腹部(abdomen)、运动(motor)、语言(speech)每项各 2 分,总分为 10 分,如果得分≤8 分为重度创伤,得分≥9 分为轻度创伤。

不同专科疾病所应用的评价手段,量表等都有所不同,分诊护士在评估时,应灵活应用。

分诊护士的评估应具有高度的灵活性。在评估的过程中不能仅将精力放在某一位患者上,应该同时关注到每一位来诊患者及其病情的严重程度,灵活、高效安排患者就诊。

(二)分析、判断病情严重程度

1.病情严重程度分类

根据评估所获得的信息,对病情进行全面分析,识别患者的危急状态,将患者病情按严重程度划分优先就诊等级,使有生命危险的患者,在现代化抢救仪器配备区域,获得快速、有效的救治。

因各国国情不同,社会福利和急诊科设置等因素的影响,病情严重程度的分类法有多种,如二级分类法、三级分类法、四级分类法、五级分类法等。目前,我国急诊常用的是三级分类法,而英国、加拿大等国家应用的是五级分类法。现将三级分类法和五级分类法分别作以介绍。

(1)三级(Ⅲ级)分类法:Ⅰ级,急危症;Ⅱ级,急重症;Ⅲ级,普通急诊。

Ⅰ级:急危症(emergency)。危及患者生命或肢体的急重症,如不立即抢救与治疗,患者将会丧失生命或肢体。例如:心跳呼吸骤停、剧烈胸痛疑为急性心肌梗死、呼吸窘迫、严重创伤伴无法控制的动、静脉大出血、休克、急性中毒等。

Ⅱ级:急重症(urgent)。患者病情严重,在短时间内可以等待,但仍须尽快治疗。例如:高热(体温＞40 ℃)、腹痛但生命体征平稳等。

Ⅲ级:普通急诊(non—urgent)。患者常患有一般急症或轻度不适,无生命危险,可以等待就诊。例如:上呼吸道感染、皮疹、踝扭伤等。

(2)五级(Ⅴ级)分类法:Ⅰ级,急危症;Ⅱ级,急重症;Ⅲ级,紧急;Ⅳ级,亚紧急;Ⅴ级,非急诊。

Ⅰ级:急危症(immediate)。生命体征不稳定,如不立即抢救,危及生命。

Ⅱ级:急重症(very urgent)。有潜在的生命危险,病情随时可能变化,需要紧急处理及紧密观察。

Ⅲ级:紧急(urgent)。生命体征目前稳定,但有可能病情恶化,紧急症状(如高热,呕吐等)持续不缓解的。

Ⅳ级:亚紧急(stander)。病情稳定,可以等候一段时间再就诊。

Ⅴ级:非急诊(no—urgent)。不属于急诊的患者,可以长时间等候或转到门诊就诊。

亦可采用颜色法来代替病情严重程度分级,在院内通常用六种颜色表示,如用红、橙、黄、绿、蓝、黑六种颜色来表示病情的危重程度。

急诊科可根据自己医院的建制规模、院内规定、科室设置,选择和使用合适的分类方法,保障患者快速、安全的就诊。

2.常见危重病情判断

(1)生命指征:对急症患者首先是掌握生命指征情况,因为突发的急症病情是不稳定的,有可能是致命性的。

(2)意识障碍及精神症状:意识障碍范围很广,包括嗜睡、昏睡、昏迷及精神障碍。严重的意识障碍一般均能意识到病情危重,而对轻度意识障碍及精神症状,常认识不足。但一旦发生意识障碍,则意味着病情严重。如老年人发生轻度意识障碍,如嗜睡应想到严重感染。如出现症状性精神症状,亦应想到病情严

重,凡躯体性疾病引起意识或精神异常,即使症状轻微,亦是病情严重的表现。

(3)呼吸异常:检测呼吸频率是判断病情的先导。在四大生命指征中,呼吸常不被重视,其原因可能是量化概念不如血压、心率明显。呼吸困难除从解剖及神经调节的角度来理解以外,更应从病理生理的角度来理解,如呼吸衰竭、ARDS、急性肺水肿等均可反映呼吸异常,而这些病理生理改变存在于各科的危重患者中。

1)喉头梗阻:是最危急的呼吸困难,其表现为吸气性呼吸困难、三凹征、失音。

2)端坐呼吸:常见于急性左心衰竭、哮喘、气胸。

3)深大呼吸:应考虑酸中毒,常见有糖尿病酮症酸中毒、尿毒症、休克等。

4)原因不明的呼吸困难:所谓原因不明是指除外一般的心肺疾病、血液及神经系统疾病所致的呼吸困难,应想到心包疾病和肺梗死。

5)肝硬化合并呼吸困难:应考虑肝肺综合征。

6)尿毒症合并呼吸困难:应考虑急性左心衰竭、肺水肿、尿毒症肺。

7)严重贫血合并呼吸困难:应考虑急性左心衰竭。

8)呼吸肌麻痹所致的呼吸困难:可无呼吸急促,而是主诉气憋。可见于吉兰-巴雷综合征和周期性麻痹。

9)易并发急性肺损伤及 ARDS 的几种疾病:①肺炎:肺炎合并呼吸困难表明病情危重。糖尿病患者如合并肺炎或肺部感染,因有毛细血管病变,易发生低氧血症;老年性肺炎如呼吸急促在 25～30 次/分钟,亦表明病情危重。②急性重症胰腺炎:急性胰腺炎判断病情轻重是很重要的,因严重型或坏死型胰腺炎死亡率高,而肺脏为最易受损伤的器官。据文献报告,70%急性胰腺炎患者合并不同程度呼吸功能不全。对急腹症患者如有呼吸急促,应考虑急性胰腺炎,因为它最易发生肺损伤。③严重腹腔感染:严重腹腔感染患者可因呼吸急促来诊。

(4)休克:休克是常见危重急症。表现为组织缺氧,如四肢厥冷、冷汗、指压痕、呼吸急促、心率加快、少尿、血压下降、脉压差缩小。早期血压可正常,甚至升高。

(5)抽搐:抽搐亦是一个危重急症,常见的病因有脑血管病、肺心病、癫痫、颅内感染、尿毒症、中暑、肝性脑病、低血糖、高渗昏迷、颅内压高、药物(氯丙嗪、三环类抗抑郁药)、中暑等。在炎热的夏季,如有高热、昏迷、抽搐患者,多考虑中暑为好,特别有超高热的患者。

(6)腹胀:腹胀是一个不令人注意的症状,通俗地说有"气胀"和"水胀"。前者是胃肠功能衰竭,为肠麻痹,叩诊呈鼓音,或称假性肠梗阻,是多脏器功能衰竭的一部分,有严重的基础病,或伴有呼吸或循环功能衰竭,如伴随腹胀,则应考虑胃肠功能衰竭,是比呼吸循环衰竭更难处理的危重症,应及早处理。腹腔积液,有移动性浊音,常见于重症胰腺炎、宫外孕、腹膜炎(原发性、继发性、多浆膜炎)等。重症胰腺炎可两者并存。

(7)脑干征兆:眩晕是常见急症,老年患者多数是椎基底动脉供血不足,而预后绝大多数是好的;但少数可能是椎基底动脉闭塞,即脑干或小脑梗死,可引起呼吸骤停而致命。

(8)血液病危象:①HB<30 g/L,易引起急性左心衰竭。②WBC<1.0×10^9/L,易发生败血症;WBC>100.0×10^9/L,如见于急性白血病,易发生颅内出血。③PLT<10.0×10^9/L,易发生严重出血,特别是伴有黏膜出血,如鼻出血,口腔、眼结膜出血,病情更为严重,易发生脑出血。④皮肤出血倾向,应熟悉出血点(<2 mm)、紫癜(2～5 mm)、瘀斑(>5 mm)的基本概念,因为前两者表示血管与血小板疾患,而后者是凝血机制障碍。特别应警惕流行性脑脊髓膜炎或金黄色葡萄球菌败血症,但前者发病急骤,发热后立即出现,而后者往往发热后几天出现,不应误诊为药物过敏或血小板减少症。

(9)烦躁不安与呻吟不息:烦躁不安应理解为一种意识障碍,呻吟不息是病痛超过其耐受能力,是病情笃重的表现,一定要认真对待,详细检查。如此类患者突然变为安静无声,是临终表现,可能是极度衰弱,无力呻吟。对烦躁不安患者必须亲自查看,应检查有无尿潴留、缺氧、心衰、休克等。

(10)序贯性脏器功能衰竭:临床上常见高龄患者(>80 岁),初来诊时病情并不严重,但逐步进展,最

后死亡。如初诊时可能仅是肺部感染,但随之心力衰竭、呼吸衰竭或肾功衰竭,接踵而来,其原因是老年患者有多器官功能障碍,一旦有诱发因素,则全面崩溃。一定要熟悉老年患者的特点,对这些患者做出预后判断尤为重要。高龄患者发生肺部感染常合并心力衰竭,应加注意,如突然出现满肺干湿啰音、咳白色泡沫痰,应想到合并心力衰竭。

(11)其他:如发绀,意味着严重缺氧。

(三)计划与实施

此阶段是根据患者病情严重程度,或按照急诊科分诊预案,计划并实施必要的检查与护理措施,选择、护送患者到合适的治疗区,选择并通知合适级别的医生为患者治疗。

急诊患者来诊后,除了解患者的生命体征外,分诊护士还可根据部门的规定(或分诊预案)和患者的病情,提出相关辅助检查申请:①血液常规检验:白细胞计数及分类计数,血色素测定,必要时进行出、凝血时间测定,血型鉴定,血交叉配合试验等。②尿液常规检验:尿蛋白、尿糖、酮体等。③大便常规检验:粪便涂片镜检、潜血试验等。帮助分诊护士准确分诊,加速病情的判断,缩短患者就诊时间。

(四)评价

包括两部分,一是对已经就诊的急诊患者进行评价,判断分诊工作的准确性;二是对那些等待就诊的患者病情进行及时的评价,确定病情变化情况,必要时,需要对病情进行重新评估、分类、更改就诊次序。

(五)记录

在分诊过程中护士所获得的信息、实施的护理措施,需要记录在医疗病历或护理病历的首页上。

(六)分诊注意事项

1. 在临床护理工作中,最常见需要分诊的重点疾病或症状

①可能威胁生命的疾病。②疼痛。③出血。④意识改变。⑤体温改变。

2. 在日常急诊分诊时,还要注意和综合考虑以下情况

(1)优先分诊的人群:儿童、老人、身体有残疾或是有智力障碍的患者、频繁就诊的患者、再次就诊的患者、在其他地方就诊过的患者。

(2)需要注意的人群:有虐待或攻击倾向的患者、受酒精影响的患者。

(3)急诊部门的因素:急诊工作量、人员配备情况、空床床位数量、分诊业务水平等。

以上几个方面对分诊均有直接影响,尽量使各因素调节到最有利于急诊救治工作的进行。

四、成批伤的分诊

成批伤是指同一致伤因素导致三人或三人以上同时受伤或中毒。

(一)成批伤院前分诊

成批伤由于具有突发性强,患者较多,损伤的种类和性质复杂,发生地点在院外,环境条件差等特点,给急救工作造成很多困难。由于时间短促,要求快速进行,目的是决定转送先后次序,所以比医院分诊简单,以颜色分诊法常用,一般分红、黄、绿、黑四种等级。红色表示病情危重需要立即转运,黄色表示病情重需要尽快转运,绿色表示病情一般可以暂缓转运,黑色表示已死亡不必转运。在分诊时,只有患者在气道阻塞或大出血两种情况时才立即处理,其他情况均在分诊后再做处理(图 22-1)。

现场进行分诊时,还需处理好分诊与救治的关系,应用上述提到的初步评估法和进一步评估法,迅速做出分诊决定及处理。处理原则是"先救命,再救伤"。即首先应保证患者维持有效的呼吸和循环功能,视病(伤)情和条件进行分诊,在采取输液、止痛、包扎、固定、解毒等救治措施之后,通过各种联络工具,向救护站或医院呼救,为患者争取最大的抢救时机。

(二)多发伤现场分诊时需要采取的抢救措施

1. 体位安置

对轻症或中重度患者在不影响急救处理的情况下,协助患者处于舒适卧位,对于危重患者应予平卧位,头偏向一侧(怀疑颈椎损伤者除外)。

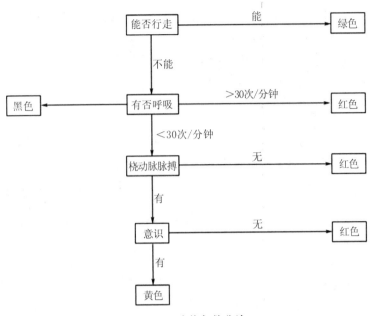

图 22-1　院前急救分诊

2. 畅通呼吸道

观察口腔或咽喉部有无异物、舌后坠，及时解除梗阻。

3. 维护呼吸功能

观察呼吸的频率、幅度、节律，有无呼吸困难，检查局部有无创伤。换气正常者给予鼻导管或面罩吸氧，若换气不佳或无呼吸者，可酌情选用口咽通气管、面罩、气管插管或气管切开予以呼吸支持，有条件者可行脉搏血氧饱和度（SpO_2）监测。

4. 建立有效循环

观察脉搏、血压、皮肤色泽，无脉搏者，立即行基础生命支持。循环功能衰竭时，应立即建立快速有效的静脉通路，积极查找病因或出血来源，注意控制严重的外出血。

5. 简单的神经系统检查

观察意识水平，瞳孔形状、大小、光反射的变化及有无肢体活动。

6. 彻底暴露患者

在不影响体温的情况下，可脱去或剪去病员衣服，以利全面检查与伤情评价。

（三）院内成批伤分诊

（1）检伤：包括初步评估气道、呼吸、循环、出血情况。进一步评估意识、颈椎损伤的可能性、有无开放性伤口、骨折、烧伤或其他损伤。

（2）给予简便而迅速的措施稳定病情，但不要投入到费时的抢救当中。

（3）病情严重程度分级：如采用六级分类法，用红、橙、黄、绿、蓝、黑六种颜色来表示病情的危重程度。红色表示最紧急需立即救治，橙色表示非常紧急应在 10 min 内救治，黄色表示紧急应在 60 min 内救治，绿色表示普通可在 120 min 内救治，蓝色表示不紧急可在 240 min 内救治。黑色表示患者已经死亡，不需救治。另外，院内分诊也可采用三级或四级分类法。

（4）分配治疗区：急诊科内区域相对分区，决定各类伤员放置区域。院内分流包括手术室、ICU、各专科病房等。

（5）提供病历，无名氏者编号：对于昏迷、休克等无法回答问话并且身份不明的患者，建立病历时，患者姓名可暂按无名处理，按阿拉伯数字编号，同时要在患者身上作出明显标记，并通知其他人员查找家属。

（6）通知报告有关部门或领导。

（7）与医生、护士及时交流，协调急救。

(8)与家属交流,需要时,简要告知伤员救治情况。

五、分诊标准规定

为了帮助护士对病情的严重程度做出准确地判断,防止延误治疗,可制定分诊标准或分诊预案(triage protocols)。分诊预案是急诊科医生与护士共同讨论制定的,有关决定病情严重程度及安置患者到合适治疗区进行治疗的一系列文字与规定。它的作用在于既可以保证分诊过程的标准化,也有利于在紧急的情况下患者可以得到分诊标准或分诊预案允许的急救措施和检查。

例如:不同的疾病有不同的就诊优先等级、不同的就诊区域,现将分诊工作流程(图 22-2)作以举例。

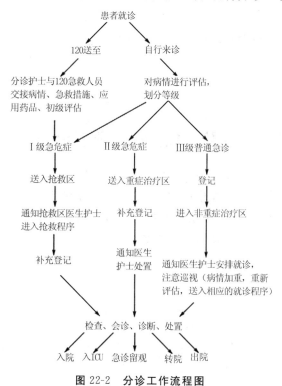

图 22-2 分诊工作流程图

六、分诊护士应具备的基本素质

分诊做为急诊科工作的第一关,不仅可以反映整个急诊科甚至整个医院的工作作风和服务形象,还将关系到患者救治的及时性与准确性。因此,分诊护士需要具备较高的素质。

1.专业价值观

热爱分诊工作,把患者当作需要关怀的人而抛开其缺点或缺陷,愿意为患者服务。尊重患者及其隐私权,理解急诊患者及其家属的行为和要求。

2.专业素质要求

有一定的急诊工作经验,熟悉急诊科的规章制度、布局;拥有丰富的各专科疾病知识和病情综合判断能力。在复杂的环境中能够保持冷静,灵活运用知识与技巧,迅速准确地完成患者的评估与分诊。有创新精神,能不断完善自身专业知识。

3.沟通能力

沟通能力是指分诊护士应善于运用语言和非语言沟通技巧与患者进行的必要沟通,迅速与患者建立和谐的护患关系,赢得患者的信任与尊重,及时而有效的获得病情相关信息。

4.团队精神

包括有良好的组织管理、分派任务能力,迅速建立并保持和谐的医护、护患关系,使患者合理有序的就

诊。能够指导或接受其他工作人员的建议,不断提高分诊业务水平。

七、分诊质量控制

分诊质量控制分为环节质量控制和终末质量控制。环节质量控制指护士长就分诊处管理,分诊与治疗区的衔接,患者及各部门医务人员对分诊护士的投诉等进行评价。终末质量控制指护士长每月就每位分诊护士的总分诊量、分诊准确率、登记填写准确率、环节质量控制内容进行综合评价。针对存在的问题,及时培训或修订分诊预案。

总之,急诊分诊在较多患者同时需要急救时是非常必要的工作。只有正确的分诊,才能保证更多的患者合理、高效利用现代化急救医疗设施和治疗区域,让最需要救治的患者得到优先、有效的治疗。如果没有分诊,将可能导致一些不太危重的患者得到优先救治,而最为严重的患者病情却被延误诊治,还可造成急诊医疗资源的浪费。

(付　静)

第三节　急诊患者心理护理

急诊就诊患者病情多为意外或突然发生的,往往自身缺乏心理准备。急诊科护士是最先接触患者的医护人员之一,其语言行动都会对患者产生很大的影响。因此,急诊护士应以冷静、沉着、和蔼的态度,敏捷、有序地处理各种复杂情况;用温和的语言安慰患者,以减轻其恐惧心理,从而取得患者的信任,使其身心处于最佳状态。

一、概述

(一)基本要素

心理护理的基本要素,是指对心理护理的科学性、有效性具有决定性影响的关键因素,它主要包括。

(1)护士——心理护理的主体。

(2)患者——心理护理的客体。

(3)心理学理论和技术——心理护理过程中问题解决的方法体系。

(4)心理问题——心理护理的基本目标。

这四个基本要素相互依存,每个要素出现问题都会导致整个系统的运转失灵。

其他一些因素也可对心理护理的实施产生影响,如患者家属的配合、医生及其他工作人员的参与、患者彼此间的交往等,但这些因素并不直接对运转系统的启动产生作用。

(二)基本条件

1.心理学理论与技术

(1)掌握心理学理论与技术是科学实施心理护理的重要因素。

(2)心理学知识和技能对临床心理护理的指南作用举足轻重,类似于政治思想工作的开导或仅满足于经验之谈的劝慰,都无法替代心理学知识和技能对临床心理护理的科学指导。

(3)只有较好地掌握了心理学知识和技能的护士,才会懂得如何掌握患者在疾病过程中发生心理反应的一般规律;才会学会如何分析具有较大个体差异的患者产生心理失衡的不同原因;才能学会如何客观地评估患者心理问题的性质及其程度;学会如何恰当地选择个体化的心理护理对策。

2.心理问题的评估

(1)患者心理问题的准确评估,也如同正确诊治临床疾病一样,不仅要弄清患者存在什么临床病症,更需弄清引起这些病症的主要病因。因此既要抓住患者具有典型意义的情绪状态,又要善于从原因分析中

抓住能充分体现患者心理问题特异性的本质特征。

(2)评估患者的心理问题,主要应把握三个环节。①确定患者主要心理反应的性质,是以焦虑、恐惧为主还是以抑郁为主。②确定患者主要心理反应的强度。③确定引起患者主要心理反应的个体原因。

3.患者的密切合作

(1)能否取得患者的密切合作,主动权掌握在实施心理护理的护士手中。

(2)护士必须维护患者的个人尊严和隐私权,在向患者本人了解感受或进行相关调查时,应该采用征询的口吻和关切的态度,不宜用质询的口气和刨根问底的做法。

(3)护士应尊重患者的主观意愿和个人习惯,包括考虑患者原有的社会角色,以便选择较适当的场合,采用较适宜的方式为患者实施心理护理。

4.职业心态

(1)护士积极的职业心态,是指护士在职业角色的扮演中,能始终如一地保持比较稳定、健康的身心状态,能比较主动、富于同情地关心患者的病痛,能在护理过程中注重凡事多替患者着想,能自省是否举手投足之间都体现出对患者身心状态的积极影响,擅长把心理护理的良好效应渗透到护理过程的每一个环节。

(2)护士积极的职业心态,是优化心理护理氛围的关键。

(3)从某种意义上说,由护士积极的职业心态所建立起来的和谐的护患关系本身就是一种最为有效的心理护理。

二、实施程序

心理护理的实施程序见图22-3。

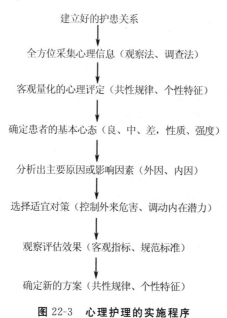

建立好的护患关系
↓
全方位采集心理信息（观察法、调查法）
↓
客观量化的心理评定（共性规律、个性特征）
↓
确定患者的基本心态（良、中、差,性质、强度）
↓
分析出主要原因或影响因素（外因、内因）
↓
选择适宜对策（控制外来危害、调动内在潜力）
↓
观察评估效果（客观指标、规范标准）
↓
确定新的方案（共性规律、个性特征）

图 22-3 心理护理的实施程序

三、基本原则

(一)急诊患者的心理特点

1.焦虑、恐惧心理

(1)急诊患者多是病情严重,生命危急,患者精神压力很大,迫切希望获得最佳和最及时的救治。

(2)有些患者甚至因过度焦虑恐惧,而加重躯体疾病或出现躁动不安等精神方面的障碍。

(3)瞬间的天灾人祸或恶性事故等超常的紧张刺激,可以摧毁一个人的自我防御机制而出现心理异常。

(4)一向认为自己健康的人,突然患有严重疾病,也会因为过度恐惧而失去心理平衡。

2.被重视心理

(1)患者希望在就诊过程中,自己的病情被重视。

(2)医护人员能耐心、认真地倾听自己陈述病情。

(3)希望医护人员对自己的身体进行全面细致的检查,做出正确的诊断。

(4)期望得到迅速、有效的治疗。

3.敏感、多疑、易激惹心理

(1)多见于慢性病急性发作,或病情恶化加重的患者。

(2)常通过观察医护人员的言行来猜测自己病情的严重性。

(3)希望自己的家属、亲人陪伴,以分担精神上的痛苦。

(4)家属亦急于叙述患者的病情,盼望及早得到初步诊断,并想及时了解抢救结果,因此亦常常不愿离开患者。

4.抑郁、悲观心理

(1)多见于病情危重或长期住院痛苦较重的患者。

(2)往往缺乏医学常识,认为自己的生命即将终结,或由于长期的病痛折磨,认为生不如死,无人能帮助自己,因而悲观失望,甚至绝望。

(3)往往表现为对检查不合作,对治疗不配合。

(二)一般原则

1."患者中心"护理

急诊患者多数求医心切,一旦进入医院,顿有绝路逢生的感觉。此时,护士应紧张而热情地接诊,亲切而耐心地询问病情,悉心体贴,关怀周到,使患者体验到危难时遇到了可信赖的救命恩人,这种护患关系的建立有助于减轻焦虑,消除患者的无助感。

2.支持性心理护理

抢救过程中,护士娴熟的操作技术和严谨的工作作风以及医护人员的密切配合,不仅是使患者转危为安的保证,同时对患者来说又是心照不宣的心理支持和鼓舞,使患者感到医护人员可信、可敬,从而潜移默化地影响患者,减缓其焦虑、恐惧心理的发展。

3.及时有效地进行心理疏导

急诊患者大多数存在不同程度的心理冲突或心理障碍,护士应针对每位患者的具体情况及时做好心理疏导工作,缓解心理冲突,减轻精神痛苦,原则上给予肯定的保证、支持、鼓励,尽量避免消极暗示,尤其是来自家属、病友方面的暗示。医护人员之间交谈重要病情,或向家属交代病情,应注意回避患者;检查或诊治后病情有轻微好转,或基本稳定,也要告知患者,增强治愈疾病的信心。

4.就诊顺序按轻重缓急

在急诊就诊的患者,虽然都是急诊,但病情轻重不一样,对每位患者及家属来讲,只认为自己的病最重要,最难忍受,希望尽早得到医生护士的诊断治疗,对这种心情护士应给予充分的理解。护士应有条不紊地提醒医生,注意对危重患者的抢救,优先抢救生命垂危的患者。为了解决患者的焦虑心理,提高医生的工作效率,缩短候诊时间,医生对一般患者问诊后,护士可提前给予常规处理,如测体温、血压等,体温过高给予物理降温,同时耐心诚恳地向患者及家属解释等候的原因,使患者体验到医护人员没有忘记他,一直在关心他,使他们在心理上得到安慰。

5.耐心、科学地解释诊治过程中的问题

若患者的医学知识甚少,对医生的诊治往往会产生种种疑虑,但由于医生较忙或担心医生不耐烦,他们不直接问医生而去问护士,护士有责任和义务满足患者的要求,清晰、科学地解释诊治中的各种问题(如诊断的是什么病? 这种病多长时间才能治好? 这种药物效果怎样?)以解除患者的疑虑。

6.营造和谐的人际关系

急诊患者由于病痛造成心理创伤,多数可出现言语、行为方面的异常行为,如大吵大闹、大声呻吟,这种情况下,护士应表现宽广的胸怀,热情、耐心地照顾患者,启发和帮助患者正确地对待疾病,对激惹性高、发脾气的患者,要态度温和、诚恳,运用语言技巧,反复解释、说服。

(三)注意事项

1.重视心理护理的作用

虽然急诊的任务特点是在最短的时间内,用最快的速度,最有效的措施制止生命活动的终止,或缓解急性发作的症状,但是心理护理的作用不能忽视。如一些服毒患者,如仅是洗胃,使用药物,患者的心理问题没有解决,则极可能拒绝治疗甚至再次服毒。

2.重视非语言信息的作用

心理护理多是在和患者交谈的过程中发现并解决患者的心理障碍。但沟通的方法包括使用语言信息与非语言信息,交谈只是沟通的方法之一。由于急诊工作的特殊性质,在心理护理方面,尤其应当注意非语言信息的应用。护士冷静沉着的态度、整洁的衣着、娴熟的操作技术以及有条不紊的抢救程序,都是对患者有效的安慰。对于某些病情危重的患者和被痛苦折磨得精疲力竭的患者,利用抚摸手或轻拍肩部等非语言手段与患者沟通,都会收到良好的效果。

3.重视患者亲属的心理需求

患者亲属的心理反应可能比患者还要复杂,很多人都表现出担忧、焦虑,情绪不稳定和易激惹现象。护士应充分理解患者亲属的心情,在认真做好抢救工作的同时,对患者亲属也要有同情心及耐心,稳定其情绪。

四、护理措施

(一)患者就诊

急诊护士最先接待患者,其一言一行、一举一动都会对患者产生很大影响。

(1)护士应仪表端庄,衣着整洁大方朴素,工作热情和蔼,举止稳重,使患者一踏进急诊科就有一种平静的心理,树立战胜疾病的信心。

(2)患者诉说病情时要认真聆听,不要东张西望,不要随意插话,同时仔细分析,尽量做到判断准确,缩短不必要的转诊时间。

(3)一切手续要求简单,使患者产生一种轻便感。

(二)处置结束

(1)多数患者取得药物后,常担心药物的效果,此时护士要配合医生对所用药物做一定程度的解释,如用阿托品可能出现心慌、口干、面红等反应,嘱患者不要害怕,可多饮水。

(2)对一些不够住院条件而主动要求住院的患者,要向其说明不住院的理由,仔细指导回家后的注意事项及随诊时间,使患者放心离去,这样如果病情反复,也不会产生恐慌心理。

(三)注射治疗

患者在注射时带有恐惧、紧张心理,因为注射引起疼痛,有的患者担心折针,因此使心理应激增强。尤其是对刺激性大的注射药物,如果较长时间使用,患者会感到紧张,注射部位也处于紧张状态。护士应注意以下几点。

1.语言的安抚作用

注射前要和患者做简短的交谈,语言表达要情感真实、诚挚,要向患者解释注射的程序,及将会产生何种程度的痛感。告诉患者痛如蚊咬,慢慢推药疼痛会减轻的,嘱患者放松,使患者心理上有准备,从而起积极安抚作用。

2.利用注意力转移来减轻疼痛

为了避免患者对注射引起疼痛的恐惧心理,最好的办法是转移患者的注意力,跟患者说话,使患者的

兴趣集中到另一个问题上,在注意力转移时完成注射任务。

3.增强患者对护士的信任感

患者对护士的崇敬和信赖是减轻注射疼痛的重要因素,所以护士在操作中对患者态度要友善,耐心解答患者提出的问题,操作技术要熟练,使患者放心,减少紧张心理。

4.环境

注射的环境既要避免过于嘈杂,又要避免过于安静,病室内注射是较为理想的环境;患者之间的谈话、看书报、同护士的简短交谈,都有利于分散患者的注意力,以减轻疼痛,克服恐惧心理。

(四)灌肠操作

患者对灌肠通常不习惯,常有一种害怕、恐惧的心理。

1.灌肠前

护士应向患者做好解释,使之了解灌肠的目的,说明灌肠并没有什么危险,只是灌进药液后稍有胀感,待解完大便后,即感轻松;从而消除患者紧张、恐惧和不安的心理,使患者主动地配合。

2.灌肠时

(1)护士要保持平静,动作要轻柔。

(2)尤其是在插肛管时,更应观察患者的情绪。

(3)如果患者紧张,肛门括约肌禁闭,肛管插不进,这时切忌用暴力蛮插,以防损伤肛门、直肠。

(4)护士要沉着镇静,转移患者注意力,待患者心理平静,肛门括约肌松弛后再插。

(五)导尿操作

除昏迷、神志不清的患者外,一般患者对导尿都有羞涩感,特别是男性年轻患者,羞涩感更强,心理十分紧张,有时导尿管难以插入。年轻的护士在进行插管导尿时,也常感不好意思,心理忐忑不安,甚至手颤抖,影响导尿操作。

(1)护士自己要提高对导尿的认识,解除心理矛盾的冲突,控制羞涩感,使自己的心理平静下来。

(2)根据患者的病情,认真而严肃地向患者讲明导尿的必要性和安全性,从而消除患者疑虑、羞涩、恐惧和害怕的紧张心理,使患者乐意、主动地配合护士的操作

(六)急性中毒患者

1.自服毒物的患者

(1)多数患者处于狭隘心理状态,心理变化极为复杂,当毒性发作时,又多具有后悔心理,来急诊就诊时,因碍于面子,故意与医护人员不合作。此时若不做好心理护理,很难取得患者的配合,抢救就很难奏效,甚至因此失去有利抢救时间,造成死亡。

(2)具有自杀心理的患者,都存在一定的社会或家庭因素,对这类患者,除了从治疗上、生活上给予关心爱护,还应根据具体情况给予开导。

(3)要用温和、体贴、同情的语言去感化患者,不能用刺激性话语,要使患者真正体会到医务人员为抢救其生命在尽心尽职地工作,使其认识到自己的做法是错误的。

(4)这类患者很大程度上更需要家属的安慰,因此做好家属的说服工作尤为重要。

2.误服毒物的患者

(1)多具有焦虑、担心、害怕的心理。

(2)应向患者耐心解释所服药物的毒性反应,使患者有一定的思想准备,不至于在某种毒性突然发生时感到恐慌。

(3)指导患者进行正常的口服洗胃;若剂量大、病情重者应插管洗胃。

(七)外伤患者

(1)因各种不同原因所致的外伤患者,多有伤口和出血,后者使患者感到不安、焦虑甚至惊恐。

(2)来急诊后,嘱咐患者不要直视伤口,以免增加恐惧心理。

(3)在输液、输血、给氧和清创止血等治疗中,始终保持神态自若、忙而不乱,操作准确无误,并主动和

患者交谈,转移患者注意力,使患者产生一种亲切感和信任感。

(4)应尽量满足患者提出的合理要求,同时也要注意安慰家属,要求家属尽量不要在患者面前流露悲伤、焦急、埋怨的表情和态度。

(5)对有纠纷因素在内的患者,主动承担调解义务,要求双方都不要夸大或隐藏病情;同时说明夸大或隐藏病情的危害。

(八)腹痛患者

(1)腹痛剧烈,多有烦躁、厌问、不信任的心理。

(2)患者多有迫切要求止痛的心理,认为医院不给用止痛药就是不积极治疗,护士应耐心解释不能随便使用止痛药的道理。

(3)应尽快明确诊断,以解除患者疼痛。

(付　静)

第四节　常用的急救技术

危重患者的急救技术是急救成功的关键,它直接影响到患者的生命安全和生命质量。护理人员必须熟练掌握常用的急救技术,保证急救工作及时、准确、有效地进行。

一、吸氧法

氧气疗法是指通过给氧,增加吸入空气中氧的浓度,提高肺泡内的氧浓度,进而提高动脉血氧分压(PaO_2)和动脉血氧饱和度(SaO_2),增加动脉血氧含量(CaO_2),纠正各种原因造成的缺氧状态,促进组织的新陈代谢,维持机体生命活动的一种治疗方法。其是临床常用的急救技术之一。

(一)缺氧的分类

根据发病原因不同,缺氧可分为四种类型。不同类型的缺氧具有不同的血氧变化特征,氧疗的效果也不尽相同。

1.低张性缺氧

低张性缺氧是指由于吸入气体中氧分压过低、肺泡通气不足、气体弥散障碍、静脉血分流入动脉而引起的缺氧。主要特点是 CaO_2 降低,SaO_2 降低,组织供氧不足。常见于慢性阻塞性肺部疾病、呼吸中枢抑制、先天性心脏病等。

2.血液性缺氧

血液性缺氧是指由于血红蛋白数量减少或性质改变使血红蛋白携氧能力降低而引起的缺氧。主要特点是 CaO_2 降低,PaO_2 一般正常。常见于严重贫血、一氧化碳中毒、高铁血红蛋白症、输入大量库存血等。

3.循环性缺氧

循环性缺氧是指由于动脉血灌注不足、静脉血回流障碍引起的缺氧。主要特点是 PaO_2、SaO_2、CaO_2 均正常,而动-静脉氧压差增加。常见于休克、心力衰竭、大动脉栓塞等。

4.组织性缺氧

组织性缺氧是指由于组织细胞生物氧化过程障碍,利用氧能力降低而引起的缺氧。主要特点是 PaO_2、SaO_2、CaO_2 均正常,而静脉血氧含量和氧分压较高,动－静脉氧压差小于正常。常见于氰化物中毒、组织损伤、大量放射线照射等。

以上四种类型的缺氧中,氧疗对低张性缺氧的疗效最好,吸氧能提高 PaO_2、SaO_2、CaO_2,使组织供氧增加。氧疗对心功能不全、严重贫血、一氧化碳中毒、休克等患者也有一定的疗效。

(二)缺氧的症状和程度判断及给氧的标准

1.判断缺氧程度

对缺氧程度的判断,除患者的临床表现外,主要根据血气分析检查结果来判断(表22-1)。

表 22-1　缺氧的症状和程度判断

程度	发绀	呼吸困难	神志	血气分析			
				氧分压(PaO_2)		二氧化碳分压($PaCO_2$)	
				kPa	mmHg	kPa	mmHg
轻度	轻	不明显	清楚	6.6～9.3	50～70	>6.6	>50
中度	明显	明显	正常或烦躁不安	4.6～6.6	35～50	>9.3	>70
重度	显著	严重,三凹征明显	昏迷或半昏迷	4.6 以下	35 以下	>12.0	>90

注:动脉血气分析正常值:PaO_2 80～100 mmHg,$PaCO_2$ 35～45 mmHg,SaO_2 95%

2.给氧指征

(1)轻度缺氧:一般不需要给氧,如果患者有呼吸困难可给予低流量的氧气(1～2 L/min)。

(2)中度缺氧:须给氧。当患者 PaO_2<50 mmHg(6.67 kPa),均应给氧。对于慢性阻塞性肺疾病并发冠心病患者,其 PaO_2<60 mmHg(7.99 kPa)时即需要给氧。

(3)重度缺氧:是给氧的绝对适应证。

(三)氧气疗法的种类及适用范围

动脉血二氧化碳分压($PaCO_2$)是评价通气状态的指标,是决定以何种方式给氧的重要依据。

1.低浓度氧疗

低浓度氧疗又称控制性氧疗,吸氧浓度低于40%,用于低氧血症伴二氧化碳潴留的患者。例如,慢性阻塞性肺部疾病和慢性呼吸衰竭的患者,呼吸中枢对二氧化碳增高的反应很弱,呼吸的维持主要依靠缺氧刺激外周化学感受器;如果给予高浓度的氧气吸入,低氧血症迅速解除,同时也解除了缺氧兴奋呼吸中枢的作用,因此可导致呼吸进一步抑制,加重二氧化碳的潴留,甚至发生二氧化碳麻醉。

2.中等浓度氧疗

中等浓度氧疗吸氧浓度为40%～60%,主要用于有明显通气/灌注比例失调或显著弥散障碍的患者,特别是血红蛋白浓度很低或心输出量不足者,如肺水肿、心肌梗死、休克等。

3.高浓度氧疗

高浓度氧疗吸氧浓度在60%以上,应用于单纯缺氧而无二氧化碳潴留的患者,如心肺复苏后的生命支持阶段、成人型呼吸窘迫综合征等。

(四)供氧装置

供氧装置有氧气筒、氧气压力表和管道氧气装置(中心供氧装置)。

1.氧气筒和氧气压力表装置

(1)氧气筒。

氧气筒为柱形无缝钢筒,筒内可耐高压达 14.7 MPa,容纳氧气约 6000 L。

1)总开关:在筒的顶部,可控制氧气的放出。使用时,将总开关向逆时针方向旋转 1/4 周,即可放出足够的氧气,不用时可按顺时针方向将总开关旋紧。

2)氧气筒装置气门:在氧气筒颈部的侧面,有一气门与氧气表相连,是氧气自筒中输出的途径。

(2)氧气表。

1)组成:由以下几部分组成。①压力表:从表上的指针能测知筒内氧气的压力,以 MPa 或 kgf/cm^2(非法定计量单位,1 ksf/cm^2≈0.1 MPa)表示。压力越大,则说明氧气储存量越多。②减压器:是一种弹簧自动减压装置,可将来自氧气气筒内的压力降至 0.2～0.3 MPa,使流量平衡,保证安全,便于使用。③流量表:可以测知每分钟氧气的流出量,用 L/min 表示,以浮标上端平面所指刻度读数为标准。④湿化

瓶:用于湿润氧气,以免呼吸道黏膜被干燥的气体所刺激。瓶内装入 $1/3\sim1/2$ 的冷开水,通气管浸入水中,出气管和鼻导管相连。湿化瓶应每日换水一次。⑤安全阀:由于氧气表的种类不同,安全阀有的在湿化瓶上端,有的在流量表下端。当氧气流量过大、压力过高时,安全阀的内部活塞即自行上推,使过多的氧气由四周小孔流出,以保证安全。

2)装表法:①吹尘:将氧气筒置于架上,取下氧气筒帽,用手将总开关按逆时针方向打开,使少量氧气从气门处流出,随即迅速关好总开关,以达清洁该处的目的,避免灰尘吹入氧气表内。②接氧气表:是将氧气表的旋紧螺帽口与氧气筒气门处的螺丝接头衔接,将表稍向后倾,用手按顺时针方向初步旋紧,然后再用扳手旋紧,使氧气表直立于氧气筒旁。③接湿化瓶:连接通气管和湿化瓶。④接管与检查:连接出气橡胶管于氧气表上,检查流量调节阀关好后,打开氧气筒总开关,再打开流量调节阀,检查氧气流出是否通畅、有无漏气以及全套装置是否适用。最后关上流量调节阀,推至病房待用。

3)卸表法:①放余气:旋紧氧气筒总开关,打开氧气流量调节阀,放出余气,再关好流量调节阀,卸下湿化瓶和通气管。②卸氧气表:一手持表,一手用扳手将氧气表上的螺帽旋松,然后再手旋开,将表卸下。

2.管道氧气装置

管道氧气装置即中心供氧装置。氧气通过中心供氧站提供,中心供氧站通过管道将氧气输送至各病区床单位、门诊、急诊科。中心供氧站通过总开关进行管理,各用氧单位有分开关,并配有氧气表,患者需要时,打开床头流量表开关,调整好氧流量即可使用。

(五)氧气成分、浓度及关于用氧的计算

1.氧气成分

根据条件和患者的需要,一般常用99％氧气,也可用5％二氧化碳和纯氧混合的气体。

2.氧气吸入浓度

氧气在空气中占 20.93%,二氧化碳为 0.03%,其余 79.04% 为氮气、氢气和微量的惰性气体。掌握吸氧浓度对纠正缺氧起着重要的作用,低于25％的氧浓度则和空气中氧含量相似,无治疗价值;高于70％的浓度,持续时间超过 $1\sim2$ d,则可能发生氧中毒,表现为恶心、烦躁不安、面色苍白、进行性呼吸困难。故掌握吸氧浓度至关重要。

3.氧浓度和氧流量的换算方法

换算公式如下:

吸氧浓度(％)＝21＋4×氧流量(L/min)

4.氧气筒内的氧气量的计算

计算公式如下:

氧气筒内的氧气量(L)＝氧气筒容积(L)×压力表指示的压力 $(kgf/cm^2)\div1\ kgf/cm^2$

5.氧气筒内氧气的可供应时间的计算

计算公式(公式中5是指氧气筒内应保留压力值)如下:

氧气筒内的氧气可供应的时间(h)＝(压力表压力－5) (kgf/cm^2) ×氧气筒容积(L) $\div1\ kgf/cm^2\div$ 氧流量(L/min) $\div60$ min

(六)鼻导管给氧法

鼻导管给氧法有单侧鼻导管给氧法和双侧鼻导管给氧法两种。①单侧鼻导管给氧法:是将一细鼻导管插入一侧鼻孔,经鼻腔到达鼻咽部,末端连接氧气的供氧方法。此法节省氧气,但可刺激鼻腔黏膜,长时间应用,患者感觉不适。因此目前不常用。②双侧鼻导管给氧法:是将特制双侧鼻导管插入双鼻孔内,末端连接氧气的供氧方法。插入深约 1 cm,导管环稳妥固定即可。此法操作简单,对患者刺激性小,适用于长期用氧的患者。其是目前临床上常用的给氧方法之一。

1.目的

(1)改善各种原因导致的缺氧状况。

(2)提高 PaO_2 和 SaO_2。

（3）促进组织代谢,维持机体生命活动。

2.评估

（1）患者:了解患者病情,缺氧原因、缺氧程度及缺氧类型,患者呼吸道是否通畅、鼻腔黏膜情况、有无鼻中隔偏曲等。

（2）操作者双手不可接触油剂。

（3）用物氧气筒是否悬挂有"有氧"及"四防"标志。

（4）环境病房有无烟火及易燃品。

3.计划

（1）用物准备:①治疗盘内备:治疗碗（内放鼻导管、纱布数块）、小药杯（内盛冷开水）、通气管、棉签、乙醇、弯盘、胶布、玻璃接管、湿化瓶（内装 1/3～1/2 湿化液）、安全别针、扳手。②治疗盘外备:氧气筒及氧气压力表装置、吸氧记录单、笔。

（2）患者准备:体位舒适,情绪稳定,理解目的,愿意配合。

（3）环境准备:清洁,安静,光线充足,室温适宜,1 m 之内无热源,5 m 之内无明火,远离易燃易爆品。

4.评价

（1）患者缺氧症状得到改善,无鼻黏膜损伤,无氧疗不良反应发生。

（2）氧气装置无漏气,护士操作规范,用氧安全。

（3）患者知晓用氧安全注意事项,能主动配合操作。

5.健康教育

（1）指导患者及其家属认识氧疗的重要性和配合氧疗的方法。

（2）指导患者及探视者用氧时禁止吸烟,保证用氧安全。

（3）告知患者及其家属不要自行摘除鼻导管或者调节氧流量。

（4）告知患者如感到鼻咽部干燥不适或者胸闷憋气,应及时通知医务人员。

6.其他注意事项

（1）注意用氧安全,切实做好"四防",即防震、防火、防热、防油。氧气筒内压力很高,在搬运时避免倾倒撞击,防止爆炸;氧气助燃,氧气筒应放阴凉处,在筒的周围严禁烟火和易燃品,至少距明火 5 m,暖气 1 m;氧气表及螺旋口上勿涂油,也不可用带油的手拧螺旋,避免引起燃烧。

（2）氧气筒的氧气不可全部用尽,当压力表上指针降至 0.5 MPa（5 kgf/cm^2）时,即不可再用,以防灰尘进入筒内,再次充气时发生爆炸的危险。

（3）对未用和已用完的氧气筒应分别注明"满"或"空"的字样,便于及时储备,以应急需。

（4）保护鼻黏膜防止交叉感染:①用鼻导管持续吸氧者,每日更换鼻导管两次以上,双侧鼻孔交替使用,以减少对鼻黏膜的刺激。②及时清洁鼻腔,防止导管阻塞。③湿化瓶一人一用一消毒,连续吸氧患者应每日更换湿化瓶、湿化液及一次性吸氧管。

（七）鼻塞给氧法

鼻塞给氧法是将鼻塞塞于一侧鼻孔内的给氧方法。鼻塞是用塑料或有机玻璃制成带有管腔的球状物,大小以恰能塞鼻孔为宜。此法可避免鼻导管对鼻黏膜的刺激,两侧鼻孔可交替使用,患者较为舒适,适用于慢性缺氧者长期氧疗时。

（八）面罩给氧法

将面罩置于患者口鼻部供氧,用松紧带固定,氧气自下端输入,呼出的气体从面罩侧孔排出的方法是面罩给氧法。由于口、鼻部都能吸入氧气,效果较好,同时此法对呼吸道黏膜刺激性小,简单易行,患者较为舒适。可用于病情较重,氧分压明显下降者。面罩给氧时必须要足够的氧流量,一般为 6～8 L/min。

（九）氧气袋给氧法

氧气袋为一长方形橡胶袋,袋的一角有橡胶管,上有调节器以调节流量。使用时将氧气袋充满氧气,连接湿化瓶、鼻导管,调节好流量,让患者头部枕于氧气袋上,借助重力使氧气流出。主要用于家庭氧疗、

危重患者的急救或转运途中。

（十）头罩给氧法

头罩给氧法适用于新生儿、婴幼儿的给氧,将患儿头部置于头罩里,将氧气接于进气孔上,可以保证罩内一定的氧浓度。此法简便,无刺激,同时透明的头罩也易于观察病情变化。

（十一）氧疗监护

1.缺氧症状改善

患者由烦躁不安变为安静、心率变慢、血压上升、呼吸平稳、皮肤红润温暖、发绀消失,说明缺氧症状改善。

2.实验室检查

实验室检查可作为氧疗监护的客观指标。主要观察氧疗后 PaO_2、$PaCO_2$、SaO_2 等指标的变化。

3.氧气装置

有无漏气,管道是否通畅。

4.氧疗的不良反应及预防

当氧浓度高于 60%、持续时间超过 24 h,可能出现氧疗的不良反应。

常见的不良反应有以下几种。

（1）氧中毒:长时间高浓度氧气吸入的患者可导致肺实质的改变,如肺泡壁增厚、出血。氧中毒患者常表现为胸骨后不适、疼痛、灼热感,继而出现干咳、恶心呕吐、烦躁不安、进行性呼吸困难,继续增加吸氧浓度患者的 PaO_2 不能保持在理想水平。

预防措施:预防氧中毒的关键是避免长时间、高浓度吸氧;密切观察给氧的效果和不良反应;定时进行血气分析,根据分析结果调节氧流量。

（2）肺不张:呼吸空气时,肺内含有大量不被血液吸收的氮气,构成肺内气体的主要成分。当高浓度氧疗时,肺泡气中氮逐渐被氧所取代,一旦发生支气管阻塞时肺泡内的气体更易被血液吸收而发生肺泡萎缩,从而引起吸收性肺不张。患者表现为烦躁不安,呼吸、心率增快,血压上升,继而出现呼吸困难、发绀,甚至昏迷。

预防措施:控制吸氧浓度;鼓励患者深呼吸、有效咳嗽、经常翻身叩背以促进痰液排出,防止分泌物阻塞。

（3）呼吸道分泌物干燥:如持续吸入未经湿化且浓度较高的氧气,超过 48 h,支气管黏膜因干燥气体的直接刺激而产生损害,使分泌物黏稠、结痂、不易咳出。特别是气管插管或气管切开的患者,因失去了上呼吸道对气体的湿化作用则更易发生。

预防措施:氧气吸入前一定要先湿化,必要时配合做超声波雾化吸入。

（4）眼晶状体后纤维组织增生:仅见于新生儿,尤其是早产儿。当患儿长时间吸入高浓度氧时,可导致患儿视网膜血管收缩,从而发生视网膜纤维化,最后导致不可逆的失明。

预防措施:新生儿吸氧浓度应严格控制在 40% 以下,并控制吸氧的时间。

（5）呼吸抑制:常发生于低氧血症伴二氧化碳潴留的患者吸入高浓度的氧气之后。由于 $PaCO_2$ 长期升高,呼吸中枢失去了对二氧化碳的敏感性,呼吸的调节主要依靠缺氧对外周感受器的刺激来维持,如果吸入高浓度氧,虽然缺氧得到某种程度的改善,但却解除了缺氧对呼吸的刺激作用,使呼吸中枢抑制加重,甚至呼吸停止。

预防措施:低浓度低流量持续给氧,并检测 PaO_2 的变化,维持患者的 PaO_2 在 60 mmHg(7.99 kPa)左右。

二、吸痰法

吸痰法(aspiration of sputum)是指利用机械吸引的方法,经口、鼻腔、人工气道将呼吸道的分泌物吸出,以保持呼吸道通畅的一种治疗方法。临床上主要用于年老体弱、危重、昏迷、麻醉未清醒前、气管切开等不能有效咳嗽、排痰者。

(一)吸痰装置

临床上常用的吸痰装置有电动吸引器和中心负压吸引装置两种,它们利用负压吸引原理,连接导管吸出痰液。

1.电动吸引器

(1)构造:主要由电动机、偏心轮、气体过滤器、压力表及安全瓶和储液瓶组成。安全瓶和储液瓶是两个容量为 1 000 mL 的容器,瓶塞上各有两个玻璃管,并通过橡胶管相互连接。

(2)原理:接通电源后,电动机带动偏心轮,从吸气孔吸出瓶内的空气,并由排气孔排出,这样不断地循环转动,使瓶内产生负压,将痰吸出。

2.中心负压吸引装置

目前各大医院均设中心负压吸引装置,吸引管道连接到各病房床单位,使用十分方便。

(二)电动吸引器吸痰法

1.目的

清除呼吸道分泌物,保持呼吸道通畅;预防肺不张、坠积性肺炎、窒息等并发症的发生。

2.评估

(1)患者:评估患者鼻腔有无分泌物堵塞,有无鼻息肉、鼻中隔偏曲等情况;评估患者的意识及有无将呼吸道分泌物排出的能力,以判断是否具有吸痰的指征,是否需要同时备压舌板或开口器及舌钳。

(2)环境:病房是否安静,温、湿度是否适宜。

(3)用物:吸痰管型号是否合适,吸痰用物是否保持无菌状态;备好不同型号的无菌吸痰管或消毒吸痰管(成人 12～14 号,小儿 8～12 号);将内盛消毒液的瓶子系于吸引器一侧(内放吸痰后的玻璃接管);电动吸引器性能是否良好,各管道连接是否正确。

3.计划

(1)患者准备:体位舒适,情绪稳定,理解目的,愿意配合。

(2)操作者准备:根据患者情况及痰液的黏稠度调节负压(成人 39.9～53.3 kPa,儿童＜39.9 kPa)。

(3)用物准备:①无菌治疗盘内备:无菌持物镊或血管钳、无菌纱布、无菌治疗碗,必要时备压舌板、开口器、舌钳。②治疗盘外备:盖罐 2 个(分别盛 0.9％氯化钠注射液和消毒吸痰管数根,也可用一次性无菌吸痰管)、弯盘、无菌手套。③吸痰装置:电动吸引器 1 台、多头电插板。

4.评价

(1)患者呼吸道内分泌物及时清除,气道通畅,缺氧症状得到缓解。

(2)护士操作规范,操作中未发现呼吸道黏膜损伤。

5.健康教育

(1)告诉清醒患者不要紧张并教会患者正确配合吸痰。

(2)告知患者适当饮水,以利痰液排出。

6.其他注意事项

(1)电动吸引器连续使用不得超过 2 h。

(2)储液瓶内应放少量消毒液,使吸出液不致黏附于瓶底,便于清洗消毒;储液瓶内吸出液应及时倾倒,液面不应超过储液瓶的 2/3 满,以免痰液被吸入电动机而损坏机器。

(3)按照无菌技术操作原则,治疗盘内吸痰用物应每日更换 1～2 次,吸痰管每次更换,储液瓶及连接导管每日清洁消毒,避免交叉感染。

(4)小儿吸痰时,吸痰管要细,吸力要小。

(5)痰液黏稠者,可以配合翻身叩背、雾化吸入等方法,增强吸痰效果。

(6)经鼻气管内吸引时插入导管长度:成人 20 cm、儿童 14～20 cm、婴幼儿 8～14 cm。

(7)颅底骨折患者严禁从鼻腔吸痰,以免引起颅内感染及脑脊液被吸出。

（三）中心负压吸引装置吸痰法

使用中心负压吸引装置吸痰时，只需将吸痰导管和负压吸引管道相连接，开动吸引开关即可抽吸痰液。因中心负压吸引装置无脚踏开关，手控开关打开后即为持续吸引，因此每次插管前均需反折吸痰管，以免负压吸附黏膜，引起损伤。

（四）注射器吸痰法

一般用 50 mL 或 100 mL 注射器连接吸痰管进行抽吸。适用于紧急状态下吸痰。

三、洗胃法

洗胃是将胃管插入患者胃内，反复注入和吸出一定量的溶液，以冲洗并排出胃内容物，减轻或避免吸收毒物的胃灌洗方法。

（一）目的

1. 解毒

清除胃内毒物或刺激物，减少毒物吸收，还可利用不同灌洗液进行中和解毒，用于急性食物或药物中毒。服毒后 6 h 内洗胃效果最有效。

2. 减轻胃黏膜水肿

幽门梗阻患者，饭后常有滞留现象，引起上腹胀闷、恶心呕吐等不适，通过洗胃可将胃内潴留食物洗出，减轻潴留物对胃黏膜的刺激，从而减轻胃黏膜水肿。

3. 为手术或检查做准备

如行胃部、食管下段、十二指肠等手术前，洗胃可减少术中并发症，便于手术操作。

（二）口服催吐法

口服催吐法适用于清醒又能合作的患者。

（1）用物：治疗盘内备量杯（按需要备 10 000～20 000 mL 洗胃溶液，温度为 25 ℃～38 ℃）、压舌板、橡胶围裙、盛水桶、水温计。

（2）操作方法：①患者取坐位或半坐卧位，戴好橡胶围裙，盛水桶置患者座位前。②嘱患者在短时间内自饮大量灌洗液，即可引起呕吐，不易吐出时，可用压舌板压其舌根部引起呕吐。如此反复进行，直至吐出的灌洗液澄清无味为止。③协助患者漱口、擦脸，必要时更换衣服，卧床休息。④记录灌洗液名称及量，呕吐物的量、颜色、气味，患者主诉，必要时送检标本。

（三）自动洗胃机洗胃法

自动洗胃机洗胃法是利用电磁泵作为动力源，通过自控电路的控制，使电磁阀自动转换动作，先向胃内注入冲洗药液，随后从胃内吸出内容物的洗胃过程。自动洗胃机台面上装有电子钟、调节药量的开关（顺时针为开，冲洗时压力在 39.2～58.8 kPa，流量约 2.3 L/min）、停机、手吸、手冲、自动清洗键等，洗胃机侧面装有药管、胃管、污水管口等，机内备滤清器（防止食物残渣堵塞管道），背面装有电源插头。用自动洗胃机洗胃能迅速、彻底地清除胃内毒物。

1. 评估

（1）患者：①评估患者意识及有无配合的能力以方便操作及减轻患者的痛苦。②了解患者中毒情况、既往健康状况以便掌握洗胃禁忌证，增加洗胃的安全性。③患者口腔黏膜情况，有无活动义齿等。

（2）用物：自动洗胃机性能是否良好。

（3）环境：病房是否安静、整洁、宽敞。

2. 计划

（1）环境准备：环境安静、整洁、宽敞，避免人群围观，必要时备屏风以保护患者隐私。

（2）操作者准备：洗手，戴口罩，必要时戴手套。

（3）用物准备：①备洗胃溶液：根据毒物性质准备洗胃溶液，毒物性质不明时可选用温开水或等渗盐水洗胃；一般用量为 10 000～20 000 mL，温度为 25 ℃～38 ℃。②备洗胃用物：备无菌洗胃包（内有胃管、纱

布、镊子或使用一次性胃管)、止血钳,液状石蜡、棉签、弯盘、治疗巾、橡胶围裙或橡胶单、胶布、检验标本容器或试管、量杯、水温计、压舌板、50 mL注射器、听诊器、手电筒,必要时备开口器、牙垫、舌钳于治疗碗中;水桶两只(分别盛放洗胃液、污水)。③备洗胃机:接通电源,连接各种管道,将三根橡胶管分别与机器的药水管(进液管)、胃管、污水管(出液管)连接,将已配好的洗胃液倒入洗胃液桶内,药管的一端放入洗胃液桶内;污水管的一端放入空水桶内。调节药量流速,备用。

(4)患者准备:有义齿者取下,体位舒适,清醒者愿意配合。

3.实施

自动洗胃机洗胃步骤见表22-2。

表 22-2　自动洗胃机洗胃法

流程	步骤详解	要点与注意事项
1.备物核对	携用物至床旁,核对并再次解释	◇尊重患者,取得合作,昏迷者取得家属配合
2.插胃管		
(1)卧位:	协助患者取合适的卧位:清醒或中毒较轻者可取坐位或半坐卧位;中毒较重者取几侧卧位,昏迷患者取去枕仰卧位,头偏向一侧	◇左侧卧位可减慢胃排空,延缓毒物进入十二指肠
(2)保护衣被:	围橡胶单于胸前	◇昏迷者使用张口器和牙垫协助打开口腔◇插管时动作要轻柔,切忌损伤食管黏膜或误入气管
(3)插胃管:	弯盘放于口角处,润滑胃管,由口腔插入,方法同鼻饲法	
(4)验证固定:	确定胃管在胃内,用胶布固定	◇同鼻饲法
3.连接胃管	洗胃机胃管的一端与已插好的患者的胃管相连	
4.自动洗胃	1)按"手吸"按钮,吸出胃内容物。	◇以彻底有效清除胃内毒物
	2)按"自动"按钮,机器即开始对胃进行自动冲洗,直至洗出液澄清无味为止	◇冲洗时"冲"灯亮,吸引时"吸"灯亮◇提示胃内残留毒物已基本洗净
5.观察	洗胃过程中,随时注意洗出液的性质、颜色、气味、量及患者的面色、脉搏、呼吸和血压的变化	◇如患者有腹痛、休克、洗出液呈血性,应立即停止洗胃,通知医生采取相应的急救措施
6.拔管	洗毕,反折胃管,拔出	◇防止管内液体误入气管
7.整理记录	1)协助患者漱口,必要时更换衣服,取舒适卧位,整理床单位。	◇使患者清洁、舒适
	2)清理用物,洗手。	
	3)记录灌洗液名称、量,洗出液的颜色、气味、性质、量,患者的反应。	◇自动洗胃机三管(进液管、胃管、污水管)同时放入清水中,按"清洗"键清洗各管腔,洗毕将各管同时取出,待机器内水完全排尽后,按"停机"键关机

4.评价

(1)患者痛苦减轻,毒物或胃内潴留物被有效清除,症状缓解。

(2)护士操作规范,操作中患者未发生并发症。

5.健康教育

(1)告知患者及其家属洗胃后的注意事项。

(2)对自服毒物者应给予针对性的心理护理。

6.其他注意事项

(1)急性中毒者,应先迅速采用口服催吐法,必要时进行洗胃,以减少毒物被吸收。

(2)当所服毒物性质不明时,应先抽吸胃内容物送检,以明确毒物性质,同时可选用温开水或0.9%氯化钠注射液洗胃,待毒物性质明确后,再采用拮抗剂洗胃。

(3)若服强酸或强碱等腐蚀性毒物,则禁忌洗胃,以免导致胃穿孔。可按医嘱给予药物或物理性对抗剂,如喝牛奶、豆浆、蛋清(用生鸡蛋清调水至200 mL)、米汤等,以保护胃黏膜。

(4)食管、贲门狭窄或梗阻,主动脉弓瘤,最近曾有上消化道出血,食管静脉曲张,胃癌等患者均禁忌洗胃,昏迷患者洗胃宜谨慎。

(5)每次灌洗液量以 300～500 mL 为宜,如灌洗液量过多可引起急性胃扩张,胃内压增加,加速毒物吸收;也可引起液体反流致呛咳、误吸。并且要注意每次入量和出量应基本平衡,防止胃潴留。

(6)洗胃结束后应立即清洗洗胃机各管腔,以免被污物堵塞或腐蚀。

(四)电动吸引器洗胃法

电动吸引器洗胃法是利用负压吸引原理,吸出胃内容物和毒物的方法。用于急救急性中毒患者。

1.操作方法

(1)接通电源,检查吸引器功能。

(2)将灌洗液倒入输液瓶,悬挂于输液架上,夹紧输液管。

(3)同自动洗胃机洗胃法插入、固定胃管。

(4)取"Y"形管(三通管),将其主干与输液管相连,两个分支分别连接胃管末端、吸引器的储液瓶引流管。

(5)开动吸引器,吸出胃内容物,留取第一次标本送检。

(6)将吸引器关闭,夹住引流管,开放输液管,使溶液流入胃内 300～500 mL。夹住输液管,开放引流管,开动吸引器,吸出灌入的液体。

(7)如此反复灌洗,直到吸出的液体澄清无味为止。

2.注意事项

负压应保持在 100 mmHg(13.33 kPa)左右,以防损伤胃黏膜。其余同自动洗胃机洗胃。

(五)漏斗胃管洗胃法

漏斗胃管洗胃法是利用虹吸原理,将洗胃溶液灌入胃内后,再吸引出来的方法。适用于家庭和社区现场急救缺乏仪器的情况下。

1.操作方法

(1)同自动洗胃机洗胃法插入、固定胃管。

(2)将胃管漏斗部分放置低于胃部,挤压橡胶球,吸出胃内容物。

(3)举漏斗高过头部 30～50 cm,将洗胃液缓慢倒出 300～500 mL 于漏斗内,当漏斗内尚余少量溶液时,迅速将漏斗降至低于胃的位置,倒置于盛水桶内,利用虹吸作用引出胃内灌洗液;流完后,再举漏斗注入溶液。

(4)反复灌洗,直至洗出液澄清为止。

2.注意事项

若引流不畅,可将胃管中段的皮球挤压吸引,即先将皮球末端胃管反折,然后捏皮球,再放开胃管。其余同自动洗胃机洗胃。

(六)注洗器洗胃法

注洗器洗胃法适用于幽门梗阻、胃手术前准备及术后吻合口水肿、吻合口狭窄者。

1.用物

治疗盘内放治疗碗、胃管、镊子、50 mL 注洗器、纱布、液状石蜡及棉签,另备橡皮单、治疗巾、弯盘、污水桶,灌洗液及量按需要准备。

2.操作方法

插入洗胃管方法同前,证实胃管在胃内并固定后,用注洗器吸尽胃内容物,注入洗胃液约 200 mL 后抽出弃去,反复冲洗,直到洗净为止。

3.注意事项

(1)为幽门梗阻患者洗胃,可在饭后 4～6 h 或空腹进行。应记录胃内潴留量,以了解梗阻情况,胃内潴留量=洗出量-灌入量。

(2)胃手术后吻合口水肿宜用 3%氯化钠洗胃,每日两次,有消除水肿的作用。

（付　静）

第五节　危重患者的护理

一、定义

危重患者是指病情危重,随时可能发生生命危险的患者,如呼吸困难、呛咳窒息、大出血、突发昏迷、心搏骤停、剧痛者等。

二、支持性护理

对于危重患者的护理,护士不仅要注重高技术性的专科治疗护理,同时也不能忽视患者的基础生理需要。支持性护理是危重病护理的重要工作内容之一,其目的是满足患者的基本生理功能、基本生活需要、舒适安全的需求,预防压疮、坠积性肺炎、失用性萎缩、退化及静脉血栓形成等并发症的发生。护士应全面、仔细地观察病情,判断疾病转归。必要时设专人护理,并于护理记录单上详细记录观察结果、治疗经过、护理措施,以供医务人员进一步诊疗、护理时参考。

(一)严密观察病情

(1)护士应严密观察患者的生命体征、意识、瞳孔及其他情况,以掌握患者的病情变化。

(2)随时了解重要脏器的功能状况及治疗反应与效果,以便及时、正确地采取有效的救治措施。

(二)保持呼吸道通畅

昏迷患者常因咳嗽、吞咽反射减弱或消失,呼吸道分泌物及唾液等积聚喉头,从而引起呼吸困难甚至窒息,故应使患者头偏向一侧,及时吸出呼吸道分泌物,保持呼吸道通畅;清醒患者应鼓励其定时深呼吸或轻叩背部,以助分泌物咳出;长期卧床者可鼓励患者变换卧位以预防坠积性肺炎。必要时可通过肺部物理治疗、吸痰等方式预防肺部并发症,保持呼吸道通畅。

(三)加强基础护理

1.眼部护理

对眼睑不能闭合的患者应注意眼睛护理,涂敷眼药膏或用湿纱布覆盖患者双眼,以防角膜干燥而引起角膜溃疡、结膜炎。

2.口腔护理

保持患者口腔清洁,根据需要进行口腔护理,增进食欲。对不能经口腔进食者,更应做好口腔护理,防止并发症的发生。

3.皮肤护理

患者由于长期卧床、大小便失禁、大量出汗、营养不良及应激等因素,有发生皮肤完整性受损的危险。故应加强皮肤护理,做到七勤。通过规律翻身、变换体位、保持床单位清洁及使用缓解局部压力的装置来避免患者发生压疮。

(四)保持肢体功能

为保持肢体功能,应经常为患者翻身和做四肢的主动或被动运动。患者病情平稳时,应尽早协助其进行被动肢体运动,每日 2～3 次,轮流将患者的肢体进行伸屈、内收、外展、内旋、外旋等活动,同时进行按摩,以促进血液循环,增加肌张力,帮助恢复功能,预防肌腱及韧带退化、肌萎缩、关节僵直、静脉血栓形成和足下垂的发生。必要时可给予矫形装置。

(五)维持排泄功能

排便异常者应加强护理,大便干结者可用各种通便方法协助其排出,必要时给予人工通便。尿潴留者,采取帮助患者排尿的方法,以减轻患者的痛苦,必要时可在无菌操作下导尿。留置尿管者应执行留置导尿护理常规。

（六）保持引流管通畅

危重患者身上有时会有多根引流管,应注意妥善固定、安全放置,防止扭曲、受压、堵塞、脱落,保持其通畅,发挥其应有的作用。同时注意严格执行无菌操作技术,防止逆行感染。

（七）补充营养和水分

危重患者分解代谢增强,机体消耗大,因此需要补充营养和水分,维持体液平衡。对不能进食者,可采用鼻饲或全肠外营养;对大量引流或额外体液丢失较多的患者,应遵医嘱补充足够的水分。

（八）注意患者安全

注意患者安全包括:使用床档或其他保护用具约束患者,防止坠床或自行拔管等;对谵妄、躁动和意识障碍的患者,要注意安全,合理使用保护具,防止意外发生;牙关紧闭、抽搐的患者,可用牙垫、开口器,防止舌咬伤,同时室内光线宜暗,工作人员动作要轻,避免因外界刺激而引起抽搐。准确执行医嘱,确保患者的医疗安全。

（九）心理护理

在对危重患者进行抢救的过程中,由于各种因素的影响,会导致患者产生极大的心理压力,表现出各种各样的心理问题如焦虑、恐惧、绝望、悲观等。患者的家人也会因患者的生命受到威胁而经历一系列心理应激反应,因而心理护理是护理人员的重要职责之一。在护理危重患者时护理人员应做到以下几方面。

（1）表现出对患者的照顾、关心、同情、尊敬和接受。态度要和蔼、宽容、诚恳、富有同情心。

（2）在任何操作前应向患者做简单、清晰的解释,以取得患者的配合。

（3）对因人工气道或呼吸机治疗而出现语言沟通障碍者,应与患者建立其他有效的沟通方式,鼓励患者表达自己的感受,并让患者了解自己的病情和治疗情况,保证与患者的有效沟通。

（4）鼓励患者参与自我护理活动和治疗方法的选择。

（5）减少环境因素刺激,病房光线宜柔和,夜间降低灯光亮度,使患者有昼夜差别感,防止睡眠剥夺;病房内应保持安静。在操作检查治疗时注意保护患者隐私。

三、急救管理

急救危重患者是医疗护理工作中的一项重要而紧急的任务,急救的质量直接关系到患者的生命和生存质量。因此病区应从组织上、物质上、人员上做好充分准备,遇有危重患者,要争分夺秒、全力以赴地进行抢救。

（一）急救工作的组织管理

1.立即指定急救负责人,组成抢救小组

急救过程中的指挥者应为在场工作人员中职务最高者,各级人员必须听从指挥。参加急救的医务人员态度严肃认真、动作迅速正确,既要分工明确,又要密切协作。护士是急救小组的重要成员,在医生未到达之前,护士应根据病情需要,给予适当、及时的紧急处理,如给氧、吸痰、测生命体征、止血、配血、人工呼吸、胸外心脏按压、建立静脉通路等。

2.即刻制订急救方案

医生、护士共同参与急救方案的制订,使危重患者能及时、迅速地得到抢救。

3.制订急救护理计划

建立预定目标,确定护理措施,解决患者现存的或潜在的健康问题。

4.做好抢救记录及查对工作

一切急救工作均应做好记录,要求准确、清晰、扼要、完整,且注明执行时间。各种急救药物经两人核对后方可使用。执行口头医嘱时,护士必须向医生复述一遍,双方确认无误后方可执行,急救完毕须及时由医生补写医嘱。急救中各种药物的安瓿、输液空瓶、输血空瓶(袋)等应集中放置,以便统计与查对。

5.安排护士随医生参加每次查房、会诊、病例讨论

了解危重患者的抢救过程,配合治疗和护理。

6.抢救室内急救器械和药品管理

严格执行"五定"制度,即定数量品种、定点安置、定人保管、定期消毒灭菌、定期检查维修。急救用品合理放置、完好率达100%,各类仪器保证性能良好,随时备用。护士应熟悉急救物品性能和使用方法,并能排除一般故障。

7.做好交接班工作

保证急救、护理措施的落实。

(二)急救设备

急救设备主要是指抢救室、抢救床、抢救车、急救器械。

1.抢救室

抢救室由专职人员负责。急诊科要有单独抢救室;病区抢救室宜设置在靠近护士办公室的单独房间内;抢救室要宽敞、明亮、安静、整洁。

2.抢救床

最好选用能升降的活动床,必要时另备木板一块,以备胸外心脏按压时使用。

3.抢救车

(1)急救药品:如表22-3所示。

表22-3　常用急救药品

类别	药品
中枢神经兴奋药	尼可刹米(可拉明)、山梗菜碱(洛贝林)等
升压药	多巴胺、去甲肾上腺素、盐酸肾上腺素、间羟胺(阿拉明)
强心药	毛花苷C(西地兰)、毒毛花苷K等
抗心律失常药	利多卡因、普罗帕酮(心律平)、维拉帕米等
平喘药	氨茶碱等
抗高血压药	利血平、硫酸镁注射液、硝苯地平、卡托普利等
血管扩张药	硝酸甘油、酚妥拉明、硝普钠等
脱水利尿药	20%甘露醇、25%山梨醇、呋塞米(速尿)等
镇痛镇静药	哌替啶、吗啡、安定(地西泮)、苯巴比妥(鲁米那)等
促凝血药	6-氨基己酸(氨甲环酸)、氨甲苯酸(止血芳酸)、酚磺乙胺(止血敏)、维生素K等
解毒药	解磷定、氯磷定(氯解磷定)、阿托品、山莨菪碱(654-2)、亚甲蓝(美蓝)等
抗过敏药	苯海拉明(可他敏)、异丙嗪(非那根)、氯苯那敏(扑而敏)等
抗惊厥药	地西泮(安定)、苯巴比妥钠、硫喷妥钠、硫酸镁等
激素类药	地塞米松、氢化可的松等
碱性药	5%碳酸氢钠、11.2%乳酸钠等
其他	0.9%氯化钠注射液、各种浓度的葡萄糖注射液、低分子右旋糖酐、平衡液、10%葡萄糖酸钙、氯化钾、氯化钙、羟乙基淀粉

（付　静）

参考文献

[1] 彭蔚,王利群.急危重症护理学[M].武汉:华中科技大学出版社,2017.

[2] 李小寒,马晓璐,陈金宝.成人高等教育护理学专业教材护理中的人际沟通学[M].上海:上海科学技术出版社,2017.

[3] 高丽红,肖适崎,李莉.成人高等教育护理学专业教材健康评估[M].上海:上海科学技术出版社,2017.

[4] 曲桂玉,丁建萍,张侠.全国高等医药院校"十三五"规划教材儿科护理学[M].武汉:华中科技大学出版社,2017.

[5] 张群.社区护理学[M].成都:四川大学出版社,2016.

[6] 李海燕.妇产科护理学实训指导及习题集[M].长沙:中南大学出版社,2016.

[7] 刘翠.中西医结合护理学[M].北京:科学技术文献出版社,2016.

[8] 黄振华,黄春容,周明智.21世纪医学类规划新教材外科护理学[M].武汉:武汉大学出版社,2016.

[9] 郭宏,左慧敏,刘远红.全国高等医药院校"十三五"规划教材护理学导论[M].武汉:华中科技大学出版社,2016.

[10] 李冬华,宁惠娟,张继丹.护理学基础实用指导[M].北京:原子能出版社,2016.

[11] 方仕婷,余菊芬,李爱夏.护理学基础临床案例版[M].武汉:华中科技大学出版社,2016.

[12] 彭南海,黄迎春.肠外与肠内营养护理学[M].南京:东南大学出版社,2016.

[13] 马常兰,许红.妇产科护理学实训指导[M].武汉:华中科技大学出版社,2016.

[14] 徐燕,周兰姝.现代护理学[M].北京:人民军医出版社,2015.

[15] 史云菊,王琰.护理学导论[M].郑州:郑州大学出版社,2015.

[16] 陈双春.护理学基础[M].西安:第四军医大学出版社,2015.

[17] 白厚军.儿科护理学[M].济南:山东科学技术出版社,2015.

[18] 刘德芬.妇产科护理学[M].济南:山东科学技术出版社,2015.

[19] 陈洪进.外科护理学[M].济南:山东科学技术出版社,2015.

[20] 刘允建.内科护理学[M].济南:山东科学技术出版社,2015.

[21] 郭丽.基础护理学[M].济南:山东科学技术出版社,2015.

[22] 肖洪玲.儿科护理学[M].郑州:郑州大学出版社,2015.

[23] 庞冬,朱宁宁.外科护理学[M].北京:北京大学医学出版社,2015.

[24] 绳宇.护理学基础[M].北京:中国协和医科大学出版社,2015.

[25] 邱建华.耳鼻咽喉头颈外科临床护理学[M].西安:第四军医大学出版社,2014.

[26] 孙玉凤.儿科护理学[M].郑州:郑州大学出版社,2014.

[27] 高国丽.精神科护理学[M].西安:第四军医大学出版社,2014.

[28] 魏革,刘苏君,王方.手术室护理学[M].北京:人民军医出版社,2014.

[29] 杨霞,孙丽.呼吸系统疾病护理与管理[M].武汉:华中科技大学出版社,2016.

[30] 张洪君.临床护理与管理信息化实践指南[M].北京:北京大学医学出版社,2016.

[31] 杨美玲,李国宏.手术室护士分级培训指南[M].南京:东南大学出版社,2016.

[32] 路兰,邢彩珍,孙铮.全国高等医药院校"十三五"规划教材护理管理学[M].武汉:华中科技大学出版社,2016.

[33] 王雪梅.手术室护理管理对手术患者医院感染的干预意义研究[J].中国卫生标准管理,2016,7(21):176-177.

[34] 须维秋.精细化护理管理模式在手术室中的应用[J].护理实践与研究,2017,14(3):89-91.

[35] 江筱潇.高血压脑出血患者基础护理管理体会[J].中医药管理杂志,2016,0(9):99-100.

[36] 黄东梅,毛杨芳.影响儿科住院患者戴腕识别带依从性的因素与护理管理措施[J].中医药管理杂志,2016,0(20):5-6.

[37] 丁翠华,彭凤凯,邱鹏程.6西格玛方法在手术室护理管理中的应用[J].吉林医学,2016,37(1):249-251.

[38] 张秀团.门诊学龄前患儿留置针静脉输液的风险评估及护理管理[J].中外医学研究,2016,14(35):82-83.

[39] 黄芳.浅析基层医院内科护理存在的安全隐患与对策研究[J].人人健康,2016,0(2):160-161.

[40] 周秀茹.浅谈优质护理在肾内科护理中的应用[J].生物技术世界,2016,0(4):176-176.

护理管理与临床护理实践

（下）

侯志萍等◎编著

吉林科学技术出版社